"十二五"普通高等教育本科国家级规划教材

国家卫生和计划生育委员会"十二五"规划教材
全国高等医药教材建设研究会"十二五"规划教材

全国高等学校教材
供基础、临床等专业用

教师版

临床医学 PBL 教程
Problem Based Learning
(第2版)

主　　编　董卫国

副主编　黄　钢　夏　强　于晓松　孙崇毅

编　　委（以姓氏笔画为序）

于晓松（中国医科大学）　　　　卿　平（四川大学）

冉志华（上海交通大学）　　　　郭莲怡（辽宁医学院）

朱俊勇（武汉大学）　　　　　　黄　钢（上海健康医学院）

许　昱（武汉大学）　　　　　　董卫国（武汉大学）

孙崇毅（哈尔滨医科大学）　　　赖雁妮（复旦大学）

吴开春（第四军医大学）　　　　薛海虹（上海交通大学）

和水祥（西安交通大学）　　　　藏　磊（首都医科大学）

夏　强（浙江大学）

学术秘书　雷宏博（武汉大学）

U0208026

人民卫生出版社

图书在版编目（CIP）数据

临床医学 PBL 教程：教师版 / 董卫国主编 . —2 版 . —北京：
人民卫生出版社，2015
　ISBN 978−7−117−21201−4

　Ⅰ. ①临…　Ⅱ. ①董…　Ⅲ. ①临床医学 − 医学院校 − 教
学参考资料　Ⅳ. ①R4

　中国版本图书馆 CIP 数据核字（2015）第 186822 号

| 人卫智网 | www.ipmph.com | 医学教育、学术、考试、健康，
购书智慧智能综合服务平台 |
| 人卫官网 | www.pmph.com | 人卫官方资讯发布平台 |

版权所有，侵权必究！

临床医学 PBL 教程（教师版）
（第 2 版）

主　　编：董卫国
出版发行：人民卫生出版社（中继线 010-59780011）
地　　址：北京市朝阳区潘家园南里 19 号
邮　　编：100021
E - mail：pmph @ pmph.com
购书热线：010-59787592　010-59787584　010-65264830
印　　刷：北京虎彩文化传播有限公司
经　　销：新华书店
开　　本：787 × 1092　1/16　印张：35
字　　数：896 千字
版　　次：2012 年 5 月第 1 版　2015 年 9 月第 2 版
　　　　　2019 年 11 月第 2 版第 3 次印刷（总第 4 次印刷）
标准书号：ISBN 978-7-117-21201-4
定　　价：78.00 元
打击盗版举报电话：010-59787491　E-mail：WQ @ pmph.com
（凡属印装质量问题请与本社市场营销中心联系退换）

前　言

随着社会经济与科技文化的不断发展,世界医学领域正在发生着深刻变化:医学的社会性越来越突出、整合性越来越明显、国际化越来越迅速。面对医学发展新趋势,我们必须清醒地认识到,我国医学教育还不能完全适应深化医药卫生体制改革和时代发展需要,医学人才培养质量有待提高,尤其是医学生职业素质及临床能力亟须提高,医学教育必须与时俱进、改革创新。2012年5月,教育部、卫生部印发《关于实施临床医学教育综合改革的若干意见》中明确指出:要以强化医学生职业道德和临床实践能力为核心,更新教育教学观念,改革教学内容、教学方法与课程体系,推进以学生自主学习为导向的教学方法改革,完善以能力为导向的形成性与终结性相结合的评定体系,强化临床实践教学环节,严格临床实习过程管理,实现早临床、多临床、反复临床,培养医学生关爱患者、尊重生命的职业操守和解决临床实际问题的能力。2014年6月,教育部等六部门《关于医教协同深化临床医学人才培养改革的意见》也指出:加大教学改革力度,加强人文医学教育和职业素质培养,推进医学基础与临床课程整合,完善以能力为导向的评价体系,强化临床实践教学环节,提升医学生临床思维和临床实践能力。

以问题为导向的学习(problem based learning,PBL)摒弃传统以教师为中心的教育理念,建立以学生为中心的教育理念,倡导把学习设置于与临床真实情况相似、有意义的问题情境中,让学生通过合作,学习隐含于问题背后的科学知识,解决临床真实性问题,PBL有助于培养学生自主学习、终生学习的能力,更加符合目前高等医学人才培养的需要。PBL作为一种国际流行的教学方法,已逐渐成为我国医学教育模式改革的新趋势。PBL在注重培养临床思维、强调实用性知识传授、发挥学生主动性、科学评估教学效果等方面有十分突出的优势,对培养高素质医学人才具有重要的现实意义。

《临床医学PBL教程》(教师版、学生版)2012年5月出版发行后,有力推进了我国PBL教学改革,3年来实施PBL教学的医学院校越来越多,PBL教学的理念、内容、方法在这些医学院校生根、开花和结果。各医学院校结合自身实际在PBL课程设置、教学大纲、教案编写、师资培训、资源共享等方面都取得了不少阶段性成果,形成了各具特色的PBL教学模式。但目前各医学院校全面开展PBL教学还存在一些问题:学科间教学内容缺少有机整合,基础与临床知识缺乏深度结合;PBL案例情景设置真实性不够,学生尚不能很好适应,把握重点的能力欠缺;教师对PBL教学的真谛认识较浅,带教过程中缺乏自信,对关键环节缺乏掌控能力;PBL教学评价体系尚不够成熟等等。鉴于此,人民卫生出版社组织国内开展PBL教学较好的医学院校专家,认真总结近几年国内外 PBL 教学理论及实践的经验,吸收各校开展 PBL 教学实践的成果、经验及反思,对《临床医学 PBL 教程》(教师版、学生版)进行修订,第 2 版教材依然分为 PBL 理论及 PBL 案例两个部分,第一篇主要介绍 PBL 的理论基础、实施策略及效果评价,第二篇主要介绍 PBL 案例,包括内科、外科、妇产科、儿科等学科常见、多发病例,重点强调病例的情景设计、开放式的脑力激荡、学习目标的实现,强调学习病例背后隐含的基本知识和原理、蕴含的医学伦理和人文关怀。本教材力求以案例讨论为平台、以问题为导向,加强学生临床思维的训练和专业素养的培育,重点提高学生自主学习、解决临床实际问题的综合能力和人文素养。《临床医学 PBL 教程》(第 2 版)分为教师版和学生版两个版本,从 PBL 教育的实际需要出发,将 PBL 理论与实践紧密结合,充分体现了国内 PBL 教学的最新发展,既可作为医学院校学生教材,也可作为住院医师规范化培训、医学教育研究者等的参考用书。

本次修订得到了武汉大学、上海交通大学、中国医科大学、浙江大学、四川大学、复旦大学、西安交通大学、首都医科大学、哈尔滨医科大学、第四军医大学、上海健康医学院、辽宁医学院等院校相关部门的大力支持与帮助,在此谨致衷心的感谢! 在修订过程中尽管我们力求完美,但由于 PBL 的开放性、多元性,各院校在实施 PBL 过程中对 PBL 的认识和理解也并不一致,因此在修订过程中难免存在缺憾;PBL 案例编写情景设置是否准确,内容详略是否得当等还需进一步深入探讨,但我们真诚地期待本教材的再版能够带动国内更多院校、更多同道实践 PBL,真正体现分享、合作、互动的 PBL 精神,使 PBL 在我国本土化并得到进一步广泛推广,为我国的医学教育改革贡献一点微薄之力。因此,对于书中的不足、缺点乃至错误之处,恳请同道在应用中批评指正。

董卫国

2015 年 6 月于武汉大学

目 录

目　录

第一篇 PBL 概述

第一章 PBL 理论基础

第一节 PBL 定义及发展现状

一、PBL 定义

PBL 是"problem based learning"的简称,一般译为"以问题为导向的学习",也可译为"基于问题的学习"。目前学术界关于 PBL 的内涵,不同的学者有不同的看法。主要有以下几种代表性的观点。

1. PBL 是一种教学方法,是指通过引入"真实生活"的情境或案例,在对学生进行教学之前,提供一个"劣构"问题。要求学生对问题进行深入探究,找到问题之间的联系,解剖问题的复杂性,运用知识形成针对问题的解决方案,从而促进学生参与课程学习的一种教学方法。

2. PBL 是一种教学策略,在学生学习知识和培养解决问题能力的过程中,为他们创设有意义的、情境化的、真实世界的情境,并为他们提供资源,给予引导和指导。

3. PBL 是一种学习环境,以问题驱动学习的学习环境,即在学生学习知识之前,先给他们一些问题。提出问题是为了让学生发现,在解决这些问题之前必须先学习一些新知识。

4. PBL 是一种课程,它由仔细选择、精心设计的案例组成,每个案例又提供若干问题,要求学生针对问题进行深入探究,应用一切可以应用的资源解决问题,在解决问题的过程中达到培养学生批判性获得知识、熟练解决问题、自主学习以及团队合作参与的能力。

PBL 的命名来源于首创 PBL 的加拿大 McMaster 大学医学院。McMaster 大学把 PBL 定义为一种教育哲学并称之为"McMaster philosophy",他们的观点是:PBL 在字面上定义为"以问题为导向的学习(problem based learning)",但在教育上的意义具有更为丰富的内涵。PBL 是一种多元化的教育理念,而不仅仅是一种教学形式或教学方法:"以学生为中心"是其精髓,"自发求证,自主学习"是其精神,"知行合一,学以致用"是其境界,"终身学习"是其目标。在实际教学中,PBL 是非说教性的、由学习者而非教师控制的学习。表现为"以问题为导向","以小组为平台"及"以讨论为模式"。学生是学习的主体,教师仅仅是学生学习的引导者、促进者,而非知识的传授者,学生围绕问题展开主动探索、证明、调查、预测、分析、解释、自我评价等活动,以小组合作学习和自主学习的方式,形成解决问题的思路与过程,灵活掌握相关概念和知识,进而获得理解、分析和解决问题的能力。总之,PBL就是把学习设置于复杂的、有意义的问题情境中,通过让学生以小组合作的形式共同解决复杂的、实际的或真实性问题,来学习隐含于问题背后的科学知识,形成解决问题的技能,并发展自主学习和终生学习的能力。

PBL是一种教育理念,却往往被当成一种教学形式或教学方法看待,甚至很多教师认为PBL仅适用于医学教育。这些观点是因为PBL的理念及应用起源于医学教育,以临床病案作为情境为学生提供自主学习的平台,很多教师还未能完全适应PBL中教师角色的转变从而带来误解。只有我们把PBL当作一种教育理念去实践,才能深刻体会到PBL的深厚力量及其蕴含的魅力,因为方法是一种运行于表的形式或行为,理念却是包含于内的素质和精神。

二、PBL起源

PBL的思想渊源,在东方源于孔子启发式的教学思想和终身学习的思想;在西方,最早可以追溯到苏格拉底的谈话教学法及其"产婆术"的教育实践。PBL的雏形理念源于20世纪20年代商业管理小组学习培训的教育理念,也是一种行为教学(action learning)理论的表现。20世纪50年代,临床病案(clinical case)教学以大课讲授的形式出现在医学教育中。二者的共同之处都是把学习"情境化"和"生活化",从而进入建构学习理念的初期,但此时的学习途径仍以教师讲授为主。20世纪60年代中期,当加拿大安大略省(Ontario)的McMaster大学要建立一个崭新的医学院时,才综合以上两种形式,以信息加工心理学和认知心理学为基础,根据学习环境中的"情境""协作""会话"和"意义建构"等四大要素,融合出一种以学生自主学习为主轴的教育理念,并将其命名为"problem based learning",简称PBL,并建立了世界上第一所以PBL为核心课程的医学院。PBL作为建构主义教育理念的高峰,倡导把学习设置于复杂的、有意义的问题情境中,让学习者通过合作来解决真实性问题,学习隐含于问题背后的科学知识,形成解决问题的方案,培养自主学习、终生学习的能力。从而彻底摒弃了传统教育理念多年积累起来的弊端:①课程过度专业;②缺少多元化评估;③考试驱动学习;④被动学习态度;⑤学习与应用脱节;⑥人文素养欠缺。更加符合目前高等教育的本质和社会人才培养的需要。

PBL的理念在于教导学生的学习态度由传统的被动学习升华为主动学习。PBL不是专注于传统的单向、单调、单元的"教授",而是强调学生主动、互动、平等的学习。医学教育应用PBL的目的是为了让学生领悟、体会并能在今后的工作中身体力行"以人为本"的社会医疗服务宗旨,也就是把医学教育在群体化、全人化、自主化、人性化及生活化的学习平台上具体地体现出来,因此在"以人为本"的思维下,PBL摒弃传统的以教师为中心的教育理念,建立以学生为中心的学习平台;重视学习的过程而不是重视学习内容的多少;以情境化的病案或实例作为学习导向,而不是以制度化的教科书及讲义作为教学依据;以小组讨论作为学习的主要模式,摒弃传统大课讲授的单一授课模式;以多元回馈作为改善学习过程和效果的评估,打破单一终末评估的传统,因此PBL能够自主整合多层多元的知识结构,达到全人教育和终身学习的目的。

三、PBL发展与现状

20世纪70年代,PBL在欧美国家发展缓慢,在加拿大没有一所大学跟随McMaster大学的步伐;在美国仅有New Mexico大学,在欧洲仅有Maastricht大学,在澳大利亚仅有New Castle大学愿意尝试PBL。

直到20世纪80年代,医学教育改革的浪潮在欧美各国兴起,PBL才逐渐被人们所重视而得到快速发展,进而直接影响了哈佛大学的医学教育。1985 年,哈佛大学在 PBL 的理念基础上创建了"新里程"课程(new pathway curriculum),在传统以教师为中心的大课讲授课程中注入 PBL 的理念及小组讨论的方法,成为混杂式 PBL 课程的典范。随后,PBL 在北美获得了快速发展,逐步完善形成完整、科学、成熟的教学模式,并不断被各大学采用。据 1991 年美国医学学会杂志《JAMA》调查,北美已有 100 所以上的医学院部分或全部采用 PBL 教学,取得了良好的教学效果。目前美国哈佛大学医学院已全部采用 PBL 教学。

英国的 General Medical Council 于 1993 年发布《明日医师》教育白皮书,指出了传统医学教育的种种弊端并提出改善方案,其中就包括 PBL 的自主、自动、自律的学习态度及情境化的学习平台。这份白皮书不仅刺激了英国高等教育界的改革,也影响了过去以华人为主的英国殖民地(如中国香港、新加坡等)的医学教育。1994 年,英国曼彻斯特医学院在 1~4 年级的教学中全面实施 PBL。

继哈佛大学之后,夏威夷大学医学院也参照哈佛大学的模式,在十五个月内由传统的医学课程转换成混杂式的 PBL 课程。由于夏威夷是东西文化的重要融合点,很多的 PBL 理念及实践经验也由此传入亚洲。

20 世纪 90 年代初,PBL 被引入亚洲,1992 年日本东京女子医科大学成为日本第一所引进 PBL 的医科大学,第 2 年,岐阜大学和近畿大学医学院也引入 PBL,目前日本全国 82 所医学院校中,已有 60 余所院校引入 PBL 教育,实施不同形式或规模的 PBL 课程。马来西亚、新加坡、菲律宾、印度尼西亚等国的许多大学也在 90 年代初引入 PBL,特别是马来西亚 Universiti Sains Malaysia(USM)在 90 年代初建立新的医学院时就盘引入 PBL。但由于受到社会、经济、文化、人才及信息资源的限制,PBL 在亚洲的采纳和应用并不普及,在实施层面上遇到重重困难。

我国台湾大学医学院于 1992 年引入哈佛式"新里程"课程并购入哈佛大学的 PBL 教案,但由于未能舍弃传统授课的模式及未能说服基础医学教师的参与,因此发展出来的课程较类似传统式的以教师为中心的临床案例课程,失去了 PBL 特别强调以学生自主学习及基础临床知识整合的精神。这也是传统教育体制及过度专业化所造成的内源性弊端。1998 年阳明大学根据自身实际情况,选择了美国密苏里大学的混杂式 PBL。1999 年辅仁大学医学院全面采用类似 McMaster 大学医学院的 PBL 课程,成为台湾第一所也是唯一一所全面引入 PBL 的大学。台湾医学教育评估委员会(TMAC)成立以后,一直致力于医学教育的改革。尽管 TMAC 并没有硬性规定各医学院校必须采用 PBL 课程,但由于 PBL 的精神完全符合 TMAC 医学教育改革必须达到全人化、人性化、国际化的宗旨,故台湾几乎每一所医药院校都开始或多或少地引入 PBL 理念或方法,PBL 之风甚至吹向了健康护理、商业管理等教育领域。中国医药大学甚至把 PBL 的方法植入中医药课程和通识课程,成为其一大特色。

1993 年 3 月,关超然教授率先在香港大学医学院生理学教学中开展 PBL,之后在时任香港大学医学院院长的周肇平教授的大力支持下,PBL 在香港大学医学院落地生根,于 1997 年正式开始实施 System-based PBL 课程,目前 PBL 教学已占该校全部医学教育的 60%。香港中文大学、香港理工大学目前也不同程度地引入了 PBL 教学。

PBL 的研究在我国内地起步较晚,和国外一样,也是率先在医学教育中开展起来。1986 年,原上海第二医科大学和西安医科大学引进了 PBL,从而开始了 PBL 在我国医学教育领域的摸索。20 世纪 90 年代以来,PBL 的应用迅速扩展,先后有原湖南医科大学、第四军医大学、暨南大学等高等院校分别在基础课、临床课和实验课中部分试行了 PBL。2000 年 5 月,我国内地各主要医科大学的校长等负责人,在香港大学医学院参加了"医学教育改革·香港的经验"研讨会,学习了香港的 PBL 经验,北京大学、复旦大学、上海交通大学、浙江大学、中山大学、四川大学、武汉大学、华中科技大学、山东大学、中国医科大学、哈尔滨医科大学等院校陆续在部分学科开展 PBL 尝试,初步探索适合中国医学教育条件的 PBL 模式。但由于我国高等医学教育的总体模式还是"以学科为基础"的课程体系占主导,PBL 教学模式的应用还处于初级阶段,仅仅是小规模尝试,至今没有在全国范围内铺开,而且尚未出现像加拿大麦克马斯特大学、不列颠哥伦比亚大学、澳大利亚悉尼大学等知名院校所实施的完全整合性的 PBL 课程体系。所有院校的相关改革都是在借鉴国外先进经验并考虑自身教学条件的基础之上进行的,在改革方式、改革力度、覆盖面、操作模式和管理形式上千差万别、各有特点,实际效果也参差不齐。具体来讲,PBL 实施形式主要有以下两大主流模式:①学科内的 PBL 模式:这种模式借鉴了 PBL 小组讨论、案例学习的理念和方法,但学习和讨论的内容局限于单一学科内部,不涉及多学科的渗透和融合,形式是在某一学科的教学中以少量的小组讨论学时替代部分理论授课学时。这是目前国内绝大多数医学院校所采取的形式,以中国医科大学为典型代表。这种模式没有体现跨学科的知识融合与应用,本质上并没有贯彻 PBL 的内在精神。但是它比较符合我国教育国情和学生特点,有其存在的合理性和不应低估的价值和意义。这种形式的实践让更多的教师和学生了解了 PBL 理念,喜欢上 PBL 模式,使更多的人义无反顾地投身其中并且乐在其中,在 PBL 的普及和推广、教师教育理念的更新、学生自主学习意识和能力提高等方面起到了不容忽视的作用。②跨学科并行式 PBL 模式:这种模式虽然没有全盘推翻原有课程体系,但在跨学科知识整合方面更进了一步,将 PBL 教学作为独立课程单列,与原有医学课程并行,病例以器官系统为基础设计,将所有学科的知识完全融合,教学团队也由来自基础和临床不同学科的教师组成。将 PBL 教学作为传统教学的辅助或补充形式,优势互补,使教育效果达到最优化。目前国内采用这种模式的医学院校还不多,以四川大学、复旦大学、武汉大学为代表。

2008 年 7 月 14-18 日,全国医学教育学会医学教育科学研究会、全国医学教育学会医学教育管理研究会、CMB 中国北方医学教育发展中心在沈阳联合举办了第七届亚太地区 PBL 的国际化与本土化研究专题学术研讨会。来自国内 57 所医学院校的 350 多名代表以及其他 22 个国家的 50 多名代表参加了该研讨会。会议讨论了六大中心议题。包括 PBL 认识论的问题、PBL 教学策略、PBL 教学实践、PBL 效果评价、PBL 教学技术和革新、PBL 在其他不同领域和层次的应用等。国内外与会代表广泛交流了各自国家、地区、学校 PBL 应用状况及对 PBL 的认识,尽管对 PBL 的形式等方面的认识还不尽相同,但 PBL 促进学生自主学习的价值即将成为现代医学教育发展方向是与会代表的共识。PBL 作为中国教育改革大潮中的一股清流,虽细小却给教学改革带来了活力。

据世界卫生组织提供的数据,目前全世界大约有 1700 余所医学院采用了 PBL 教学模式,并且这个数字还在不断增加。此外,PBL 教学已从当初的医学教育领域走向其他学科教育领域,如教育学、工程学、建筑学、工商学、法学、经济学、管理学、数学、自然科学、农学、社会学等学科领域。

第二节 PBL 心理学与教育学基础

PBL 的教育学基础是教育发展论和现代课程教学理论,心理学基础是认知学习理论、建构主义理论和人本主义心理学理论。

一、心理学基础

20 世纪初期至今,西方心理学家关于人类学习心理的研究,打破了传统行为主义的束缚,认知主义及其之后的建构主义学者们将研究的目光转向了人类学习的心理机制,在很大程度上揭示了人类学习的本质。他们的一些思想、观点,为 PBL 的教育教学改革提供了一定的理论支持和实践指导。

(一) 认知学习理论

1. 信息加工理论　信息加工理论包含三个要素:先前知识的激活、特异性编码和知识的精加工。先前知识的激活是指学生用已经拥有的知识去理解结构信息;特异性编码是指学习发生的情境与其应用的情境越相似,学习的迁移就越容易发生;知识的精加工是指如果知识有更多的机会被精加工(如讨论、回答问题),将更容易被理解。

PBL 教学过程非常看重学习的认知加工过程及其促进和支持因素,因此 Schmidt 认为信息加工理论为 PBL 提供了理论支撑。

2. 认知结构理论

(1) 皮亚杰认知结构理论:认知发展领域最有影响力的心理学家皮亚杰认为:①学习是在主客体相互作用的活动中形成的。②学习的实质是主客体双向建构的过程。③好的教学是把学生置于现实的情境中,让学生对事实进行尝试,以观察它到底发生了什么,并对事物及符号进行亲自操作,提出问题并亲自寻找问题的解答。

(2) 布鲁纳发现学习理论:二十世纪五六十年代,美国著名心理学家布鲁纳提出了发现学习理论,要求学生运用他们的直接经验进行观察去获得知识和解决科学问题。教师成为学生的助手和问题的提出者,而不是知识的陈述者和解释者。布鲁纳认为,学生的认识过程与人类的认识过程有共同之处,教学过程就是教师引导学生发现的过程,"学习就是依靠发现"。他要求学生在教学过程中,利用教师或教材提供的材料,像数学家那样思考数学,像历史学家那样思考历史,亲自去发现问题的结论、规律,成为一个"发现者"。他认为,对于学生的学习过程而言,发现不限于寻求人类尚未知晓的事物,还包括用自己的头脑亲自获得知识的一切方法。

布鲁纳认为发现学习是一种情境性的探索学习,具有以下几个显著特点:①运用自己的头脑去学习:发现式学习就是引导学生发现自己头脑中想法的过程。②使知识成为学生自己的知识:教师应引导学生把正在学习的资料同已有的知识结构建立联系,用已有的知识结构去建构新知识、发现新事物。③自我激励式的学习:要充分利用学生的好奇心、上进心、自我认同、互补性等内在的自我激励方式,唤起学生主动建构的热情。④采用共同建构的假设式教学:在假设式教学中,教师和学生处于相互合作的地位,学生不再是静坐听众,而是积极地参与各种活动,在合作中主动地建构知识。

不难看出,发现学习与 PBL 具有很强的联系,二者都强调学生积极参与建构自己的知识结构,都强调归纳推理方法的应用。在对教师的要求方面,都主张教师不直接奉送真理,而是给学生提出问题,指导学生运用发现学习法或 PBL,让学生达到他们自己对问题的解决,这种方法已被证明在教学中是有效的。但二者也有区别,发现学习大都是以某一学科中的问题为出发点进行学习,而 PBL 是以从真实的问题情景中选择对学生有意义的问题为出发点进行学习。无论如何,布鲁纳的理论对 PBL 的有效实施都具有重要的理论意义和现实意义。

(二) "最近发展区" 理论

维果茨基认为:人的心理过程的变化是由特殊的"精神生产工具"为中介的,主要包括各种符号系统,特别是语词系统。如人类早期为了帮助记忆,利用打绳结、做砍痕等手段,起初这种改变只是外部物质,随后这种变化作用于人的内部心理过程。人的心理过程受这些特殊精神工具的作用,决定了人在改变环境的同时,也在改变、调控着自己的心理与行为过程,使人的心理具有意识性,使人的行为具有理性,即让人具有了高级的心理功能。可见,人的高级心理功能只能产生于人们的协同活动和人与人的交往之中。人的学习也不例外,它只能在同伴或师生的互动中才能协同建构。正是社会影响作用促进了学习者新思维结构的选定,进而推动了学习者的智力发展。

维果茨基提出的"最近发展区"理论揭示了学习的本质特征不在于"训练""强化"已形成的心理机能,而在于激发、形成目前尚未成熟的心理机能。在这个区域的发展,必须受到诸如教师、父母或者发展超前的同伴的社会影响时方能实现。在 PBL 中,面对比较复杂的问题情景,小组内部就需要相互合作、共同解决所遇到的问题,同学之间互相在其最近发展区操作,对学生智力的成长具有重要意义。

(三)人本主义学习理论

以马斯洛、罗杰斯为代表的人本主义心理学家重视学习者的需要、动机和潜能,对教育心理学有着很重要的启示。人本主义关于以学习者为中心的思想,也为 PBL 提供了学生自主学习的理论依据。人本主义关于在学习过程中教师不应该是一个教师(teacher)而应该做一个教学过程促进者(facilitator)的观点,已经被今天的教育者广为接纳并沿用下来。今天建构主义的很多主张,尤其是以学习者为中心的教学思想都是受到人本主义的启发。他们重视师生关系、强调学习过程,提倡以"学习者为中心"的"非指导性教学"。他们认为:教师应该相信学生自我发展的潜能,使学生在教学情境中感到自信与安全,这是实现以学习者为中心的教学前提;教师应该共同分担学习过程的责任;教师应该鼓励学生把个人的知识和经验纳入到这种学习资源中;让学生自己(单独或与别人协同)制订学习方案;创造一种真诚、关心、理解的促进学生的气氛;教师的作用是"助产士""催化剂",而不是权威;学生要成为学习的中心,首先应该知道"他是谁",教师可以通过动作、与别人的关系和内在的自我三个方面来认识自己。人本主义的这些思想,对建构主义也产生了一定的影响。

(四)情境化学习理论

情境化学习理论认为,知识在其中得到开发,展开的活动并不脱离或附属于学习与认知,而应该是学习与所学知识整体的一部分,背景有利于意义的建构并促进知识、技能和体验的连接,因此背景既是问题的物理结构与概念结构,也是活动的意向与问题嵌入其中的社会环境。情境认知暗示,当学习发生在有意义的背景中时,才是真正的、有效的、完整的知识(即学什么、如何学和如何用的结合),是在真实的学习情境中获得的。这种情境学习的特征是:提供能反映知识在真实中运用的真实情境,提供真实的活动,提供接近专家作业和过程模式化的通路、提供多样化的角色和前景,支持知识的合作建构,时刻提供指导和支撑,促进反思以便有可能形成抽象,促进清晰表述以便使缄默知识成为清晰的知识,在完成任务时提供对学习的整体评价。Mclellan 认为,情境可以是真实的工作场景、高度的真实或真实的工作环境的虚拟的代用品,或是一种环境,如影像或多媒体程序等。但也有人认为,情境化学习理论是支持 PBL 的最弱的一个理论。

(五)建构主义学习理论

建构主义学习理论是 PBL 最重要的理论基础,为 PBL 提供了最为坚实的理论支撑。建构主义(constructivism;constructionism)也称为结构主义,起源于皮亚杰的发生认识论、杜威的学生中心思想及维果茨基的社会历史文化学派等心理学思想,是认知学习理论的一个重要分支。建构主义作为一种学习理论、教学理论,被视为是对传统学习理论和教学理论的一场革命,是当代教育心理学研究的新进展。

当今建构主义者主要从学习的角度理解建构主义,强调学习的主动性、社会性和情景性,关注如何以原有经验、心理结构和信息为基础来建构知识。他们认为:①学习是学习者主动建构内部心理表征的过程,它不仅包括结构性知识,而且包括大量非结构性的经验背景。②学习过程同时包含两方面的建构,一方面是对新信息的意义建构,同时又包含对原有经验的改造和重组。③学习者以自己的方式建构对事物的理解,不存在对唯一标准的理解,但是,我们可以通过学习者的合作而使理解更加丰富和全面。

建构主义者认为真正的教学应具有:知识的深层理解、高水平的思维、与现实的联系、大量的交流以及为学生进步提供社会支持等。对于知识,建构主义认为:知识在被个体接受之前,是毫无意义的,不要把知识作为预先决定了的东西教给学生,不能用教师的权威来压服学生,学生对知识的接受只能靠他们自己的建构来完成,以他们自己的经验、信念为背景来分析知识的合理性,另外,知识在具体情境中具有特异性,学习知识不能满足于教条式的掌握,而是需要不断深化,把握知识在具体情境中的复杂变化。因此,建构主义更为重视具体情境中的教学,强调情境性教学。

对于学习活动,建构主义者认为,学习不是知识由教师向学生的传递,而是学习者建构自己知识的过程,教师的作用只是促进学生自己建构知识而已。学习者的学习是主动的,不是被动的刺激接受者。每个学习者都是以自己原有的经验系统为基础对新的信息进行编码,建构自己的理解,而且原有知识又因为新知识的进入而发生调整和改变。所以,学习不是简单的信息积累,它同时包含新旧经验的冲突而引发的观念转变和结构重组;学习过程并不单单是信息的输入、存储和提取,而是新旧经验之间相互作用的过程。由于建构主义者把学习看成是一个建构的过程,以新旧经验的相互作用来解释知识建构的机制。故主张教学要增进师生之间及学生之间的合作,使学生看到与自己不同的观点。因此,他们重视教学中师生之间和学生之间的社会性相互作用,主张采用合作学习和交互式学习方法。

建构主义者在看待学习者的问题上强调,学习者在接受新知识时,头脑中并不是一片空白,在以往的日常生活和学习中,已经形成了丰富的经验。而且,有些问题即使他们没有接受过,没有现成的经验,但当遇到问题时,往往可以根据以往的相关经验,形成对问题的某种解释或推断出合乎逻辑的假设。所以,教学不能无视学生的现有经验,而是要把学生现有的知识经验作为新知识的生长点,引导学生从原有的知识经验中生长出新的知识。教学不是知识的传递,而是知识的处理和转换。教师应重视学生自己对各种现象的理解,倾听他们现在的看法,洞察他们这些想法的由来,并以此为依据,引导学生丰富或调整自己的理解。但由于经验背景的差异,学习者对问题的理解常常各异,在学习者的共同体之中,这些差异本身便构成了一种宝贵的学习资源。

总之,建构主义以学生为中心,重视学习活动中学生的主体性,重视学生面对具体情景进行意义建构,重视学习活动中师生之间和学生之间的"协作""会话",主张建立一个民主、宽松的教学环境等。这些观点都为 PBL 提供了理论依据,也可以说建构主义的教学模式所包括的四个基本要素:情境、协作、交流、意义建构,刚好也是 PBL 特征的体现。PBL 以学生为中心,以问题为导向驱动学习,强调创造基于真实情境的问题并引导学生进行学习;在学习过程中,教师起引导者、资源提供者的作用,让学生自主完成对问题的探究;整个探究过程是在各种认知工具、交流、协作工具及社会情境的支持下完成的,学生进行相互协作、交流的过程,也是师生合作、沟通的过程;学生把新收集到的信息与原有信息进行整合,找到相互的内在联系,归纳其规律,进行意义建构,建立新的知识网络。因而 PBL 教学模式也是基于建构主义理念的教学模式。

二、教育学基础

(一) 杜威的教育理论

杜威(John Dewy)是 20 世纪初美国著名的实用主义哲学家、教育家和心理学家,他的理论直接支持了 PBL 的发展。他在《民主主义与教育》(1916)一书中强调指出,教育基于社会生活,就如同营养和生殖基于生理生活。他特别重视教育与学习者所处的社会生活之间的联系。此外,他认为学校应该是大社会的一个缩影,而在这一社会中,课堂教学应该是解决真实生活中问题的实验室。学生通过参加各种集体性社会活动,渐渐增长其经验,养成参与社会生活和适应社会生活的能力,从而起着传递和交流人类社会生活经验的作用。因而,他鼓励教师把学生置于问题情境中,并帮助他们探究重要的社会问题和智力问题。

杜威的门徒,如伯屈克,则坚持学校学习应具有目的,而不是抽象的,是有目的的学习,又是便于实施的,他认为学校学习中应把学生编成小组,并让他们去进行自己感兴趣的设计和选择。

杜威的教育思想体系可概括为新"三中心论"。

第一,以经验为中心。杜威认为,学生学习的知识不应是课本中或课堂传递的惰性知识。相反,只有应用到具体问题中,知识才能变活、实用。他认为:"知识不是由读书或人解疑得来的结论","一切知识来自于经验","教育即生活,教育是传递经验的方式"。

第二,以学生为中心。实用主义反对传统教育忽视学生的兴趣、忽视学生的需要的做法,主张教育应以学生(或者说受教育者)为起点。"现在我们的教育中正在发生一种变革是重心的转移。这是一种变革,一场革命,一场和哥白尼把天体的中心从地球转到太阳那样的革命。在这种情况下,教育的各种措施围绕着他们组织起来","兴趣显示着最初出现的能力。因此,经常细心地观察学生的兴趣,对于教育者是最重要的"。

第三,以活动为中心。杜威认为学习者通过对周围环境的观察、研究而进行学习。因此学校应该把外在世界搬进课堂并充分利用学生的天然好奇心,以促进学生进行学习。他认为,崇尚书本的弊端是没有给学生提供主动学习的机会,只提供了被动学习的条件—死记硬背。他又提出:"学校主要是一种社会组织。教育既然是一种社会过程,学校便是社会生活的一种形式",让学生从实践活动中求学问。杜威在教学过程中提出五个要素:①设置疑难情境,使学生对学习活动有兴趣;②确定疑难在什么地方,让学生进行思考;③提出解决问题的种种假设;④推动每个步骤所含的结果;⑤进行试验,证实、驳斥或反证假设,通过实际应用,检验方法是否有效。这五个要素的实质,反映了杜威重视实践应用,从实践中培养学生的能力。

这就很明显地看出杜威的教育哲学和 PBL 的联系,可以说他为 PBL 提供了哲学基础。

(二) 终身教育理论

终身教育思想在中外古代的教育思想和实践中早已有体现。孔子就是第一位突显终身教育的思想家并且身体力行。孔子认为学习是一辈子的事情,没有任何年龄阶层的限制,"学而时习之,不亦说乎",这种学而不厌的精神,不仅成为千百年来知识分子"活到老,学到老"的座右铭,而且被进一步发展成为目前最有价值、最富有创造性的终身教育思想。进入 21 世纪,人们对教育平等、教育民主化的呼声越来越高,学会生存、学会认知、学会做事、学会共同生活已成为人类共同追求的目标。信息时代的特点,使得人们凭借某种固定的知识和技能度过一生已不再可能。在这一背景下,终身教育思想被赋予了新的内涵,并受到世界各国的高度重视,终身教育进入了实践阶段。

就终身教育而言,朗格朗认为,"终身教育是一系列很具体的思想、实验和成就。换言之,是完全意义上的教育,它包括了教育的各个方面、各项内容。从一个人出生的那一刻起一直到生命终结时的不断发展,包括了教育各个阶段各个关头之间的有机联系"。简单地说,终身教育就是贯穿一个人生命过程的全部教育。

就教育本身而言,终身教育者认为,教育不是随着学校学习的结束而结束,而是一个统一的连续不断的过程,应该贯穿于个体生命的全过程。人一生的每个阶段,都可以接纳和学习许多形式的智力、体力方面的知识技能,青少年时期不是唯一的受教育时期。为此,朗格朗指出,基础教育应该是一个序曲,它基本上不是一个获取知识的过程,而是应该使未来的成人掌握自我表达和与人交流的方法,掌握语言、发展注意和观察的能力,知道怎样在哪里获得信息,以及与他人合作的能力。

就教育目的而言,终身教育不以获取知识作为主要目标,而是把重点放在个人的发展上,使每个人的创造力得到充分发展的机会。为此,朗格朗指出,学校教育要考虑青少年在生理、情感、社会、艺术等方面的发展情况,要考虑学生的个体差异,使每个人都能按照自己的本性去发展,以提高学生的思考能力、组织工作能力、分析和综合能力;此外,学校教育还要加强与日常生活的联系,为学生将来承担生活的义务和责任做好准备。

就教育方法而言,终身教育者认为终身教育不只是正规教育阶段的延伸,应该有其自身独特的教育内容与方法。朗格朗认为,教育内容与方法是教育理论与实践中的核心问题,尤其是对教育方法的探讨是终身教育的重点。终身教育者提出了新的方法:①自我教育;②小组学习方法;③创造性和非指导性方法;④教育要遵循兴趣原则。朗格朗认为教学应该遵循人类活动的"兴趣性"这一重要规律,如果学习者乐于做出努力和拿出全部力量,这也会成为一种有效的方法。

总之,终身教育是一种内容广泛的教育思想,其观点为 PBL 提供了一定的理论依据。

(三) 主体性教育理论

主体性教育是教育者利用其教育手段(教育内容、教育方法、教育场所等),引导和启发受教育者内在的教育需求,有目的、有计划地规范和组织各种教育活动,在宽松、民主、和谐的教育环境中,不断增强受教育者的主体意识,提高主体能力,完善其主体人格,从而把受教育者培养成为能够自主地、能动地、创造性地进行认识和实践活动的社会主体。

从教育的目的来看,主体性教育主张教育以培养、发展和弘扬受教育者的主体性为根本目的。主体性教育目的包括近期目的和远期目的。近期目的是指在教育过程中,通过增强受教育者的主体意识和发展受教育者的主体能力,培育和提高受教育者在教育中的能动性、自主性和创造性,使他们具有自我教育、自我管理和自我完善的能力,从而成为教育活动的主体和自我发展的主体。远期目的则是造就主体性的社会成员,弘扬人在社会发展中的能动作用,把受教育者培养成为社会历史的主体。总之,主体性教育目的主要有三个内容:增强学生的主体意识、发展学生的主体能力以及塑造学生的主体人格。

从教育过程来看,主体性教育过程的实质就是教育者凭借一定的教育手段和方法,将人类的优秀科学文化知识和经验转化成受教育者的品德、才能和智慧,从而将社会的精神财富内化为受教育者主体性素质的过程。即主体性教育是塑造和建构学生主体,发展受教育者主体性的过程;是理性教育和非理性教育相统一的过程;是在教育者引导下的受教育者独立学习和自主活动的过程。

因此,在主体性教育过程中,教师应积极创设条件和机会,调动学生学习的能动性、自主性和创造性,培养他们自我教育的能力,实现从依赖教师到能够独立、自主地学习,成为教育活动和自身发展的主体。这是学生进行学习必不可少的条件之一,也是 PBL 遵循的一条基本原则。

第三节 PBL 基本原理与特征

一、PBL 基本原理

PBL 的理论源于对人类学习与记忆的研究,Schmid 很严谨地阐述了 PBL 的基本原理。

(一) 激发既往知识

PBL 往往是先提出问题,然后通过小组讨论的方式去激发小组各成员以往的知识记忆,以往的知识具有长期的记忆,可以帮助择取新知识,同一篇文献由一年级和四年级学生分别研读,他们必然呈现出不同的学习结果。因此,如何激发学生相关知识的记忆,从而促进他们学习新知识,是非常重要的。

(二) 模拟特定情境

PBL 临床问题的每一幕都为学生提供特定的模拟情景,问题的提出及整个学习过程都紧紧围绕这些特定的情景展开,同时这些特定的模拟情景与未来学生临床见习或实习时遇到的真实情况十分接近,故学生通过学习能将知识应用在未来的临床见习或实习,解决患者的问题,所以说 PBL 是以临床问题作为实际应用与知识间的桥梁。

(三) 系统梳理知识

PBL 实施过程中,学生在不断提出问题、查找资料、讨论、回答问题、做笔记、同伴学习、组织及评估问题、自我学习等过程中,对相关知识进行归纳总结、系统梳理,从而使知识得到进一步的阐述与发展。

二、PBL 基本特征

PBL 是非说教性的、由学习者而非教师控制的学习。问题就是学习的内容,每一个问题都是经过精心设计而成,教学目标所要求掌握的学习内容被严谨地安排在这些问题之中。它打破了学科间的界限,表现为"以问题为导向","以小组为平台"及"以讨论为模式"。通过把学习设置于复杂的、有意义的问题情境中,在教师的积极引导下,学生围绕问题展开自主学习和小组讨论,运用所学知识解决实际问题,进而获得理解、分析和解决问题的能力。因此,PBL 具有以下基本特征:

(一) 以问题为导向的学习

PBL 是以问题为导向的学习。从心理学的角度来说,问题分为结构良好和结构不良的问题,PBL 的问题具有结构不良性、开放性及真实性等特点。真实性是指问题与实际生活密切相关,PBL 案例中所设置的问题一般都是临床上常见的问题;结构不良则是指 PBL 案例所提供的资料不完整,正是由于资料不完整,学生在讨论时可考虑的范围很广,可探讨的内容很多,因而没有唯一的答案。面对这些结构不良、开放的问题,学生必须在原有知识和经验的基础上进行反复分析、总结,学习解决问题所需要的基础知识,促进分析问题、解决问题能力的提高。PBL讨论时的问题可由学生提出,也可由教师提出。

(二) 以学生为中心的学习

在传统教学中,教师是知识的垄断者和传授者,是学生获取知识的唯一源泉。学生的学习往往是被动接受,教师教什么就学什么,不需要自己去寻找,缺乏独创性。而 PBL 则强调以学生为中心,学生成为学习真正的主体,成为问题的解决者和知识的建构者。在学习中,学生自觉担负起学习的责任,不断挖掘独立学习的能力,在学习过程中设置学习目标、调整学习计划、不断发现问题、提出问题,积极、主动地去分析问题、解决问题,获取知识,而不是被动、消极地去接受知识,强化记忆。在整个学习过程中,学生都是学习的中心和主体,而教师只是学生学习的促进者和必要的引导者,学生与教师的地位是平等的。

(三) 自主学习

PBL 是以学生为中心的自主学习。在整个学习过程中,教师只起引导作用,学生始终掌握着学习的主动权,想学什么? 怎么学? 去哪里学? 都由学生自己选择和决定,学生必须根据 PBL 案例所提供的情境,带着问题自主学习,学习地点、资料、途径都由自己决定,可以在教室、图书馆、寝室、病房,甚至在社区学习;可以看书、阅读期刊、互联网学习或相互讨论,也可以请教老师或相关专家。总之是利用一切可以利用的资源,通过各种途径去寻找解决问题的方法,在学习过程中探索最直接、最有效率的学习途径,在自主学习过程中学习获取信息、甄别信息、采集信息、传播信息的技巧。所以 PBL 是自主性、探索式的学习。

(四) 小组学习

在 PBL 中,学生主要通过解决实际问题来进行学习,由于一些问题的复杂性,学生需要以小组为单位进行学习。一般以 8~10 位学生为一个小组,小组中设有一位主席、一位记录员,大家各司其职。在小组中,学生小组成员通过利用互联网,阅读期刊、专著,请教教师和专家等途径收集所需要的资料,并分析整理,共享学习资源,互相探讨,共同处理、解决问题过程中所遇到的各种困难,共同承担责任,交流想法,相互鼓励,共享学习成果,从而达到共同学习问题背后潜在的知识的目的。

第四节　PBL 基本要素

PBL 有三大基本要素:问题情境、学生和教师。

一、问题情境是实施 PBL 的核心

PBL 理论认为,学习是问题情境中认知和社会真实情况互动的结果。问题情境是整个 PBL 教学环节的核心所在,问题情境设计的好坏直接影响到 PBL 中学生学习的效果。问题情境在 PBL 实施过程中往往以学习案例的形式表现出来。学习案例的来源是多方面的,它可能来自教师、报纸杂志、课本、相关著作或者网络等。

一个好的学习案例所设计的问题情境,作为学习的最初动机和挑战,它的结构不明确,没有简单、固定、唯一的正确答案,不仅能激活学生以往的知识经验,而且能提供知识本身产生新含义的机会,同时还能模拟现实中真实的情况,让学生在问题情境中不断地学习知识,应用知识。这些问题情境不是静态的,而是动态的或发展的,当学生对一幕又一幕的问题情境进行学习时,通过持续不断的讨论,对问题情境进行不断地澄清、扩展、限制甚至改变,从中他们能不

断地体验自身已有知识与解决问题所需新知识之间的差距,明确自身的知识缺陷,从而提高学生学习的内部动机,吸引并维持学生的学习兴趣,促进学生积极地获取新信息,寻求解决问题的方法,探究新领域。但问题求解并不是 PBL 的最终目的。相反,问题情境只是被作为 PBL 的一个媒介,学习知识和获得解决问题的技能才是 PBL 的最终目的。

二、学生是致力于解决问题的人

PBL 基于人的发展理论,根据学生的发展需要,通过设计开放、和谐、宽松、民主的教学环境,有目的、有计划进行规范的教学活动,大胆地让学生自己提出问题、确定学习计划、实施学习方案、评价学习效果,走自主学习之路。

在 PBL 中,强调学生是学习真正的主体,通过解决实际问题来进行学习。学生作为学习者,需要自觉担负起学习的责任,不断挖掘独立学习和团结协作的能力,在学习和相互交流的过程中不断发现问题、提出问题,积极、主动地去分析问题,识别问题的症结所在,理解问题的现实意义,并努力探求解决问题的良好方法,从中学习、获取知识,成为解决问题的“主人”。

三、教师是学生建构知识的促进者和指导者

PBL 认为知识是依靠学生主动建构获得的,教师不是现成知识的拥有者和传授者,而是学生建构知识的促进者和指导者。

在 PBL 中,教师并不是将知识直接传授给学生,而是通过质疑学生在解决问题情境时所遇到的各种真实问题,将专家的思维过程和策略表现出来,在教学活动中与学生共同建构知识。作为学生学习的促进者,教师要积极旁观,真切地感受学生的所思所想、所作所为;要掌握教学策略,创设丰富的教学环境,为学生提供各种便利条件,包括心理上的支持和精神上的鼓舞,建立一个接纳性的、支持性的、宽容性的学习氛围;要注意激发学生的学习动机和兴趣,培养学生的自主学习能力和团队协作能力,与学生分享各自的情感和想法,促进学生积极主动地去学习。

PBL 中所涉及的学习空间和内容具有广泛性和不确定性,学生提出的问题和分析所得出的答案也具有开放性,甚至超出了教师的专业范围,教师往往不具有专业知识的优势感。因此在 PBL 中,教师不再是知识的拥有者和灌输者,而是为学生选择、管理、组织和加工知识的指导者。教师在指导学生解决问题的过程中,要始终遵循自主性和探索性原则,把自己的一切教育行为定位于支持和帮助学生自主学习和自我解决问题。在学生可能遇到问题之前,进行前瞻性预测,做好前期调控,避免学生走弯路;在学生感到困惑或遇到难以解决的问题时,给予适度的指导和分析,帮助学生摆脱困惑,做出正确选择。但教师在指导时必须适度,点到为止,将思考和想象的空间充分留给学生,引导学生不断质疑、探索和创新。

(董卫国)

第二章 PBL 实施策略

第一节 PBL 教学目标

教学目标是学生通过教学活动后要达到的预期学习效果。PBL 教学目标是 PBL 的出发点和归宿,也是整个 PBL 教学过程的灵魂和核心。PBL 的教学目标是确定 PBL 学习内容、选择学习材料、调控教学环境、决定教学活动走向、评价教学效果的基本依据,是学生进行自我评价和自我监控的重要手段。如果缺乏清晰的教学目标,整个 PBL 教学过程就失去了依据而变得盲目起来。因此在 PBL 教学中科学、合理地确定教学目标,对 PBL 的顺利实施起着极为重要的作用。在确定 PBL 的教学目标时,要结合 PBL 的特点、学科的特点以及学习者的特点,重点培养学习者的能力。

国内外学者对 PBL 的教学目标看法各异。

一、Barraws 认为 PBL 的教学目标

(一)建构临床可用的知识技能(SCC)

帮助学生学习医学基础及临床知识,训练临床思维及临床技能,并应用于评估、解决患者的问题。

(二)发展有效的临床推理能力(CRP)

恰当的 PBL 设计,可以让学生在解决问题及回馈的过程中不断地训练假设、询问、分析资料、综合问题及作出决策等解决问题的技巧及临床推理的过程,有效地发展临床推理能力,达到学习的成果。

(三)发展有效的自我导向学习技能(SDL)

医学在不断发展,知识在增加,可获取的信息量大、种类丰富,在日益信息化的教学条件下,学生获取信息越来越便利。在 PBL 中,学生要自主获取解决问题的信息和知识,要评价自己获取信息及他人获取信息是否可靠,价值如何,从而发展有效的自我评估与自我导向学习技能,促使学生更加重视个人的学习需求和合理使用信息资源。而这些技能或知识是将来学生在临床上所必需的。

(四)增强学习的动机(MOT)

这是 PBL 学习最重要的目标。临床推理过程(CRP)及自我导向学习(SDL)是成为一个医生必须具备的重要能力,学生必须在教师的指引下经常进行训练才能完成。建构临床可用的知识技能(SCC),增强记忆力,将知识应用于临床工作,不但可以提高个人内部的学习动机,而且还能从学习资源上拓展及了解信息。

二、Savery 等则认为，PBL 的教学目标有三点

（一）自我引导的学习

即识别出学习议题，查找并评价相关资源。

（二）问题解决

即提出假设、验证假设以及评价结果。

（三）内容知识

即与问题相关的领域知识。

三、Hmlo 等认为，PBL 的主要教学目标主要有三点

（一）帮助学生发展高层次的思维技能。

（二）建构灵活的知识基础。

（三）使学生发展成为一个主动的学习者。

四、国内学者认为 PBL 的主要教学目标主要有四点

（一）掌握灵活的概念和知识

在 PBL 中，学生学习到的知识是内隐的，有时还具有一定的偶然性，但以这种方式学习到的知识具有一定的灵活性，更有利于保持与迁移。这是因为：

1. 学生建构的知识是出于对实际问题的需要，是根据对问题的分析讨论而产生学习议题后而学习的，也就是说，知识与一定的实际情境挂起钩来，有一定的缘起，知识因此获得了重要意义；

2. 学生为了解决问题而研究一定的学习议题，他们需要查找大量信息，并从中抽取信息、组织信息，自己建构知识的最终产品形式，因此，知识的意义是出自个人化的深层理解，是他们自己的知识，Beretter & Scanlamalia 指出，个体必须学会将知识看作是个体产物，这种产物才可以通过创造性地反思已有理论和证据之间的关系而加以改进；

3. 当学生完成学习议题后，他们最终还要用从学习议题研究中所获得的知识来解决问题，这意味着，他们不仅要通过自己的查找和思考等过程获得知识的内容，而且还要亲自经历知识是如何被使用的，这样的知识才是他们自己的知识，才是能够灵活加以迁移的知识。

（二）发展高层次思维能力

约翰·杜威认为：最广义上的思维是指在任意时刻流经我们头脑的意识流，这类思维是我们每个人都在进行着的，没有什么价值。第二种思维是指超越直接的观察，这种思维比较抽象，但是包括一些想象和幻想，与现实没有多大关系。第三种思维是指看似可能但没有细细思考其根据的信念，它可能是不协调的、与事实相矛盾的，如果思维者停下来好好想一想这个问题，就可能拒绝这种信念的含义。第四种思维是指反省思维，这就是我们一般所考虑的高层次思维。ResniCk（1987）是这样描述高层次思维技能的：付出努力的、开动脑筋的非算法式思维；复杂而精细的判断、对多种原理和解答的考虑；是在存在不确定性而又需要自我调节地建构知识时而进行的。高层次思维不是简单的感知、记忆、复述或应用，不是反应式的思维（即不是简单地应答他人的问题、不是顺着别人的思路作推理）。反应式的思维充其量是发展了他人的想法，而高层次思维是在产生一个新想法，研判一个想法的有效性和价值。

（三）培养自主学习的意识和能力

当学生能自觉意识并加以控制自己的学习过程时,自主学习能力便得以发展。在 PBL 中,学生通过自我激励、设置学习目标、调整学习计划,不断发现问题、提出问题,积极、主动地去分析问题、解决问题,进行自我引导的学习,并将新构建的知识应用到复杂的问题解决过程中,同时还要监控和反思解决问题的过程。当学生完成解决问题之后,他们就学会成为独立自主的思考者和学习者。

（四）培养合作学习的能力

在 PBL 中,学生通过解决真实性的实际问题而学习。由于问题太复杂,学生需要以小组为单位进行学习,在小组中,学生共享专业知识,共同处理案例中所含复杂的学习议题。在小组中,学生需要积极主动地参与小组活动,与小组其他成员相互依赖、共同承担责任,进行积极的良性互动,相互交流想法,相互鼓励和沟通,最终使学生成为一个愿意合作也善于合作的人。

以上四个目标只是在学术上的区分,在实际的 PBL 中,这四个目标是不可分割的。此外,如果单纯从学生所获知识量来看,有的人可能觉得 PBL 效率较低。这就涉及教学的价值取向问题。如果我们的教学就是为了教给学生知识结果,其效率确实不如直接的传递和指示。但如果我们的教学是为了发展学生应用知识、解决问题的能力、创造性思维能力以及自主学习能力,则实施 PBL 所花的时间就是有价值的、有效率的。

第二节　PBL 教学基本过程

PBL 教学模式认为学习者的知识是由学习者自身构建的,其基本教学过程倡导学生是学习的主体,教师引导学生积极参与到与教学目标相关的、难以解决的、结构不良的、真实的问题情境中去开展学习,学生组成一个学习小组,形成自主学习目标,通过对问题进行讨论与分析,找出解决问题的最有效的方法和策略,并对问题解决过程中自身的学习过程进行评价和反思。通过 PBL 教学,可以培养出不同于传统教学的既能独立解决各种复杂问题,又能与他人良好相处、具有创新能力、知识全面的高素质人才。

下面介绍几种有代表性的 PBL 教学过程。

一、Barrows PBL 教学过程

Barrows 是 PBL 的主要倡导者之一,他把 PBL 教学过程大致分为 5 个环节。

1. 组织小组　在作为一个小组探索问题之前,学生和教师要互相认识,为合作学习建立基本的规则,形成毫无偏见的氛围。

2. 展示问题　用少量的信息来提供给学生一个复杂的问题,这个问题应该尽量与其在现实世界中的情况相接近,能够吸引学生。在解决问题的开始,学生和教师要对问题解决的目标形成共同的理解。在解决问题的过程中,学生要确定他们需要进一步学习的概念,即学习要点。在学习开始时,教师可能会更多地引导,比如问学生是否该把某些概念列在他们的学习要点中。随着学习的进行,学生能更多地管理他们的学习要点,教师也就要慢慢地"隐退"。当学生对问题已经形成了一定的理解,而某些知识的缺乏又严重阻碍了问题的解决时,学生就要分别去探索他们所确定的学习要点。

3. 后续行动　小组成员再次集合,沟通他们所学的东西,在他们新学习的知识的基础上形成新的解决问题的假设。在分享他们的学习成果时,很重要的一点是学生们要评价自己的

信息以及他人的信息,看信息是怎样得来的,来源是否可靠等,这是促成自主学习的重要途径。

4. 活动汇报　各小组利用各种不同形式来报告自己的结论以及得出结论的过程,比如学习分析、图表、口头报告、戏剧表演等。PBL 所强调的不只是让学生解决问题,而且要让他们理解问题背后的关系和机制。

5. 问题后的反思　为了提炼他们所学到的东西,学生们要有意识地反思问题解决的过程。要考虑这个问题与以前所遇到的问题的共同点与不同点,这可以帮助他们概括和理解新知识的应用情境。而且,在学生们评价自己以及他人的表现时,他们同时也在对自主学习和合作性问题解决活动进行反思,这对于高级思维技能的发展很有意义。

在整个 PBL 教学过程中穿插着两条重要线索:一是问题解决的过程,即分析问题、形成假设、探索假设和修正假设;二是围绕问题解决而进行的丰富的求知和探索活动,即学习要点的形成,以及由此引发的信息搜集、处理和加工,最终达成新知识的意义建构。

二、彼得·施瓦兹(Peter Schwar)等人 PBL 的教学过程

彼得·施瓦兹(Peter Schwar)等人把 PBL 教学过程分为 8 个环节。

1. 给学生提供一个以前从未接触过的全新的问题。
2. 学生之间在相互交流中,看看哪些既有知识与该问题相关。
3. 在现有知识水平基础上形成并验证问题的假设,看能否解决。
4. 如果不能解决问题,确认为了解决问题而进一步学习的需要。
5. 通过自主学习满足既定的学习需要。
6. 在小组进行交流,将新学到的知识用于解决问题。
7. 如果还不能解决问题,重复 3~6 步。
8. 对解决问题的过程和学习到的知识进行反思。

三、布迪(David Boud)和弗莱悌(Grahamel Feletti)的 PBL 教学过程

布迪和弗莱悌把 PBL 教学过程分为 4 个环节。

1. 给学生呈现一个问题(例如一个案例、一篇研究论文、一部录像等)。学生以小组形式组织与问题相关的已有知识和思想。

2. 通过讨论,学生提出被称为学习要点的疑问,这些疑问就是他们对问题的不解之处,学生把这些问题记录下来,并围绕这些问题开展讨论。在整个讨论过程中,鼓励学生不但要弄清楚他们懂得了什么,而且更重要的是要让他们知道还有哪些地方不懂。

3. 学生按照重要程度给学习要素排序,决定哪些问题由全组负责研究,哪些问题由个人负责研究,然后教给组里的其他人。学生和教师还要讨论研究这些问题需要哪些资料,以及如何找到这些资料。

4. 把学生重新召集起来,共同探讨学习要素,把获得的新知识运用于问题情境。鼓励学生总结获得的新知识,把新概念与旧概念联系起来。随着问题的解决,学生继续明确需要研究的学习要素,会认识到学习是一个永无止境的过程,永远会有需要研究的问题。

四、陈宁、辛增友提出的 PBL 教学过程

陈宁、辛增友把 PBL 教学过程分为 5 个环节。

1. 设计问题情境,呈现问题　问题是 PBL 的起点和焦点,设计、呈现恰当的问题情境应注

意体现以下特征:尽量引出与所学领域相关的概念、原理,尽量设计结构不良的、开放的、真实的问题情境,如真实的病例、实际的临床问题等等,只有这样,才能激励学生去探索和学习。同时在设计问题情境时还应注意两个问题:第一,让学生卷入到问题中来,让他们把问题看成是自己的而不是别人的;第二,保证问题情境所提供的条件没有暴露问题的关键部分。

2. 确定问题　　在呈现的问题情境中选择与当前学习主要问题密切相关的真实性事件或者问题作为学习的中心任务(让学生面临一个需要立即去解决的现实问题),选出的事件或者问题就是"锚",这一环节的作用就是"抛锚",因此有时候 PBL 也被称为"抛锚式教学(anchored instruction)。

3. 小组自主学习　　教师不直接告诉学生如何去解决面临的问题,而是向学生提供解决该问题的有关线索。例如,需要搜集哪一类资料、从何处获取有关的信息资料以及现实中专家是如何解决类似问题的等,并特别注意发展学生的"自主学习"能力:①确定学习内容的能力(学习内容是指为完成与给定问题有关的学习任务所需的知识点);②获取有关信息与资料的能力(即知道从何处获取以及如何去获取所需的信息与资料);③利用有关的信息与资料并对之进行评价的能力。

4. 小组协作学习　　学生分成小组学习、讨论、交流,通过不同观点的交锋,补充、修正、加深每个学生对当前问题的理解,一般由 3~5 个人组成一个小组来共同讨论、解决眼前的问题。他们还需要搜集哪些资料,学习哪些知识,当所有资料都搜集好后小组就被解散,然后,组与组之间交换组员,组成新的小组。这样他们就可以在新的组内共享信息,在此基础上,让他们根据所整理好的材料提出解决问题的各种方案,最后选择出一个最佳的解决办法。

5. 效果评价　　PBL 要求学生解决面临的现实问题,学习过程就是解决问题的过程,即由该过程可以直接反映学生的学习效果,因此,对这种教学效果的评价往往不需要进行独立于教学过程的专门测验,只需要在学习的过程中随时观察并记录学生的表现即可,当然,这也不是绝对的。

综上所述,人们设计的 PBL 教学过程虽不完全相同,但都包括提出问题、分析问题、形成假设、验证假设和修正假设等问题的解决过程。在 PBL 教学过程中,学生围绕问题的解决活动确认学习要素,开展探究活动,从而掌握知识技能,发展智力能力。从 PBL 的实施过程可以看出,PBL 的关键在于问题情境,在于设计一个问题作为学习的起点问题,必须能够引出相关的概念原理,保证通过问题的解决可以达到学习的目的;同时,该问题又是结构不良的、开放的、真实的、复杂的,从而能够在学生的已有知识经验中产生共鸣,激发学生的学习探究动机。在 PBL中,学生是积极主动的学习者,从分析问题、形成假设、验证假设到修正假设、反思概括的各个环节,学生都是在主动地解决问题、建构知识,教师不是学习活动的主导者,而是学习活动的促进者,教师的作用在于引导、协调、鼓励和反馈,支持小组的积极活动。一般在小组活动的开始,教师需要较多地发挥支持作用,而随着小组活动的深入,学生的独立探索逐渐增多。

由此看来,PBL 教学过程不是固定不变的公式,任何教师组织 PBL 都不能机械地套用它,同时,任何学生也都没有一成不变的学习方式。根据 PBL 的教学设计,PBL 的教学基本过程可概括如下:

1. 组织学习小组

(1) 分组原则:分组并不是按学号或学习成绩进行搭配,也不是没有目的地随意划分。分组有多种途径,从学生在分组过程中的自主性的高低程度来看,有教师进行分组和学生自愿结合成学习小组两种分组方式。从小组中学生们的认知水平、学习风格的异同性来看,有同质分组和异质分组两种分组方式。一般小组的划分按"组内异质,组间同质"的原则进行,异质分组就是根据学生的认知方式和个人能力水平的不同,把学生划分为人数大致相同的若干小组,这样每个小组由认知特点、能力倾向、性别、个人喜好等不同的成员组成,每个成员之间存在一定的互补性,而各个小组间的总体水平则基本一致。通常情况下,分组采用由教师进行异质分组的办法。小组成员数目以6~8名为佳。小组成员在一定时期内保持稳定,以便形成团队关系。但在一个学期中,教师应至少重新分组两次,让每一个学生参加至少两个不同的 PBL 小组,以利于小组成员在不同的学习团队中尽其所能地发挥个人的智力水平,加强团结协作。

(2) 角色分配:根据 PBL 的教学特点,在一个问题小组内根据任务确定相应成员的角色。在通常情况下采取学生自我推荐和教师指定相结合的方式进行角色的分配。在每组中确立组长、记录员、汇报员等基本成员。组长由小组中协调和管理能力比较出色的成员担任。其作用是对整个小组进行有效而合理的管理,充分调动每个成员的积极性,使每个成员都能发挥应有的作用。记录员的工作是在小组讨论时将各个成员有价值的观点记录下来,同时在相应的记录栏内记录有关问题的进展。汇报员的任务是将小组成员的看法整理成相应的书面材料,在小组间交流和全体班级成员间开展讨论时进行交流。

2. 创设问题情景　教师向学生呈现问题情景,使学生处于具体的学习任务、真实性的问题情景中。这个阶段,教师应把学生组织在一起,通过各种各样的交互交流方式,引导、启发学生对问题进行初步的讨论。讨论的内容包括问题中隐含的事实信息,学科的基本结构,以及学生自己确定所要研究的问题等等。问题是 PBL 整个教学环节的关键,教师对问题设计水平的高低直接影响学习效果。问题的设计应体现:①仅从教科书上找不到完整答案,必须将知识延伸、拓展,查阅辅助资料才能圆满解决;②问题必须能引出与学科相关联的概念、原理;③问题具有足够的复杂性(包含相关联的部分)、结构不良性、开放性、真实性的特点;④所设计的问题能够激励学生去学习,深入思考和探索,使学生能够在临床实践中很好地应用所解决的问题;⑤所设计的问题与医学前沿技术有联系,促进学生查阅英文原版教材和资料,有利于拓宽学生的视野,提高英语水平,激励学生的前沿意识;⑥所设计的问题也要考虑学生在解决问题的同时又发现新问题,这既是他们的兴趣点,也是完善问题的新增点。总之,问题没有现成的解决办法,问题的解决涉及对病例的观察、推理,搜集资料、整理资料、分析资料等一系列活动,必须经过调查、探究,才能发现问题的症结。在 PBL 教学中,问题的来源一般是从现有资料中直接提取,或是根据需要创设出相应的问题情景。在问题的创设中必须做到两点:一是密切结合教学目标和教学内容,二是能适应学生的认知特点和身心发展规律。

3. 分析问题　这个阶段的任务是由学生完成的。具体是:学生在自身已具备的认知和经验基础上形成关于问题解决的假设;从假设出发确定解决问题所需的条件中哪些是问题情境中已知的,哪些是未知的;而未知的条件中哪些是自身已具备的认知经验可以提供的,哪些是需要通过学习去搜集的;在此基础上,学生从解决问题所必需的未知条件出发,确定在学习过程中需要搜集的信息和需要解决的疑问。

4. 任务分配与自主学习　确定问题之后,由小组成员决定各自的任务。有些任务是全体成员都需要做的,如解决问题所需相关信息的收集、问题的理解和分析等。同时注意有针对性地明确小组成员的任务,这样既能保证小组成员对自己的学习任务负责,又分工合作、互相依赖,关心小组其他成员的学习。

小组成员在小组整体目标以及各自学习目标的引导下分头去探索,尝试解决问题。在这一阶段,教师要提供给小组成员必要的支持性资源。学生根据这些学习资源不仅要主动收集资料、获取信息,有时还要自己动手去设计和操作实验以验证假设。当学生在自主学习过程中遇到了困难,教师要及时给予适当的启发、引导。需要强调的是,教师在帮助学生时要把握适度的原则,不能代替学生思考,更不能直接给出答案。

在信息的收集工作开展之前,要求学生确定是由小组成员各自收集不同信息还是共同收集相同信息。对于比较容易的信息采取收集同样信息的做法,对于收集难度较大的信息则采取由小组不同成员分类收集的做法,以保证信息的完整性和多样性。不管采取何种方式,最后收集的信息都要求小组成员之间进行充分的交流和分析。在信息的收集过程中要求学生注意信息资料的各种不同形式、作用和来源。不同的信息资料包括文字资料、实物资料、统计资料和图片音像资料等,它们各自有不同的来源,其收集方式和途径也不同。在信息的整理过程和归纳过程中,要求学生分清这些信息的来源和准确性,对收集到的信息认真筛选、鉴别和核实,以做到信息的有效性、可靠性和时间性。在信息的具体运用中,要求学生注意信息的充分性、典型性和自身的特殊性。学生在资料的收集和整理过程中,只有做到上述几个方面,才能保证工作的有效性,为下一步工作打下基础。

5. 汇报及讨论　在小组成员独立自主地探索之后,小组成员聚集在一起,相互汇报并讨论各自获取的信息、解决问题的过程及结论等等。在汇报和讨论获取的信息方面,其一,小组成员要分析评价自身在自主学习时所获得的信息;其二,相互之间还要进行信息的分析和评价。通常一个复杂的问题,不是一两次小组讨论就能圆满解决的,它往往需要小组成员多次开会,展开相互交流和讨论。在每次小组讨论时,教师都要启发、引导小组成员紧紧围绕主题讨论,重新审视上一次确定的小组的总目标以及小组成员的各自目标,同时让小组成员调整、修改、细化这些目标,并安排下一步的学习活动,确保学习效果。这样学生才能独立自主地学习,直至问题得到解决。

6. 师生总结评价　这是 PBL 教学的最后阶段。一方面教师要引导学生总结在整个解决问题过程中的体会或收获,反思在解决问题的过程中存在的不足。这些活动也蕴含了学生评价自己以及合作伙伴在解决问题过程中的表现。另一方面,教师也要对小组协作、学生独立自主学习分别作出总结和评价。同时注意学生对 PBL 教学的反映,征求学生的意见,了解学生在学习中的困难。

总之,PBL 首先从问题出发,也就是教师根据教学内容创设一定的问题情境,学生在分析问题情境的基础上,确定自己所要研究的问题,也可以是学生自己对某种现象或某个情境提出问题,并在教师的帮助下对问题进行界定。接着对问题进行分析,提出解决问题的假设,形成问题小组,小组成员进行任务分工,确定已经知道哪些关于问题的信息,还需要知道哪些信息,可以利用哪些资源以获取所需的信息,最后确定学习计划,然后学生开始通过各种途径收集与问题相关的新信息,对所收集的信息进行分析、评价、整理,把整理后的新信息与旧的信息(即已有的信息及学生的原有认识)进行整合,形成最终的解决方案,使问题得以解决,总结所学的知识。最后,在新的情境中运用所学知识,又重新开始新一轮的学习,直到问题解决。

第三节　PBL 与传统教学方法的区别

PBL 的教学综合了自主学习、发现学习、协作学习、综合学习以及范例学习等多种学习方式的特点,对于激发学生的学习兴趣与学习自主性、创造性,培养学生的协作精神与自学能力均有较好的效果。现选取当前具有代表性的教学方法与 PBL 进行比较。

一、传统教学方法与 PBL 比较

采用表格的形式对 PBL 与传统教学方法进行比较。主要从教学的内涵、学习目标、教学形式、评价体系、实际效果等方面作比较,在 PBL 中各种对象的转变对比,见表 2-1:

表 2-1　传统教学方法与 PBL 的比较

教学要素	传统教学方法	PBL
内涵	学科界限分明,相互之间缺乏有机联系;学生对知识的运用能力差,缺乏横向思维	将各基础学科和临床学科的知识点贯穿于一个真实的病例,使各学科相互渗透,培养学生以病例的诊治为中心的发散思维和横向思维
学习目标	对每一课程的教学均有较大的深度和广度,知识全面、系统	从培养临床医生的角度进行实用性知识的学习,以培养合格的、有能力的临床医生为明确目的
教学形式	"以教师为主体、以讲课为中心",采取大班全程灌输教学,学生始终处于消极被动地位	"以学生为主体、以问题为中心",在教师的整体把握和指导下,强调学生的主动参与
教师角色	教学中的主角、专家和权威;教师相互独立工作;以向学生传递个人经验知识为主	教学的引导者、帮促者、合作学习者;整个教师组织相互支持、互相合作;以指导学生获取解决问题的策略为主
学生角色	被看成是装载知识的"容器",是信息的被动接受者;独立学习,相互竞争;主要是记忆并重复以前人经验知识为主的信息	主动参与整个学习过程(问题解决过程);以小组的形式进行协作学习;既要进行知识意义建构,还要形成各种能力
学习环境	学习是以个人为中心的,竞争的	学生在一种合作的、相互支持的环境中学习
评价方式	以完成某种特定的任务来评定成绩;按成绩把学生分成不同的等级,教师是唯一的评价者	除考试以外,通过多种灵活的方式来对学生进行评价,是对学习整个过程的评价;自我评价、同伴评价和教师评价三种相结合
实际效果	基础课成绩与 PBL 模式教学后成绩相比,学生无明显差异,临床课成绩、临床推理思维、批判性思维、新思维、团队精神、表达能力均低于 PBL 学生	学生善于探索、概括,能娴熟应用图书馆信息提供的信息服务,具备较强的沟通技巧和人际交流能力;除此之外,PBL 学生更易形成正确的专业思想和择业意识

由此可见,PBL 与传统教学方法相比在各个教学要素方面都发生了极为深刻的变化。

二、PBL 与其他学习方法的比较

对 PBL 和其他教学方法比较,主要从师生角色、问题在其中的作用、认知焦点三个方面进行详细的对比,以甄别它们的优劣。

1. 师生角色对比(表 2-2)

表 2-2　师生角色对比

教学方法	教师的角色	学生的角色
讲授式	作为专家: 引导思维 控制知识 对学生进行评价	作为接受者: 迟钝的 惰性 空洞的

续表

教学方法	教师的角色	学生的角色
案例教学法	作为顾问： 课前引导 设置学习环境 提供建议 对学生进行评价	作为客户： 做出响应 半主动 用自己的经验
发现教学法	作为指导者、引导者和评价者： 把独立的部分连接起来以引导学生"发现" 提供线索和提示事件 对学生进行评价	作为探究人员： 收集线索 半主动 寻求证据
以问题为中心的学习	作为信息源： 清楚地讲授内容以及问题解决的方法 设计好与学生相关的问题 把信息进行转换，使之融入学生世界（即符合学生的认知特点） 对学生进行评价	作为问题解决者： 评价资源 勾画出多种解决方法 主动的
引导式教学（直接教学）	领导者： 指挥学习 引导讲述（背诵） 对学生进行评价	作为跟随者： 作出响应 半主动 等待被引导
PBL	作为教练： 提供问题情境 模范、教练、逐渐"隐退" 作为合作调查人参与学习过程 对学习进行评价	作为参与者： 在复杂的形势下积极参与 从问题本质出发 研究并解决问题

2. 问题的作用及信息来源（表 2-3）

表 2-3　问题的作用及信息来源的比较

教学方法	问题角色（作用）	信息来源
讲授式	良构的 提出问题是为了保持注意力	由教师收集信息并传递
案例教学法	良构的 提出问题是为了提高学生的应用能力和分析能力	大部分由教师收集并传递
发现教学法	良构的 提出问题是作为一种建构知识的策略	大部分由教师收集并传递
以问题为中心的学习	适度结构的 提出问题是作为一种激发有效学习行为的策略	大部分由教师收集并传递
PBL	劣构的 问题是在还没有得到完全界定的情形下提出的	绝大部分由学生自己收集、组织，教师很少提供

3. 认知焦点与元认知焦点的比较(表 2-4)

表 2-4　认知焦点与元认知焦点的比较

教学方法	认知焦点	元认知焦点
讲授式	学生被动地重复所学的知识,并在测试中运用	提供学生练习,为学生提供学习策略
案例教学法	学生在案例决议中运用所接受的知识以及自己的经验	把所学策略用于实际生活
发现教学法	学生运用自己所发现的事实(真理)以建构新的(其他的)结构和原理	把所学的发现技巧用于调查研究
以问题为中心的学习	学生整合所学的知识并按自己的个性确定课程中问题的解决方法	把所学的问题解决策略运用于其他问题的解决之中
引导式教学(直接教学)	学生重复所学的知识并进行实践,在测试中运用所学的知识	指导学生练习,为学生提供学习策略
PBL	学生综合并建构知识,提出解决问题的方式,在解决问题的过程中获取知识、习得能力	教师适时给予指导,学生自己找寻、发现适合自己的学习策略

第四节　PBL 教学中教师的角色行为与能力

我国传统教学模式基本上是以教师为中心的教学,由教师主宰课堂,教师是知识的拥有者,具有至高无上的权威,学生则是知识的接受者,只能在教师的监控下学习,被动地接受教师的评定和考试,忽视了学生作为学习主体的作用,不利于创造型人才的培养。而在 PBL 中,教师不仅仅是知识的传授者,而且是促进者、指导者、学习者和合作者等。

一、教师的角色行为

(一) 营造学习共同体

PBL 中教师的作用之一是根据合作学习的规则组织学生和教师共同组成小组,并营造轻松愉快的学习氛围,使小组成为一个良好的"学习共同体"。在这一"共同体"中,每个成员都能得到应有的尊重和理解;每个成员都思想开放,乐于交流,善于接受各种新思想,勤于反思和自我批评;真理的标准并非教师,也非权威,而是理性。学习共同体建立以后,教师要不断地对小组学习进行引导,使全体成员都能积极地参与讨论和自主学习,深刻地体验和关注小组共同确认的学习问题。

(二) 创设问题情境

PBL 中教师的作用之二是给学生呈现学习的问题情境,并引导学习共同体确认最终的学习问题。在教师的引导下,学习共同体对问题情境的确认包括 7 个环节:

1. 依据问题的描述,明确哪些概念和术语尚不清楚。
2. 确定问题,即列出要解释的现象。
3. 分析问题,即通过小组激烈讨论,根据学生已有的知识和共同认识,尽量形成能够对现象做出的各种解释。

4. 评判已提出的解释,并根据小组成员的思考,努力形成对解释过程的一致性描述。

5. 形成学习要点,供给小组成员自主学习。

6. 小组成员通过自主学习,填补各自知识的不足。

7. 小组成员相互分享各自成果,努力整合知识以获得对现象的综合解释,检查各自是否对问题有了充分的认识。

(三) 激活背景知识

在确认问题的过程中,教师首先必须引导学生激活与问题情境相关的已有知识经验,这些知识经验对学生的有效学习是非常有帮助的,并且有助于提高学生学习该主题的内部动机。在帮助学生激活自身已有知识后,教师的另一项任务是引导学生明确已有知识与新学习知识之间的差异。认识到这种知识上的欠缺具有一定的动力作用,因为它能使学生产生认知上的不平衡,必然驱使学生通过进一步的探究和学习,寻求新的平衡。

(四) 发挥"支架"作用

在整个学习过程中,教师要做的不是给学生提供现成的资料或答案,而是通过制订学习计划、在学生解决问题的过程中进行提问、及时给学生必要的反馈等一系列支持性或"支架"性工作,将学生引向问题空间,鼓励学生积极收集新信息,促进学生积极地探究新领域。

(五) 引导学生反思

教师在问题学习结束之后,引导学生对学习过程和结果进行反思是一个非常重要的环节,与 PBL 目标的实现直接相关。反思可以帮助学生审视自己和他人的思维过程并改进思维策略;可以帮助学生审视策略运用的情景;可以帮助学生发展自主学习能力。

由此可见,PBL 中教师的角色行为与传统教学相比,已经不是简单的量的变化,而是一种质的飞跃。一个好的教师已不再是能否讲好一堂课,而是能否设计好并与学生共同参与体验一堂课,其目标也不再是给学生传授多少知识,而是是否发展了学生的自主学习能力。

二、教师必须具备的能力

1. 熟悉 PBL 的原理及目标,具备领导和组织才能。

2. 熟悉课程的整体目标、各部分的学习目标、架构和逻辑,具备课程设计能力,熟悉组内互动方式,知道如何适时提供结构不良、开放的问题,引导学生思考探索,能够确认重要问题和组织各种信息,促进学生自主学习。

3. 熟悉各种有效激励技巧,能及时提供并接受回馈。

4. 熟悉各种学习资源。

5. 熟悉各种评价学生的原则和方法。

三、在开展 PBL 时,教师应重点观察的项目

(一) 参与度

1. 是高度参与者(谁的话最多)。

2. 是低度参与者(谁的话最少)。

3. 是否发生参与度"转移现象"(高度参与者突然安静下来了,低度参与者突然话多了)?原因为何?

4. 小组如何对待沉默的组员?小组如何解读"沉默"?视为同意或不同意?视为不感兴趣或畏缩?视为意见不被赞同而生气?

5. 和谁交谈？小组互动中有什么理由可以解释这个现象？

6. 主导或推动小组讨论的进行？小组互动中有什么理由可以解释这个现象？

（二）影响力

1. 哪些组员具有高度影响力？即当他们说话时，其他的组员会注意听。

2. 哪些组员影响力低？即当他们说话时，其他组员不听或不追随。

3. 小组中是否有竞争对手？是否有争夺领导权的现象？这个现象对其他组员影响如何？

（三）影响力的型态

1. 霸道型　是否有组员试图将个人意志或价值观影响其他组员，或促使其他组员接受自己的决定？

2. 和事佬型　是否有组员热烈地支持其他组员的决定？是否有组员持续避免在小组中发生冲突或不愉快？是否有组员在给予其他组员回馈时，只说动听的好话而避免负面的批评？

3. 放任型　是否有组员借明显不参与讨论而得到注意？是否有组员退缩、漠不关心小组的活动？

4. 民主型　是否有组员试图让所有组员参与小组讨论或决定？是谁直接公开表达个人的感觉和意见而未评估或评断其他组员的感觉和意见？是谁可以开放地接受别人的回馈和批评？当小组的情绪高昂、张力紧绷时，哪一位组员试图利用和平的解决方式处理冲突？

（四）做决定的过程

1. 是否有任何组员做了决定即径付执行而未征求其他组员的意见？举例而言，一位组员决定讨论的题目，立即就开始讨论，这种情况对其他组员有何影响？

2. 小组讨论的主题是否不断变换？是谁促使主题跳跃？小组互动中有什么理由可以解释这个现象？

3. 是谁支持其他组员的建议或决定？这样的支持是否造成这两位组员决定全组的讨论题目或活动？

4. 是否有证据显示在小组少数组员的反对之下，多数组员仍强行推动某些决定？是否经过表决？

5. 小组是否尝试让所有组员参与决定（达成共识）？这种做法对小组有何影响？

6. 是否有任何组员的贡献并未得到任何形式的反应或认知？这种情况对该组员有何影响？

（五）促进小组讨论功能

1. 是否有任何组员要求或建议进行讨论或解决问题的最佳方式？

2. 是否有任何组员试图总结刚才小组讨论的内容和成果？

3. 是否有任何组员在讨论中给予或要求事实、想法、意见、感觉、回馈，或寻求另外的途径？

4. 是谁维护小组讨论的正确方向？是谁使小组讨论的主题不断变换或离题？

（六）维持小组讨论功能

1. 是谁帮助其他组员加入讨论？（开门者）

2. 是谁打断或干扰其他组员的讨论？（关门者）

3. 组员之间沟通意见的情况是否良好？是否有部分组员固执而听不进其他人的意见？

是否有部分组员愿意帮助其他组员沟通想法？

4. 在小组中意见是如何被拒绝的？当自己的意见不被小组接受时，该组员的反应如何？

（七）小组气氛

1. 哪些组员喜欢友善和谐的气氛，是否有组员试图压抑冲突或不愉快的感觉？

2. 哪些组员容易引发冲突和不妥协的气氛？是否有些组员会激怒其他组员？

3. 组员们是否很投入小组讨论中并感觉有趣？

4. 讨论的气氛是否以学习任务为导向？是否令人满意？

（八）小组认同感

1. 是否小组之中还有次小组存在？

2. 是否有组员觉得置身小组讨论之外？是否有组员觉得置身小组讨论之内？那些置身于小组之外的组员如何被小组看待？

3. 是否有组员时而进出小组讨论（例如，坐在椅子上向前或向后倾）？什么情况下他们进出小组讨论？

（九）情绪

1. 在小组讨论中，你观察到什么情绪（愤怒、激怒、挫折、温馨、感情、兴奋、无聊、防御、竞争）？

2. 是否有组员试图阻止情绪的宣泄，尤其是负面的情绪？如何进行？是否有某位组员经常如此？

（十）规范

1. 在小组中是否有些领域是讨论的禁忌（如性、宗教、讨论小组的情绪，或领导者的行为等）？是谁在强化这样的禁忌？如何进行？

2. 组员之间是否太谦让有礼？在小组中是否只有正面的情绪可以表达，组员是否太轻易就同意彼此的意见？当组员有不同意见时会发生什么情况？

3. 您是否看到小组关于参与讨论或可提问题的规范？组员之间是否可以探索彼此的情绪？

（十一）教师必须注意的其他事项

1. 上课务必准时，于指定时间到达 PBL 上课地点，不得无故取消 PBL 课程或改换时间、地点。

2. 每个教案讨论之前，教师应参加集体备课或教师会议，对将要讨论的教案统一认识。

3. 开展讨论时请依序将教案内容（学生版）逐页发给学生，教师版的教案内容是机密，切勿发给学生或让学生知道。

4. PBL 强调学生自我引导学习及同组成员间共同合作获取所需的知识，教师切勿深入其中，将其变成小组教学或单纯的知识传授。

5. PBL 强调培养学生在自我引导下寻求所需知识的技巧，教师千万不要将已有的文献或参考资料直接提供给学生。

6. 讨论时，教师需注意学生讨论的内容不要偏离主题太远，否则应及时纠正，让其讨论回归主题。

7. 除通过教材取得资料外，应鼓励学生尽可能从医学期刊及医学网站上去查阅专业文献资料，而不要用非专业参考资料。

8. 展示学习成果时，鼓励学生把握和控制时间，让学生学会如何提纲挈领地在限定时间内将所学知识让其他成员知道。

9. 在教案讨论结束后，教师需领导小组进行评估，包括学生的自我评估、学生之间的评估、学生对教师的评估、教师对整个小组及各小组成员的评估。

（黄 钢 董卫国）

第三章　PBL 效果评价

评价是人们对某一事物的价值判断,它伴随着人类一切有目的的活动。PBL 效果评价是 PBL 教学活动的重要组成部分,对促进 PBL 的健康发展,促进 PBL 目的的真正实现具有十分重要的意义。与 PBL 本身相适应,PBL 效果评价也是前人未曾接触到的新问题,无论是在评价原则还是在评价过程和方法上,都与传统教学评价有着重大或根本性的区别。

第一节　PBL 效果评价原则

PBL 效果评价的原则,是根据评价标准来确定的,因而要根据课程目标和具体的教学目标进行评价。通过评价进一步提高学生的综合素质,尤其是提高学生的学习能力,增强学生对疾病的深刻认识,促进学生临床思维的形成。PBL 效果评价的原则有以下几个方面。

一、发展性原则

PBL 关注学生综合能力和素质的提高及个性与特长的发展。因此,PBL 效果评价的主要功能和根本意义,既不在于鉴定和选择,也不在于对学生进行警戒与鞭策,而在于检测 PBL 目标达到的水平与学生的实际潜力和发展趋向,从而促进学生综合素质的全面提高,是一种以促进学生发展为最终指向的发展性评价。

PBL 效果评价反对把复杂的教育现象简单化,把学生生动活泼的个性抽象成一组组僵硬的数字;强调对学生的所见所闻、所思所感所做进行真实记录,全面评价;强调反映学生各方面的发展和进步,反映学生生动活泼的个性,既考虑学生参与活动、达到 PBL 目标的一般情况,又关注每一个学生在某些方面的特别收获,顾及学生的个别差异,促进每个学生依照各自的条件得到其可能得到的最佳发展;强调一次评价不仅是对一段活动的总结,更是下一段活动的起点、向导和动力。

PBL 效果评价善于发现学生发展的潜能,帮助学生树立自信心,促进学生积极主动地发展。倡导学生在 PBL 活动中的主体性、创造性和独特性,鼓励学生"冒尖",在使学生普遍获得成功体验的同时,也让在 PBL 中卓有成就的少数优秀学生脱颖而出。PBL 效果评价给学生提供表现自己所知所能的各种机会,重视学生在评价过程中学会自我评价和自我改进。根据评价结果为学生提供适时的和必要的学习支援,让学生掌握更多的问题解决策略,学会实践和反思,学会发现自我和欣赏别人,从而感受到在现有的基础上的实实在在的进步、提高和发展。

二、全面性原则

学生是具有主观能动性和发展的个体,在不同的阶段有其不同的特征,由于不同个体有着不同的认知结构和认知层次的差异,评价时就不能把某一类活动或某种内容作为标准,而要求关注学生的参与过程和体验,即学生的认知、思维、情感、态度、方法、价值观、义务感、志愿感、意志力等特征。所以,全面性原则要求全面评价不同阶段、不同层次学生的各个方面。因而评价时不能仅仅局限于知识的掌握,更要关注是否促进其兴趣、爱好、意志等个性品质的形成和发展。故 PBL 效果评价更强调对学生学习过程的评价和把学生放在 PBL 的过程中进行评价。

PBL 效果评价特别重视学生的学习过程,重视学生在学习过程中所表现出来的学习态度和所运用的学习方法,强调学生在亲身参与探索性实践活动中所获得的感悟和体验,重视学生在发现问题、提出问题和解决问题过程中的智能综合、思维运用和见解创新。在一定意义上,相对于结果评价来说,PBL 效果评价更注重过程,相对于“做得好不好”而言,PBL 效果评价更关注学生“是否做了”。

PBL 评价对学生学习过程的重视,必然要求它在 PBL 的过程中进行,并贯穿于学习的全过程。只有这样,才能充分搜集到过程信息并对过程做出价值判断,才能充分发挥 PBL 效果评价对 PBL 的导向和激励作用。具体来讲,PBL 效果评价就是要关注学生发现问题、提出问题及提出解决设想的意识和能力,检查在学习过程中遇到的问题和解决问题的情况等,对学生参与 PBL 全过程的情况,如产生的体验、资料的积累、研究结果以及成果展示等方面进行评价。目的是给学生必要的督促、检查和指导,引导学生对自己的学习活动进行反思,以保证学习活动的顺利进行并达到预期的目标。

三、多样性原则

PBL 效果评价的多样性原则表现在评价主体、评价标准和评价方法等各个方面。

传统教学评价主体比较单一,一般都是由教师评价学生这样一种单一模式,信息来源单一,评价结果片面、主观。评价价值取向停留在目标的评价水平,被评价者处于一种不平等的地位,处于消极、被动状态。这种状态往往造成被评价者对评价的对立、排斥心理,非常不利于评价结果的反馈、认同,不利于评价的改进和发展功能的发挥。由于传统学科评价的主体只限于各科教师,这种单一评价主体只能从某一方面反映学生的学业成绩,不能从不同侧面给学生一个比较完整的评价。PBL 评价使教师、学生都参与到评价中来,形成多元化的评价主体。评价者可以是一位教师,也可以是几位教师组成的一个小组;可以是学生个人,也可以是学生小组。学生不仅是 PBL 的主体,同时也是评价自身素质发展状况的主体。这种评价主体的多元化不仅使学业成绩的评价更为真实,而且使评价内容更为丰富。

评价一般可以分为相对评价、绝对评价和个体内差异评价。相对评价通过个体的成绩与同一团体的平均成绩或常模相比较确定其成绩的适当等级,它重视区分个体在团体中的相对位置和名次,但无法反映个人的努力状况和自我的进步程度,尤其对后进者的努力缺乏适当的评价。绝对评价主要是对被评价者是否达到了目标要求和达到目标的程度进行判断,但达标标准的确定却是最大的难题,而且标准一旦确定就失去了必要的弹性和自由度。与相对评价和绝对评价不同的是,个体内差异评价是依据个人的标准来评价的。它是指对学生个体在同一学科内的不同方面,或不同学科间的成绩与能力差异进行横向比较和评价,以及对个体在两个或多个时刻的成就表现进行前后纵向评价。通过个体内差异的横向比较和评价,可以了解一个学生的潜能、兴趣、态度、意志、创新精神以及实践能力等。通过个体内差异的纵向比较,可以评价学生在不同时期的学习是进步还是退步,其进步或退步的程度如何。这种评价充分考虑了学生的个体差异,不仅可为教师的个别指导提供较好的服务,而且不会对学生造成过重的心理压力,有助于发挥学生潜能、形成创新能力。因此,PBL 效果评价的基本策略要慎用相对评价,灵活运用绝对评价(如根据不同学生的实际情况制订不同的标准,允许不同的学生在达到同一标准的时间上有所区别等),充分发挥个体内差异评价的积极作用。只有多种评价形式、评价方法综合运用,才能充分发挥 PBL 评价的导向作用和管理功能。同时,在具体效果的评价上,PBL 更强调评价标准的灵活性,鼓励学生标新立异,发挥自己的个性和特长。

四、真实性原则

PBL 效果评价的真实性原则,就是要求把学生在真实情境中的真实表现作为评价的基础,并对学生将来在临床工作中的表现具有一定的预见价值。

在传统教学评价中重认知轻情感、重知识轻能力、重理论轻实践、重分科轻综合、重再现轻创造的价值取向,缺乏与真实生活情境的联系性和相似性。学生在这种评价中所得到的分数,并不能全面而准确地反映他们的现有真实状况,对他们未来在工作中的表现也很少具有预见价值。教育的真谛,在于不仅对学生在学校情境中的表现负责,更对学生在非学校情境中的表现、对学生未来的发展承担道义上的责任。因此,PBL 效果评价的设计要具有真实性、情境性,以便学生在真实的情境中表现出对现实临床工作的领悟能力、解释能力、创造能力,表现出他们的情感、态度和价值观,并以此作为对学生学习效果评价的基础。

PBL 效果评价特别重视掌握 PBL 目标在学生身上的真实实现情况,特别重视发现学生特殊的发展领域。通过真实评价情境的设置和对学生真实表现的全面把握,对学生的实际发展情况做出精细的分析:学生哪些方面的发展已经达到了预期的目标? 哪些方面尚未达到预期的目标? 相对于其他学生来说,其个性、潜力和发展趋向如何,从而使教师在坚持统一的 PBL 目标的前提下,对不同的学生提出不同的要求,具体的活动安排和指导更具有针对性和有效性;也使学生更全面地认识自己,积极地自我调节、扬长补短,从而保证 PBL 目标的圆满实现。

五、激励性原则

评价是否具有激励性,是衡量评价思想是否正确的重要标志。传统的教学评价强调其甄别功能,只有少数学生在评价中能够获得鼓励,体验成功的快乐,大多数学生则成为失败者,品尝着失败的苦果,这严重地挫伤了他们的学习积极性,甚至在他们的心中留下阴影。PBL 效果评价则把学生看作正在成长发展中的个体,看作具有自己的情感、欲望而且渴望得到赞扬和鼓励的活生生的生命,从而把评价看作是调动学生积极性、激励学生进步,引发、提高和维持学生的学习欲望,推动学生学习持续发展的有效手段。在具体做法上,一是它特别强调评价结果要突出肯定性,并使学生从评价中获得愉快、自信和成就感;二是它不以最终成果论“英雄”,而是努力发现、确认学生身上的优点和努力程度,发现和确认学生身上哪怕是极其微小的进步或潜在积极因素,并通过认同、肯定的方式,促进可能性向现实性、低水平向更高水平的转化;三是它十分注意保护学生的学习热情,无论是在学生遇到困难的时候还是遭受失败的时候,都以激励和表扬为主,从而使每一个学生在任何情况下都能获得积极的情感体验和迎接挑战、战胜困难、创造卓越、追求成功的强大动力;四是对于年龄较低、自主学习能力较差或信心不足的学生,则采用小步子、分阶段评价方法,不断地为学生设置一个个小的目标,让学生获得一个个小的成功,从而激励他们去完成较大的学习任务,获得较大的成功。

PBL 效果评价通过坚持过程性、真实性、灵活性、激励性和发展性等五个原则,使教学效果评价重新回归于学生在教育中、在课程教学中的完整而真实的表现,回归于促进学生的发展这一根本出发点和归宿,从而使PBL焕发出生命的活力。

第二节 PBL效果评价方法

要对PBL作出科学的评价,必须采取相应的评价方法。评价形式采用单一的书面考试是远远不够的。虽然"书面考试"对于评价知识的掌握程度是比较有效的,但对于评价知识、技能的运用和迁移则显得力不从心。开展科学的PBL教学评价,有许多方法可供评价者选择。下面把有关PBL教学评价的方法作简要介绍。

一、书面考试

书面考试的形式可以是闭卷考试,也可以是开卷考试。闭卷考试多用于检测学生对基本知识的掌握情况,其命题侧重记忆型,兼顾思考型。试题内容大多包括基本概念、基本原理。而开卷考试则多用于综合检测学生对知识的理解和分析、解决问题的能力,其命题侧重理解、思维型,兼顾应用型。无论是闭卷,还是开卷,设计考试题目时,可采用没有固定答案的题,即要求学生写出问题答案,而不像标准化测验那样从多种可能答案中加以选择。这些题中,正确的答案可以是一个或多个,回答的形式也可有所不同。设计问题时要确保它能实现在类似问题或主题范围内能力的转换。

二、调查法

对学生学习兴趣与态度的评价主要采用调查法,即在一定评价理论体系的指导下,通过运用观察、问卷、访谈、测验等方式,搜集评价对象的有关资料,然后经过比较分析作出价值判断。学生的学习兴趣与态度属于主观认识范畴,具有潜在性,因此,评价时常采用问卷与访谈,通过让学生回答从而获得了解。同时,学生的学习兴趣与态度可以从他们的行为习惯中表现出来,有时通过对学生某些典型行为习惯的观察,也可判断他们的学习兴趣与态度。

(一) 问卷法

问卷法是评价者将需要了解的信息编制成问卷,让评价对象书面回答,从中了解他们对有关问题的态度、观点与看法。问卷法的核心是问卷的制订。在编制问卷题目时一般需要注意:①题目与评价想要了解的信息直接相关。②题目要清楚不含糊,使用的术语要通俗易懂。③一个题目中只能包含一个问题。④题目不应有直接、间接提示,以免产生各种暗示。⑤问题是答卷人能够读懂并能提供有关信息。⑥凡是选择题,其答案应是可以穷尽的,选项具有排他性。在问卷的前面要有指导语或答卷说明,简要地向被评价对象说明设置问卷的意义,如何作答,并可鼓励他们认真作答,对他们的合作表示感谢。

(二) 访谈法

访谈,是以口头形式根据被询问者的答复搜集评价资料的方法。访谈的题目可分为选择型和开放型两种。选择型问题有利于结果统计,开放型问题有利于评价对象的充分表述,因此这两类问题应结合使用。一般性问题采用选择型,了解一般情况;个别关键问题,在选择型回答的基础上,还可进一步提高,让评价对象充分阐述,以便了解更深层次的信息。在运用访谈方法进行评价时,每个评价对象都要回答同样的一组问题,但在提问的措辞上可以做一些变化。无论访谈的问题要求作出开放性回答还是选择性回答,都应当以完全问题的形式,用富有意义的、清楚的术语向评价对象陈述,而且术语对所有对象具有同样的含义。访谈记录若使用录音,须事先征得评价对象的同意。除面对面进行访谈外,还可利用电话或电脑网络进行访谈。这两种访谈与面对面访谈相比较效率更高,在精力、时间、花费上更节约,但需设备的支持。

访谈法比问卷法具有 4 个明显的优点:①访谈可以避免问卷回答的遗漏和不回答的情况;②访谈可以提供向深层探索的机会,以及陈述、讲清问题的机会;③访谈的结果如事先设计要点,也可以做到标准化;④访谈可以让评价对象自由回答,更有利于表述他们的观点与想法。但访谈的技术要求较高,所花费的时间与精力也比问卷法大得多。

采用问卷法和访谈法对学生学习兴趣与态度进行评价,均以学生的自我陈述信息为主,前者用文字表述,后者则用语言表述,因此,在本质上没有太大的区别。它们的基本操作过程是:确定评价目标与对象→拟订题目→访谈(制订问卷)→整理记录(回收问卷)→分析和解释结果→完成评价报告。

三、作业法

作业法是指为了评价学生掌握知识的方法与能力,设计一个作业让学生当堂完成,评价者通过现场考察完成作业的速度、质量与效果,评价其探究能力水平。学生的观察、收集资料、形成假设、实验、动手操作等能力的评价都采用作业法。采用作业法的关键是要有好的作业设计,即作业不仅能反映出学生方面的方法与能力,而且便于评价者观察记录,在一些关键点上能区分出评价对象水平的高低。因此,要事先设计好作业中的观察点与记录方式。在观察过程中只作记录,不作评价。等全部观察记录完全之后,再作汇总分析。作业法由于是现场测评,对评价者有较高的要求,要当场作出要点记录,当场判断,给评价带来一定的难度。但它也有优点:①可信度高;②可比性强,同一作业,几个评价对象的作业放在一起比较,便知道质量的高低;③当评价者遇到不清楚的地方可要求评价对象作出解释,以便进一步深入了解。

四、档案记录法

学生的学习活动及习惯表现在日常生活的各种活动中,比较分散、零星、偶然,很难找出特定的规律,这给评价带来较大的困难。教师为每一个学生建立学习档案,收集学生日常学习活动的资料,把它作为一种评价工具,目的在于通过这些学习资料判断学生的进步,或某段时期内所发生的特殊变化。可存放到档案的记录日常学习活动的种类不限,可以是完成的平时作业、研究计划、查阅的文献资料、讨论记录、课堂表现的记录或录音、撰写的论文(包括草稿、修改稿和最后被杂志录用的论文)、制作的各种模型、学习日记、总结材料、学习反思及对他人的评价记录等任何与某个学习单元或某门课程有关的书面材料。通过这些记录,可以看出学生的整个学习过程,判断学生的进步,而不仅仅是最终的学习结果,更是注重学习的过程,而不仅仅是学习结果。用档案来收藏学生的学习记录是一项长期而又细致的工作,教师平时可与学生一起讨论和评价应存放哪些学习记录。学习档案可以作为不断发展的信息来源为教师和学生提供服务,让他们及时准确地掌握学习进展的实际情况,以便调整下一步的学习。此外,学习档案的建立,促使教师和学生经常讨论关于学习方法及学习表现的评价方式等,这样可以帮助学生把讨论评价作为一种学习机会,评价由此实现了与课程、教学的整合。

用学习档案进行评价的一个显著优点在于它是一种完全个别化的评价方式,从某种程度上避免了将学生相互比较这种不良做法。另一个优点是,学生可以利用这些学习记录作自我评价,从而对自己的成就有更真实的了解。同时,学生通过对自己学习过程的反思培养学生自我反思和自我教育的习惯。

五、其他评价方法

(一) 提问

采用提问的方法可以了解学生知识获得和技能掌握情况。所选择的问题往往是需要学生经过思考,能引起思维的开放性问题。

(二) 实践考试(操作考试)

实践考试是考核实际操作技能的方法之一,其目的在于检测被试者对技能、技巧的掌握情况,即动手能力以及理论联系实际的能力。其目的是确保学生能够运用在课堂上所学的技能。实践考试的方法有针对某一具体问题提出假设、拟定计划和进行实验、写出研究报告、应用科学事实和理性概念的知识等。

(三) 口头陈述

学生向所在小组、全体同学或教师陈述自己的观点和发现,这给他们提供了一个锻炼交流能力的机会。通过让学生口头陈述和汇报,可以了解其语言组织能力、口头表达能力以及思维的敏捷性。另外,在学生口头陈述中教师可以追加问题,弄清学生回答中表达不清的地方,从而提高学生掌握知识的深度和清晰度。

(四) 书面报告

书面交流是学生的另一重要能力。在 PBL 每一案例教学结束后,要求学生提交书面报告,对案例学习进行总结、反思。通过对书面报告的分析,评价学生所学技能和对知识的掌握程度以及解决问题是否具有创造性,同时也可以评价学生必须具备的写作技能,如创造性,撰写、修改论文及清晰表达自己思想观点的能力。

总之,PBL 教学评价方式的多元化正成为新趋势。这种多元化表现在评价角度的多样性;关注学生在教学不同阶段的发展;评价的任务需要多种能力参与完成,并与现实临床工作相关联。多元评价使得教师更加关注过程评价,更能反映学生的实际操作能力。

第三节　PBL 效果评价内容和指标

在 PBL 中,由于学习目标侧重于高级学习,学习过程比较自由、灵活,学生和教师的角色都发生了转变,学生对自己的学习负责,因此学生除了需要教师对其学习进行评价外,还需要对自己的学习过程和效果进行评价,这样的评价不仅仅是对学习结果的评价,而且是学习过程的一部分,通过对自己和他人的评价(实际上也是一个通过社会性相互交流活动而建构知识的过程),来深化对知识的理解和提高对知识的灵活应用。所以,PBL 教学评价一般采取学生自我评价(自评)、学生相互评价(互评)和教师评价(师评)相结合的形式进行,以形成性评价为主,终结性评价为辅,强调对整个学习过程的评价。只有明确评价目的和一般步骤,确定评价的内容和指标体系,教学评价与学习过程协调并进,才能确保 PBL 中的学习过程始终有效,发挥 PBL 教学特点和优势所在。

PBL 教学评价的内容广泛,其教学效果评价的主要内容与传统的课堂教学效果评价不同,评价指标也不同,要想实施评价必须首先确定评价内容,其次确定评价指标体系。

在 PBL 中,学习评定包括三方面的内容:自我引导的学习、解决问题的能力、团结协作的能力。杜威指出,"思即行"(thinking is doing)。这意味着,我们不仅要给学生提供思维上的挑战,同时也要提供这样的挑战——如何通过思维来做事。这时,学生特别需要一定的反馈和评定,来考察他们的思考是否正确、是否有效。如果我们只给他们提供单元测验和期末考试等封闭的评定,则是在强调他们知道什么,而不是强调他们是如何获取、证实以及如何应用他们所知道的知识。此外,评定内容还应包括学生在情感方面的收获,例如学习动机、态度的变化及努力等。因此,PBL 的教学效果评价主要从基础知识储备、学习态度、能力提高、合作情况、专业素质五个方面进行评价,其各自所占的比例是:基础知识储备为 20%、学习态度为 10%、能力提高为 40%、合作情况为 20%、专业素质为 10%。

一、PBL 的教学效果评价

(一)基础知识储备

学生必须储备一定的基础知识才能在 PBL 中通过有效学习形成对知识的真正理解。这些基础知识储备包括:①相关基本事实、基本原理和规律等方面的基础知识;②现代科学技术尤其是医疗技术的主要成就及其对临床医学发展的影响;③适应现代自主学习所需要的各种知识和技能;④在生活、生产、科学技术发展和环境等方面的应用知识等。

学生对知识是否形成了深层的理解主要通过以下几个方面来判断:能否用自己的话去解释、表达所学的知识;能否基于这一知识点作出推论和预测,从而解释相关的现象和解决有关的问题;能否运用这一知识解决变式问题;能否综合几方面的相关知识解决比较复杂的问题;能否将所学的知识迁移到实际问题中去。

基础知识储备的评价指标主要通过书面考试或口头汇报进行。学生得分用 I 表示,以下四项学生得分用 II 表示,用以计算最终得分。

(二)学习兴趣、态度

从参与、准备工作、出勤、学习态度四个方面来评价学生。有效的教学应引导学生积极、主动地参与学习。用建构主义的观点来看,一节课的效果如何应当首先关注学生学得如何,教师教学的有效性首先体现在能否调动学生的学习兴趣和积极性,促进学生对知识的主动建构上。PBL 教学中,学生通过解决一个个问题,学习相关医学知识后,逐步树立科学的临床思维,培养实事求是的科学态度、勇于探索的创新意识和悲天悯人的人文精神。

学习态度的评价指标见表 3-1:

表 3-1　学习态度评价量表

项目	具体内容	师评	自评	互评
参与性	A. 态度主动、积极。符合教学各阶段的进度及要求。能认真解决学习过程中所遇的困难(8~10 分) B. 态度尚认真。大部分时间能按照教学进度完成工作。对学习中遇到的困难未能积极寻找解决方法(6~8 分) C. 未能适当分配时间,以致未能符合教学各阶段进度(4~6 分) D. 态度散漫,须由教师催逼才能完成工作(0~4)			
准备工作	A. 准备好学习所需的材料、工具,积极准备小组成果的各种证明、支撑材料(8~10 分) B. 基本能准备所需材料和各种证明、支撑材料(6~8 分) C. 准备少量所需材料及证明、支撑材料(4~6 分) D. 不准备或只准备少量零散材料(0~4 分)			

续表

项目	具体内容	师评	自评	互评
考勤	A. 能够积极、按时参加各种讨论、交流、汇报(8~10 分) B. 基本能按时参加(6~8 分) C. 能参加活动,但迟到次数较多(4~6 分) D. 基本不参加或不能按时参加活动(0~4 分)			

(三) 能力提高

PBL 要求学生具有较强的收集信息的能力、分析和处理信息的能力、创新的能力、分析和解决问题的能力、自主学习能力、动手实践能力、合作能力、决策能力等,因此评价主要侧重学生的这些能力,从而促进每一个学生得到能力提高,充分发展。

能力提高的评价指标如下表 3-2:

表 3-2　能力提高评价量表

项目	具体内容	师评	自评	互评
信息收集	A. 从多处电子和非电子渠道收集信息,并正确地标明了出处,所找到信息都与主题相关(8~10 分) B. 从多种电子和非电子渠道收集信息,大部分与主题相关(6~8 分) C. 从有限的电子和非电子渠道收集信息,和主题部分相关(4~6 分) D. 只是从非电子渠道收集信息(0~4 分)			
信息分析能力	A. 学生能够分析信息,并得出合理的结论(8~10 分) B. 学生能够分析信息,并在教师的指导下得出自己的结论(6~8 分) C. 学生在教师的指导下分析信息,并得出了自己的结论(4~6 分) D. 学生只是复述所收集的信息(0~4 分)			
创新能力	A. 能灵活处理学习中出现的问题;能在对收集的信息进行分析的基础上生成新的信息;对问题提出了多种答案/方案;所设计的解决方案、网页有创意(8~10 分) B. 能把收集的信息为我所用,生成新的信息;提出不止一种解决方案(6~8 分) C. 能生成新的信息,但只提出一种解决方案(4~6 分) D. 只能按部就班地完成自己所分配的学习任务(0~4 分)			
解决问题能力	A. 有效地解决了开始提出的问题,设计出行之有效的解决方案,并能帮助他人解决问题(8~10 分) B. 有效地解决了问题,设计了解决方案(6~8 分) C. 基本上能够自己解决问题(4~6 分) D. 在别人的帮助下才解决问题(0~4 分)			

续表

项目	具体内容	师评	自评	互评
自主学习能力	A. 能够独立完成所承担的任务,能独立查找、分析信息,设计问题解决方案(8~10 分) B. 独立完成了所承担的大部分任务,能够独立查找信息,对解决方案的设计只能提供部分意见(6~8 分) C. 基本上能独立查找信息、分析信息,对解决方案的设计只能提供极少意见(4~6 分) D. 不能独立完成角色任务、查找信息、设计解决方案(0~4 分)			
动手实践能力	A. 能够到现场获取与主题有关的资料,能对实际生活中的污染问题进行分析,提出行之有效的解决办法(8~10 分) B. 在现场获取的资料部分与主题有关,能对污染问题提出比较全的整治方案(6~8 分) C. 能在现场获取少部分资料,并对其进行表面的分析(4~6 分) D. 不能对现场问题进行分析(0~4 分)			
决策能力	A. 对学习过程中遇到的问题能做出及时的判断、分析并提供有效的解决办法(8~10 分) B. 能对出现的问题做出分析并提出解决办法(6~8 分) C. 能对出现的问题做出分析(4~6 分) D. 遇到困难则求助于他人(0~4 分)			
合作能力	A. 能够有效地与他人共享信息;能够相互提供直接或间接有效的协助;共同完成任务;能通过多种方式与他人合作(8~10 分) B. 能有效地与他人共享信息;能通过有限的方式与他人合作,能共同完成任务(6~8 分) C. 能与他人分享信息,能给他人较少的帮助(4~6 分) D. 不能给他人帮助;在小组任务完成中起极小的作用(0~4 分)			

(四) 合作情况

从合作态度、任务完成情况、配合、交流、任务分工五个方面来进行评价。

合作情况的评价指标如下表 3-3:

表 3-3　合作情况评价量表

项目	具体内容	师评	自评	互评
合作态度	A. 态度积极热情,关心相互的学习进展,积极配合小组成员讨论,能虚心采纳他人意见(8~10 分) B. 态度比较积极,比较关心相互的学习进展,能够配合小组成员的讨论(6~8 分) C. 不太积极,偶尔会关心他人的进展(4~6 分) D. 不积极,不关心相互的学习进展(0~4 分)			

续表

项目	具体内容	师评	自评	互评
任务完成情况	A. 完全完成了所承担角色应做的任务,并能给他人提供大量建议(8~10 分) B. 基本上完成自己的任务,且能对他人提供一些建议(6~8 分) C. 基本完成自己的任务,但不提供任何建议(4~6 分) D. 几乎不能独立完成,经常需要提醒才会做(0~4 分)			
配合	A. 态度积极,各尽其职,合作默契,与别人共同商讨、寻找解决答案,能认真听取他人的建议(8~10 分) B. 能主动配合他人的工作,组内关系融洽(6~8 分) C. 配合不够默契,组员相互间易脱节(4~6 分) D. 只做自己的事情,不管他人(0~4 分)			
交流	A. 能通过多种途径,积极、主动地与他人交流,并能虚心采纳别人的合理建议,能够成功地与同龄人、成年人以及整个团体进行交流,交换所需的资源,如信息和材料,交流所获信息全部与主题有关(8~10 分) B. 通过比较多的方式与人交流,所获取的信息大部分有助于解决问题(6~8 分) C. 通过有限的方式与他人交流,所获的信息与主题部分有关(4~6 分) D. 只采取了有限的手段如面谈与他人进行交流(0~4 分)			
任务分工	A. 按照学生的兴趣、能力进行合理的分工,分工明确(8~10 分) B. 按照组员的能力进行了分工,分工较明确(6~8 分) C. 进行了较为合理的分工(4~6 分) D. 没有进行合理的分工(0~4 分)			

(五) 专业素质

主要从职业态度、恪职尽责、自主自律三方面进行评价。专业素质的评价指标如下表 3-4:

表 3-4　专业素质评价量表

项目	具体内容	师评	自评	互评
职业态度	A. 讨论中具备以患者为中心的思想,能以整体观讨论疾病,时刻为患者着想,专心为患者解除病痛。尊重患者的人格与权利,对待患者一视同仁(8~10 分) B. 基本具备以患者为中心的思想,能为患者着想,为患者解除病痛。尊重患者的人格与权利,对待患者一视同仁(6~8 分) C. 以疾病为中心的思想,但能考虑患者的其他因素(4~6 分) D. 就疾病而讨论疾病(0~4 分)			

项目	具体内容	师评	自评	互评
恪职尽责	A. 积极参与各种学习活动,互学互尊,团结协作,讨论时善于控制自我情绪,主动分享资料、想法和意见,提供适当回馈(8~10 分) B. 能参与各种学习活动,团结协作,讨论时能控制自我情绪,分享资料、想法和意见,提供回馈(6~8 分) C. 能参与各种学习活动,团结协作意识不强,讨论时不善控制自我情绪,能分享资料、想法和意见,提供回馈(4~6 分) D. 不能满勤参加各种学习活动,团结协作意识不强,讨论时不善控制自我情绪,基本不分享资料、想法和意见,提供回馈(0~4 分)			
自主自律	A. 遵守纪律,能认识自己专业知识上的不足,开放性接受教师、同伴给予的评语和建议(8~10 分) B. 遵守纪律,能基本认识自己专业知识上的不足,接受教师、同伴给予的评语和建议(6~8 分) C. 可以认识自己专业知识上的不足,不能诚恳接受教师、同伴给予的评语和建议(4~6 分) D. 不能认识自己专业知识上的不足,不能接受教师、同伴给予的评语和建议(0~4 分)			

在具体的操作过程中,由学生个人、同伴和教师对各项指标以十分制的形式进行评定。以上四项学生得分用Ⅱ表示

$$学生的最终得分 = (Ⅰ+Ⅱ) \times 2$$

二、确立评价指标应注意的问题

教学评价指标是评价的依据和尺度,建立科学可行的评价指标,是提高教学效果评价质量、增强评价有效性和可靠性的重要保证。

(一)指标的全面性和可操作性的关系

评价指标的全面性是指在评价指标中不宜过分地突出某个项目,以偏概全。评价指标还应具有操作性。评价指标体系不宜太庞大,各项指标不能相互重叠或存在因果关系。否则,不仅难以掌握评价,而且难以看清问题之所在,难以进行改进。不能因为强调评价指标的全面性而失去其可操作性。

(二)评价个体与评价总体的关系

注重总体评价、轻视个体评价一直是传统教学评价普遍存在的问题,这与传统教学过分强调“教”是分不开的。而 PBL 在教的同时,更注重学生的学,并且强调以学生的学来体现教,注重培养学生的自主学习能力与个性的发挥,因此在建立教学评价指标时,要强调对学生学习过程进行评价,了解其能力水平、认知程度,以便使教师更有针对性地引导学生、指导学生,并设计出更适合于发挥学生个性的特殊学习环境,做到因材施教。而对学生自己来说,则可以发现

自己在学习过程中的缺点和不足之处,以便更准确地改进这些缺点和不足。当然注重评价个体时,也不能忽视评价总体。个体与总体是一对矛盾的统一体,所有的学生个体构成总体,评价个体与评价总体是不可分割的。

（于晓松　朱俊勇）

第二篇 PBL 案例

第四章 内科学案例

第一部分 呼吸系统问题导向学习课程

第一节 治不好的发烧

【学习目标】

掌握结核分枝杆菌的病原学特点,肺结核的流行病学、发病机制、临床表现、诊断标准、并发症及肺结核的防治。

1. 基础医学

(1) 结核分枝杆菌的生物学特性。

(2) 结核病的发生与发展、病理学基础及转归。

2. 临床医学

(1) 呼吸系统常见症状。

(2) 肺结核的临床表现。

(3) 肺结核的分类标准和诊断方法及程序。

(4) 肺结核的辅助检查。

(5) 肺结核各种分型的影像学特点。

(6) 肺结核的鉴别诊断。

(7) 肺结核治疗的原则,常用抗结核病药物的主要作用、生物学机制和统一标准方案。

3. 人文医学

(1) 肺结核在我国的流行病学特点、控制策略与措施。

(2) 对结核病人的人文关怀。

【关键词】

咳嗽咳痰;咯血;肺结核;影像学;抗结核治疗

【时间分配】

1. 学生自由讨论 50 分钟。

2. 学生分析总结 20 分钟。

3. 教师点评总结 10 分钟。

【教学建议】

依学生多少(如 6~8 人)分配任务,提出问题,以问题为导向方式列出学习重点,查找资料。**以咳嗽、咳痰为主要症状的鉴别诊断,肺结核的影像学特点、肺结核的治疗原则、常用肺结核药物的作用及副作用**等为主要学习目标。重点内容讨论时间约占 80%,其余内容讨论时间约占 20%。讨论结束后一周内每人须交一篇小组讨论记录和自我评估,由小组长收齐送交指导老师。主要内容应包括:讨论内容概要,参加讨论的感想、贡献,自己在组织材料和讨论中的优缺点,参与讨论时的困难(知识面、技术面、情绪面等),今后可能采取的对策;也可以评价讨论小组的整体水平、其他队员的参与度,如参与讨论的积极性、聆听态度、沟通协调、课前准备、表达能力等,作为成绩的参考及将来改进教案的参考。

第 一 幕

小丁是一名 22 岁的文科男大学生,自幼体质不佳,经常头疼感冒,小病不断。约在 7 天前不小心淋了雨,后来开始发烧,自己量体温最高的时候达到 39℃,这些天老是咳嗽,咳白色痰,痰里有时可以见到血丝,咳嗽剧烈的时候胸部也感到疼痛,晚上睡觉还经常出汗。校医院医生看过小丁后,给他静脉滴注抗生素治疗。5 天后小丁的症状没有什么好转。着急的他来到上级医院,接诊的王医生仔细询问了小丁的病情,小丁否认既往有其他呼吸系统疾病、手术史、输血史、用药过敏史等。

【提示问题】

1. 该患者的病史有何特点?

2. 咳嗽、咳痰主要见于哪些疾病? 咯血主要见于哪些疾病? 胸痛主要见于哪些疾病? 如何鉴别?

3. 根据现有资料,你的初步诊断是什么?

4. 为了进一步确诊,还应该询问哪些病史? 做哪些检查? 体格检查应该重点注意哪些内容?

【主要讨论内容】

1. 咳嗽、咳痰的常见病因。

2. 咯血的常见病因。

3. 胸痛的常见病因。

【教师参考重点】

1. 咳嗽(cough)、咳痰(expectoration) 是临床最常见的症状之一,常见的病因包括:

(1) 呼吸道疾病:如气管异物等物理刺激、吸入刺激性气体等化学因素刺激,细菌、支原体及病毒等微生物感染,支气管肺癌等恶性肿瘤皆可引起咳嗽、咳痰。其中,以感染性因素最为常见。

(2) 胸膜疾病:各种病因引起的胸膜炎,如结核性胸膜炎、胸膜间皮瘤以及自发性气胸等。

(3) 心血管疾病:各种原因引起的肺水肿、肺栓塞等也可引起咳嗽。

(4) 中枢神经因素:鼻、咽部黏膜受到刺激可以引起反射性咳嗽,脑炎、脑膜炎患者亦可能咳嗽。

(5) 其他因素所致慢性咳嗽:如服用血管紧张素转化酶抑制剂、胃食管反流病可导致咳嗽。

2. 咯血　喉及喉以下的任何部位的呼吸道出血,经口腔咯出称为咯血。少量咯血有时可仅表现为痰中带血,大咯血时血液可阻塞呼吸道,造成患者窒息死亡。常见的咯血原因包括:

(1) 支气管疾病:支气管扩张、支气管肺癌、肺结核等可引起咯血。

(2) 肺部疾病:肺结核、肺癌、肺炎及真菌感染等皆可能发生咯血。

(3) 心血管疾病:二尖瓣狭窄以及先天性心脏病或肺栓塞导致肺动脉高压引发咯血。

(4) 其他:如白血病等血液系统疾病、流行性出血热等传染性疾病以及结缔组织病等亦可发生咯血。

3. 胸痛　主要由胸部疾病所致,少数情况下可由其他疾病引起。胸痛的程度与疾病的严重程度并不平行。

(1) 胸壁疾病:如带状疱疹、肋间神经炎、肋软骨炎、肋骨骨折以及多发性骨髓瘤等可引起明显的胸痛。

(2) 心血管疾病:心肌梗死、心包炎、肺栓塞以及主动脉夹层、动脉瘤等可引起剧烈胸痛。

(3) 呼吸系统疾病:胸膜炎、胸膜肿瘤以及自发性气胸等可引起胸痛。

(4) 纵隔疾病:纵隔炎、纵隔肿瘤等。

(5) 其他:如食道炎、膈下脓肿以及脾梗死等亦可表现为胸痛。

【教师注意事项】

患者以发热伴咳嗽、咳痰为主要临床表现,应考虑呼吸系统感染性疾病可能。通过对呼吸系统疾病常见伴随症状的鉴别诊断,引导学生学习常见的肺部感染性疾病的临床表现及鉴别诊断。

【本幕小结】

1. 患者发热 20 余天,伴咳嗽、咳痰,偶有痰中带血,咳嗽剧烈时伴胸痛。

2. 咳嗽、咳痰、咯血及胸痛可由呼吸系统或全身性多种疾病引起。

第 二 幕

王医生接着对小丁进行了详细的体格检查,记录如下:BP 110/80mmHg,R 24 次 / 分,P 103 次 / 分,T 38.4℃。肺部叩诊左侧为浊音,听诊可闻及吸气相细小湿啰音,心律齐,未闻及杂音,腹平坦,无压痛及反跳痛,肝脾肋下未及,双肾区无叩击痛,双下肢无水肿。接着为小丁进行了血常规和胸片检查,结果如下:血常规:WBC 12.7×10^9/L,N 82%,Hb 130g/L,PLT 150×10^9/L。胸片显示:左下肺大片斑片影,其内密度不均。王医生向小丁解释了病情,给予抗生素治疗 5 天,小丁的咳嗽、咳痰症状无改善,复查胸部影像学见病灶无明显吸收,反复行痰查抗酸杆菌,第三次痰检回报抗酸杆菌阳性。

【提示问题】

1. 查体结果有何重要提示意义?

2. 你的诊断是什么? 依据是什么?

3. 肺炎常见的病原体是什么?

4. 肺炎的常用治疗药物有哪些?

5. 肺炎与肺结核如何鉴别诊断?

【主要讨论内容】

1. 肺结核的临床表现。

2. 肺结核的诊断依据。

3. 肺结核的影像学特点。

【教师参考重点】

1. 肺结核的临床表现

(1) 呼吸系统症状

1) 咳嗽、咳痰是肺结核最常见症状。如果合并细菌感染,则可出现脓性痰。累及支气管而发生支气管内膜结核,患者可出现刺激性咳嗽。

2) 约 1/3 患者有咯血,多为少量咯血或痰中带血,少数患者可发生大咯血。

3) 结核累及胸膜发生结核性胸膜炎时可表现胸痛,深呼吸和咳嗽时加重。

4) 出现大量胸腔积液及干酪样肺炎患者可表现呼吸困难。

(2) 全身症状:发热为最常见的全身症状,多表现为长期午后低热。部分患者可伴有乏力、盗汗、食欲减退和体重下降等。

2. 肺结核的诊断依据

(1) 胸部 X 线检查:是诊断肺结核的重要方法,可以发现早期的结核病变,确定病变部位、形态、密度、范围以及是否出现空洞,有助于判断病变有无活动性。

(2) 肺 CT 检查:比普通 X 线检查更易发现隐蔽的病变;能比普通胸片更早显示粟粒结节;能准确显示肿大的纵隔淋巴结。肺 CT 也可用于引导经皮肺穿刺活检或引流。

(3) 痰结核分枝杆菌检查:是确诊肺结核病的主要方法,也是制订化疗方案和考核治疗效果的主要依据。肺结核患者具有间断排菌的特点,因此需要多次查痰。常用的痰液检查包括痰涂片和痰结核菌培养。痰涂片常采用的是齐 - 尼氏(Ziehl-Neelsen)染色法。痰涂片检查阳性只能说明痰中含有抗酸杆菌,并不能区分是结核分枝杆菌还是非结核性分枝杆菌。由于非结核性分枝杆菌非常少见,故痰中检出抗酸杆菌对于诊断肺结核有非常重要的意义。结核分枝杆菌培养为痰结核分枝杆菌检查提供准确可靠的结果,是诊断肺结核的金标准,但费时较长,一般为 2~8 周。

(4) 纤维支气管镜检查:可发现支气管结核,表现为黏膜充血、糜烂、增生、瘢痕形成及支气管狭窄,并可取组织行病理学检查以及结核分枝杆菌培养。

(5) 结核菌素试验:主要用于检查结核分枝杆菌感染,但其阳性结果不能区分是感染结核分枝杆菌或是接种卡介苗所致,此法对于结核病诊断的价值有一定的局限。

(6) γ 干扰素释放试验:诊断结核感染的特异性高于结核菌素试验,可以区分结核分枝杆菌自然感染及接种卡介苗、大部分非结核分枝杆菌感染,但成本高,尚未广泛应用于临床。

3. 肺结核的影像学特点 肺结核病影像特点是病变的好发部位是肺上叶的尖后段、下叶的背段以及后基底段,病变密度不均,边缘较清晰,易形成空洞和播散病灶。结核病灶变化较慢,经过有效的治疗,1 个月左右病灶才能出现明显吸收。

【教师注意事项】

根据辅助检查结果,患者已经可以诊断为肺结核。通过引导学生讨论肺炎的临床表现、鉴别诊断以及抗菌药物治疗,引出肺结核的临床表现、诊断标准以及影像学特点并鉴别两种疾病。

【本幕小结】

1. 患者经过抗感染治疗无好转,痰查抗酸杆菌阳性,诊断为肺结核;

2. 胸部 X 线和痰结核分枝杆菌检查是诊断肺结核的重要手段。

第 三 幕

　　王医生又给小丁完善了相关检查后,诊断为肺结核,建议小丁接受抗结核治疗:给予异烟肼、利福平、吡嗪酰胺和乙胺丁醇等药物,小丁同意抗结核治疗。治疗 2 周后小丁体温逐渐恢复正常,自己也感觉咳嗽、咳痰症状明显减轻,痰中也没有明显血丝了。1 个月后小丁来医院复查胸部 CT,发现左下叶病灶明显吸收。治疗 3 个月后复查,小丁再没有感觉任何不适,胸部影像学基本恢复正常。

　　【提示问题】

　　1. 你推测王医生给小丁又做了哪些检查?

　　2. 该肺结核的治疗方案是否合理?

　　3. 抗结核药物的主要副作用是什么?

　　4. 在治疗过程中应给予肺结核患者哪些人文关怀?

　　【主要讨论内容】

　　1. 肺结核的治疗原则。

　　2. 常用的抗结核药物及主要的副作用。

　　3. 慢性病管理中的人文关怀。

　　【教师参考重点】

　　1. 肺结核的治疗原则　肺结核化学治疗的原则是早期、规律、全程、适量、联合,完整的治疗方案分强化和巩固两阶段。

　　(1) 早期:对所有检出和确诊患者均应立即给予化学治疗。早期化学治疗有利于促使病变吸收和减少传染性。

　　(2) 规律:严格遵照医嘱要求规律用药。

　　(3) 全程:保证完成规定的治疗期是提高治愈率和减少复发率的重要措施。

　　(4) 适量:严格遵照适当的药物剂量用药,药物剂量过低影响疗效和易产生耐药性,剂量过大则可能发生药物毒副反应。

　　(5) 联合:同时采用多种抗结核药物治疗,可通过交叉杀菌作用提高疗效,减少或防止耐药性的产生。

　　2. 常用的抗结核药物及主要的副作用

　　(1) 异烟肼(isoniazid,INH,H):对巨噬细胞内外的结核分枝杆菌均具有杀菌作用。应用时可发生周围神经炎。另外,偶可发生药物性肝炎,需注意定期复查肝功能。

　　(2) 利福平(rifampicin,RFP,R):对巨噬细胞内外的结核分枝杆菌均有快速杀菌作用。口服后可形成肠肝循环,能保持较长时间的高峰血浓度,因此推荐早晨空腹或早饭前半小时服用。应用利福平可出现一过性转氨酶上升、黄疸、流感样症状、皮肤综合征和血小板减少等不良反应。

　　(3) 吡嗪酰胺(pyrazinamide,PZA,Z):主要是杀灭巨噬细胞内酸性环境下的 B 菌群。常见不良反应为高尿酸血症、关节痛、肝损害、食欲不振和恶心。

　　(4) 乙胺丁醇(ethambutol,EMB,E):为抑菌剂,主要不良反应为视神经炎,提醒患者在用药过程中发现视力损害时及时就诊,不推荐用于儿童。

　　(5) 链霉素(streptomycin,SM,S):链霉素对巨噬细胞外碱性环境中的结核分枝杆菌具有杀菌作用。不良反应主要为耳毒性、前庭功能损害、肾毒性和神经肌肉接头阻滞等。

3. 慢性病管理中的人文关怀　现代注重"生物 - 心理 - 社会医学"模式,尤其慢性病病程长,患者的精神、心理因素对疾病的发展及转归有着极大影响,因此人文关怀对于慢性病患者具有重要意义。注重加强医护人员自身综合素质,促进与患者的交流并重视慢性病患者及家属的健康教育,通过各方面努力满足慢性病患者的生理、心理及社会支持需求,从而促进慢性病患者的身心康复,提高他们的生活质量。

【教师注意事项】

患者确诊为肺结核,通过引导学生讨论肺结核的治疗原则、治疗药物以及副作用,进而引出控制肺结核的策略,以降低肺结核的发病率。

【本幕小结】

1. 患者以发热伴咳嗽、咳痰为主要症状就诊,查血常规提示白细胞总数和粒细胞比例升高,胸片提示左肺阴影,故考虑为肺炎,应用抗菌药物治疗。

2. 抗感染治疗无好转,经过痰抗酸杆菌检查确诊为肺结核,应用抗结核治疗后症状及肺部病变明显好转。

3. 通过本案例,掌握肺结核的临床表现、诊断标准、治疗原则,常用的抗结核药物及方案,对肺结核等慢性病的管理及人文关怀。

第二节　咳、咳、咳,咳不停

【学习目标】

掌握抗菌药物的作用机制,COPD 的流行病学、发病机制、临床表现、诊断及鉴别诊断、并发症及治疗方案。

1. 基础医学

(1) 肺的结构和生理功能。

(2) COPD 的病理生理。

(3) 支气管舒张剂的作用机制。

(4) 抗菌药物的作用机制和分类。

2. 临床医学

(1) 咳嗽、咳痰的病因及鉴别诊断。

(2) COPD 的病因、临床表现、诊断和鉴别诊断。

(3) COPD 的分级及并发症。

(4) COPD 稳定期的治疗方案。

(5) AECOPD 的治疗方案。

(6) 肺功能检查。

3. 人文医学

(1) 通过讨论吸烟对 COPD 的影响,进而探讨在全社会推广戒烟的必要性。

(2) 通过讨论 COPD 的病因,探讨如何降低 COPD 的发病率,提高人民的健康水平。

【关键词】

咳嗽、咳痰、喘气、慢性阻塞性肺疾病、AECOPD、支气管舒张剂

【时间分配】

1. 学生自由讨论 50 分钟。

2. 学生分析总结 20 分钟。

3. 教师补充讲评 10 分钟。

【教学建议】

依学生多少(如 6~8 人)分配任务,提出问题,以问题导向方式列出学习重点,查找资料。以**抗菌药物的作用机制,COPD 的流行病学、发病机制、临床表现、诊断及鉴别诊断、并发症及治疗方案**等内容为主要学习目标。重点内容讨论时间约占 80%,其余内容讨论时间约占 20%。讨论结束后一周内每人须交一篇小组讨论记录和自我评估,由小组长收齐送交指导老师。主要内容应包括:讨论内容概要,参加讨论的感想、贡献,自己在组织材料和讨论中的优缺点,参与讨论时的困难(知识面、技术面、情绪面等),今后可能采取的对策;也可以评价讨论小组的整体水平、其他队员的参与度,如参与讨论的积极性、聆听态度、沟通协调、课前准备、表达能力等,作为成绩的参考及将来改进教案的参考。

第 一 幕

78 岁的王爷爷是一名退休工人,身体不太好。从 20 年前起就总是咳嗽、咳痰,自己服用止咳药物后可缓解。20 年来上述症状反复发作,冬春季节时更为明显。每次发作便到医院就诊,口服抗生素及止咳药等治疗后症状可缓解。近 5 年来,王爷爷活动后总是上气不接下气,最近 1 周咳嗽明显加重,还咳脓痰,并感觉气短,没有发烧。王爷爷再次到医院就诊,门诊的杨大夫详细询问了他的发病情况及相关病史,他回忆曾有吸烟史 40 余年,20 支 / 日,已戒 5 年。

【提示问题】

1. 从上述情况中你能找到哪些关键信息?

2. 可能是哪些疾病导致了患者的这些症状?

3. 你的初步诊断是什么?

4. 需要为患者做哪些进一步的检查(体格检查、实验室检查和特殊检查)?

5. 该患者可能的病因是什么?

【主要讨论内容】

1. 咳嗽、咳痰的病因和鉴别诊断。

2. COPD 患者的危险因素及临床表现。

3. COPD 急性加重的诊断。

【教师参考重点】

1. 咳嗽、咳痰的病因和鉴别诊断

(1)咳嗽的主要病因为呼吸道与胸膜疾病

1)咳嗽的性质:刺激性咳嗽常见于喉癌、支气管肿瘤及支气管异物等。

2)咳嗽的时间与规律:突发性咳嗽多见于吸入刺激性气体;长期慢性咳嗽,常见于慢性支气管炎、支气管扩张症等疾病。

3)咳嗽的音色:鸡鸣样咳嗽多见于百日咳以及会厌部疾病等。

(2)咳痰是机体的一种重要保护性生理功能,各种原因所致肺部、支气管炎症均可引起咳痰。

1)痰的性质:黏液性痰多见于急性支气管炎、支气管哮喘等;脓性痰常见于化脓性细菌感染;铁锈色痰见于肺炎链球菌肺炎;粉红色泡沫痰是急性肺水肿的典型表现。

2)痰量:肺脓肿患者可咳大量脓臭痰;肺泡癌患者每日咳大量泡沫样痰。

2. COPD 患者的临床表现

(1) 慢性咳嗽:初期为间歇性咳嗽,以晨间咳嗽明显,逐渐发展至持续咳嗽。

(2) 咳痰:一般为少量黏液性痰,合并细菌感染时可出现脓性痰。

(3) 气短或呼吸困难:为 COPD 的标志性症状,表明出现了肺气肿。初期为活动后气短,以后可发展至轻微活动甚至休息时亦可出现气短。

(4) 喘息和胸闷:重度患者或急性加重期患者可出现喘息和胸闷。

(5) 全身性症状:部分患者在疾病发展过程中可能出现体重下降、食欲减退或精神焦虑等症状。

3. COPD 的危险因素

(1) 个体因素:支气管哮喘和气道高反应性是 COPD 的危险因素;α_1- 抗胰蛋白酶缺乏可增加 COPD 发病的危险。

(2) 环境因素:①吸烟;②职业性粉尘及化学物质;③空气污染;④呼吸道感染。

4. COPD 急性加重的诊断 COPD 急性加重(AECOPD)的主要表现是气短症状加重,常伴有喘息以及咳嗽加重、咳痰量增加、痰液颜色或性状改变等。

【教师注意事项】

根据患者临床表现已可初步诊断为 COPD,通过引导学生讨论慢性咳嗽、咳痰、活动后气短的常见病因进而引出 COPD 的临床表现、诊断以及 AECOPD 的判断。

【本幕小结】

患者 20 余年来反复出现咳嗽、咳痰,近 5 年出现活动后气短,支持 COPD 的诊断。患者现咳嗽、咳痰及气短症状加重,考虑为 AECOPD。

第 二 幕

杨大夫给王爷爷做了详细的体格检查,记录如下:BP 138/81mmHg,R 21 次 / 分,P 86 次 / 分,T 36.8℃。神清,步入病房,检查合作,口唇轻度发绀,颈静脉无怒张,桶状胸,双肺呼吸运动对称,触觉语颤对称,双肺呼吸音减弱伴呼气音延长,双肺底可闻及少量吸气相湿啰音,HR 86 次 / 分,律齐,心音遥远,各瓣膜区未闻及病理性杂音,腹平软,无压痛及反跳痛,肝脾肋下未触及。

王爷爷的相关辅助检查结果如下:血常规:WBC 11.2×10^9/L,N 81%,Hb 140g/L,PLT 230×10^9/L;血气分析:动脉血氧分压 58mmHg,动脉血二氧化碳分压 50mmHg,实际碳酸氢根 20mmol/L;胸片:两下肺纹理增强、模糊。肺功能检查示:FEV_1 38.4%,FEV_1/FVC 66.7%,VC 38.9%,RV 140%,TLC 86.8%,RV/TLC 65%。

【提示问题】

1. 该患者查体有何异常?

2. 上述血气分析结果是否正常?

3. 肺功能结果有什么提示意义?

4. 结合血常规结果,能得到什么结论?

5. 结合以上检查结果,你认为的诊断可能有哪些?

【主要讨论内容】

1. COPD 的重要体征。

2. 呼吸衰竭。

3. COPD 患者肺功能改变及分级。

4. COPD 的鉴别诊断。

【教师参考重点】

1. COPD 的体征

视诊和触诊: 呼吸变浅,频率增快;低氧血症者可出现皮肤及黏膜发绀;胸部过度膨胀、前后径增大呈桶状胸;重症患者可见胸腹部反常运动,触觉语颤减弱。

叩诊: 心浊音界缩小,肺肝界下降,肺叩诊可呈过清音。

听诊: 双肺呼吸音减弱伴呼气音延长,肺部可闻及湿啰音和(或)干啰音。

2. 呼吸衰竭

(1) 病因:气道阻塞性病变、肺组织病变、肺血管疾病、胸廓与胸膜病变以及神经肌肉疾病。

(2) 分类:

1) 按照发病急缓分类:急性呼吸衰竭、慢性呼吸衰竭。

2) 按照动脉血气分析分类:Ⅰ型呼吸衰竭:$PaO_2 < 60mmHg$,$PaCO_2$ 降低或正常;Ⅱ型呼吸衰竭:$PaO_2 < 60mmHg$,同时伴有 $PaCO_2 > 50mmHg$。

3. COPD 患者肺功能改变及分级

(1) 肺功能检查是判断气流受限的主要客观指标,对 COPD 诊断、严重程度评价,疾病进展、预后及治疗反应等有重要意义。第一秒用力呼气容积占预计值百分比(FEV_1% 预计值),是评估 COPD 严重程度的良好指标。吸入支气管舒张药后 FEV_1/FVC<70% 及 FEV_1<80% 预计值者,可确定为不能完全可逆的气流受限。肺总量(TLC)、功能残气量(FRC)和残气量(RV)增高,肺活量(VC)减低,RV/TLC 增高,表明肺过度充气。

(2) 分级(表 4-1)

表 4-1　COPD 患者肺功能分级表

分级	分级标准	分级	分级标准
Ⅰ级:轻度	FEV_1/FVC<70%	Ⅲ级:重度	FEV_1/FVC<70%
	$FEV_1 \geqslant 80\%$ 预计值		30%$\leqslant FEV_1$<50% 预计值
Ⅱ级:中度	FEV_1/FVC<70%	Ⅳ级:极重度	FEV_1/FVC<70%
	50%$\leqslant FEV_1$<80% 预计值		FEV_1<30% 预计值

4. COPD 的鉴别诊断

(1) 支气管哮喘:以发作性喘息为特征,气流受限多为可逆性,其支气管舒张试验阳性。

(2) 支气管扩张:反复发作咳嗽、咳痰、咯血。合并细菌感染时可咳大量脓性痰。高分辨 CT 可见支气管扩张改变。

(3) 肺结核:可有午后低热、乏力、盗汗等结核中毒症状,痰涂片可找到抗酸杆菌,胸部 X 线可发现浸润病灶。

(4) 支气管肺癌:患者可出现刺激性咳嗽、咳痰,有时出现痰中带血,胸部影像学检查可发现占位病变,痰细胞学检查以及纤维支气管镜检查可明确诊断。

(5) 特别要注意排除其他一些已知病因或具有特征病理表现的气流受限疾病,如肺囊性纤维化、弥漫性泛细支气管炎及闭塞性细支气管炎。

【教师注意事项】

患者目前已可诊断为 AECOPD、Ⅱ型呼吸衰竭。通过本部分讨论,引导学生学会分析肺功能检查和血气分析结果。

【本幕小结】

患者查体提示口唇轻度发绀,桶状胸,双肺可闻及湿啰音;辅助检查:血常规白细胞总数和粒细胞比例升高,胸片提示双肺下野纹理紊乱,血气分析提示动脉血氧分压下降、二氧化碳分压升高,肺功能结果提示 $FEV_1\%38.4\%$。综上结果,患者目前诊断为 AECOPD(重度),II 型呼吸衰竭。

第 三 幕

杨大夫向王爷爷耐心解释了病情,建议王爷爷住院治疗。王爷爷入院后给予持续低流量吸氧(1~2L/min),异丙托溴铵气雾剂吸入,沙美特罗加氟替卡松气雾剂吸入,盐酸氨溴索及茶碱缓释片口服,头孢曲松静脉滴注,症状逐渐改善。住院 10 天后王爷爷咳嗽、咳痰及气短症状明显减轻,复查血气分析提示动脉氧分压和二氧化碳分压都恢复正常,病情好转后出院。出院时杨医生建议王爷爷长期吸入沙美特罗加氟替卡松。

【提示问题】

1. COPD 的治疗原则是什么?

2. 为什么给予患者低流量吸氧?

3. 给予茶碱类药物的原因是什么?

4. 头孢曲松的作用机制及抗菌谱?

5. 给予盐酸氨溴索主要为缓解哪些症状?

6. 为什么医生建议患者长期吸入沙美特罗加氟替卡松?

【主要讨论内容】

1. COPD 稳定期的治疗方案。

2. AECOPD 的治疗方案。

3. 引起 AECOPD 的常见病原体和可选用的抗菌药物。

【教师参考重点】

1. COPD 稳定期的治疗方案

(1) 支气管舒张剂:① β_2 受体激动剂:主要有沙丁胺醇、特布他林等;②抗胆碱药:主要品种有异丙托溴铵气雾剂;③茶碱类药物。

(2) 祛痰药:盐酸氨溴索、N- 乙酰半胱氨酸等。

(3) 糖皮质激素:沙美特罗加氟替卡松、福莫特罗加布地奈德。研究表明:长期吸入糖皮质激素与长效 β_2 受体激动剂联合制剂,可增加运动耐量、减少急性加重发作频率并可提高生活质量。

(4) 长期家庭氧疗(LTOT)的指征:① $PaO_2 \leqslant 55mmHg$ 或 $SaO_2 \leqslant 88\%$,无论有无高碳酸血症;② PaO_2 55~60mmHg,或 $SaO_2 < 89\%$,并有肺动脉高压、心源性水肿或红细胞增多症(血细胞比容 >0.55)。

2. AECOPD 的治疗方案

(1) 确定急性加重期的原因及病情严重程度。

(2) 增加以往所用支气管舒张剂的剂量及频度。

(3) 低流量吸氧:吸入氧浓度不宜过高,一般为 28%~30%,避免引起二氧化碳潴留。

(4) 全身使用糖皮质激素:需住院治疗的 AECOPD 患者,可考虑口服或静脉滴注糖皮质激素。

（5）抗生素治疗：AECOPD 多由细菌感染诱发。患者有呼吸困难加重，咳嗽伴痰量增加，有脓性痰时可给予抗生素治疗；

（6）机械通气：对于严重呼吸衰竭患者可通过无创或有创方式给予机械通气。

3. AECOPD 常见的病原体和可选用的抗菌药物

（1）Ⅰ级及Ⅱ级 AECOPD：流感嗜血杆菌、肺炎链球菌、卡他莫拉菌等，β 内酰胺酶/酶抑制剂（阿莫西林/克拉维酸）、大环内酯类、第1代或第2代头孢菌素、左氧氟沙星等。

（2）Ⅲ级及Ⅳ级 AECOPD 无铜绿假单胞菌感染危险因素：流感嗜血杆菌、肺炎链球菌、卡他莫拉菌、肺炎克雷伯菌、大肠埃希氏菌等，可选择 β 内酰胺/酶抑制剂、第二代头孢菌素（头孢呋辛）、氟喹诺酮类（左氧氟沙星、莫西沙星）、第三代头孢菌素（头孢曲松、头孢噻肟）等。

（3）Ⅲ级及Ⅳ级 AECOPD 有铜绿假单胞菌感染危险因素：流感嗜血杆菌、肺炎链球菌、卡他莫拉菌、肺炎克雷伯菌、大肠埃希氏菌及铜绿假单胞菌，可选择具有抗铜绿假单胞菌活性的药物，如第三代头孢菌素（头孢他啶）、头孢哌酮/舒巴坦、哌拉西林/他唑巴坦、亚胺培南、美洛培南等，也可联合应用氨基糖苷类（阿米卡星）、氟喹诺酮类（环丙沙星等）。

【教师注意事项】

患者诊断明确为 AECOPD、Ⅱ型呼吸衰竭，通过对该患者治疗方案的讨论，进而引导学生学习 COPD 稳定期及加重期的治疗方案，了解 AECOPD 的常见病原体及相应的治疗药物。

【本幕小结】

患者诊断明确，经过氧疗、吸入支气管扩张剂、祛痰、抗生素治疗后症状明显好转，复查各项指标恢复正常，好转出院。通过本案例学习，了解了 COPD 稳定期和急性加重期的治疗方案，掌握 AECOPD 常见的病原体和相应治疗药物。

第三节　胸腔里哪来的水

【学习目标】

掌握脓胸的病因、发病机制、临床表现、诊断及鉴别诊断、并发症及治疗策略。

1. 基础医学

（1）肺的结构和生理功能。

（2）胸腔积液形成的机制。

2. 临床医学

（1）发热的鉴别诊断。

（2）胸腔积液的诊断策略。

（3）脓胸的分类及临床表现。

（4）脓胸的诊断及鉴别诊断。

（5）脓胸的治疗策略。

3. 人文医学

通过讨论脓胸的感染途径，探讨脓胸的预防措施。

【关键词】

发热；咳嗽；咳痰；胸水；脓胸

【时间分配】

1. 学生自由讨论 50 分钟。

2. 学生分析总结 20 分钟。

3. 教师点评总结 10 分钟。

【教学建议】

依学生多少(6~8 人)分配任务,提出问题,以问题导向方式列出学习重点,查找资料。以**发热、咳嗽、咳痰、胸水、盗汗的常见病因及脓胸的病因、发病机制、临床表现、诊断及鉴别诊断、并发症及治疗策略**等为主要学习目标。重点内容讨论时间占 80%,其余内容讨论时间约占 20%。讨论结束后一周内每人须交一篇小组讨论记录和自我评估,由小组长收齐交至指导老师。主要内容应包括:讨论内容概要,参加讨论的感想、贡献,自己在组织材料和讨论中的优缺点,参与讨论时的困难(知识面、技术面、情绪面等),今后可能采取的对策;也可以评估讨论小组的整体水平、其他队员的参与度(积极性、聆听态度、沟通协调、课前准备、表达能力等),作为成绩的参考及将来改进教案的参考。

第 一 幕

56 岁的高先生是一名普通工人,平素身体状况不错。9 天前他突然出现发烧、右侧胸痛,发烧大多出现在午后,自测体温最高达 39℃,同时他还有咳嗽、咳痰、头晕、头痛,晚上睡觉出汗也多。遂到当地医院就诊,行胸部 CT 提示右侧胸腔积液,予以抗感染治疗 1 周后他还是时不时发烧、胸痛、咳嗽、咳痰,为求进一步诊治,来我院就诊,你作为门诊大夫接待了他,详细询问高先生这次的发病情况及以前的相关病史得知他吸烟已近 35 年,平均 30 支 / 日,一直未戒烟;饮酒 35 年,平均 3 两 / 日,一直未戒酒;据他回忆,这 3 个月来,他睡觉、吃饭也不好,体重减轻了近 4kg,体力也不如从前了。

【提示问题】

1. 你的初步诊断是什么?

2. 哪些疾病可能导致患者的这些症状?

3. 为患者做哪些进一步的检查(体格检查、实验室检查及特殊检查)?

【主要讨论内容】

1. 发热的病因和鉴别诊断。

2. 咳嗽、咳痰的病因和鉴别诊断。

3. 胸腔积液常见的病因和发病机制。

【教师参考重点】

1. 发热的机制和病因

(1) 发热是指机体在致热源作用下或各种原因引起体温调节中枢的功能障碍时,体温升高超出正常范围。由于各种原因所致产热增加或散热减少,则出现发热。

1) 外源性致热源性发热(微生物及其产物、炎性渗出物和抗原抗体复合物等引起)。

2) 内源性致热源性发热(白介素 -1、肿瘤坏死因子和干扰素等引起)。

3) 非致热源性发热(颅脑损伤、甲亢、心力衰竭等疾病所致)。

(2) 发热的病因可分为感染性和非感染性,以前者多见。

1) 感染性发热:细菌、病毒、支原体、立克次体、螺旋体、真菌、寄生虫等引起。

2) 非感染性发热:包括某些血液病(白血病)、结缔组织病(系统性红斑狼疮)、变态反应性疾病(风湿热)、内分泌代谢系统疾病(甲亢)、血栓及栓塞病(心肌梗死导致的吸收热)、颅内疾病(脑出血导致的中枢性发热)、皮肤病变(广泛性皮炎导致散热减少)、恶性肿瘤、物理及化学性损害(大面积烧伤)、自主神经功能紊乱等疾病。

2. 咳嗽、咳痰的病因和鉴别诊断　详见第二节第一幕。

3. 胸腔积液常见的病因和发病机制

(1) 胸膜毛细血管内静水压增高:如缩窄性心包炎、充血性心力衰竭等,产生漏出液。

(2) 胸膜通透性增加:如胸膜炎症、风湿性疾病、胸膜肿瘤、肺梗死等,产生渗出液。

(3) 胸膜毛细血管内胶体渗透压降低:如低蛋白血症、肾病综合征、肝硬化等,产生漏出液。

(4) 壁层胸膜淋巴引流障碍:癌症淋巴管阻塞以及发育性淋巴管引流异常等产生漏出液。

(5) 损伤:食管破裂、主动脉瘤破裂、胸导管破裂等,产生血胸、脓胸和乳糜胸。

(6) 医源性:药物、放疗、消化内镜检查和治疗、支气管动脉栓塞术等,都可引起渗出性或漏出性积液。

【教师注意事项】

根据患者的临床表现及 CT 结果,引导学生讨论发热、咳嗽、咳痰的常见病因及鉴别诊断,分析出现右侧胸水的可能原因。

【本幕小结】

患者以发热 9 天为主诉来诊。患者 9 天来出现发热、咳嗽、咳痰、盗汗等症状,CT 提示右侧大量胸腔积液,需进一步行实验室及影像学检查,以明确诊断。

第 二 幕

在病房你给高先生做了详细的体格检查,记录如下:BP 140/70mmHg,R 20 次 / 分,P 95 次 / 分,T 38.1℃。神志清楚,精神差,浅表淋巴结无肿大,颈软,气管居中,右下肺呼吸音低,右下肺叩诊为浊音,未闻及明显干湿啰音。HR 95 次 / 分,律齐,心脏各瓣膜未闻及病理性杂音。腹平软,无压痛及反跳痛,肝、脾肋下未及,双肾区无叩击痛,双下肢无水肿。相关辅助检查结果如下:血常规:WBC 21.19×10^9/L,N 81.90%,LYM 9.8%,hs-CRP>5.00mg/L;血生化检查:TBIL 31.30μmol/L,DBIL 24.90μmol/L;痰涂片发现革兰阳性球菌,未发现抗酸杆菌及真菌;血沉 115mm/h;血清肺癌肿瘤标记物均在正常值范围内。

【提示问题】

1. 现在你的诊断是什么?

2. 结合实验室检查及影像学检查,能得出什么结论?

3. 下一步还需做何处理?

【主要讨论内容】

1. 胸腔积液的临床表现。

2. 胸腔积液的诊断策略。

3. 致病菌进入胸膜腔的途径。

4. 脓胸的诊断。

【教师参考重点】

1. 胸腔积液的临床表现

(1) 症状:呼吸困难是最常见的症状,多伴胸痛和咳嗽。结核性胸膜炎多见于青年人,有干咳、发热、胸痛,胸痛可随着胸水量的增加而缓解,但可出现胸闷、气促。恶性胸水多见于中年以上患者,一般无发热,胸部隐痛,可伴消瘦、呼吸道或原发部位肿瘤的症状;炎症性胸水为渗出性,常伴有咳嗽、咳痰、胸痛或发热;心衰所致胸水为漏出液,有心功能不全的其他表现;肝脏肿伴右侧胸水可为反应性胸膜炎,亦可为脓胸,多伴发热和肝区疼痛。

（2）体征:与积液量有关。少量积液可无明显体征,或可触及胸膜摩擦感以及闻及胸膜摩擦音。中量至大量积液时患侧胸廓饱满、语颤减弱、局部叩诊呈浊音、呼吸音减低或消失。可伴气管、纵隔向健侧移位。

2. 胸腔积液的诊断策略

（1）确定有无胸腔积液:中量以上的胸腔积液症状和体征较明显,少量仅表现肋膈角变钝,易与胸膜粘连混淆,行患侧卧位胸片,积液可散开于肺外带。体征需与胸膜增厚鉴别。B 超、CT 等检查可明确诊断。

（2）区别漏出液和渗出液:诊断性胸腔穿刺可鉴别积液的性质。漏出液外观清澈透明,呈无色或浅黄色,不凝固;渗出液外观颜色较深,呈透明或混浊的草黄或棕黄色,或呈血性,可自行凝固。两者区分标准多根据比重（1.018 为界）、蛋白质含量（30g/L 为界）、白细胞数（$500 \times 10^6/L$）,小于以上界限为漏出液,反之则为渗出液,但此诊断的敏感性和特异性较差。目前多根据 Light标准:①胸腔积液 / 血清蛋白 >0.5;②胸腔积液 / 血清 LDH>0.6;③胸腔积液 LDH 大于血清正常高值的 2/3。

（3）寻找胸腔积液的病因:

1）漏出液常见病因为充血性心力衰竭,多为双侧且积液量右侧多于左侧,强烈利尿时可出现假性渗出液。肝硬化胸水多伴腹水,仅表现为胸水的极少。肾病综合征胸水多呈双侧,可表现为肺底积液。低蛋白血症的胸水多伴全身水肿。心包疾病引起的胸水多呈双侧,左侧多于右侧。如不符合以上特点,或伴胸痛、发热等症状应行诊断性胸腔穿刺。

2）渗出液常见病因是结核性胸膜炎,青壮年多见,胸痛并伴有干咳、盗汗、潮热、消瘦等结核中毒症状,胸水检查可见淋巴细胞为主,间皮细胞小于 5%,蛋白质多大于 40g/L,ADA 和 γ-干扰素增高,沉渣找结核分枝杆菌或培养可呈阳性。胸膜活检阳性率 60%~80%,PPD 皮试强阳性。

3）类肺炎性胸腔积液是指肺炎、支气管扩张和肺脓肿感染引起的胸腔积液,如积液呈脓性则为脓胸。患者多有咳嗽、咳痰、发热、胸痛等症状,血白细胞升高、中性粒细胞增加和核左移。X 线先有肺实质的浸润影,或支气管扩张和肺脓肿的表现,然后出现胸腔积液,量一般不多。胸水呈草黄色甚或脓性,白细胞明显升高,中性粒细胞为主,葡萄糖和 pH 降低。

4）恶性肿瘤侵犯胸膜引起胸腔积液,以 45 岁以上中老年人多见,有胸部钝痛、咯血丝痰以及消瘦等症状,胸水多呈血性、量大且增长迅速,CEA 或其他肿瘤标志物升高,LDH 多大于500U/L,胸部影像学、胸水脱落细胞检查、胸膜活检、支气管镜及胸腔镜等检查,有助于明确诊断。

3. 致病菌进入胸膜腔的途径

（1）直接由化脓病灶侵入或破入胸膜腔,或因外伤、手术污染胸膜腔。

（2）经淋巴途径,如膈下脓肿、肝脓肿、纵隔脓肿、化脓性心包炎等,通过淋巴管侵犯胸膜腔。

（3）在全身败血症或脓毒血症时,致病菌可经血液循环进入胸膜腔。

4. 脓胸的诊断 急性脓胸常表现为高热、胸痛等;慢性脓胸有胸膜增厚、胸廓塌陷、慢性消耗和杵状指（趾）等。胸水呈脓性、黏稠;涂片革兰染色找到细菌或脓液细菌培养阳性。

【教师注意事项】

根据患者临床表现和相关辅助检查可明确诊断为细菌性脓胸,引导学生讨论胸腔积液的临床表现、诊断策略及脓胸的诊断。

【本幕小结】

患者9天来出现发热、咳嗽、咳脓痰、盗汗等症状,血常规示白细胞及中性粒细胞升高,痰涂片发现革兰阳性球菌,呼吸道感染诊断明确,胸腔积液的性质待查。

第 三 幕

在完善相关检查及征得高先生同意后,行胸腔穿刺引流术,胸水生化:总蛋白(TP)48.80g/L,腺苷脱氨酶(ADA)81.6U/L,乳酸脱氢酶(LDH)702 U/L,癌胚抗原(CEA)3.93ng/ml,李凡它试验(+)。胸水涂片未找到瘤细胞及抗酸杆菌,可见革兰阳性球菌;胸水培养示金黄色葡萄球菌阳性。

你向高先生详细解释了病情,建议高先生卧床休息,并予抗感染(左氧氟沙星针0.4g,1次/日,静脉滴注;美罗培南针1g,3次/日,静脉滴注;替考拉宁针0.4g,1次/日,静脉滴注)、清热化痰(痰热清注射液90ml,1次/日,静脉滴注),并多次行胸腔穿刺抽液及对症治疗。治疗5天后高先生未再有发热,继续治疗2周后复查B超示胸水明显吸收,高先生病情好转出院。

【提示问题】

1. 脓胸的治疗原则是什么?

2. 以上治疗是否合理,你有何建议?

3. 试述胸腔积液的常见病因及鉴别诊断。

4. 胸腔穿刺抽液的操作步骤及注意事项有哪些?

【主要讨论内容】

1. 脓胸的治疗。

2. 胸腔积液的常见病因及鉴别诊断。

【教师参考重点】

脓胸的治疗

脓胸的治疗原则是控制感染、引流胸腔积液及促使肺复张,恢复肺功能。抗生素要足量,体温恢复正常后再持续用药2周以上,防止脓胸复发,急性期可联合抗厌氧菌的药物,全身及胸腔内给药。引流是脓胸最基本的治疗方法,反复抽脓或肋间插管闭式引流。可用2%碳酸氢钠或生理盐水反复冲洗胸腔,然后注入适量链激酶,使脓液变稀便于引流。对有支气管胸膜瘘者不宜冲洗胸腔,以免引起细菌播散。慢性脓胸应改进原有的脓腔引流,也可考虑外科胸膜剥脱术等治疗。

此外,一般支持治疗相当重要,应给予高能量、高蛋白及富含维生素的食物,纠正水电解质紊乱及维持酸碱平衡。

【教师注意事项】

患者明确诊断为细菌性脓胸,通过对该患者治疗方案的讨论,引导学生学习不同原因导致的胸腔积液的处理方法,掌握脓胸的治疗原则。

【本幕小结】

患者诊断明确,经过抗感染、胸腔穿刺术、清热化痰、营养支持及对症处理等治疗后症状有所缓解,复查B超示胸水明显吸收,病情稳定后出院。通过本案例学习,掌握脓胸的病因、发病机制、临床表现、诊断及鉴别诊断、并发症及治疗策略。

第四节　莫名的胸痛

【学习目标】

掌握气胸的病因、发病机制、分类及相应临床表现、诊断及鉴别诊断、治疗、并发症处理和预防措施。

1. 基础医学

(1) 肺的结构和生理功能。

(2) 胸膜腔的构成。

2. 临床医学

(1) 胸痛的病因及鉴别诊断。

(2) 气胸的病因、发病机制。

(3) 气胸的分类及相应的临床表现。

(4) 气胸的诊断和鉴别诊断。

(5) 气胸的治疗及并发症的处理。

3. 人文医学

讨论气胸患者在平时生活中应注意的预防措施。

【关键词】

胸痛;胸闷;气促;气胸

【时间分配】

1. 学生自由讨论 50 分钟。

2. 学生分析总结 20 分钟。

3. 教师点评总结 10 分钟。

【教学建议】

依学生多少(6~8 人)分配任务,提出问题,以问题导向方式列出学习重点,查找资料。以了解**胸痛、胸闷、气促为主要表现的疾病以及气胸的发病机制、临床表现和治疗方法**等为主要学习目标。重点内容讨论时间占 80%,其余内容讨论时间约占 20%。讨论结束后一周内每人须交一篇小组讨论记录和自我评估,由小组长收齐交至指导老师。主要内容应包括:讨论内容概要,参加讨论的感想、贡献,自己在组织材料和讨论中的优缺点,参与讨论时的困难(知识面、技术面、情绪面等),今后可能采取的对策;也可以评估讨论小组的整体水平、其他队员的参与度(积极性、聆听态度、沟通协调、课前准备、表达能力等),作为成绩的参考及将来改进教案的参考。

第 一 幕

18 岁的余同学是一名高中生,平时身体状况良好。昨天晚上他在写作业时突然感觉右侧胸部针刺样疼痛,在床上左侧卧位休息一段时间后胸痛好一点,却又感觉气紧,憋得难受,家人见状立即将他送到我院急诊科,你作为一名急诊科大夫接诊了他,仔细询问余同学这次的发病情况及以往相关病史,得知平时他没有抽烟喝酒的习惯,这是他第一次出现胸痛,没有发烧、咳嗽、咳痰,最近睡觉、胃口都好,体重、体力也没什么变化。

【提示问题】

1. 可能是哪些疾病导致了患者的这些症状?

2. 你认为该患者最可能的诊断有哪些?

3. 需要为患者做哪些进一步检查(体格检查、实验室检查及特殊检查)?

【主要讨论内容】

1. 胸痛的病因和发生机制。

2. 不同疾病引发的胸痛如何鉴别。

【教师参考重点】

1. 胸痛的病因和发生机制 胸痛主要由胸部疾病所致,其程度因个体痛阈的差异而不同,与疾病病情轻重程度不完全一致。任何刺激胸部感觉神经纤维(肋间神经感觉纤维、支配主动脉的交感神经纤维、支配气管和支气管的迷走神经纤维、膈神经的感觉纤维)的因素,都能产生痛觉冲动,并传至大脑皮质的痛觉中枢引起胸痛。

(1)胸壁疾病:急性皮炎、肋间神经炎、皮下蜂窝织炎、带状疱疹、肋软骨炎等。

(2)心血管疾病:冠心病、心肌病、主动脉夹层、瓣膜病变、肺栓塞、肺动脉高压等。

(3)呼吸系统疾病:胸膜炎、自发性气胸、胸膜肿瘤、血胸、支气管炎等。

(4)纵隔疾病:纵隔气肿、纵隔炎、纵隔肿瘤等。

(5)其他:牵涉痛、过度通气综合征、食管炎、食管癌、肝脓肿、食管裂孔疝、脾梗死等。

2. 不同疾病的胸痛特点(表 4-2)

表 4-2 不同疾病的胸痛特点

疾病	年龄	疼痛部位	疼痛性质	影响因素
自发性气胸	青壮年	患侧胸部	撕裂样疼痛	因咳嗽或呼吸加剧
结核性胸膜炎	青壮年	患侧胸部、腋下	呈隐痛、钝痛、刺痛	因咳嗽或呼吸加剧
心绞痛	40 岁以上	胸骨后或心前区	呈绞榨样痛、窒息感	时间短,休息或含服硝酸酯类后缓解
心肌梗死	40 岁以上	胸骨后或心前区	呈绞榨样痛、濒死感	时间长,休息或含服硝酸酯类后不易缓解
肋间神经痛	不定	沿肋间神经呈带状分布	刀割样、触电样灼痛	服用止痛药可短暂缓解
支气管肺癌	40 岁以上	胸膜或胸壁	持续、固定、剧烈	因咳嗽或呼吸加剧
食管疾病	不定	食管或胸骨后	呈隐痛	进食时发作或加重,服用抗酸剂和促动力药可减轻

【教师注意事项】

根据患者突发胸痛伴活动后胸闷、气促的症状,引导学生讨论胸痛的常见病因和发生机制,分析不同疾病所致胸痛的部位、性质及影响因素,目前初步怀疑为气胸、结核性胸膜炎心包炎或主动脉夹层,需要做进一步检查以明确诊断。

【本幕小结】

患者以胸痛为主诉来诊。2 天前无明显诱因突发胸痛伴活动后胸闷气促,需要进一步检查以明确诊断。

第　二　幕

你给余同学做了详细的体格检查,记录如下:BP 123/79mmHg,R 20 次 / 分,P 96 次 / 分,T 36.5℃。神志清楚,瘦高体型,全身皮肤及巩膜无黄染,浅表淋巴结无肿大,颈静脉无怒张,颈软,气管居中,左肺呼吸音清,未闻及杂音,右肺呼吸音消失,叩诊呈鼓音,双肺未闻及干湿性啰音。HR 96 次 / 分,律齐,各瓣膜未闻及病理性杂音。腹平软,无压痛及反跳痛,肝、脾肋下未及,双肾区无叩击痛,双下肢无水肿。

余同学的胸片检查提示右侧气胸,右肺压缩约 85%,进一步完善相关检查均未见明显异常,你向余同学及其家属介绍病情,考虑诊断是气胸,在征得余同学和家属的同意后,你予行右侧胸腔闭式引流术,并予吸氧、抗感染等对症支持治疗。治疗 2 天后,闭式引流管未见气泡冒出,复查胸部 X 线示肺复张良好,遂予拔除胸腔引流管,继续治疗一段时间后,余同学病情好转出院,你嘱咐他生活中要避免用力过猛、剧咳、大笑等,如再发生胸痛要立即到医院就诊。

【提示问题】

1. 气胸的病因、临床表现、诊断条件及治疗原则是什么?

2. 以上治疗是否合适,你有何建议?

3. 气胸的并发症主要有哪些?

4. 气胸的预后、防治原则是什么?

【主要讨论内容】

1. 气胸的病因及发病机制。

2. 气胸的类型及临床表现。

3. 气胸容量大小的计算。

4. 气胸的诊断及鉴别诊断。

5. 气胸的治疗。

6. 气胸的并发症。

【教师参考重点】

1. 气胸的病因及发病机制　胸腔内出现气体仅在三种情况下发生

(1) 肺泡与胸腔之间产生破口,气体从肺泡进入胸腔直到压力差消失或破口闭合。

(2) 胸壁创伤产生与胸腔的交通。

(3) 胸腔内有产气的微生物。

原发性自发性气胸多见于瘦高体型的男性青壮年,常规 X 线检查肺部无显著病变,但可有胸膜下肺大疱,多在肺尖部,可能与吸烟、身高和小气道炎症有关,也可能与非特异性炎症瘢痕或弹性纤维先天性发育不良有关。

继发性自发性气胸多见于有基础肺部病变者,由于病变引起细支气管不完全阻塞,形成肺大疱破裂。如肺结核、慢阻肺、肺癌、肺脓肿等。月经性气胸仅在月经来潮前后 24~72 小时内发生,发病机制尚不清楚,可能是胸膜上有异位子宫内膜破裂所致。妊娠期气胸可因每次妊娠而发生,可能与激素变化和胸廓顺应性改变有关。

脏层胸膜破裂或胸膜粘连撕裂,如其中的血管破裂可形成自发性血气胸。

2. 气胸的类型及临床表现　根据脏层胸膜破裂情况不同及发生后对胸腔内压力的影响,自发性气胸可分为三类。

(1) 闭合性气胸:胸膜破裂口较小,随肺萎缩而闭合,空气不再继续进入胸膜腔。胸膜腔内压接近或略超过大气压,测定时可为正压亦可为负压,抽气后压力下降而不复升,表明其破裂口不再漏气。

(2)交通性气胸:破裂口较大或因两层胸膜间有粘连或牵拉,使破口持续开放,吸气与呼气时空气自由进出胸膜腔。胸膜腔内压在 $0cmH_2O$ 上下波动;抽气后可呈负压,但观察数分钟,压力又复升至抽气前水平。

(3)张力性气胸:破裂口呈单向活瓣或活塞作用,吸气时胸廓扩大,胸膜腔内压变小,空气进入胸膜腔;呼气时胸膜腔内压升高,压迫活瓣使之关闭,致使胸膜腔内空气越积越多,内压持续升高,使肺脏受压,纵隔向健侧移位,影响心脏血液回流。此型气胸胸膜腔内压测定常超过 $10cmH_2O$,抽气后胸膜腔内压可下降,但又迅速复升,对机体呼吸循环功能的影响最大,必须紧急抢救处理。

3. 气胸的诊断及鉴别诊断 症状轻重与有无肺的基础疾病及功能状态、气胸发生的速度、胸膜腔内积气量及其压力大小三个因素有关。

(1)症状:大多数患者在正常活动或安静休息时发生,偶有睡眠中发病者。大多起病急骤,患者突感一侧胸痛,呈针刺样或刀割样,持续时间短暂,继而出现胸闷和呼吸困难,可伴有刺激性咳嗽,系气体刺激胸膜所致。少数患者可发生双侧气胸,以呼吸困难为主要表现。积气量大或原有较严重的慢性肺疾病者,呼吸困难明显,患者不能平卧。

张力性气胸时胸膜腔内压骤然升高,肺被压缩,纵隔移位,迅速出现严重呼吸循环障碍;患者表情紧张、胸闷、挣扎坐起、烦躁不安、发绀、冷汗、虚脱、心律失常,甚至发生意识不清、呼吸衰竭。

(2)体征:取决于积气量的多少和是否有胸腔积液。少量气胸听诊呼吸音减弱具有重要意义。大量气胸时气管向健侧移位,患者胸部隆起,呼吸运动与触觉语颤减弱,叩诊过清音或鼓音,心或肝浊音界缩小或消失,听诊呼吸音减弱或消失。

临床上把自发性气胸分成稳定型和不稳定型。符合下列所有表现者为稳定型:呼吸频率 <24 次 / 分,心率 60~120 次 / 分,血压正常;呼吸室内空气时 SaO_2>90%;两次呼吸间隔说话成句。否则为不稳定型。

4. 气胸容量大小的计算 可依据 X 线胸片判断。由于气胸容量近似于肺直径立方和单侧胸腔直径立方的比率[(单侧胸腔直径^3 – 肺直径^3)/ 单侧胸腔直径^3],在肺门水平侧胸壁至肺边缘的距离为 1cm 时,约占单侧胸腔容量的 25% 左右,2cm 时约 50%。故从侧胸壁与肺边缘的距离≥2cm 时为大量气胸,<2cm 为小量气胸。若从肺尖胸线至胸腔顶部估计气胸大小,距离≥3cm 时为大量气胸,<3cm 为小量气胸。

5. 气胸的诊断及鉴别诊断 X 线或 CT 显示气胸线是确诊依据,若病情十分危急无法搬动做 X 线检查,应立刻在患侧胸腔体征最明显处做诊断性穿刺。自发性气胸需与其他心、肺急症相鉴别。

(1)哮喘与慢性阻塞性肺疾病:两者均有不同程度的气促及呼吸困难,体征与自发性气胸相似,但哮喘患者常有反复阵发性喘息发作史,慢阻肺患者的呼吸困难多呈长期缓慢进行性加重。

(2)急性心肌梗死:有突然胸痛、胸闷、呼吸困难、休克等临床表现,常有高血压、动脉粥样硬化、冠心病等心脏病史。

(3)肺血栓栓塞征:大面积肺栓塞也可突发起病,呼吸困难、胸痛、烦躁不安、惊恐或濒死感,临床上酷似自发性气胸。但患者可有咯血、低热和晕厥,常伴有下肢或盆腔血栓性静脉炎、脑卒中、房颤、骨折、手术后等病史,或发生于长期卧床的老年患者。

(4) 肺大疱:位于肺周边的肺大疱,尤其是巨型肺大疱易被误认为气胸。气胸症状多突然发生,而肺大疱起病缓慢,呼吸困难并不严重。

(5) 其他:消化性溃疡穿孔、胸膜炎、肺癌、膈疝等,偶可有急起的胸痛、上腹痛及气促等。

6. 气胸的治疗 治疗原则是促进患侧肺复张、消除病因及减少复发。具体措施有保守治疗、胸腔减压、经胸腔镜手术或开胸手术等。应根据气胸的类型与病因、发生频率、肺压缩程度、病情状态及有无并发症等慎重选择。

(1) 保守治疗:适用于稳定型小量气胸,首次发生的症状较轻的闭合性气胸。应严格卧床休息,酌情给予镇静、镇痛等药物。高浓度吸氧可加快胸腔内气体的吸收,经鼻导管或面罩吸入 10L/min 的氧,可达到比较满意的疗效。保守治疗需密切监测病情发展。

(2) 排气疗法:

1) 胸腔穿刺抽气:适合小量气胸(20% 以下),呼吸困难较轻,心肺功能尚好的闭合性气胸患者。

2) 胸腔闭式引流:适用于不稳定型气胸,呼吸困难明显、肺压缩程度较重,交通性或张力性气胸,反复发生气胸的患者。无论气胸容量多少,均应尽早行胸腔闭式引流。

3) 化学性胸膜固定术:为了预防气胸复发,可胸腔内注入硬化剂,产生无菌性胸膜炎症,使脏层和壁层粘连从而消灭胸膜腔间隙。适用于不宜手术或拒绝手术的下列患者:①持续性或复发性气胸;②双侧气胸;③合并肺大疱;④肺功能不全,不能耐受手术者。

4) 手术治疗:经内科治疗无效的气胸,适用于长期气胸、血气胸、双侧气胸、复发性气胸、张力性气胸引流失败者、胸膜增厚致肺膨胀不全或多发性肺大疱者。可行胸腔镜或开胸手术。

7. 气胸并发症及其处理

(1) 脓气胸:坏死性肺炎、肺脓肿以及干酪样肺炎可并发脓气胸,也可由医源性感染所致。病情危重,常有支气管胸膜瘘形成。除积极使用抗生素外,应插管引流,胸腔内生理盐水冲洗,必要时手术。

(2) 血气胸:气胸伴胸膜腔内出血常与胸膜粘连带内血管断裂有关,肺完全复张后,出血多能自行停止,若出血不止,除抽气排液及适当输血外,应考虑开胸结扎出血的血管。

(3) 纵隔气肿与皮下气肿:由于肺泡破裂逸出的气体进入肺间质,形成间质性肺气肿。肺间质的气体沿血管鞘进入纵隔,甚至进入胸部或腹部皮下组织,导致皮下气肿。皮下气肿及纵隔气肿随胸腔内气体排出减压而自行吸收。吸入较高浓度氧可增加纵隔内氧浓度,有利于气肿消散。若纵隔气肿张力过高影响呼吸及循环,可做胸骨上窝切开排气。

【教师注意事项】

患者目前可明确诊断为右侧气胸,可引导学生通过分析不同气胸类型的临床表现,掌握气胸的诊断和鉴别及治疗,以及根据 X 线胸片估计气胸容量的方法。

【本幕小结】

患者为瘦高体型,右肺呼吸音低,叩诊呈鼓音,胸部 X 线提示右侧气胸,压缩约 95%。结合患者的症状,可明确诊断为气胸。

第五节 咳了大半辈子的钟大娘

【学习目标】

掌握咳嗽与咳痰的病因、咯血与呕血的鉴别,支气管扩张的病因、临床表现、诊断及鉴别诊断和相应的治疗。

1. 基础医学

（1）肺的结构和生理功能。

（2）支气管扩张的病理生理。

2. 临床医学

（1）咳嗽、咳痰的病因及鉴别诊断。

（2）咯血与呕血的鉴别。

（3）支气管扩张的临床表现、诊断及鉴别诊断。

（4）支气管扩张的治疗。

3. 人文医学

（1）支气管扩张的流行病学、预后。

（2）支气管扩张的预防及健康教育。

【关键词】

咳嗽；咳痰；咯血；支气管扩张

【时间分配】

1. 学生讨论时间 50 分钟。

2. 学生总结时间 20 分钟。

3. 教师总结讲评 10 分钟。

【教学建议】

依学生多少（如 6~8 人）分配任务，提出问题，以问题导向方式列出学习重点，查找资料。**了解以咳嗽、咳痰、咯血为表现的疾病，学习支气管扩张的发病机制、临床表现及诊疗**等为主要学习目标。重点内容讨论时间占 80%，其余内容讨论时间约占 20%。讨论结束后一周内每人必须交一篇小组讨论记录和自我评估，由小组长收齐交送指导老师。主要内容应包括：讨论内容概要，参加讨论的感想、贡献，自己在组织材料和讨论中的优缺点，参加讨论时的困难（知识面、技术面、情绪面等），今后可能采取的对策；也可以评价讨论小组的整体水平、其他队员的参与度，如参与讨论的积极性、聆听态度、沟通协调、课前准备、表达能力等，作为成绩的参考及将来改进教案的参考。

第　一　幕

58 岁的钟大娘从 10 余年前就开始反复咳嗽，多咳脓痰，冬春季及变天时最易发作，时不时会咯出整口的鲜血或者痰液中带血。每次在乡镇卫生院经抗感染、化痰等治疗后，症状均可缓解。

10 天前因为天气原因，钟大娘受凉后再次出现间断咳嗽，咳较多绿脓痰，在当地卫生院治疗 1 周后，症状缓解不明显，检查胸部 X 线提示"右下肺斑片状阴影"，予以抗感染、化痰等对症治疗，症状仍缓解不明显，就来到医院求诊。门诊的胡医生热情地接待了她并仔细询问了她的发病情况及既往病史。

【提示问题】

1. 从上述情况中你能找出哪些关键信息？

2. 反复咳嗽、咳痰，常见于哪些疾病？

3. 该患者是咯血还是呕血？

4. 你的初步诊断是什么?

5. 需要为患者做哪些进一步的检查?

【主要讨论内容】

1. 咳嗽、咳痰的病因及鉴别诊断。

2. 咯血与呕血的鉴别。

3. 支气管扩张的病理生理。

【教师参考重点】

1. 咳嗽、咳痰的病因及鉴别诊断

详见第二节第一幕。

2. 咳血与呕血的鉴别(表 4-3)

表 4-3　咯血与呕血的鉴别

鉴别点	咯血	呕血
病因	肺结核、支气管扩张症、肺癌、肺炎、肺脓肿和心脏病等	消化性溃疡、肝硬化、急性胃黏膜病变、胃癌、胆道病变
出血前症状	喉部痒感、胸闷、咳嗽等	上腹部不适、恶心、呕吐等
出血方式	咯出	呕出
出血的血色	鲜红色	暗红、棕色,有时为鲜红色
血中混有物	痰液、泡沫	食物残渣
酸碱反应	碱性	酸性
黑便	无(吞咽较多血液时可有)	有,可为柏油便,呕血停止后仍可持续数天
出血后痰的性质	血痰持续数天	一般无痰

3. 支气管扩张的病理生理

早期:肺功能正常,轻度阻塞性通气障碍。

晚期:以阻塞性为主的混合型通气障碍,肺心病。

【教师注意事项】

患者主要表现为长期反复咳嗽、咳痰,重点引导学生掌握此类症状需要考虑的疾病。

【本幕小结】

患者反复咳嗽、咳痰 50 余年,再发 10 余日。X 线提示"右下肺斑片状阴影",抗感染、化痰等对症治疗后症状不缓解,需行进一步检查。

第 二 幕

胡医生询问病史得知:钟大娘既往身体较差,发病以来,精神、睡眠、食欲均较差,大小便正常,体力、体重有所下降,有左侧中耳炎病史及手术史,否认其他特殊病史,否认药物过敏史。

很快胡医生对钟大娘进行了仔细的体格检查,记录如下:BP 108/75mmHg,R 20 次 / 分,P 91 次 / 分,T 36.2℃。神志清楚,精神一般,皮肤黏膜及巩膜无黄染,浅表淋巴结未触及,颈静脉无怒张,双肺呼吸音粗,右下肺闻及湿啰音,余肺未闻及明显干湿啰音;HR 91 次 / 分,律齐,未闻及杂音。腹部平软,无压痛及反跳痛,肝脾肋下未及,双下肢不肿;生理反射存在,病理反射未引出。

辅助检查结果显示：血常规：WBC 11.09×10⁹/L，RBC 4.12×10¹²/L，PLT 167.00×10⁹/L；超敏 C-反应蛋白 6.21mg/L，C 反应蛋白 12.38mg/L；血沉 4.00mm/h；尿常规正常，肝肾功能正常。复查胸部 X 线显示：双肺野纹理增多、增粗，右下肺可见环形阴影及"双轨征"。

【提示问题】

1. 结合病史与上述检查结果，你觉得诊断是否明确？

2. 是否需要其他的检查？有何意义？

3. 该疾病需与哪些疾病相鉴别？

【主要讨论内容】

1. 支气管扩张的临床表现。

2. 支气管扩张的诊断。

3. 支气管扩张的鉴别诊断。

【教师参考重点】

1. 支气管扩张的临床表现

（1）症状

1）反复或持续咳嗽、咳痰或咳脓痰为主要表现；致病原：常见为铜绿假单胞菌、金黄色葡萄球菌、流感杆菌、肺炎链球菌、卡他莫拉菌。

2）反复咯血，血管被侵蚀破坏时可出现大咯血。

3）反复同一肺段的感染迁延不愈。

4）慢性感染中毒症状及慢性缺氧。

（2）体征

1）气道较多分泌物，可闻及固定部位的湿啰音。

2）肺气肿、肺心病体征，可出现杵状指。

（3）辅助检查：主要为影像学。

1）X 线：柱状扩张可见"轨道征"，为增厚的支气管壁影；囊状支气管扩张表现为卷发样阴影，蜂窝状通亮阴影，可见液平。

2）支气管造影：是确诊支扩的影像学检查，因其具有创伤性，已被高分辨率 CT 所取代。

3）高分辨率 CT：显示次级肺小叶的微细结构，是目前诊断支扩的主要辅助检查。

2. 支气管扩张的诊断

（1）有反复咳脓痰、咯血病史者及既往有诱发支气管扩张的呼吸道感染病史者，高分辨率 CT 提示支气管扩张的影像学改变，即可诊断为支气管扩张。

（2）支气管扩张急性加重期的临床表现：①痰量增多，合并感染时出现脓痰；②呼吸困难加剧；③咳嗽加剧；④发热（体温 >38℃）；⑤喘息加剧；⑥不适、疲劳、昏睡或运动耐力下降；⑦肺功能降低；⑧与病情变化一致的肺部影像学改变；⑨肺部听诊变化。上述症状出现 4 个即可诊断支气管扩张急性加重期。

3. 支气管扩张的鉴别诊断

（1）慢性阻塞性肺病：多发生在中年以上的患者，在气候多变的冬、春季节咳嗽、咳痰明显，多为白色黏液痰，很少脓性痰。两肺底有散在的干湿啰音，胸部影像学提示过度通气及肺气肿。

（2）肺脓肿：起病急，有高热、咳嗽、大量脓臭痰；X 线检查可见局部浓密炎症阴影，中有空腔液平。急性肺脓肿经有效抗生素治疗后，炎症可完全消退吸收。若为慢性肺脓肿，则以往有急性肺脓肿的病史。

(3) 肺结核:常有低热、盗汗等结核全身中毒症状,干湿啰音多位于上肺局部,X 线胸片和痰结核菌检查可作出诊断。典型的胸部平片呈多性质、多形态病变,多呈云絮状、密度较高且不均匀,边缘欠清晰的点状、结节状、斑片状、片状或大片状阴影,有空洞、有钙化、有纤维条索状阴影混杂其中。如有结核性支气管扩张,X 线、CT 所见大致与非结核性支气管扩张相似,所不同的是结核性支气管扩张好发于结核病的好发部位,如双上叶尖支、后支及下叶背支,常局限于中、内带肺野,以柱状支气管扩张为主。

(4) 先天性肺囊肿:X 线检查可见多个边界纤细的圆形或椭圆阴影,壁较薄,周围组织无浸润。胸部 CT 和支气管造影可助诊断。

(5) 弥漫性泛细支气管炎(DPB):是一种弥漫存在于两肺呼吸性细支气管的气道慢性炎症性疾病,受累部位主要是呼吸性细支气管远端的终末气道。

【教师注意事项】

根据目前结果倾向于支气管扩张的诊断,但仍需胸部 CT 检查。

【本幕小结】

体格检查:双肺呼吸音粗,右下肺闻及湿啰音,余肺未闻及明显干湿啰音。胸片显示:双肺野纹理增多、增粗,右下肺可见环形阴影及"双轨征"。结合患者临床表现,高度怀疑支气管扩张,需进一步检查以确诊。

第 三 幕

胡医生为钟大娘做胸部 CT 检查,提示:右中下肺高密度影,可见"印戒征"及"双轨征",考虑支气管扩张伴感染。胡医生给予钟大娘抗感染、化痰、营养支持等治疗,10 天后复查胸部 CT,发现炎症渗出改善不明显,建议必要时行纤维支气管镜局部灌洗处理,与患者家属沟通,家属拒绝此项治疗,要求继续抗感染处理。14 天后,患者症状改善,病情好转,予以出院,嘱其休息,避免受凉,1 个月后复查胸部 CT,不适随诊。

【提示问题】

1. 你觉得是否还需要其他检查?
2. 此疾病该如何治疗,需要注意哪些方面?
3. 纤支镜灌洗的并发症有哪些?
4. 该患者预后会怎么样?
5. 对该疾病如何做好预防?

【主要讨论内容】

1. 支气管扩张的治疗。
2. 支气管扩张的预防。

【教师参考重点】

1. 支气管扩张的治疗 支气管扩张症患者生活质量明显下降,其影响因素包括喘息症状、FEV_1 下降、痰量以及是否存在铜绿假单胞菌感染。因此,支气管扩张症的治疗目的包括:确定并治疗潜在病因以阻止疾病进展,维持或改善肺功能,减少急性加重,减少日间症状和急性加重次数,改善患者的生活质量。

(1) 内科治疗

1) 控制感染:控制感染是支气管扩张症急性感染期的主要治疗措施。根据病情,参考细菌培养及药物敏感试验结果选用抗菌药物,在痰培养结果出来前或痰培养阴性时,抗生素可选用下列经验性方案:轻症者口服氨苄西林或阿莫西林,或第一代、第二代头孢菌素;存在铜绿假单胞菌感染者口服喹诺酮类;重症者需静脉联合用药。

2) 保持呼吸道引流通畅,改善气流受限:去除痰液,包括稀释脓性痰和体位引流,必要时可经支气管镜吸痰。①稀释脓性痰,以利痰的排出:祛痰剂如溴己新,超声雾化吸入;出现支气管痉挛,在不咯血的情况下,可应用支气管舒张剂,如氨茶碱;②体位引流:即把病变部位抬高,利用重力作用将痰引流至肺门处,再行咯出,排除积痰,减少继发感染及中毒症状。按脓肿部位采取合适体位,使病变部位处于高位引流,每日 2~4 次,每次 15~30 分钟。体位引流时,间歇做深呼吸后用力咳痰,轻拍患部;痰液黏稠不易引流者,可先雾化吸入稀释痰液;对于痰量较多的患者,要防止痰量过多涌出而发生窒息;③支气管镜吸痰:如体位引流仍难排出,可经支气管镜吸痰,用生理盐水冲洗稀释痰液。

3) 抗感染治疗:慢性气道炎症是支气管扩张很重要的一个治病机制。抗感染症治疗有可能减轻气道炎症,帮助受损气道黏膜和纤毛功能的修复。

(2) 外科治疗:反复发作急性下呼吸道感染或大咯血、病变范围局限于一侧肺、不超过 2 个肺叶,经过药物治疗不易控制,全身情况良好,可根据病变范围做肺叶切除术。如病变较轻,且症状不明显,或病变较广泛累及双侧肺,或伴有严重呼吸功能损害者,则不宜手术治疗。

2. 支气管扩张的预防　儿童时期下呼吸道感染及肺结核是我国支气管扩张症最常见的病因,因此应积极防治儿童时期下呼吸道感染,积极接种麻疹、百日咳疫苗,预防、治疗肺结核,以预防支气管扩张症的发生。免疫球蛋白缺乏者推荐定期应用免疫球蛋白可预防反复感染。支气管扩张症患者应戒烟,可使用一些免疫调节剂,如卡介菌多糖核酸等,以增强抵抗力,有助于减少呼吸道感染和预防支气管扩张症急性发作。

【教师注意事项】
提醒学生抗感染治疗前一定要做病原菌培养,明确致病菌。

【本幕小结】
进一步的胸部 CT 检查确诊后,给予抗感染、化痰、营养支持治疗后患者症状好转。

第六节　咳、喘、咳、喘,咳喘不停

【学习目标】
掌握咳嗽与咳痰的病因、呼吸困难的病因,支气管哮喘的病因及发病机制、临床表现、辅助检查、诊断及鉴别诊断和相应的治疗。

1. 基础医学
(1) 肺的结构和生理功能。
(2) 支气管哮喘的病理生理。

2. 临床医学
(1) 咳嗽、咳痰的病因及鉴别诊断。
(2) 呼吸困难的常见疾病。
(3) 支气管哮喘的临床表现、辅助检查、诊断及鉴别诊断。
(4) 支气管哮喘的治疗。

3. 人文医学
(1) 支气管哮喘的流行病学、预后。

(2) 支气管哮喘的预防及健康教育。

【关键词】

咳嗽;咳痰;呼吸困难;支气管哮喘;通气功能检测;支气管舒张试验;β 受体激动剂;抗胆碱药物

【时间分配】

1. 学生讨论时间 50 分钟。

2. 学生总结时间 20 分钟。

3. 教师总结讲评 10 分钟。

【教学建议】

依学生多少(如 6~8 人)分配任务,提出问题,以问题导向方式列出学习重点,查找资料。**以咳嗽与咳痰、呼吸困难的病因、支气管哮喘的病因及发病机制、临床表现及诊疗**等为主要学习目标。重点内容讨论时间占 80%,其余内容讨论时间约占 20%。讨论结束后一周内每人须交一篇小组讨论记录和自我评估,由小组长收齐交送指导老师。主要内容应包括:讨论内容概要,参加讨论的感想、贡献,自己在组织材料和讨论中的优缺点,参加讨论时的困难(知识面、技术面、情绪面等),今后可能采取的对策;也可以评价讨论小组的整体水平、其他队员的参与度,如参与讨论的积极性、聆听态度、沟通协调、课前准备、表达能力等,作为成绩的参考及将来改进教案的参考。

第 一 幕

48 岁的蔡阿姨是一位勤劳的家庭主妇,20 年来她经常反复咳嗽,咳白黏痰,有时咳黄绿脓痰,多半由炒菜做饭时闻及油烟而诱发或加重。近 8 年来又出现喘息、呼吸费力等症状。5 天前,蔡阿姨受凉后再次出现咳嗽、喘息、呼吸费力等症状,来到医院求诊。门诊的何医生热情地接待了她并仔细询问了她的发病情况及既往病史。

【提示问题】

1. 从上述情况中你能找出哪些关键信息?

2. 反复咳嗽、咳痰,常见于哪些疾病?

3. 呼吸困难常见于哪些疾病?

4. 你的初步诊断是什么?

5. 需要为患者做哪些进一步的检查?

【主要讨论内容】

1. 咳嗽、咳痰的病因及鉴别诊断。

2. 呼吸困难的常见疾病。

3. 支气管哮喘的特征。

【教师参考重点】

1. 咳嗽、咳痰的病因及鉴别诊断　详见第二节第一幕。

2. 呼吸困难的常见疾病　引起呼吸困难的病因较多,主要为呼吸系统和循环系统的疾病,哮喘、COPD、肺水肿、充血性心力衰竭是主要原因,而肥胖、肺间质性疾病、缺血性心脏病也可导致呼吸困难。

(1) 肺源性呼吸困难:①气道阻塞:喉与气管疾病,如急性会厌炎、急性喉炎、喉水肿、喉癌、白喉、喉与气管异物、气管受压、气管肿瘤、支气管哮喘、COPD、支气管肿瘤等;②肺疾病:如大叶性或支气管肺炎、肺水肿、肺脓肿、肺不张、肺尘埃沉着症、弥漫性肺间质纤维化、传染性非典型肺炎及 ARDS 等；③胸壁、胸廓与胸膜疾病：如气胸、大量胸腔积液、广泛显著胸膜粘连增厚、胸廓外伤和严重胸廓、脊柱畸形等；④神经 - 肌肉疾病与药物不良反应：如脊髓灰质炎和运动神经元疾病累及精髓、急性多发性神经炎、重症肌无力、药物导致呼吸肌麻痹等；⑤膈疾病与运动受限：如膈肌麻痹、大量腹水、腹腔巨大肿瘤等。

（2）心源性呼吸困难：各种原因所致心力衰竭、心包压塞、缩窄性心包炎、原发性肺动脉高压和肺栓塞等。左心衰竭常见于高血压性心脏病、冠心病、风湿性心脏病、心肌炎、心肌病、输血输液过快过多等。

（3）中毒性呼吸困难：①各种原因引起的酸中毒：如急慢性肾衰竭、糖尿病酮症酸中毒、肾小管酸中毒等；②急性感染与传染病；③药物和化学物质中毒：如吗啡类、巴比妥类、苯二氮䓬类药物、有机磷杀虫药中毒和一氧化碳、亚硝酸盐类、氰化物中毒等。

（4）神经精神性呼吸困难：①器质性颅脑疾病：如颅脑外伤、脑血管病、脑炎、脑膜炎、脑脓肿及脑肿瘤等；②精神或心理疾病：如癔症、抑郁症等。

（5）血液性呼吸困难：见于重度贫血。

3. 支气管哮喘的特征

（1）气道阻塞反复发作，经过或不经过治疗可缓解。

（2）气道高反应性：对刺激因子产生过早或过强的支气管收缩反应，而这种刺激对非哮喘者几乎不起作用。

（3）气道非特异性炎症：多种炎症细胞、介质和细胞因子共同参与，相互作用所形成的气道慢性炎症。

（4）气道重构：见于反复发作，病情控制不良患者，此类患者对药物的敏感性降低，可出现不可逆性气流受限。

【教师注意事项】

患者主要表现为长期反复咳嗽、咳痰，喘息伴呼气费力，重点引导学生掌握此类症状需要考虑的疾病。

【本幕小结】

患者反复咳嗽、咳痰 20 余年，喘气 8 年，再发 5 日。对引起这些症状的疾病进行鉴别，进一步检查有利于明确病情。

第 二 幕

何医生仔细询问蔡阿姨后得知：蔡阿姨现在经常会在活动后喘息，夜间多发，无法平卧，休息后无明显缓解，咳嗽、喘息时伴胸闷。起病以来，精神、食欲欠佳，睡眠差，大小便正常，体力体重无明显改变。既往身体健康程度一般，有高血压病史，有过敏史（具体不详），余无特殊病史。

很快何医生对蔡阿姨进行了仔细的体格检查，记录如下：BP 177/112mmHg，R 20 次 / 分，P 100 次 / 分，T 36.2℃。神志清楚，精神一般，皮肤、黏膜、巩膜无黄染，浅表淋巴结未触及，颈静脉无怒张，双肺呼吸音粗，呼气延长，可闻及呼气相哮鸣音；HR 100 次 / 分，律齐，未闻及杂音。腹部平软，无压痛及反跳痛，肝、脾肋下未及，双下肢无水肿。

【提示问题】

1. 结合病史与上述检查结果，你觉得诊断是否明确？

2. 是否需要其他的检查？有何意义？

3. 该疾病需与哪些疾病相鉴别?

【主要讨论内容】

1. 支气管哮喘的临床表现。

2. 支气管哮喘的辅助检查。

3. 支气管哮喘的诊断。

4. 支气管哮喘的鉴别诊断。

【教师参考重点】

1. 支气管哮喘的临床表现

(1) 症状

1) 反复发作性的伴有哮鸣音的呼气性呼吸困难或发作性胸闷和咳嗽,严重者被迫采取坐位或呈端坐呼吸,干咳或咳大量白色泡沫痰,甚至出现发绀等。

2) 哮喘症状可在数分钟内发作,经数小时至数天,用支气管舒张剂后缓解或自行缓解。

3) 特殊类型哮喘:如运动型哮喘,指患者的哮喘症状多在运动时出现。咳嗽变异型哮喘,以咳嗽为唯一症状。胸闷变异型哮喘,以胸闷为唯一症状。

4) 夜间或凌晨发作和加重是哮喘的特征之一。

(2) 体征

1) 双肺闻及广泛的哮鸣音,呼气音延长。

2) 轻度哮喘或非常严重哮喘发作,哮鸣音可不出现,后者称为“沉默肺”。

2. 支气管哮喘的辅助检查

(1) 痰液检查:涂片在镜下可见较多嗜酸性粒细胞。

(2) 呼吸功能检查

1) 通气功能检测:呈阻塞性通气障碍。发作时 1 秒钟用力呼气量(FEV_1)、1 秒钟用力呼气量占预计值的百分率($FEV_1\%$)、1 秒钟用力呼气量占用力肺活量比值($FEV_1/FVC\%$)、呼气峰值流速(PEF)显著降低。

2) 支气管舒张试验:如 FEV_1 较用药前增加≥12%,且绝对值增加≥200ml,可判断为舒张试验(+),表明气道阻塞具有可逆性,有助于支气管哮喘的诊断。

3) 支气管激发试验:用以测定气道反应性,以使 FEV_1 下降≥20% 所需吸入的乙酰胆碱或组胺累积量或浓度表示,试验阳性提示气道高反应性的存在。

4) 最大呼气流量(PEF)及其变异率测定:昼夜 PEF 变异率≥20% 有助于诊断。

(3) 血气分析:发作时,可有 PaO_2 降低,由于过度通气而使 $PaCO_2$ 下降,pH 上升,表现为呼吸性碱中毒;严重哮喘时,可表现为 $PaCO_2$ 升高,Ⅱ型呼吸衰竭,呼吸性酸中毒,并可合并代谢性酸中毒。

(4) 胸部 X 线、CT 检查:哮喘发作时可见双肺透亮度增加,呈过度充气状态,而缓解期多无明显异常。部分患者 CT 检查可见支气管壁增厚,黏液阻塞。

3. 支气管哮喘的诊断

(1) 诊断标准

1) 反复发作喘息、气急、胸闷、咳嗽等,多与接触变应原、冷空气、物理性刺激、化学性刺激以及上呼吸道感染、运动等有关。

2) 双肺可闻及散在或弥漫性,以呼气相为主的哮鸣音。

3) 上述症状和体征可经治疗缓解或自行缓解。

4) 除外其他疾病所引起的喘息、胸闷、气急和咳嗽。

5) 临床表现不典型者(如无明显喘息或体征),可根据条件做以下检查,如任一结果阳性,可辅助诊断为支气管哮喘。①简易峰流速仪测定最高呼气流量(日内变异率≥20%);②支气管舒张试验阳性;③支气管激发试验或运动试验阳性。

符合 1~4 条或 4、5 条者即可以诊断为支气管哮喘。

(2) 诊断分期

1) 急性发作期:是指喘息、气促、咳嗽、胸闷等症状突然发生,或原有症状急剧加重,常有呼吸困难,以呼气流量降低为其特征,常因接触变应原、刺激物或呼吸道感染诱发。

2) 非急性发作期:是指患者在长时间内不同频度和不同程度地出现喘息、气急、胸闷、咳嗽等症状,可伴肺功能下降。

(3) 诊断分级

1) 规则治疗前病情严重程度的分级(间歇发作、轻度持续发作、中度持续发作、重度持续发作)。

2) 控制水平的分级(控制、部分控制、未控制)。

3) 哮喘急性发作时的分级(轻度、中度、重度、危重度)。

4. 支气管哮喘的鉴别诊断

(1) 心源性哮喘:临床表现为呼吸困难、发绀、咳嗽、咳白色或粉红色泡沫痰,与支气管哮喘症状相似。但心源性哮喘多有高血压、冠状动脉粥样硬化性心脏病、风心病二尖瓣狭窄等病史和体征,两肺不仅可闻及哮鸣音,尚可闻及广泛的湿啰音;左心界扩大,心率增快,心尖部可闻及奔马律;影像学表现为以肺门为中心的碟状或片状模糊阴影。

(2) 喘息型慢性支气管炎:多见于老年人,喘息常年存在,并伴有慢性咳嗽、咳痰,有加重期,有肺气肿体征,两肺常可闻及湿啰音和哮鸣音。

(3) 支气管肺癌:中央型支气管肺癌肿瘤压迫支气管,引起支气管狭窄或伴有感染时,亦可出现喘鸣音或哮喘样呼吸困难,但肺癌的呼吸困难及喘鸣症状呈进行性加重,常无明显诱因,咳嗽咳痰,痰中带血。痰中查找癌细胞,胸部 X 线片、CT、MRI 或纤维支气管镜检查可明确诊断。

(4) 外源性变态反应性肺泡炎:患者临床症状较轻,哮喘伴有发热,胸部 X 线检查可见多发性、此起彼伏的淡薄斑片浸润影,临床表现可自行消失或再发。

【教师注意事项】

需引导学生着重注意支气管哮喘和心源性哮喘的鉴别。

【本幕小结】

活动后喘气,夜间多发,无法平卧,休息后无明显缓解,咳嗽、喘气时伴胸闷;有高血压病史。体格检查双肺呼吸音粗,呼气延长,可闻及呼气相哮鸣音。需与心源性哮喘相鉴别。

第 三 幕

入院完善相关检查:血常规:WBC 9.39×10^9/L,RBC 5.45×10^{12}/L,PLT 267.00×10^9/L,Hb 84g/L,HCT 0.393,MCV 53.90fl,MCH 15.40pg,MCHC 28.7%;肝肾功能正常;尿常规:蛋白(微量),红细胞(+),RBC 36.30 个 /μl;贫血五项示:Fe 1.81μmol/L,铁蛋白 FER 3.20ng/ml,余未见异常。心电图:窦性心动过速,心电轴正常。肺功能检测:①双肺中重度阻塞性通气功能障碍(FEV_1% 46%);②V-V 曲线极度下降;③支气管舒张试验(+)。胸部 X 线提示:两肺透亮度增加。胸部 CT 提示:部分支气管管腔狭窄,管壁增厚。何医生给予抗感染、解痉平喘等治疗,10 天后蔡阿姨症状缓解出院。嘱患者避免诱发因素,院外继行相关治疗,不适随诊。

【提示问题】

1. 目前为止,你的诊断有哪些?

2. 此疾病该如何治疗?

3. FEV_1、FVC代表什么意义?

4. 重症哮喘该如何处理?

【主要讨论内容】

1. 支气管哮喘急性发作的治疗。

2. 重症哮喘的治疗。

【教师参考重点】

1. 支气管哮喘急性发作的治疗

(1) 药物治疗:治疗哮喘的药物可以分为控制药物和缓解药物。

1) 控制药物:是指需要长期使用的药物。这些药物主要通过抗感染作用使哮喘维持临床控制,其中包括吸入糖皮质激素(简称激素)、全身用激素、白三烯调节剂、长效 β_2 受体激动剂(LABA,须与吸入激素联合应用)、缓释茶碱、色甘酸钠、抗IgE抗体及其他有助于减少全身激素剂量的药物等。

2) 缓解药物:是指按需使用的药物。这些药物通过迅速解除支气管痉挛从而缓解哮喘症状,其中包括速效吸入 β_2 受体激动剂、全身用激素、吸入性抗胆碱能药物、短效茶碱及短效口服 β_2 受体激动剂等。

(2) 消除病因:应避免或消除引起哮喘发作的变应原和其他非特异性刺激,去除各种诱发因素。

(3) 控制急性发作:应兼顾解痉、抗感染、去除气道黏液栓,保持呼吸道通畅,合并细菌感染者酌情给予抗生素,一般可单用或联用下列药物。

1) β_2 肾上腺受体激动剂:是缓解哮喘症状的首选药物,特点是舒张支气管作用强,平喘作用迅速,不良反应小。常用制剂有:①短效-速效 β_2 受体激动剂:沙丁胺醇/特布他林气雾剂;②短效-缓效 β_2 受体激动剂:沙丁胺醇/特布他林片;③长效-缓效 β_2 受体激动剂:沙美特罗吸入剂;④长效-速效 β_2 受体激动剂:福莫特罗粉吸入剂。

2) 茶碱类药物:临床常用茶碱缓释片或控释片,适合夜间哮喘的治疗。

3) 抗胆碱药物:尤其适合有吸烟史的老年患者,与 β 受体激动剂联合使用具有协同效应。

4) 糖皮质激素:不仅能有效控制症状,也可作为缓解期的预防用药。常用药物有二丙酸倍氯米松(BDP)吸入剂、布地奈德(BUD)吸入剂、丙酸氟替卡松(FP)吸入剂等。

5) 非激素类抗炎药:主要是色甘酸钠和奈多罗米钠等。

6) 其他药物:用于预防支气管哮喘的药物有钙拮抗剂、酮替芬、白三烯受体拮抗剂等。

2. 重症哮喘的治疗

(1) 氧疗与辅助通气:出现低氧血症,应经鼻导管吸入较高浓度的氧气。

(2) 解痉平喘: β_2 受体激动剂、氨茶碱或抗胆碱药。

(3) 纠正水、电解质及酸碱平衡紊乱。

(4) 抗生素:酌情选用广谱抗生素,静脉滴注。

(5) 糖皮质激素:可选用泼尼松、琥珀酸氢化可的松、甲基泼尼松龙等。

(6) 并发症的处理:重症哮喘发作的患者哮鸣音突然降低或消失,但其发绀和呼吸困难更为严重时,应引起警惕,及时查明原因,并采取有效的对症措施。

3. 支气管哮喘的预防

(1) 确定支气管哮喘的诱发因素。

(2) 消除和预防诱发因素。

(3) 预防感染。

(4) 避免接触变应原。

(5) 适量运动。

(6) 戒烟。

(7) 保持室内空气流通及地方清洁。

【教师注意事项】

通过引导让学生掌握临床肺功能检测的常用指标及意义。

【本幕小结】

一系列的检查结果后确诊为支气管哮喘,给予相应的治疗,患者症状好转出院。

第二部分 循环系统问题导向学习课程

第七节 医生,我老是胸闷、心慌

【学习目标】

掌握心律失常的病因及诱因、分类、发生机制、诊断及相应的治疗。

1. 基础医学

(1) 心脏的传导系统。

(2) 心律失常的发生机制。

2. 临床医学

(1) 心律失常的病因。

(2) 心律失常的分类。

(3) 心律失常的发生机制。

(4) 心律失常的诊断。

(5) 心律失常的治疗原则。

3. 人文医学

心律失常的健康教育。

【关键词】

胸闷;心慌;心律失常;心电图;胺碘酮

【时间分配】

1. 学生讨论时间 50 分钟。

2. 学生总结时间 20 分钟。

3. 教师总结讲评 10 分钟。

【教学建议】

依学生多少(如 6~8 人)分配任务,提出问题,以问题导向方式列出学习重点,查找资料。

以**心律失常的病因及诱因**、**发生机制**、**分类**、**诊断及相应的治疗**等为主要学习目标。重点内容讨论时间占80%，其余内容讨论时间约占20%。讨论结束后一周内每人须交一篇小组讨论记录和自我评估，由小组长收齐交送指导老师。主要内容应包括：讨论内容概要，参加讨论的感想、贡献，自己在组织材料和讨论中的优缺点，参加讨论时的困难（知识面、技术面、情绪面等），今后可能采取的对策；也可以评价讨论小组的整体水平、其他队员的参与度，如参与讨论的积极性、聆听态度、沟通协调、课前准备、表达能力等，作为成绩的参考及将来改进教案的参考。

第　一　幕

　　68岁的王婆婆平日里爱好运动，经常到社区活动中心锻炼身体。但从3年前开始，王婆婆时不时觉得胸口很闷，感到心慌，但休息后症状缓解。直到1个月前，王婆婆觉得胸闷、心慌更加严重，就来到医院求诊。

　　门诊的李医生热情接待了王婆婆，仔细询问了她的情况，李医生了解到：王婆婆是间断胸闷、心慌，持续数分钟自行好转；1个月前开始频繁突发胸闷、心慌，未行特殊处理，症状可突然消失，活动和情绪激动时常诱发症状。起病以来，精神、食欲、睡眠较以前下降，大便、小便正常，体力下降，体重无明显变化。王婆婆否认既往有循环系统疾病、手术史、输血史、用药过敏史等。

【提示问题】

　　1. 从上述情况中你能找出哪些关键信息？

　　2. 下一步要做的是什么？

【主要讨论内容】

　　1. 心悸的病因。

　　2. 心律失常的分类。

【教师参考重点】

　　1. 心悸的病因

　　(1) 心脏搏动增强：心脏收缩力增强引起的心悸，可为生理性或病理性。

　　1) 生理性：见于健康人在剧烈运动或精神过度紧张时，饮酒、喝浓茶或咖啡后。应用某些药物也可出现，如肾上腺素、麻黄碱、甲状腺素、咖啡因、阿托品、氨茶碱、利尿药等。

　　2) 病理性：常见于发热、甲状腺功能亢进、贫血、低血糖等。

　　(2) 心律失常：任何原因的心律失常引起的心率过速、心率过缓或心律不齐，均可出现心悸。

　　1) 快速型心律失常：各种原因引起的窦性心动过速、阵发性室上性或室性心动过速、快室率的房颤或房扑等，均可发生心悸。

　　2) 缓慢型心律失常：如窦性停搏、重度窦性心动过缓、二度窦房传导阻滞、二度以上房室传导阻滞、慢室率的心房颤动或心房扑动、病态窦房结综合征等。

　　3) 心律不齐型心律失常：房性或室性期前收缩、心房颤动，可使患者感到心悸甚至有停跳感觉。

　　(3) 器质性心脏病：见于冠状动脉粥样硬化性心脏病、高血压心脏病、心脏瓣膜病、心肌病、肺源性心脏病以及先天性心脏病等。

　　(4) 心脏神经症：多见于青壮年女性。由自主神经功能紊乱所引起，心脏本身无器质性病变。

　　2. 心律失常的分类

　　(1) 冲动形成异常

　　1) 窦性心律失常：①窦性心动过速；②窦性心动过缓；③窦性心律不齐；④窦性停搏。

2) 异位心律失常:①被动性异位心律:房性、交界性、室性逸搏及房性、交界性、室性逸搏心律;②主动性异位心律:a. 期前收缩;b. 阵发性心动过速(室上性、室性);c. 心房扑动、心房颤动;d. 心室扑动、心室颤动。

(2) 冲动传导异常

1) 生理性:干扰及干扰性房室分离。

2) 病理性:①窦房传导阻滞;②心房内传导阻滞;③房室传导阻滞;④束支或分支阻滞;⑤心室内传导阻滞。

3) 房室间传导途径异常:预激综合征。

【教师注意事项】

患者主要症状为胸闷、心慌,考虑常见的心脏疾病。引导学生讨论并掌握心悸的常见病因。

【本幕小结】

患者间断胸闷、心慌 3 年,再发加重 1 个月。胸闷、心慌,未行特殊处理,症状可突然消失,活动和情绪激动时常诱发症状。体检可进一步了解病情。

第　二　幕

李医生随后为王婆婆做了详细的体格检查,记录如下:BP 130/65mmHg,R 19 次 / 分,P 72 次 / 分,T 36.6℃。神清,配合检查。全身皮肤黏膜、巩膜无黄染及出血点,浅表淋巴结未触及,颈软,双肺呼吸音清,未闻及干湿啰音;HR 72 次 / 分,律齐,心音有力,各瓣膜听诊区未闻及杂音及额外心音。腹部平软,无压痛及反跳痛,肝、脾肋下未及;双下肢不肿。体格检查结束时,王婆婆又感到胸闷、心慌,李医生立即安排其做心电图检查,结果未见明显异常。

【提示问题】

1. 如果你是李医生,你会如何考虑?

2. 是否需要其他的检查? 有何意义?

3. 为什么心电图检查结果无异常?

【主要讨论内容】

1. 心律失常的发病机制。

2. 心律失常的诊断。

【教师参考重点】

1. 心律失常的发病机制

(1) 冲动形成异常

1) 窦性冲动异常:窦房结自律性异常增高、降低或不规则时,即可产生窦性心动过速、窦性心动过缓或窦性心律不齐等心律失常。

2) 异位冲动异常:包括有自律性的心肌细胞及病态工作的心肌细胞发出异位冲动控制心脏的活动。

3) 触发激动:是由一次正常的动作电位所触发的后除极。

(2) 冲动传导异常

1) 折返激动:当冲动从某处循一条路径传出后,又从另一条路径返回原处,从而使该处再次发生激动的现象称为折返激动。可产生持续而快速的心律失常。

2) 传导阻滞:当激动抵达部位的心肌细胞仍处于绝对不应期或有效不应期时,心肌细胞不能兴奋或不能发生可传播性兴奋,即发生完全性传导阻滞;如若抵达部位心肌细胞处于相对不应期,此时传导速度变慢,即发生不完全性传导阻滞。

2. 心律失常的诊断

(1) 病史:从病史采集入手,能获得对诊断有利的线索:心律失常的存在及类型,心律失常的诱发因素,发作的起止方式及频繁程度,对患者造成的影响,产生的症状及存在的潜在预后意义,对药物和非药物方法的反应。

(2) 体格检查:包括心率、心律和心脏体征。如完全性房室传导阻滞,第一心音强度随 PR 间期的不同而变化。左束支传导阻滞可伴有第二心音反常分裂。

(3) 心电图检查:诊断心律失常的最重要的无创性检查。12 导联心电图能提供一定的诊断信息。

(4) 长时间心电图:一种便携式心电记录器能连续记录患者 24 小时的动态心电图,不限制患者日常活动。可了解心悸与晕厥症状是否与心律失常有关,并协助评价心律失常的疗效。

(5) 运动试验:患者于运动时出现心悸,运动试验和协助诊断,其敏感性不如心电图。

(6) 食管电生理:食管心电图结合电刺激术可帮助诊断常见室上性心动过速,并有助于鉴别室性心动过速与室上性心动过速伴室内差异性传导。

(7) 心腔内电生理检查:将多电极导管放置在心腔内的不同部位,辅以多导生理仪同步记录心电活动,可了解心律失常的起源部位与发生机制。并可用于心律失常的治疗和预后的判断。

(8) 三维心脏电生理标测及导航系统:近年来出现的新技术,功能有三维解剖定位、激动顺序标测、电压标测等,并可建立直观、准确的心脏解剖构形。

【教师注意事项】

根据患者的临床表现及目前检查结果,引导学生讨论心律失常的发病机制及检查方法。

【本幕小结】

体格检查正常,心电图未见明显异常。需继续完善相关检查以明确病情。

第 三 幕

李医生为王婆婆行实验室检查,结果:三大常规正常,心梗三项未见明显异常。行 24 小时长程心电图检查提示:阵发性室上性心动过速。给予王婆婆胺碘酮治疗后,症状缓解,予以出院。嘱患者注意休息,避免劳累和情绪激动,继续口服胺碘酮维持治疗,定期复查心电图及调整用药,不适随诊。

【提示问题】

1. 该疾病的治疗原则有哪些?

2. 试述胺碘酮的应用及价值。

【主要讨论内容】

1. 心律失常的治疗原则。

2. 胺碘酮的应用。

【教师参考重点】

1. 心律失常的治疗原则　心律失常的治疗除了控制心律失常本身,还需考虑基础疾病、纠正诱发因素。通过纠正或控制心律失常,从而稳定血流动力学状态、改善患者症状。主要有以下原则:

(1) 识别和纠正血流动力学障碍:如进行性低血压、急性心力衰竭、进行性缺血性胸痛、意识障碍等。

（2）纠正与处理基础疾病和诱因：心律失常病因明确者，在纠正心律失常的同时应注重基础疾病治疗，如心力衰竭者尽快改善心功能，由急性冠状动脉综合征引起者需重建冠状动脉血运。

（3）衡量获益与风险：当心律失常危及生命时应采取积极措施加以控制，并追求抗心律失常治疗的有效性，而对非威胁生命的心律失常，需要更多考虑治疗措施的安全性，以免导致新的风险。

（4）治疗与预防兼顾：心律失常得以纠正后应采取预防措施，尽量减少复发。结合患者的病情确定是否需要抗心律失常药物治疗，恶性室性心律失常终止后一般都要使用药物预防发作。某些患者可考虑射频消融或起搏治疗。

（5）对心律失常本身的处理：了解心律失常可能的原因和类型，采取措施终止心律失常并改善患者症状。

2. 胺碘酮的应用　胺碘酮是一种常用的经典抗心律失常药物，作为一种多通道阻滞剂，可表现出所有抗心律失常药物的电生理作用，包括轻度阻断钠通道、阻断钾通道、阻滞 L 型钙通道、非竞争性阻断 α 受体和 β 受体。其药代动力学的特点是吸收慢，半衰期长，个体差异大。主要通过肝脏代谢，几乎不经肾脏，用于肾功能减退的患者无须调整剂量。

（1）胺碘酮的应用指征：除颤无效的心室颤动、室性心动过速、血流动力学稳定的室速、不伴 QT 间期延长的多形性室速、未明确诊断的宽 QRS 波心动过速、药物转复心房颤动、心房扑动、控制快速房颤、房扑、房性心动过速，以及伴有心功能受损的室上性或室性心律失常患者。

（2）胺碘酮的不良反应：药理学特征复杂，作用多样，且半衰期长，可引起多种不良反应。有些不良反应只要严密随访观察即可，而重要脏器的毒性可能有致命性的，需积极的处理措施。

1）肺毒性：主要表现为咳嗽，严重者出现发热和呼吸困难，胸片检查可以发现局部或弥漫性浸润性病变。一氧化碳弥散功能较用药前下降。对于出现肺毒性的患者应停用胺碘酮，重症患者给予糖皮质激素治疗。

2）消化系统不良反应：常见恶心、食欲下降和便秘等症状，多数发生在开始服用负荷量时，一般在药物减量或停药后症状消失。长期用药者需监测肝功能，发生了胺碘酮肝脏毒性反应时立即停药。

3）甲状腺功能损伤：约有少部分发生甲状腺功能异常，可以发生甲状腺功能亢进或甲状腺功能减低。甲状腺功能低下的发生一般比较隐匿，仅化验异常而无临床表现的患者，监测促甲状腺素的水平，不需要特殊处理。甲状腺功能亢进者可应用丙硫氧嘧啶和甲硫咪唑治疗，如果无法停用胺碘酮者，可以考虑行甲状腺切除术逆转甲状腺功能亢进。

4）其他：皮肤蓝灰色改变是长期服用胺碘酮的特征，提醒患者避免日晒。神经系统异常有小脑性共济失调，药物减量即可减轻或消除症状。视觉变化常见，合并视神经炎时，必须停药。

【教师注意事项】

患者通过 24 小时长程心电图确诊，引导学生掌握心电图的阅读及心律失常的治疗原则，并了解经典药物胺碘酮的应用。

【本幕小结】

24 小时长程心电图显示患者为阵发性室上性心动过速，给予胺碘酮治疗，病情好转出院。

第八节　医生,我血压高

【学习目标】

掌握高血压的流行病学特点,高血压发病的病理生理机制,血压测量方法,高血压分类、临床表现、并发症、鉴别及相关治疗。

1. 基础医学

(1) 高血压发病的病理生理机制。

(2) 降压药物的药理学机制。

2. 临床医学

(1) 高血压的定义及分类。

(2) 测量血压的方法。

(3) 高血压的危险分层。

(4) 高血压的必要辅助检查及意义。

(5) 高血压的常见临床表现。

(6) 原发性高血压与继发性高血压的鉴别。

(7) 高血压病的治疗。

3. 人文医学

(1) 高血压的流行病学特点。

(2) 高血压患者的健康教育与社区管理。

【关键词】

高血压;原发性;继发性;降压药物;分类分层

【时间分配】

1. 学生自由讨论 50 分钟。

2. 学生分析总结 10 分钟。

3. 教师点评总结 10 分钟。

【教学建议】

依学生多少(如 6~8 人)分配任务,提出问题,以问题导向方式列出学习重点,查找资料。**以高血压分类分层、临床表现、并发症、鉴别诊断及相关治疗**等为主要学习目标。重点内容讨论时间约占 80%,其余内容讨论时间约占 20%。讨论结束后一周内每人须交一篇小组讨论记录和自我评估,由小组长收齐送交指导老师。主要内容应包括:讨论内容概要,参加讨论的感想、贡献,自己在组织材料和讨论中的优缺点,参与讨论时的困难(知识面、技术面、情绪面等),今后可能采取的对策;也可以评价讨论小组的整体水平、其他队员的参与度,如参与讨论的积极性、聆听态度、沟通协调、课前准备、表达能力等,作为成绩的参考及将来改进教案的参考。

第 一 幕

42 岁的阮先生是一名机关干部,体型偏胖。两年前阮先生开始出现劳累或生气后头晕、头痛,休息后可以完全缓解,不影响工作和生活,故未到医院就诊。半年前单位体检时测血压 140/90mmHg,医生要他注意休息,也没吃药,一直在上班。近 1 周来上述症状加重,来医院就诊。门诊丁大夫询问病史,阮先生吸烟 20 余年,每天一包,不嗜酒,父亲死于高血压脑出血。丁大夫给阮先生进行了简单的查体：T 36.0℃，R 18 次 / 分，P 80 次 / 分，BP 170/105mmHg，余无特殊。

【提示问题】

1. 该患者的病史有何特点？

2. 你的初步诊断是什么？诊断依据有哪些？

3. 高血压的危险因素有哪些？

4. 高血压的发病机制是什么？

5. 测量血压有几种方法？各有何意义？

6. 对于高血压患者，应该做哪些检查？

【主要讨论内容】

1. 高血压的定义及分级。

2. 诊室血压的测量方法。

3. 高血压的危险因素和发病机制。

【教师参考重点】

1. 高血压的定义及分级　人群中血压水平呈连续性正态分布，正常血压和血压升高的划分并无明确界限。高血压的标准是根据临床及流行病学资料人为界定的。高血压定义为在未服抗高血压药物的情况下，收缩压≥140mmHg 和（或）舒张压≥90mmHg，根据血压升高水平，又进一步将高血压分为 1~3 级。目前，我国采用的血压分类和标准，见表 4-4。

当收缩压和舒张压分属于不同分级时，以较高的级别作为标准。

以上标准适用于男、女性任何年龄的成人。

表 4-4　血压水平的定义和分类（mmHg）

类别	收缩压	舒张压	类别	收缩压	舒张压
正常血压	<120	<80	2 级高血压	160~179	100~109
正常高值	120~139	80~89	3 级高血压	≥180	≥110
高血压	≥140	≥90	单纯收缩期高血压	≥140	<90
1 级高血压	140~159	90~99			

2. 诊室血压的测量方法　诊室血压测量的具体方法和要求如下

（1）选择符合计量标准的水银柱血压计，或者经国际标准验证合格的电子血压计进行测量。

（2）使用大小合适的气囊袖带，气囊至少应包裹 80% 上臂。多数成年人的臂围 25~35cm，所以应使用气囊长 22~26cm、宽 12cm 标准规格的袖带。肥胖者或臂围大者应使用大规格气囊袖带，儿童使用小规格气囊袖带。

（3）受试者至少坐位安静休息 5 分钟，测量前 30 分钟内禁止吸烟或饮咖啡，排空膀胱。

（4）受试者取坐位，裸露上臂，上臂与心脏处在同一水平。如果怀疑外周血管病，首次就诊时应测左、右上臂血压，以后通常测量较高读数一侧的上臂血压。特殊情况下可以取卧位或站立位，老年人、糖尿病患者及出现体位性低血压情况者，应加测站立位血压。站立位血压应在卧位改为站立位后 3 分钟时测量。

（5）将袖带紧贴缚在被测者的上臂，袖带的下缘应在肘弯上 2.5cm。将听诊器探头置于肱动脉搏动处。

（6）测量时快速充气，使气囊内压力达到肱动脉搏动消失后，再升高 20~30mmHg，然后以恒定的速率（2~6mmHg/s）缓慢放气。在心率缓慢者，放气速率应更慢些。获得舒张压读数后，快速放气至零。

(7) 在放气过程中仔细听取柯氏音,观察柯氏音第Ⅰ时相(第一音)和第Ⅴ时相(消失音)水银柱凸面的垂直高度。收缩压读数取柯氏音第Ⅰ时相,舒张压读数取柯氏音第Ⅴ时相。<12岁儿童、妊娠妇女、严重贫血、甲状腺功能亢进、主动脉瓣关闭不全及柯氏音不消失者,以柯氏音第Ⅳ时相(变音)为舒张压。

(8) 单位在临床使用时采用毫米汞柱(mmHg),我国正式出版物中注明毫米汞柱与千帕(kPa)的换算关系,1mmHg=0.133kPa。

(9) 应相隔 1~2 分钟重复测量,取 2 次读数的平均值记录。如果收缩压或舒张压的 2 次读数相差 5mmHg 以上,应再次测量,取 3 次读数的平均值记录。血压读数记录时,要注意主观选择末位数 0 的偏差。

3. 高血压的发病机制

(1) 交感神经系统活性亢进:各种病因因素使大脑皮层下神经中枢功能发生变化,各种神经递质浓度与活性异常,包括去甲肾上腺素、肾上腺素、多巴胺、血管加压素、神经肽 Y、5- 羟色胺、脑啡肽、脑钠肽和中枢肾素 - 血管紧张素系统,导致交感神经系统活性亢进,血浆儿茶酚胺浓度升高,阻力小动脉收缩增强。

(2) 肾性水钠潴留:各种原因引起肾性水钠潴留,通过全身血流自身调节使外周血管阻力和血压升高,压力 - 利尿钠(pressure-natriuresis)机制再将潴留的水钠排泄出去。也可能通过排钠激素分泌释放增加。

(3) 肾素 - 血管紧张素 - 醛固酮系统(RAAS)激活:经典的 RAAS 包括:肾小球入球动脉的球旁细胞分泌肾素,激活从肝脏产生的血管紧张素原(AGT),生成血管紧张素Ⅰ(AⅠ),然后经肺循环的转换酶(ACE)生成血管紧张素Ⅱ(AⅡ)。AⅡ是 RAAS 的主要效应物质,作用于血管紧张素Ⅱ受体(ATⅠ),使小动脉平滑肌收缩,刺激肾上腺皮质球状带分泌醛固酮,通过交感神经末梢突触前膜的正反馈使去甲肾上腺素分泌增加。这些作用均可使血压升高,参与高血压发病并维持。

(4) 细胞膜离子转运异常:血管平滑肌细胞有许多特异性的离子通道、载体和酶,组成细胞膜离子转运系统,维持细胞内外钠、钾、钙离子浓度的动态平衡。遗传性或获得性细胞膜离子转运异常,包括钠泵活性降低,钠 - 钾离子协同转运缺陷,细胞膜通透性增强,钙泵活性降低,可导致细胞内钠、钙离子浓度升高,膜电位降低,激活平滑肌细胞兴奋 - 收缩耦联,使血管收缩反应性增强和平滑肌细胞增生与肥大,血管阻力增高。

(5) 胰岛素抵抗:胰岛素抵抗(insulin resistance,IR)是指必须以高于正常的血胰岛素释放水平来维持正常的糖耐量,表示机体组织对胰岛素处理葡萄糖的能力减退。约 50% 原发性高血压患者存在不同程度的 IR,在肥胖、血三酰甘油升高、高血压与糖耐量减退同时并存的四联症患者中最为明显。近年来认为胰岛素抵抗是 2 型糖尿病和高血压发生的共同病理生理基础,但是胰岛素抵抗是如何导致血压升高,尚未获得肯定解释。多数认为是胰岛素抵抗造成继发性高胰岛素血症引起的,因为胰岛素抵抗主要影响胰岛素对葡萄糖的利用效应,胰岛素的其他生物学效应仍然保留,继发性高胰岛素血症使肾脏水钠重吸收增强,交感神经系统活性亢进,动脉弹性减退,从而血压升高。

【教师注意事项】

患者为中年男性,既往有高血压病史,此次就诊发现高血压,需引导学生学习血压的正确测量方法,高血压定义、分级等,根据患者的年龄,还需引导学生考虑继发性高血压的可能。

【本幕小结】

1. 患者以间断头晕、头痛为主要临床表现就诊,既往有高血压病史;
2. 查体见血压升高,余无特殊;
3. 高血压分为原发性和继发性。

第　二　幕

丁大夫向阮先生解释了病情,建议入院治疗。入院后完善相关检查,血尿便常规未见明显异常,血生化示:Cr 75μmol/L,BUN 5.2mmol/L,TC 5.8mmol/L,TG 1.9mmol/L,LDL 3.8mmol/L,HDL 0.9mmol/L,K^+3.8mmol/L,GLU 6.8mmol/L,心电图及心脏彩超提示左房肥大,余未见异常,胸片未见明显异常,双肾及肾上腺彩超正常。

【提示问题】

1. 上述检查有何意义?是否必要?还需要做哪些检查?
2. 患者有哪些心血管疾病的危险因素?属于危险分层的哪一层?
3. 如何鉴别原发性与继发性高血压?
4. 高血压的常见临床表现及并发症有哪些?

【主要讨论内容】

1. 高血压影响预后的因素及危险分层。
2. 继发性高血压的鉴别。

【教师参考重点】

1. 高血压影响预后的因素及危险分层　高血压患者的预后和决策不仅要考虑血压水平,还要考虑到心血管疾病的危险因素、靶器官损害和相关的临床状况(表4-5),并根据这几项因素合并存在时对心血管事件的绝对危险的影响,作出危险性分层,亦即将心血管绝对危险性分为3类:低危、中危、高危和极高危(表4-6)。

表 4-5　影响预后的因素

心血管疾病的危险因素	靶器官损害	合并的临床症状
高血压(1~3级)	左心室肥厚(心电图、超声心动图或X线)	脑血管疾病 缺血性脑卒中 脑出血 短暂性脑缺血发作(TIA)
男性 >55 岁	颈动脉超声IMT(内膜中层厚度)≥0.9mm,或周围血管超声或X线证实有动脉粥样硬化斑块	心脏疾病 心肌梗死 心绞痛 冠状动脉血运重建 充血性心力衰竭
女性 >65 岁	颈-股动脉脉搏波速度 >12m/s (*选择使用)	肾脏疾病 糖尿病肾病 肾功能受损:血清肌酐男 >133μmol/L(1.5mg/dl),女 >124μmol/L(1.4mg/dl) 蛋白尿 肾衰竭:血肌酐 >177μmol/L(2.0mg/dl)

心血管疾病的危险因素	靶器官损害	合并的临床症状
吸烟	踝/臂血压指数<0.9 (*选择使用)	糖尿病:空腹血糖≥7.0mmol/L (126mg/dl)或空腹血糖≥11.1mmol/L (200mg/dl)或糖化血红蛋白≥6.5%
血脂异常:TC≥5.7mmol/L(220mg/dl),或LDL>3.3mmol/L(130mg/dl),或HDL<1.0mmol/L(40mg/dl)	血清肌酐轻度升高 男115~133μmol/L(1.3~1.5mg/dl) 女107~124μmol/L(1.2~1.4mg/dl)	外周血管病变
腹型肥胖 (腰围男≥90cm 女性≥85cm) 肥胖(BMI≥28kg/m²)	微量白蛋白尿:30~300mg/24h,白蛋白/肌酐比≥30mg/g(3.5mg/mmol)	视网膜病变:出血或渗出,视盘水肿
早发心血管疾病家族史[一级亲属发病年龄<55岁(男性),<65岁(女性)]		
糖耐量受损或(和)空腹血糖受损 血同型半胱氨酸升高(≥10μmol/L)		

TC:总胆固醇;LDL:低密度脂蛋白胆固醇;HDL:高密度脂蛋白胆固醇;BMI:身体质量指数

表4-6　高血压患者心血管风险水平分层

其他危险因素和病史	血压(mmHg)		
	1级高血压 SBP 140~159 或DBP90~99	2级高血压 SBP 160~179 或DBP100~109	3级高血压 SBP≥180 或DBP≥110
无	低危	中危	高危
1~2个其他危险因素	中危	中危	很高危
≥3个其他危险因素	高危	高危	很高危
或靶器官损害			
临床并发症或合并糖尿病	很高危	很高危	很高危

2. 继发性高血压的鉴别　临床上凡遇到以下情况时,要考虑继发性高血压的可能:①中、重度血压升高的年轻患者;②症状、体征或实验室检查有怀疑线索,例如肢体脉搏搏动不对称性减弱或缺失,腹部听到粗糙的血管杂音,近期有明显怕热、多汗、消瘦,血尿或明显蛋白尿等;③降压药联合治疗效果很差,或者治疗过程中血压曾经控制良好但近期内又明显升高;④急进性和恶性高血压患者。继发性高血压的主要疾病和病因包括以下几种:

(1) 肾实质性高血压:包括急、慢性肾小球肾炎,糖尿病性肾病、慢性肾盂肾炎、多囊肾和肾移植后等多种肾脏病变引起的高血压,是最常见的继发性高血压。

(2) 肾血管性高血压:肾血管性高血压是单侧或双侧肾动脉主干或分支狭窄引起的高血压。常见病因有多发性大动脉炎、肾动脉纤维肌性发育不良和动脉粥样硬化,前两者主要见于青少年,后者见于老年人。

(3) 原发性醛固酮增多症:本症是肾上腺皮质增生或肿瘤分泌过多醛固酮所致。临床上以长期高血压伴低血钾为特征,少数患者血钾正常,临床上因此常忽视了对本病的进一步检查。由于电解质代谢障碍,本症可有肌无力、周期性瘫痪、烦渴、多尿等症状。血压大多为轻、中度升高,约 1/3 表现为顽固性高血压。实验室检查有低血钾、高血钠、代谢性碱中毒、血浆肾素活性降低、血浆及尿醛固酮增多。血浆醛固酮/血浆肾素活性比值增大有较高诊断敏感性和特异性。超声、放射性核素、CT、MRI 可确定病变性质和部位。选择性双侧肾上腺静脉血激素测定,对诊断确有困难的患者,有较高的诊断价值。

(4) 嗜铬细胞瘤:嗜铬细胞瘤起源于肾上腺髓质、交感神经节和体内其他部位嗜铬组织,肿瘤间歇或持续释放过多肾上腺素、去甲肾上腺素与多巴胺。临床表现变化多端,典型的发作表现为阵发性血压升高伴心动过速、头痛、出汗、面色苍白。在发作期间可测定血或尿儿茶酚胺或其代谢产物 3-甲氧基 -4-羟基苦杏仁酸(VMA),如有显著增高,提示嗜铬细胞瘤。超声、放射性核素、CT 或磁共振等可作定位诊断。

(5) 皮质醇增多症:皮质醇增多症又称 Cushing 综合征,主要是由于促肾上腺皮质激素(ACTH)分泌过多导致肾上腺皮质增生或者肾上腺皮质腺瘤,引起糖皮质激素过多所致。80%患者有高血压,同时有向心性肥胖、满月脸、水牛背、皮肤紫纹、毛发增多、血糖增高等表现。24小时尿中 17-羟和 17-酮类固醇增多,地塞米松抑制试验和肾上腺皮质激素兴奋试验有助于诊断。颅内蝶鞍 X 线检查、肾上腺 CT、放射性核素肾上腺扫描可确定病变部位。

(6) 主动脉缩窄:主动脉缩窄多数为先天性,少数是多发性大动脉炎所致。临床表现为上臂血压增高,而下肢血压不高或降低。在肩胛间区、胸骨旁、腋部有侧支循环的动脉搏动和杂音,腹部听诊有血管杂音。胸部 X 线检查可见肋骨受侧支动脉侵蚀引起的切迹。主动脉造影可确定诊断。

(7) 睡眠呼吸暂停综合征:睡眠呼吸暂停综合征是一种病因十分复杂而又尚未完全阐明的病理状态,属睡眠中呼吸调节紊乱。本症是一种有潜在致死性的睡眠呼吸紊乱性疾病,是高血压的独立危险因素,在本症的阻塞型患者中,血压可增加 20%,合并高血压的发生率达 40%,且高血压的程度和呼吸暂停的严重程度相关,如不能有效治疗本症,则血压难以控制。本症的诊断主要依据临床表现和多导睡眠检查,有不明原因的白天重度嗜睡,响亮鼾声,睡眠时窒息、憋气,夜间频繁觉醒,睡眠不解乏,白天疲乏以及注意力难以集中,应考虑本病的可能性。整夜睡眠呼吸检测 AHI(睡眠呼吸紊乱指数)≥5 可诊断本症。

【教师注意事项】

1. 患者入院检查发现血脂升高,借此引导学生讨论高血压的危险分层。

2. 患者入院后行双肾及肾上腺彩超,引导学生讨论行此次检查的原因,进一步引出继发性高血压的鉴别。

【本幕小结】

患者入院后初步检查结果示高脂血症,余正常,待进一步检查结果鉴别高血压原因。

第 三 幕

丁大夫向阮先生交代病情后,建议进一步行相关检查,结果示:17-羟、17-酮正常,皮质醇正常,昼夜节律存在,香草基杏仁酸(VMA)正常,给予钙拮抗药及血管紧张素转换酶抑制剂类药物治疗,并随血压变化调整剂量,血压控制 <140/90mmHg 后,予以出院。丁大夫嘱咐阮先生出院后低盐低脂饮食,戒烟,继续服药并监测血压变化。

【提示问题】

1. 上述检查结果说明了什么?

2. 高血压的治疗原则是什么?

3. 降压药物包括哪些？药理作用是怎样的？如何用药？

4. 有并发症或合并症的高血压如何治疗？

5. 高血压急症如何处理？

6. 高血压的预后如何？

【主要讨论内容】

1. 高血压的治疗目的与原则。

2. 降压药物。

【教师参考重点】

1. 高血压治疗原则

(1) 改善生活行为：适用于所有高血压患者，包括使用降压药物治疗的患者。①减轻体重：尽量将体重指数(BMI)控制在 <25；②减少钠盐摄入：每人每日食盐量以不超过 6g 为宜；③补充钙和钾盐；④减少脂肪摄入：膳食中脂肪量应控制在总热量的 25% 以下；⑤戒烟、限制饮酒：饮酒量每日不可超过相当于 50g 乙醇的量；⑥增加运动：较好的运动方式是低或中等强度的等张运动，可根据年龄及身体状况选择慢跑或步行，一般每周 3~5 次，每次 20~60 分钟。

(2) 降压药治疗对象：①高血压 2 级或以上患者(>160/100mmHg)；②高血压合并糖尿病，或者已经有心、脑、肾靶器官损害和并发症患者；③凡血压持续升高，改善生活行为后血压仍未获得有效控制患者。从心血管危险分层的角度，高危和极高危患者必须使用降压药物强化治疗。

(3) 血压控制目标值：原则上应将血压降到患者能最大耐受的水平，目前一般主张血压控制目标值至少 <140/90mmHg。糖尿病或慢性肾脏病合并高血压患者，血压控制目标值 <130/80mmHg。根据临床试验已获得的证据，老年收缩期性高血压的降压目标水平，收缩压(SBP)140~150mmHg，舒张压(DBP)<90mmHg 但不低于 65~70mmHg，舒张压降得过低可能抵消收缩压下降得到的益处。

(4) 多重心血管危险因素协同控制：在血压升高以外的诸多因素中，性别、年龄、吸烟、血胆固醇水平、血肌酐水平、糖尿病和冠心病对心血管危险的影响最明显。因此，必须在心血管危险控制新概念指导下实施抗高血压治疗，控制某一种危险因素时应注意尽可能改善或至少不加重其他心血管危险因素。降压治疗方案除了必须有效控制血压和依从治疗外，还应顾及可能对糖代谢、脂代谢、尿酸代谢等的影响。

2. 降压药物　目前常用降压药物可归纳为五大类，即利尿药、β 受体阻滞药、钙通道阻滞药(CCB)、血管紧张素转换酶抑制药(ACEI)和血管紧张素 II 受体阻滞药(ARB)。

降压药物作用特点

(1) 利尿药：有噻嗪类、袢利尿药和保钾利尿药三类。各种利尿药的降压疗效相仿，噻嗪类使用最多，常用的有氢氯噻嗪和氯噻酮。降压作用主要通过排钠，减少细胞外容量，降低外周血管阻力。降压起效较平稳、缓慢，持续时间相对较长，作用持久，服药 2~3 周后作用达高峰。适用于轻、中度高血压，在盐敏感性高血压、合并肥胖或糖尿病、更年期女性和老年人高血压有较强降压效应。利尿药能增强其他降压药的疗效。利尿药的主要不利作用是低血钾症和影响血脂、血糖、血尿酸代谢，往往发生在大剂量时，因此现在推荐使用小剂量，不良反应主要是乏力、尿量增多。痛风患者禁用。保钾利尿药可引起高血钾，不宜与 ACEI、ARB 合用，肾功能不全者禁用。袢利尿药主要用于肾功能不全时。

(2) β 受体阻滞剂：有选择性(β₁)、非选择性(β₁ 与 β₂)和兼有 α 受体阻滞三类。常用的有美托洛尔、阿替洛尔、比索洛尔、卡维地洛、拉贝洛尔。β受体阻滞剂不仅降低静息血压,而且能抑制体力应激和运动状态下血压急剧升高。β受体阻滞剂治疗的主要障碍是心动过缓和一些影响生活质量的不良反应,较高剂量β受体阻滞剂治疗时突然停药可导致撤药综合征。不良反应主要有心动过缓、乏力、四肢发冷。β受体阻滞剂对心肌收缩力、房室传导及窦性心律均有抑制,并可增加气道阻力。急性心力衰竭、支气管哮喘、病态窦房结综合征、房室传导阻滞和外周血管病患者禁用。

(3) 钙通道阻滞药:又称钙拮抗药,根据药物核心分子结构和作用于L型钙通道不同的亚单位,钙拮抗剂分为二氢吡啶类和非二氢吡啶类,前者以硝苯地平为代表,后者有维拉帕米和地尔硫草。根据药物作用持续时间,钙拮抗剂又可分为短效和长效。钙拮抗药降压起效迅速,降压疗效和降压幅度相对较强,短期治疗一般能降低血压10%~15%,剂量与疗效呈正相关关系,疗效的个体差异性较小,与其他类型降压药物联合治疗能明显增强降压作用。除心力衰竭外钙拮抗药较少有治疗禁忌证,对血脂、血糖等代谢无明显影响,长期控制血压的能力和服药依从性较好。主要缺点是开始治疗阶段有反射性交感活性增强,引起心率增快、面部潮红、头痛、下肢水肿等,尤其使用短效制剂时。非二氢吡啶类抑制心肌收缩及自律性和传导性,不宜在心力衰竭、窦房结功能低下或心脏传导阻滞患者中应用。

(4) 血管紧张素转换酶抑制药:根据化学结构分为巯基、羟羧基和磷酰基三类。常用的有卡托普利、依那普利、贝那普利、赖诺普利、西拉普利、培哚普利、雷米普利和福辛普利。ACE抑制剂具有改善胰岛素抵抗和减少尿蛋白作用,在肥胖、糖尿病和心脏、肾脏靶器官受损的高血压患者具有相对较好的疗效,特别适用于伴有心力衰竭、心肌梗死后、糖耐量减退或糖尿病肾病的高血压患者。不良反应主要是刺激性干咳和血管性水肿。干咳发生率约10%~20%,可能与体内缓激肽增多有关,停用后可消失。高血钾症、妊娠妇女和双侧肾动脉狭窄患者禁用。血肌酐超过3mg患者使用时需谨慎。

(5) 血管紧张素Ⅱ受体阻滞剂:常用的有氯沙坦、缬沙坦、伊贝沙坦、替米沙坦、坎地沙坦和奥美沙坦。降压作用起效缓慢,但持久而平稳,一般在6~8周时才达最大作用,作用持续时间能达到24小时以上。各种不同血管紧张素Ⅱ受体阻滞剂之间在降压强度上存在差异。低盐饮食或与利尿药联合使用能明显增强疗效。多数ARB随剂量增大降压作用增强,治疗剂量窗较宽。最大的特点是直接与药物有关的不良反应很少,不引起刺激性干咳,持续治疗的依从性高。虽然在治疗对象和禁忌证方面与ACEⅠ相同,但ARB具有自身疗效特点,在高血压治疗领域内,与ACEⅠ并列作为目前推荐的常用的五大类降压药中的一类。

3. 降压治疗方案

大多数无并发症或合并症患者可以单独或者联合使用噻嗪类利尿药、β受体阻滞剂、CCB、ACEⅠ和ARB,治疗应从小剂量开始,逐步递增剂量。临床实际使用时,患者心血管危险因素状况、靶器官损害、并发症、合并症、降压疗效、不良反应以及药物费用等,都可能影响降压药的具体选择。处方联合或者固定剂量联合,联合治疗有利于血压在相对较短的时间内达到目标值,也有利于减少不良反应。

联合治疗应采用不同降压机制的药物。比较合理的两种降压药联合治疗方案是:利尿药与β受体阻滞药;利尿药与ACEⅠ或ARB;二氢吡啶类钙拮抗药与β受体阻滞药;钙拮抗药与ACEⅠ或ARB。三种降压药合理的联合治疗方案除有禁忌证外必须包含利尿药。采用合理的治疗方案和良好的治疗依从,一般可使患者在治疗后3~6个月内达到血压控制目标值。

【教师注意事项】

患者给予 CCB 类及 ACE I 类药物治疗,引导学生讨论高血压的治疗原则、方法,药物特点等。

【本幕小结】

患者 7- 羟、17- 酮正常,皮质醇正常,昼夜节律存在,VMA 正常,结合第二幕结果排除继发性高血压,给予药物控制后血压下降。

第九节　又　胸　痛　了

【学习目标】

掌握急性心肌梗死的流行病学特点、发病机制、临床表现、诊断标准、并发症及其防治。

1. 基础医学

(1) 冠状动脉的解剖特点。

(2) 胸痛的病因及发病机制。

(3) 急性心肌梗死的病因及发病机制。

(4) 急性心肌梗死的病理学及病理生理改变。

2. 临床医学

(1) 胸痛的临床表现及伴随症状。

(2) 急性心肌梗死的概念、临床先兆、主要症状及常见体征。

(3) 急性心肌梗死的辅助检查。

(4) 急性心肌梗死的诊断标准与鉴别诊断。

(5) 急性心肌梗死入院后的初始处理。

(6) 急性心肌梗死的内科治疗。

(7) 急性心肌梗死出院前的危险性评估。

3. 人文医学

(1) 急性心肌梗死的流行病学特点与预后。

(2) 急性心肌梗死的二级预防与康复治疗。

【关键词】

胸痛;急性心肌梗死(AMI);心电图;心肌酶;溶栓治疗;PCI 治疗;抗栓治疗;抗心肌缺血治疗

【时间分配】

1. 学生讨论时间 50 分钟。

2. 学生总结时间 20 分钟。

3. 教师总结与讲评 10 分钟。

【教学建议】

依学生多少(如 6~8 人)分别查寻问题所在,以问题导向方式列出重点。以**急性心肌梗死的发病机制、临床表现、诊断标准、并发症及其防治**等为主要学习目标。重点内容讨论时间约占 80%,其余内容讨论时间约占 20%。讨论结束后一周内每人须交一篇小组讨论记录和自我评估,由小组长收齐送交指导老师。主要内容应包括:讨论内容概要,参加讨论的感想、贡献,自己在组织材料和讨论中的优缺点,参与讨论时的困难(知识面、技术面、情绪面等),今后可能采取的对策;也可以评价讨论小组的整体水平、其他队员的参与度,如参与讨论的积极性、聆听态度、沟通协调、课前准备、表达能力等,作为成绩的参考及将来改进教案的参考。

第 一 幕

67 岁的老周是名退休工人,年轻时身体挺好。最近 4 年来时常感觉到胸痛,一般在劳累后出现,干体力活后明显,胸口像压榨似的疼,休息后可缓解,一般疼痛发作也就持续几分钟,所以老周一直没去医院就诊。一天前的早上老周突然又觉得胸痛,比以往痛得剧烈而且持续时间也更长,将近 2 小时后才慢慢缓解。当晚 10 时又发生类似胸痛,持续 3 小时不能缓解,还恶心、呕吐 1 次,凌晨 2 时家属急忙送入我院急诊。急诊的李医生接诊了老周,详细询问了病情,老周回忆发病以来无咳嗽、咳痰及咯血,无发热、盗汗及消瘦,无气短及胸闷等症状。

【提示问题】

1. 从上述情况中你能找到哪些关键信息?

2. 可能是哪些疾病导致了患者的这些症状?

3. 胸痛有什么临床提示意义?

4. 你的初步诊断是什么?

5. 若要确诊,你还想了解患者的哪些信息?

6. 还需要为患者做哪些进一步的检查?

7. 该患者可能的病因是什么?

【主要讨论内容】

1. 胸痛的病因。

2. 胸痛的问诊。

3. 胸痛的伴随症状。

4. AMI 的主要症状。

5. AMI 的临床先兆。

【教师参考重点】

1. 胸痛的病因 引起胸痛的原因主要为胸部疾病。常见的有:

(1) 胸壁疾病:急性皮炎、皮下蜂窝织炎、带状疱疹、肋间神经炎、流行性肌炎、肋软骨炎、肋骨骨折、多发性骨髓瘤、急性白血病等。

(2) 心血管疾病:冠状动脉硬化性心脏病、心肌病、二尖瓣或主动脉瓣病变、急性心包炎、胸主动脉瘤、肺栓塞、肺动脉高压以及神经症等。

(3) 呼吸系统疾病:胸膜炎、自发性气胸、血胸、支气管炎、胸膜肿瘤、支气管肺癌等。

(4) 纵隔疾病:纵隔炎、纵隔气肿、纵隔肿瘤等。

(5) 其他:过度通气综合征、痛风、食管炎、食管裂孔疝、食管癌、膈下脓肿、肝脓肿、脾梗死等。

2. 胸痛的问诊

(1) 发病年龄:青壮年胸痛多考虑结核性胸膜炎、自发性气胸、心肌病、风湿性心瓣膜病,40 岁以上则须注意心绞痛、心肌梗死和支气管肺癌。

(2) 胸痛部位:大部分疾病引起的胸痛常有一定部位。例如胸壁疾病所致的胸痛常固定在病变部位,且局部有压痛,若为胸壁皮肤的炎症性病变,局部可有红、肿、热、痛表现;带状疱疹所致胸痛,可见成簇的水疱沿一侧肋间神经分布伴剧痛;肋软骨炎引起胸痛,常在第一、二肋软骨处见单个或多个隆起,局部有压痛;心绞痛及心肌梗死的疼痛多在胸骨后方和心前区或剑突下,可向左肩和左臂内侧放射,甚至达环指与小指,也可放射于左颈或面颊部;夹层动脉瘤引起疼痛多位于胸背部,向下放射至下腹、腰部与两侧腹股沟和下肢;胸膜炎引起的疼痛多在胸侧部;肝胆疾病及膈下脓肿引起的胸痛多在右下胸,侵犯膈肌中心部时疼痛放射至右肩部;肺尖部肺癌引起疼痛多以肩部、腋下为主,向上肢内侧放射。

(3) 胸痛性质:胸痛的程度可呈剧烈、轻微和隐痛。胸痛的性质可有多种多样。例如带状疱疹呈刀割样或灼热样剧痛;食管炎多呈烧灼痛。心绞痛呈绞榨样痛并有重压窒息感,心肌梗死则疼痛更为剧烈并有恐惧、濒死感;气胸在发病初期有撕裂样疼痛;胸膜炎常呈隐痛、钝痛和刺痛;夹层动脉瘤常呈突然发生胸背部撕裂样剧痛或锥痛;肺梗死亦可突然发生胸部剧痛或绞痛,常伴呼吸困难与发绀。

(4) 疼痛持续时间:平滑肌痉挛或血管狭窄缺血所致的疼痛为阵发性,炎症、肿瘤、栓塞或梗死所致疼痛呈持续性。如心绞痛发作时间短暂(持续 1~5 分钟),而心肌梗死疼痛持续时间很长(数小时或更长)且不易缓解。

(5) 影响疼痛因素:主要为疼痛发生的诱因、加重与缓解的因素。例如心绞痛发作可在劳力或精神紧张时诱发,休息后或含服硝酸甘油或硝酸异山梨酯后于 1~2 分钟内缓解,而对心肌梗死所致疼痛则服上药无效。胸膜炎及心包炎的胸痛可因咳嗽或用力呼吸而加剧。

3. 胸痛的伴随症状

(1) 胸痛伴有咳嗽、咳痰和(或)发热:常见于气管、支气管和肺部疾病。

(2) 胸痛伴呼吸困难 常提示病变累及范围较大,如大叶性肺炎、自发性气胸、渗出性胸膜炎和肺栓塞等。

(3) 胸痛伴咯血:主要见于肺栓塞、支气管肺癌。

(4) 胸痛伴苍白、大汗、血压下降或休克:多见于心肌梗死、夹层动脉瘤、主动脉窦瘤破裂和大块肺栓塞。

(5) 胸痛伴吞咽困难多提示食管疾病,如反流性食管炎等。

4. AMI 的临床先兆 50%~81.2% 患者在发病前数日有乏力、胸部不适,活动时心悸、气促、烦躁、心绞痛等前驱症状,其中以新发生心绞痛即初发型心绞痛或原有心绞痛加重即恶化型心绞痛为最突出。心绞痛发作较以往频繁、程度更剧烈、持续更久、硝酸甘油疗效差、无明显诱发因素。

5. AMI 的主要症状

(1) 疼痛:是最先出现的症状,清晨多发,疼痛部位和性质与心绞痛相同,但诱因不明显,且安静时常发,程度重,持续时间可达数小时或更长,休息和含用硝酸甘油片多不能缓解。

(2) 全身症状:有发热、心动过速、红细胞沉降率增快和白细胞增高等,是坏死物质被吸收所引起。

(3) 胃肠道症状:疼痛剧烈时可出现频繁的恶心、呕吐和上腹胀痛。

(4) 心律失常:见于 75%~95% 的患者,多发生在起病 1~2 天,以 24 小时内最多见,可伴乏力、晕厥等症状。各型心律失常中以室性心律失常最常见,尤其是室性期前收缩。

(5) 低血压和休克:疼痛期常见血压下降,主要为心肌广泛坏死,心排血量急剧下降所致。

(6) 心力衰竭:主要是急性左心衰竭,为梗死后心脏舒缩力显著减弱或不协调所致,出现呼吸困难、发绀、咳嗽、烦躁等症状,严重者可发生肺水肿,随后可有肝大、颈静脉怒张、水肿等右心衰竭表现。右心室心肌梗死者可一开始即出现右心衰竭表现。

【教师注意事项】

1. 患者主要的症状为急性胸痛，重点需要引导学生注意胸痛的鉴别。

2. 患者有活动后胸痛发作史，休息后可缓解，之后又出现急性胸痛发作，较以往疼痛剧烈且持续时间较长，提示可能存在心血管疾病。

【本幕小结】

1. 患者以急性胸痛为主要临床表现就诊，有长期的活动后胸痛发作史，休息后可缓解。

2. 胸痛的常见病因有胸壁疾病、心血管疾病、呼吸系统疾病、纵隔疾病等。

3. 胸痛时的伴随症状对疾病的诊断具有提示意义。

第 二 幕

李医生立即为老周进行了详细的体格检查，记录如下：BP 98/66mmHg，R 20 次 / 分，P 62 次 / 分，T 36.8℃。神清，痛苦面容，平车推入病房，检查合作，皮肤黏膜无黄染，浅表淋巴结未触及肿大，口唇无发绀，颈静脉无怒张，双肺呼吸音清晰，未闻及干湿啰音，心界稍向左下扩大，心尖部第一心音低钝，心律不齐，各瓣膜区未闻及杂音，$A_2 > P_2$，腹平坦，无压痛及反跳痛，肝脾肋下未及，双肾区无叩击痛，双下肢无水肿。

急查老周的相关实验室检查（距发病 10 小时），结果回报如下：CK-MB 112U/L，cTnT 0.9μg/ml，AST 98U/L，LDH 1450U/L。空腹血糖 5.6mmol/L，胆固醇 8.1mmol/L，甘油三酯 5.34mmol/L。肌酐 167μmol/L，尿素氮 17.8mmol/L，尿蛋白（++），尿中红细胞（++），尿比重 1.009，酮体（±），红细胞 287×10^{12}/L，血红蛋白 8.9g/L，白细胞 13×10^9/L，中性粒细胞 78%。心脏超声，EF 38%，室间隔厚度 11mm，左室后壁厚度 12.5mm。心电图如下（图 4-1）：

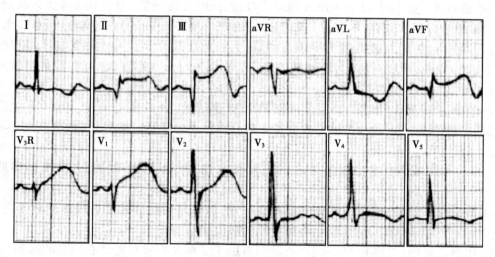

图 4-1　心电图

【提示问题】

1. 体格检查时，该患者有何异常体征？

2. 需要进一步做哪些实验室检查？为什么？

3. 结合以上检查结果，你的最后诊断有哪些？诊断依据是什么？

【主要讨论内容】

1. AMI 的常见体征。

2. AMI 的辅助检查。

3. AMI 的诊断标准。

4. AMI 的鉴别诊断。

【教师参考重点】

1. AMI 的常见体征

(1) 心脏体征：心脏浊音界可正常也可轻至中度增大；心率多增快，少数患者也可减慢；心尖区第一心音减弱；可出现第四心音奔马律，少数有第三心音奔马律。

(2) 血压：除极早期血压可增高外，几乎所有患者都有血压降低。起病前有高血压者，血压可降至正常。

(3) 其他：可有与心律失常、休克或心力衰竭相关的其他体征。

2. AMI 的辅助检查

(1) 心电图

1) 特征性改变：ST 段抬高型 AMI 者其心电图表现为：ST 段呈弓背向上型抬高、宽而深的 Q 波、T 波倒置、R 波增高、ST 段压低和 T 波直立增高。非 ST 段抬高型 AMI 者心电图有 2 种类型：①无病理性 Q 波，有广泛性 ST 段压低≥0.1mV，但 aVR 导联或 V_1 导联 ST 段抬高，或有对称性 T 波倒置；②无病理性 Q 波，也无 ST 段变化，仅有 T 波倒置。

2) 动态性改变 ST 段抬高型 AMI：①起病数小时内，为超急性期改变，可无异常或出现异常高大不对称的 T 波；②数小时后，为急性期改变，ST 段明显弓背向上抬高，与直立的 T 波连接形成单相曲线。数小时~2 日内出现病理性 Q 波，同时 R 波减低。Q 波在 3~4 天内稳定不变，70%~80% 患者以后永久存在；③早期如不进行治疗干预，ST 段抬高将逐渐回到基线水平，仅持续数日至两周左右，T 波则变为平坦或倒置，为亚急性期改变。④数周至数月后，T 波呈 V 形倒置，波谷尖锐，两肢对称，为慢性期改变。T 波倒置可永久存在，也可在数月至数年内逐渐恢复。

非 ST 抬高型 AMI：上述的类型①首先 ST 段普遍压低(除 aVR，有时 V_1 导联外)，之后 T 波倒置加深呈对称型。ST 段和 T 波的改变持续数日或数周后恢复。类型②T 波改变在 1~6 个月内恢复。

3) 定位和定范围：ST 抬高型 AMI 的定位和定范围可根据出现特征性改变的导联数来判断。

(2) 放射性核素检查：目前临床上已很少应用，该法是通过静脉注射放射性核素进行"热点"或"冷点"扫描或照相，从而显示心肌梗死的部位和范围。

(3) 超声心动图：二维和 M 型超声心动图有助于了解左心室功能和心室壁的运动，诊断乳头肌功能失调和室壁瘤等。

(4) 实验室检查

1) 起病 24~48 小时后白细胞可升高至 $(10~20)×10^9$/L，中性粒细胞增多为主，嗜酸性粒细胞减少或消失；血沉增快；C 反应蛋白(CRP)持续增高 1~3 周，游离脂肪酸增高。

2) 血心肌坏死标记物增高：心肌损伤标记物增高水平可帮助判断心肌梗死范围及预后。①肌红蛋白起病后 2 小时内升高，12 小时内达高峰；24~48 小时内恢复正常；②肌钙蛋白 I(cTnI)或 T(cTnT)起病 3~4 小时后升高，前者于 11~24 小时达高峰，7~10 天降至正常，后者于 24~48

小时达高峰,10~14 天降至正常。这些标记物的增高是诊断心肌梗死的敏感指标;③肌酸激酶同工酶 CK-MB 升高。于起病后 4 小时内增高,16~24 小时达高峰,3~4 天恢复正常,其增高的程度可以较准确地反映梗死的范围,其高峰出现时间有助于判断溶栓治疗是否成功。

3. AMI 的诊断标准　AMI 主要是由于冠状动脉粥样硬化斑块破裂,引起血栓性阻塞所致。存在下列任何一项时,可以诊断心肌梗死。

(1) 心脏生物标志物增高或增高后降低,至少有 1 次数值超过即正常上限,并有以下至少1 项心肌缺血的证据:①心肌缺血临床症状;②心电图可见新的心肌缺血变化;③心电图出现病理性 Q 波;④影像学证据出现新的心肌活力丧失或区域性室壁运动异常。

(2) 突发、未预料的心脏性死亡,涉及心脏停跳,死亡发生在取得血标本之前,或者心脏生物标志物在血中出现之前。常伴有提示心肌缺血的症状、推测有新的 ST 段抬高或左束支传导阻滞、冠状动脉造影或尸体检验有新鲜血栓的证据。

(3) 在基线肌钙蛋白正常、接受冠状动脉介入治疗(PCI)的患者,心脏生物标志物升高超过正常上限则提示围术期心肌坏死。

(4) 基线肌钙蛋白值正常、行冠状动脉旁路移植术(CABG)患者,心脏生物标志物升高超过正常上限,提示围术期心肌坏死。

(5) 有 AMI 的病理学发现。

4. AMI 的鉴别诊断　AMI 应与其他引起胸痛的疾病相鉴别,如主动脉夹层、心包炎、急性肺动脉栓塞、气胸和消化道疾病等。严重撕裂样疼痛向背部放射,伴有呼吸困难或晕厥,无AMI 心电图变化者,需警惕主动脉夹层。急性肺栓塞患者常表现为突发呼吸困难,伴胸痛、咯血及严重低氧血症,查心电图、D- 二聚体检测及螺旋 CT 有助于鉴别。急性心包炎表现向肩部放射的胸膜刺激性疼痛,前倾坐位时减轻,可闻及心包摩擦音,心电图表现为除 aVR 导联外的其余导联 ST 段呈弓背向下型抬高,无镜像改变。气胸表现为胸痛、急性呼吸困难和患侧呼吸音减弱。消化性溃疡可伴有剑突下或上腹部疼痛,可向后背放射,可伴呕血、黑便或晕厥。急性胆囊炎可有类似 AMI 临床症状,但有墨菲征阳性。

【教师注意事项】

1. 根据目前的资料可以明确诊断为急性心肌梗死,要注意引导学生讨论急性心肌梗死的诊断方法及诊断标准。

2. 通过引导学生讨论该如何进行紧急处理,进而引出急性心肌梗死的急救措施。

【本幕小结】

患者经过进一步检查,根据心肌酶谱的检测、血生化、心脏 B 超及心电图结果,诊断明确为急性心肌梗死。需紧急处理。

第 三 幕

李医生立即给老周进行了吸氧,心电监护,吗啡止痛,扩张血管,尿激酶溶栓等处理,2 小时后复查心电图抬高的 ST 段已回降 >50%,一段时间后老周病情好转出院。李医生嘱咐老周戒烟,院外口服拜阿司匹林、美托洛尔、缬沙坦、阿托伐他汀等药物。半年后,老周再次因胸痛入院,紧急行 PCI 术,术后恢复较好。

【提示问题】

1. 如果是你,你将为周先生做哪些治疗？依据是什么？

2. 周先生出院前需要做哪些危险性评估？

3. 周先生需要进行哪些预防措施? 是否需要康复治疗? 预后如何?

【主要讨论内容】

1. AMI 入院后的初始处理。

2. 溶栓治疗。

3. PCI 治疗。

4. 抗栓治疗。

5. 抗心肌缺血和其他治疗。

6. AMI 出院前危险性评估。

7. AMI 二级预防、康复治疗与预后。

【教师参考重点】

1. AMI 入院后的初始处理

(1) 所有 AMI 患者到院后应立即给予吸氧和心电监护,及时发现和处理心律失常、血流动力学异常和低氧血症。

(2) 迅速给予有效镇痛剂,AMI 时,患者因剧烈胸痛而致交感神经过度兴奋,增加心肌耗氧量,易诱发快速室性心律失常。

(3) 急性 AMI 患者需禁食,胸痛消失后,给予流质、半流质饮食,逐步过渡到普通饮食。防止排便用力导致心律失常或心力衰竭,甚或心脏破裂,必要时使用缓泻剂。

2. 溶栓治疗　溶栓治疗具有快速、简便、经济、易操作的特点。AMI 发生后,血管开通时间越早,则挽救的心肌越多。溶栓剂选择:①非特异性纤溶酶原激活剂:常用的有链激酶和尿激酶;②特异性纤溶酶原激活剂:最常用的为人重组组织型纤溶酶原激活剂阿替普酶。

3. PCI 治疗

(1) 排除有禁忌证或不适合行有创治疗者,直接 PCI

Ⅰ类推荐:①如果即刻可行,且能及时进行,对症状发病 12 小时内的 AMI,或伴有新出现或可能新出现左束支传导阻滞的患者;②年龄 <75 岁,在发病 36 小时内出现休克,病变适合血管重建并能在休克发生 18 小时内完成者;③症状发作 <12 小时,伴有严重心功能不全和(或)肺水肿(Killip Ⅲ级)的患者;④常规支架置者。

Ⅱ类推荐:①有选择的年龄 ≥75 岁、在发病 36 小时内发生心源性休克、适于血管重建并可在休克发生 18 小时内进行者;②如果患者在发病 12~24 小时内有以下 1 个或多个表现时可行直接 PCI 治疗:a. 严重心力衰竭;b. 血流动力学或心电不稳定;③持续缺血的证据。

Ⅲ类推荐:发病 >12 小时无症状、血流动力学和心电稳定的患者不宜行直接 PCI 治疗。

(2) 转运 PCI:高危 AMI 患者就诊于无直接 PCI 条件的医院,尤其有溶栓禁忌证或无溶栓禁忌证但已发病 >3 小时的患者,可在抗栓治疗同时,尽快转运患者至可行 PCI 的医院。

(3) 溶栓后紧急 PCI

Ⅰ类推荐:接受溶栓治疗的患者具备以下任何一项,推荐其接受冠状动脉造影及 PCI 治疗:①年龄 <75 岁、发病 36 小时内的心源性休克、适合接受再血管化治疗;②发病 12 小时内严重心力衰竭和(或)肺水肿(Killip Ⅲ级);③有血流动力学障碍的严重心律失常。

Ⅱa 类推荐:①年龄 ≥75 岁、发病 36 小时内已接受溶栓治疗的心源性休克、适合进行血运重建的患者;②溶栓治疗后血流动力学或心电不稳定和(或)有持续缺血表现者;③溶栓 45~60 分钟后仍有待续心肌缺血表现的高危患者,包括中等或大面积心肌处于危险状态。

Ⅱb 类推荐:对于不具备上述 Ⅰ类和 Ⅱa 类适应证的中、高危患者,溶栓后进行冠状动脉造影和 PCI 治疗的益处和风险尚待进一步确定。

Ⅲ类推荐:对于已经接受溶栓治疗的患者,如果不适宜 PCI 或不同意接受进一步有创治疗,不推荐进行冠状动脉造影和 PCI 治疗。

(4) 早期溶栓成功或未溶栓患者(>24 小时) PCI:择期 PCI 的推荐指征为病变适宜 PCI 且有再发心肌梗死或自发或诱发心肌缺血或心源性休克或血流动力学不稳定表现;左心室射血分数(LVEF)<0.40、心力衰竭、严重室性心律失常,常规行 PCI;急性发作时有临床心力衰竭的证据,也应考虑行 PCI 治疗;对无自发或诱发心肌缺血的梗死相关动脉的严重狭窄于发病 24 小时后行 PCI。

4. 抗栓治疗

(1) 抗血小板治疗:冠状动脉内斑块破裂诱发局部血栓形成是导致 AMI 的主要原因。在急性血栓形成中血小板活化起着十分重要的作用,抗血小板治疗已成为急性 AMI 常规治疗,溶栓前即应使用,常用药物有阿司匹林、噻吩并吡啶类、GPⅡb/Ⅲa 受体拮抗剂。

(2) 抗凝治疗:凝血酶是使纤维蛋白原转变为纤维蛋白最终形成血栓的关键环节,因此抑制凝血酶至关重要。常用药物有普通肝素、低分子量肝素、磺达肝癸钠、比伐卢定,口服抗凝剂华法林。

5. 抗心肌缺血和其他治疗

(1) 硝酸酯类:可缓解缺血性胸痛、控制高血压、减轻肺水肿,常用有硝酸甘油、硝酸异山梨酯等。

(2) β 受体阻滞剂:通过降低交感神经张力从而减慢心率,减弱心肌收缩力,降低体循环血压,以减少心肌耗氧量,改善缺血区的氧供需失衡。

(3) ACEI 和 ARB:ACEI 通过影响心肌重构、减轻心室过度扩张而减少充盈性心力衰竭的发生。对于不能耐受 ACEI 的患者,可给予 ARB。

(4) 醛固酮受体拮抗剂:一般在 ACEI 治疗的基础上使用。

(5) 钙拮抗药:AMI 患者不推荐使用短效二氢吡啶类钙拮抗药。

(6) 他汀类药物:他汀类药物还具有调脂、抗感染、改善内皮功能、抑制血小板聚集的作用,对于无禁忌证的患者,推荐尽早使用。

6. AMI 出院前危险性评估　AMI 患者出院前,应用辅助检查评价左心室功能、心肌缺血、心肌存活性及心律失常风险,有助于预测出院后发生再梗死和心力衰竭或死亡的危险性,从而采取积极的预防和干预措施。

7. AMI 二级预防与康复治疗与预后　AMI 患者出院后,科学合理的二级预防可以降低心肌梗死复发、心力衰竭以及心脏性死亡等危险性,改善患者生活质量。AMI 患者的二级预防措施包括非药物干预(如戒烟、控制体重等)、药物治疗以及心血管危险因素的综合防控,综合应用这些措施有助于最大程度地改善患者预后。对于病情稳定的 AMI 患者,接受康复治疗可改善心血管系统储备功能,并可能对其预后产生有益影响。

预后与梗死范围的大小,侧支循环产生的情况以及治疗是否及时有关。急性期住院病死率采用监护治疗后降至 15% 左右,采用溶栓疗法后再降至 8% 左右,住院 90 分钟内施行介入治疗后可降至 4% 左右。死亡多发生在第 1 周内,尤其在数小时内。非 ST 段抬高型 MI 近期预后虽佳,但长期预后则较差。

【教师注意事项】

本部分主要为急性心肌梗死紧急处理及治疗的药物选择以及如何进行方案调整的内容,

通过引导学生评价患者的治疗方案,引出常见急性心肌梗死治疗药物的种类、作用机制、副作用以及急性心梗的治疗方案,心梗的二级预防及预后。

【本幕小结】

通过对老周进行一系列的检测,最终诊断为急性心肌梗死,经过进行了吸氧、心电监护、吗啡止痛、扩管、尿激酶溶栓等治疗,症状明显好转后出院。出院后给予拜阿司匹林、美托洛尔、缬沙坦、阿托伐他汀钙片等药物进行预防再次心梗,但是半年后再次胸痛发作,行 PCI 术,术后恢复良好。

第三部分 消化系统问题导向学习课程

第十节 肚子痛,还总是发烧

【学习目标】

掌握克罗恩病的流行病学、发病机制、临床表现、诊断标准、并发症及防治。

1. 基础医学

(1) 炎症性肠病的病因及发病机制。

(2) 克罗恩病的病理表现。

2. 临床医学

(1) 腹痛、发热的问诊要点。

(2) 炎症性肠病和克罗恩病的概念。

(3) 克罗恩病的临床表现、实验室检查。

(4) 克罗恩病的诊断、鉴别诊断及并发症。

(5) 克罗恩病的治疗原则及疗效标准。

(6) 克罗恩病的内科治疗及手术治疗。

3. 人文医学

(1) 克罗恩病的流行病学特点。

(2) 克罗恩病的预后及健康教育。

【关键词】

腹痛;发热;炎症性肠病;克罗恩病;结肠镜检查;5-ASA;免疫抑制剂;糖皮质激素

【时间分配】

1. 学生讨论时间 50 分钟。

2. 学生总结时间 20 分钟。

3. 教师总结与点评 10 分钟。

【教学建议】

依学生多少(如 6~8 人)分配任务,提出问题,以问题导向方式列出学习重点,查找资料。以**克罗恩病的流行病学、发病机制、临床表现、诊断标准、并发症及防治**为主要学习目标。重点内容讨论时间约占 80%,其余内容讨论时间约占 20%。讨论结束后一周内每人须交一篇小组讨论记录和自我评估,由小组长收齐送交指导老师。主要内容应包括:讨论内容概要,参加讨论的感想、贡献,自己在组织材料和讨论中的优缺点,参与讨论时的困难(知识面、技术面、情绪面等),今后可能采取的对策;也可以评价讨论小组的整体水平、其他队员的参与度,如参与讨论的积极性、聆听态度、沟通协调、课前准备、表达能力等,作为成绩的参考及将来改进教案的参考。

第 一 幕

　　29 岁的售货员郑女士,平时身体健康。2 年前曾因意外流产,自此之后郑女士开始时不时出现发烧,每 2~3 个月发作一次,每次发烧持续 10 天至 1 个月不等,自测体温最高达 38.3℃,以晚上和下午发烧为主,服用退热药后可缓解。发烧时有时觉得右下腹持续性钝痛,阵发性加重,有时解大便的次数增多,一天 3 次,像糊状黏液一样,没有便血。3 个月前又出现发烧和右下腹疼痛,还出现了双膝关节疼痛,郑女士到当地医院就诊,考虑为"肠结核",给予"异烟肼、吡嗪酰胺、利福平、乙胺丁醇"四联连续抗结核治疗 3 个月,疗效不佳。于 1 周前再度出现发烧,最高体温达到 38.8℃,伴腹部疼痛,阵发性加重,每次持续约 10 分钟,排便后腹痛稍缓解。遂到本院就诊,你热情、耐心地询问了病史,得知郑女士没有反酸、烧灼感,无便血。自发病以来,郑女士食欲、睡眠、精神不佳,体重减轻 5kg,体力减退。

【提示问题】

　　1. 从上述情况中你能找到哪些关键信息?

　　2. 可能是哪些疾病导致了患者的这些症状?

　　3. 腹痛、发热有何临床意义?

　　4. 你的初步诊断是什么?

　　5. 若要确诊,你还想了解患者的哪些信息?

　　6. 需要为患者做哪些进一步的检查(体格检查、实验室检查和特殊检查)?

　　7. 该患者可能的病因是什么?

【主要讨论内容】

　　1. 腹痛的问诊要点。

　　2. 腹痛的伴随症状。

　　3. 腹痛的常见病因。

【教师参考重点】

　　1. 腹痛的病因

　　(1) 急性腹痛

　　1) 腹腔器官急性炎症:如急性胃炎、急性肠炎、急性胆囊炎、急性胰腺炎、急性出血坏死性肠炎、急性阑尾炎等。

　　2) 空腔脏器阻塞或扩张:如肠梗阻、肠套叠、胆道结石、胆道蛔虫症、泌尿系统结石梗阻等。

　　3) 脏器扭转或破裂:如肠扭转、肠绞窄、胃肠穿孔、肝破裂、脾破裂、肠系膜或大网膜扭转、卵巢扭转、异位妊娠破裂等。

　　4) 腹膜炎症:多由胃肠穿孔引起,少部分为自发性腹膜炎。

　　5) 腹腔内血管阻塞:如缺血性肠病、夹层腹主动脉瘤和门静脉血栓形成。

　　6) 腹壁疾病:如腹壁挫伤、脓肿及腹壁皮肤带状疱疹。

　　7) 胸腔疾病所致的腹部牵涉性痛:如肺炎、食管裂孔疝、肺梗死、心绞痛、心肌梗死、急性心包炎、胸膜炎、胸椎结核。

　　8) 全身性疾病所致的腹痛:如腹型过敏性紫癜、糖尿病酸中毒、尿毒症、铅中毒、血卟啉病等。

（2）慢性腹痛：

1）腹腔脏器慢性炎症：如慢性胃炎、慢性胆囊炎及胆道感染、慢性胰腺炎、十二指肠炎、结核性腹膜炎、溃疡性结肠炎、Crohn 病等。

2）消化道运动障碍：如功能性消化不良、肠易激综合征及胆道运动功能障碍等。

3）胃、十二指肠溃疡。

4）腹腔脏器扭转或梗阻：如慢性胃、肠扭转，十二指肠壅滞，慢性肠梗阻。

5）脏器包膜的牵张：实质性器官因病变肿胀，导致包膜张力增加而发生的腹痛，如肝淤血、肝炎、肝脓肿、肝癌等。

6）中毒与代谢障碍：如铅中毒、尿毒症等。

7）肿瘤压迫及浸润：以恶性肿瘤居多，与肿瘤不断生长、压迫和侵犯感觉神经有关。

2. 腹痛的伴随症状

（1）腹痛伴发热、寒战　提示有炎症存在，见于急性胆道感染、胆囊炎、肝脓肿、腹腔脓肿，也可见于腹腔外感染性疾病。

（2）腹痛伴黄疸：可能与肝、胆、胰疾病有关。急性溶血性贫血也可出现腹痛与黄疸。

（3）腹痛伴休克：同时有贫血者可能是腹腔脏器破裂（如肝、脾或异位妊娠破裂）；无贫血者则见于胃肠穿孔、绞窄性肠梗阻、肠扭转、急性出血坏死性胰腺炎等。腹腔外疾病如心肌梗死、肺炎也可有腹痛与休克，应特别警惕。

（4）腹痛伴呕吐、反酸、腹泻：提示食管、胃肠病变，呕吐量大提示胃肠道梗阻；伴反酸、嗳气者提示胃、十二指肠溃疡或胃炎；伴腹泻者提示消化吸收障碍或肠道炎症、溃疡或肿瘤。

（5）腹痛伴血尿：可能为泌尿系疾病（如泌尿系结石）所致。

3. 腹痛的问诊要点

（1）腹痛与年龄、性别、职业的关系：幼儿常见原因有先天畸形、肠套叠、蛔虫病等；青壮年以急性阑尾炎、胰腺炎、消化性溃疡等多见；中老年以胆囊炎、胆石症、恶性肿瘤、心血管疾病多见；育龄妇女要考虑卵巢囊肿扭转、宫外孕等；有长期铅接触史者要考虑铅中毒。

（2）腹痛起病情况：有无饮食、外科手术等诱因，急性起病者要特别注意各种急腹症的鉴别，因其涉及内、外科处理的方向，应仔细询问、寻找诊断线索。缓慢起病者涉及功能性与器质性及良性与恶性疾病的区别，除注意病因、诱因外，应特别注意缓解因素。

（3）腹痛的部位：腹痛的部位多代表疾病部位，对牵涉痛的理解更有助于判断疾病的部位和性质。熟悉神经分布与腹部脏器的关系对疾病的定位诊断有利。

（4）腹痛的性质和严重度：腹痛的性质与病变性质密切相关。烧灼样痛多与化学性刺激有关，如胃酸的刺激；绞痛多为空腔脏器痉挛、扩张或梗阻引起；持续钝痛可能为实质脏器牵张或腹膜外刺激所致；剧烈刀割样疼痛多为脏器穿孔或严重炎症所致；隐痛或胀痛反映病变轻微，可能为脏器轻度扩张或包膜牵扯等所致。

（5）腹痛的时间：特别是与进食、活动、体位的关系，已如前述。饥饿性疼痛，进食后缓解多考虑高酸分泌性胃病，如十二指肠溃疡。

（6）既往病史：询问相关病史对于腹痛的诊断颇有帮助，如有消化性溃疡病史要考虑溃疡复发或穿孔，育龄妇女有停经史要考虑宫外孕，有酗酒史要考虑急性胰腺炎和急性胃炎，有心血管意外史要考虑血管栓塞。

【教师注意事项】

患者以间断发热伴腹痛两年为主要临床表现,应考虑消化系统疾病的可能。通过对消化系统疾病常见伴随症状的鉴别诊断,引导学生学习常见消化系统疾病的临床表现及鉴别诊断。

【本幕小结】

患者间断发热伴腹痛两年,以晚上和下午发热为主,伴排便次数增多,无盗汗、寒战。间断发热、腹痛多见于腹腔各脏器炎症性、肿瘤性、梗阻性等疾病。

第 二 幕

在病房你为郑女士进行了详细的体格检查,记录如下:消瘦面容,皮肤黏膜无黄染,浅表淋巴结未触及肿大,口唇无发绀,颈静脉无怒张,双肺呼吸音清,未闻及干湿啰音,HR 72 次 / 分,律齐,腹平坦,未见肠型及蠕动波,脐周压痛,右下腹压痛明显,无反跳痛,肝、脾肋下未及,无移动性浊音,肠鸣音 5 次 / 分,双肾区无叩击痛,双下肢无水肿。

郑女士的相关实验室检查结果回报如下:血常规:WBC 7.8×10^9/L,NEUT 81.7%;PPD(+),T-spot:(−),血沉:52mm/h,肿瘤标记物:CA125 73.0U/L;抗 O:(−);支原体抗体:1:80;衣原体抗体:(−);C- 反应蛋白:19.4mg/L;胃镜:慢性浅表性胃炎;结肠镜:回肠末端多发溃疡;小肠镜:回肠中下段多发溃疡。

【提示问题】

1. 你现在认为最可能的诊断是什么? 有何依据?

2. 进一步还需行哪些检查? 有何意义?

3. 克罗恩病与肠结核如何鉴别?

【主要讨论内容】

1. 克罗恩病的临床表现。

2. 克罗恩病的诊断标准。

3. 克罗恩病的鉴别诊断。

4. 克罗恩病的并发症。

【教师参考重点】

1. 克罗恩病的临床表现　起病大多隐匿、缓渐,从发病早期症状出现(如腹部隐痛或间歇性腹泻)至确诊往往需数月至数年。病程呈慢性,长短不等的活动期与缓解期交替,有终生复发倾向。

(1) 消化系统表现

1) 腹痛:为最常见症状。多位于右下腹或脐周,间歇性发作,常为痉挛性阵痛伴腹鸣。常于进餐后加重,排便或肛门排气后缓解。体检常有腹部压痛,部位多在右下腹。出现持续性腹痛和明显压痛,提示炎症波及腹膜或腹腔内脓肿形成。全腹剧痛和腹肌紧张,提示病变肠段急性穿孔。

2) 腹泻:亦为本病常见症状,主要由病变肠段炎症渗出、蠕动增加及继发性吸收不良引起。

3) 腹部包块:约见于 10%~20% 患者,由于肠粘连、肠壁增厚、肠系膜淋巴结肿大、内瘘或局部脓肿形成所致。多位于右下腹与脐周。固定的腹块提示有粘连,多已有内瘘形成。

4) 瘘管形成:是克罗恩病的特征性临床表现,因透壁性炎性病变穿透肠壁全层至肠外组织或器官而成。瘘分内瘘和外瘘,前者可通向其他肠段、肠系膜、膀胱、输尿管、阴道、腹膜后等处,后者通向腹壁或肛周皮肤。肠段之间内瘘形成可致腹泻加重及营养不良。

5)肛门周围病变:包括肛门周围瘘管、脓肿形成及肛裂等病变,见于部分患者,有结肠受累者较多见。有时这些病变可为本病的首发或突出的临床表现。

(2)全身表现:本病全身表现较多且较明显,主要有:

1)发热:为常见的全身表现之一,与肠道炎症活动及继发感染有关。间歇性低热或中度热常见,少数呈弛张高热伴毒血症。

2)营养障碍:由慢性腹泻、食欲减退及慢性消耗等因素所致。主要表现为体重下降,可有贫血、低蛋白血症和维生素缺乏等表现。

(3)肠外表现:本病肠外表现与溃疡性结肠炎的肠外表现相似,但发生率较高,据我国大宗统计报道以口腔黏膜溃疡、皮肤结节性红斑、关节炎及眼病为常见。

2. 克罗恩病的诊断标准(表 4-7)

表 4-7 世界卫生组织推荐的克罗恩病诊断要点

项目	临床	X 线	内镜	活检	切除标本
①非连续性或节段性病变		+	+		+
②铺路石样表现或纵行溃疡		+	+		+
③全壁性炎性反应病变	+	+	+		+
	(腹块)	(狭窄)	(狭窄)		
④非干酪性肉芽肿				+	+
⑤裂沟、瘘管	+	+			+
⑥肛门部病变	+			+	+

注:具有①、②、③者为疑诊;再加上④、⑤、⑥三者之一可确诊;具备第④项者,只要加上①、②、③三者之二亦可确诊

(1)临床表现:慢性起病、反复发作的右下腹或脐周腹痛、腹泻,以及发热、贫血、体质量下降、发育迟缓等全身症状。阳性家族史有助于诊断。

(2)影像学检查:胃肠钡剂造影,必要时结合钡剂灌肠。可见多发性、跳跃性病变,呈节段性炎症伴僵硬、狭窄、裂隙状溃疡、瘘管、假息肉及鹅卵石样改变等。腹部超声可发现瘘管、腹腔或盆腔脓肿、包块等。CTE 或 MRE 是迄今评估小肠炎性病变的标准影像学检查,可反映肠壁的炎症改变、病变分布的部位和范围、狭窄的存在及其可能的性质、肠腔外并发症等。

(3)内镜检查:结肠镜应达末段回肠。可见节段性、非对称性的黏膜炎症、纵行或阿弗他溃疡、鹅卵石样改变,可有肠腔狭窄和肠壁僵硬等。胶囊内镜对发现小肠黏膜异常敏感,但对轻微病变的诊断缺乏特异性。双气囊小肠镜更可取活检助诊。如有上消化道症状,应做胃镜检查。超声内镜有助于确定范围和深度,发现腹腔内肿块或脓肿。

(4)黏膜组织学检查:内镜活检宜包括炎症与非炎症区域,以确定炎症是否节段性分布;每个病变部位至少取 2 块组织。病变部位较典型的改变有:①非干酪性肉芽肿;②阿弗他溃疡;③裂隙状溃疡;④固有膜慢性炎细胞浸润、底部和黏膜下层淋巴细胞聚集;⑤黏膜下层增宽;⑥淋巴管扩张;⑦神经节炎;⑧隐窝结构大多正常,杯状细胞不减少。

(5)局限性病变、节段性损害、鹅卵石样外观、肠腔狭窄、肠壁僵硬等特征,镜下除以上病变外,病变肠段更可见穿壁性炎症、肠壁水肿、纤维化以及系膜脂肪包绕等改变,局部淋巴结亦可有肉芽肿形成。

3. 克罗恩病的鉴别诊断

(1) CD 与肠结核的鉴别(表 4-8)

表 4-8　克罗恩病与肠结核的鉴别诊断

项目	详述
临床特点	① 如有肠瘘、肠壁或器官脓肿、肛门直肠周围病变、活动性便血、肠穿孔等并发症或病变切除后复发等,应多考虑 CD ② 伴随其他器官结核,血中腺苷酸脱氢酶(ADA)活性升高,应考虑肠结核
病理活检	CD 可有非干酪性肉芽肿、裂隙状溃疡、淋巴细胞聚集。肠结核的肠壁病变活检可有干酪样坏死,黏膜下层闭锁 鉴别有困难者建议先行抗结核治疗。有手术适应证者可行手术探查,除进行切除病变肠段的病理检查外,还要取多个肠系膜淋巴结做病理检查

(2) UC 与 CD 的鉴别:UC 和 CD 根据临床表现、内镜和组织学特征不难鉴别,见表 4-9。

表 4-9　UC 和 CD 的鉴别特征

典型特征	UC	CD
1. 临床表现	里急后重、频繁少量腹泻 血便为主	腹泻伴腹痛和营养不良 口腔炎 腹部肿块 肛周病变
2. 内镜和影像学	结肠弥漫性、浅表性炎症 累及直肠,呈片状 浅表糜烂和溃疡 自发性出血	非连续性、非对称性全层病变 主要累及回肠和右半结肠 铺路石样表现 纵形溃疡 深溃疡
3. 组织病理学	黏膜或黏膜下呈弥漫性炎症 隐窝结构变形	肉芽肿性炎症 可见裂隙或 Aphthous 溃疡,多为全层炎症
4. 血清学标记物	ANCA	ASCA

(3) 其他需鉴别的疾病:包括急性阑尾炎、缺血性结肠炎、显微镜下结肠炎、放射性肠炎、转流性肠炎、药物性肠病(如 NASID)、嗜酸细胞肠炎、恶性淋巴瘤和癌等。对于一些难以与 CD 鉴别的疾病,应密切随访观察。

4. 克罗恩病的并发症　肠梗阻最常见,其次是腹腔内脓肿,偶可并发急性穿孔或大量便血。直肠或结肠黏膜受累者可发生癌变。

【教师注意事项】

根据辅助检查及病理结果,患者诊断为克罗恩病,引导学生讨论克罗恩病的临床表现、诊断标准以及影像学特点。

【本幕小结】

1. 患者经过抗结核治疗无好转,胃镜:慢性浅表性胃炎;肠镜:回肠末端多发溃疡;小肠镜:回肠中下段多发溃疡,考虑克罗恩病;病理:慢性回肠黏膜炎,局部可见非干酪坏死性肉芽肿。该患者可以诊断为克罗恩病。

2. 小肠镜检查和病理检查是诊断克罗恩病的重要手段。

第 三 幕

郑女士的病理检查提示:慢性回肠黏膜炎,局部可见非干酪坏死性肉芽肿。经过进一步相关检查,你诊断考虑为克罗恩病,你向郑女士及家属解释了病情并提出治疗方案:口服 5- 氨基水杨酸(5-aminosalicylic acid,5-ASA)和糖皮质激素(口服美沙拉嗪 4g/d 和泼尼松 40mg/d)。郑女士经治疗 1 周后症状缓解,继续药物维持治疗,口服美沙拉嗪 1.5g/d,泼尼松逐渐减量至 25mg/d 时(第 4 周),再度出现发热、下腹痛症状,你考虑郑女士为克罗恩病早期复发,提出新的治疗方案:IFX 5mg/kg,静脉滴注,并联合硫唑嘌呤 1mg/(kg·d),治疗 5 天后症状缓解,予停用激素治疗,继续治疗一段时间后郑女士病情好转出院,你嘱咐她定期返院复查。

【提示问题】

1. 克罗恩病的诊断条件及治疗原则?

2. 以上治疗是否合理? 你有何建议?

3. 克罗恩病生物靶向治疗的相关进展?

4. 克罗恩病的预后?

【主要讨论内容】

1. 克罗恩病的疗效标准。

2. 克罗恩病的内科治疗。

3. CD 的手术治疗和术后复发的预防。

4. 克罗恩病的预后。

【教师参考重点】

1. 克罗恩病的疗效标准　将 CDAI 作为疗效判断的标准

(1) 疾病活动:CDAI≥150 分为疾病活动期。

(2) 临床缓解:经治疗后临床症状消失,X 线或结肠镜检查炎性反应趋于稳定,或 CDAI<150。

(3) 临床缓解:CDAI<150 分作为临床缓解的标准。此期停用激素称为撤离激素的临床缓解。

(4) 有效:CDAI 下降≥100 分(亦有以≥70 分为标准)。

(5) 复发:经药物治疗进入缓解期后,CD 临床症状再次出现,实验室炎症指标、内镜检查和影像学检查显示有疾病活动证据。以 CDAI >150 分且较前升高 100 分(亦有以升高 70 分)为标准。

2. 克罗恩病的内科治疗　CD 治疗原则与 UC 相似,治疗方案略有不同。

根据病变累及的部位不同和轻重程度不同,选择的方案不同,参照学生版参考文献中相应章节,在此不再赘述。

3. CD 的手术治疗和术后复发的预防

(1) 手术指征:手术治疗是 CD 治疗的最后选择,适用于积极内科治疗无效而病情危及生命或严重影响生存质量者、有并发症(穿孔、梗阻、腹腔脓肿等)需外科治疗者。

(2) 术后复发的预防:CD 病变肠道切除术后复发率相当高。患者术后原则上均应用药预防复发。易于复发的高危患者可考虑使用 Aza 或 6-MP。预防用药推荐在术后 2 周开始,持续时间不少于 2 年。

4. 克罗恩病的预后　本病可经治疗好转,也可自行缓解。但多数患者反复发作,迁延不愈,其中部分患者在其病程中因出现并发症而手术治疗,预后较差。

【教师注意事项】

患者确诊为克罗恩病,引导学生讨论克罗恩病的治疗原则、治疗效果评价、治疗药物及其预后。

【本幕小结】

患者最终诊断为克罗恩病,并给以氨基水杨酸类及糖皮质激素治疗,但糖皮质激素减量后患者再次出现发热、腹痛,需讨论维持治疗方案。

第十一节　肚子怎么变大了

【学习目标】

掌握肝硬化的病理变化、肝硬化门脉高压及腹水的病理生理机制、临床表现、诊断、鉴别诊断、并发症及相应治疗。

1. 基础医学

(1) 肝硬化的病理变化。

(2) 肝硬化门脉高压及腹水的病理生理机制。

(3) 肝性脑病的病理生理机制。

2. 临床医学

(1) 呕血、便血的常见原因。

(2) 腹水、黄疸的常见原因。

(3) 移动性浊音的检查方法及意义。

(4) 漏出液及渗出液的鉴别。

(5) 肝硬化的临床表现、辅助检查、并发症及治疗。

(6) 肝性脑病的临床表现及治疗。

3. 人文医学

(1) 肝硬化的预后。

(2) 社会的肝炎歧视问题。

【关键词】

呕血;黑便;腹水;肝硬化;肝性脑病

【时间分配】

1. 学生讨论时间 50 分钟。

2. 学生总结时间 20 分钟。

3. 教师总结与讲评 10 分钟。

【教学建议】

依学生多少(如 6~8 人)分配任务,提出问题,以问题导向方式列出学习重点,查找资料。**以肝硬化的病理变化、肝硬化门脉高压及腹水的病理生理机制、临床表现、诊断、鉴别诊断、并发症及相应治疗**等为主要学习目标。重点内容讨论时间约占 80%,其余内容讨论时间约占 20%。讨论结束后一周内每人须交一篇小组讨论记录和自我评估,由小组长收齐送交指导老师。主要内容应包括:讨论内容概要,参加讨论的感想、贡献,自己在组织材料和讨论中的优缺点,参与讨论时的困难(知识面、技术面、情绪面等),今后可能采取的对策;也可以评价讨论小组的整体水平、其他队员的参与度,如参与讨论的积极性、聆听态度、沟通协调、课前准备、表达能力等,作为成绩的参考及将来改进教案的参考。

第 一 幕

43 岁的王先生是一名公司主管,8 年前曾因肝区不适、黄疸诊断为急性乙型肝炎,经治疗后黄疸消失,但多年来转氨酶反复异常。近一年来总觉得乏力,腹胀逐日加重,偶尔有下肢水肿和牙龈出血,大便稀溏,今天中午进食后感觉恶心,突然呕出鲜红色液体约 200ml,伴有心慌、头晕等症状,于是被家属急送我院就诊。你作为门诊大夫接诊了他,详细询问了王先生这次的发病情况及相关病史,得知王先生因业务往来,经常需要陪客户喝酒,晚上也不能按时休息。

【提示问题】

1. 你的初步诊断是什么?

2. 进一步需要对王先生做哪些检查? 有何意义?

【主要讨论内容】

1. 呕血常见病因及问诊要点。

2. 便血常见病因及问诊要点。

3. 黄疸的分型及临床表现。

4. 引起腹水的常见原因。

5. 引起脾大的常见原因。

【教师参考重点】

1. 呕血常见病因及问诊要点　呕血(hematemesis)是上消化道疾病(指屈氏韧带以上的消化道,包括食管、胃、十二指肠、肝、胆、胰疾病)或全身性疾病所致的上消化道出血,血液经口腔呕出。常伴有黑便,严重时可有急性周围循环衰竭的表现。

病因

(1) 消化系统疾病

1) 食管疾病:反流性食管炎、食管憩室炎、食管异物、食管癌、食管贲门黏膜撕裂(Mallory-weiss 综合征)、食管损伤等。大量呕血常由门脉高压所致的食管静脉曲张破裂所致,食管异物戳穿主动脉可造成大量呕血,并危及生命。

2) 胃及十二指肠疾病:最常见为消化性溃疡,其次有急性糜烂出血性胃炎、胃癌、胃泌素瘤(Zollinger-Ellison 综合征)、胃血管异常如恒径动脉综合征(Dieulafoy 病)等亦可引起呕血。其他少见疾病有平滑肌瘤、平滑肌肉瘤、淋巴瘤、息肉、胃黏膜脱垂、急性胃扩张、胃扭转、憩室炎、结核、克罗恩病等。

3) 门脉高压引起的食管胃底静脉曲张破裂或门脉高压性胃病出血。

(2) 上消化道邻近器官或组织的疾病:如胆道结石、胆道蛔虫、胆囊癌、胆管癌及壶腹癌出血均可引起大量血液流入十二指肠导致呕血。此外还有急慢性胰腺炎、胰腺癌合并脓肿破溃,主动脉瘤破入食管、胃或十二指肠,纵隔肿瘤破入食道等。

(3) 全身性疾病

1) 血液疾病:血小板减少性紫癜、过敏性紫癜、白血病、血友病、霍奇金病、遗传性毛细血管扩张症、弥散性血管内凝血及其他凝血机制障碍(如应用抗凝药过量)等。

2) 感染性疾病:流行性出血热、钩端螺旋体病、登革热、暴发型肝炎、败血症等。

3) 结缔组织病:系统性红斑狼疮、皮肌炎、结节性多动脉炎累及上消化道。

4) 其他:尿毒症、肺源性心脏病、呼吸功能衰竭等。

如上所述,呕血的原因甚多,但以消化性溃疡引起最为常见,其次为食管或胃底静脉曲张破裂,再次为急性糜烂性出血性胃炎和胃癌,因此考虑呕血的病因时,应首先考虑上述四种疾病。当病因未明时,也应考虑一些少见疾病,如平滑肌瘤、血管畸形、血友病、原发性血小板减少性紫癜等。

临床表现

(1) 呕血与黑便:呕血前常有上腹不适和恶心,随后呕吐血性胃内容物。其颜色视出血量的多少及在胃内停留时间的久暂以及出血的部位而不同。出血量多、在胃内停留时间短、出血位于食管则血色鲜红或混有凝血块,或为暗红色;当出血量较少或在胃内停留时间长,呕吐物可呈咖啡渣样,为棕褐色。呕血的同时因部分血液经肠道排出体外,可形成黑便。

(2) 失血性周围循环衰竭:出血量占循环血容量 10% 以下时,患者一般无明显临床表现;出血量占循环血容量 10%~20% 时,可有头晕、无力等症状,多无血压、脉搏等变化;出血量达循环血容量的 20% 以上时,则有冷汗、四肢厥冷、心慌、脉搏增快等急性失血症状;若出血量在循环血容量的 30% 以上,则有神志不清、面色苍白、心率加快、脉搏细弱、血压下降、呼吸急促等急性周围循环衰竭的表现。

(3) 血液学改变:出血早期可无明显血液学改变,出血 3~4 小时以后由于组织液的渗出及输液等情况,血液被稀释,血红蛋白及血细胞比容逐渐降低。

(4) 其他:大量呕血可出现氮质血症、发热等表现。

伴随症状

(1) 上腹痛:中青年人,慢性反复发作的上腹痛,具有一定周期性与节律性,多为消化性溃疡;中老年人,慢性上腹痛,疼痛无明显规律性并伴有厌食、消瘦或贫血者,应警惕胃癌。

(2) 肝(脾)大,皮肤有蜘蛛痣、肝掌、腹壁静脉曲张或有腹水,化验有肝功能障碍,提示肝硬化门脉高压;肝区疼痛、肝大、质地坚硬、表面凹凸不平或有结节,血清甲胎蛋白(AFP)阳性者多为肝癌。

(3) 黄疸:黄疸、寒战、发热伴右上腹绞痛而呕血者,可能由胆道疾病所引起;黄疸、发热及全身皮肤黏膜有出血倾向者,见于某些感染性疾病,如败血症及钩端螺旋体病等。

(4) 皮肤黏膜出血:常与血液疾病及凝血功能障碍性疾病有关。

(5) 其他:近期有服用非甾体类抗炎药物史、酗酒史、大面积烧伤、颅脑手术、脑血管疾病和严重外伤伴呕血者,应考虑急性胃黏膜病变。在剧烈呕吐后继而呕血,应注意食管贲门黏膜撕裂。

(6) 头晕、黑蒙、口渴、冷汗:提示血容量不足。上述症状于出血早期可随体位变动(如由卧位变坐、立位时)而发生。伴有肠鸣、黑便者,提示有活动性出血。

问诊要点

(1) 确定是否为呕血:应注意排除口腔、鼻咽部出血和咯血。

(2) 呕血的诱因:有否饮食不节、大量饮酒、毒物或特殊药物摄入史。

(3) 呕血的颜色:可帮助推测出血的部位和速度,如食管病变出血或出血量大、出血速度快者多为鲜红或暗红色;胃内病变或出血量小、出血速度慢者多呈咖啡色样。

(4) 呕血量:可作为估计出血量的参考,但由于部分血液可较长时间滞留在胃肠道,故应结合全身表现估计出血量。

(5) 患者的一般情况:如有否口渴、头晕、黑蒙、立位时有否心悸、心率变化,有否晕厥或昏倒等。

(6) 过去是否有慢性上腹部疼痛、反酸、胃灼热、嗳气等消化不良病史,是否有肝病和长期药物摄入史,并注意药名、剂量及反应等。

2. 便血常见病因及问诊要点　便血(hematochezia)是指消化道出血,血液由肛门排出。便血颜色可呈鲜红、暗红或黑色。少量出血不造成粪便颜色改变,须经隐血试验才能确定者,称为隐血。

常见病因

(1) 下消化道疾病

1) 小肠疾病:肠结核、肠伤寒、急性出血性坏死性肠炎、Crohn 病、小肠血管瘤、小肠肿瘤、空肠憩室炎或溃疡、Meckel 憩室炎或溃疡、肠套叠等。

2) 结肠疾病:急性细菌性痢疾、血吸虫病、溃疡性结肠炎、结肠憩室炎、结肠息肉、结肠癌、缺血性结肠炎等。

3) 直肠肛管疾病:直肠肛管损伤、放射性直肠炎、非特异性直肠炎、直肠息肉、直肠癌、痔、肛裂、肛瘘等。

4) 血管病变:血管瘤、缺血性肠炎、毛细血管扩张症、血管畸形、血管退行性变、静脉曲张等。

(2) 上消化道疾病:视出血的量与速度的不同,可表现为便血或黑便。

(3) 全身性疾病:白血病、血小板减少性紫癜、血友病、遗传性毛细血管扩张症、维生素 C 及 K 缺乏症、肝脏疾病、尿毒症、流行性出血热、败血症等。

问诊要点

(1) 便血的病因和诱因:是否有饮食不节,进食生冷、辛辣刺激等食物史。有否服药史或集体发病。便血的颜色及其与大便的关系可以帮助推测出血的部位、速度及可能的病因。

(2) 便血量:如同呕血量一样,可以作为估计失血量的参考。但是由于粪便量的影响,需结合患者全身表现才能大致估计失血量。

(3) 患者一般情况:如是否伴有头晕、眼花、心慌、出汗等,可以帮助判断血容量丢失情况。

(4) 过去有否腹泻、腹痛、肠鸣、痔、肛裂病史,有否使用抗凝药物,有否胃肠手术史等。

3. 黄疸

(1) 溶血性黄疸

1) 病因和发病机制:凡能引起溶血的疾病都可产生溶血性黄疸。分为先天性溶血性贫血和后天性获得性溶血性贫血。由于大量红细胞的破坏,形成大量的非结合胆红素,超过肝细胞的摄取、结合与排泌能力。另一方面,由于溶血造成的贫血、缺氧和红细胞破坏产物的毒性作用,削弱了肝细胞对胆红素的代谢功能,使非结合胆红素在血中潴留,超过正常水平而出现黄疸。

2) 临床表现:一般黄疸为轻度,呈浅柠檬色,不伴皮肤瘙痒,其他症状主要为原发病的表现。急性溶血时可有发热、寒战、头痛、呕吐、腰痛,并有不同程度的贫血和血红蛋白尿(尿呈酱油或茶色),严重者可有急性肾衰竭;慢性溶血多为先天性,除伴贫血外尚有脾大。

(2) 肝细胞性黄疸

1) 病因和发病机制:各种使肝细胞严重损害的疾病均可导致黄疸发生,如病毒性肝炎、肝硬化、中毒性肝炎、败血症等。由于肝细胞的损伤致肝细胞对胆红素的摄取、结合功能降低,因而血中的 UCB 增加。而未受损的肝细胞仍能将部分 UCB 转变为 CB。CB 部分仍经毛细胆管从胆道排泄,另一部分则由于毛细胆管和胆小管因肝细胞肿胀压迫,炎性细胞浸润或胆栓的阻塞使胆汁排泄受阻而反流入血循环中,致血中 CB 亦增加而出现黄疸。

2）临床表现：皮肤、黏膜浅黄至深黄色，可伴有轻度皮肤瘙痒，其他为肝脏原发病的表现，如疲乏、食欲减退，严重者可有出血倾向、腹水、昏迷等。

（3）胆汁淤积性黄疸

1）病因和发病机制：胆汁淤积可分为肝内性或肝外性。肝内性又可分为肝内阻塞性胆汁淤积和肝内胆汁淤积，前者见于肝内泥沙样结石、癌栓、寄生虫病，后者见于病毒性肝炎、药物性胆汁淤积、原发性胆汁性肝硬化、妊娠期复发性黄疸等。肝外性胆汁淤积可由胆总管结石、狭窄、炎性水肿、肿瘤及蛔虫等阻塞所引起。由于胆道阻塞，阻塞上方的压力升高，胆管扩张，最后导致小胆管与毛细胆管破裂，胆汁中的胆红素反流入血。此外肝内胆汁淤积有些并非由机械因素引起，而是由于胆汁分泌功能障碍、毛细胆管的通透性增加，胆汁浓缩而流量减少，导致胆道内胆盐沉淀与胆栓形成。

2）临床表现：皮肤呈暗黄色，完全阻塞者颜色更深，甚至呈黄绿色，并有皮肤瘙痒及心动过速，尿色深，粪便颜色变浅或呈白陶土色。

（4）先天性非溶血性黄疸：系由肝细胞对胆红素的摄取、结合和排泄有缺陷所致的黄疸，本组疾病临床上少见：

1）Gilbert 综合征。

2）Dubin-Johnson 综合征。

3）Crigler-Najjar 综合征。

4）Rotor 综合征。

三种黄疸实验室检查的区别，见表 4-10。

表 4-10 三种黄疸实验室检查的鉴别

项目	溶血性	肝细胞性	胆汁淤积性
TB	增加	增加	增加
CB	正常	增加	明显增加
CB/TB	<15%~20%	>30%~40%	>60%
尿胆红素	−	+	++
尿胆原	增加	轻度增加	减少或消失
ALT、AST	正常	明显增高	可增高
ALP	正常	增高	明显增高
GGT	正常	增高	明显增高
对 VitK 反应	无	差	好
胆固醇	正常	轻度增加或降低	明显增加
血浆蛋白	正常	清蛋白降低球蛋白升高	正常

4. 引起腹水的常见原因

（1）漏出性腹水

1）肝源性：常见于重症病毒性肝炎、中毒性肝炎、各型肝硬化、原发性肝癌等。

2）营养不良性：已较少见。长期营养不良者血浆白蛋白常降低，可引起水肿及漏出性腹水。

3）肾源性：见于急、慢性肾炎，肾衰竭、系统性红斑狼疮等结缔组织病。

4）心源性：见于慢性右心功能不全或缩窄性心包炎等。

5）胃肠源性：主要见于各种胃肠道疾病导致的蛋白质从胃肠道丢失的疾病如肠结核、

胃肠克罗恩病、恶性淋巴瘤、小肠淋巴管扩张症、先天性肠淋巴管发育不良、儿童及成人乳糜泻等。

6) 静脉阻塞性：常见于肝静脉阻塞综合征（Budd-Chiari Syndrome）下腔静脉阻塞或受压、门静脉炎、门静脉阻塞、血栓形成或受压等。

7) 黏液水肿性：见于甲状腺功能减退、垂体功能减退症等所致的黏液性水肿。

（2）渗出性腹水

1) 腹膜炎症：常见于结核性腹膜炎、自发性细菌性腹膜炎、腹腔脏器穿孔导致的急性感染性腹膜炎、癌性腹膜炎、真菌性腹膜炎、嗜酸性细胞浸润性腹膜炎等。

2) 胰源性：多见于急性坏死性胰腺炎、胰腺假性囊肿、慢性胰腺炎、胰腺癌、胰管发育不良等。

3) 胆汁性：多见于胆囊穿孔、胆管破裂，胆囊、胆管手术或胆管穿刺损伤等。

4) 乳糜性：引起乳糜性腹水的病因较为复杂，可见于腹腔内或腹膜感染（结核、丝虫病）、恶性肿瘤（如淋巴瘤、胃癌、肝癌）、先天性腹腔内或肠淋巴管发育异常、淋巴管扩张等。

5. 引起脾大的常见原因 脾脏肿大的病因分类可归纳为两大类：一类是感染性脾大；另一类是非感染性脾大。

（1）感染性

1) 急性感染：见于病毒感染、立克次体感染、细菌感染、螺旋体感染、寄生虫感染。

2) 慢性感染：见于慢性病毒性肝炎、慢性血吸虫病、慢性疟疾、黑热病、梅毒等。

（2）非感染性

1) 淤血：见于肝硬化、慢性充血性右心衰竭、慢性缩窄性心包炎或大量心包积液、Budd-Chiari综合征、特发性非硬化性门脉高压症。

2) 血液病：见于各种类型的急慢性白血病、恶性淋巴瘤、恶性组织细胞病、特发性血小板减少性紫癜、溶血性贫血、骨髓纤维化、多发性骨髓瘤、脾功能亢进症等。

3) 结缔组织病：如系统性红斑狼疮、皮肌炎、幼年类风湿关节炎（Still病）等。

4) 组织细胞增生症。

5) 脂质沉积症。

6) 脾脏肿瘤与脾囊肿。

【教师注意事项】

患者主要症状为进食后恶心、呕血、黑便，伴心慌、头晕等，重点需要注意呕血与黑便的鉴别，结合患者贫血貌，巩膜轻度黄染，有蜘蛛痣、肝掌、双下肢轻度水肿等体征，可考虑肝脏疾病。

【本幕小结】

患者主要症状为进食后恶心、呕血、黑便，伴心慌、头晕等。体检贫血貌，巩膜轻度黄染，有蜘蛛痣，肝掌，移动性浊音（+），肝肋下未及，脾肋下3cm，无压痛及反跳痛，双下肢轻度水肿。需进一步检查以明确病情。

第 二 幕

你在病房给他进行了全面的查体：T 37.0℃，P 94次/分，R 18次/分，Bp 104/76mmHg，贫血貌，巩膜轻度黄染，颈前可见蜘蛛痣，肝掌，心肺（−），腹膨隆，移动性浊音（+），肝肋下未及，脾肋下3cm，无压痛及反跳痛，双下肢轻度水肿。

王先生的一些检查结果如下：血常规 Hb 76g/L，WBC 3.6×10⁹/L，PLT 60×10⁹/L；生化

ALT 106U/L,AST 80U/L,TP 68g/L,ALB 31g,GLB 37g;乙肝两对半示:HBsAg(+),HBsAb(−),HBeAg(+),HBeAb(+),HBcAb(+),HBV-DNA:3.43×10^8IU/ml,AFP 230μg/L。上腹 B 超示:肝脏缩小,形态失常,肝裂增宽,肝被膜呈锯齿状,回声粗,肝前液性暗区 3cm,门脉增宽,脾增大,腹水。

【提示问题】

1. 你目前的诊断是什么? 有何依据?

2. 进一步还需行哪些检查? 有何意义?

3. 肝硬化和肝癌如何鉴别及诊断?

【主要讨论内容】

1. 肝硬化的常见病因。

2. 肝硬化的病理变化。

3. 肝硬化引起门脉高压和腹水的病理生理机制。

4. 肝硬化的临床表现。

5. 肝硬化的常见并发症。

6. 肝硬化的实验室及其他检查。

7. 肝硬化的治疗。

【教师参考重点】

1. 肝硬化的常见病因　引起肝硬化病因很多,在我国以病毒性肝炎为主,欧美国家以慢性酒精中毒多见。①病毒性肝炎:主要为乙型、丙型和丁型肝炎病毒感染;②慢性酒精中毒;③非酒精性脂肪性肝炎;④胆汁淤积;⑤肝静脉回流受阻;⑥遗传代谢性疾病;⑦工业毒物或药物;⑧自身免疫性肝炎可演变为肝硬化;⑨血吸虫病;⑩隐源性肝硬化。

2. 肝硬化的病理变化　在大体形态上,肝脏早期肿大、晚期明显缩小,质地变硬,外观呈棕黄色或灰褐色,表面有弥漫性大小不等的结节和塌陷区。切面见肝正常结构被圆形或近圆形的岛屿状结节代替,结节周围有灰白色的结缔组织间隔包绕。在组织学上,正常肝小叶结构被假小叶所代替。假小叶由再生肝细胞结节(或)及残存肝小叶构成,内含二三个中央静脉或一个偏在边缘部的中央静脉。假小叶内肝细胞有不同程度变性甚至坏死。汇管区因结缔组织增生而增宽,其中可见程度不等的炎症细胞浸润,并有小胆管样结构(假胆管)。根据结节形态,1994 年国际肝病信息小组将肝硬化分为 3 型:①小结节性肝硬化:结节大小相仿、直径小于 3mm;②大结节性肝硬化:结节大小不等,一般平均大于 3mm,最大结节直径可达 5cm 以上;③大小结节混合性肝硬化:肝内同时存在大、小结节两种病理形态。

肝硬化时其他器官亦可有相应病理改变。脾因长期淤血而肿大,脾髓增生和大量结缔组织形成。胃黏膜因淤血而见充血、水肿、糜烂,若见呈马赛克或蛇皮样改变时称门脉高压性胃病。睾丸、卵巢、肾上腺皮质、甲状腺等常有萎缩和退行性变。

3. 肝硬化引起门脉高压和腹水的病理生理机制　肝功能减退(失代偿)和门静脉高压是肝硬化发展的两大后果,临床上表现为由此而引起的多系统、多器官受累所产生的症状和体征,进一步发展可产生一系列并发症。

(1) 形成的机制:门静脉压随门静脉血流量和门静脉阻力增加而升高。肝纤维化及再生结节对肝窦及肝静脉的压迫导致门静脉阻力升高是门静脉高压的起始动因。肝硬化时因肝功能减退及各种因素导致多种血管活性因子失调,形成心排出量增加、低外周血管阻力的高动力循环状态,此时内脏充血进而导致门静脉血流量增加是维持和加重门静脉高压的重要因素。根据导致门静脉血流阻力上升的部位可将门脉高压分为窦前性(如血吸虫性肝硬化)、窦性、窦后

103

性(如 Budd-Chiari 综合征)3 大类,而以窦性最常见。

(2) 腹水形成的机制:肝硬化腹水形成是门静脉高压和肝功能减退共同作用的结果,为肝硬化肝功能失代偿时最突出的临床表现,涉及多种因素,主要有:

1) 门静脉压力升高:门静脉高压时肝窦压升高,大量液体进入 Disse 间隙,造成肝脏淋巴液生成增加,当超过胸导管引流能力时,淋巴液从肝包膜直接漏入腹腔而形成腹水。门静脉压增高时内脏血管床静水压增高,促使液体进入组织间隙,也是腹水成因之一。

2) 血浆胶体渗透压下降:肝脏合成白蛋白能力下降而发生低蛋白血症,血浆胶体渗透压下降,致血管内液体进入组织间隙,在腹腔可形成腹水。

3) 有效血容量不足:如前述,肝硬化时机体呈高心排出量、低外周阻力的高动力循环状态,此时内脏动脉扩张,大量血液滞留于扩张的血管内,导致有效循环血容量下降(腹水形成后进一步加重),从而激活交感神经系统、肾素-血管紧张素-醛固酮系统等,导致肾小球滤过率下降及水钠重吸收增加,发生水钠潴留。

4) 其他因素:心房钠尿肽(atrial natriuretic peptide,ANP)相对不足及机体对其敏感性下降、抗利尿素分泌增加可能与水钠潴留有关。

4. 肝硬化的临床表现　起病隐匿,病程发展缓慢,可隐伏数年至 10 年以上,但少数因短期大片肝坏死,可在数月后发展为肝硬化。早期可无症状或症状轻微,当出现腹水或并发症时,临床上称之为失代偿期肝硬化。

代偿期肝硬化症状轻且无特异性,可有乏力、食欲减退、腹胀不适等。患者营养状况一般,可触及肿大的肝脏、质偏硬,脾可肿大。肝功能检查正常或仅有轻度酶学异常。常在体检或手术中被偶然发现。

失代偿期肝硬化临床表现明显,可发生多种并发症。

(1) 症状

1) 全身症状:乏力为早期症状,其程度可自轻度疲倦至严重乏力。体重下降往往随病情进展而逐渐明显。少数患者有不规则低热,与肝细胞坏死有关,但注意与合并感染、肝癌鉴别。

2) 消化道症状:食欲不振为常见症状,可有恶心,偶伴呕吐。腹胀亦常见,与胃肠积气、腹水和肝(脾)大等有关,腹水量大时,腹胀成为患者最难忍受的症状。腹泻往往表现为对脂肪和蛋白质耐受差,稍进油腻肉食即易发生腹泻。部分患者有腹痛,多为肝区隐痛,当出现明显腹痛时要注意合并肝癌、原发性腹膜炎、胆道感染、消化性溃疡等情况。

3) 出血倾向:可有牙龈、鼻腔出血,皮肤紫癜,女性月经过多等,主要与肝脏合成凝血因子减少及脾功能亢进所致血小板减少有关。

4) 与内分泌紊乱有关的症状:男性可有性功能减退、男性乳房发育,女性可发生闭经、不孕。肝硬化患者糖尿病发病率增加。严重肝功能减退易出现低血糖。

5) 门静脉高压症状:如食管胃底静脉曲张破裂而致上消化道出血时,表现为呕血及黑粪;脾功能亢进可致血细胞三系减少,因贫血而出现皮肤黏膜苍白等;发生腹水时腹胀更为突出。

(2) 体征:呈肝病病容,面色黝黑而无光泽。晚期患者消瘦、肌肉萎缩。皮肤可见蜘蛛痣、肝掌、男性乳房发育。腹壁静脉以脐为中心显露至曲张,严重者脐周静脉突起呈水母状并可听见静脉杂音。黄疸提示肝功能储备已明显减退,黄疸呈持续性或进行性加深提示预后不良。腹水伴或不伴下肢水肿是失代偿期肝硬化最常见表现,部分患者可伴肝性胸水,以右侧多见。

肝脏早期肿大可触及,质硬而边缘钝;后期缩小,肋下常触不到。半数患者可触及肿大的脾脏,常为中度,少数重度。

各型肝硬化起病方式与临床表现并不完全相同。

5. 肝硬化的常见并发症

(1) 上消化道出血：包括食管胃底静脉曲张破裂出血、消化性溃疡、急性出血性糜烂性胃炎及门脉高压性胃病所致出血，为最常见并发症。

(2) 感染：包括自发性细菌性腹膜炎、胆道感染、肺部感染、肠道及尿路感染等。

(3) 门静脉血栓形成或海绵样变。

(4) 电解质和酸碱平衡紊乱：可出现低钠血症、低钾低氯血症与代谢性碱中毒。

(5) 原发性肝细胞癌：肝细胞或肝内胆管上皮细胞发生的恶性肿瘤。

(6) 肝肾综合征（hepatorenal syndrome，HRS）：单肾脏本身并无器质性损害，是发生在严重肝病基础上的肾衰竭。

(7) 肝肺综合征（hepatopulmonary syndrome，HPS）：与肺内血管扩张相关而过去无肺疾病基础，是发生在严重肝病基础上的低氧血症。

(8) 肝性脑病：是以代谢紊乱为基础的中枢神经系统功能失调的综合病征，由严重肝病或门 - 体分流引起。

6. 肝硬化的实验室及其他检查

(1) 血常规：可见血小板减少，脾功能亢进时可表现出三系减少。

(2) 尿常规：并发肾功能损害时可见尿肌酐升高。

(3) 粪常规：隐血阳性提示合并消化道出血可能。

(4) 肝功能试验：肝功能受损，肝脏酶学标志升高。

(5) 血清免疫学检查：一定程度上反映了肝脏受损情况。

(6) 影像学检查

1）X 线检查：食管静脉曲张时行食管吞钡 X 线检查显示虫蚀样或蚯蚓状充盈缺损，纵行黏膜皱襞增宽，胃底静脉曲张时胃肠钡餐可见菊花瓣样充盈缺损。

2）腹部超声检查：B 型超声可提示肝硬化，但不能作为确诊依据，而且约 1/3 的肝硬化患者超声检查无异常发现。

3）CT 和 MRI：CT 对肝硬化的诊断价值与 B 超相似，但对肝硬化合并原发性肝癌的诊断价值则高于 B 超，当 B 超筛查疑合并原发性肝癌时常需 CT 进一步检查，诊断仍有疑问者，可配合 MRI 检查，综合分析。

(7) 内镜检查：可确定有无食管胃底静脉曲张，阳性率较钡餐 X 线检查为高，尚可了解静脉曲张的程度，并对其出血的风险性进行评估。

(8) 肝穿刺活组织检查：具确诊价值，尤适用于代偿期肝硬化的早期诊断、肝硬化结节与小肝癌鉴别及鉴别诊断有困难的其他情况者。

(9) 腹腔镜检查：能直接观察肝、脾等腹腔脏器及组织，并可在直视下取活检，对诊断有困难者有价值。

(10) 腹水检查：腹水呈血性应高度怀疑癌变，细胞学检查有助诊断。

(11) 门静脉压力测定：经颈静脉插管测定肝静脉楔入压与游离压，二者之差为肝静脉压力梯度（HVPG），反映门静脉压力。正常多小于 5mmHg，大于 10mmHg 则为门脉高压症。

7. 肝硬化的治疗

(1) 一般治疗

1）休息：代偿期患者宜适当减少活动、避免劳累、保证休息，失代偿期尤当出现并发症时患者需卧床休息。

2）饮食：以高热量、高蛋白（肝性脑病时饮食限制蛋白质）和维生素丰富而易消化的食物为原则。盐和水的摄入视病情调整。禁酒，忌用对肝有损害药物。有食管静脉曲张者避免进食粗糙、坚硬食物。

3）支持疗法：病情重、进食少、营养状况差的患者，可通过静脉纠正水电解质平衡，适当补充营养，视情况输注白蛋白或血浆。

（2）抗纤维化治疗：尽管对抗纤维化进行了大量研究，目前尚无有肯定作用的药物。事实上，治疗原发病，以防止起始病因所致的肝脏炎症坏死，即可一定程度上起到防止肝纤维化发展的作用。对病毒复制活跃的病毒性肝炎肝硬化患者可予抗病毒治疗。

（3）腹水的治疗：治疗腹水不但可减轻症状，且可防止在腹水基础上发展的一系列并发症如 SBP、肝肾综合征等。

1）限制钠和水的摄入。

2）利尿药：对上述基础治疗无效或腹水较大量者应使用利尿药。临床常用的利尿药为螺内酯和呋塞米。使用利尿药时应监测体重变化及血生化。

3）提高血浆胶体渗透压：对低蛋白血症患者，每周定期输注白蛋白或血浆，可通过提高胶体渗透压促进腹水消退。

4）难治性腹水的治疗。

（4）门静脉高压症的手术治疗。

（5）肝移植：是对晚期肝硬化治疗的最佳选择，掌握手术时机及尽可能充分做好术前准备可提高手术存活率。

【教师注意事项】

1. 根据目前资料可做出初步诊断，需引导学生考虑初步诊断为肝硬化伴腹水，进而引出肝硬化的临床表现。

2. 通过引导学生讨论王先生目前的治疗，探讨该病治疗方针及治疗过程中需注意的问题。

【本幕小结】

根据辅助检查结果及相关治疗，目前可诊断为肝硬化伴腹水，需注意肝硬化的相关并发症。

第 三 幕

王先生的上腹 CT 检查提示肝硬化、腹水、脾大。根据王先生的病史及目前的检查结果，你给予止血、利尿、抗病毒、预防感染及对症支持治疗，情况稍稳定后行内镜检查示胃底食管静脉曲张，并行 EVL 术，进一步抽取腹水送检，检验结果为中间型。

王先生在入院后的第 3 天再次呕血，量较多，后出现精神异常，昏迷，查体有扑翼样震颤，肌张力高，腱反射亢进，锥体束征常阳性，急查血氨升高，给予止血，支链氨基酸，鼻饲乳果糖，生理盐水灌肠等治疗后，精神状况逐渐好转，继续治疗半月后，王先生病情好转出院，你嘱咐他出院回家后要继续服用抗病毒、利尿药物，要戒酒并保证充足的休息时间，定期返院复查胃镜、肝功能、腹部 B 超等。

【提示问题】

1. 肝硬化并食管静脉曲张破裂出血的治疗原则有哪些？以上治疗是否合适？有何建议？

2. 王先生再次呕血后出现精神异常、昏迷等考虑出现了何种并发症？有何依据？

3. 肝性脑病的治疗原则有哪些？

4. 慢性乙肝抗病毒治疗的指征有哪些？

5. 肝性脑病的诊断与鉴别诊断有哪些？

6. 该患者的预后如何？

【主要讨论内容】

1. 肝性脑病的概念。

2. 肝性脑病的发病机制。

3. 肝性脑病的临床表现。

4. 肝性脑病的治疗。

5. 肝硬化的预后。

【教师参考重点】

1. 肝性脑病的概念　肝性脑病（hepatic encephalopathy，HE）过去称为肝性昏迷（hepatic coma），是由严重肝病引起的、以代谢紊乱为基础、中枢神经系统功能失调的综合征，其主要临床表现是意识障碍、行为失常和昏迷。门体分流性脑病（porto-systemic encephalopathy，PSE）强调门静脉高压，肝门静脉与腔静脉间有侧支循环存在，从而使大量门静脉血绕过肝脏流入体循环，是肝性脑病发生的主要机制。

2. 肝性脑病的发病机制　导致 HE 的肝病可为肝硬化、重症肝炎、暴发性肝功能衰竭、原发性肝癌、严重胆道感染及妊娠期急性脂肪肝。确定这些病因通常并不困难，但临床上常需在肝病基础上寻找诱发 HE 的因素。

关于 HE 的发病机制目前主要有如下假说：

（1）氨中毒：氨是促发 HE 最主要的神经毒素。健康的肝脏可将门静脉输入的氨转变为尿素和谷氨酰胺，使之极少进入体循环。肝功能衰竭时，肝脏对氨的代谢能力明显减退；当有门体分流存在时，肠道的氨不经肝脏代谢而直接进入体循环，血氨增高。前述的许多诱因均可致氨的生成和吸收增加，使血氨更进一步增高。

（2）神经递质的变化：包括 γ- 氨基丁酸／苯二氮䓬（GABA/BZ）神经递质、假性神经递质以及色氨酸的改变。

（3）锰离子：具有神经毒性，肝病时不能正常排出，直接或通过影响神经递质的功能而损害大脑功能。

3. 肝性脑病的临床表现　肝性脑病发生在严重肝病和（或）广泛门体分流的基础上，临床上主要表现为高级神经中枢的功能紊乱（如性格改变、智力下降、行为失常、意识障碍等）以及运动和反射异常（如扑翼样震颤、肌阵挛、反射亢进和病理反射等）。根据意识障碍程度、神经系统体征和脑电图改变，可将肝性脑病的临床过程分为 5 期。

0 期（潜伏期）：又称轻微肝性脑病，无临床表现的异常，只是心理或智力测试可发现轻微异常。

1 期（前驱期）：焦虑、欣快激动、淡漠、睡眠倒错、健忘等轻度精神异常，可有扑翼样震颤（flapping tremor）。此期临床表现不明显，易被忽略。

2 期（昏迷前期）：嗜睡、行为异常（如衣冠不整或随地大小便）、言语不清、书写障碍及定向力障碍。有腱反射亢进、肌张力增高、踝阵挛及 Babinski 征阳性等神经体征，有扑翼样震颤。

3 期（昏睡期）：昏睡，但可唤醒，各种神经体征持续或加重，有扑翼样震颤，肌张力高，腱反射亢进，锥体束征常阳性。

4 期（昏迷期）：昏迷，不能唤醒。由于患者不能合作，扑翼样震颤无法引出。浅昏迷时，腱反射和肌张力仍亢进；深昏迷时，各种反射消失，肌张力降低。

肝性脑病的临床表现和临床过程因原有肝病的不同、肝功能损害严重程度不同及诱因不同而异。急性肝功能衰竭所致的肝性脑病往往诱因不明显,肝性脑病发生后很快进入昏迷至死亡。失代偿期肝硬化病程中由明显诱因诱发的肝性脑病,临床表现的各个阶段比较分明,如能去除诱因及恰当治疗可能恢复。肝硬化终末期肝性脑病,起病缓慢,反复发作,逐渐转入昏迷至死亡。

4. 肝性脑病的治疗

(1) 及早识别及去除 HE 发作的诱因:纠正电解质及酸碱平衡紊乱,止血并清除肠道积血,预防和控制感染以及慎用镇静和损害肝功能的药物。

(2) 营养支持治疗:促进患者机体的合成代谢,维持正氮平衡。

(3) 减少肠内氨源性毒物的生成与吸收:清洁肠道,口服乳果糖、乳梨醇、抗生素及益生菌。

(4) 促进体内氨的代谢:主要有 L- 鸟氨酸 -L- 天冬氨酸和鸟氨酸 -α- 酮戊二酸。

(5) 调节神经递质:可应用 GABA/BZ 复合受体拮抗剂和可减少或拮抗假性神经递质的支链氨基酸。

(6) 基础疾病的治疗:包括改善肝功能、阻断肝外门 - 体分流、人工肝及肝移植等。

5. 肝硬化的预后　肝硬化的预后与病因、肝功能代偿程度及并发症有关。酒精性肝硬化、胆汁性肝硬化、肝淤血等引起的肝硬化,病因如能在肝硬化未进展至失代偿期前予以消除,则病变可趋静止,预后相对于病毒性肝炎肝硬化和隐源性肝硬化好。Child-Pugh 分级与预后密切相关,A 级最好、C 级最差。死亡原因常为肝性脑病、肝肾综合征、食管胃底静脉曲张破裂出血等并发症。肝移植的开展已明显改善了肝硬化患者的预后。

【教师注意事项】

本部分主要讨论肝性脑病的紧急处理及必要的检查,通过引导学生讨论该患者的紧急处理方案及检查结果的意义,引出肝性脑病的处理。

【本幕小结】

根据本患者的症状、体征,考虑为肝性脑病,并给予相应的治疗,通过本幕学习,要掌握肝性脑病的发病机制、表现及治疗。

第十二节　吐血的李先生

【学习目标】

掌握上消化道出血的常见原因,消化性溃疡的发病机制、临床表现、诊断及鉴别诊断、并发症及相应的治疗。

1. 基础医学

(1) 上消化道出血的病因。

(2) 消化性溃疡的病因及发病机制。

(3) 消化性溃疡的病理表现。

2. 临床医学

(1) 呕血及黑便的问诊要点。

(2) 消化性溃疡的临床表现、实验室检查、诊断、并发症及治疗。

(3) 上消化道出血的临床表现。

(4) 上消化道出血的诊断。

（5）上消化道出血的治疗。

3. 人文医学

（1）消化性溃疡的流行病学、预后。

（2）上消化道出血的预防、预后及健康教育。

【关键词】

呕血;黑便;上消化道出血;上腹痛;消化性溃疡;内镜;质子泵抑制剂;幽门螺旋杆菌

【时间分配】

1. 学生讨论时间 50 分钟。

2. 学生总结时间 20 分钟。

3. 教师总结与讲评 10 分钟。

【教学建议】

依学生多少(如 6~8 人)分配任务,提出问题,以问题导向方式列出学习重点,查找资料。**以上消化道出血的常见原因,消化性溃疡的发病机制、临床表现、诊断及鉴别诊断、并发症及相应的治疗**等为主要学习目标。重点内容讨论时间约占 80%,其余内容讨论时间约占 20%。讨论结束后一周内每人须交一篇小组讨论记录和自我评估,由小组长收齐送交指导老师。主要内容应包括:讨论内容概要,参加讨论的感想、贡献,自己在组织材料和讨论中的优缺点,参与讨论时的困难(知识面、技术面、情绪面等),今后可能采取的对策;也可以评价讨论小组的整体水平、其他队员的参与度,如参与讨论的积极性、聆听态度、沟通协调、课前准备、表达能力等,作为成绩的参考及将来改进教案的参考。

第 一 幕

31 岁的李先生是个勤快的业务员,经常早出晚归,吃饭、睡觉都没个准点。近 1 年来李先生时常感到上腹部疼痛,像火烧一样,特别是饿的时候更明显,偶尔夜间会痛醒,李先生心想可能是由于没按时吃饭造成的,也没在意。昨天因为工作上的错误李先生被老板批评了一顿,郁闷的李先生晚上一个人出去喝闷酒,回家后刚躺下他感觉上腹部剧痛难忍,并呕吐咖啡样液体数次,总量约 400ml,起来解的大便也和平时不一样,是黑色的,并感觉心慌、头昏,家人遂急送李先生来我院就诊。你作为一名急诊科大夫接诊了李先生,详细询问得知李先生近一年来时常还有反酸、嗳气,恶心,近 3 个月睡眠、食欲也不好,体力也不如从前了。

【提示问题】

1. 你的初步诊断是什么? 可能的病因有哪些?

2. 你进一步打算给李先生做哪些检查?

【主要讨论内容】

1. 呕血的问诊要点。

2. 上消化出血的常见病因。

3. 消化性溃疡的病因及发病机制。

【教师参考重点】

1. 呕血的问诊要点　详见本章第六节第一幕。

2. 上消化道出血的病因　上消化道疾病及全身性疾病均可引起上消化道出血。

(1)上消化道疾病

1)食管疾病:食管炎(反流性食管炎、食管憩室炎),食管癌,食管损伤(物理损伤:食管贲门黏膜撕裂综合征又称 Mallory-Weiss 综合征、器械检查、异物或放射性损伤；化学损伤：强酸、强碱或其他化学剂引起的损伤）。

2）胃、十二指肠疾病：消化性溃疡，胃泌素瘤（Zollinger-Ellison 综合征），急性糜烂出血性胃炎，胃癌，胃血管异常（血管瘤、动静脉畸形、胃黏膜下恒径动脉破裂又称 Dieulafoy 病变等）等。

（2）门静脉高压引起的食管胃底静脉曲张破裂或门脉高压性胃病。

（3）上消化道邻近器官或组织的疾病。

1）胆道出血：胆管或胆囊结石，胆道蛔虫病，胆囊或胆管癌，术后胆总管引流管造成的胆道受压坏死，肝癌、肝脓肿或肝血管瘤破入胆道。

2）胰腺疾病累及十二指肠：胰腺癌，急性胰腺炎并发脓肿溃破。

3）主动脉瘤破入食管、胃或十二指肠。

4）纵隔肿瘤或脓肿破入食管。

（4）全身性疾病：血管性疾病、血液病、尿毒症、结缔组织病、急性感染、应激相关胃黏膜损伤等。

3. 消化性溃疡的病因和发病机制　在正常生理情况下，胃、十二指肠黏膜具有一系列防御和修复机制，导致溃疡发生的病因及机制分述如下。

（1）幽门螺杆菌（Helicobacter pylori，H.pylori）：对幽门螺杆菌引起 GU 的发病机制研究较少，一般认为是幽门螺杆菌感染引起的胃黏膜炎症削弱了胃黏膜的屏障功能，胃溃疡好发于非泌酸区与泌酸区交界处的非泌酸区侧，反映了胃酸对屏障受损的胃黏膜的侵蚀作用。

（2）非甾体消炎药（non-steroidal anti-inflammatory drug，NSAID）：NSAID 主要是通过抑制环氧合酶（COX）而起作用。COX 有两种异构体，即结构型 COX-1 和诱生型 COX-2。COX-1 在组织细胞中恒量表达，催化生理性前列腺素合成而参与机体生理功能调节；传统的 NSAID 如阿司匹林、吲哚美辛等旨在抑制 COX-2 而减轻炎症反应，但特异性差，同时抑制了 COX-1，导致胃肠黏膜生理性前列腺素 E 合成不足。后者通过增加黏液和碳酸氢盐分泌、促进黏膜血流增加、细胞保护等作用在维持黏膜防御和修复功能中起重要作用。

（3）胃酸和胃蛋白酶：消化性溃疡的最终形成是由于胃酸/胃蛋白酶对黏膜自身消化所致。因胃蛋白酶活性是 pH 依赖性的，在 pH>4 时便失去活性，无酸情况下罕有溃疡发生以及抑制胃酸分泌药物能促进溃疡愈合的事实均确证胃酸在溃疡形成过程中的决定性作用，是溃疡形成的直接原因。

（4）其他因素：下列因素与消化性溃疡发病有不同程度的关系：①吸烟：可能与吸烟增加胃酸分泌、减少十二指肠及胰腺碳酸氢盐分泌、影响胃十二指肠协调运动、黏膜损害性氧自由基增加等因素有关；②遗传：遗传因素曾一度被认为是消化性溃疡发病的重要因素；③急性应激可引起应激性溃疡已是共识。临床观察发现长期精神紧张、过劳，确实易使溃疡发作或加重，因此情绪应激可能主要起诱因作用，可能通过神经内分泌途径影响胃十二指肠分泌、运动和黏膜血流的调节；④胃十二指肠运动异常：研究发现部分 DU 患者胃排空增快，这可使十二指肠球部酸负荷增大。概言之，消化性溃疡是一种多因素疾病，其中幽门螺杆菌感染和服用 NSAID 是已知的主要病因，溃疡发生是黏膜侵袭因素和防御因素失平衡的结果，胃酸在溃疡形成中起关键作用。

【教师注意事项】

1. 患者主要的症状为呕血，重点需要注意呕血的鉴别。

2. 患者有规律性上腹痛。

3. 为饥饿痛,且受刺激后出现呕血、黑便,结合消化道出血的常见病因,需考虑消化性溃疡可能。

【本幕小结】

1. 患者以饥饿痛,受刺激后出现呕血、黑便为主要临床表现就诊,伴有反酸、嗳气等消化道症状;

2. 上消化道出血可由上消化道疾病、邻近器官或组织疾病或全身性疾病引起。

第 二 幕

你进一步给李先生做了全面的体格检查,记录如下:神清,平车推入病房,检查合作,皮肤黏膜无黄染,浅表淋巴结未触及肿大,口唇无发绀,颈静脉无怒张,双肺呼吸音清,未闻及干湿啰音,HR 70 次 / 分,律齐,各瓣膜区未闻及杂音,腹平坦,剑突下压痛,无反跳痛,肝、脾肋下未及,无移动性浊音,肠鸣音 5 次 / 分,双肾区无叩击痛,双下肢无水肿。

李先生的部分检查结果如下:血常规:WBC 8.7×10^9/L,Hb 88g/L,MCV 76.7fl,MCH 25.1fl,MCHC 301.1g/L,PLT 268×10^9/L,大便隐血试验(+);腹部超声:肝、胆、胰、脾未见异常。

【提示问题】

1. 你目前的诊断考虑是什么? 有何依据? 进一步检查有哪些?

2. 需要进一步做哪些实验室检查? 各有什么意义?

【主要讨论内容】

1. 上消化道出血的临床表现。

2. 消化性溃疡的临床表现。

【教师参考重点】

1. 上消化道出血的临床表现 上消化道出血的临床表现主要取决于出血量及出血速度。

(1) 呕血与黑便:是上消化道出血的特征性表现。上消化道大量出血之后,均有黑便。出血部位在幽门以上者常伴有呕血。

(2) 失血性周围循环衰竭:急性大量失血由于循环血容量迅速减少而导致周围循环衰竭。一般表现为头昏、心慌、乏力,突然起立发生晕厥、肢体冷感、心率加快、血压偏低等。严重者呈休克状态。

(3) 贫血和血象变化:急性大量出血后均有失血性贫血。在出血后,组织液渗入血管内,使血液稀释,一般须经 3~4 小时以上才出现贫血,出血后 24~72 小时血液稀释到最大限度。

(4) 发热:上消化道大量出血后,多数患者在 24 小时内出现低热,持续 3~5 天后降至正常。引起发热的原因尚不清楚,可能与周围循环衰竭,导致体温调节中枢的功能障碍等因素有关。

(5) 氮质血症:在上消化道大量出血后,由于大量血液蛋白质的消化产物在肠道被吸收,血中尿素氮浓度可暂时增高,称为肠源性氮质血症。一般于一次出血后数小时血尿素氮开始上升,约 24~48 小时可达高峰,大多不超出 14.3mmol/L(40mg/dl),3~4 日后降至正常。

2. 消化性溃疡的临床表现 典型的消化性溃疡有如下临床特点:①慢性过程,病史可达数年至数十年;②周期性发作,发作与自发缓解相交替,发作常有季节性,多在秋冬或冬春之交发病;③发作时上腹痛呈节律性,表现为空腹痛即餐后 2~4 小时或(及)午夜痛,腹痛多为进食或服用抗酸药所缓解,典型节律性表现在 DU 多见。

症状:上腹痛为主要症状,性质多为灼痛,亦可为钝痛、胀痛、剧痛或饥饿样不适感。多位于中上腹,可偏右或偏左。疼痛常有典型的节律性如上述。腹痛多在进食或服用抗酸药后缓解。

体征:溃疡活动时上腹部可有局限性轻压痛,缓解期无明显体征。

【教师注意事项】

1. 根据目前的资料可以做出初步诊断,需引导学生考虑初步诊断为上消化道出血,进而引出上消化道出血的临床表现。

2. 引导学生讨论李先生还需要做哪些检查进一步明确诊断,如何治疗。

【本幕小结】

患者经过进一步检查,可以确定为上消化道出血,需进一步检查明确出血原因。

第 三 幕

李先生病情稍稳定后行胃镜检查提示:十二指肠对吻溃疡,浅表性胃炎伴糜烂,糜烂性十二指肠炎,Barrett 食管? Hp(+)。根据检查结果及其他相关检查你诊断考虑消化性溃疡、上消化道出血,嘱咐李先生暂时不能进食、进水,进一步给予止血、抑酸、根除 HP 及营养支持等对症治疗后,李先生未再出现呕血、黑便。治疗一段时间后李先生病情好转出院,你嘱咐他戒酒、注意休息及清淡饮食,出院后继续服用药物治疗,3 个月后返院复查胃镜。

【提示问题】

1. 消化性溃疡的治疗原则主要是什么?

2. 上消化道出血的治疗原则是什么?

3. 以上治疗是否恰当? 你有何建议?

4. 根除 HP 的治疗方案主要有哪些?

【主要讨论内容】

1. 消化性溃疡需做的实验室检查。

2. 消化性溃疡的诊断及鉴别诊断。

3. 上消化道出血的治疗。

4. 消化性溃疡的治疗。

【教师参考重点】

1. 消化性溃疡的辅助检查

(1) 胃镜检查:是确诊消化性溃疡首选的检查方法。胃镜检查不仅可对胃、十二指肠黏膜直接观察、摄像,还可在直视下取活组织作病理学检查及幽门螺杆菌检测,因此胃镜检查对消化性溃疡的诊断及胃良、恶性溃疡鉴别诊断的准确性高于 X 线钡餐检查。

(2) X 线钡餐检查:适用于对胃镜检查有禁忌或不愿接受胃镜检查者。溃疡的 X 线征象有直接和间接两种:龛影是直接征象,对溃疡有确诊价值;局部压痛、十二指肠球部激惹和球部畸形、胃大弯侧痉挛性切迹均为间接征象,仅提示可能有溃疡。

(3) 幽门螺杆菌检测:幽门螺杆菌检测应列为消化性溃疡诊断的常规检查项目,因为有无幽门螺杆菌感染决定治疗方案的选择。

(4) 胃液分析和血清胃泌素测定:一般仅在疑有胃泌素瘤时作鉴别诊断之用。

2. 消化性溃疡的诊断及鉴别诊断　慢性病程、周期性发作的节律性上腹疼痛,且上腹痛可为进食或抗酸药所缓解的临床表现是诊断消化性溃疡的重要临床线索。

鉴别诊断本病主要临床表现为慢性上腹痛,当仅有病史和体检资料时,需与其他有上腹痛症状的疾病如肝、胆、胰、肠疾病和胃的其他疾病相鉴别。功能性消化不良临床常见且临床表现与消化性溃疡相似,应注意鉴别。如作胃镜检查,可确定有无胃、十二指肠溃疡存在。

胃镜检查如见胃、十二指肠溃疡,应注意与引起胃、十二指肠溃疡的少见特殊病因或以溃疡为主要表现的胃、十二指肠肿瘤鉴别。其中,与胃癌、胃泌素瘤的鉴别要点如下:

(1) 胃癌:内镜或 X 线检查见到胃的溃疡,必须进行良性溃疡(胃溃疡)与恶性溃疡(胃癌)的鉴别。恶性溃疡的内镜特点为:①溃疡形状不规则,一般较大;②底凹凸不平、苔污秽;③边缘呈结节状隆起;④周围皱襞中断;⑤胃壁僵硬、蠕动减弱(X 线钡餐检查亦可见上述相应的 X 线征)。活组织检查可以确诊。

(2) 胃泌素瘤:亦称 Zollinger-Ellison 综合征,是胰腺非 β 细胞瘤分泌大量胃泌素所致。胃泌素瘤与普通消化性溃疡的鉴别要点是该病溃疡发生于不典型部位,具难治性特点,有过高胃酸分泌(BAO 和 MAO 均明显升高,且 BAO/MAO>60%)及高空腹血清胃泌素(>200pg/ml,常 >500pg/ml)。

3. 上消化道出血的治疗　上消化道大量出血病情急、变化快,严重者可危及生命,应采取积极措施进行抢救。抗休克、迅速补充血容量治疗应放在一切医疗措施的首位。推荐的诊治流程,见图 4-2。

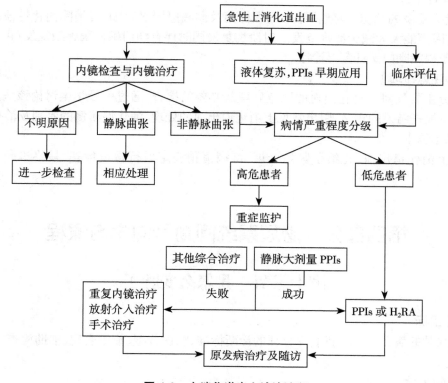

图 4-2　上消化道出血诊治流程

4. 消化性溃疡的治疗　治疗的目的是消除病因、缓解症状、愈合溃疡、防止复发和防治并发症。针对病因的治疗如根除幽门螺杆菌,有可能彻底治愈溃疡病,是近年消化性溃疡治疗的一大进展。

(1) 一般治疗:生活要有规律,避免过度劳累和精神紧张。注意饮食规律,戒烟、酒。服用 NSAID 者尽可能停用,即使未用亦要告诫患者今后慎用。

(2) 治疗消化性溃疡的药物及其应用:治疗消化性溃疡的药物可分为抑制胃酸分泌的药物和保护胃黏膜的药物两大类:

1) 抑制胃酸药物:溃疡的愈合与抑酸治疗的强度和时间成正比。抗酸药具中和胃酸作用,可迅速缓解疼痛症状,但一般剂量难以促进溃疡愈合,故目前多作为加强止痛的辅助治疗。

2) 保护胃黏膜药物:枸橼酸铋钾(胶体次枸橼酸铋)因兼有较强抑制幽门螺杆菌作用,可作为根除幽门螺杆菌联合治疗方案的组分,但要注意此药不能长期服用,因会过量蓄积而引起神经毒性。米索前列醇具有抑制胃酸分泌、增加胃十二指肠黏膜的黏液及碳酸氢盐分泌和增加黏膜血流等作用,主要用于NSAID溃疡的预防,腹泻是常见不良反应,因会引起子宫收缩故孕妇忌服。

(3) 根除幽门螺杆菌治疗:对幽门螺杆菌感染引起的消化性溃疡,根除幽门螺杆菌不但可促进溃疡愈合,而且可预防溃疡复发,从而彻底治愈溃疡。因此,凡有幽门螺杆菌感染的消化性溃疡,无论初发或复发、活动或静止、有无合并症,均应予以根除幽门螺杆菌治疗。

(4) 外科手术指征:由于内科治疗的进展,目前外科手术主要限于少数有并发症者,包括:①大量出血经内科治疗无效;②急性穿孔;③瘢痕性幽门梗阻;④胃溃疡癌变;⑤严格内科治疗无效的顽固性溃疡。

(5) 溃疡复发的预防:有效根除幽门螺杆菌及彻底停服NSAID,可消除消化性溃疡的两大常见病因,因而能大大减少溃疡复发。对溃疡复发同时伴有幽门螺杆菌感染复发(再感染或复燃)者,可予根除幽门螺杆菌再治疗。

【教师注意事项】

本部分主要针对上消化出血的紧急处理及必要的检查,通过引导学生讨论该病人的紧急处理方案及检查结果的意义,引出常见上消化道出血的处理、消化性溃疡的鉴别及治疗。

【本幕小结】

针对上消化道出血,先给予紧急处理,待病情稍稳定后行胃镜检查,最终诊断为消化性溃疡。

第四部分 泌尿系统问题导向学习课程

第十三节 我怎么变胖了

【学习目标】

掌握水肿的病因、机制,肾病综合征的诊断标准、病理分型、临床表现、辅助检查、常见并发症及治疗。

1. 基础医学

(1) 水肿的病理生理学机制。

(2) 肾脏的生理功能。

(3) 肾病综合征的病理学分型。

(4) 肾病综合征的病理生理机制。

2. 临床医学

(1) 水肿的常见病因及鉴别。

（2）肾病综合征的诊断标准。

（3）肾病综合征病理分型的临床特征。

（4）肾病综合征的诊断、鉴别诊断及常见并发症。

（5）肾病综合征的治疗。

（6）肾脏疾病的评估。

3. 人文医学

（1）中医中药在肾脏疾病诊治中的应用。

（2）肾病综合征的预后。

【关键词】

水肿；肾病综合征；病理分型；激素

【时间分配】

1. 学生讨论时间 50 分钟。

2. 学生总结时间 20 分钟。

3. 教师总结与讲评 10 分钟。

【教学建议】

依学生多少（如 6~8 人）分配任务，提出问题，以问题导向方式列出学习重点，查找资料。**以水肿、肾病综合征、病理分型**等为主要学习目标。重点内容讨论时间约占 80%，其余内容讨论时间约占 20%。讨论结束后一周内每人须交一篇小组讨论记录和自我评估，由小组长收齐送交指导老师。主要内容应包括：讨论内容概要，参加讨论的感想、贡献，自己在组织材料和讨论中的优缺点，参与讨论时的困难（知识面、技术面、情绪面等），今后可能采取的对策；也可以评价讨论小组的整体水平、其他队员的参与度，如参与讨论的积极性、聆听态度、沟通协调、课前准备、表达能力等，作为成绩的参考及将来改进教案的参考。

第 一 幕

48 岁的家庭主妇周女士，家里大大小小的事都由她一人打理。然而半个月前她不经意间发现自己的脸比以前肿了一些，早晨起来特别明显。周女士前往社区医院就诊，社区医院予以 1 周中药治疗后，脸并没消肿，反而全身都出现了水肿，双腿活动都有些困难。为求进一步治疗，遂来到我院求诊，你作为门诊大夫接诊了她，周女士回忆这半个月来，她精神、睡眠都不好，食欲也比以前差了，干活也没以前有劲了。

【提示问题】

1. 初步诊断和鉴别诊断是什么？

2. 接下来你打算给周女士做哪些检查？

【主要讨论内容】

1. 水肿的病理生理机制。

2. 水肿的常见病因及临床表现。

3. 肾的生理功能。

【教师参考重点】

1. 水肿的病理生理机制　水肿（edema）：是指人体组织间隙有过多的液体积聚使组织肿胀。分为全身性与局部性。

病理生理机制

（1）血管内外液体交换失平衡

1）毛细血管流体静压增高。

2）血浆胶体渗透压降低。

3）微血管壁通透性增加。

4）组织间隙机械压力降低。

5）组织液胶体渗透压增高。

（2）水钠潴留

1）肾小球滤过功能下降。

2）肾小球滤过面积减少。

3）肾小球滤膜通透性下降。

4）肾小球有效滤过压下降。

5）球 - 管平衡失调。

6）肾小管对钠、水的重吸收增加。

7）肾小球滤过分数（filtration fraction，FF）增加。

8）醛固酮分泌增多。

9）ADH 分泌增加。

（3）静脉、淋巴回流受阻。

2. 水肿的常见病因及临床表现

（1）全身性水肿

1）心源性水肿（cardiac edema）：主要由右心衰竭引起，水肿程度根据心衰程度不同而不同，首先出现于身体低垂部位，发展缓慢，水肿为对称性和凹陷性，活动后明显，休息后减轻或消失，严重时可引起全身性水肿。

2）肾源性水肿（renal edema）：见于各种肾炎和肾病。水肿早期为晨起眼睑及颜面部水肿，可快速发展为全身水肿（表 4-11）。

表 4-11　肾源性水肿和心源性水肿的鉴别

	肾源性水肿	心源性水肿
开始部位	从眼睑、颜面开始延及全身	从足部开始，向上延及全身
发展快慢	迅速	缓慢
伴随症状	尿检异常、高血压、肾功能异常	心脏增大、心脏杂音、肝大、静脉压增高

3）肝源性水肿（hepatic edema）：引起肝源性水肿的最常见原因是肝硬化，以腹水为主要表现，也有脚踝部水肿，逐渐向上蔓延为首发，但头面部和上肢常无水肿。

4）营养不良性水肿（nutritional edema）：由于慢性消耗性疾病导致的长期营养缺乏、重度烧伤、蛋白丢失性胃肠病等所致维生素 B_1 缺乏症或低蛋白血症产生的水肿。水肿发生前常有体重减轻的表现，常由足部开始逐渐蔓延至全身。

5）其他原因的全身性水肿：①黏液性水肿（myxedema）；②经前期紧张综合征；③药物性水肿（pharmaco edema）；④特发性水肿（idiopathic edema）；⑤其他。

（2）局部性水肿：常见的局部性水肿有：①炎症性水肿；②淋巴回流障碍性水肿；③静脉回

流障碍性水肿;④血管神经性水肿;⑤神经源性水肿;⑥局部黏液性水肿。

水肿的伴随症状

(1) 水肿伴肝大者可为心源性、肝源性与营养不良性,而同时有颈静脉怒张者则为心源性。

(2) 水肿伴重度蛋白尿,则常为肾源性,而轻度蛋白尿也可见于心源性。

(3) 水肿伴呼吸困难与发绀者常提示由于心脏病、上腔静脉阻塞综合征等所致。

(4) 水肿与月经周期有明显关系者可见于经前期紧张综合征。

(5) 水肿伴消瘦、体重减轻者,可见于营养不良。

3. 肾的生理功能　　肾的生理功能主要是排泄代谢产物及调节水、电解质和酸碱平衡,维持机体内环境稳定。

(1) 肾小球滤过功能:肾小球滤过功能是排泄代谢产物的主要方式,含氮类废物如尿素、肌酐等由肾小球滤过,各种胺类、一些有机酸以及尿酸等部分经肾小球滤过。

(2) 肾小管重吸收和分泌功能:原尿中 99% 的水、全部的氨基酸和葡萄糖、大部分的电解质以及碳酸氢根等被肾小管和集合管重吸收,最后形成终尿。

(3) 肾脏的内分泌功能:肾脏能够合成、调节和分泌多种激素,包括血管活性肽,如肾素、血管紧张素、前列腺素、内皮素等,以及非血管活性激素,如促红细胞生成素。

【教师注意事项】

1. 患者主要的症状为水肿,重点需要注意水肿的鉴别。

2. 患者水肿从下肢延及全身,需考虑肾源性水肿可能。

【本幕小结】

1. 患者以下肢水肿 1 个月,加重 1 周为主要临床表现就诊。

2. 水肿主要分为心源性、肾源性及肝源性。

3. 水肿的起始部位对疾病鉴别有一定参考价值。

第 二 幕

你为周女士进行了全面的体格检查:T 36.9℃,P 78 次 / 分,R 20 次 / 分,BP 140/92mmHg。神清,精神一般,全身中度水肿,皮肤巩膜无黄染,浅表淋巴结未触及肿大,颈静脉无怒张,双肺呼吸音稍低,未闻及明显干湿啰音。心律齐,未闻及病理性杂音。腹软,无压痛及反跳痛,肝、脾肋下未及,移动性浊音阴性,肝颈静脉反流征阴性,双肾区无叩击痛。

周女士的部分检查结果如下:尿常规示尿蛋白(+++),红细胞(−),白细胞(−),可见透明管型,血生化示白蛋白 23g/L,Cr 80μmol/L,BUN 5.0mmol/L,TC 5.5mmol/L,TG 1.9mmol/L,LDL 3.6mmol/L。

【提示问题】

1. 目前最可能的诊断是什么? 有何依据?

2. 为确诊,进一步还需行何种检查? 各有何意义?

3. 此病需要与哪些疾病鉴别?

【主要讨论内容】

1. 肾脏疾病的评估。

2. 肾病综合征的病理生理机制。

3. 肾病综合征必要的辅助检查。

4. 肾病综合征的诊断标准。

5. 肾病综合征的鉴别诊断。

【教师参考重点】

1. 肾脏疾病的评估

（1）估计疾病病程：是急性还是慢性，这一鉴别对诊断、治疗和预后都很重要。

（2）尿液检查：常为诊断有无肾损伤的主要依据。

1）蛋白尿：每日尿蛋白持续超过 150mg、尿蛋白定性试验阳性、尿蛋白/肌酐比率（PCR）>200mg/g，三者满足其一则称为蛋白尿。微量白蛋白尿的定义是：24 小时尿白蛋白排泄在 30~300mg。

产生蛋白尿的原因很多，一般可分为以下 4 类：

① 生理性蛋白尿：不是由于器质性病变所引起，分为以下两类：一类为功能性蛋白尿：为一过性蛋白尿，青少年多见，多由于剧烈运动、紧张、发热等应急状态所致；另一类为体位性蛋白尿：多于直立和脊柱前凸姿势时出现蛋白尿，卧位时蛋白尿消失，蛋白排泄量少于 1g/d，常见于青春发育期青少年。

② 肾小球性蛋白尿：由于肾小球滤过膜受损导致通透性增高，血浆蛋白质通过滤过膜滤除且超过肾小管重吸收的能力所致的蛋白尿。

③ 肾小管性蛋白尿：由于肾小管的结构或功能受损，正常滤过的小分子蛋白质无法被肾小管重吸收，导致蛋白质从尿中排出所致的蛋白尿。

④ 溢出性蛋白尿：血液中小分子量蛋白质（血红蛋白、肌红蛋白、多发性骨髓瘤轻链蛋白等）异常增多，从肾小球滤过并超出了肾小管重吸收的阈值所致的蛋白尿。

2）血尿：尿液离心后尿沉渣镜检每高倍视野红细胞超过 3 个即可称为血尿，若 1L 尿含 1ml 血即呈现肉眼血尿，外观可呈洗肉水样、酱油样、血样或带有血凝块。可用以下两项检查帮助区分血尿来源：①新鲜尿沉渣相差显微镜检查；②尿红细胞容积分布曲线。

3）管型尿：尿中管型的出现表示蛋白质在肾小管内凝固，其形成与尿蛋白的性质和浓度、尿液酸碱度以及尿量有密切关系，宜采集清晨尿标本做检查。

4）白细胞尿、脓尿和细菌尿：新鲜离心尿液每个高倍镜视野白细胞超过 5 个或 1 小时新鲜尿液白细胞数超过 40 万或 12 小时尿中超过 100 万者称为白细胞尿。因蜕变的白细胞称脓细胞，故亦称脓尿。清洁外阴后无菌技术下采集的中段尿标本，如培养菌落计数超过 10^5 个/ml，或涂片每个高倍镜视野均可见细菌时，称为细菌尿，可诊断为尿路感染。

（3）肾小球滤过率测定：指单位时间内双肾生成原尿的量，该指标可反映肾在单位时间内清除血浆中某一物质的能力。通常以清除率测定肾小球滤过率，推算出肾每分钟能清除多少毫升血浆中的该物质，并以体表面积校正。正常值平均在（100±10）ml/min 左右，女性较男性略低。目前多采用血清肌酐值估计 GFR。

（4）影像学检查：包括超声显像、静脉尿路造影、CT、MRI、肾血管造影、放射性核素检查等。

（5）肾活检：为了明确诊断、指导治疗或判断预后，在无肾穿刺禁忌证时可行肾穿刺活检。

2. 肾病综合征的病理生理机制

（1）大量蛋白尿：由于肾小球滤过膜的分子屏障和电荷屏障作用受损致使原尿中蛋白含量增多，超过近曲小管重吸收量，即形成大量蛋白尿。

（2）血浆蛋白变化：由于大量白蛋白从尿液中丢失，肝脏代偿性的白蛋白合成增加不足以克服丢失和分解，导致低白蛋白血症的发生。

（3）水肿：受低白蛋白血症的影响，血浆胶体渗透压降低，导致水分从血管腔渗入组织间隙,造成水肿。此外,肾灌注不足,肾素 - 血管紧张素 - 醛固酮系统激活,促进水钠潴留。

(4)高脂血症:发生的机制与肝脏对脂蛋白的合成增加以及脂蛋白分解减少相关。

3. 肾病综合征必要的辅助检查

(1)血常规、尿常规、大便常规及大便潜血。

(2)24 小时尿蛋白定量或晨尿尿蛋白 / 尿肌酐比值。

(3)肝肾功能、电解质、血糖、血脂、血浆蛋白。

(4)免疫球蛋白、补体。

(5)乙肝。

(6)PPD 试验。

(7)腹部 B 超。

(8)胸片、心电图。

根据患者的病情需要可选择丙肝、HIV、抗核抗体、肾活检及肾组织病理检查等。

4. 肾病综合征(NS)的诊断标准　①尿蛋白大于 3.5g/d;②血浆白蛋白低于 30g/L;③水肿;④血脂升高。其中 1、2 两项为诊断所必需。

5. 肾病综合征的鉴别诊断　需进行鉴别诊断的继发性 NS 病因主要包括以下疾病。

(1)过敏性紫癜肾炎:有典型的皮肤紫癜,多在皮疹出现后 1~4 周出现血尿和(或)蛋白尿,典型的皮疹有助于鉴别诊断。

(2)系统性红斑狼疮肾炎:根据多系统受损的临床表现和免疫学检查可发现多种自身抗体,一般不难鉴别。

(3)乙型肝炎病毒相关性肾炎:国内一般依据以下三点进行诊断:①血清乙肝病毒抗原阳性;②有肾小球肾炎临床表现;③肾活检切片可找到乙肝病毒抗原。

(4)糖尿病肾病:肾病综合征多发生于病程 10 年以上的糖尿病患者,糖尿病病史和特征性眼底改变有助于鉴别诊断。

(5)肾淀粉样变性:肾淀粉样变性为全身多器官受累的一部分,心脏、肾脏、消化道、皮肤和神经系统均可受累,常需肾活检确诊。

(6)骨髓瘤性肾病:患者有多发性骨髓瘤样特征性临床表现,骨髓象显示浆细胞异常增生,通过上述特征有利于鉴别诊断。

【教师注意事项】

1. 根据目前资料已可以明确诊断,引导学生考虑肾病综合征的诊断,进一步引出肾病综合征的诊断标准。

2. 引导学生讨论肾病综合征引起上述症状的原因,如何鉴别肾病综合征等。

【本幕小结】

经过进一步检查,患者尿蛋白(+++),生化示白蛋白 23g/L,TC 5.5mmol/L,TG 1.9mmol/L,LDL 3.6mmol/L,根据诊断标准,可诊断为肾病综合征,需进一步明确病理类型。

第 三 幕

你又给周女士做了进一步检查,24 小时尿蛋白定量为 5.2g,肾活检示系膜增生性肾小球肾炎。你向周女士及家属详细解释了病情,嘱咐她卧床休息,低盐饮食,取得周女士的知情同意后,予以她利尿、激素[泼尼松,1mg/(kg·d)],以及其他对症支持治疗后,周女士全身水肿逐渐消退,病情好转出院,你嘱咐她出院后继续服用药物治疗,并定期返院调整药量及复查。

【提示问题】

1. 肾病综合征的病理分型及治疗原则有哪些？

2. 以上治疗是否恰当？你有何建议？

3. 肾病综合征的常见并发症有哪些？

4. 肾病综合征的预后如何？

【主要讨论内容】

1. 原发性肾病综合征的病理分型。

2. 肾穿刺活检的适应证及禁忌证。

3. 肾病综合征易出现的并发症。

4. 肾病综合征的治疗。

【教师参考重点】

1. 原发性肾病综合征的病理分型 引起原发性NS的肾小球病主要病理类型有五类：①微小病变型肾病；②系膜增生性肾小球肾炎；③系膜毛细血管性肾小球肾炎；④膜性肾病；⑤局灶性节段性肾小球硬化。

2. 肾穿刺活检的适应证及禁忌证

(1) 适应证：①考虑为弥漫性病变；②不明原因的血尿；③不明原因而持续的蛋白尿；④经临床各项检查，考虑为肾小管-间质病变者；⑤肾功能不全者；⑥当怀疑为慢性肾盂肾炎，但又不能排除慢性肾炎时，而且临床上又无足够证据进行鉴别诊断者；⑦肾移植后出现可疑的排斥反应，或诊为排斥反应而治疗又无效，或怀疑原有肾病又复发，应进行肾穿刺活体组织检查；⑧其他。

(2) 禁忌证：①有出血倾向者；②血管因素不佳者；③肾内有结核、脓肿或者邻近器官有感染时不宜进行；④肾肿瘤、多囊肾不宜进行；⑤独立肾或者严重肾缩小者不宜进行；⑥全身状况不允许者。

3. 肾病综合征易出现的并发症

(1) 感染。

(2) 血栓和栓塞。

(3) 急性肾衰竭。

(4) 蛋白质和脂肪代谢紊乱。

4. 肾病综合征的治疗

(1) 一般治疗：凡有严重水肿、低蛋白血症者需卧床休息。水肿消失、一般情况好转后，可起床活动。

每日给予正常量0.8~1.0g/(kg·d)的优质蛋白(富含必需氨基酸的动物蛋白)饮食。要保证充足的热量，每日每公斤体重不应少于126~147kJ(30~35kcal)。尽管患者丢失大量尿蛋白，但高蛋白饮食会使肾小球高滤过，从而加重蛋白尿并促进肾脏病变进展，故目前一般不再主张应用。

水肿时应低盐(<3g/d)饮食。此外，为减轻高脂血症，应少进食富含饱和脂肪酸(动物油脂)的饮食，而应多进食富含多聚不饱和脂肪酸(如植物油、鱼油)以及富含可溶性纤维(如燕麦、米糠及豆类)的饮食。

（2）对症治疗

1）利尿消肿：主要通过噻嗪类利尿药、潴钾利尿药、袢利尿药、渗透性利尿药、提高血浆胶体渗透压来利尿，减轻机体水肿。

对 NS 患者利尿治疗的原则是不宜过快过猛，以免造成患者血容量不足，加重血液高黏倾向，诱发血栓、栓塞等并发症。

2）减少尿蛋白：持续性大量蛋白尿可导致肾小球持续高滤过状态、加重肾小管 - 间质的损伤、加速肾小球硬化，是影响肾小球病预后的重要因素之一。现已证实减少尿蛋白可以有效延缓肾功能的恶化。

（3）主要治疗—抑制免疫与炎症反应

1）糖皮质激素（简称激素）：使用原则和方案一般是：①起始足量，常用泼尼松 1mg/（kg·d），口服 8~12 周；②缓慢减药，足量治疗完成后，每 2~3 周减少原用量的 10%；③长期维持，最后以最小有效剂量（10mg/d）维持治疗半年左右。

2）细胞毒药物：这类药物可用于"激素依赖型"或"激素抵抗型"的患者，协同激素治疗。常用药物有：①环磷酰胺；②盐酸氮芥；③其他，如苯丁酸氮芥、硫唑嘌呤等。若无激素禁忌，一般不作为首选或单独治疗用药。

3）环孢素：主要用于治疗激素和细胞毒性药物无效的难治性肾病综合征。

4）麦考酚吗乙酯（mycophenolate mofetil，MMF）：该药对部分难治性肾病综合征有效，但尚缺乏大宗病例的前瞻对照研究结果。

（4）中医药治疗：单纯中医、中药治疗 NS 疗效出现较缓慢，一般主张与激素及细胞毒药物联合应用。

1）辨证施治：给予健脾补肾利水的方剂。

2）拮抗激素及细胞毒药物副作用：给予滋阴降火或清热祛湿的方剂，可减轻激素副作用；配合补益脾胃及调理脾胃的中药可减轻细胞毒药物造成的骨髓抑制及胃肠反应的副作用；辅以中药温补脾肾的方剂，可减少病情反跳、巩固疗效。

3）雷公藤总苷 10~20g，每日 3 次口服，有降尿蛋白作用，可配合激素应用。

（5）并发症防治：NS 的并发症是影响患者长期预后的重要因素，应积极防治。

1）感染：一旦发现感染，应及时选用敏感、强效、无肾毒性的抗生素治疗，有明确感染灶者应尽快去除。

2）血栓及栓塞并发症：当血浆白蛋白低于 20g/L 时，提示机体存在高凝状态，此时应立即开始预防性抗凝治疗。

3）急性肾衰竭：①袢利尿药；②血液透析；③原发病治疗；④碱化尿液。

4）蛋白质及脂肪代谢紊乱：应积极调整饮食中脂肪和蛋白质的量和构成，争取将代谢紊乱减少到最低限度。

【教师注意事项】

本部分主要讨论通过肾活检明确病理类型及相应的治疗，引导学生学习肾穿刺活检的适应证及禁忌证，肾病综合征的病理类型及相应的治疗方案，以及可能出现的并发症等。

【本幕小结】

通过 24 小时尿蛋白定量及肾穿活检，最终确诊为肾病综合征，给予激素、细胞毒药物及对症处理后症状好转。

第十四节　一觉醒来两眼都肿了

【学习目标】

掌握水肿的病因、机制,肾小球肾炎的诊断标准、病理分型、临床表现、辅助检查及治疗。

1. 基础医学

(1) 水肿的病理生理学机制。

(2) 肾脏的生理功能。

(3) 肾小球肾炎的病理学分型。

(4) 肾小球肾炎的病理生理机制。

2. 临床医学

(1) 水肿的常见病因及鉴别。

(2) 肾小球肾炎的诊断标准。

(3) 肾小球肾炎病理分型的临床特征。

(4) 肾小球肾炎的诊断、鉴别诊断及常见并发症。

(5) 肾小球肾炎的治疗。

(6) 肾脏疾病的评估。

3. 人文医学

(1) 中医中药在肾脏疾病诊治中的应用。

(2) 肾小球肾炎的预后。

【关键词】

水肿;血尿;肾小球肾炎;急性肾小球肾炎;病理分型

【时间分配】

1. 学生讨论时间 50 分钟。

2. 学生总结时间 20 分钟。

3. 教师总结与讲评 10 分钟。

【教学建议】

依学生多少(如 6~8 人)分配任务,提出问题,以问题导向方式列出学习重点,查找资料。以**水肿、血尿症状,肾小球肾炎的病理分型,急性肾小球肾炎**等为主要学习目标。重点内容讨论时间约占 80%,其余内容讨论时间约占 20%。讨论结束后一周内每人须交一篇小组讨论记录和自我评估,由小组长收齐送交指导老师。主要内容应包括:讨论内容概要,参加讨论的感想、贡献,自己在组织材料和讨论中的优缺点,参与讨论时的困难(知识面、技术面、情绪面等),今后可能采取的对策;也可以评价讨论小组的整体水平、其他队员的参与度,如参与讨论的积极性、聆听态度、沟通协调、课前准备、表达能力等,作为成绩的参考及将来改进教案的参考。

第　一　幕

小明今年 8 岁了,身体一直不好,老是生病。1 周前妈妈发现小明早晨起来后眼睛有点肿,小明说没有别的不舒服便没在意。但是这几天症状越来越明显了,不但眼睛肿不见好,双脚也肿了,走路没力气,这可把妈妈急坏了,赶紧把小明带到医院。你作为门诊医生接诊了小明,仔细询问了发病情况及相关病史,妈妈说小明最近一直不想吃饭,有恶心、呕吐,小便少,颜色还有点红。小明虽然经常生病,但都是小病,最近一次生病是在 3 周前,感冒、嗓子疼,吃药打针几天后就好了。

【提示问题】

1. 该患者的病史有何特点?

2. 水肿主要有哪些病因? 如何鉴别?

3. 你认为本例中可能是何种原因导致的水肿?

4. 为了进一步确诊,还应该询问哪些病史? 体格检查应该重点注意哪些内容? 需进行哪些辅助检查?

【主要讨论内容】

血尿及水肿的常见病因及临床表现。

【教师参考重点】

血尿的常见病因与伴随症状

1. 常见病因 血尿是泌尿系统疾病最常见的症状之一。98% 的血尿是由泌尿系统疾病引起,2% 的血尿由泌尿系统邻近器官病变或全身性疾病所致。

(1) 泌尿系统疾病:肾小球疾病如急、慢性肾小球肾炎,遗传性肾炎、IgA 肾病和薄基底膜肾病,各种间质性肾炎、泌尿系统结石、尿路感染、尿路憩室、息肉、结核、肿瘤、血管异常和先天性畸形等。

(2) 全身性疾病:①感染性疾病:流行性出血热、猩红热、败血症、钩端螺旋体病和丝虫病等;②血液病:白血病、血小板减少性紫癜、再生障碍性贫血、过敏性紫癜和血友病;③免疫和自身免疫性疾病:系统性红斑狼疮、类风湿关节炎、结节性多动脉炎、皮肌炎、系统性硬化症等引起肾损害时;④心血管疾病:急进性高血压、慢性心力衰竭、亚急性感染性心内膜炎、肾动脉栓塞和肾静脉血栓形成等。

(3) 尿路邻近器官疾病:急性阑尾炎,急、慢性前列腺炎,精囊炎、急性盆腔炎或脓肿、阴道炎、输卵管炎、宫颈癌、直肠和结肠癌等。

(4) 化学物品或药品对尿路的损害:如汞、铅、镉等重金属以及磺胺药、吲哚美辛、甘露醇对肾小管的损害;环磷酰胺引起的出血性膀胱炎;抗凝剂如肝素过量也可导致血尿。

(5) 功能性血尿:平时运动量小的健康人,突然运动量加大可出现运动性血尿。

2. 伴随症状

(1) 血尿伴尿流中断见于膀胱和尿道结石。

(2) 血尿伴肾绞痛是肾或输尿管结石的特征。

(3) 血尿伴尿频、尿急、尿痛见于膀胱炎和尿道炎,同时伴有腰痛及高热、畏寒常为肾盂肾炎。

(4) 血尿伴尿流细和排尿困难见于前列腺炎、前列腺癌。

(5) 血尿伴肾肿块,单侧可见于肿瘤、肾积水和肾囊肿;双侧肿大见于先天性多囊肾,触及移动性肾脏见于肾下垂或游走肾。

(6) 血尿伴有水肿、高血压、蛋白尿见于肾小球肾炎。

(7) 血尿合并乳糜尿见于丝虫病、慢性肾盂肾炎。

(8) 血尿伴有皮肤黏膜及其他部位出血,见于血液病和某些感染性疾病。

【教师注意事项】

1. 患者主要的症状为水肿,伴血尿,病因鉴别需要综合考虑。

2. 患者水肿由眼睑延及全身,需考虑肾源性水肿可能。

【本幕小结】

1. 患者以水肿伴血尿加重 1 周为主要临床表现就诊;先有咽部感染,临床表现少尿、血尿。查体:血压高,眼睑水肿,双下肢凹陷性水肿。

2. 患者存在前驱感染,3 周前有疑似链球菌感染症状。

第 二 幕

你立即为小明进行了详细的体格检查,记录如下:T 36.9℃,P 90 次 / 分,R 24 次 / 分,Bp 145/80mmHg,发育正常,营养中等,重病容,精神差,眼睑水肿,结膜苍白,巩膜无黄染。咽稍充血,扁桃体Ⅰ~Ⅱ度肿大,无脓性分泌物,黏膜无出血点。心肺无异常。腹稍膨隆,肝肋下 2cm,无压痛,脾未及,移动性浊音(−),肠鸣音存在。双下肢凹陷性水肿(+)。

辅助检查:血常规:Hb 83g/L,RBC 2.8×10^{12}/L,网织红细胞计数 1.4%,WBC 11.3×10^9/L,中性粒细胞 82%,淋巴细胞 16%,单核细胞 2%,PLT 207×10^9/L;ESR 110mm/h;尿常规:尿蛋白(++),红细胞 10~12(每高倍视野),白细胞 1~4(每高倍视野),尿比重 1.010;24 小时尿蛋白定量:2.2g。生化:BUN 36.7mmol/L,肌酐 546.60μmol/L,总蛋白 60.9g/L,白蛋白 35.4g/L,胆固醇 4.5mmol/L;免疫学:补体 C3 0.48g/L,抗 ASO 800IU/L。

【提示问题】

1. 该患者的体检及辅助检查有何提示意义?

2. 根据信息,你的初步诊断是什么? 依据是什么?

3. 此病需要与哪些疾病鉴别?

4. 此病的病理生理机制是什么?

5. 为了明确诊断,还应进行哪些检查?

6. 如何评价肾脏疾病?

【主要讨论内容】

1. 肾脏疾病的评估。

2. 肾小球肾炎的分类

3. 急性肾小球肾炎的病因及发病机制。

4. 急性肾小球肾炎必要的辅助检查。

5. 急性肾小球肾炎的诊断标准。

6. 急性肾小球肾炎的鉴别诊断。

【教师参考重点】

1. 肾小球肾炎的分类

(1) 急性肾小球肾炎:是以急性肾炎综合征为主要表现的一组疾病。其特点为急性起病,以血尿、蛋白尿、水肿和高血压为主要表现,可伴有一过性肾功能不全。多见于链球菌感染患者,其他细菌、病毒及寄生虫感染也可引起此病。

(2) 慢性肾小球肾炎:简称慢性肾炎,指以蛋白尿、血尿、水肿、高血压为基本临床表现,本病起病方式不同,病情迁延不愈,病程进展缓慢,可有不同程度的肾功能减退,最终可发展为慢性肾衰竭的一组肾小球病。本组疾病的病理类型及病期不同,主要临床表现也各不相同,故而疾病表现呈多样化。

(3) 急进性肾小球肾炎:本组疾病是以急性肾炎综合征、肾功能急剧恶化、早期少尿性急性肾衰竭为临床特征,病理类型为新月体性肾小球肾炎。

(4) 隐匿性肾小球肾炎:表现为无症状性肾小球源性血尿或(和)蛋白尿,不伴水肿、高血压及肾功能损害。本组疾病可由多种原发性肾小球疾病所致,但病理改变较轻。

2. **急性肾小球肾炎的病因及发病机制** 本病常因 β-溶血性链球菌"致肾炎菌株"(常见为 A 组 12 型和 49 型等)感染所致,常见于上呼吸道感染(多为扁桃体炎)、皮肤感染(多为脓疱疮)、猩红热等链球菌感染后。本病主要是由感染所诱发的免疫反应引起,故而感染的严重程度与急性肾炎的发生和病变轻重并不完全一致。链球菌的致病抗原从前认为是胞壁上的 M 蛋白,而现在多认为胞浆成分(内链素,endostreptosin)或分泌蛋白(外毒素 B 及其酶原前体)可能为主要致病抗原。抗原引起免疫反应后,循环免疫复合物沉积于肾小球致病,此外种植于肾小球的抗原也可与循环中的特异抗体结合形成原位免疫复合物而致病。自身免疫反应也可能参与了发病机制。

肾小球内的免疫复合物激活补体导致肾小球内皮及系膜细胞增生,并可吸引中性粒细胞和单核细胞浸润,导致肾脏病变。

3. **急性肾小球肾炎的病理** 病变主要累及肾小球。病变类型为毛细血管内增生性肾小球肾炎。光镜下表现为弥漫性肾小球病变,以内皮细胞及系膜细胞增生为主,急性期可伴有中性粒细胞和单核细胞浸润。病变严重时,可出现增生和浸润的细胞压迫毛细血管袢使管腔狭窄甚至闭塞的情况。肾小管病变多不明显,但肾间质可能出现水肿及局灶性炎性细胞浸润。免疫病理检查可见 IgG 及 C3 呈粗颗粒状沿毛细血管壁和(或)系膜区沉积。电镜检查可见有驼峰状大块电子致密物沉积于肾小球上皮细胞下。

4. **急性肾小球肾炎的临床表现** 急性肾炎儿童多见,男性多于女性。通常于前驱感染后 1~3 周(平均 10 天)起病,呼吸道感染者的潜伏期较皮肤感染者短。本病起病较急,病情轻重不一,轻者仅有尿常规及血清 C3 异常呈亚临床型;典型者呈急性肾炎综合征表现,严重者可发生急性肾衰竭。本病预后良好,常可在数月内临床自愈。

典型者具有以下表现:

(1) 尿异常:几乎全部患者均有肾小球源性血尿,约 30% 患者可有肉眼血尿,可伴有轻、中度蛋白尿,低于 20% 患者可呈肾病综合征范围的大量蛋白尿。尿沉渣除红细胞外,早期尚可见白细胞和上皮细胞稍增多,并可有颗粒管型和红细胞管型等。

(2) 水肿:80% 以上患者出现水肿,常为起病的初发表现,以晨起眼睑水肿或伴有下肢轻度可凹性水肿为典型表现,少数严重者可波及全身。

(3) 高血压:约 80% 患者出现一过性轻、中度高血压,多与钠水潴留有关,利尿后血压逐渐恢复正常。少数患者会出现严重高血压,甚至高血压脑病。

(4) 肾功能异常:起病早期可因肾小球滤过率下降、钠水潴留而尿量减少(常在 400~700ml/d),少数患者甚至少尿(<400ml/d)。肾功能可一过性受损,多表现为轻度氮质血症。1~2 周后尿量渐增,利尿后数日肾功能可逐渐恢复正常。仅有极少数患者表现为急性肾衰竭,此类患者易与急进性肾炎相混淆。

(5) 充血性心力衰竭:多发生在急性肾炎综合征期,水钠严重潴留和高血压为重要的诱发因素。患者可有奔马律、肺水肿和颈静脉怒张症状,常需紧急处理。老年患者发生率较高,儿童患者少见。

(6) 免疫学检查异常:患者血清抗链球菌溶血素"O"滴度可升高,提示近期内曾感染链球菌。起病初期血清 C3 及总补体下降,8 周内渐恢复正常,具有很大的诊断价值。此外,部分患者起病早期循环免疫复合物及血清冷球蛋白可呈阳性。

5. 急性肾小球肾炎的诊断及鉴别诊断

诊断

(1) 链球菌感染后1~3周出现血尿、蛋白尿、水肿和高血压,甚至出现少尿及氮质血症等急性肾炎综合征表现。

(2) 伴有血清C3下降,病情在发病的8周内逐渐减轻到完全恢复正常者,可临床诊断为急性肾炎。

(3) 若肾小球滤过率进行性下降或病情在2个月仍未见全面好转者应及时做肾活检,以明确诊断。

鉴别诊断

(1) 以急性肾炎综合征起病的肾小球疾病:

1) 其他病原体感染后的急性肾炎:许多细菌、病毒及寄生虫感染均可引起急性肾炎。多种病毒(如水痘 - 带状疱疹病毒、EB病毒、流感病毒等)常见,感染极期或感染后3~5天发病多见,病毒感染后急性肾炎临床表现多较轻,常不伴血清补体降低,少有水肿和高血压,肾功能一般正常,临床过程自限。

2) 系膜毛细血管性肾小球肾炎:除表现急性肾炎综合征外,常伴肾病综合征,病变持续且无自愈倾向。50%~70%患者可有持续性低补体,8周内不恢复。

3) 系膜增生性肾小球肾炎(IgA肾病及非IgA系膜增生性肾小球肾炎):部分患者有前驱感染可呈现急性肾炎综合征,患者血清C3一般正常,病情无自愈倾向。IgA肾病患者疾病潜伏期短,可在感染后数小时至数日内出现肉眼血尿,血尿可反复发作,部分患者血清IgA升高。

(2) 急进性肾小球肾炎:起病过程与急性肾炎相似,但除急性肾炎综合征外,早期多出现少尿、无尿,肾功能急剧恶化为该病特征。重症急性肾炎表现为急性肾衰竭者若与该病相鉴别困难,应及时作肾活检以明确诊断。

(3) 系统性疾病肾脏受累:系统性红斑狼疮肾病、过敏性紫癜肾炎、小血管肾炎、细菌性心内膜炎肾损害、原发性冷球蛋白血症肾损害等也可表现为急性肾炎综合征,根据其他系统受累的典型临床表现和实验室检查,可资鉴别。

当临床诊断困难时,急性肾炎综合征患者需考虑进行肾活检以明确诊断、指导治疗。

肾活检的指征为:①少尿1周以上或进行性尿量减少伴肾功能恶化者;②病程超过两个月而无好转趋势者;③急性肾炎综合征伴肾病综合征者。

【教师注意事项】

1. 根据目前资料已可以明确诊断,需引导学生考虑急性肾小球肾炎的诊断,进一步引出肾小球肾炎的诊断标准;

2. 引导学生讨论肾小球肾炎引起上述症状的原因,如何鉴别肾小球肾炎等。

【本幕小结】

经过进一步检查,患者尿蛋白(++),尿红细胞增多,血补体(C3)减低,ASO高肾小球肾炎,需进一步明确病理类型,目前考虑急性肾小球肾炎的可能性比较大。

第 三 幕

你向小明的家属耐心解释了病情,建议住院治疗。入院后行肾脏活检,结果为毛细血管内增生性肾小球肾炎。给予对症支持治疗1周后,尿量恢复正常,肌酐降至正常值,水肿、血尿消失,血压降到 120/80mmHg。小明痊愈出院,你建议 1 个月后来院复诊。

【提示问题】

1. 肾小球肾炎有哪些病理分型?各有何特点?

2. 肾穿刺活检的适应证及禁忌证各有哪些?

3. 该患者应如何治疗?

4. 该患者的预后如何?

【主要讨论内容】

1. 原发性肾小球肾炎的病理分型。

2. 肾穿刺活检的适应证及禁忌证。

3. 急性肾小球肾炎的治疗。

【教师参考重点】

1. 原发性肾小球肾炎的病理类型 原发性肾小球肾炎主要病理类型:①轻微肾小球病变;②局灶节段性病变;③弥漫性肾小球肾炎;④未分类的肾小球肾炎。其中弥漫性肾小球肾炎又分为:膜性肾病、增生性肾炎(此类又分为系膜增生性、毛细血管内增生性、系膜毛细血管性、新月体性和坏死性肾小球肾炎)以及硬化性肾小球肾炎。

2. 肾穿刺活检的适应证及禁忌证

(1) 适应证:①考虑为弥漫性病变;②不明原因的血尿;③不明原因而持续的蛋白尿;④经临床各项检查,考虑为肾小管 - 间质病变者;⑤肾功能不全者;⑥当怀疑为慢性肾盂肾炎,但又不能排除慢性肾炎时,而且临床上又无足够证据进行鉴别诊断者;⑦肾移植后出现可疑的排斥反应,或诊为排斥反应而治疗又无效,或怀疑原有肾病又复发,应进行肾穿刺活体组织检查;⑧其他。

(2) 禁忌证:①有出血倾向者;②血管因素不佳者;③肾内有结核、脓肿或者邻近器官有感染时不宜进行;④肾肿瘤、多囊肾不宜进行;⑤独立肾或者严重肾缩小者不宜进行;⑥全身状况不允许者。

3. 急性肾小球肾炎的治疗 本病以休息及对症治疗为主。急性肾衰竭病例应予透析,待其自然恢复。本病为自限性疾病,不需应用糖皮质激素及细胞毒药物。

(1) 一般治疗:急性期应卧床休息,待血尿、水肿、高血压症状消退后逐步增加活动量。急性期低盐(每日摄入量低于 3g)饮食。肾功能正常者可不限制蛋白质入量,但氮质血症时应限制蛋白质摄入,并以优质动物蛋白为主。明显少尿者应限制液体入量。

(2) 治疗感染灶:由于本病主要为链球菌感染后免疫反应所致,若肾炎发作时感染灶已控制,血象正常则可不行常规抗生素治疗。对于反复发作的慢性扁桃体炎,待肾炎病情稳定后[尿蛋白少于(+),尿沉渣红细胞少于 10 个 /HP]可考虑做扁桃体摘除,术前、术后 2 周需注射青霉素。

(3) 对症治疗:包括利尿消肿、降血压,预防心脑合并症的发生等。休息、利尿和低盐后高血压控制仍不满意时,可酌情加用降压药物。

(4) 透析治疗:发生急性肾衰竭而有透析指征时,应及时给予透析治疗以帮助患者度过急性期。由于本病具有自愈倾向,肾功能多可逐渐恢复,不需要长期维持透析。

4. 急性肾小球肾炎的预后 本病具有自限性,绝大多数患者于 1~4 周内出现尿量增多、水肿消失、血压恢复,尿化验也常随之好转。血清 C3 在 8 周内恢复正常,病理检查亦大部分恢复正常或仅遗留系膜细胞增生。但少数患者镜下血尿及微量尿蛋白有时可迁延半年至一年才消失。仅有不到 1% 的患者因急性肾衰竭救治不当而死亡,且多为高龄患者。

本病的远期预后多数预后良好,可完全治愈,约 6%~18% 病例遗留尿异常和(或)高血压而转为"慢性",或于"临床痊愈"多年后又出现相应肾小球肾炎表现。老年患者,有持续性高血压、大量蛋白尿和(或)肾功能损害者预后一般较差,散发者较流行者预后可能差;肾组织增生病变严重,伴有较多新月体形成者预后差。

【教师注意事项】

本部分主要为通过肾活检明确病理类型及相应的治疗,通过引导学生学习肾穿刺活检的适应证及禁忌证,肾小球肾炎的病理类型及相应的治疗方案。

【本幕小结】

通过肾穿活检,最终确诊为急性肾小球肾炎,经抗感染、利尿、降压及严格体液管理,患者病情好转,肾功能损伤为一过性损伤,1 个月后可复查补体 C3。

第十五节　被小便折磨的张阿姨

【学习目标】

掌握尿路感染的定义、流行病学、发病机制、临床表现、诊断标准、治疗方法及并发症的防治。

1. 基础医学

(1) 尿路感染的病因及危险因素。

(2) 肾脏与膀胱的结构与解剖。

2. 临床医学

(1) 膀胱刺激征的定义及问诊技巧。

(2) 尿路感染的常见病因及发病机制。

(3) 尿路感染的定义及分类。

(4) 尿路感染的临床表现及伴随症状。

(5) 尿路感染的抗生素治疗原则。

(6) 肾盂肾炎的定义、临床表现及主要实验室检查方法。

(7) 肾盂肾炎的诊断标准、鉴别诊断及治疗。

3. 人文医学

(1) 尿路感染的流行病学。

(2) 尿路感染的预防及预后。

【关键词】

膀胱刺激征;尿路感染;肾盂肾炎;抗生素治疗;影像学检查

【时间分配】

1. 学生讨论时间 50 分钟。

2. 学生总结时间 20 分钟。

3. 教师总结与讲评 10 分钟。

【教学建议】

依学生多少(如 6~8 人)分别查寻问题所在,以问题导向方式列出重点。以**膀胱刺激征的定义及问诊技巧、尿路感染的常见病因及发病机制、尿路感染的临床表现及伴随症状**,需进行的重点体格检查及辅助检查,肾盂肾炎的临床表现、诊断及鉴别诊断,该患者其完整的治疗及尿路感染的预后及预防等为主要学习目标。重点内容讨论时间约占80%,其余内容讨论时间约占20%。讨论结束后一周内每人须交一篇小组讨论记录和自我评估,由小组长收齐送交指导老师。主要内容应包括:讨论内容概要,参加讨论的感想、贡献,自己在组织材料和讨论中的优缺点,参与讨论时的困难(知识面、技术面、情绪面等),今后可能采取的对策;也可以评价讨论小组的整体水平、其他队员的参与度,如参与讨论的积极性、聆听态度、沟通协调、课前准备、表达能力等,作为成绩的参考及将来改进教案的参考。

第 一 幕

58岁的老教授张阿姨,一直被小便的问题困扰着。在5年前,突然出现间断发作的尿频、尿急、尿痛,有时还伴有腰痛、发热,小便颜色看起来还正常,这种情况每年会出现2~3次,一般连续服用几天消炎药就好了。3天前,张阿姨连续工作两天后,相似的症状又发作了,还头痛得厉害,自测体温达39.1℃,张阿姨像往常一样吃了消炎药,吃了2天后竟没什么好转,这才赶紧来医院就诊。你作为门诊大夫接诊了张阿姨,详细询问了发病情况及相关病史,张阿姨说自己患糖尿病6年了,一直服用格列喹酮和二甲双胍治疗,血糖控制还可以。有青霉素过敏的情况。

你在门诊给张阿姨开了些检查,相关记录如下:血常规:Hb 135g/L,WBC 18.9×10^9/L,N 87%;尿常规:尿比重1.010,尿蛋白(+),WBC充满/Hp,可见脓球和白细胞管型,RBC 5~10/Hp;双肾及输尿管B超:双肾体积较正常略大,输尿管和膀胱未见明显异常。

【提示问题】

1. 膀胱刺激征的定义是什么? 针对该患者有何问诊技巧?

2. 老年人尿频、尿急、尿痛常见于哪些疾病?

3. 针对该患者体格检查需要重点关注哪些体征?

4. 还需要做哪些辅助检查以明确诊断?

【主要讨论内容】

1. 膀胱刺激征的定义及常见病因。

2. 膀胱刺激征的问诊要点。

3. 腰痛的常见病因。

4. 引起脓尿的常见疾病。

【教师参考重点】

1. 膀胱刺激征的定义及常见病因　膀胱刺激征是指尿频、尿急、尿痛,也称尿路刺激征。正常成人每天白天平均排尿4~6次,夜间0~2次,每次尿量约300ml;尿急是指尿意一来就有要立即排尿的感觉;尿痛是指排尿疼痛,经常由尿路炎症所引起,疼痛的感觉一般不位于膀胱,多向尿道口放射,性质为烧灼感或刺痛,是常见的泌尿系统症状。

　常见病因

(1)尿路感染:尿路上皮对细菌侵入的炎症性反应,常伴有菌尿和脓尿。常有白细胞尿,尿中可以找到致病微生物(培养、显微镜检查)。

(2)尿道综合征:与精神因素有关。多见于女性,中段尿培养大多阴性,排除了器质性疾病所致的尿路刺激征后,可考虑诊断此病,多数与精神因素有关。

(3)输尿管结石(特别是输尿管膀胱壁段结石)。

(4)膀胱肿瘤:血尿常较突出。

(5) 间质性膀胱炎:可以见于结缔组织疾病,较常见于系统性红斑狼疮(SLE)患者中;找不到病因者,称为特发性间质性膀胱炎。

(6) 出血性膀胱炎:常见于使用环磷酰胺(抗肿瘤药物)的患者。

(7) 泌尿系结核:肾结核的特征是病在肾脏,表现在膀胱。

2. 尿频、尿急与尿痛常见伴随症状及问诊要点

伴随症状

(1) 尿频伴有尿急和尿痛见于膀胱炎和尿道炎,膀胱刺激征存在但不剧烈而伴有双侧腰痛见于肾盂肾炎,伴有会阴部、腹股沟和睾丸胀痛见于急性前列腺炎。

(2) 尿频、尿急伴有血尿,午后低热,乏力盗汗见于膀胱结核。

(3) 尿频不伴尿急和尿痛,但伴有多饮、多尿和口渴见于精神性多饮、糖尿病和尿崩症。

(4) 尿频、尿急伴无痛性血尿见于膀胱癌。

(5) 老年男性尿频伴有尿线细,进行性排尿困难见于前列腺增生。

(6) 尿频、尿急、尿痛伴有尿流突然中断,见于膀胱结石堵住出口或后尿道结石嵌顿。

问诊要点

(1) 了解尿频程度,单位时间排尿频率,如每小时或每天排尿次数,每次排尿间隔时间和每次排尿量。

(2) 尿频是否伴有尿急和尿痛,三者皆有多为炎症,单纯尿频应逐一分析其病因。

(3) 尿痛的部位和时间,排尿时耻骨上区痛多为膀胱炎,排尿毕时尿道内或尿道口痛多为尿道炎。

(4) 是否伴有全身症状,如发热畏寒、腹痛腰痛、乏力盗汗、精神抑郁、肢体麻木等,如有以上症状应作相应检查,排除相关疾病。

(5) 出现尿频、尿急、尿痛前是否有明显原因,如劳累、受凉或月经期,是否接受导尿、尿路器械检查或流产术,这些常为尿路感染的诱因。

(6) 有无慢性病史,如结核病、糖尿病、肾炎和尿路结石,这些疾病本身可以出现尿路刺激症状,也是尿路感染的易发和难以治愈的因素。

(7) 有无尿路感染的反复发作史,发作间隔有多长,是否做过尿培养,细菌种类有哪些以及药物使用的种类和疗程。

3. 糖尿病的治疗 见糖尿病专题。

【教师注意事项】

患者主要的症状为尿频、尿急、尿痛,伴有腰痛、发热,重点需要注意尿路感染类型的鉴别内容。

【本幕小结】

1. 患者以尿频、尿急、尿痛为主要临床表现到门诊就诊,伴发热、腰痛,无水肿,尿色正常,有糖尿病史,近5年有类似症状出现,自服药物可好转,3日前劳累后症状加重,药物控制不佳。

2. 尿频、尿急、尿痛合称膀胱刺激征,常见于尿路感染、膀胱肿瘤、膀胱结核等疾病。

第 二 幕

在病房,你给张阿姨进行了详细的体格检查,记录如下:T 38.9℃,P 95次/分,R 20次/分,BP 130/80mmHg。神志清楚,咽无充血,扁桃体无肿大。双肺呼吸音清,未闻及干湿啰音。心率95次/分,律齐,各瓣膜听诊区未闻及病理性杂音。腹部平软,未见胃肠型及肠蠕动波,下腹轻

压痛,无反跳痛,肝、脾肋下未及。Murphy 征(-),双肾区叩痛(+),输尿管区无压痛。双下肢无水肿。

辅助检查结果如下:凝血功能正常,空腹血糖 6.3mmol/L(服药后),肝、肾功能正常;中段尿标本送细菌培养和药物敏感试验结果未回;静脉肾盂造影可见肾盂肾盏轻度缩窄。

【提示问题】

1. 本病例目前的诊断可能是什么?

2. 诊断的依据是什么? 需要与哪些疾病鉴别?

3. 患者这次患病的可能原因有哪些? 与糖尿病病史是否有关?

4. 急性肾盂肾炎的流行病学及主要临床表现是什么?

【主要讨论内容】

1. 尿路感染的流行病学。

2. 尿路感染的常见病因和发病机制。

3. 尿路感染的定义、临床表现及分类。

4. 肾盂肾炎的临床表现及诊断。

【教师参考重点】

1. 尿路感染的流行病学　尿路感染被认为是最常见的细菌感染。在美国,每年有 700 万以上人因尿路感染就诊,每年有超过 100 万人必须因尿路感染出现的病情加重就诊,同时也导致 100 万的急诊患者和 10 万的住院患者。在总的就诊患者中有 1.2% 的女性和 0.6% 的男性是因尿路感染而就诊。每年 200 万的院内感染中尿路感染约占 38%。

2. 尿路感染病因及发病机制

(1) 病原微生物:革兰阴性杆菌为尿路感染最常见的致病菌,以大肠埃希菌最为常见,约占全部尿路感染的 85%,其次为变形杆菌、克雷伯杆菌。约 5%~15% 的尿路感染由以肠球菌和凝固酶阴性的葡萄球菌为主的革兰阳性细菌引起。大肠埃希菌最常见于无症状性细菌尿、非复杂性尿路感染以及首次发生的尿路感染。医院内感染、复杂性或复发性尿感、尿路器械检查后发生的尿路感染,则多为肠球菌、变形杆菌、克雷伯杆菌和铜绿假单胞菌所致。其中伴有尿路结石者以变形杆菌感染常见,铜绿假单胞菌多见于尿路器械检查后,金黄色葡萄球菌多见于血源性尿感。腺病毒在儿童和一些年轻人中可引起急性出血性膀胱炎,甚至引起流行。此外,结核分枝杆菌、衣原体、真菌等也可导致尿路感染。

(2) 发病机制

1) 感染途径

① 上行感染:病原菌经由尿道上行至膀胱,甚至输尿管、肾盂引起的感染称为上行感染,约占尿路感染的 95%。正常情况下前尿道和尿道口周围定居着少量细菌,如链球菌、乳酸菌、葡萄球菌和类白喉杆菌等,但不致病。在某些因素如性生活、尿路梗阻、医源性操作、生殖器感染等影响下可导致上行感染的发生。

② 血行感染:指病原菌通过血运到达肾脏和尿路其他部位引起的感染。此种感染途径少见,不足 3%。多发生于患有慢性疾病或接受免疫抑制剂治疗的患者。常见的病原菌有金黄色葡萄球菌、沙门菌属、假单胞菌属和白色念珠菌属等。

③ 直接感染:泌尿系统周围器官、组织发生感染时,病原菌偶可直接侵入到泌尿系统导致感染。

④ 淋巴道感染:盆腔和下腹部的器官感染时,病原菌可从淋巴道感染泌尿系统,但罕见。

⑤ 机体防御功能：正常情况下，进入膀胱的细菌很快被清除，是否发生尿路感染除与细菌的数量、毒力有关外，还取决于机体的防御功能。

2）易感因素

① 尿路梗阻：任何妨碍尿液自由流出的因素，如结石、前列腺增生、狭窄、肿瘤等均可导致尿液积聚，细菌不易被冲洗清除，而在局部大量繁殖引起感染。尿路梗阻合并感染可使肾组织结构快速破坏，因此及时解除梗阻非常重要。

② 膀胱输尿管反流：输尿管壁内段及膀胱开口处的黏膜形成阻止尿液从膀胱输尿管口反流至输尿管的屏障，当其功能或结构异常时可使尿液从膀胱逆流到输尿管，甚至肾盂，导致细菌在局部定植，发生感染。

③ 机体免疫力低下：如长期使用免疫抑制剂、糖尿病、长期卧床、严重的慢性病和艾滋病等。

④ 神经源性膀胱：支配膀胱的神经功能障碍，如脊髓损伤、糖尿病、多发性硬化等疾病，因长时间的尿液潴留和（或）应用导尿管引流尿液导致感染。

⑤ 妊娠：约 2%~8% 妊娠妇女可发生尿路感染，与孕期输尿管蠕动功能减弱、暂时性膀胱输尿管活瓣关闭不全及妊娠后期子宫增大致尿液引流不畅有关。

⑥ 性别和性活动：女性尿道较短（约 4cm）而宽，距离肛门较近，开口于阴唇下方是女性容易发生尿路感染的重要因素。性生活时可将尿道口周围的细菌挤压入膀胱引起尿路感染；前列腺增生导致的尿路梗阻是中老年男性尿路感染的一个重要原因。包茎、包皮过长是男性尿路感染的诱发因素。

⑦ 医源性因素：导尿或留置导尿管、膀胱镜和输尿管镜检查、逆行性尿路造影等可致尿路黏膜损伤，将细菌带入尿路，易引发尿路感染。据文献报道，即使严格消毒，单次导尿后，尿路感染的发生率约为 1%~2%，留置导尿管 1 天感染率约 50%，超过 3 天者，感染发生率可达 90%以上。

⑧ 泌尿系统结构异常：如肾发育不良、肾盂及输尿管畸形、移植肾、多囊肾等，也是尿路感染的易感因素。

⑨ 遗传因素：越来越多的证据表明宿主的基因影响尿路感染的易感性。反复发作尿路感染的妇女，其尿路感染的家族史显著多于对照组。由于遗传而致尿路黏膜局部防御尿路感染的能力降低，可使尿路感染发生的危险性增加。

3）细菌的致病力：细菌进入膀胱后，能否引起尿路感染，与其致病力有很大关系。以大肠埃希菌为例，能引起症状性尿路感染者仅为其中的少数菌株，如 O、K 和 H 血清型菌株，它们具有特殊的致病力。大肠埃希菌通过菌毛将细菌菌体附着于特殊的上皮细胞受体上，导致黏膜上皮细胞分泌 IL-6、IL-8，并诱导上皮细胞凋亡和脱落。致病性大肠埃希菌还可产生溶血素、铁载体等对人体杀菌作用具有抵抗能力的物质。

3. 尿路感染定义及分类　尿路感染，简称尿感，是指各种病原微生物在尿路中生长、繁殖而引起的尿路感染性疾病。多见于育龄期妇女、老年人、免疫力低下及尿路畸形者。

根据感染发生部位可分为上、下尿路感染，前者指肾盂肾炎，后者主要指膀胱炎。尿路感染又有急性和慢性之分。根据有无尿路功能或结构的异常，又可分为复杂性、非复杂性尿感。前者指在慢性肾实质性疾病基础上发生的尿路感染或伴有尿路引流不畅、结石、畸形、膀胱输尿管反流等结构或功能的异常的尿路感染。不伴有上述情况者称为非复杂性尿感。

4. 尿路感染的临床表现

（1）膀胱炎：占尿路感染的 60% 以上。主要表现为尿频、尿急、尿痛、下腹部疼痛、排尿不适等，部分患者很快出现排尿困难。尿液混浊并有异味且约 30% 可出现血尿。少数患者出现腰痛、发热，但体温常不超过 38.0℃，一般无全身感染症状。如患者有突出的系统表现，体温超过 38.0℃，应考虑上尿路感染。膀胱炎约 75% 以上是由大肠埃希菌所致。

（2）肾盂肾炎：

1）急性肾盂肾炎：本病育龄女性最多见，可发生于各年龄段。临床表现与感染程度有关，起病较急。

① 全身症状：发热，体温多在 38.0℃ 以上，多为弛张热，也可呈稽留热或间歇热并伴有寒战、头痛、全身酸痛、恶心、呕吐等。部分患者出现革兰阴性杆菌败血症。

② 泌尿系症状：尿频、尿急、尿痛、排尿困难、下腹部疼痛、腰痛等。腰痛多为钝痛或酸痛。部分患者下尿路症状不典型。

③ 体格检查：一侧或两侧肋脊角或输尿管点压痛和（或）肾区叩击痛并伴有发热、心动过速和全身肌肉压痛。

2）慢性肾盂肾炎：临床表现复杂，全身及泌尿系统局部表现可不典型。一半以上患者有急性肾盂肾炎病史，后出现不同程度低热、间歇性尿频、排尿不适、腰部酸痛及夜尿增多、低比重尿等肾小管功能受损表现。病情持续可发展为慢性肾衰竭。急性发作时患者症状明显，类似急性肾盂肾炎。

3）无症状细菌尿：无症状细菌尿是指患者有真性细菌尿，而无尿路感染的症状，可由症状性尿感演变而来或无急性尿路感染病史。致病菌多为大肠埃希菌，患者可长期无症状，尿常规可无明显异常，但尿培养有真性菌尿，也可在病程中出现急性尿路感染症状。

5. 尿路感染的主要实验室检查方法

（1）尿液检查：尿液常浑浊，可有异味。

1）常规检查：可出现白细胞尿、血尿、蛋白尿。尿沉渣镜检白细胞 >5 个 /HP 称为白细胞尿，对诊断尿路感染有较大意义；部分尿感患者有镜下血尿，尿沉渣镜检红细胞数多为 3~10 个 /HP，呈均一性红细胞尿，极少数急性膀胱炎患者出现肉眼血尿；蛋白尿多为阴性到微量。部分肾盂肾炎患者尿中可见白细胞管型。

2）白细胞排泄率：准确留取 3 小时尿液，立即进行尿白细胞计数，所得白细胞数按每小时折算，正常人白细胞计数 $<2 \times 10^5/h$，白细胞计数 $>3 \times 10^5/h$ 为阳性，介于两者之间为可疑。

3）细菌学检查：涂片细菌检查：清洁中段尿沉渣涂片，革兰染色用油镜或不染色用高倍镜检查，计算 10 个视野细菌数，取平均值，若每个视野下发现 1 个或更多细菌，提示尿路感染。此法检出率可达 80%~90%，并可初步确定是杆菌或球菌、是革兰阴性还是革兰阳性细菌，对及时选择有效抗生素有重要参考价值。

细菌培养：采用清洁中段尿、导尿及膀胱穿刺尿做细菌培养，其中以膀胱穿刺尿培养结果最可靠。中段尿细菌定量培养细菌数 $\geqslant 10^5/ml$，称为真性菌尿，可确诊尿路感染；尿细菌定量培养细菌数 $10^4~10^5/ml$，为可疑阳性，还需复查；如细菌数 $<10^4/ml$，可能为污染。耻骨上膀胱穿刺尿细菌定性培养有细菌生长，即为真性菌尿。另外，尿细菌定量培养可出现假阳性或假阴性结果。

假阳性主要见于：①中段尿收集不规范，标本被污染；②尿标本在室温下存放超过 1 小时才进行接种；③检验技术错误等。

假阴性主要原因为：①近 7 天内使用过抗生素；②尿液在膀胱内停留时间不足 6 小时；③收集中段尿时，消毒药混入尿标本内；④饮水过多，尿液被稀释；⑤感染灶排菌呈间歇性等。

4）亚硝酸盐还原试验：其原理为大肠埃希菌等革兰阴性细菌可将尿内硝酸盐还原为亚硝酸盐，此法诊断尿路感染的敏感性在 70% 以上，特异性在 90% 以上。一般无假阳性，但球菌感染可出现假阴性。该方法可作为尿感的过筛试验。

5）其他辅助检查：急性肾盂肾炎可有肾小管上皮细胞受累，出现尿 N- 乙酰 -β-D- 氨基葡萄糖苷酶（NAG）升高。慢性肾盂肾炎可有肾小管和（或）肾小球功能异常，可表现为尿比重和尿渗透压下降，甚至肾性糖尿、肾小管酸中毒等。

（2）血液检查

1）血常规：急性肾盂肾炎时血白细胞常升高，中性粒细胞增多，核左移。血沉可增快。

2）肾功能：慢性肾盂肾炎肾功能受损时可出现肾小球滤过率降低、血肌酐升高等。

（3）影像学检查：影像学检查如 B 超、X 线腹部平片、静脉肾盂造影（intravenous pyelography，IVP）、排尿期膀胱输尿管反流造影、逆行性肾盂造影等，目的在于了解尿路情况，及时发现有无尿路结石、梗阻、反流、畸形等导致尿路感染反复发作的因素。尿路感染急性期不宜做静脉肾盂造影，可做 B 超检查。对于反复发作的尿路感染或急性尿路感染治疗 7~10 天无效的女性应行 IVP 检查。男性患者无论首发还是复发，在排除前列腺炎和前列腺肥大可能后均应行尿路 X 线检查以排除尿路解剖和功能上的异常。

6. 尿路感染的诊断标准

（1）尿路感染的诊断：通过尿路刺激征、感染中毒症状、腰部不适等临床症状，结合尿液改变和尿液细菌学检查，诊断不难。凡是有真性细菌尿者，均可诊断为尿路感染。无症状性细菌尿的诊断主要依靠尿细菌学检查，要求两次细菌培养均为同一菌种的真性菌尿。女性有明显尿频、尿急、尿痛，尿白细胞增多，尿细菌定量培养 $\geqslant 10^2$/ml，并为常见致病菌时，可拟诊为尿路感染。

（2）尿路感染的定位诊断：真性菌尿的存在表明有尿路感染，但无法判定是上尿路或下尿路感染，需进一步行定位诊断。

根据临床表现定位：上尿路感染常有发热、寒战，甚至毒血症症状，伴有明显腰痛、输尿管点和（或）肋脊点压痛、肾区叩击痛等。下尿路感染，以膀胱刺激征为突出表现，一般少有发热、腰痛等。

根据实验室检查定位：出现下列情况常提示上尿路感染：①膀胱冲洗后尿培养阳性；②尿沉渣镜检有白细胞管型，并排除间质性肾炎、狼疮性肾炎等疾病；③尿 NAG 升高、尿 β_2-MG 升高；④尿渗透压降低。

（3）慢性肾盂肾炎的诊断：除反复发作尿路感染病史之外，还需结合影像学及肾脏功能检查。

1）肾外形凹凸不平，双肾大小不等。

2）静脉肾盂造影可见肾盂肾盏变形、缩窄。

3）持续性肾小管功能损害。

具备上述第 1、2 条的任何一项再加第 3 条可诊断慢性肾盂肾炎。

7. 尿路感染的鉴别诊断　不典型尿路感染要与下列疾病鉴别。

（1）尿道综合征：常见于妇女，患者有尿频、尿急、尿痛及排尿不适等尿路刺激症状，但多次检查均无真性细菌尿。部分患者可能由于逼尿肌与膀胱括约肌功能不协调、妇科或肛周疾病、神经焦虑等引起,也可能是衣原体等非细菌感染造成。

(2) 肾结核:本病膀胱刺激症状较尿感更明显,一般抗生素治疗无效,尿沉渣可找到抗酸杆菌,尿培养结核分枝杆菌阳性,普通细菌培养为阴性。静脉肾盂造影可发现肾实质虫蚀样缺损等表现。部分患者伴有肾外结核,抗结核治疗有效,可依此鉴别。但需注意肾结核可能与尿路感染并存,尿路感染经抗生素治疗后,仍残留有尿路感染症状或尿沉渣异常者,应注意肾结核的可能性。

(3) 慢性肾小球肾炎:慢性肾盂肾炎当出现肾功能减退、高血压时应与慢性肾小球肾炎相鉴别。后者有较明确蛋白尿、血尿和水肿病史,且肾小球功能受损较肾小管功能受损突出,并多为双侧肾脏受累;而前者细菌学检查阳性且常有尿路刺激征,影像学检查可表现为双肾不对称性缩小。

【教师注意事项】

根据病史、体格检查及辅助检查中尿液、血液检查和泌尿系 B 超检查结果,不难得出“尿路感染”的诊断,进一步引导完成定位诊断,确定上尿路感染与下尿路感染的鉴别,引出肾盂肾炎的临床表现、诊断标准。

【本幕小结】

患者经过进一步检查,诊断为慢性肾盂肾炎急性发作。

第 三 幕

你向张阿姨及其家属耐心地解释了病情,希望她们配合治疗。入院后给予消炎药静脉滴注,2 天后尿培养回报:大肠埃希氏菌(+),计数 >10^5/ml,对青霉素、头孢菌素、氨曲南均耐药,对头孢哌酮中敏,对亚胺培南敏感。你根据药敏实验结果调整用药,3 日后,张阿姨说症状明显减轻了,1 周后复查尿常规:尿蛋白(−),镜下未见白细胞和红细胞;血常规:WBC 4.6×10^9/L,N 60%,张阿姨康复出院,带药继续治疗,你嘱咐张阿姨一定要按时复诊。

【提示问题】

1. 肾盂肾炎的治疗原则有哪些? 具体如何治疗?
2. 该患者的治疗是否合理?
3. 药敏试验前后的抗生素使用的依据是什么?
4. 肾盂肾炎应怎样进行疗效评定?
5. 肾盂肾炎的预防及预后如何?

【主要讨论内容】

1. 尿路感染的治疗原则。
2. 尿路感染中抗菌药物的选择。
3. 尿路感染的疗效评定及预防。

【教师参考重点】

1. 尿路感染的治疗

(1) 一般治疗:急性期注意休息,多饮水,促进排尿。对于发热者应给予易消化、高热量、富含维生素的饮食。膀胱刺激征和血尿明显者,可口服碳酸氢钠片,以碱化尿液,缓解症状,且碱化尿液还有抑制细菌生长、避免形成血凝块的作用,对应用磺胺类抗生素者碱化尿液还可以增强药物的抗菌活性并避免尿路结晶形成。尿路感染反复发作者应积极寻找病因,及时祛除诱发因素。

(2) 抗感染治疗

1) 用药原则

① 选用致病菌敏感的抗生素。无病原学结果前,一般首选抗革兰阴性杆菌的抗生素,尤其是首发尿感。治疗3天症状无改善,应按药敏结果调整用药。

② 抗生素在尿和肾内的浓度要高。

③ 选用肾毒性小、副作用少的抗生素。

④ 单一药物治疗失败、严重感染、混合感染、耐药菌株出现时应联合用药。

⑤ 对不同类型的尿路感染给予不同治疗时间。

2) 急性膀胱炎

单剂量疗法:常用磺胺甲基异噁唑、甲氧苄啶、碳酸氢钠、氧氟沙星、阿莫西林等。

短疗程疗法:目前更推荐此法,与单剂量疗法相比,短疗程疗法更有效,且不增高耐药性,并可减少复发,增加治愈率。一般在磺胺类、喹诺酮类、半合成青霉素或头孢类等抗生素中任选一种药物,连用3天,约90%的患者可治愈。

停用抗生素7天后,需进行尿细菌定量培养。如结果阴性则表示急性细菌性膀胱炎已治愈;如仍有真性细菌尿,应继续给予2周抗生素治疗。

对于妊娠妇女、老年患者、糖尿病患者、机体免疫力低下及男性患者不宜使用单剂量及短程疗法,应采用较长疗程。

3) 肾盂肾炎:首次发作的急性肾盂肾炎80%为大肠埃希菌感染,应在留取尿细菌检查标本后立即开始治疗,首选革兰阴性杆菌敏感药物。72小时显效者无须换药,否则应按药敏结果更改抗生素。

① 病情较轻者:口服药物治疗,疗程10~14天。常用药物有喹诺酮类(如氧氟沙星、环丙沙星)、半合成青霉素类(如阿莫西林)、头孢菌素类(如头孢呋辛)等。治疗14天后,一般90%可治愈。如尿菌仍阳性,应参考药敏试验选用有效抗生素继续治疗4~6周。

② 严重感染全身中毒症状明显者:需住院治疗,静脉给药。常用药物,如氨苄西林、头孢噻肟钠、头孢曲松钠、左氧氟沙星等。必要时联合用药。氨基糖苷类抗生素肾毒性大,应慎用。经过上述治疗若好转,可于热退后继续用药3天再改为口服抗生素,完成2周疗程。治疗72小时无好转,应按药敏结果更换抗生素,疗程不少于2周。经此治疗,仍有持续发热者,应注意肾盂肾炎并发症,如肾盂积脓、肾周脓肿、感染中毒症等。

慢性肾盂肾炎治疗的关键是积极寻找并祛除易感因素,急性发作时治疗同急性肾盂肾炎。

4) 再发性尿路感染:再发性尿路感染包括重新感染和复发。

① 重新感染:治疗后症状消失,尿菌阴性,但停药6周后再次出现真性细菌尿,并且菌株与上次不同,称为重新感染。多数病例有尿感症状,治疗方案与首次发作相同。对半年内发生2次及以上者,可用长程低剂量抑菌治疗,即每晚临睡前排尿后服用小剂量抗生素1次,如复方磺胺甲基异噁唑、呋喃妥因或氧氟沙星,每7~10天更换药物一次,连用半年。

② 复发:治疗后症状消失,尿菌阴转后在6周内再出现菌尿,菌种与上次相同(菌种相同且为同一血清型),称为复发。复发且为肾盂肾炎者,特别是复杂性肾盂肾炎,在祛除诱发因素(结石、梗阻、尿路异常等)的基础上,应按药敏结果选择强力的杀菌性抗生素,且疗程不少于6周。反复发作者,给予长程低剂量抑菌疗法。

5) 无症状性菌尿:是否治疗目前有争议,一般认为有下述情况者应予治疗:①妊娠期无症状性菌尿;②学龄前儿童;③曾出现有症状感染者;④肾移植、尿路梗阻及其他尿路有复杂情况者。根据药敏结果选择敏感抗生素,以短疗程用药为主,如治疗后复发,可选长程低剂量抑菌疗法。

6)妊娠期尿路感染:治疗药物应选用毒性小的抗菌药物,如阿莫西林、呋喃妥因或头孢菌素类等。孕妇急性膀胱炎的治疗时间一般为3~7天。孕妇急性肾盂肾炎应静脉滴注抗生素治疗,可用半合成广谱青霉素或第三代头孢菌素,疗程为两周。反复发生尿感者,可用呋喃妥因行长程低剂量抑菌治疗。

2. 尿路感染的疗效评定

治愈:症状消失,尿菌阴性,疗程结束后2周、6周复查尿菌仍阴性。

治疗失败:治疗后尿菌仍阳性,或治疗后尿菌阴性,但2周或6周复查,尿菌又转为阳性,且为同一种菌株。

3. 尿路感染的预防

(1)坚持多饮水、勤排尿,是最有效的预防方法。

(2)注意会阴部清洁卫生。

(3)尽量避免尿路器械的使用,必须应用时,应严格无菌操作。

(4)如必须留置导尿管,前3天给予抗生素可延迟尿感的发生。

(5)与性生活有关的尿感,应在性交后立即排尿,并口服常用量抗生素。

(6)膀胱-输尿管反流者,要"二次排尿",即每次排尿数分钟后,再排尿一次。

【教师注意事项】

本部分主要为肾盂肾炎的治疗方案内容,通过引导学生评价患者的治疗方案,引出尿路感染的治疗原则与抗生素选择等问题。

【本幕小结】

根据患者尿路感染的诊断,给予抗生素治疗,后期依据药敏试验结果选择抗生素。依据患者症状及辅助检查结果评价疗效,确定治疗方案。

第五部分 血液系统问题导向学习课程

第十六节 发烧为什么白细胞低

【学习目标】

掌握血液系统疾病常见的临床表现、辅助检查、三系减少的常见原因。掌握白血病的临床表现、分型、治疗及化疗药物的副作用。

1. 基础医学

(1)造血系统的组成。

(2)化疗药物的作用机制。

(3)化疗药物的毒性。

2. 临床医学

(1)血液病常见的临床表现。

(2)血液病常用的辅助检查。

(3)三系细胞减少的鉴别。

(4) 急性白血病的临床表现、实验室检查、分型及治疗。

(5) 化疗药物的副作用。

(6) 干细胞移植概述。

3. 人文医学

(1) 干细胞移植中干细胞的获取。

(2) 急性白血病的预后及人文关怀。

【关键词】

三系减少;急性白血病;分型;化疗

【时间分配】

1. 学生自由讨论 50 分钟。

2. 学生分析总结 20 分钟。

3. 教师点评总结 10 分钟。

【教学建议】

依学生多少(如 6~8 人)分配任务,提出问题,以问题导向方式列出学习重点,查找资料。**以血液系统疾病常见的临床表现及辅助检查,三系减少的常见原因,白血病的临床表现及分型,白血病的治疗及化疗药物的副作用**等为主要学习目标。重点内容讨论时间约占 80%,其余内容讨论时间约占 20%。讨论结束后一周内每人须交一篇小组讨论记录和自我评估,由小组长收齐送交指导老师。主要内容应包括:讨论内容概要,参加讨论的感想、贡献,自己在组织材料和讨论中的优缺点,参与讨论时的困难(知识面、技术面、情绪面等),今后可能采取的对策;也可以评价讨论小组的整体水平、其他队员的参与度,如参与讨论的积极性、聆听态度、沟通协调、课前准备、表达能力等,作为成绩的参考及将来改进教案的参考。

第 一 幕

小李是皮鞋厂的制鞋工人,26 岁。1 个月前突然出现发烧,体温在 39℃ 以上,到当地卫生所使用抗生素治疗后仍有持续低烧,双腿不知什么时候开始出现了瘀斑,长期不消散,最近 1 周刷牙时经常出现牙龈渗血,并有月经量明显增多,去当地社区医院查血常规示 Hb 70g/L,WBC 2.4×10^9/L,PLT 24×10^9/L,为了弄清病情,小李来我们医院就诊,你作为门诊大夫接诊了她,详细询问了小李的发病情况及相关病史,小李从事制鞋工作 8 年,以前没得过什么病,去年家里房子装修,她全程监工,后来房子装好后,常出现头晕,干重活时力气使不上,也明显爱睡觉了,胃口还好。

【提示问题】

1. 该患者的病史有何特点?

2. 出现三系减少的常见原因有哪些? 诊断要点各是什么?

3. 你考虑该患者是哪种病的可能性较大?

4. 为了进一步确诊,体格检查应该重点注意哪些内容? 又应进行哪些辅助检查?

【主要讨论内容】

1. 造血系统疾病常见的症状和体征。

2. 经常表现为全血细胞减少的疾病及其诊断要点。

【教师参考重点】

1. 造血系统疾病常见的症状和体征

（1）贫血：贫血是人体外周血红细胞容量减少，低于正常范围下限，不能运输足够的氧至组织细胞而产生的综合征，成年男性 Hb<120g/L，成年非妊娠女性 Hb<110g/L，孕妇 Hb<190g/L，就定为贫血。皮肤、黏膜苍白是贫血患者共同的体征，在口唇、甲床、手心最为明显。急性失血性贫血可引起血容量减少，急性血管内溶血可致急性肾衰竭，慢性严重贫血、血红蛋白低于 30g/L 常导致贫血性心脏病，发生心力衰竭可致死。

（2）出血：由于机体正常止血功能障碍所引起的自发性出血，或受伤后出血难止，有出血倾向的疾病称出血性疾病。皮肤、黏膜出血是出血性疾病共同的首发临床表现，如皮肤瘀点（直径 <2mm）、紫癜（3~5mm），瘀斑（直径 >5mm）、血肿（片状出血伴皮肤显著隆起），亦可表现为鼻出血、齿龈渗血和月经过多等。

（3）发热：系淋巴瘤、白血病、恶性组织细胞病、朗格汉斯细胞组织细胞增生症、反应性噬血组织细胞增生症及粒细胞缺乏症等疾病的首起表现。

（4）淋巴结、肝、脾肿大：是造血系统疾病的常见体征。主要由于造血系统肿瘤浸润或因骨髓病变引起的髓外造血。

2. 经常表现为全血细胞减少的疾病及其诊断要点

（1）骨髓增生异常综合征（myelodysplastic syndromes，MDS）：是一组异质性疾病，起源于造血干细胞，以病态造血，高风险向急性髓系白血病转化为特征，表现为难治性一系或多系细胞减少的血液系统疾病。

诊断标准：建议参照维也纳诊断标准。MDS 诊断需要满足 2 个必要条件和 1 个确定标准。

1）必要条件：①持续（≥6 个月）一系或多系血细胞减少：红细胞（HGB<110g/L）、中性粒细胞 [中性粒细胞计数（ANC）<1.5×10^9/L]、血小板（PLT<100×10^9/L）；②排除其他可以导致血细胞减少和病态造血的造血及非造血系统疾患。

2）确定标准：①骨髓涂片中红细胞系、中性粒细胞系、巨核细胞系中任一系至少 10% 有发育异常；②环状铁粒幼红细胞占有核红细胞比例≥15%；③原始细胞：骨髓涂片中达 5%~19%；④染色体异常。

（2）再生障碍性贫血（aplastic anemia，AA，简称再障）：通常指原发性骨髓造血功能衰竭综合征，病因不明。主要表现为骨髓造血功能低下、全血细胞减少和贫血、出血、感染。免疫抑制治疗有效。

诊断标准：

1）全血细胞减少，网织红细胞百分数 <0.01，淋巴细胞比例增高。

2）骨髓多部位重度减低（< 正常 25%）或增生减低（< 正常 50%），造血细胞减少，非造血细胞比例增高，骨髓小粒空虚。

3）一般无肝、脾肿大。

4）能除外如 PNH、MDS-RA、急性造血功能停滞等。

（3）阵发性睡眠性血红蛋白尿（paroxysmal nocturnal hemoglobinuria，PNH）是一种获得性造血干细胞良性克隆性疾病。由于红细胞膜有缺陷，红细胞对激活补体异常敏感。临床表现为与睡眠有关、间歇发作的慢性血管内溶血和血红蛋白尿，可伴有全血细胞减少或反复血栓形成。

诊断要点：有 PNH 临床表现，有肯定的血管内溶血的实验室依据；酸溶血、尿含铁血黄素或蛇毒因子溶血试验有任意两项阳性，或流失细胞术发现粒细胞或红细胞的 CD55 或 CD59 表达下降大于 10% 即可诊断本病。

(4) 巨幼细胞性贫血:是叶酸、维生素 B_{12}(Vit B_{12})缺乏或某些药物影响核苷酸代谢导致细胞核脱氧核糖核酸(DNA)合成障碍所致的贫血。

诊断要点:

1) 贫血,神经症状(对称性远端肢体麻木,深感觉障碍如振动感和运动感消失;共济失调或步态不稳;锥体束征阳性、肌张力增加、腱反射亢进),少数轻度黄疸。

2) 呈大细胞正色素贫血,MCV、MCH 均增高,MCHC 正常,网织红细胞计数可正常。

① BM 增生活跃,巨幼变,核分叶过多。

② 血清叶酸、维生素 B_{12} 水平低下。

(5) 脾功能亢进:是一种综合征,临床表现为脾大,一种或多种血细胞减少而骨髓造血细胞相应增生,脾切除后症状缓解。

诊断要点:

1) 往往有原发病因。

2) 脾脏肿大,与脾亢程度不一定成正比。

3) 晚期患者则全血细胞减少,但细胞形态正常。

4) BM 增生活跃,细胞成熟障碍。

5) 脾切除有效。

(6) 原发性骨髓纤维化:是骨髓造血干细胞异常克隆引起成纤维细胞反应性增生,表现为不同程度的血细胞减少和(或)增多,外周血泪滴形红细胞、幼红、幼粒细胞。骨髓常干抽及活检证实骨髓纤维组织增生,常导致肝(脾)大。

诊断要点:需符合 3 个主要标准和 2 个次要标准。

主要标准包括:①骨髓活检可见巨核细胞增生及异型性增生表现,常伴胶原和(或)网硬蛋白纤维化;②Ph 染色阴性,不符合 PV、CML、MDS 等髓系肿瘤表现;③存在 JAK/V617F 或 MPL、W515K/L 等克隆性标记,或不存在克隆性标记,也不存在继发性骨髓纤维化疾病。

次要标准包括:①外周血出现幼红、幼粒细胞;②血清乳酸脱氢酶水平增高;③脾大;④贫血。

(7) 白血病(leukemia):是因白血病细胞自我更新增强、增殖失控、分化障碍、凋亡受阻引起的造血干细胞的恶性克隆,使细胞停止在发育的不同阶段的一类疾病。在骨髓和其他造血组织中,白血病细胞大量增生累积,使正常造血功能受抑制并浸润其他器官和组织。

白血病根据分化程度和自然病程,将白血病分为急性和慢性两大类。根据主要受累的细胞系列可将急性白血病分为急性淋巴细胞白血病(ALL)和急性髓系白血病(AML)。慢性白血病则可分为慢性髓系白血病(CML)、慢性淋巴细胞白血病(CLL)。

【教师注意事项】

1. 患者主要的症状为发热、出血,重点需要注意发热合并出血的鉴别内容,要考虑到全身疾病的可能。

2. 患者血常规示三系减少,引导学生讨论常见引起三系减少的疾病。

【本幕小结】

1. 患者以反复发热、出血为主要临床表现就诊;

2. 血常规示三系减少。

第 二 幕

你在就诊室给小李做了体检,相关记录如下:T 37.2℃,P 86 次 / 分,R 20 次 / 分,Bp 110/

70mmHg。中度贫血貌,全身皮肤、巩膜无黄染,浅表淋巴结未触及肿大,口腔黏膜无溃疡,心肺腹未及异常,胸骨下段轻度压痛,双下肢可见散在瘀斑,无水肿。

小李的辅助检查结果如下:复查血常规示 Hb 67g/L,WBC 2.5×10^9/L,PLT 15×10^9/L,尿、大便常规未见异常,肝肾功能、电解质及血糖正常,胸片、心电图及腹部 B 超未见异常。后来进行了骨穿检查。

【提示问题】

1. 你现在的诊断是什么?依据是什么?
2. 此病还会有哪些表现?有哪些分型?
3. 骨穿结果及基因检测有何意义?哪些情况下需进行骨穿?

【主要讨论内容】

1. 白血病的实验室检查。
2. 急性白血病的分型。

【教师参考重点】

1. 白血病实验室检查

(1)血象:急性白血病初诊时,多数病例外周血有不同程度的血红蛋白及红细胞减少,据统计,血红蛋白测定的范围为17~147g/L。贫血大多数呈正常细胞性,仅少数有成熟红细胞大小不等、嗜碱性点彩、多染性红细胞及出现幼红细胞,半数病例网织红细胞计数偏低。白血病可引起红细胞血型抗原的减弱,造成血型鉴定的困难。急性白血病初诊时外周血白细胞计数可降低、正常、增高或显著增高。约50%的急性髓系白血病(AML)和30%的急性淋巴细胞白血病(ALL)患者白细胞计数可 $<5 \times 10^9$/L,甚至可 $<1 \times 10^9$/L,也有 $>100 \times 10^9$/L,称为高白细胞急性白血病,占所有急性白血病的8.5%。约有5%的 AML,9%儿童 ALL 和17%成人 ALL 发生高白细胞急性白血病,尤见于 T 细胞 ALL 和 AML-M_5。外周血白细胞分类,最主要的发现是被累及的血细胞系列的原始和幼稚(早幼)细胞百分比显著增多,范围可为5%~100%,但白细胞不增多性白血病患者,外周血中可仅有极少量甚至没有原始细胞或幼稚细胞出现。急性白血病患者初诊时均有不同程度血小板减少,据统计血小板计数范围$(8~175) \times 10^9$/L,有52.4%患者低于 60×10^9/L。

(2)骨髓象:急性白血病初诊时骨髓象绝大多数呈增生活跃、明显活跃或极度活跃,分类中最主要的特征是被累及的血细胞系列有原始和幼稚(早幼)细胞大量增生,而正常造血细胞如幼红细胞和巨核细胞则明显受抑制。据统计,增生极度活跃者占45.4%,明显活跃占30.2%,活跃占20.6%,增生减低占3.8%,后者多见于 AML。约有10%的 AML 骨髓活检中显示增生降低,称为低增生性急性白血病。据统计,分类中原始细胞平均占64.4%,最低占10%,最高占99.2%。

1)细胞化学染色:主要鉴别各类白血病细胞,常见白血病的细胞化学反应,见表4-12。

表4-12 常见急性白血病细胞化学染色

	急淋	急粒	急单
过氧化物酶(POX)	(-)	分化差的原始细胞(-)~(+) 分化好的原始细胞(+)~(+++)	(-)~(+)
糖原反应(PAS)	(+)成块或颗粒状	弥漫性淡红色(-)/(+)	颗粒细而散在(-)/(+)
非特异性酯酶(NSE)	(-)	NaF 抑制不敏感(-)~(+)	能被 NaF 抑制(+)
碱性磷酸酶(ALP/NAP)	增加	减少或(-)	正常或增加

2）染色体和基因改变,见表 4-13。

表 4-13 白血病部分亚型的染色体和基因改变

类型	染色体改变	基因改变
M_2	t(8;21)(q22;q22)	*AML1-ETO*
M_3	t(15;17)(q22;q11-29)	*PML-RAR α,RAR α/PML*
M_4EO	inv/del(16)(q22)	*CBFβ/MYH11*
M_5	del(11)(q23)	*MLL/ENL*
L_3(B-ALL)	t(8;14)(q24;q32)	*MYC* 与 IgH 重排
ALL(5%~20%)	t(9;22)(q34;q11)	*BCR/ABL,M-BCR/ABL*

（3）血液生化改变:血清尿酸浓度增高,特别在化疗期间。尿酸排泄量增加,甚至出现尿酸结晶。患者发生 DIC 时可出现凝血象异常。M_5 和 M_4 血清和尿溶菌酶活性增高,其他类型 AL 不增高。

2. 急性白血病的分型

AML 的 FAB 分型

M_0（急性髓细胞白血病微分化型,minimally differentiated AML）

M_1（急性粒细胞白血病未分化型,AML without maturation）

M_2（急性粒细胞白血病部分分化型,AML with maturation）

M_3（急性早幼粒细胞白血病,acute promyelocytic leukemia,APL）

M_4（急性粒 - 单核细胞白血病,acute myelomonocytic leukemia,AMMoL）

M_4 Eo（AML with eosinophilia）

M_5（急性单核细胞白血病,acute monocytic leukemia,AML）

M_6（红白血病,erythroleukemia,EL）

M_7（急性巨核细胞白血病,acute megakaryoblastic leukemia,AMeL）

ALL 的 FAB 分型

L_1:原始和幼淋巴细胞以小细胞（直径≤12μm）为主。

L_2:原始和幼淋巴细胞以大细胞（直径 >12μm）为主。

L_3（Burkitt 型）:原始和幼淋巴细胞以大细胞为主,大小较一致,细胞内有明显空泡,胞浆嗜碱性,染色深。

【教师注意事项】

患者骨穿结果:原始粒细胞 5.6%,早幼粒细胞 84%,PML/RAR α（短型）阳性,要引导学生考虑低增生白血病的诊断,并进一步进行分型。

【本幕小结】

1. 患者复查血常规仍示三系减少;

2. 骨穿结果增生减低,原始粒细胞 5.6%,早幼粒细胞 84%,为低增生性白血病。

第 三 幕

骨穿结果提示原始粒细胞 5.6%,早幼粒细胞 84%,PML/RAR α（短型）阳性,考虑诊断为"急性早幼粒细胞白血病"。你向小李和她的家人详细解释了病情,给她完善相关检查后,建议她行化疗,她接受了化疗,治疗期间小李出现脱发、恶心、呕吐等不适,给予对症治疗,并对她进行心理疏导,鼓励她坚持治疗,小李治疗结束后,你建议她休息一段时间后再来化疗。

【提示问题】

1. 化疗应该使用怎样的方案?

2. 急性白血病各型应该如何治疗?

3. 急性早幼粒细胞白血病为什么出现 DIC?

4. 为什么会出现脱发、恶心、呕吐等不适?还可能出现哪些症状?

5. 你对干细胞移植了解多少?

6. 急性白血病的预后如何?

【主要讨论内容】

1. 白血病的治疗。

2. 化疗药物毒性。

3. 干细胞移植。

【教师参考重点】

1. 白血病的治疗

(1) 一般治疗

1)紧急处理高白细胞血症。

2)防治感染。

3)成分输血支持。

4)防治高尿酸血症肾病。

5)维持营养。

(2) 化学治疗:应先确定白血病类型,再选择适当药物。例如 ALL 选择长春新碱,AML 则以柔红霉素为首选药物,肾上腺皮质激素多适用于 ALL。为了防止耐药性产生,首治时应采用对白血病细胞敏感的药物,在患者耐受范围内尽可能加大剂量,采用联合或序贯化疗,有望在短时间内(2~3 周或 1~2 疗程)杀伤大量肿瘤细胞而使疾病进入缓解期。化疗疗程以超过白血病细胞增殖周期或倍增时间为妥。急性白血病细胞的倍增时间为 4~5 天,所以抗白血病药物应连续应用 5~10 天,使进入周期的所有细胞都受到药物作用。为了避免造血系统不可逆性损害,应该间歇用药,以使正常血细胞得以恢复而白血病细胞不致增殖为准则。正常血细胞复原较白血病细胞为快,而血细胞从骨髓增殖池释放至外周血中需 8~15 天,因而间歇期应以 1~2 周为好。这样既能杀灭大量白血病细胞,又有利于血象恢复。

抗白血病治疗第一阶段的治疗是诱导缓解,联合化学治疗是此阶段白血病治疗的主要方法。目的是使患者迅速获得完全缓解(complete remission,CR)。CR 是指白血病的症状和体征均消失,外周血中性粒细胞绝对值 $\geq 1.5 \times 10^9/L$,血小板 $\geq 100 \times 10^9/L$,白细胞分类中未见白血病细胞;骨髓中原始粒 I 型 + II 型(原单 + 幼单或原淋 + 幼淋)$\leq 5\%$,M_3 型原粒 + 早幼粒 $\leq 5\%$,无 Auer 小体,红细胞及巨核细胞系正常,无髓外白血病。初诊时免疫学、细胞遗传学和分子生物学异常标志消失是理想 CR。

缓解后治疗是获得 CR 后第二阶段的治疗,主要方法为化疗和造血干细胞移植(HSCT)。达到 CR 后,体内仍有残留的白血病细胞,称之为微小残留病灶(MRD)。此时,体内白血病细胞的数量大约由发病时的 10^{10}~10^{12} 降至 10^8~10^9。为争取患者长期无病生存(DFS)和痊愈(DFS 持续 10 年以上),必须对 MRD 进行治疗。

1)ALL 治疗:①诱导缓解治疗:长春新碱(VCR)和泼尼松(P)组成的 VP 方案是诱导 ALL

缓解的基本方案。加柔红霉素等蒽环类药物及左旋门冬酰胺酶形成的 DVLP 方案是目前 ALL 常用的诱导方案；②缓解后治疗：缓解后强化巩固、维持治疗和中枢神经系统白血病（CNSL）防治十分必要。

HSCT 对治愈成人 ALL 至关重要。异基因 HSCT 可使 40%~65% 的患者长期存活。主要适应证包括：①复发难治 ALL。②CR2 期 ALL。③CR1 期高危 ALL：WBC≥30×10^9/L 的前 B-ALL 和 WBC≥100×10^9/L 的 T-ALL；获 CR 时间 >4~6 周；CR 后 MRD 偏高，在巩固维持期持续存在或仍不断增加；或细胞遗传学分析分 Ph$^+$、亚二倍体者。

2）AML 治疗：①诱导缓解治疗：AML（非 ALP）最常采用 IA 方案和 DA 方案；APL 患者采用 ATRA（全反式维 A 酸）+ 蒽环类药物治疗直至缓解；②缓解后治疗：诱导 CR 是 AML 长期 DFS 关键的第一步，但此后若停止治疗，则复发几乎不可避免。复发后不行 HSCT 的生存者甚少。

2. 化疗药物的毒性

（1）骨髓抑制：骨髓抑制是抗白血病药物的毒性反应，也是其药效的体现及获得 CR 的必然途径。

（2）胃肠道反应：主要表现为恶心、呕吐，通常为自限性，但患者最感痛苦。催吐作用的程度和药物剂量密切相关，也和个体敏感性有关。

（3）肝损害：多数抗白血病药物有程度不一的肝毒性，尤其在大剂量应用时更易诱发。

（4）肾损害：DDP 是一种肾毒药物，尤其持续用药可引起肾小球滤过率长久减低，故用药前必须水化及碱化尿液，并限于短期应用。CBP 虽也为铂类，但肾毒性明显少于 DDP，安全性较好。大剂量 MTX 可诱发肾衰竭，和 MTX 在酸性尿中沉积于肾小球有关，故应常规充分水化、碱化尿液及行血药浓度监测。

（5）肺损害：所有烷化剂长期使用均有发生肺间质纤维化的可能，其中以 BUF（白消安）最为常见，有人称之为"马利兰肺"。

（6）心肌损害：蒽环类药物由于其苯醌基团氧化 - 还原过程中生成过多的自由基，易损伤心肌，老年人或以往有器质性心脏病者更多见。

（7）神经毒性：长春碱类是最易引起神经损害的抗白血病药物，其中 VCR 的神经毒性显著高于常用于恶性淋巴瘤的长春花碱（VLB），表现为对称性末梢神经感觉 - 运动障碍，如手、足麻木，感觉异常、深腱反射减低，甚至消失，严重时出现足、腕下垂，停药后仅部分病人恢复。内脏神经也可受累，表现为腹胀、便秘，甚至肠麻痹。少见的有脑神经损害，如声带麻痹、复视等。

（8）脱发：多数抗白血病药物均有脱发效应，但停药后均可复长。

（9）黏膜炎：主要累及口腔黏膜，少数侵及食管及肠黏膜。以 MTX 最多见，应用大剂量 MTX，如解救不完全，可引起泛发的顽固性口腔溃疡，有时可致腹泻或胃肠道出血。

（10）皮肤损害：烷化剂长期使用可引起皮肤色泽变深，呈棕黑色，以 BUF 最为常见，口唇、齿龈、乳晕、脐部及会阴伴明显的色素沉着。

（11）第二肿瘤：烷化剂、蒽环类、鬼白类等均可诱发第二肿瘤，如合并放疗则更易诱发。第二肿瘤发生的高峰时间为抗白血病治疗后 5~9 年。

3. 干细胞移植　造血干细胞移植（hematopoietic stem cell transplantation，HSCT）是指对患者进行全身照射、化疗和免疫抑制预处理后，将正常供体或自体的造血细胞（hematopoietic cell，HC）经血管输注给患者，使之重建正常的造血和免疫功能。HC 包括造血干细胞（hematopoietic stem cell，HSC）和祖细胞（progenitor）。HSC 具有增殖、分化为各系成熟血细胞的功能和自我更新能力,维持终身持续造血。

　　按 HC 取自健康供体还是患者本身,HSCT 被分为异体 HSCT 和自体 HSCT。异体 HSCT 又分为异基因移植和同基因移植,后者指遗传基因完全相同的同卵孪生间的移植,供受者间不存在移植物被排斥和移植物抗宿主病(graft-versus-host disease,GVHD)等免疫学问题,此种移植几率仅约占 1%。按 HSC 取自骨髓、外周血或脐带血,又分别分为骨髓移植(bone marrow transplantation,BMT)、外周血干细胞移植(peripheral blood stem cell transplantation,PBSCT)和脐血移植(cord blood transplantation,CBT)。按供受者有无血缘关系而分为血缘移植(related transplantation)和无血缘移植(unrelated donor transplantation,UDT)。按人白细胞抗原(human leukocyte antigen,HLA)配型相合的程度,分为 HLA 相合、部分相合和单倍型相合(haploidentical)移植。

【教师注意事项】

　　患者治疗过程曾出现 DIC、恶心,呕吐等,借此引导学生讨论白血病的治疗及治疗过程中可能出现的问题,进一步引出治疗方式中的干细胞移植,并讨论干细胞移植的相关问题。

【本幕小结】

　　1. 患者治疗过程曾出现 DIC、恶心,呕吐等;

　　2. 化疗后复查血常规,三系均上升,治疗有效。

第十七节　身上没劲儿怎么办

【学习目标】

　　掌握贫血的常见原因,缺铁性贫血的发病机制、临床表现、诊断及鉴别诊断、并发症及治疗。

　　1. 基础医学

　　(1) 贫血的病因及发病机制。

　　(2) 铁的吸收、分布、代谢、排泄。

　　(3) 缺铁性贫血的病因及发病机制。

　　2. 临床医学

　　(1) 贫血的临床表现。

　　(2) 贫血的诊断标准。

　　(3) 贫血的细胞形态学分类。

　　(4) 缺铁性贫血的临床表现、实验室检查、诊断及治疗。

　　3. 人文医学

　　(1) 缺铁性贫血的流行病学、预后。

　　(2) 缺铁性贫血的预防及健康教育。

【关键词】

贫血;缺铁性贫血;铁剂

【时间分配】

　　1. 学生讨论时间 50 分钟。

　　2. 学生总结时间 20 分钟。

　　3. 教师总结讲评 10 分钟。

【教学建议】

依学生多少(如 6~8 人)提出问题,以问题导向方式列出学习重点,查找资料。以**贫血的常见原因,缺铁性贫血的发病机制、临床表现、诊断及鉴别诊断、并发症及治疗**等为主要学习目标。重点内容讨论时间占 80%,其余内容讨论时间约占 20%。讨论结束后一周内每人须交一篇小组讨论记录和自我评估,由小组长收齐交送指导老师。主要内容应包括:讨论内容概要,参加讨论的感想、贡献,自己在组织材料和讨论中的优缺点,参加讨论时的困难(知识面、技术面、情绪面等),今后可能采取的对策;也可以评价讨论小组的整体水平、其他队员的参与度,如参与讨论的积极性、聆听态度、沟通协调、课前准备、表达能力等,作为成绩的参考及将来改进教案的参考。

第　一　幕

62 岁的袁大爷是个退休的老工人,平日里陪老伴儿散散步,买买菜,过着安逸的生活。3 个月前袁大爷常感到身体没劲儿,爬个楼梯腿软脚软,有时候还会胸闷,要休息一下才能继续爬。起初袁大爷心想可能因为自己上了年纪,就没在意。直到两天前,袁大爷的单位组织体检,发现他的血红蛋白 45g/L,袁大爷这下心急了,赶紧到医院就诊。

你作为接诊医生热情而又耐心地接待了他,仔细询问了情况,了解到袁大爷平时身体健康,1 年前因胃溃疡穿孔做过胃大部切除术,同时住院时颅脑 MRI 提示袁大爷轻度腔隙性脑梗死,自起病以来食欲、睡眠一般,精神欠佳,大小便正常。你对袁大爷进行了仔细的体检,记录如下:BP 90/60mmHg,R 18 次 / 分,P 76 次 / 分,T 36.6℃。神清,配合检查,结膜苍白,全身皮肤黏膜无出血点,HR 76 次 / 分,律齐,双肺呼吸音清,无干湿啰音,双下肢无水肿。

【提示问题】

1. 贫血的诊断标准是什么?

2. 贫血的分类有哪些?

3. 你觉得下一步需要为患者做哪些进一步的检查?

【主要讨论内容】

1. 贫血的问诊要点。

2. 贫血的病因。

3. 贫血的诊断标准。

4. 贫血的细胞形态学分类。

5. 贫血的临床表现。

【教师参考重点】

1. 贫血的问诊要点

(1) 贫血发生的时间、病程及贫血的各种症状。

(2) 有无急慢性出血、黑便和酱油色尿史,女性是否月经过多。

(3) 营养状况,有无偏食、体重减轻,有无消化系统的疾病,如消化性溃疡、胃癌和痔疮等,有无做过手术。

(4) 有无化学毒物、放射性物质或特殊药物接触史,如果有,应仔细询问环境有害物的浓度、接触方式、时间长短、防护措施以及药物的名称、药量和时间等。

(5) 家族中是否有贫血患者,双亲是否近亲结婚,是否幼年即有贫血,过去有无类似发作史。

（6）幼年及农村患者还应询问寄生虫感染史，如钩虫、蛔虫感染等。

（7）有无慢性炎症、感染、肝肾疾患、结缔组织疾病及恶性肿瘤病史。

2. 贫血的病因 贫血是内科常见的症状，可以由造血器官疾病引起，也可能继发于其他系统疾病，贫血的诊断应包括病因的诊断，找到病因，对因治疗。

贫血的病因主要有以下三种：

（1）红细胞生成减少：红细胞生成起源于多能造血干细胞。红细胞生成素作用于红系定向祖细胞，促进红细胞生成。红细胞生成减少的常有机制有：①骨髓衰竭：包括造血干细胞数量减少或质量缺陷，如再生障碍性贫血及 Fanconi 贫血；②无效造血：如骨髓增生异常综合征；③骨髓受抑：肿瘤的放疗或化疗时造成造血干细胞和祖细胞的损伤；④骨髓浸润：骨髓受到侵犯，如血液恶性肿瘤、肿瘤骨髓转移、骨髓纤维化或硬化可直接造成骨髓有效造血组织的减少；⑤造血刺激因子减少：慢性肾衰竭时，肾脏合成促红细胞生成素减少；⑥造血微环境异常：对造血微环境在贫血发病中的确切意义目前所知甚少，但有证据表明在某些贫血如再生障碍性贫血的发病中有一定作用；⑦造血物质缺乏：叶酸和（或）维生素 B_{12} 缺乏导致细胞 DNA 合成障碍，引起巨幼细胞贫血。铁是合成血红蛋白的重要物质，铁缺乏可造成缺铁性贫血。

（2）红细胞破坏过多：此类贫血的共同特点是红细胞寿命缩短，成为溶血性贫血。主要原因有：①红细胞内在缺陷：红细胞基本结构包括细胞膜、代谢酶类和血红蛋白异常或缺陷均可造成其寿命缩短；②红细胞外在因素：包括物理、化学、药物、代谢毒物、生物毒素、感染等非免疫性和免疫性因素。此类主要通过体液免疫介导造成红细胞破坏。

（3）失血：包括急性和慢性失血。急性失血主要造成血流动力学的变化，而慢性失血才是贫血最常见的病因。

贫血的病因和发病机制复杂多样，有时是多因素叠加的结果。不能仅仅满足于贫血的初步诊断，而应仔细寻找出贫血的病因，才能采取针对性的有效治疗。

3. 贫血的诊断标准 国内诊断贫血的标准一般定为

成年男性：血红蛋白 $<120g/L$，红细胞 $<4.5 \times 10^{12}/L$，血细胞比容 <0.42。

成年女性：血红蛋白 $<110g/L$，红细胞 $<4.0 \times 10^{12}/L$，血细胞比容 <0.37。

孕妇：血红蛋白 $<100g/L$，血细胞比容 <0.30。

4. 贫血的细胞形态学分类

按照红细胞平均体积（mean cell volume，MCV）、红细胞平均血红蛋白含量（mean cell hemoglobin，MCH）和红细胞平均血红蛋白浓度（mean cell hemoglobin concentration，MCHC）对贫血各进行分类，见表 4-14。

表 4-14 贫血的细胞形态学分类

类型	MCV（fl）	MCH（pg）	MCHC（%）
大细胞性贫血	>100	>32	32~35
正常细胞性贫血	80~100	26~32	32~35
单纯小细胞性贫血	<80	<26	32~35
小细胞低色素性贫血	<80	<26	<32

5. 贫血的临床表现 不论贫血是由什么原因引起，它的临床表现都有共性，其症状和体征是由于贫血造成血液携氧能力减弱，而使机体各系统功能异常所致。贫血的临床表现取决于：①贫血的程度；②贫血的速度；③机体对缺氧的代偿能力和适应能力；④患者的体力活动情

况。贫血的常见临床表现如下。

(1) 一般表现：皮肤黏膜苍白是贫血最常见和最显著的体征,一般以观察指甲、手掌皮肤皱纹处以及口唇黏膜和脸结膜等较为可靠。疲倦、乏力、头晕耳鸣、记忆力衰退和思想不集中等,都是贫血早期和常见的症状,贫血严重时可有低热、皮肤干枯和毛发缺少光泽,并可出现下肢水肿。

(2) 心血管系统：轻度贫血时,常见活动后心悸、气短,中度贫血患者常表现为窦性心动过速,心排血量增多。严重贫血患者可出现心绞痛或心力衰竭,检查常可见心动过速、心搏强有力、脉压大,部分患者心脏扩大、心尖部或心底部可听到柔和的收缩期吹风样杂音。

(3) 消化系统：常见食欲不振、恶心、呕吐、腹胀,甚至腹泻,部分患者有明显舌炎。消化系统表现,除因贫血缺氧外,还可能与原发消化系统疾病有关。

(4) 泌尿生殖系统：早期肾脏浓缩功能减退,表现为多尿、尿比重降低,贫血严重时可出现蛋白尿。另外,月经失调和性欲减退也颇常见。

【教师注意事项】
1. 患者主要表现为贫血症状,需要掌握贫血的诊断及临床表现。
2. 患者行胃大部切除术,需考虑残胃癌,并且有潜在失血的可能。

【本幕小结】
1. 患者乏力 3 个月,伴结膜苍白。
2. Hb、MCV、MCH 等指标降低。
3. 既往有胃大部切除及轻度脑梗病史。

第 二 幕

你让袁大爷接受一系列辅助检查,检查结果显示：

血常规：WBC 6.06×10^9/L,RBC 3.30×10^{12}/L,Hb 57g/L,MCV 67.90fl,MCH 17.30pg,MCHC 25.4%,PLT 195.00×10^9/L;

铁蛋白(FER) 4.20ng/ml,叶酸(FOL)17.27ng/ml,维生素 B_{12}(VitB$_{12}$)297.00pg/ml;

隐血(化学法) OB(chem):1+;

Fe 1.81μmol/L,葡萄糖 4.98mmol/L。

【提示问题】
1. 结合病史与上述检查结果,你现在给出的诊断是什么? 诊断依据是什么?
2. 该疾病需与哪些疾病相鉴别?
3. 你觉得病因是否明确?
4. 是否需要其他的检查? 有何意义?

【主要讨论内容】
1. 缺铁性贫血的病因。
2. 缺铁性贫血需要做的实验室检查。
3. 缺铁性贫血的诊断及鉴别诊断。

【教师参考重点】
1. 缺铁性贫血的病因 铁的吸收和排泄保持动态平衡,如出现负铁平衡的情况则可出现缺铁。缺铁是一个渐进的过程。缺铁早期称为铁耗减阶段。此期的特点是铁储备降低而血清铁正常。如缺铁继续发展则进入隐性缺铁期,其特点为铁储备耗竭但血红蛋白仍在正常范围。

缺铁性贫血是缺铁进展的最终表现。

（1）铁摄入不足和需求增加：饮食中的含铁量大致与其所含的热量有关。以混合饮食为例，维持铁平衡，成年男性应含 5~10mg 铁，女性应含 7~20mg 铁。如无吸收障碍或需求增加，饮食因素并非是缺铁的主要原因。育龄妇女因月经丢失、妊娠及哺乳铁需求量增加，每次月经约丢失 20~40mg 铁，胎儿体重每增加 1kg 需母体供给 80mg 铁，哺乳期每日约丢失 0.5~1.0mg 铁，如饮食供给不足，则易造成缺铁性贫血。婴幼儿生长迅速而铁储备量较少，作为主食的各种乳汁均含铁甚少，如喂养不合理也易发生缺铁性贫血。

（2）铁吸收障碍：饮食中铁的生物利用度变化颇大。除血红素铁外，其他铁形式均需转变为亚铁形式才能被吸收。铁的转变和吸收受诸多因素如肠道环境、饮食内容和还原物质的影响。胃酸有助于二价铁和食物铁的吸收。胃酸缺乏、胃切除术后、慢性萎缩性胃炎及其他胃肠道疾病可造成铁吸收障碍，从而引起缺铁性贫血。

（3）铁丢失过多：慢性失血是缺铁性贫血最常见的病因。失血 1ml 丢失铁 0.5mg。慢性失血的原因众多，包括消化道出血、反复鼻出血、月经过多、频繁献血、出血性疾病等。消化道是慢性失血的好发部位，如消化性溃疡、胃肠道恶性肿瘤、胃肠道憩室、痔疮、肠息肉、溃疡性结肠炎及钩虫病等。消化道慢性失血有时表现隐匿或部位难以确定，应尽力查找。慢性或反复的血管内溶血，如阵发性睡眠性血红蛋白尿症、人造心脏瓣膜和疟疾时，铁随血红蛋白尿排出，从而造成缺铁。

2. 缺铁性贫血的实验室检查

（1）形态学检查

1）血象：缺铁性贫血属小细胞低色素性贫血（MCV<80fl，MCH<26pg，MCHC<32%）。血片中红细胞大小不一，红细胞分布宽度（red cell distribution width，RDW）增加，细胞中心淡染区扩大。网织红细胞计数正常或轻度增加。白细胞计数多在正常范围。血小板计数正常或增加。

2）骨髓：红系造血呈轻或中度活跃，以中晚幼红细胞增生为主。幼红细胞体积较小，外形不规则，胞浆量减少且发育滞后。细胞核畸形常见。成熟红细胞变化同外周血。髓细胞系和巨核细胞系无显著改变。骨髓铁染色细胞内外铁均减少，尤以细胞外铁为明显，是诊断缺铁性贫血的可靠指标。

（2）生化检查

1）铁代谢检查：血清铁降低，<8.95μmol/L（500μg/L）。总铁结合力多升高，>64.44μmol/L（360μg/L），但也可正常。运铁蛋白饱和度降低 <15%。血清铁蛋白是反映机体铁储备的良好指标，缺铁性贫血时降低 <12μg/L。继发于某些慢性疾病如感染、炎症或肿瘤的缺铁性贫血患者铁蛋白可不降低，但多不超过 50~60μg/L。

2）缺铁性红细胞生成检查：缺铁性贫血时血红素合成障碍，红细胞游离原卟啉（free erythrocyte protoporphyrin，FEP）升高。红细胞游离原卟啉与血红蛋白的比例亦升高。

3. 缺铁性贫血的诊断及鉴别诊断　缺铁性贫血是长期负铁平衡的最终结果，在其渐进的发病过程中，根据缺铁的程度可分为三个阶段。早期隐形缺铁期或称铁耗减期，此期特点为血清铁水平正常，血清铁蛋白降低，骨髓铁储备减少。隐性缺铁期亦称缺铁性红细胞生成期，此期铁储备耗竭，运铁蛋白饱和度降低，红细胞游离原卟啉升高，但血红蛋白仍保持在正常范围。若缺铁继续加重，血红蛋白低于正常则进入缺铁性贫血期。

根据病史、体检和实验室检查缺铁性贫血的诊断并不困难，需强调的是在确定诊断后，应进一步查找病因或原发病。主要与其他类型贫血鉴别：

（1）珠蛋白异常所致贫血：包括异常血红蛋白病和珠蛋白生成障碍性贫血，属遗传性疾病，常有家族史。体检可有脾大。血片中可见靶形红细胞。血红蛋白电泳出现不同的异常血红蛋白带。血清铁、铁蛋白和运铁蛋白饱和度不降低。

（2）慢性病性贫血：常见病因有慢性感染、炎症和肿瘤。多数患者为正常细胞正常色素性贫血，部分患者呈小细胞低色素性贫血。血清铁降低，但铁蛋白和血清运铁蛋白受体升高及骨髓铁增加。

（3）铁粒幼细胞贫血：铁不能正常被机体利用引起的贫血，分为先天性和获得性两类。骨髓中铁粒幼细胞增多，并出现特征性的环形铁粒幼细胞，其计数 >15% 时有诊断意义。患者血清铁和铁蛋白升高。

【教师注意事项】

1. 根据目前结果基本可以明确诊断，需引导学生全面考虑缺铁性贫血的实验室检查。

2. 通过引导让学生掌握缺铁性贫血的病因，如何进行病因探究。

【本幕小结】

辅助检查，患者血 RBC 3.30×10^{12}/L，Hb 57g/L，MCV 67.90fl，MCH 17.30pg，MCHC 25.4%；铁蛋白（FER）4.20ng/ml，Fe 1.81μmol/L；隐血（化学法）OB（chem）：+。诊断为缺铁性贫血。

第 三 幕

进一步的骨髓细胞学检查显示：缺铁性贫血骨髓象，红细胞占有核细胞比例28.5%，原始红细胞以下各阶段细胞可见，以晚幼红细胞为主，可见花样晚幼红细胞，成熟红细胞形态大小不等，部分中心淡染区扩大，骨髓细胞内铁（–）；血片：部分中性粒细胞胞浆可见中毒性颗粒，成熟红细胞形态大小不均，部分中心淡染区扩大，血小板多见。

结合患者临床症状和实验室检查（血常规、骨髓细胞学、铁蛋白、血清铁）等结果，确诊为"缺铁性贫血"，给予袁大爷口服铁剂治疗，1周后复查血常规及网织红细胞，发现 Hb、MCV、MCH 均上升，网织红细胞比例上升，说明补铁治疗有效，继续补铁治疗。2周后袁大爷乏力症状明显缓解，Hb 上升至96g/L，行胃镜检查，胃镜示：残胃吻合口炎伴胆汁反流。3周后，袁大爷出院，你叮嘱袁大爷，出院后继续口服铁剂治疗，并每2周复查，注意均衡营养。

【提示问题】

1. 为何要做胃镜检查？胃镜结果有何意义？

2. 此疾病该如何治疗？需要注意哪些方面？

3. 该疾病如何做好预防？

【主要讨论内容】

1. 缺铁性贫血的病因。

2. 缺铁性贫血的治疗。

3. 缺铁性贫血的预防。

【教师参考重点】

1. 缺铁性贫血的治疗

（1）病因治疗：是缺铁性贫血能否得以根治的关键所在。对症铁剂治疗虽可以缓解病情，但若未去除病因，贫血难免复发且可延误原发病的治疗。

（2）铁剂治疗：为治疗缺铁性贫血的有效措施。首选口服铁剂，安全且疗效可靠。治疗性铁剂分为无机铁和有机铁，无机铁常选用硫酸亚铁，有机铁包括富马酸亚铁、葡萄糖酸亚铁、右旋糖酐铁等。每日剂量应含元素铁 150~200mg,分 2~3 次口服。餐后服用可减轻其副作用且容易吸收。茶、谷物、乳类影响铁的吸收,故不应同时服用。维生素 C、鱼类有助于铁吸收,可配伍应用。外周血网织红细胞升高是口服铁剂有效的表现,7~10 天左右达高峰,2 个月达到正常值。值得注意的是,血红蛋白正常后,仍应继续服用铁剂 4~6 个月,待铁蛋白正常时停用,以补足机体铁储备。

注射铁剂治疗仅限于不能耐受口服铁或胃肠道正常结构破坏不能吸收铁的患者。常用注射铁剂是右旋糖酐铁,深部肌肉注射。首次剂量 50mg,如无明显不良反应,第二次注射 100mg,(每日剂量不宜超过 100mg),每日或隔日一次,直至完成总量。计算公式为:补铁总剂量(mg)=〔需达到的血红蛋白浓度(g/L)－患者血红蛋白浓度(g/L)〕× 体重(kg)×0.33。

2. 缺铁性贫血的预防　主要针对高发人群,如婴幼儿的合理喂养,妊娠期或哺乳期妇女铁剂补充。改善饮食结构,多吃动物性食品。铁强化食品在发达国家已普遍采用,国内亦应提倡推行。

【教师注意事项】

1. 提醒学生贫血患者一定要查明病因。

2. 通过引导,让学生掌握铁剂治疗的疗程。

【本幕小结】

通过全面检查明确病因,给予铁剂治疗后患者症状好转。

第六部分　内分泌系统问题导向学习课程

第十八节　是不是到了更年期

【学习目标】

掌握甲状腺功能亢进的发病机制、实验室检查、临床表现、诊断流程、并发症、治疗措施。掌握甲状腺功能减退的临床表现及治疗。

1. 基础医学

(1) 甲状腺功能亢进症的免疫学机制。

(2) 甲状腺的解剖。

(3) 甲状腺功能的生理调节。

2. 临床医学

(1) Graves 病的临床表现。

(2) Graves 病的特殊临床表现类型。

(3) 甲状腺功能亢进症的实验室检查及意义。

(4) 甲状腺功能亢进症的诊断流程。

(5) 甲状腺毒性及甲状腺功能亢进症的鉴别。

(6) 甲状腺功能亢进症的治疗(各种治疗的适应证、禁忌证,治疗前准备及并发症)。

(7) 甲状腺功能减退(甲减)的临床表现与治疗。

(8) 房颤的心电图表现及处理措施。

3. 人文医学

(1) 临床应用中治疗方案利弊的取舍。

(2) 甲亢的预后。

【关键词】

甲亢;Graves 病;临床表现;治疗;并发症;[131]I

【时间分配】

1. 学生讨论时间 50 分钟。

2. 学生总结时间 20 分钟。

3. 教师总结与讲评 10 分钟。

【教学建议】

依学生多少(如 6~8 人)分配任务,提出问题,以问题导向方式列出学习重点,查找资料。以**甲状腺功能亢进的发病机制,甲状腺功能亢进的实验室检查,甲状腺功能亢进的临床表现,甲状腺功能亢进的诊断流程、并发症及治疗措施**等为主要学习目标。重点内容讨论时间约占 80%,其余内容讨论时间约占 20%。讨论结束后一周内每人须交一篇小组讨论记录和自我评估,由小组长收齐送交指导老师。主要内容应包括:讨论内容概要,参加讨论的感想、贡献,自己在组织材料和讨论中的优缺点,参与讨论时的困难(知识面、技术面、情绪面等),今后可能采取的对策;也可以评价讨论小组的整体水平、其他队员的参与度,如参与讨论的积极性、聆听态度、沟通协调、课前准备、表达能力等,作为成绩的参考及将来改进教案的参考。

第 一 幕

48 岁的林女士是一名中学教师,家务事由她自己一手包办,半年前开始觉得有点怕热,也容易出汗,夜晚不易入睡,还时常紧张焦虑,偶尔还有心慌感,家里人都说她最近爱生气,一点小事就爱吼大家,吃饭吃得很多,但人却看着瘦了点。为了弄清原因,林女士来到了我们医院,你热情接诊并仔细询问了她起病以来的情况,林女士说双眼经常肿胀不适,但是没有畏光、流泪等眼症,大小便正常。

【提示问题】

1. 该患者的病史有何特点?

2. 你的初步诊断是什么? 依据如何?

3. 患者为什么会偶有心悸的感觉?

4. 为了进一步确诊,体格检查应该重点注意哪些内容? 又应进行哪些辅助检查?

【主要讨论内容】

1. Graves 病的临床表现。

2. Graves 病的特殊临床表现类型。

【教师参考重点】

1. Graves 病的临床表现

(1) 甲状腺毒症表现

1) 高代谢综合征:甲状腺激素分泌增多导致交感神经兴奋性增高和新陈代谢加速,患者常有疲乏无力、怕热多汗、皮肤潮湿、多食善饥、体重下降等。

2) 精神神经系统:多言好动、紧张焦虑、焦躁易怒、失眠不安、思想不集中、记忆力减退,手和眼睑震颤。

3）心血管系统：心悸气短、心动过速、第一心音亢进。收缩压升高、舒张压降低，脉压增大。合并甲状腺毒症心脏病时，出现心动过速、心律失常、心脏增大和心力衰竭。以心房颤动等房性心律失常多见，偶见房室传导阻滞。

4）消化系统：稀便、排便次数增加。重者可以有肝大、肝功能异常，偶有黄疸。

5）肌肉骨骼系统：主要是甲状腺毒症性周期性瘫痪（thyrotoxic periodic paralysis，TPP）。TPP 在 20~40 岁亚洲男性好发，发病诱因包括剧烈运动、高碳水化合物饮食、注射胰岛素等，病变主要累及下肢，有低钾血症。

6）造血系统：循环血淋巴细胞比例增加，单核细胞增加，但是白细胞总数减低。可以伴发血小板减少性紫癜。

7）生殖系统：女性月经减少或闭经。男性阳痿，偶有乳腺增生（男性乳腺发育）。

（2）甲状腺肿：大多数患者有程度不等的甲状腺肿大。甲状腺肿为弥漫性、对称性，质地中等，无压痛。甲状腺上、下极可触及震颤，伴血管杂音。少数病例甲状腺不肿大。

（3）眼征：GD 的眼部表现分为两类：一类为单纯性突眼，病因与甲状腺毒症所致的交感神经兴奋性增高有关；另一类为浸润性突眼，又称为 Graves 眼病，由眶周组织的自身免疫炎症反应引起。单纯性突眼包括下述表现：①轻度突眼：突眼度 19~20mm；②Stellwag 征：瞬目减少，炯炯发亮；③上睑挛缩，睑裂增宽；④Von Graefe 征：双眼向下看时，由于上眼睑不能随眼球下落，显现白色巩膜；⑤Joffroy 征：眼球向上看时，前额皮肤不能皱起；⑥Mobius 征：双眼看近物时，眼球辐辏不良。

2. Graves 病的特殊临床表现和类型

（1）甲状腺危象（thyroid crisis）：也称甲亢危象，是甲状腺毒症急性加重的一种综合征，主要发生在重度甲亢未进行正规治疗或没有治疗者。常在感染、手术、创伤、精神刺激等诱因的刺激下发生。临床表现有：高热、大汗、心动过速（140 次 / 分以上）、烦躁、焦虑不安、谵妄、恶心、呕吐、腹泻，严重患者可有心衰、休克及昏迷等。

（2）甲状腺毒症性心脏病（thyrotoxic heart disease）：甲状腺毒症性心脏病的心力衰竭分为两种类型。一类是心动过速和心脏排出量增加导致的心力衰竭，由于心脏高排出量后失代偿引起，称为"高排出量型心力衰竭"；另一类是诱发和加重已有的或潜在的缺血性心脏病发生的心力衰竭，此类心力衰竭是心脏泵衰竭。另外，心房纤颤也是影响心脏功能的因素之一。

（3）淡漠型甲亢（apathetic hyperthyroidism）：多见于老年患者。具有起病隐袭、高代谢综合征、眼征和甲状腺肿均不明显的特征。这种患者较易被误诊，比如明显消瘦被怀疑为恶性肿瘤，心房颤动被怀疑为冠心病，所以老年人出现不明原因的消瘦伴新发心房颤动时应考虑本病。

（4）T_3 型甲状腺毒症（T_3 toxicosis）：甲状腺功能亢进但产生 T_3 和 T_4 的比例失调，T_3 产生量显著多于 T_4。

（5）亚临床甲亢（subclinical hyperthyroidism）：本病主要依赖实验室检查结果诊断。血清 TSH 水平低于正常值下限，而 T_3、T_4 在正常范围，不伴或伴有轻微的甲亢症状。

（6）妊娠期甲状腺功能亢进症：妊娠期甲亢有其特殊性。需注意以下几个问题：妊娠期甲状腺激素结合蛋白增加，引起血清 TT_3 及 TT_4 增高，所以诊断妊娠期甲亢需依赖血清 FT_3、FT_4 和 TSH；母体的 TSAb 可以透过胎盘刺激胎儿的甲状腺引起胎儿或新生儿甲亢；甲亢可能引起流产、早产、先兆子痫等；有效地控制甲亢可以明显改善妊娠的不良后果。

（7）胫前黏液性水肿：与 Graves 眼病同属于自身免疫病，约 5% 的 GD 患者伴发本症，白种人中多见。多发生在胫骨前下 1/3 部位，也见于足背、踝关节、肩部、手背或手术瘢痕处，偶见于面部,皮损大多为对称性。

(8) Graves 眼病(GO):患者自诉眼内异物感、胀痛、畏光、流泪、复视、斜视、视力下降;检查见突眼,眼睑肿胀,结膜充血水肿,眼球活动受限,严重者眼球固定,眼睑闭合不全、角膜外露而发生角膜溃疡、全眼炎,甚至失明。美国甲状腺学会等国际四个甲状腺学会还联合提出了判断 GO 活动的评分方法(clinical activity score,CAS),即以下 7 项表现各为 1 分:①自发性球后疼痛;②眼球运动时疼痛;③结膜充血;④结膜水肿;⑤肉阜肿胀;⑥眼睑水肿;⑦眼睑红斑。CAS 积分达到 3 分判断为疾病活动。积分越多,活动度越高。

【教师注意事项】

患者主要的症状为怕热多汗,性格改变,吃得多反而体重减轻等,根据这些症状引导学生考虑甲亢,并进一步学习甲亢合并的特殊临床表现。

【本幕小结】

根据上述典型症状,目前考虑诊断为甲状腺功能亢进症,需进一步完善检查明确诊断。

第 二 幕

你为林女士进行了细致的体格检查:全身皮肤及巩膜未见黄染,浅表淋巴结未及明显肿大,双侧眼球轻度突出,双侧甲状腺Ⅱ度肿大,质地柔软,无结节,无触痛,边缘光滑,呈弥漫性肿大,可闻及杂音,双肺呼吸音清,未闻及干湿啰音,心率 110 次/分,律不齐,房颤率,腹部未见明显异常,双下肢不肿。

林女士的一些检查结果如下:甲状腺功能 FT_3 14.7pg/ml,FT_4 3.49ng/dl,TSH 0.00μIU/ml,吸碘率检查显示甲状腺聚碘功能亢进,高峰提前出现,TRAb(+),TSAb(+),TPOAb(-)。

【提示问题】

1. 根据体检和辅助检查是否证实了你的诊断?

2. 为什么要查 TRAb、TSAb 及 TPOAb?

3. 对于房颤应该如何处理?

4. 治疗方法有哪些? 选择哪种方法最好?

【主要讨论内容】

1. 甲亢的主要实验室检查。

2. 甲亢的诊断流程。

3. 甲状腺毒症及甲亢原因的鉴别。

【教师参考重点】

1. 甲亢的主要实验室检查

(1) 促甲状腺激素(TSH):血清 TSH 浓度的变化是反映甲状腺功能最敏感的指标,目前测定的是敏感 TSH(sTSH),甲亢时 TSH<0.1mU/L。

(2) 血清总甲状腺素(TT_4):T_4 全部由甲状腺产生,血清中 99.96% 的 T_4 以与蛋白结合的形式存在,其中 80%~90% 与甲状腺结合蛋白(TBG)结合。TT_4 测定的是这部分结合于蛋白的激素,TT_4 稳定、重复性好,仍然是诊断甲亢的主要指标。

(3) 血清总三碘甲腺原氨酸(TT_3):20% T_3 由甲状腺产生,80% T_3 在外周组织由 T_4 转换而来。甲亢时 TT_3 增高与 TT_4 均增高,T_3 型甲状腺毒症时仅有 TT_3 增高。

(4) 血清游离甲状腺素(FT_4)、游离三碘甲腺原氨酸(FT_3):游离甲状腺激素是实现该激素生物效应的主要部分。虽然血中 FT_3、FT_4 含量甚微,仍是诊断临床甲亢的主要指标。

（5）^{131}I 摄取率：是诊断甲亢的传统方法，目前已经被 sTSH 测定技术所代替。

（6）基础代谢率（BMR）测定：可根据脉压和脉率计算，一般在患者清晨空腹静卧时测量血压、脉率。常用计算公式为：基础代谢率 =（脉率 + 脉压）–111。基础代谢率正常为 ±10%，+20%~30% 为轻度甲亢，+30%~60% 为中度，+60% 以上为重度。基础代谢率的高低与临床症状的严重程度相平行。

（7）TSH 受体抗体（TRAb）：是鉴别甲亢病因、诊断 GD 的指标之一。

（8）TSH 受体刺激抗体（TSAb）：是诊断 GD 的重要指标之一。

（9）CT 和 MRI：眼部 CT 和 MRI 可以排除其他原因所致的突眼，评估眼外肌受累的情况。

（10）甲状腺放射性核素扫描：对于诊断甲状腺自主高功能腺瘤有意义。肿瘤区浓聚大量核素，肿瘤区外甲状腺组织和对侧甲状腺无核素吸收。

2. 甲亢的诊断流程　诊断程序包括：首先测定血清中 TSH、TT$_3$、TT$_4$、FT$_3$、FT$_4$ 的水平，确定是否存在甲状腺毒症，然后确定甲状腺毒症是否由于甲状腺功能亢进引起，最后确定甲亢的原因。

（1）甲亢的诊断：①高代谢症状和体征；②甲状腺肿大；③血清中 TT$_4$、FT$_4$ 增高，TSH 减低。具备以上三条诊断就可成立。另外，应注意淡漠性甲亢及 T$_3$ 型甲亢的诊断。

（2）GD 的诊断：①甲亢诊断确立；②甲状腺弥漫性肿大（触诊和 B 超证实），少数病例可以无甲状腺肿大；③眼球突出和其他浸润性眼征；④胫前黏液性水肿；⑤TRAb、TSAb、TPOAb 阳性。以上标准中，①②项为诊断必备条件，③④⑤项为诊断辅助条件。

3. 甲状腺毒症及甲亢原因的鉴别

（1）甲状腺毒症原因的鉴别：主要是甲亢所致的甲状腺毒症与破坏性甲状腺毒症的鉴别。两者均有高代谢表现、甲状腺肿和血清甲状腺激素水平升高，而病史、甲状腺体征和 ^{131}I 摄取率是主要的鉴别手段。前者摄碘率增加，后者摄碘率下降。

（2）甲亢的原因鉴别：GD、甲状腺自主高功能腺瘤和结节性毒性甲状腺肿分别约占病因的 80%、10% 和 5% 左右。伴浸润性眼征、TRAb 和（或）TSAb 阳性、胫前黏液性水肿等均支持 GD 的诊断。与甲状腺自主高功能腺瘤、多结节性毒性甲状腺肿鉴别的主要手段是甲状腺放射性核素扫描和甲状腺 B 超：GD 的放射性核素扫描可见核素均质性地分布增强；甲状腺自主性功能性腺瘤则仅在肿瘤区有核素浓聚，其他区域的核素分布稀疏；多结节性毒性甲状腺肿者可见核素分布不均，增强和减弱区呈灶状分布。

【教师注意事项】

1. 根据目前的资料已经可以明确诊断，需引导学生讨论甲亢必要的实验室检查及其意义。

2. 根据听诊结果引导学生讨论房颤的心电图特征及相应治疗。

【本幕小结】

患者经过进一步检查，根据触诊结果，FT$_3$、FT$_4$、TSH、TRAb、TSAb、TPOAb、吸碘率检查等，诊断明确为甲亢（GD）。

第 三 幕

你向患者及家属耐心解释了病情，进一步给林女士完善相关检查，建议林女士接受 ^{131}I 治疗，林女士接受了治疗。出院半年后，林女士体重增加了，但出现明显怕冷，并有体力下降、反应迟钝、记忆力减退等情况出现，就再来我院就诊，其中甲状腺功能检查提示 FT$_3$ 0.20pg/ml，

FT_4 0.5ng/dl,TSH 8mU/L,考虑为甲减,给予 L-T_4 治疗。嘱咐林女士终生服药,并经常来医院看看。

【提示问题】

1. 为什么会出现甲减?

2. 甲减还有哪些临床表现? 如何诊断?

3. 出现这种情况应该如何处理?

4. 如果是药物治疗或手术治疗,又可能出现哪些并发症?

5. 患者的预后如何?

【主要讨论内容】

1. 甲亢的治疗(各种治疗的适应证、禁忌证,治疗前准备及并发症)。

2. ^{131}I 治疗甲亢后可能出现的并发症。

3. 甲减的临床表现及诊断。

4. 甲减的治疗。

【教师参考重点】

1. 甲亢的治疗   目前尚不能对 GD 进行病因治疗。针对甲亢有三种疗法,即抗甲状腺药物(antithyroid drugs,ATD)、^{131}I 和手术治疗。ATD 的作用是抑制甲状腺合成甲状腺激素,^{131}I 和手术则是通过破坏甲状腺组织、减少甲状腺激素的产生来达到治疗目的。

(1) 抗甲状腺药物:ATD 治疗是甲亢的基础治疗,但是单纯 ATD 治疗的治愈率仅有 40% 左右,复发率高达 50% 以上。ATD 也用于手术和 ^{131}I 治疗前的准备阶段。常用的 ATD 分为硫脲类和咪唑类两类,硫脲类包括丙硫氧嘧啶(PTU)和甲硫氧嘧啶等;咪唑类包括甲巯咪唑(MMI,他巴唑)等。

1) 适应证:①病情轻、中度;②甲状腺轻、中度肿大;③孕妇、高龄或由于其他严重疾病不适宜手术者;④手术前和 ^{131}I 治疗前的准备;⑤手术后复发且不适宜 ^{131}I 治疗者。

2) 甲亢缓解:其定义为停药一年,血清 TSH 和甲状腺激素正常。ATD 治疗复发率 50% 左右,复发后可以选择 ^{131}I 或者手术治疗。

3) 药物副作用:包括粒细胞缺乏症、皮疹、中毒性肝病、血管炎等。

(2) ^{131}I 治疗

1) 治疗机制是甲状腺摄取 ^{131}I 后释放出 β 射线,破坏甲状腺组织细胞。现已明确:①此法安全简便,费用低廉,效益高,总有效率达 95%,临床治愈率 85% 以上;②没有影响患者的生育能力和遗传缺陷的发生率;③^{131}I 在体内主要蓄积在甲状腺内,对甲状腺以外的脏器,不造成急性辐射损伤,可以比较安全地用于治疗患有这些脏器合并症的重度甲亢患者。

2) 适应证和禁忌证:适应证:①甲状腺肿大 Ⅱ 度以上;②ATD 治疗失败或复发或对 ATD 过敏者;③手术后复发;④甲状腺毒症心脏病或甲亢伴其他病因的心脏病;⑤甲亢合并白细胞和(或)血小板减少或全血细胞减少;⑥甲亢合并肝肾等脏器的损害;⑦浸润性突眼;⑧拒绝手术治疗或有手术禁忌证者。禁忌证:妊娠和哺乳期妇女。

3) 并发症:放射性甲状腺炎、可能诱发甲状腺危象、加重活动性 GO、甲状腺功能减退等。

(3) 手术治疗

1) 适应证:①中、重度甲亢,长期服药不能控制,或不能坚持服药,或服药后复发者;②甲状腺肿大显著,有压迫症状;③胸骨后甲状腺肿;④怀疑甲状腺癌病者;⑤ATD 治疗无效或不能耐受的妊娠患者,需在妊娠 T_2 期(4~6 个月)进行手术治疗。

2) 禁忌证:①合并较重心、肝、肾脏疾病,不能耐受手术;②重度活动性 GO;③妊娠初 3 个月和第 6 个月以后。

（4）其他治疗

1）碘剂：减少碘的摄入量是甲亢的基础治疗之一。过量碘的摄入会加重和延长病程，增加复发的可能性。仅在手术前和甲状腺危象时使用复方碘化钠溶液。

2）β受体阻断药：作用机制是：①阻断外周组织 T_4 向 T_3 的转化；②阻断甲状腺激素对心脏的兴奋作用。主要在 ATD 初治期联合使用，可较快控制甲亢的临床症状。

2. 甲减的临床表现及诊断　常表现为：易疲劳、怕冷、体重增加、记忆力减退、反应迟钝、嗜睡、精神抑郁、便秘、月经不调、肌肉痉挛等。体检可见表情淡漠，面色苍白，皮肤干燥发凉、粗糙脱屑，颜面、眼睑和手皮肤水肿，声音嘶哑，毛发稀疏、眉毛外 1/3 脱落。由于高胡萝卜素血症，手脚皮肤呈姜黄色。心肌黏液性水肿导致心肌收缩力损伤、心动过缓、心排血量下降。

诊断流程

（1）甲减的症状和体征。

（2）实验室检查血清 TSH 增高，FT_4 减低，原发性甲减即可以成立。进一步寻找甲减的病因。如果 TPOAb 阳性，可考虑甲减的病因为自身免疫甲状腺炎。

（3）实验室检查血清 TSH 减低或者正常，TT_4、FT_4 减低，考虑中枢性甲减。做 TRH 刺激试验证实。进一步寻找垂体和下丘脑的病变。

3. 甲减的治疗

（1）左甲状腺素（$L\text{-}T_4$）治疗：治疗的目标是将血清 TSH 和甲状腺激素水平恢复到正常范围内，需要终生服药。治疗的剂量取决于患者的病情、年龄、体重和个体差异。治疗达标后，需要每 6~12 个月复查一次激素指标。

（2）亚临床甲减的处理：近年来受到关注。因为亚临床甲减引起的血脂异常可以促进动脉粥样硬化的发生、发展。部分亚临床甲减发展为临床甲减。目前认为在下述情况需要给予 $L\text{-}T_4$ 治疗：高胆固醇血症、血清 TSH>10mU/L。

【教师注意事项】

本部分主要为 ^{131}I 治疗后出现的并发症及其治疗情况，通过引导学生评价患者的治疗方案，引出甲亢的常见治疗方案及其适应证、并发症（甲减）的表现及治疗。

【本幕小结】

患者甲亢诊断明确，给予 ^{131}I 治疗后出现了甲减的表现，此为 ^{131}I 治疗难以避免的结果，后给予甲状腺激素治疗后好转。

第十九节　意想不到的"病"

【学习目标】

掌握糖尿病的流行病学、常见首发症状、临床分型、实验室检查、诊断标准、并发症及治疗等。

1. 基础医学

（1）糖尿病的病因及发病机制。

（2）糖尿病的病理。

（3）糖尿病药物治疗的药理学基础。

2. 临床医学

(1) 可引发膀胱刺激征的常见疾病;可以引发多尿的常见疾病。

(2) 糖尿病的常见首发症状、临床分型、诊断标准及鉴别诊断。

(3) 糖尿病的主要实验室检查方法。

(4) 糖尿病的主要并发症。

(5) 糖尿病的治疗方案。

3. 人文医学

(1) 糖尿病的遗传学背景与流行病学。

(2) 糖尿病的预防及预后。

(3) 糖尿病的健康教育。

【关键词】

尿道刺激征;糖尿病;代谢综合征;并发症;胰岛素;降糖药物

【时间分配】

1. 学生讨论时间 50 分钟。

2. 学生分析总结时间 20 分钟。

3. 教师总结与讲评 10 分钟。

【教学建议】

依学生多少(如 6~8 人)分配任务,提出问题,以问题导向方式列出学习重点,查找资料。**以糖尿病的病因及发病机制,糖尿病的临床表现及并发症,糖尿病的诊断及鉴别诊断,糖尿病的治疗及膀胱刺激征的常见疾病**等为主要学习目标。重点内容讨论时间约占 80%,其余内容讨论时间约占 20%。讨论结束后一周内每人须交一篇小组讨论记录和自我评估,由小组长收齐送交指导老师。主要内容应包括:讨论内容概要,参加讨论的感想、贡献,自己在组织材料和讨论中的优缺点,参与讨论时的困难(知识面、技术面、情绪面等),今后可能采取的对策;也可以评价讨论小组的整体水平、其他队员的参与度,如参与讨论的积极性、聆听态度、沟通协调、课前准备、表达能力等,作为成绩的参考及将来改进教案的参考。

第 一 幕

老温今年 61 岁,是一名退休干部,体型偏胖。近 1 年来总是尿频、尿急、尿痛反复发作,而且尿量较多,每天尿量约有 3500ml,在当地医院诊断为"慢性肾盂肾炎",采用中西药物治疗症状改善不明显。为了弄清楚原因,来到了我们医院,你作为门诊大夫热情地接诊了他,详细地询问了发病情况及既往病史,老温有高血压病史 3 年。

【提示问题】

1. 本病例的发病和症状有什么特点?

2. 膀胱刺激征主要见于哪些疾病?尿量增多又主要见于哪些疾病?对患者的诊断是否是正确?还可能是什么疾病?

3. 何为"一元论"?如何用"一元论"去解释这些症状?

4. 对于尿频、尿急、尿痛及多尿的患者应如何问诊?有何技巧?

【主要讨论内容】

1. 膀胱刺激征的定义。

2. 引起膀胱刺激征的常见病因。

3. 多尿的常见病因。

【教师参考重点】

1. 膀胱刺激征的定义　膀胱刺激征是指尿频、尿急、尿痛,也称尿道刺激征。正常人白天平均排尿 4~6 次,夜间 0~2 次,如果每日排尿次数 >8 次称为尿频;尿急是指尿意一来就迫不及待地需要排尿;尿痛是指排尿时膀胱区及尿道口产生烧灼样或针刺样疼痛。

2. 引起膀胱刺激征的常见病因

(1) 尿路感染:狭义是指细菌引起、广义是指所有致病微生物引起的尿道炎症,包括细菌、病毒、真菌、支原体、衣原体、寄生虫等。常有白细胞尿,尿中可以找到致病微生物(培养、显微镜检查)。

(2) 尿道综合征与精神因素有关:多见于女性,中段尿培养大多阴性,排除了器质性疾病所致的尿路刺激征后,可考虑诊断此病,多数与精神因素有关。

(3) 泌尿系结石:特别是输尿管膀胱壁段结石。

(4) 膀胱肿瘤:血尿常较突出。

(5) 间质性膀胱炎:可见于结缔组织疾病,较常见于系统性红斑狼疮(SLE)患者中,对找不到病因者,称为特发性间质性膀胱炎。

(6) 出血性膀胱炎:常见于使用环磷酰胺(抗肿瘤药物)的患者。

3. 多尿的常见病因

(1) 暂时性多尿:短时内摄入过多水、饮料和含水分过多的食物;使用利尿药后,可出现短时间多尿。

(2) 持续性多尿

1) 内分泌代谢障碍:①垂体性尿崩症;②糖尿病;③原发性甲状旁腺功能亢进;④原发性醛固酮增多症。

2) 肾脏疾病:①肾性尿崩症;②肾小管浓缩功能不全。

3) 精神因素:精神性多饮患者常自觉烦渴而大量饮水引起多尿。

鉴别:①多尿伴有烦渴多饮,排低比重尿见于尿崩症;②多尿伴有多饮、多食和消瘦见于糖尿病;③多尿伴有高血压、低血钾和周期性瘫痪见于原发性醛固酮增多症;④多尿伴有酸中毒,骨痛和肌麻痹见于肾小管酸中毒;⑤少尿数天后出现多尿可见于急性肾小管坏死恢复期;⑥多尿伴神经症状可能为精神性多尿。

【教师注意事项】

患者主要的症状为膀胱刺激征及多尿,重点需要注意膀胱刺激征及多尿的鉴别内容,曾诊断为慢性肾盂肾炎,但治疗效果不佳,需引导学生考虑其他疾病。

【本幕小结】

患者以膀胱刺激征及多尿为主要临床表现到门诊就诊,诊断为慢性肾盂肾炎,但治疗效果不佳,需进一步检查考虑其他疾病。

第 二 幕

你再次详细追问病史,老温回忆说,晚上小便量特别多,并且经常感觉口渴,一天到晚水杯不离手,进食量也增加了,但近 1 年来体重下降约 6kg,有时候双手还有点麻。

你为温先生进行了初步体格检查:BP 160/90mmHg,R 20 次 / 分,P 80 次 / 分,T 36.5℃。门诊初测的一些检查结果为空腹血糖 8.64mmol/L,餐后 2 小时血糖 13.86mmol/L;尿常规示葡萄糖(++),蛋白(+)。

【提示问题】

1. 根据进一步病史的询问及辅助检查,最有可能的诊断是什么?

2. 该疾病的诊断及鉴别诊断是什么?

3. 为明确诊断,你认为还需要进行哪些检查? 为什么要进行这些检查? 是否必要?

4. 如果患者血糖控制不好,可能会出现哪些并发症?

【主要讨论内容】

1. 糖尿病的首发症状。

2. 糖尿病的定义及分型。

3. 糖尿病的实验室检查。

【教师参考重点】

1. 糖尿病的首发症状 1 型糖尿病(T1MD)起病时"三多一少"(多尿、多饮、多食和消瘦)症状较典型,糖尿病酮症酸中毒可是部分患者的首发症状;2 型糖尿病(T2MD)的发病隐匿,在发病早期,糖尿病自身的特征"三多一少"被"隐藏得严严实实"。糖尿病对人体的损害是多种多样的,全身各个系统无处不有。当老年人以及糖尿病易感人群(如肥胖、有糖尿病家族史)不明原因地出现外阴瘙痒、阳痿、膀胱刺激征、下肢麻木、低血糖症状、视力模糊(高血糖时眼房水与晶状体渗透压改变引起的屈光改变或糖尿病视网膜病变所致)、皮肤瘙痒、胸闷及不明原因乏力等症状时,应考虑到 T2MD。

2. 糖尿病的定义及分型 糖尿病(diabetes mellitus)是一组以慢性血葡萄糖(简称血糖)水平增高为特征的代谢性疾病,是由于胰岛素分泌和(或)作用缺陷所引起。目前通用 WHO 糖尿病专家委员会提出的病因学分型标准(1999)分型:

(1) 1 型糖尿病(T1DM):β 细胞破坏,常导致胰岛素绝对缺乏。可分为免疫介导型 T1MD(1A 型)、特发性 T1MD(1B 型)。

(2) 2 型糖尿病(T2DM):从以胰岛素抵抗为主伴胰岛素分泌不足到以胰岛素分泌不足为主伴胰岛素抵抗的一组异质性疾病。

(3) 其他特殊类型糖尿病:包括青年人中的成年发病型糖尿病、线粒体基因突变糖尿病等。

(4) 妊娠期糖尿病(GDM):通常发生在妊娠中、末期,产后一般可恢复正常。

3. 糖尿病的实验室检查

(1) 糖代谢异常严重程度或控制程度的检查

1) 尿糖测定:尿糖阳性是诊断糖尿病的重要线索。但尿糖阳性不能诊断糖尿病,同样尿糖阴性也不能排除糖尿病。

2) 尿酮体测定:尿酮体阳性,对新发病者提示为 1 型糖尿病,对 2 型糖尿病或正在治疗中的患者,提示疗效不满意或出现重要的并发症。

3) 血糖测定和 OGTT:血糖升高是诊断糖尿病的主要依据,又是判断糖尿病病情和控制情况的主要指标。血糖值测定的是血糖的瞬间状态。

当血糖高于正常范围而又未达到诊断糖尿病标准时,须进行 OGTT。

4) 糖化血红蛋白(GHbA1)和糖化血浆白蛋白测定:GHbA1 是葡萄糖或其他糖与血红蛋白的氨基发生非酶催化反应(一种不可逆的蛋白糖化反应)的产物,其量与血糖升高的程度和持续时间相关,反映了患者近 2~3 个月内总的血糖水平。

(2)胰岛 β 细胞功能检查

1)胰岛素释放试验:本试验反映基础和葡萄糖介导的胰岛素释放功能,但受到外源性胰岛素和血清中胰岛素抗体的影响。

2)C 肽释放试验:也反映了基础和葡萄糖介导的胰岛素释放功能,但不受外源性胰岛素和血清中胰岛素抗体的影响。

【教师注意事项】

本部分主要为追问的病史内容及部分实验室检查,通过引导学生对病史及检查结果的讨论,逐步考虑糖尿病的诊断,并进一步讨论诊断糖尿病必要的检查。

【本幕小结】

通过对病史的追问及空腹、餐后血糖、尿糖结果,考虑糖尿病,需进一步检查明确诊断。

第 三 幕

你向老温耐心解释了病情并进行了健康教育,同时建议他住院治疗。入院后完善了相关检查,结果示:生化示血糖 12.06mmol/L,尿酸 421.9μmol/l,总胆固醇 7.22mmol/L,三酰甘油 8.61mmol/L,高密度脂蛋白 0.97mmol/L,低密度脂蛋白 4.19mmol/L,糖化血红蛋白 8.0%。建议给予老温降糖、降压、降脂治疗;根据血糖、血压、血脂变化进一步调整用药,老温出院后,嘱咐他继续服药治疗,同时控制饮食,进行适当运动,并定期复查。

【提示问题】

1. 你从生化结果里还看出了什么?是否可以想到其他疾病?这种疾病的诊断标准是什么?

2. 血糖的调节方式有哪些?根据调节方式及糖尿病的发病机理你觉得从哪些方面入手可以降糖?

3. 对该患者的治疗是否合理?糖尿病应该如何治疗?糖尿病的健康教育对于治疗是否重要?应该包括哪些内容?

4. 糖尿病应如何预防?预后又如何?

【主要讨论内容】

1. 糖尿病的诊断及鉴别诊断。

2. 糖尿病的并发症。

3. 糖尿病的治疗。

4. 代谢综合征的诊断标准。

5. 糖尿病的流行病学、预防及预后。

【教师参考重点】

1. 糖尿病的诊断和鉴别诊断　善于发现糖尿病,尽可能早期诊断和治疗,是临床工作中的一项要求。糖尿病诊断依据血糖异常升高。应注意,单纯地测定空腹血糖易漏诊糖尿病,应加测餐后血糖,必须时行 OGTT。

(1)诊断线索

1)"三多一少"症状。

2)以糖尿病的并发症或伴发病首诊的患者:原因不明的酸中毒、失水、昏迷、休克;反复发作的皮肤疖或痈、真菌性阴道炎、结核病等;血脂异常、高血压、冠心病、脑卒中、肾病、视网膜病、周围神经炎、下肢坏疽以及代谢综合征等。

3）高危人群:IGR［IFG 和（或)IGT］、年龄超过 45 岁、肥胖或超重、巨大胎儿史、糖尿病或肥胖家族史。

此外,30~40 岁以上健康体检者或住院患者应常规排除糖尿病。

（2）诊断标准:目前我国采用国际上通用的 WHO 糖尿病专家委员会 1999 年提出的诊断和分类标准。

1）糖尿病诊断是基于空腹（FPG）、任意时间或 OGTT 中 2 小时血糖值（2h PG）有糖尿病症者。

2）FPG 3.9~6.0mmol/L 为正常;6.1~6.9mmol/L 为 IFG（空腹血糖受损）;≥7.0mmol/L 考虑为糖尿病。

3）OGTT 2h PG<7.7mmol/L 为正常糖耐量;7.8~11.0mmol/L 为 IGT（糖耐量受损）;≥11.1mmol/L 考虑为糖尿病。

上述三条诊断糖尿病时需再测一次。

4）随机血糖≥11.1mmol/L 考虑为糖尿病。

5）对于无糖尿病症状、仅一次血糖值达到糖尿病诊断标准者,必须在另一天复查核实而确定诊断。如复查结果未达到糖尿病诊断标准,应定期复查。

6）儿童糖尿病诊断标准与成人相同。

（3）鉴别诊断:注意鉴别其他原因所致尿糖阳性。肾性糖尿因肾糖阈降低所致,尿糖阳性,但血糖及 OGTT 正常。某些非葡萄糖的糖尿如果糖、乳糖、半乳糖尿,用班氏试剂（硫酸铜）检测呈阳性反应,用葡萄糖氧化酶试剂检测呈阴性反应。

最重要的是鉴别 T1DM 和 T2DM,两者的区别是相对的,有些患者暂时不能明确归为 T1DM 或 T2DM,可随访而逐渐明确分型。（表 4-15）

表 4-15   1 型与 2 型糖尿病的鉴别

	1 型糖尿病	2 型糖尿病
起病年龄及其峰值	多 <25 岁,12~14 岁	多 >40 岁,60~65 岁
起病方式	多急剧,少数缓起	缓慢而隐袭
起病时体重	多正常或消瘦	多超重或肥胖
"三多一少"症状	常典型	不典型,或无症状
急性并发症	酮症倾向大,易发生酮症酸中毒	酮症倾向小,50 岁以上者易发生非酮症高渗性昏迷
慢性并发症:		
肾病	35%~40%,主要死因	5%~10%
心血管病	较少	>70%,主要死因
脑血管疾病	较少	较多
胰岛素及 C 肽释放试验	低下或缺乏	峰值延迟或不足
胰岛素治疗及反应	依赖外源性胰岛素生存,对胰岛素敏感	生存不依赖胰岛素,应用时对胰岛素抵抗（30%~40%）

2. 糖尿病的并发症

（1）急性严重代谢紊乱:指糖尿病酮症酸中毒和高血糖高渗状态。

1）糖尿病酮症酸中毒（diabetic ketoacidosis,DKA）为最常见的糖尿病急症。以高血糖、酮症和酸中毒为主要临床表现的严重代谢紊乱综合征。DKA 分为三个阶段：①早期血酮及尿酮升高；②酮体进一步消耗体内储备碱，初期 pH 可代偿，后期血 pH 下降，为失代偿酮症酸中毒；③进一步出现神志障碍，称糖尿病酮症酸中毒昏迷。目前由于诊断不及时、治疗不合理导致死亡的情况仍较常见。

2）高血糖高渗状态是糖尿病急性代谢紊乱的另一临床类型，以严重高血糖、高血浆渗透压、脱水为主要特点，无明显酮症酸中毒，患者可有不同程度的意识障碍或昏迷。主要见于老年 T2DM 患者。

本病起病缓慢，常被忽视，最初表现为多尿、多饮，但多食不明显或反而食欲减退。与 DKA 比较，其失水更为严重、精神神经症状更为突出。

（2）感染性并发症：糖尿病患者常发生疖、痈等皮肤化脓性感染，肾盂肾炎和膀胱炎等，可反复发生，有时可引起败血症或脓毒血症。

（3）慢性并发症：糖尿病的慢性并发症可累及全身各重要器官，发病机制极其复杂，尚未完全阐明，认为与遗传易感性、胰岛素抵抗、高血糖、氧化应激等多方面因素的相互影响有关。

1）大血管病变：主动脉、冠状动脉、脑动脉、肾动脉和肢体外周动脉易受累，引起冠心病、缺血性或出血性脑血管病、肾动脉硬化、肢体动脉硬化等。

2）微血管病变：是糖尿病特异性并发症。微血管是指微小动脉和微小静脉之间、管腔直径 $<100\mu m$ 的毛细血管及微血管网。其典型改变是微循环障碍和微血管基底膜增厚。可累及全身各个组织器官，糖尿病肾病和视网膜病变尤为重要：①糖尿病肾病：慢性肾脏病变的主要类型，也是导致终末期肾衰的常见原因，是 T1DM 的主要死亡原因；②糖尿病性视网膜病变：是失明的主要原因，超过 10 年的糖尿病患者常合并不同程度的视网膜病变；③其他：心脏微血管病变和心肌代谢紊乱可引起心肌广泛灶性坏死，称为糖尿病心肌病。

3）神经系统并发症：可累及神经系统任何一部分。发病机制复杂：①中枢神经系统并发症；②周围神经病变：最为常见，通常为对称性，下肢较上肢严重，病情进展缓慢；③自主神经病变；④糖尿病足等。

3. 糖尿病的治疗　　糖尿病的控制最好的管理模式是以患者为中心的团队式管理。

国际糖尿病联盟（IDF）提出了糖尿病治疗的 5 个要点（有"五辆马车"之称）分别为：糖尿病健康教育、医学营养治疗、运动疗法、血糖监测和药物治疗。

（1）糖尿病健康教育：每位患者均应接受全面糖尿病教育，掌握自我管理的技能，提高自信心。这是决定糖尿病管理成败的关键。

（2）医学营养治疗（medical nutrition therapy，MNT）：总原则是合理的总热量的摄取、均衡分配各类营养物质、恢复并维持理想体重。这是决定患者能否达到理想代谢控制的关键。

（3）运动疗法：应进行有规律的合适运动。根据年龄、性别、体力、病情及有无并发症等不同条件，因人而异，循序渐进和长期坚持运动。

（4）病情监测：定期监测空腹血糖、餐后血糖及 HbA1C。并建议患者应用便携式血糖计进行自我监测血糖（SMBG）；每年至少一次全面了解血脂、心、肝、肾及眼底的情况，早发现，早干预。

（5）口服药物治疗：饮食及运动不能良好控制血糖时应积极应用降糖药物治疗。

1）促胰岛素分泌剂

① 磺脲类（sulfonylureas，SUs）：SUs 的主要作用为刺激胰岛 β 细胞分泌胰岛素。SUs 作为单药主要应用于新诊断的 T2DM 用饮食和运动治疗不能理想控制血糖的非肥胖患者。随疾病

的发展,需联合其他不同作用机制的药物联合应用。因 SUs 发挥作用的基础是机体保持 30% 有功能的 β 细胞,所以 T2DM 晚期 β 功能细胞衰竭时该药物不再有效。如格列本脲、格列吡嗪、格列齐特、格列喹酮等。

② 格列奈类:此类药物是一类快速作用的胰岛素促分泌剂,可改善早相胰岛素分泌。降血糖作用快而短,主要用于控制餐后高血糖。低血糖症发生率低、程度较轻而且限于餐后期间。如瑞格列奈、那格列奈、米格列奈等。

2) 双胍类(biguanides):目前广泛应用的是二甲双胍。主要作用机制为抑制肝葡萄糖输出,也可改善外周组织对胰岛素的敏感性、增加对葡萄糖的摄取和利用。作为 T1DM 的一线用药,可单用或联合用药。另外,与胰岛素联用有可能减少胰岛素用量和血糖波动。

3) 噻唑烷二酮类(thiazolidinediones,TZDs,格列酮类):TZDs 被称为胰岛素增敏剂,明显减轻胰岛素抵抗,主要刺激外周组织的葡萄糖代谢,降低血糖;还可改善血脂谱、改善血管内皮细胞功能、提高纤溶系统活性等,对心血管系统和肾脏显示出潜在的器官保护作用。

4) α 葡萄糖苷酶抑制剂(AGI):食物中淀粉、糊精和双糖的吸收需要小肠黏膜刷状缘的 α-葡萄糖苷酶,AGI 通过抑制这一类酶延迟碳水化合物吸收,发挥降低餐后高血糖的作用。

5) 胰岛素治疗

治疗原则和方法:胰岛素治疗应在综合治疗基础上进行。胰岛素剂量取决于血糖水平、β 细胞功能缺陷程度、胰岛素抵抗程度、饮食和运动状况等,一般从小剂量开始,根据血糖水平逐渐调整。

适应证:①T1DM;②各种严重的急性或慢性并发症;③手术、妊娠和分娩;④新发病且不能和 T1DM 正确鉴别的消瘦糖尿病患者;⑤ T2DMβ 细胞功能明显减退者;⑥新诊断的 T2DM 有明显高血糖,或者在糖尿病诊治过程中无明显诱因体重显著下降者;⑦某些特殊类型的糖尿病。

短效胰岛素皮下注射主要控制一餐后高血糖;中效胰岛素主要提供基础胰岛素,可控制两餐后高血糖;长效胰岛素制剂无明显作用高峰,主要提供基础胰岛素。其中短效胰岛素静脉注射可用于抢救 DKA。

4. 代谢综合征的诊断标准 中华医学会糖尿病学分会(CDS,2004)建议代谢综合征的诊断标准:具备以下 4 项组成成分中的 3 项或全部者

(1) 超重和(或)肥胖 BMI≥25.0(kg/m²)。

(2) 高血糖 FPG≥6.1mmol/L(110mg/dl)及(或)2h PG≥7.8mmol/L(140mg/dl)及(或)已确诊为糖尿病并治疗者。

(3) 高血压 收缩压/舒张压≥140/90mm Hg 及(或)已确认为高血压并治疗者。

(4) 血脂紊乱 空腹血 TG≥1.7mmol/L(150mg/dl)及(或)空腹血 HDL-C<0.9mmol/L(35mg/dl)(男)或 <1.0mmol/L(39mg/dl)(女)。

5. 糖尿病的流行病学、预防及预后 糖尿病是常见病、多发病,其患病率正随着人民生活水平的提高、人口老化、生活方式改变而迅速增加,呈逐渐增长的流行趋势。据世界卫生组织(WHO)估计,全球目前有超过 1.5 亿糖尿病患者,到 2025 年这一数字将增加一倍。我国 1979—1980 年调查成人糖尿病患病率为 1%;1994—1995 年调查成人糖尿病患病率为 2.5%,另有糖耐量减低(IGT)者 2.5%;1995—1996 年调查成人糖尿病患病率为 3.21%。估计我国现有糖尿病患者超过 4 千万,居世界第 2 位。2 型糖尿病的发病正趋向低龄化,儿童中发病率逐渐升高。糖尿病已成为发达国家中继心血管病和肿瘤之后的第三大非传染性疾病,对社会和

经济带来沉重负担,是严重威胁人类健康的世界性公共卫生问题。

预防工作分为三级:一级预防是避免糖尿病发病;二级预防是及早检出并有效治疗糖尿病;三级预防是延缓和(或)防治糖尿病并发症。提倡合理膳食,经常运动,防止肥胖。对 T2DM 的预防,关键在于筛查出 IGT 人群,在 IGT 阶段进行干预处理,有可能使其保持在 IGT 或转变为正常糖耐量状态。近年来陆续进行了一些大规模 IGT 临床干预试验,提示通过生活方式或药物干预有可能减少或延缓糖尿病的发生,但长期益处与安全性尚待进一步观察。

糖尿病的预后取决于治疗的效果,早期治疗和长期的血糖、血压和血脂的控制可明显降低致残率,延缓和防止慢性并发症的发生和发展。

【教师注意事项】

本部分主要为确诊糖尿病的其他检查及相应的治疗,通过引导学生评价患者的身体状况及治疗方案,引出糖尿病的常见并发症、治疗方案,各种降糖药物的机制等。

【本幕小结】

通过生化及糖化血红蛋白的检测,最终诊断为 2 型糖尿病,给予降糖、降脂药物后患者血糖下降,症状好转。

第七部分　内科综合导向学习课程

第二十节　烧怎么退不下来

【学习目标】

掌握系统性红斑狼疮的流行病学特点、发病机制、临床表现、诊断标准、并发症及治疗。

1. 基础医学

(1) 发热的机制。

(2) 发热时的病理生理变化。

(3) SLE 的免疫机制。

(4) 糖皮质激素的副作用

2. 临床医学

(1) 发热的定义、常见伴随症状及意义。

(2) 热型及其临床意义。

(3) 常见的引起发热的疾病。

(4) SLE 的临床表现、辅助检查、诊断标准及治疗。

(5) 糖皮质激素的副作用。

(6) 库欣综合征的分类。

(7) 库欣综合征的常见表现及诊断流程。

(8) 各型库欣综合征的治疗。

3. 人文医学

(1) 作为临床医生,如何才能做到不漏诊,不误诊。

(2) SLE 的预后。

【关键词】

发热;系统性红斑狼疮(SLE);关节痛;库欣综合征;糖皮质激素。

【时间分配】

1. 学生讨论时间 50 分钟。

2. 学生总结时间 20 分钟;

3. 教师总结与讲评 10 分钟。

【教学建议】

依学生多少(如 6~8 人)分配任务,提出问题,以问题导向方式列出学习重点,查找资料。以**发热的原因及热型,SLE 的临床表现**、**诊断**、**治疗,糖皮质激素的常见副反应**等为主要学习目标。重点内容讨论时间约占 80%,其余内容讨论时间约占 20%。讨论结束后一周内每人须交一篇小组讨论记录和自我评估,由小组长收齐送交指导老师。主要内容应包括:讨论内容概要,参加讨论的感想、贡献,自己在组织材料和讨论中的优缺点,参与讨论时的困难(知识面、技术面、情绪面等),今后可能采取的对策;也可以评价讨论小组的整体水平、其他队员的参与度,如参与讨论的积极性、聆听态度、沟通协调、课前准备、表达能力等,作为成绩的参考及将来改进教案的参考。

第 一 幕

30 岁的丁女士家住在阳光灿烂的海边,两周前突然出现发热,体温在 38.5℃左右,不咳嗽,但是做事无精神、乏力,也感到双侧膝关节轻度疼痛、无红肿,于是到当地卫生院就诊,拍了胸片发现肺部片状浸润阴影,右侧肋膈角变钝,给予抗感染(具体不详)处理,几天后,丁女士自觉体温下降了些,精神也有所好转,于是回家自己吃了一些抗生素和退烧药(具体不详),但效果不理想。

【提示问题】

1. 该患者的病史有何特点? 你首先考虑什么疾病?

2. 何为发热? 患者发热属于什么程度?

3. 什么是热型? 有何意义?

4. 对于首诊发热的患者,你觉得应该做哪些检查?

【主要讨论内容】

1. 发热的常见病因。

2. 发热的分度。

3. 发热的常见伴随症状。

【教师参考重点】

1. 发热的常见病因 发热的原因有感染性和非感染性两大类。

(1) 感染性发热:是人体对感染的一种防御反应,最为常见。由感染性疾病引起的发热,有细菌性的,如扁桃体炎、败血症等;也有病毒性的,如乙型脑炎、流行性感冒等,还有寄生虫病,如疟疾等。

(2) 非感染性发热:非感染性疾病引起的发热也很多:①变态反应性疾病如:风湿热、药物热、疫苗反应等;结缔组织病,如红斑狼疮、皮肌炎等;②大量组织坏死或破坏,如大面积烧伤、急性溶血、血管栓塞、白血病;③恶性网状细胞增生症、霍奇金病、恶性淋巴瘤及其他恶性肿瘤等;④另外还有甲状腺功能亢进、肾上腺皮质功能亢进、先天性外胚层发育不全、暑热症、间脑综合征、脑出血等。

2. 发热的分度 按发热的高低可将发热为为以下四度

低热:37.3~38℃

中等度热:38.1~39℃

高热:39.1~41℃

超 高 热:41℃以上

3. 发热的常见伴随症状

(1) 寒战:常见于大叶性肺炎、败血症、急性胆囊炎、急性肾盂肾炎、流行性脑脊髓膜炎、疟疾、钩端螺旋体病、药物热、急性溶血或输血反应等。

(2) 结膜充血:常见于麻疹、流行性出血热、斑疹伤寒、钩端螺旋体病等。

(3) 单纯疱疹:口唇单纯疱疹多出现于急性发热性疾病,常见于大叶性肺炎、流行性脑脊髓膜炎、间日疟、流行性感冒等。

(4) 淋巴结肿大:常见于传染性单核细胞增多症、风疹、淋巴结结核、局灶性化脓性感染、丝虫病、白血病、淋巴瘤、转移癌等。

(5) 肝、脾肿大:常见于传染性单核细胞增多症、病毒性肝炎、肝及胆道感染、布氏杆菌病、疟疾、结缔组织病、白血病、淋巴瘤及黑热病、急性血吸虫病等。

(6) 出血:发热伴皮肤、黏膜出血可见于重症感染及某些急性传染病,如流行性出血热、病毒性肝炎、斑疹伤寒、败血症等。也可见于某些血液病,如急性白血病、重症再生障碍性贫血、恶性组织细胞病等。

(7) 关节肿痛:常见于败血症、猩红热、布氏杆菌病、风湿热、结缔组织病、痛风等。

(8) 皮疹:常见于麻疹、猩红热、风疹、水痘、斑疹伤寒、风湿热、结缔组织病、药物热等。

(9) 昏迷:先发热后昏迷者常见于流行性乙型脑炎、斑疹伤寒、流行性脑脊髓膜炎、中毒性菌痢、中暑等;先昏迷后发热者见于脑出血、巴比妥类药物中毒等。

【教师注意事项】

患者主要的症状为发热,重点需要注意发热的鉴别内容。

【本幕小结】

1. 患者以突起发热为主要临床表现于门诊就诊,伴乏力,无咳嗽、咳痰、腹痛、腹泻、盗汗,无肌肉、关节疼痛等不适,给予抗感染治疗后,症状缓解,"符合"感染性发热即上呼吸道感染。

2. 发热可分为感染性发热及非感染性发热。

3. 发热时的伴随症状对判断可能的疾病具有提示意义。

第 二 幕

几天后丁女士面部、躯干及四肢都出现皮疹,不痒,双侧腕关节、膝关节也感到疼痛加重。为了弄清原因,来到了我们院,你作为门诊大夫接诊了她,并详细询问了丁女士的发病情况,丁女士近几年出现自发性流产 2 次,这段时间常感觉乏力,爱睡觉,吃饭胃口也不好。给患者做了一些检查,血常规:WBC 3.0×10^9/L,Hb 100g/L,PLT 90×10^9/L,尿常规:尿蛋白(+++),ESR 70mm/h,ENA 抗 Sm(+),抗 ds-DNA(+),抗 RNP(−),抗 SSA(−),抗 SSB(−),ANCA(−),血培养(−)。

【提示问题】

1. 为什么抗生素治疗无效?

2. 出现皮疹、关节痛有何意义?

3. ENA、ANCA 有何意义?

4. 根据上述病史及部分检查结果你考虑为什么疾病?

5. 你觉得还需要做哪些检查?

【主要讨论内容】

1. SLE 的临床表现。

2. SLE 的辅助检查。

3. SLE 的诊断及鉴别诊断。

【教师参考重点】

1. SLE 的临床表现　临床症状多样,早期症状往往不典型。

(1) 全身症状:活动期患者大多数有全身症状。约 90% 的患者在病程中出现各种热型的发热,尤以低、中度热为常见,发热应除外感染因素,尤其是在免疫抑制剂治疗中出现的发热。此外尚可有疲倦、乏力、体重下降等。

(2) 皮肤与黏膜:80% 患者在病程中出现皮疹,包括颊部呈蝶形分布的红斑、盘状红斑、指掌部和甲周红斑、指端缺血、面部及躯干皮疹,其中以颊部蝶形红斑最具特征性。

(3) 浆膜炎:半数以上患者在急性发作期出现多发性浆膜炎,包括双侧中小量胸腔积液、中小量心包积液。

(4) 肌肉、骨骼:关节痛是常见的症状之一,出现在指、腕、膝关节,伴红肿者少见。常出现对称性多关节疼痛、肿。10% 的患者因关节周围肌腱受损而出现 Jaccoud 关节病,其特点为可复的非侵蚀性关节半脱位,可以维持正常关节功能,关节 X 线片多无关节骨破坏。

(5) 肾:几乎所有患者的肾组织都有病理变化。

(6) 心血管:患者常出现心包炎,可为纤维蛋白性心包炎或渗出性心包炎,但心包填塞少见。

(7) 肺:约 35% 的患者有胸腔积液,多为中小量、双侧性。除因浆膜炎所致外,部分是因低蛋白血症引起的漏出液。患者可发生狼疮肺炎,表现为发热、干咳、气促,肺 X 线可见片状浸润阴影,多见于双下肺,有时与肺部继发感染很难鉴别。

(8) 神经系统:又称神经精神狼疮(neuropsychiatric lupus,NP-SLE)。轻者仅有偏头痛、性格改变、记忆力减退或轻度认知障碍,重者可表现为脑血管意外、昏迷、癫痫持续状态等。

(9) 消化系统表现:约 30% 患者有食欲减退、腹痛、呕吐、腹泻或腹水等,其中部分患者以上述症状为首发,若不警惕,易于误诊。

(10) 血液系统表现:活动性 SLE 中血红蛋白下降、白细胞和(或)血小板减少常见。其中 10% 属于 Coombs 试验阳性的溶血性贫血。血小板减少与血清中存在抗血小板抗体、抗磷脂抗体以及骨髓巨核细胞成熟障碍有关。约 20% 患者有无痛性轻或中度淋巴结肿大,以颈部和腋下为多见。淋巴结病理往往表现为淋巴组织反应性增生,少数为坏死性淋巴结炎。约 15% 患者有脾大。

(11) 抗磷脂抗体综合征(antiphospholipid antibody syndrome,APS):可以出现在 SLE 的活动期,其临床表现为动脉和(或)静脉血栓形成,习惯性自发性流产,血小板减少,患者血清不止一次出现抗磷脂抗体。SLE 患者血清可以出现抗磷脂抗体不一定是 APS,APS 出现在 SLE 为继发性 APS。

(12) 干燥综合征:约 30% 的 SLE 有继发性干燥综合征并存,有唾液腺和泪腺功能不全。

(13) 眼:约 15% 患者有眼底变化,如出血、视盘水肿、视网膜渗出物等。其原因是视网膜血管炎。另外血管炎可累及视神经,两者均影响视力,重者可数日内致盲。早期治疗,多数可逆转。

2. SLE 的辅助检查

(1) 一般检查：血、尿常规的异常代表血液系统和肾受损。血沉增快表示疾病控制尚不满意。

(2) 自身抗体：患者血清中可以查到多种自身抗体，它们的临床意义是 SLE 诊断的标记、疾病活动性的指标及可能出现的临床亚型。常见而且有用的自身抗体依次为抗核抗体谱、抗磷脂抗体和抗组织细胞抗体。

1) 抗核抗体谱：出现在 SLE 的有抗核抗体(ANA)、抗双链 DNA(dsDNA)抗体、抗 ENA(可提取核抗原)抗体。

① ANA：见于几乎所有的 SLE 患者。特异性低，阳性不能作为 SLE 与其他结缔组织病的鉴别。

② 抗 dsDNA 抗体：诊断 SLE 的标记抗体之一，多出现在 SLE 的活动期，抗 dsDNA 抗体的含量与疾病活动性密切相关。

③ 抗 ENA 抗体谱：是一组临床意义不相同的抗体：a. 抗 Sm 抗体：诊断 SLE 的标记抗体之一。特异性 99%，敏感性 25%，有助于早期和不典型患者的诊断或回顾性诊断，它与病情活动性不相关；b. 抗 RNP 抗体：阳性率 40%，特异性不高。往往与 SLE 的雷诺现象和肌炎相关；c. 抗 SSA(Ro)抗体：往往出现在 SCLE、SLE 合并干燥综合征时有诊断意义。有抗 SSA(Ro)抗体的母亲所产婴儿易患新生儿红斑狼疮综合征；d. 抗 SSB(La)抗体：其临床意义与抗 SSA 抗体相同，但阳性率低于抗 SSA(Ro)抗体；e. 抗 rRNP 抗体：血清中出现本抗体代表 SLE 的活动，同时往往提示有 NP-SLE 或其他重要内脏的损害。

2) 抗磷脂抗体：包括抗心磷脂抗体、狼疮抗凝物、梅毒血清试验假阳性等对自身不同磷脂成分的自身抗体。结合其特异的临床表现可诊断是否合并有继发性 APS。

3) 抗组织细胞抗体：抗红细胞膜抗体，目前用 Coombs 试验测得。抗血小板相关抗体使得血小板减少，抗神经元抗体多见于 NP-SLE。

4) 其他：少数患者的血清出现 RF 和抗中性粒细胞胞浆抗体。

(3) 补体：目前应用在临床的有总补体(CH50)、C3 和 C4 的检测。补体低下，尤其是 C3 低下则提示有 SLE 活动。C4 低下表示 SLE 活动性，尚可能是 SLE 易感性(C4 缺乏)的表现。

(4) 病情活动度指标：除上述抗体、补体外，仍有许多指标可提示狼疮活动。包括症状反复的相关检查及炎症指标的升高。前者包括新发皮疹、CSF 变化、蛋白尿增多等，后者包括血清 C 反应蛋白升高、血沉增快、类风湿因子阳性等。

(5) 肾活检病理：对狼疮肾炎的诊断、治疗和预后估计均有价值，尤其对指导狼疮肾炎治疗有重要意义。如肾组织示慢性病变为主，而活动性病变少者，则对免疫抑制治疗反应差；反之，治疗反应较好。

(6) X 线及影像学检查：有助于早期发现器官损害。如头颅 MRI、CT 对患者脑部的梗死性或出血性病灶的发现和治疗提供帮助；高分辨 CT 有助于早期肺间质性病变的发现。超声心动图对心瓣膜病变、肺动脉高压及心包积液等有较高敏感性。

3. SLE 的诊断及鉴别诊断 目前普遍采用美国风湿病学会 1997 年推荐的 SLE 分类标准。该分类标准的 11 项中，符合 4 项或 4 项以上者，在除外感染、肿瘤和其他结缔组织病后，可诊断 SLE。其敏感性和特异性分别为 95% 和 85%。

诊断标准：

(1) 颧部红斑。

(2) 盘状狼疮。

(3) 光过敏。

(4) 口腔溃疡。

(5) 非侵蚀性关节炎。

(6) 蛋白尿（>0.5g/d）或尿细胞管型。

(7) 癫痫发作或精神病。

(8) 胸膜炎或心包炎。

(9) 溶血性贫血或白细胞减少（<4.0×10^9/L）或淋巴细胞减少（<1.5×10^9/L）或血小板减少（<100×10^9/L）。

(10) 抗双链 DNA 抗体或抗 Sm 抗体或狼疮细胞阳性或梅毒血清假阳性。

(11) 抗核抗体阳性。

SLE 应与下述疾病鉴别：RA、各种皮炎、癫痫病、精神病、特发性血小板减少性紫癜和原发性肾小球肾炎等，也需和其他结缔组织病作鉴别。有些药物如肼屈嗪等，如长期服用，可引起类似 SLE 表现（药物性狼疮），但极少有神经系统表现和肾炎，抗 dsDNA 抗体、抗 Sm 抗体阴性，血清补体常正常，可以鉴别。

【教师注意事项】

1. 根据目前的资料已经可以明确诊断，需引导学生考虑患者诊断为系统性红斑狼疮，进而引出系统性红斑狼疮的诊断方法和诊断标准。

2. 引导学生讨论王女士该接受哪些治疗，进而引出系统性红斑狼疮治疗原则。

【本幕小结】

患者好转后，又出现发热，且服抗生素效果不佳，面部、躯干、四肢出现皮疹，不痒，伴腕关节、膝关节对称性疼痛，应考虑自身免疫性疾病，遂检查 ENA。

患者经过进一步检查，根据 ENA 抗体的检测及确证试验结果，诊断明确为系统性红斑狼疮。

第 三 幕

你向丁女士详细解释了病情，考虑为系统性红斑狼疮，建议给予激素及细胞毒药物治疗，丁女士接受了这个治疗方案，好转后嘱咐丁女士出院后继续服药。6 个月后丁女士再次来找我们，她的身材丰腴了不少，脸变圆了，腹围增加了，同时身上出现痤疮、紫纹，另外月经不规则。一些相关检查结果为：血 K^+ 3.0mmol/L，17 羟、17 酮类固醇增加，地塞米松抑制试验可以抑制。向患者耐心解释了她的情况，考虑为外源性库欣综合征，需适当调整治疗方案。

【提示问题】

1. 为什么会出现上述症状？

2. 如果没有既往病史，如出现上述症状，应考虑什么疾病？

3. 应做哪些检查以明确诊断？有何意义？

4. 如果是原发库欣综合征，应如何治疗？

【主要讨论内容】

1. SLE 的治疗。

2. 糖皮质激素的不良反应。

【教师参考重点】

1. SLE 的治疗

(1) 糖皮质激素(简称激素):诱导缓解期,可先试用泼尼松每日 0.5~1mg/kg,晨起顿服,病情稳定后 2 周或疗程 6 周内,开始以每 1~2 周减 10% 的速度缓慢减量,减至小于每日 0.5mg/kg后,减药速度按病情适当调慢。激素冲击疗法:用于急性暴发性危重 SLE。

(2) 免疫抑制剂:活动程度较严重的 SLE,应同时给予大剂量激素和免疫抑制剂,后者常用的是环磷酰胺(CTX)或硫唑嘌呤。加用免疫抑制剂有利于更好地控制 SLE 活动,减少 SLE 暴发,以及减少激素的需要量。狼疮肾炎用激素联合 CTX 治疗,会显著减少肾衰竭的发生。

1) 环磷酰胺:CTX 冲击疗法,每次剂量 0.5~1.0g/m² 体表面积,加入 0.9% 氯化钠溶液 250ml 内,静脉缓慢滴注,时间要超过 1 小时。除病情危重每 2 周冲击 1 次外,通常每 4 周冲击 1 次,冲击 8 次后,如病情明显好转(如尿蛋白转阴),则改为每 3 月冲击一次,至活动静止后至少 1 年,可停止冲击,冲击疗法比口服疗效好。CTX 口服剂量为每日 l~2mg/kg,分 2 次服。CTX 有胃肠道反应、脱发、肝损害等不良反应,尤其是血白细胞减少,应定期作检查,当血白细胞 $<3 \times 10^9$/L 时,暂停使用。

2) 硫唑嘌呤:适用于中等度严重病例,脏器功能恶化缓慢者。硫唑嘌呤不良反应主要是骨髓抑制、肝损害、胃肠道反应等,剂量每日 50~100mg。

3) 环孢素:每日 3~5mg/kg,分 2 次口服,服用 3 个月。以后每月减少 1mg/kg,至 3mg/kg 作维持治疗。其主要不良反应为肾、肝损害,使用期间应予以监测。

4) 吗替麦考酚酯(Mycophenolate Mofetil,MMF):其活性代谢物为霉酚酸酯。剂量为每日 1~2g/kg,分 2 次口服。它对白细胞、肝肾功能影响小。

5) 抗疟药:羟氯喹每次 0.1~0.2g,每日 2 次。氯喹每次 0.25g,每日 1 次,对皮疹、关节痛及轻型患者有效。它对血象、肝肾功影响很小,久服后可能对视力有一定影响,氯喹可造成心肌损害。

6) 雷公藤总苷:每次 20mg,每日 3 次。对本病有一定疗效。

(3) 静脉注射大剂量免疫球蛋白(IVIG):适用于某些病情严重或(和)并发全身性严重感染者,对重症血小板减少性紫癜有效,一般每日 0.4g/kg,静脉滴注,连续 3~5 天为一个疗程。

(4) 控制并发症及对症治疗:根据病情选择治疗方案。

1) 轻型:以皮损和(或)关节痛为主,则可选用羟氯喹(或氯喹),辅以非甾体消炎药。治疗无效应早服激素,每日量为泼尼松 0.5mg/kg。

2) 一般型:有发热、皮损、关节痛及浆膜炎,并有轻度蛋白尿,宜用泼尼松,每日量为 0.5~1mg/kg。

3) 狼疮肾炎:目前尚无统一的治疗方案,以控制狼疮活动、阻止肾脏病变进展、最大限度降低药物治疗的副作用为主要目的。

4) NP-SLE:甲泼尼龙冲击疗法和泼尼松每日 1mg/kg,同时 CTX 冲击治疗,也可选用鞘内注射地塞米松 10mg 及甲氨蝶呤 10mg,每周 1 次。有抽搐者同时给抗癫痫药、降颅压等支持对症治疗。

5) 溶血性贫血或(和)血小板减少:予甲泼尼龙冲击和泼尼松每日 1mg/kg,根据病情加用 IVIG。

6) 抗磷脂抗体综合征:予抗血小板药及华法林。

7) 缓解期:病情控制后,尚需接受长期维持治疗。应使用不良反应最少的药物和用最小有效剂量,以达到抑制疾病复发的目的,例如可每日晨服泼尼松 5~10mg。

(5) 一般治疗:非药物性一般治疗殊为重要,必须:①进行心理治疗使患者对疾病树立乐观情绪;②急性活动期要卧床休息,病情稳定的慢性患者可适当工作,但注意勿过劳;③及早发现和治疗感染;④避免使用可能诱发狼疮的药物,如避孕药等;⑤避免强阳光暴晒和紫外线照射;⑥缓解期才可作防疫注射,但尽可能不用活疫苗。

(6) 血浆置换:通过清除血浆中循环免疫复合物、游离的抗体、免疫球蛋白及补体成分,使血浆中抗体滴度减低,并改善网状内皮系统的吞噬功能,对于危重患者或经多种治疗无效的患者有迅速缓解病情的功效。

(7) 人造血干细胞移植:是通过异体或自体的造血干细胞植入受体内而获得造血和免疫功能重建的医疗手段。多项研究已经证实,人造血干细胞移植可以使传统免疫抑制剂治疗无效的患者病情得以缓解,但移植后复发是自体干细胞移植的突出问题,其远期疗效尚待长期随访后确定。

2. 激素的不良反应

(1) 肾上腺皮质功能亢进综合征:糖皮质激素可引起物质代谢和水盐代谢紊乱,表现为满月脸、水牛背、向心性肥胖、皮肤及皮下组织变薄、痤疮、多毛、低血钾、高血压、糖尿等,停药后可自行消退。

(2) 诱发或加重感染:因糖皮质激素抑制机体防御功能,可诱发感染或使体内潜在感染灶扩散。特别是原有疾病已使抵抗力降低者,如肾病综合征、肺结核、再生障碍性贫血等。

(3) 消化系统并发症:该类药物能使胃酸、胃蛋白酶分泌增加,抑制胃黏液分泌,降低胃黏膜抵抗力,从而诱发或加重胃及十二指肠溃疡,甚至导致消化道出血或穿孔。少数患者可诱发脂肪肝、胰腺炎。

(4) 运动系统并发症:可引起骨质疏松、肌肉萎缩、伤口愈合延迟等,骨质疏松多见。

【教师注意事项】

本部分主要为系统性红斑狼疮治疗的药物选择以及如何进行方案调整的内容,通过引导学生评价患者的治疗方案,引出常见系统性红斑狼疮药物的种类、作用机制及副作用。

【本幕小结】

通过对林女士自身抗体检测,最终诊断为系统性红斑狼疮,经过激素及细胞毒素治疗后症状好转。但 3 个月后出现应用激素的副作用。

第二十一节　胳膊腿儿老是疼

【学习目标】

掌握关节痛的常见原因,类风湿关节炎的病理改变、临床表现、诊断及鉴别诊断及相应的治疗。

1. 基础医学

(1) 关节痛的病因。

(2) 类风湿关节炎的病因及发病机制。

(3) 类风湿关节炎的病理改变。

2. 临床医学

（1）类风湿关节炎的临床表现。

（2）类风湿关节炎的实验室检查。

（3）类风湿关节炎的诊断及鉴别诊断。

（4）类风湿关节炎的治疗。

3. 人文医学

（1）类风湿关节炎的流行病学。

（2）类风湿关节炎的预后及健康教育。

【关键词】

关节痛;晨僵;类风湿结节;类风湿因子;类风湿关节炎;抗风湿药;糖皮质激素

【时间分配】

1. 学生讨论时间 50 分钟。

2. 学生总结时间 20 分钟。

3. 教师总结讲评 10 分钟。

【教学建议】

依学生多少（如 6~8 人）分配任务,提出问题,以问题导向方式列出学习重点,查找资料。**以关节痛的常见原因,类风湿关节炎的病理改变,类风湿关节炎的临床表现,类风湿关节炎的诊断及鉴别诊断,类风湿关节炎的治疗**等为主要学习目标。重点内容讨论时间占 80%,其余内容讨论时间约占 20%。讨论结束后一周内每人须交一篇小组讨论记录和自我评估,由小组长收齐交送指导老师。主要内容应包括:讨论内容概要,参加讨论的感想、贡献,自己在组织材料和讨论中的优缺点,参加讨论时的困难（知识面、技术面、情绪面等）,今后可能采取的对策;也可以评价讨论小组的整体水平、其他队员的参与度,如参与讨论的积极性、聆听态度、沟通协调、课前准备、表达能力等,作为成绩的参考及将来改进教案的参考。

第 一 幕

60 岁的任奶奶曾是一位辛勤工作的老农民,平日待人和蔼,邻居们都喜欢跟她打交道,她也时常到别人家唠唠家常。可就在 1 年前,任奶奶感觉自己胳膊腿儿总是疼,而且早晨起床后觉得关节很僵硬,像胶黏着一样,要一个多小时才能慢慢地缓过来。任奶奶去当地医院就诊,医院给予了中医针灸治疗,但病情没有缓解。半月前任奶奶感觉胳膊腿儿越来越疼,于是来到医院求诊,你热情地接待了她。

通过你的仔细询问,整理任奶奶的描述,大体如下:疼痛及关节僵硬呈对称性,在活动后可缓解,起病以来,精神、饮食、体力、睡眠均较差,夜尿增多,大便正常。既往体健,否认高血压、糖尿病病史,1 年前有左侧膝关节滑膜炎手术史,有右下肢深静脉血栓溶栓病史。

【提示问题】

1. 从上述情况中你能找出哪些关键信息?

2. 关节痛常见于哪些疾病?

3. 你的初步诊断是什么?

4. 需要为患者做哪些进一步的检查?

【主要讨论内容】

1. 关节痛的问诊要点。

2. 关节痛的病因。

【教师参考重点】

1. 关节痛的问诊要点

(1) 起病急缓,有无诱因。

(2) 关节痛的部位,是大关节、小关节,还是大小关节均受累。

(3) 关节痛累及的数量,是单关节、少关节,还是对称性多关节。

(4) 关节痛的程度,有无规律,是持续痛还是间断痛,是否为游走性关节痛。

(5) 有无关节红肿热,有无晨僵及关节变形,活动后是加重还是减轻。

(6) 是否伴全身症状,如发热、乏力、消瘦、皮疹等。

(7) 有无家族史,既往治疗情况。

2. 关节痛的病因　关节痛的原因往往是多方面的,多见于关节和骨骼疾病、软组织风湿病、感染性疾病、药物反应、过敏及免疫接种等。在正常人中也常出现,尤其女性。有的人从儿童时期出现关节痛直至伴随一生,并且与气候有关。关节痛还可能是精神障碍及其他风湿病的一种表现。根据风湿病的分类,下列十一大类疾病均可引起关节痛。

(1) 弥漫性结缔组织病:是风湿性疾病中损伤最广泛的一类疾病,往往有关节受累,如类风湿关节炎、系统性红斑狼疮等。

(2) 与脊柱炎有关的关节炎:一组常累及脊柱的关节病,与 HLA-B27 关系密切,如强直性脊柱炎、瑞特综合征等。

(3) 退行性关节疾病:主要是骨关节炎和骨关节病。

(4) 与感染有关的关节炎、腱鞘炎和滑膜炎。

(5) 代谢和内分泌疾病:痛风和甲状旁腺功能亢进等可引起关节痛。

(6) 肿瘤:原发在滑膜、骨的肿瘤和转移瘤。

(7) 神经病变:神经根痛、椎管狭窄等。

(8) 伴有关节表现的骨和关节疾病:骨质疏松、骨软化等。

(9) 非关节风湿病:肌筋膜疼痛综合征、下腰痛及椎间盘病变。

(10) 其他疾病:外伤、血友病、药物诱发的风湿性综合征等。

(11) 假性关节痛:关节周围的组织损伤,如关节的皮肤结节红斑、肌腱损伤,由于患者判断失误也主诉为关节痛,这一类关节痛未列入风湿性疾病中。

【教师注意事项】

患者主要表现为四肢疼痛,需要掌握关节痛常见疾病。

【本幕小结】

1. 患者四肢疼痛 1 年,加重半月,伴晨僵,活动后症状缓解。

2. 既往有左侧膝关节滑膜炎手术史及右下肢深静脉血栓溶栓病史。

第 二 幕

你随即为任奶奶做了体格检查,记录如下:BP 135/79mmHg,R 18 次 / 分,P 88 次 / 分,T 36.5℃。神清,颈软,无浅表淋巴结肿大,颜面及眼睑无水肿,颈静脉无怒张,HR 88 次 / 分,律齐,双肺呼吸音清,无干湿啰音,腹软,肝、脾肋下未触及,双下肢轻度凹陷性水肿。四肢各关节活动受限,双手关节对称性肿胀疼痛,双手指间关节变形活动受限。

进一步行影像学检查(图 4-3)。双手平片显示:右手指间关节骨质疏松;MRI 右膝关节平

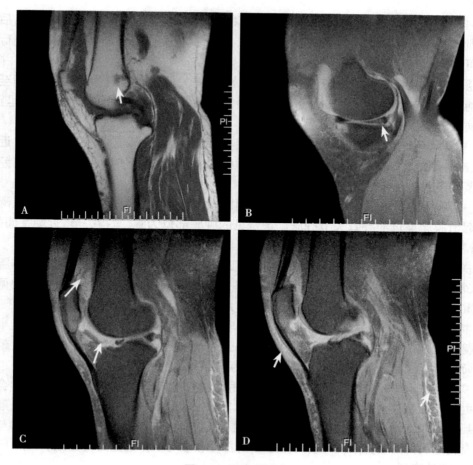

图 4-3 影像学检查

扫提示：①右侧股骨下端、胫骨平台骨髓水肿；②右膝关节内侧半月板后角退行性变；③右膝关节囊积液；④右膝关节周围软组织肿胀。

【提示问题】

1. 体格检查及影像学检查有何异常？
2. 结合病史与上述检查结果，你现在给出的诊断是什么？诊断依据是什么？
3. 该疾病需与哪些疾病相鉴别？
4. 是否需要其他的检查？有何意义？

【主要讨论内容】

1. 类风湿关节炎的临床表现。
2. 类风湿关节炎的实验室检查。
3. 类风湿关节炎的诊断及鉴别诊断。

【教师参考重点】

1. 类风湿关节炎的临床表现　流行病学资料显示，RA 发生于任何年龄，好发于 35~50 岁，女性多于男性。RA 的临床表现多样，主要是关节症状及关节外多系统受累的表现。RA 多以缓慢而隐匿的方式起病，开始可有低热，少数患者可有高热、全身不适、乏力、体重下降等症状，以后逐渐出现典型关节症状。少数患者较急剧起病，仅数天内多个关节出现症状。

（1）关节：包括滑膜炎症状及关节结构破坏的表现，前者经治疗后有一定可逆性，后者一经出现很则难逆转。RA病情和病程有个体差异，从短时间、轻微的少关节炎到急剧进行性多关节炎均可出现，常伴有晨僵。

1）晨僵：早晨起床后病变关节感觉僵硬，称"晨僵"，如胶黏着样感觉，持续时间至少1个小时者意义较大。95%以上的RA患者出现晨僵。晨僵持续时间和关节炎症程度呈正比，是观察本病活动指标之一，但是主观性很强。

2）关节痛与压痛：关节痛经常是最早的症状，最常发生的部位是腕、掌指关节、近端指间关节，其次是足趾、膝、踝、肘、肩等关节。多呈对称性、持续性、时轻时重，疼痛的关节伴有压痛，受累关节的皮肤出现褐色色素沉着。

3）关节肿：主要由关节腔内积液或关节周围软组织炎症引起，病程较长者可因滑膜慢性炎症引起滑膜肥厚进而导致关节肿胀。最常见的肿胀部位为腕、掌指关节、近端指间关节、膝等关节，亦多呈对称性。

4）关节畸形：见于较晚期患者，关节周围肌肉的萎缩、痉挛则使畸形更为加重。腕和肘关节强直、掌指关节半脱位、手指向尺侧偏斜和呈"天鹅颈样"及"纽扣花样"是最为常见的关节畸形。重症患者关节呈纤维性或骨性强直失去关节功能，致使生活不能自理。

5）特殊关节：颈椎小关节及周围腱鞘受累出现颈痛、活动受限，有时甚至因颈椎半脱位而导致脊髓受压；肩、髋关节及其周围存在较多肌腱等软组织保卫，因此很难发现肿胀，最常见的症状是局部痛和活动受限，髋关节受累常表现为臀部及下腰部疼痛。

6）关节功能障碍：关节肿痛和结构破坏都引起关节的活动障碍。美国风湿病学会按照本病影响生活的程度分为四级：Ⅰ级：能照常进行日常生活和各项工作；Ⅱ级：可进行一般的日常生活和某种职业工作，但参与其他项目活动受限；Ⅲ级：可进行一般的日常活动，但参与某种职业工作或其他项目活动受限；Ⅳ级：日常生活的自理和参与工作的能力均受限。

（2）关节外表现

1）类风湿结节：是本病较常见的关节外表现，可见于20%左右的患者，多位于关节隆突部及受压部位的皮下，如肘鹰嘴突附近、前臂伸面、枕、跟腱等处。

2）类风湿血管炎：RA患者的系统性血管炎少见。

3）肺受累：很常见，男性多于女性，有时可为首发症状，主要表现为肺间质病变、结节样改变、胸膜炎、肺动脉高压及Caplan综合征等。

4）心脏受累：急性和慢性的RA患者都可以出现心脏受累，其中心包炎最常见。

5）胃肠道：多与服用抗风湿药物，尤其是非甾体消炎药有关。

6）肾：本病的血管炎很少累及肾。

7）神经系统：神经受压是RA患者出现神经系统病变的常见原因。如腕关节压迫正中神经可出现腕管综合征。

8）血液系统：RA患者的贫血程度常和病情活动程度相关，尤其是和关节的炎症程度相关。RA患者伴有脾大、中性粒细胞检查，有时甚至伴有贫血和血小板的减少，称之为Felty综合征。

9）干燥综合征：约35%左右的RA患者可继发此综合征，表现为口干、眼干等症状。

2. 类风湿关节炎的辅助检查

（1）血象：有轻至中度贫血，白细胞及分类多正常，活动期血小板可增高。

（2）炎性标志物：血沉和C反应蛋白常升高，并且与疾病的活动度有关。

（3）自身抗体

1）类风湿因子：在常规临床工作中主要检查 IgM 型 RF，它见于约 70% 的患者血清，其滴度一般与本病的活动性和严重性成比例。

2）抗角蛋白抗体谱：抗环瓜氨酸肽（CCP）抗体、抗核周因子（APF）抗体、抗角蛋白抗体（AKA）等。其中，抗 CCP 抗体对诊断 RA 的敏感性和特异性高，已在临床中广泛使用。

（4）免疫复合物和补体：70% 左右的患者血清中出现各种类型的免疫复合物，尤其是活动期和 RF 阳性的患者。血清补体在急性期和活动期均有升高，但少数有血管炎者出现低补体血症。

（5）关节滑液：正常人关节腔内的滑液不超过 3.5ml。关节有炎症时滑液增多，滑液中的白细胞也明显增多。

（6）关节影像学检查

1）X 线平片：对 RA 诊断、关节病变分期、病变演变的监测均很重要。初诊至少拍摄手指及腕关节的平片。Ⅰ期可见关节周围软组织肿胀影、关节端骨质疏松；Ⅱ期关节间隙变窄；Ⅲ期关节面出现虫蚀样改变；Ⅳ期可见关节半脱位和关节破坏后的纤维性和骨性强直。X 线表现骨侵蚀或肯定的局限性或受累关节近旁明显脱钙方可诊断。

2）其他：关节 X 线数码成像、CT 及 MRI 对诊断早期 RA 有帮助。MRI 可以显示关节软组织早期病变，如滑膜水肿、骨破坏病变的前期表现骨髓水肿等。CT 可以显示在 X 线片上尚看不出的骨破坏。

（7）类风湿结节的活检：其典型的病理改变有助于本病的诊断。

3. 类风湿关节炎的诊断及鉴别诊断　　目前 RA 的诊断仍沿用美国风湿协会 1987 年修订的分类标准：①关节内或周围晨僵持续至少 1 小时；②至少同时有 3 个关节区软组织肿或积液；③腕、掌指、近端指间关节区中，至少 1 个关节区肿胀；④对称性关节炎；⑤有类风湿结节；⑥血清 RF 阳性（所用方法正常人群中不超过 5% 阳性）；⑦X 线片改变（至少有骨质疏松和关节间隙狭窄）。符合以上 7 项中 4 项者可诊断为 RA（第 1~4 项病程至少持续 6 周）。

RA 需与以下疾病进行鉴别：

（1）骨关节炎（OA）：为退行性骨关节病，本病多见于 50 岁以上者，主要累及膝、脊柱等负重关节。OA 通常无游走性疼痛，大多数患者血沉正常，RF 阴性或低滴度阳性。X 线显示非对称性关节间隙狭窄、关节边缘呈唇样增生或骨疣形成。

（2）强直性脊柱炎（AS）：主要侵犯脊柱及骶髂关节。但当周围关节受累特别是以膝、踝、髋关节为首发症状者，需与 RA 相鉴别。AS 多见于青壮年男性，极少累及手关节，外围关节受累主要以非对称性的下肢大关节炎为主。可有家族史，90% 以上患者 HLA-B27 阳性，血清 RF 阴性。

（3）银屑病关节炎：多发于皮肤银屑病后若干年，其中 40% 左右的患者表现为对称性多关节炎，与 RA 极为相似。但累及远端指关节更明显，且表现为该关节的附着端炎和手指炎，血清 RF 多阴性。

（4）系统性红斑狼疮（SLE）：部分患者以手指关节肿痛为首发症状，且部分患者 RF 阳性，容易被误诊为 RA。但 SLE 的关节病变较 RA 轻，多为非侵蚀性。蝶形红斑、脱发、蛋白尿等关节外系统性症状较突出，血清 ANA、抗双链 DNA（dsDNA）抗体等多种自身抗体阳性。

（5）其他病因的关节炎：风湿热的关节炎、肠道感染后或结核感染后反应性关节炎，均各有其原发病特点。

【教师注意事项】

1. 根据目前结果倾向于类风湿关节炎,需引导学生掌握类风湿关节炎的诊断标准。

2. 通过引导让学生掌握相似疾病的鉴别诊断。

【本幕小结】

根据查体和实验室检查,诊断为类风湿关节炎。

第 三 幕

任奶奶入院后部分实验室检查如下:白蛋白(ALB)38.90g/L,肌酐(Cr)45.00μmol/L,D- 二聚体(D-Dimer)13.63mg/L,天冬氨酸氨基转移酶(AST)12.00U/L,尿胆原(UBG)1+,C 反应蛋白17.10mg/L,抗核抗体 ANA 1∶100 弱 +;ESR 结果:300mm/h;RF:阳性。

结合患者临床症状、实验室检查及影像学检查等结果,你考虑任奶奶患的是"类风湿关节炎",给予来氟米特 1 片 qd,羟氯喹 1 片 bid,昆仙胶囊 1 粒 tid,白芍总苷胶囊 2 粒 qd 及洛索洛芬钠 1 片 tid 等对症治疗。1 周后任奶奶病情好转,你建议任奶奶出院回家休养,安慰任奶奶只要经过积极正确的治疗,病情都会缓解,只有极少数才会致残,并叮嘱她继续药物治疗,不适随诊。

【提示问题】

1. 实验室检查的结果有何意义?

2. 此疾病目前的治疗目标是什么?

3. 此疾病该如何治疗,如何选择治疗方式?

4. 该疾病的预后如何,需要注意什么?

【主要讨论内容】

1. 类风湿关节炎的治疗。

2. 类风湿关节炎的预后。

【教师参考重点】

1. 类风湿关节炎的治疗

由于本病的病因和发病机制未完全明确,目前临床上尚缺乏根治及预防本病的有效措施。目前的治疗目标主要为:达到临床缓解或降低活动度,临床缓解是指无明显的炎症活动症状和体征。治疗措施包括一般性治疗、药物治疗、外科手术治疗,其中以药物治疗最为重要。

(1) 一般性治疗:包括患者教育、休息、急性期关节制动、恢复期关节功能锻炼、物理疗法等。卧床休息仅适宜于急性期、发热以及内脏受累的患者。

(2) 药物治疗:常用药物根据药物性能分为五大类:非甾体消炎药(NSAIDs)、改变病情抗风湿药(DMARDs)、糖皮质激素(glucocorticoid,GC)、生物制剂和植物药制剂。

1) 非甾体消炎药(NSAIDs):具镇痛消肿作用,是改善关节炎症状的常用药,但不能控制病情,必须与改变病情抗风湿药同服。无论选择何种 NSAIDs,都会出现胃肠道不良反应,使用中必须加以注意,剂量应个体化。COX-2 抑制剂可减轻胃肠道副作用。只有在一种 NSAID 足量使用 1~2 周后无效才更改为另一种,应避免两种或两种以上的 NSAID 同时服用。

2) 改变病情抗风湿药:该类药物有改善和延缓病情进展的作用,较 NSAIDs 发挥作用慢,临床症状的明显改善大约需 1~6 个月。主要有:

甲氨蝶呤(MTX):是 RA 首选用药。通过抑制细胞内二氢叶酸还原酶,使嘌呤合成受到抑制,兼有抗炎作用。

柳氮磺吡啶

来氟米特:通过抑制合成嘧啶的二氢乳清酸脱氢酶,使活化的淋巴细胞生长受到抑制。

羟氯喹

氯喹

3) 糖皮质激素:有强大的抗炎作用,治疗时把握小剂量、短疗程的原则。在关节炎急性发作可给予短效激素,剂量依病情严重程度而调整,一般不超过泼尼松每日 10mg,可使关节炎症状得到迅速而明显的缓解,改善关节功能。

4) 生物制剂靶向治疗:目前最普遍使用的是 TNF-α 拮抗剂、IL-1 拮抗剂等。是目前治疗 RA 快速发展且疗效显著的治疗方法。

5) 植物药制剂:常用的植物药制剂包括雷公藤多苷、青藤碱和白芍总苷等。

(3) 外科手术治疗:包括关节置换和滑膜切除手术,前者适用于较晚期有畸形并失去功能的关节。

2. 类风湿关节炎的预后

随着对 RA 的不断认识及生物制剂的应用,RA 的预后明显改善,进过积极治疗后,80% 以上 RA 能达到临床缓解,最终仅少数患者致残,死亡率低。

【教师注意事项】

通过引导,让学生掌握类风湿关节炎的治疗及预后。

【本幕小结】

通过进一步的检查确诊为类风湿关节炎,给予抗风湿治疗后患者好转。

第二十二节 吃出来的"关节病"

【学习目标】

掌握痛风的病因及发病机制、诱发因素、临床表现、诊断及鉴别诊断、并发症及相应的治疗。

1. 基础医学

(1) 尿酸的代谢。

(2) 痛风的病因及发病机制。

(3) 痛风的病理变化。

2. 临床医学

(1) 痛风的临床表现。

(2) 痛风的实验室检查。

(3) 痛风的诊断及鉴别诊断。

(4) 痛风的治疗。

3. 人文医学

(1) 痛风的流行病学、预后。

(2) 痛风的预防及健康教育。

【关键词】

饮酒;关节红肿;高尿酸血症;痛风

【时间分配】

1. 学生讨论时间 50 分钟。

2. 学生总结时间 20 分钟。

3. 教师总结讲评 10 分钟。

【教学建议】

依学生多少(如 6~8 人)分配任务,提出问题,以问题导向方式列出学习重点,查找资料。以**尿酸的代谢、痛风的临床表现、实验室检查、治疗**等为主要学习目标。重点内容讨论时间占 80%,其余内容讨论时间约占 20%。讨论结束后一周内每人须交一篇小组讨论记录和自我评估,由小组长收齐交送指导老师。主要内容应包括:讨论内容概要,参加讨论的感想、贡献,自己在组织材料和讨论中的优缺点,参加讨论时的困难(知识面、技术面、情绪面等),今后可能采取的对策;也可以评价讨论小组的整体水平、其他队员的参与度,如参与讨论的积极性、聆听态度、沟通协调、课前准备、表达能力等,作为成绩的参考及将来改进教案的参考。

第 一 幕

41 岁的游经理是一家小型企业的采购部经理,经常出差在外,难免要陪人吃饭喝酒,商谈生意。就在 1 个月前,在跟客户吃完饭谈完生意后,喝得醉醺醺的游经理顶着小雨回到酒店休息,而他很快就觉得身体不舒服,浑身发热,咳嗽,右侧膝关节红肿疼痛,就到附近的诊所就诊,被诊断为急性上呼吸道感染,给予抗感染治疗 5 天,症状稍缓解。

1 周前回到公司,跟公司领导吃完饭后又觉得浑身发热,右侧膝关节疼痛加重,呈刀割样,就来到医院求诊。你作为接诊医生热情地接待了他,据游经理说,从起病开始,精神、睡眠、食欲都一般,大小便正常,体力、体重稍有下降,起病前未受外伤。既往身体健康,否认高血压、冠心病史,否认手术史;吸烟史 20 年,10 支 / 日;饮酒史 20 年,2 两 / 日。

【提示问题】

1. 从上述情况中你能找出哪些关键信息?

2. 患者出现关节红肿疼痛的原因是什么?

3. 你的初步诊断是什么?

4. 需要为患者做哪些进一步的检查?

【主要讨论内容】

1. 痛风的病因及发病机制。

2. 痛风急性期的常见诱发因素。

【教师参考重点】

1. 痛风的病因及发病机制　原发性痛风由遗传因素和环境因素共同作用致病,大多数因为尿酸排泄障碍,少数为尿酸生成增多。绝大多数病因尚未明确,仅极少数因为先天性嘌呤代谢酶缺陷所致。

(1) 尿酸生成过多:尿酸生成过多在原发性高尿酸血症中所占的比例只有 10% 左右,主要是由于嘌呤代谢酶的缺陷,尤其表现为磷酸核糖焦磷酸(PRPP)合成酶活性亢进和次黄嘌呤鸟嘌呤磷酸核糖转移酶(HGPRT)缺乏。

(2) 肾脏尿酸排泄过少:肾脏尿酸排泄过少在原发性高尿酸血症中所占的比例为 90% 左右。尿酸可自由通过肾小球,但近曲小管可将滤过的尿酸几乎全部重吸收;其后,再由肾小管排泌尿酸盐,又有一部分再次被肾小管吸收。肾小球滤出的尿酸减少、肾小管排泌尿酸减少或重吸收增加,均可引起高尿酸血症。其病因为多基因遗传的缺陷,目前发现有 4 个参与近曲小管对尿酸盐转运的尿酸盐转运蛋白,为离子通道,只要其中的一个转运蛋白功能障碍就可能导致尿酸排泄过少。

2. 痛风急性期的常见诱发因素 常见的诱发因素包括：饱餐、饮酒、过度疲劳、关节局部损伤、手术、受冷受潮等。

【教师注意事项】

患者表现为饮酒受凉后右膝关节红肿疼痛。咳嗽、发热只是感染的症状，引导学生抓住问题的重点。

【本幕小结】

1. 患者右膝关节红肿疼痛伴间断发热 1 个月，加重 1 周。

2. 既往有吸烟史、饮酒史。

第 二 幕

很快你对游经理进行了仔细的体检，记录如下：BP 120/80mmHg，R 20 次 / 分，P 80 次 / 分，T 36.4℃。神清，步入病房，配合检查。全身皮肤、黏膜及巩膜无黄染及出血点，浅表淋巴结未触及，颈软，气管居中，双侧甲状腺无肿大，双肺呼吸音清，未闻及干湿啰音；HR 80 次 / 分，律齐，心音有力。腹部平软，无压痛及反跳痛，肝脾肋下未及，双下肢足背动脉搏动正常。右膝关节红肿，有触痛，活动受限，无畸形。

1 日后辅助检查结果显示：血常规：WBC 12.25×10^9/L，RBC 4.37×10^{12}/L，PLT 295.00×10^9/L，N 82.91%，LYM% 15.52%；尿常规：红细胞 40.5 个 /μl，白细胞 13.5 个 /μl，潜血 +；尿酸 583.00μmol/L，超敏 C 反应蛋白 38.21mg/L。

【提示问题】

1. 结合病史与上述检查结果，你现在给出的诊断是什么？诊断依据是什么？

2. 该疾病需与哪些疾病相鉴别？

3. 是否需要其他的检查？有何意义？

【主要讨论内容】

1. 痛风的临床表现。

2. 痛风的实验室检查。

3. 痛风的诊断及鉴别诊断。

【教师参考重点】

1. 痛风的临床表现 痛风好发于 40 岁以上的男性患者，但近年来有年轻化趋势；女性患者大多出现在绝经期后。

（1）无症状期：从尿酸增高至症状出现的时间可达数年，有些患者终生不出现症状。随着年龄增长，痛风的患病率增加，并与高尿酸血症的水平及持续时间相关。

（2）急性关节炎期：多于春秋季节发病，以急性关节炎为主要表现。诱发因素包括饱餐饮酒、过度疲劳、高蛋白高嘌呤饮食、受冷受潮等。常有以下特点：①多在午夜或清晨突然发病，表现为关节进行性加重、剧痛如刀割样或咬噬样疼痛，疼痛于 24~48 小时达到高峰。首次发作的关节炎多于数天或数周内自行缓解；②最常见于第一跖趾关节，足弓、踝、膝关节、腕和肘关节等也是常见发病部位；③发作常呈自限性，多于数天内自行缓解；④常伴有高尿酸血症，但部分患者急性发作时尿酸可正常；⑤关节液或皮下痛风石抽吸物中发现尿酸盐结晶是确诊本病的依据；⑥秋水仙碱可迅速缓解关节症状；⑦可伴有全身表现，如发热、头痛、恶心、心悸、寒战等。

(3)痛风石及慢性关节炎期:痛风石是外形隆起的大小不一的黄色赘生物,表面菲薄,破溃后排出白色粉状或糊状物,经久不愈,极少发生感染。发生的典型部位在耳廓,也常发生于反复发作的关节周围。是痛风的特征性临床表现。大量的痛风石沉积在关节内可造成关节骨质破坏、周围组织纤维化、继发性退行性改变。

(4)肾脏病变:肾脏病理检查几乎均有损害,大约1/3患者在痛风病程中出现肾脏症状。

1)痛风性肾病:主要表现为尿浓缩功能下降,出现夜尿增多、低分子蛋白尿、白细胞尿等。晚期可出现尿滤过功能下降,出现肾功能不全。少数患者表现为急性肾衰竭,尿中可见大量尿酸晶体。

2)尿酸性肾石病:尿液中尿酸浓度增加并沉积形成尿路结石,在痛风患者中总发生率在10%~15%,且可能出现于痛风关节炎发病之前。较小者呈沙砾状随尿排出,可无症状。较大者梗阻尿路,引起肾绞痛、血尿、肾盂肾炎、肾盂积水等。由于痛风患者尿液pH值较低,尿酸盐大多转化为尿酸,而尿酸比尿酸盐溶解度更低,易形成纯尿酸结石,X线常不显影,少部分与草酸钙、磷酸钙等混合可显示结石阴影。

2. 痛风的实验室检查

(1)血尿酸测定:男性血尿酸正常值为208~416μmol/L(3.5~7.0mg/dl),女性更年期以前为149~358μmol/L(1.6~5.2mg/ml),女性更年期以后其值接近男性。血尿酸存在较大的波动,应反复监测。痛风患者往往升高,一般在急性期明显,但可与临床症状严重程度不平行。

(2)尿尿酸测定:需限制嘌呤饮食5天,24小时尿酸排泄量超过3.57mmol(600mg),常提示可能有尿酸生成增多。

(3)滑囊液或痛风石内容物检查:关节腔取滑囊液进行验光检查,可发现为白细胞内有双折光现象的针形尿酸盐结晶。痛风石活检或穿刺取内容物检查,证实为尿酸盐结晶。

(4)X线检查:急性关节炎期可见非特征性的软组织肿胀;慢性期或反复发作后在骨软骨缘邻近关节的骨质,可有圆形或不整齐的穿凿样透亮缺损,为痛风的X线特征,但在早期可无此表现。

(5)CT与MRI检查:沉积在关节内的痛风石,CT扫描表现为灰度不等的斑点状影像,MRI的T_1和T_2加权像呈斑点状低信号。

3. 痛风的诊断及鉴别诊断 诊断主要依靠临床表现、血尿酸水平、查找尿酸盐结晶和影像学检查。男性和绝经后的女性血尿酸>420μmol/L、绝经前女性>358μmol/L可诊断为高尿酸血症。如出现特征性关节炎表现、泌尿系结石、肾绞痛发作应考虑痛风。关节液穿刺或痛风石活检证实为尿酸盐结晶可作出诊断。急性关节炎期诊断有困难者,试验性秋水仙碱治疗有效有诊断意义。

急性关节炎诊断目前国内多采用1997年美国风湿协会的分类标准,见表4-16。

表4-16 1997年ACR急性痛风关节炎分类标准

1. 关节液中间特异性尿酸盐结晶,或
2. 用化学法或偏振显微镜证实痛风石中含尿酸盐结晶,或
3. 具备以下12项中的6项
(1)急性关节炎发作>1次
(2)炎症反应在1天内达到高峰
(3)单关节炎发作
(4)可见关节发红

（5）单侧第一跖趾关节受累

（6）第一跖趾关节疼痛或红肿

（7）单侧跗骨关节受累

（8）可疑痛风石

（9）高尿酸血症

（10）X线证实不对称关节内肿胀

（11）X线证实无骨侵蚀的骨皮质下囊肿

（12）关节炎发作时关节液微生物培养阳性

本病需与下列可累及关节的疾病进行鉴别

（1）类风湿关节炎：一般以青中年女性多见，好发于四肢的小关节及腕、膝、踝、骶髂和脊柱等关节，表现为游走性、对称性多关节炎，受累关节呈梭形肿胀，常伴有晨僵现象，反复发作可引起关节畸形，类风湿因子多为阳性，但血尿酸水平不高。X线片可见关节面粗糙，关节间隙狭窄，晚期可有关节面融合，但骨质穿凿样缺损不如痛风明显。

（2）化脓性关节炎与创伤性关节炎：创伤性关节炎一般都有关节外伤史，化脓性关节炎的关节滑囊液可培养出致病菌，二者的血尿酸水平均不高，关节滑囊液检查无尿酸盐结晶。

（3）关节周围蜂窝织炎：关节周围软组织明显红肿，畏寒、发热等全身症状较为突出，但关节疼痛不如痛风明显，周围血白细胞明显增高，血尿酸水平正常。

（4）假性痛风：系关节软骨钙化所致，多见于老年人，一般女性发病较男性多见，最常受累的关节为膝关节，关节炎症状发作常无明显的季节性。血尿酸水平正常。关节滑囊液检查可发现有焦磷钙结晶或磷灰石，X线片可见软骨呈线状钙化，可有关节旁钙化。

【教师注意事项】

根据目前结果基本可以明确诊断，需引导学生掌握痛风的诊断要点。

【本幕小结】

根据体格检查和辅助检查结果，初步诊断为痛风。

第 三 幕

进一步的影像学检查显示：右膝关节髁间嵴变尖，关节周围软组织肿胀。随后你建议游经理行关节液穿刺检查，穿刺取得少量关节液送检结果未回。

结合患者临床症状、实验室检查及影像学检查等结果，你按"痛风"给予游经理秋水仙碱试验性治疗，症状明显好转。你嘱咐他卧床休息，抬高右肢，并给予糖皮质激素治。1周后，关节液穿刺检出尿酸盐结晶，游经理的症状也得到明显缓解，打算出院，你叮嘱他注意饮食习惯，低嘌呤饮食，不适随诊。

【提示问题】

1. 该疾病的治疗原则有哪些？

2. 此疾病该如何治疗，需要注意哪些方面？

3. 该疾病如何做好预防？

【主要讨论内容】

1. 痛风的治疗。

2. 痛风的预后。

【教师参考重点】

1. 痛风的治疗　原发性痛风属于终生疾病,缺乏病因治疗,因此不能根治。治疗痛风的目的是:①迅速控制痛风性关节炎的急性发作;②纠正高尿酸血症,以预防尿酸盐沉积;③防止尿酸结石形成和肾功能损坏。

(1) 一般治疗:

1) 饮食控制:应采用低热能膳食,避免高嘌呤食物,保持理想体重。含嘌呤较多的食物主要包括动物内脏、沙丁鱼、蛤、蚝等海味及浓肉汤,其次为鱼虾类、肉类、豌豆等,而各种谷类制品、水果、蔬菜、牛奶、奶制品、鸡蛋等含嘌呤最少。严格戒饮各种酒类,每日饮水应在 2000ml 以上。

2) 避免诱因:避免暴食酗酒、受凉受潮、过度疲劳、精神紧张,穿鞋要舒适,防止关节损伤,慎用影响尿酸排泄的药物,如某些利尿药、小剂量阿司匹林等。

(2) 急性痛风性关节炎的治疗:绝对卧床休息、抬高患肢、避免负重。急性发作期不进行降尿酸治疗,但已服用者也无须停药,以免引起血尿酸波动,延长发作时间或引起转移性痛风。以下三类药物均应及早、足量使用,见效后逐渐停药。

1) 秋水仙碱(colchicine):可抑制炎性细胞趋化,对制止炎症、止痛有特效。应及早使用,大部分患者于用药后 24 小时内疼痛可明显缓解,口服给药 0.5mg/h 或 1mg/2h,直至下列出现 3 个停药指标之一:①疼痛、炎症明显缓解;②出现恶心、呕吐、腹泻等;③24 小时总量达 6mg。需要指出的是秋水仙碱治疗剂量与中毒剂量十分接近,除胃肠道反应外,可有白细胞减少、再生障碍性贫血、肝细胞损害、脱发等。肝肾功能不全者慎用。

2) 非甾类消炎药(NSAIDs):可有效缓解急性痛风症状,缓解后减量。最常见的副作用是胃肠道症状,也可能加重肾功能不全,影响血小板功能等。活动性消化性溃疡者慎用。

3) 糖皮质激素:通常用于秋水仙碱和非甾类消炎药无效或不能耐受者。应用中小剂量的糖皮质激素治疗常有明显的疗效。

(3) 间歇期和慢性期的治疗:治疗目的是控制血尿酸在正常水平。降尿酸药物分为两类,一类是促尿酸排泄药,另一类是抑制尿酸生成药,二者均有肯定的疗效。为防止用药后血尿酸迅速降低诱发急性关节炎,应从小剂量开始,逐渐加至治疗量,生效后改为维持量,长期服用,使血尿酸维持在正常水平,此外为防止急性发作,也可在开始使用降尿酸药物的同时,预防性使用非甾类消炎药。单用一类药物效果不好、血尿酸升高明显、痛风石大量形成者可两类降尿酸药物合用。

1) 促尿酸排泄药:抑制近端肾小管对尿酸的重吸收,以利尿酸排泄。由于大多数痛风患者属于尿酸排泄减少型,因此,适用于肾功能正常或轻度异常(内生肌酐清除率 <30ml/min 时无效)、无尿路结石及尿酸盐肾病患者可选用下列排尿酸药,但用药期间服用碱性药物使尿液碱化,保持 pH 在 6.5 左右,并嘱大量饮水,增加尿量。此类药包括丙磺舒、磺吡酮、苯溴马隆等。

2) 抑制尿酸生成药:抑制黄嘌呤氧化酶,阻断黄嘌呤转化为尿酸,减少尿酸生成。用于尿酸产生过多型的高尿酸血症,或不宜使用促尿酸排泄药者,也可用于继发性痛风。目前这类药物只有别嘌醇一种。主要副作用:胃肠道反应、皮疹、药物热、骨髓抑制、肝肾功能损害等,偶有严重的毒性反应。对于肾功能不全者,应减量使用。

(4) 伴发病的治疗:痛风常伴发代谢综合征,如高血压、高血脂、2 型糖尿病、肥胖等。治疗这些疾病可有效减少痛风发生的危险,治疗痛风的同时积极治疗相关伴发疾病是必要的。

(5) 无症状高尿酸血症的治疗:控制饮食,避免诱因,并密切随访,必要时应用降尿酸药物,达到维持血尿酸正常水平的目的。如果伴发高血压病、糖尿病、高脂血症、心脑血管病等,应在治疗伴发病的同时,适当降低血尿酸。

2. 痛风的预后 痛风是一种终身疾病,慢性期可致关节残毁。如能及早诊断,遵循医嘱,大多数患者如同健康人一样饮食起居、工作生活。慢性期患者经过治疗,痛风石可能缩小或溶解,关节功能可以改善,肾功能障碍也可以改善。伴发高血压、糖尿病或其他肾病者,如未经治疗可进一步导致尿酸盐排泄障碍,这不仅能加速关节内的病理进程,同时也使肾功能进一步恶化而危及生命。

【教师注意事项】
提醒学生急性期痛风性关节炎的治疗原则及药物。

【本幕小结】
进一步的影像学检查确诊后,给予休息、糖皮质激素治疗后患者症状好转。

(董卫国 于晓松 夏 强 郭莲怡 冉志华 吴开春 和水祥 卿 平 赖雁妮)

第五章　外科学案例

第一部分　普外科问题导向学习课程

第一节　脖子怎么长了肿块

【学习目标】

掌握甲状腺肿瘤的流行病学、分类及分型、临床表现、诊断方法、治疗方法及并发症的防治。

1. 基础医学

(1) 甲状腺癌的病因及发病机制。

(2) 甲状腺相关解剖知识概要。

(3) 甲状腺癌的病理分型。

(4) 颈部淋巴结的分区。

2. 临床医学

(1) 甲状腺的专科体格检查。

(2) 甲状腺良、恶性结节的鉴别。

(3) 甲状腺球蛋白抗体及甲状腺过氧化物酶抗体意义。

(4) 针吸穿刺活检。

(5) 甲状腺结节的辅助检查包括哪些,各有什么意义。

(6) 甲状腺炎的诊断与治疗。

(7) 甲状腺癌的临床表现、分期、诊断、鉴别诊断及治疗方法。

(8) 甲状腺结节的手术选择。

(9) 甲状腺癌手术常见的并发症及处理。

3. 人文医学

(1) 甲状腺癌的流行病学。

(2) 甲状腺癌的预防及预后。

【关键词】

甲状腺结节;甲状腺体格检查;甲状腺球蛋白抗体;甲状腺过氧化物酶抗体;针吸穿刺活检;抗 TSH 治疗;甲状腺癌;甲状腺切除术

【时间分配】

1. 学生讨论时间 50 分钟。

2. 学生总结时间 20 分钟。

3. 教师总结与讲评 10 分钟。

【教学建议】

依学生多少(如 6~8 人)分别查寻问题所在,以问题导向方式列出重点。以**甲状腺结节的常见疾病,甲状腺结节的诊断思路,甲状腺癌的临床表现、诊断及鉴别,甲状腺癌的病理分型、临床分期、治疗方法及甲状腺癌的预后及预防**等为主要学习目标。重点内容讨论时间约占 80%,其余内容讨论时间约占 20%。讨论结束后一周内每人须交一篇小组讨论记录和自我评估,由小组长收齐送交指导老师。主要内容应包括:讨论内容概要,参加讨论的感想、贡献,自己在组织材料和讨论中的优缺点,参与讨论时的困难(知识面、技术面、情绪面等),今后可能采取的对策;也可以评价讨论小组的整体水平、其他队员的参与度,如参与讨论的积极性、聆听态度、沟通协调、课前准备、表达能力等,作为成绩的参考及将来改进教案的参考。

第 一 幕

31 岁的金女士是一名性格好的办公室人员,平素身体较好,性格较好。今年 3 月,金女士无意中发现脖子前面长了一个大拇指甲大小的圆形肿块,触摸并没有感觉疼痛,吃东西感觉还好。金女士也没有感觉到没劲儿、怕热、多汗、头晕眼花等症状,但还是来到了医院检查,赵大夫热情地接诊了她,详细询问了病情及相关病史。

赵大夫给她做了详细的专科检查:气管居中,右侧颈部可触及一肿物,无触痛,圆形,质软,直径约 2cm,表面光滑,活动度好,随吞咽上下活动,左侧甲状腺未触及明显肿物。

赵大夫建议金女士入院做一些相关的辅助检查,甲状腺彩超示:右侧甲状腺肿块(具体不详)。血常规:WBC $6.6×10^9$/L,血沉 56mm/h,甲状腺功能全套示:T_3 0.99ng/ml(偏低),T_4 2.45μg/dl(偏低),TSH 5.62μIU/ml(偏高),TG-Ab 20%,TM-Ab 20%,TM-Ab 20%。行针吸穿刺细胞学活检示:甲状腺炎性病变(见大量中性粒细胞)。

赵大夫向金女士解释了病情,肿块考虑可能为良性结节,入院治疗 2 天后好转出院。出院后相关药物治疗。建议金女士定期(每 3 个月一次)复查。

【提示问题】

1. 试述甲状腺的解剖结构与功能。

2. 甲状腺结节常见于哪些疾病?

3. 询问甲状腺结节患者的病史应注意哪些方面?

4. 甲状腺的专科体格检查怎样做?

5. 试述甲状腺功能检查各项指标的正常值范围及临床意义。

6. 针吸穿刺活检适应证及禁忌证?

7. 试述甲状腺结节的诊断思路。

8. 为何给予左甲状腺素钠及甲泼尼龙治疗?

【主要讨论内容】

1. 甲状腺结节良、恶性的鉴别。

2. 甲状腺细针抽吸细胞学检查。

3. 甲状腺结节的诊断治疗思路。

4. 甲状腺炎的诊断与治疗。

【教师参考重点】

1. 甲状腺结节良、恶性的鉴别

(1) 良性可能性大

1) 有桥本甲状腺炎、良性甲状腺结节或甲状腺肿的家族史。

2) 有甲亢或甲减的症状。

3) 痛性结节或质地柔软的结节。

(2) 恶性可能性大

1) 年轻(<20 岁)或老年(>70 岁)。

2) 男性。

3) 儿童或青春期颈部外照射史。

4) 有甲状腺癌既往史。

5) 近期有发声、呼吸或吞咽改变。

6) 有甲状腺癌或 2 型多发性内分泌肿瘤的家族史。

7) 甲状腺查体时触及坚硬、形状不规则、活动度差的结节。

2. 甲状腺细针抽吸细胞学检查(FNAC) FNAC 是评估甲状腺结节最精确且效价比最高的方法。其诊断甲状腺癌的敏感性为 83%,特异性为 92%,存在一定的假阳性率及假阴性率。穿刺时强调要多方向穿刺,至少应穿刺 6 次,保证取得足够的标本。FNAC 活检结果可分为 5 类:取材不满意、良性、不确定、可疑恶性和恶性。应注意,一些在反复活检过程中始终无法根据细胞学检查结果确诊的囊性结节很可能在手术时被确诊为恶性。

3. 甲状腺结节的诊断治疗思路 甲状腺结节是临床常见疾病,女性和老年人群更为多见,5%~15% 的甲状腺结节为甲状腺癌,受年龄、放射性接触史、家族史、性别等因素的影响。甲状腺结节是甲状腺内的孤立病灶,其诊断主要依靠甲状腺超声。进一步结合病史、临床表现和辅助检查鉴别甲状腺结节的良恶性至关重要。

(1) 甲状腺超声:甲状腺超声是确诊甲状腺结节的首选检查。不仅可以评估甲状腺的大小、数量、质地、血供、边界等,同时还可以评估颈部区域有无淋巴结和淋巴结的大小、形态及结构等。下列超声征象提示甲状腺癌可能性大:①促甲状腺激素(TSH)正常情况下结节内血供丰富;②实性低回声结节;③结节形态和边缘不规则,无晕圈;④针尖样弥散分布的或簇状分布的微小钙化;⑤伴有颈部淋巴结超声影像异常。

(2) 血清 TSH:如果 TSH 增高,需进一步行甲状腺自身抗体及甲状腺细针抽吸细胞学检查;如果 TSH 减低,需进一步行甲状腺核素扫描,检查结节是否为有自主功能的"热"结节,如果是,则提示结节恶性的可能极小。

(3) 甲状腺核素扫描:目前使用的核素是 ^{131}I 和 TcO_4,核素扫描对甲状腺自主高功能腺瘤有诊断价值,表现为"热结节"。对于鉴别甲状腺结节的良、恶性价值不大,因为良性结节及甲状腺癌均可表现为"冷"或"良"结节。

(4) 血清降钙素:对于诊断甲状腺 C 细胞异常增生和甲状腺髓样癌有价值。

(5) FNAC:见甲状腺细针抽吸细胞学检查(FNAC)。

(6) 甲状腺结节的治疗:临床高度怀疑恶性或经 FNAC 诊断为可以恶性或恶性的结节,需进行手术治疗。结节出现压迫症状、胸骨后或纵隔内甲状腺结节或是伴有甲状腺高危因素时可考虑手术治疗。确定为良性者,对于碘缺乏地区,服用左甲状腺素治疗降低血清 TSH 水平达到结节缩小的目的;有自主功能的"热结节"可采用放射性碘治疗。

对于良性甲状腺结节,需要定期随访。

4. 甲状腺炎的诊断与治疗

(1) 亚急性甲状腺炎:又称巨细胞性甲状腺炎、De Quervain 甲状腺炎。病理可见甲状腺滤泡结构破坏,组织内可见许多巨噬细胞。本病常发生于病毒性感染之后,是颈前肿块和甲状腺疼痛的常见原因。多数表现为甲状腺突然肿胀、发硬、吞咽困难及疼痛,并向患侧耳颞处放射。常始于甲状腺的一侧,很快向腺体其他部位扩展。患者可有发热、血沉增快。病程约为 3 个月,愈后甲状腺功能多不减退。

轻型者可给予 NSAIDs 治疗;中、重型患者可给予波尼松治疗,达到缓解甲状腺疼痛的目的;少数患者有复发,波尼松治疗仍然有效。

(2) 慢性淋巴细胞性甲状腺炎:又称桥本甲状腺肿,是一种自身免疫性疾病,也是甲状腺肿合并甲状腺功能减退最常见的原因。临床表现无痛性弥漫性甲状腺肿,对称,质硬,表面光滑,多伴甲状腺功能减退、较大腺肿可有压迫症状。甲状腺肿大、基础代谢率低,甲状腺摄碘量减少,结合血清中多种抗甲状腺抗体(TPOAb、TGAb)可帮助诊断。甲状腺细针穿刺细胞学检查有助于诊断的确立。

治疗可长期用甲状腺素片治疗,多有疗效。有压迫症状者可给予糖皮质激素治疗,治疗不能缓解者,可考虑手术治疗,但术后发生甲减的可能性很大。

【教师注意事项】

患者主要因"发现颈部肿块"来就诊,无其他明显症状,重点掌握颈部肿块的诊断思路及方法。

【本幕小结】

患者仅以"发现颈部肿块"而无其他临床表现,对于颈部肿块性质的诊断,除专科检查外,还有多种检查方法。经过 B 超、甲状腺激素检查及穿刺病理活检,诊断为甲状腺炎,给予激素、替代疗法后出院。

第 二 幕

近半年来,金女士自觉肿块不断增大,脸发胖,吃东西感觉还好,呼吸也很顺畅,声音没有沙哑,由于担心肿块恶变,于是金女士再次来医院找到赵大夫。

赵大夫再次给她做了详细的体格检查:无突眼征,右侧甲状腺可触及一肿物,圆形,质软,直径约 3cm(半年前直径 2cm),表面光滑,活动度好,随吞咽上下活动,无触痛,左侧甲状腺未触及明显肿物。右颈部可打及数枚肿大的淋巴结,其中一枚约 1cm×1.5cm,质硬,活动度差,发音无异常。

辅助检查:颈部超声检查示:甲状腺右侧叶混合回声包块,右侧颈部数枚淋巴结肿大。

赵大夫根据目前病情建议金女士住院手术治疗。完善相关检查后行右侧甲状腺次全切除术,术中快速病理切片,结果显示:甲状腺乳头状癌(微灶癌),遂改行"右侧甲状腺全切除术 + 峡部切除 + 左侧甲状腺部分切除术"。

【提示问题】

1. 半年后肿块不断增大提示什么?

2. 术中快速冷冻切片有何意义?

3. 甲状腺癌的病理分型有哪些?

4. 颈部淋巴结的分布及引流如何?

【主要讨论内容】

1. 甲状腺癌的临床表现、诊断。

2. 甲状腺癌的治疗方法。

3. 甲状腺癌的病理分型。

【教师参考重点】

1. 甲状腺癌的临床表现、诊断 甲状腺内发现肿块,质地硬而固定、表面不平是最常见表现,腺体在吞咽时上下移动性小。肿块增大可出现压迫症状,使气管移位,出现不同程度的呼吸障碍症状。另外,肿瘤侵犯食管可引起吞咽困难;肿瘤侵犯喉返神经可引起声音嘶哑;交感神经受压导致 Horner 综合征等。未分化癌可在短期内出现上述症状,除肿块增长明显外,还伴有侵犯周围组织的特性。颈淋巴结转移在未分化癌发生较早,有的患者因发现转移灶症状而就医。髓样癌可表现为腹泻、多汗、面部潮红等类癌综合征的表现,应排除Ⅱ型多发性内分泌腺瘤综合征的可能。

主要根据临床表现,若甲状腺肿块质硬、固定,颈淋巴结肿大,或有压迫症状者,或存在多年的甲状腺肿块,在短期内迅速增大者,均应怀疑为甲状腺癌。超声检查及细针穿刺细胞学检查可帮助诊断。此外,血清降钙素测定可协助诊断髓样癌。

2. 甲状腺癌的治疗方法 手术治疗未分化癌以外各型甲状腺癌的基本方法,并辅助应用核素、甲状腺激素及外放射治疗等。

(1)手术治疗:甲状腺癌的手术治疗包括甲状腺本身的手术,以及颈淋巴结清扫。甲状腺的切除范围目前仍有分歧,范围最小的为腺叶加峡部切除,最大至甲状腺全切除。近来不少学者认为年龄是划分高危、低危的重要因素,并根据高危、低危分组选择治疗原则。淋巴结清扫需充分评估淋巴结转移范围,择区行颈淋巴结清扫的个体化手术治疗。

(2)放射性核素治疗:利用甲状腺细胞及分化型甲状腺癌细胞对 ^{131}I 的摄取功能,^{131}I 发生出射线破坏残余甲状腺组织及癌细胞,从而达到治疗目的。对于分化型甲状腺癌的患者、术后残留甲状腺组织者均可行 ^{131}I 治疗。

(3)内分泌治疗:主要目的是预防和治疗术后甲状腺功能减退及抑制 TSH,分化型甲状腺癌均有 TSH 受体,TSH 通过其受体能影响甲状腺癌的生长。一般剂量掌握在保持 TSH 低水平,但不引起甲亢。需定期测定血浆 T_4 和 TSH,以此调整用药剂量。

(4)放射外照射治疗:主要用于治疗未分化型甲状腺癌。

3. 甲状腺癌的病理分型 按肿瘤的病理类型可分为:

(1)乳头状癌:约占成人甲状腺癌的 60% 和儿童甲状腺癌的全部,多见于 40 岁女性。分化好,恶性程度低。

(2)滤泡状腺癌:约占 20%,多见于 50 岁左右中年人。属于中等恶性,有侵犯血管的倾向。乳头瘤和滤泡状腺瘤统称为分化型甲状腺癌。

(3)未分化癌:约占 15%,多见于 70 岁左右老年人。属于高度恶性,发展迅速,平均存活3~6 个月。

(4)髓样癌:约占 7%,来源于滤泡旁 C 细胞。呈未分化状,恶性程度中等。

不同病理类型的甲状腺癌,其生物学特性、临床表现、诊断、治疗及预后均有所不同。

【教师注意事项】

患者回去半年内,肿块增大,脸发胖,需引导学生考虑患者为什么会出现上述情况,之前的诊断是否正确。根据术中快速切片的结果,引出甲状腺癌的术式选择及甲状腺癌的病理分型。

【本幕小结】

患者经过进一步检查,并行甲状腺次全切术,根据术中病理切片结果,诊断明确为甲状腺乳头状癌(微灶癌)。

第 三 幕

术后病理报告:右甲状腺乳头状癌Ⅱ级,伴淋巴结转移(3/3),左侧及峡部甲状腺未见肿瘤组织。赵医生与金女士沟通后,于术后 10 天行右耳下颈部淋巴结活检术,术后病理示:(颈深部淋巴结)淋巴结两枚,均见甲状腺乳头状癌。于活检术后 20 天在全麻下行左侧甲状腺全切除 + 右侧淋巴结清扫术。

目前金女士无声音嘶哑,无明显饮水呛咳,无手足搐搦,无呼吸困难,饮食、大小便正常,无其他特殊不适主诉。查体:生命体征平稳,气管居中,双侧颈部及锁骨上区未触及肿大淋巴结。双侧颈部未触及肿块,颈部切口Ⅰ/甲愈合,无红肿及渗出。赵医生告知金女士如有任何不适及时回诊。

【提示问题】

1. 为何要扩大手术范围行左侧甲状腺切除 + 右侧淋巴结清扫术?

2. 甲状腺结节如何选择手术方式? 术后还需做什么治疗吗?

3. 甲状腺癌手术常见的并发症有哪些? 如何处理?

4. 甲状腺癌术后该如何护理? 怎样随访?

5. 甲状腺癌的预后如何?

【主要讨论内容】

1. 甲状腺癌的手术方法选择。

2. 甲状腺癌手术常见的并发症。

【教师参考重点】

1. 甲状腺癌的手术方法选择　分化型甲状腺癌的甲状腺切除范围目前虽有分歧,国内目前认为,诊断明确的甲状腺癌,下列情况之一便应该进行甲状腺全切或次全切:①结节较大,大于 4cm;②不良病理类型:柱状细胞型、高细胞型、弥漫硬化型或分化程度低的变型;③双侧癌结节;④有远处转移者;⑤甲状腺外侵犯;⑥双侧颈部多发淋巴结转移; ⑦有颈部外照射史或辐射照射史。

满足以下条件的患者建议采取甲状腺腺叶切除术:①结节直径小于 1cm;②无甲状腺外侵犯;③无远处转移;④无其他不良病理类型;⑤没有外照射史或辐射照射史。

甲状腺全切或近全切是治疗髓样癌最有效的手段。

手术时,不仅要决定如何切除甲状腺,还要决定是否进行淋巴结清扫。对Ⅵ区的淋巴结清扫是目前公认的淋巴结清扫范围,Ⅵ区清扫既清扫了甲状腺癌最易转移的区域,而且有助于临床分期、指导治疗、减少再次手术的概率。Ⅵ区的上界是舌骨,下界是无名动脉(或头臂干),两侧毗邻颈动脉鞘,甲状腺位于Ⅵ区。

临床淋巴结阳性(CN_+)患者可根据器官受累情况和淋巴结转移情况选择根治性颈淋巴结清扫术、扩大根治性颈淋巴结清扫术及改良根治性颈淋巴结清扫术;临床淋巴结阴性(CN_0)病人多不主张预防性颈淋巴结清扫。手术治疗时应根据每一位病人的实际情况,评估淋巴结转移范围,择区行颈淋巴结清扫术。

2. 甲状腺癌手术常见的并发症

(1) 术后呼吸困难和窒息:多发生在术后 48 小时内,是术后最危急的并发症。常见原因为:①切口内出血压迫气管:因手术时止血(特别是腺体断面止血)不完善,或血管结扎线滑脱所引起;②喉头水肿:主要是手术创伤所致,也可因气管插管引起;③气管塌陷:是气管壁长期受肿大甲状腺压迫,发生软化,切除甲状腺体的大部分后软化的气管壁失去支撑的结果;④双侧喉返神经损伤。后三种情况的患者,由于气道堵塞可出现喘鸣及急性呼吸道梗阻。

临床表现为进行性呼吸困难、烦躁、发绀,甚至发生窒息。如还有颈部肿胀,切口渗出鲜血时,多为切口内出血所引起。

(2) 喉返神经损伤:发生率约 0.5%。大多数是因手术处理甲状腺下极时,不慎将喉返神经切断、缝扎或挫夹、牵拉造成永久性或暂时性损伤所致。少数也可由血肿或瘢痕组织压迫或牵拉而发生。一侧喉返神经损伤,大都引起声嘶。双侧喉返神经损伤,视其损伤全支、前支抑或后支等不同的平面,可导致失音或严重的呼吸困难,甚至窒息,需立即作气管切开。

(3) 喉上神经损伤:多发生于处理甲状腺上极时,离腺体太远,分离不仔细和将神经与周围组织一同大束结扎所引起。喉上神经分内(感觉)、外(运动)两支。若损伤外支会使环甲肌瘫痪,引起声带松弛、音调降低。内支损伤,则喉部黏膜感觉丧失,进食特别是饮水时,容易误咽发生呛咳。一般经理疗后可自行恢复。

(4) 手足抽搐:因手术时误伤及甲状旁腺或其血液供给受累所致,血钙浓度下降至 2.0mmol/L 以下,严重者可降至 1.0~1.5mmol/L(正常为 2.25~2.75mmol/L),神经肌肉的应激性显著增高,多在术后 1~3 天出现手足抽搐。

【教师注意事项】

本部分主要为甲状腺癌分期及如何进行手术方案选择的内容,通过引导学生评价患者的手术治疗方案,引出常见甲状腺癌不同分期的手术治疗方案等。

【本幕小结】

通过术后的病理报告,最终诊断为右甲状腺乳头状癌Ⅱ级,伴淋巴结转移,术后又行右侧淋巴结穿刺活检,根据结果,医生再次调整方案,又行"左侧甲状腺全切除 + 右侧淋巴结清扫术",术后患者恢复可。

第二节　女性头号杀手

【学习目标】

掌握乳房的检查方法,乳腺癌的流行病学、发病机制、临床表现、诊断、分期及治疗原则。

1. 基础医学

(1) 乳腺癌的病因及发病机制。

(2) 乳腺癌的病理分型。

(3) 乳房的淋巴引流。

2. 临床医学

(1) 乳房的体格检查。

(2) 乳房的特殊辅助检查。

(3) 乳腺癌的临床表现、诊断及鉴别诊断。

(4) 乳腺癌的肿瘤分期及治疗方法。

(5) 乳腺癌手术治疗的适应证和手术治疗的术式。

(6) 乳腺癌术后化疗的适应证及具体方案、化疗时注意事项(不良反应)。

3. 人文医学

(1) 针对肿瘤患者,如何增强患者与肿瘤抗争的信心。

(2) 增加危险人群对肿瘤的自我保健意识。

【关键词】

乳房体格检查;钼靶射线;乳腺癌;手术;化疗

【时间分配】

1. 学生讨论时间 50 分钟

2. 学生总结时间 20 分钟

3. 教师总结与讲评 10 分钟

【教学建议】

依学生多少(如 6~8 人)分别查寻问题所在,以问题导向方式列出重点。以**乳房的体格检查,乳房肿块见于哪些疾病,本病例的初步诊断及鉴别,乳腺癌的临床表现、诊断及鉴别诊断,乳腺癌的治疗(手术治疗、化疗、内分泌治疗),无瘤原则及乳腺癌的预后及预防**等为主要学习目标。重点内容讨论时间约占 80%,其余内容讨论时间约占 20%。讨论结束后一周内每人须交一篇小组讨论记录和自我评估,由小组长收齐送交指导老师。主要内容应包括:讨论内容概要,参加讨论的感想、贡献,自己在组织材料和讨论中的优缺点,参与讨论时的困难(知识面、技术面、情绪面等),今后可能采取的对策;也可以评价讨论小组的整体水平、其他队员的参与度,如参与讨论的积极性、聆听态度、沟通协调、课前准备、表达能力等,作为成绩的参考及将来改进教案的参考。

第 一 幕

42 岁的裴女士是一名高中教师,平日身体健康。半年前在洗澡时无意中发现左侧乳房有一肿块,黄豆样大小,质地较硬,没有明显疼痛,未给予重视,也未进行诊治。最近 1 周发现肿块明显增大,遂来我院求诊,门诊的孙医生热情地接诊了她。孙医生详细询问了裴女士的起病情况及相关病史,裴女士说平素月经规律,26 岁时生育,只有一个小孩。

【提示问题】

1. 从上述情况中你能找到哪些关键信息?

2. 可能是哪些疾病导致了患者的这些症状?

3. 乳房肿块见于哪些疾病,本病例的初步诊断及鉴别诊断?

4. 需要做哪些辅助检查以明确诊断?

【主要讨论内容】

1. 乳房肿块的常见病因。

2. 乳腺的自我检查方法。

3. 乳腺癌的危险因素。

4. 乳腺癌的临床表现。

5. 乳腺癌的鉴别诊断。

【教师参考重点】

1. 乳房肿块的常见病因

(1) 纤维囊性增生病:是妇女多发病,常见于中年女性。表现为一侧或双侧乳房胀痛和肿块,部分病人具有周期性。

（2）纤维腺瘤：属良性肿瘤，较常见于年龄较轻的妇女。

（3）乳腺癌：增加妇女罹患乳腺癌机会的因素包括直系亲属曾患上乳癌、月经来潮早、迟停经及不曾生育等。

（4）与哺乳相关之细菌性乳房发炎。

2. 乳腺癌的临床表现　患者早期常无特异的临床症状，往往无意中发现乳房出现无痛、单发的小肿块而就医。乳房肿块质地较硬，表面不光滑，与周围组织无明显分界且不易被推动。随着肿瘤逐渐增大，可引起乳房限局性隆起。病变若累及Cooper韧带，可因使韧带缩短而导致皮肤凹陷，被称为"酒窝征"。如癌细胞堵塞乳房皮下淋巴管，引起淋巴回流受阻，乳房皮肤可呈现"橘皮样"外观。

乳腺癌晚期可侵入胸筋膜、胸肌，癌块固定不易推动。乳腺癌淋巴转移早期多发生于腋窝。乳腺癌转移至肺、骨、肝时，可表现出相应的临床症状，例如骨转移可出现局部疼痛等。

炎性乳腺癌不多见，但发展迅速、预后差，表现为局部或整个乳房的皮肤发红、水肿、粗糙、表面温度升高等。乳头湿疹样乳腺癌少见，发展慢、恶性程度低，表现为乳头和乳晕皮肤粗糙、糜烂如湿疹样，进而形成溃疡。

3. 乳腺癌的鉴别诊断

（1）纤维腺瘤：年轻女性多见。肿瘤多为圆形或椭圆形，边界清楚，活动度良好，发展缓慢。

（2）乳腺囊性增生病：常见于中年妇女。病变特点是乳房内出现与月经周期有关的、周期性出现的肿块。肿块与周围乳腺组织分界多不明显。

（3）浆细胞性乳腺炎：是乳腺组织的无菌性炎症。临床上多数表现为乳房的急性炎症。少数患者表现为乳晕旁边界不清的肿块。

（4）乳腺结核：是由结核分枝杆菌感染引起的乳腺组织的慢性炎症。中、青年女性好发，病程多较长，发展缓慢，可表现为乳房内较硬肿块。肿块边界可不清，活动度受限。

【教师注意事项】

患者出现无痛性乳房肿块，应高度考虑乳腺癌的可能，需引导学生通过讨论乳房肿块的鉴别诊断，进一步引出乳腺癌的临床表现及鉴别诊断。

【本幕小结】

1. 患者以无痛性乳房肿块为主诉来诊；

2. 乳房肿块的鉴别诊断。

第 二 幕

孙医生经过允许后对裴女士进行了详细的查体：神志清楚，一般状态佳，左腋下可触及一肿大淋巴结，约1.0cm×1.5cm大小，质韧，边界欠清、固定、无压痛。心、肺听诊无明显异常。腹部触软，肝脾肋下未触及，移动性浊音阴性。双下肢无畸形及水肿。

专科检查：双侧乳房等大、对称，双侧乳头无凹陷、糜烂、溃疡、溢液，局部皮肤无橘皮样改变，左侧乳房外上象限3点钟方向可触及一肿块，约2.0cm×2.5cm大小，质地较硬，无明显压痛，边界不清，活动度差。右侧乳房未见异常。

相关的辅助检查结果如下：

乳腺彩超：左乳可见大小约为2.3cm×2.8cm低回声团块，边界不清，考虑乳腺占位病变。

钼靶射线：左乳腺外上象限局部腺体增密。

血、尿、便常规，肿瘤标志物等检查未见明显异常。

【提示问题】

1. 目前患者可能的诊断是什么?

2. 下一步需要何种治疗?

【主要讨论内容】

1. 乳腺癌的诊断。

2. 乳腺癌的病因。

3. 乳腺癌的辅助检查。

【教师参考重点】

1. 乳腺癌的诊断 大多数乳房肿块患者经过详细询问病史及临床检查后可得出正确诊断。但对于无明确乳房肿块患者,不能忽视一些早期乳腺癌的体征,如局部乳腺腺体增厚、乳头溢液以及局部皮肤内陷等。对存在高危因素的妇女,可进一步进行相关检查。完善的诊断包括病理类型、发展程度及范围。常采用国际抗癌协会建议的 T(原发腺瘤)、N(区域淋巴结)、M(远处转移)分期方法。

2. 乳腺癌的病因 乳腺癌的病因尚未完全明确。乳腺是内分泌激素作用的靶器官,雌酮及雌二酚与乳腺癌的发病直接相关。目前大多认为,初次月经年龄早、第一胎生育年龄晚、绝经期晚、有乳腺癌家族史、乳腺良性疾病史以及乳腺癌患者的对侧乳房是乳腺癌的危险因素。与乳腺癌发生可能相关的其他危险因素有婚姻、膳食、生活习惯、肥胖、药物以及精神因素等。因此,乳腺癌是多种因素在一定条件下综合作用的结果。

3. 乳腺癌的辅助检查

(1) X 线检查:常用的方法有钼靶 X 线摄影、干板摄影以及计算机体层扫描(CT)等。其中,钼靶 X 线摄影和干板摄影普遍应用于乳癌的普查。

(2) 近红外线乳腺扫描检查:电子计算机辅助图像处理的新型红外扫描仪,可对影像进行进一步处理,提高了乳腺癌诊断符合率。适合对各年龄组妇女(包括妊娠、哺乳妇女)进行乳腺普查,是目前普查和筛选乳腺良性病变和恶性肿瘤的理想方法。

(3) 超声检查:超声检查乳房病变的最大优点是能够快速、准确地判别乳腺肿块的性质。对乳腺囊肿、脓肿及囊性增生症的诊断优于其他检查方法。

(4) 细胞病理学检查:溢液涂片寻找癌细胞有助于判断溢液的原因,但阴性者不能完全排除乳腺癌的可能;针吸细胞学法简便易行,损伤和痛苦程度相对较小,但存在 15% 左右的假阴性率以及 2% 左右的假阳性率;对于高度怀疑乳腺癌的患者,在手术中切取或切除肿块送冷冻病理切片检查是目前比较稳妥的办法。

【教师注意事项】

患者经过体格检查及初步辅助检查结果,考虑为乳腺癌。通过引导学生对乳腺癌的诊断方法进行讨论,掌握乳腺癌的危险人群及常用的筛选方法。

【本幕小结】

1. 患者经过体格检查及初步的辅助检查结果,考虑为乳腺癌。

2. 乳腺癌是各种因素综合作用的结果,X 线检查和红外线乳腺扫描是筛查危险人群的常用手段。

第 三 幕

孙医生向裴女士及其家属解释了病情,建议将左乳肿块予以切除。裴女士经过慎重的考虑后接受了孙医生的意见。住院后完善术前相关检查后,两日后行左乳肿块切除术,术中见肿块大小约为 3.0cm,界限不清,侵犯前方脂肪组织。术中快速病理切片结果示:左乳浸润性导管癌,遂行乳腺癌改良根治术,术中见 1cm 大小肿大淋巴结 1 枚,质硬、固定。裴女士术后恢复情况良好。术后病理示:左乳浸润性导管癌。术后 1 周开始给予患者 CAF 方案(环磷酰胺、多柔比星、氟尿嘧啶)化疗,共 6 个疗程。化疗期间未见明显毒副反应。

【提示问题】

1. 该患者的治疗方案是否适当?

2. 病理分期如何? 临床 TNM 分期如何?

3. 乳腺癌有哪些化疗方案? 如何选择?

4. 乳腺癌预后如何?

【主要讨论内容】

1. 乳腺癌的肿瘤分期。

2. 乳腺癌的治疗方法。

3. 乳腺癌手术治疗的适应证及手术治疗的具体式式。

4. 乳腺癌术后化疗的适应证、注意事项。

【教师参考重点】

1. 乳腺癌的肿瘤分期　目前多采用国际抗癌协会建议的 T(原发癌瘤)、N(区域淋巴结)、M(远处转移)分期法。具体如下:

T0:原发癌瘤未查出。

Tis:原位癌(非浸润性癌及未查到肿块的乳头湿疹样乳腺癌)。

T1:癌瘤长径≤2cm。

T2:癌瘤长径 >2cm,≤5cm。

T3:癌瘤长径 >5cm。

T4:癌瘤大小不计,但侵及皮肤或胸壁(肋骨、肋间肌、前锯肌),炎性乳腺癌亦属之。

N0:同侧腋窝无肿大淋巴结。

N1:同侧腋窝有肿大淋巴结,尚可推动。

N2:同侧腋窝肿大淋巴结彼此融合,或与周围组织粘连。

N3:有同侧胸骨旁淋巴结转移,有同侧锁骨上淋巴结转移。

M0:无远处转移。

M1:有远处转移。

根据以上情况进行组合,可把乳腺癌分为以下各期:

0 期:Tis N0 M0;

Ⅰ期:T1 N0 M0;

Ⅱ期:T0-1Nl M0,T2N0-1M0,T3N0M0;

Ⅲ期:T0-2 N2 M0,T3 N1-2M0,T4 任何 N M0,任何 T N3M0;

Ⅳ期:包括 M1 的任何 TN。

2. 乳腺癌的治疗方法　采用以手术为主的综合治疗。包括化学药物治疗、内分泌、放射治疗以及生物治疗等治疗手段。对病灶仍局限于局部及区域淋巴结的患者,手术治疗是首选。乳腺癌是实体肿瘤化疗中最有效的肿瘤之一,化疗在乳腺癌的治疗中占有重要地位。放射治疗是乳腺癌局部治疗的手段之一。近年临床上已逐渐推广使用生物治疗,对于乳腺癌有一定效果。

（1）乳腺癌手术治疗的适应证及手术治疗的具体术式：近30年发现乳腺癌从开始就是一个全身性疾病。缩小范围的手术治疗及术后的综合辅助治疗是目前主要推荐的方案。

1）乳腺癌根治术：手术范围包括整个乳房、胸大肌、胸小肌、腋窝及锁骨下淋巴结。目前较少使用。

2）乳腺癌扩大根治术：在上述清除腋下、腋中、腋上三组淋巴结的基础上，同时切除胸廓内动、静脉及其周围的淋巴结。目前较少使用。

3）乳腺癌改良根治术：有两种术式，一是保留胸大肌，切除胸小肌；另是保留胸大、小肌。前者淋巴结清除范围与根治术相仿，后者不能清除腋上组淋巴结。是目前常用术式。

4）全乳房切除术：手术范围包括整个乳腺。该术式主要用于原位癌、微小癌及高龄身体条件不宜做根治术者。

5）保留乳房的乳腺癌切除术：手术包括肿块切除及腋淋巴结清扫。适合于临床Ⅰ期、Ⅱ期的乳腺癌患者，且乳房有适当体积，术后能保持外观效果者。近年来随着技术发展和患者对外观要求的提高，该术式在我国逐渐展开。

6）前哨淋巴结活检术及腋淋巴结清扫术：前哨淋巴结是指乳腺癌引流的第一站淋巴结，通过示踪剂显示后切除活检，适用于临床腋淋巴结阴性的乳腺癌患者。对于临床腋淋巴结阳性的患者，则需常规性Ⅰ、Ⅱ组腋淋巴结清扫。

（2）化学药物治疗：在整个乳腺癌治疗中占有重要地位，手术后残留的肿瘤细胞易被化学抗癌药物杀灭。

浸润性乳腺癌伴腋淋巴结阳性是联合化学药物治疗的适应证。对于腋窝淋巴结阴性的患者如有原发肿瘤直径大于2cm，组织学分类差，HER2过表达，雌、孕激素受体阴性者，需术后辅助化疗。

CAF（环磷酰胺、多柔比星、氟尿嘧啶）是常用的化疗方案。化疗期间应复查肝、肾功能。对于局部晚期的病例，为缩小肿瘤、提高手术成功机会，可在术前应用化疗。

（3）内分泌治疗：手术切除标本行病理检查时，需测定雌激素受体和孕激素受体。雌激素受体高者，称为激素依赖性肿瘤，这类患者对内分泌治疗有效；雌激素受体低者，称为激素非依赖性肿瘤，这类患者对内分泌治疗反应差。选择辅助治疗方案时，受体阳性者优先选用内分泌治疗，受体阴性者优先选用化疗。

他莫昔芬（Tamoxifen）的应用是内分泌治疗的一个重要进展。他莫昔芬结构式与雌激素相似，可在靶器官内与雌二醇争夺雌激素受体，从而抑制肿瘤生长。该药物安全有效，可降低乳腺癌术后复发及转移。

（4）放射治疗：对乳腺癌患者，手术辅助放射治疗是一重要组成部分。

（5）生物治疗：曲妥珠单抗对于HER2过表达的乳腺癌患者有一定效果，研究表明，该药物的辅助应用可降低乳腺癌复发率。

【教师注意事项】

通过引导学生讨论乳腺癌的治疗方法，进而引出手术、化疗、内分泌及生物治疗的适应证和注意事项，并对乳腺癌的预后有一定的了解。

【本幕小结】

患者因无意中发现乳房有进行性增大的肿块于门诊就诊，经过查体及辅助检查结果初步诊断为乳腺癌并接受了手术治疗。术中快速冷冻病理证实为乳腺癌，故行改良乳腺癌根治术。

术后患者接受了化疗。通过本例,初步掌握乳腺癌的临床表现、诊断及鉴别诊断、治疗以及预后。

第二部分　消化系统问题导向学习课程

第三节　进食疼痛的张大爷

【学习目标】

掌握食管癌的流行病学特点、临床表现、诊断方法、大体分型及其防治。

1. 基础医学

(1) 胸痛的病因与发病机制。

(2) 食管的解剖结构和淋巴引流。

(3) 食管癌的病因及病理表现。

2. 临床医学

(1) 食管癌的临床表现、体征及实验室检查方法。

(2) 食管癌的诊断与鉴别诊断。

(3) 食管癌的病变分段标准、TNM 分期。

(4) 食管癌的治疗原则、手术治疗、放疗、化疗及综合治疗手段。

3. 人文医学

(1) 食管癌的流行病学特点。

(2) 食管癌的预防、预后及健康教育。

【关键词】

进行性吞咽困难;胸痛;发热;声音嘶哑;呛咳;胃镜;病理检查;结肠代食管术

【时间分配】

1. 学生讨论时间 50 分钟。

2. 学生总结时间 20 分钟。

3. 教师总结与讲评 10 分钟。

【教学建议】

依学生多少(如 6~8 人)分别查寻问题所在,以问题导向方式列出重点。以**食管癌辅助检查,食管癌的病变分段标准、TNM 分期,食管癌的临床表现,食管癌的治疗**等为主要学习目标。重点内容讨论时间约占 80%,其余内容讨论时间约占 20%。讨论结束后一周内每人须交一篇小组讨论记录和自我评估,由小组长收齐送交指导老师。主要内容应包括:讨论内容概要,参加讨论的感想、贡献,自己在组织材料和讨论中的优缺点,参与讨论时的困难(知识面、技术面、情绪面等),今后可能采取的对策;也可以评价讨论小组的整体水平、其他队员的参与度,如参与讨论的积极性、聆听态度、沟通协调、课前准备、表达能力等,作为成绩的参考及将来改进教案的参考。

第　一　幕

78 岁的张大爷是一名退休工人,退休后经常锻炼,身体还算硬朗。半年前在吃东西时觉得喉咙有点不舒服,吃较粗糙的食物时感觉更明显,但喝水后症状缓解,偶尔还会出现胸部烧灼样疼痛。近3个月来,吞咽困难的症状越来越重,以至于不能吃粗硬的食物,只能喝粥类半流质食品。直至昨日开始出现发热、声音嘶哑,饮水时出现剧烈的呛咳。家人急忙陪同至我院就诊,许大夫热情地接诊了张大爷一家。

【提示问题】

1. 从上述情况中你能找到哪些关键信息?

2. 哪些疾病可能导致了患者的这些症状?

3. 该患者可能的病因是什么?

4. 你的初步诊断是什么?

5. 若要确诊,你还想了解患者的哪些信息?

6. 需要为患者做哪些进一步的检查(体格检查、实验室检查和特殊检查)?

【主要讨论内容】

1. 吞咽困难的常见病因。

2. 食管癌的临床表现。

【教师参考重点】

1. 吞咽困难的常见病因

(1) 食管异物。

(2) 口咽部病变:咽炎、扁桃体炎、咽喉部肿瘤、咽喉结核等。

(3) 食管良性狭窄:如食管良性肿瘤(食管平滑肌瘤、血管瘤、脂肪瘤等)、食管炎、食管结核等。

(4) 贲门失弛缓症:由于食管下括约肌(LES)吞咽时不能松弛。

(5) 外压性狭窄:包括纵隔占位病变、甲状腺极度肿大、左心房肥大等。

2. 食管癌的临床表现

(1) 早期食管癌症状:早期食管癌临床上往往无明显的吞咽障碍,能进普食,其主要症状为:咽下食物时有哽噎感、胸骨后疼痛或咽下痛、食管内异物感、食物通过缓慢并有停滞感、咽喉部干燥与紧缩感、剑突下或上腹部疼痛、胸骨后闷胀不适等。症状多不明显或无特异性,容易被忽略。

(2) 中晚期食管癌症状

1) 进行性吞咽困难:大多数患者就诊时的主要症状,由不能进食固体食物到不能咽下流质食物。

2) 食物反流:食管梗阻后近端食管常有扩张、食物潴留,常发生食物反流。反流物多为含黏液的宿食,可见血性物。

3) 咽下困难:由于癌所致糜烂、溃疡所致,可向颈、肩胛和后背等处放射,进食刺激性食物更加明显。

4) 其他症状:长期进食不足导致营养不良、消瘦、慢性脱水等;癌肿压迫喉返神经可导致声嘶;癌肿肝转移导致黄疸,骨转移导致骨痛;癌组织侵及相邻组织可发生穿孔,如食管支气管瘘、纵隔脓肿、肺炎、肺脓肿等。

【教师注意事项】

1. 患者主要的症状为进行性吞咽困难伴有胸痛,重点需要注意吞咽困难的鉴别内容。

2. 患者有进行性吞咽困难伴胸痛,提示可能为食管疾病。

【本幕小结】

1. 患者以进食疼痛伴进行性的吞咽困难为主要临床表现就诊。

2. 胸痛的原因可分为纵隔疾病、心血管疾病、呼吸系统疾病、胸壁疾病。

第　二　幕

许大夫为张大爷进行了详细的查体：体温 39.5℃，脉搏 90 次／分，呼吸 24 次／分，血压 89/58mmHg，体质消瘦，皮肤巩膜无黄染，锁骨上可触及淋巴结肿大，气管居中，双肺呼吸音粗，可闻及湿性啰音，心率 90 次／分，未闻额外心音及病理性杂音，腹部平软，无压痛、反跳痛，肝、脾肋下未及，肠鸣音正常，四肢活动自如。

许大夫开具辅助检查结果如下：

1. 胃镜检查（图 5-1）

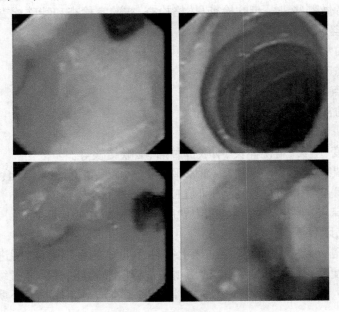

图 5-1　胃镜检查

食管：距门齿 20~24cm 处可见一大片溃疡病变，周边结节状隆起，底覆灰白苔，取病检数块，质脆，易出血。

贲门：开闭好，齿状线清晰。

胃：黏膜充血水肿，见大量胆汁反流。

2. 病理检查（图 5-2）

3. 食管 X 线造影检查（图 5-3）

食管中段黏膜皱襞消失、中断、破坏，管腔狭窄，腔内有不规则的龛影，受累处食管局限性僵硬。

【提示问题】

1. 体格检查时，该患者有何异常体征？

2. 通过进一步的体格检查，你对患者的判断是否有改变，你现在认为可能的诊断是什么？有何依据？

3. 需要进一步做哪些检查？为什么？

4. 结合以上检查结果，你的最后诊断有哪些？诊断依据是什么？

5. 你将为张大爷制订怎样的治疗方案？依据是什么？

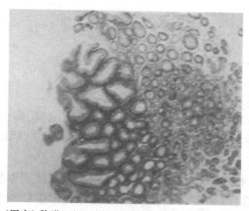

（胃窦）黏膜组织呈慢性炎症伴个别腺体囊性扩张

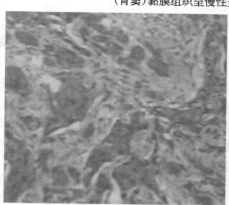 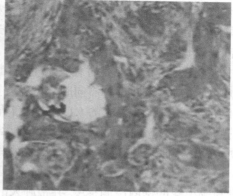

（食管）高分化鳞状细胞癌，浸润全层

图 5-2　病理检查

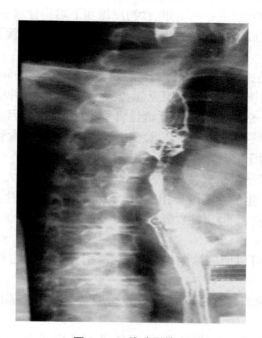

图 5-3　X 线造影检查

【主要讨论内容】

1. 食管癌的体征。

2. 食管癌的检查方法。

3. 食管癌的鉴别诊断。

【教师参考重点】

1. 食管癌的体征　早期体征可阙如。晚期则可出现消瘦、贫血、营养不良、失水或恶病质等体征。当癌转移时,可触及浅表淋巴结肿大坚硬,或可触及肿大而有结节的肝等。

2. 食管癌的检查方法

(1) 胃镜检查:是发现和诊断食管癌的首选方法。可直接观察病灶的形态,对可疑病灶进行黏膜染色,直视下取活检,以确定诊断。碘液染色时正常鳞状细胞含有糖原而着棕褐色,癌组织不着色;甲苯蓝染色时食管黏膜不着色,病变组织染成蓝色。

(2) 食管吞钡造影检查:当患者不宜行胃镜检查时,可选择此法。

1) 早期食管癌征象:食管黏膜增粗、中断、迂曲;边缘毛糙或排列紊乱;小的充盈缺损与小龛影;局部管壁僵硬或有钡剂滞留。

2) 中晚期食管癌:食管腔内黏膜紊乱、中断、破坏,充盈缺损;管壁僵硬,钡餐通过缓慢甚至停滞,病变上方食管扩张,肿瘤向腔外生长明显时,可见软组织肿块影及腔内型的巨大缺损。

(3) 胸部 CT 检查:食管癌的 CT 检查对于早期食管癌的诊断价值不大。但可确定中晚期食管癌的病变部位、外侵范围和长度、病变有无转移、与邻近纵隔器官的关系,以利于对食管癌进行分期。CT 对确定肿瘤放疗靶区,制订外科手术方式有重要意义。

(4) 食管超声检查:食管超声内镜(EUS)是近年发展起来的食管内镜及 B 超的结合新技术。EUS 可判断癌组织的壁内浸润程度、异常肿大的淋巴结以及肿瘤对周围器官的浸润情况。

3. 食管癌的鉴别诊断

(1) 食管贲门失弛缓症:是由于食管神经肌间神经丛病变,引起食管下段括约肌松弛障碍所致的疾病。临床表现为间歇性吞咽困难、食物反流和下端胸骨后不适。病程较长,多无进行性消瘦。X 线吞钡检查见贲门梗阻呈漏斗或鸟嘴状,边缘光滑,食管下段明显扩张。高分辨率的食管测压可明确诊断。

(2) 胃食管反流病:是指胃十二指肠内容物反流入食管引起的病症。临床表现为烧心、吞咽性疼痛或吞咽困难。内镜检查可有黏膜炎症、糜烂或溃疡,但无肿瘤证据。

(3) 食管良性狭窄:一般由腐蚀性或反流性食管炎所致,也可因食管手术或长期留置胃管引起。X 线吞钡可见食管狭窄、黏膜消失、管壁僵硬,狭窄与正常食管段过渡、边缘整齐、无钡影残缺征。内镜检查可确定诊断。

(4) 其他:尚需与食管平滑肌瘤、纵隔肿瘤、食管周围淋巴结肿大、左心房明显增大、主动脉瘤外压食管造成狭窄而产生的吞咽困难相鉴别。癔症患者多为女性,时有咽部异物感,但不影响进食,常由精神因素诱发,无器质性食管病变。

【教师注意事项】

1. 根据目前的资料可以明确诊断为食管癌,需引导学生考虑食管癌的诊断方法及病理分型。

2. 通过引导学生讨论患者进一步该如何治疗,进而引出食管癌的治疗原则。

【本幕小结】

患者经过进一步检查,根据胃镜检查、病理结果、食管钡餐和胸部 CT 结果,诊断明确为食管癌(高分化鳞状细胞癌)。

第 三 幕

　　许大夫根据检查结果向张大爷的家属解释了病情,建议手术治疗。张大爷入院后经过详细的手术前检查,未见明显手术禁忌证,于 6 月 29 日在全麻下行食管癌切除术并结肠代食管术,术后给予抗感染、止血和对症支持治疗。术后恢复良好,病检提示:高分化鳞状细胞癌,浸润全层,切除残端组织未见癌。术后行辅助放化疗。

【提示问题】

　　1. 食管癌的治疗原则是什么? 有哪些治疗手段? 该患者的治疗是否正确?

　　2. 食管癌的治疗方法可能引发哪些并发症?

　　3. 该患者预后如何?

　　4. 该患者出院后如何护理?

【主要讨论内容】

　　1. 食管癌的治疗。

　　2. 食管癌的预后。

　　3. 食管癌的流行病学。

【教师参考重点】

　　1. 食管癌的治疗　食管癌的治疗是多学科的综合治疗,主要包括手术、放疗、化疗及内镜治疗,有时这几种方式可联合应用。

　　(1) 早期食管癌及癌前病变可采用内镜下黏膜切除术或内镜下消融术治疗。

　　(2) 手术治疗:手术切除率可达到 85% 左右,早期切除可达到根治的目的。

　　手术适应证:Ⅰ、Ⅱ期(T2-3N0M0,T1-2N1M0)和部分Ⅲ期(T3N1M0,部分 T4N1M0);放疗后复发,无远处转移,能耐受手术治疗者;全身情况良好,有较好的心肺功能储备;较长鳞癌可术前采用放化疗,待瘤体缩小后再做手术。

　　手术禁忌证:Ⅳ期(任何 T,任何 NM1)和部分Ⅲ期食管癌(侵及主动脉及气管的 T4 病变);心肺功能或其他重要器官功能差不能耐受手术者。

　　经胸食管癌切除术是目前常规的手术方法,手术路径包括单纯左胸切口、右胸和腹部切口、颈 - 胸 - 腹三切口和胸腹联合切口,还包括不开胸直接食管裂孔钝性食管拔脱术等不同术式。胃是最常用的食管替代物,其他可选择结肠或空肠来替代食管。目前胸腹腔镜为代表的微创技术也应用到食管癌的外科治疗中,主要用于较早期食管癌或是不能耐受开胸手术者。各种术式的选择需充分考虑患者病情和肿瘤部位。

　　食管癌手术常见并发症:①吻合口瘘;②乳糜胸;③肺部并发症:肺炎、肺不张,严重时可发生呼吸衰竭(呼吸窘迫综合征);④心肺并发症:手术可引起心肌缺氧,加重原有心脏病,严重者可发生心肌梗死;⑤脓胸。

　　(3) 食管癌的放射治疗:术前进行放射治疗可提高手术切除率及远期生存率,对于术中残留癌组织在术后 3~6 周进行术后放疗,也可用于不能进行手术但患者尚可耐受放疗者。

　　食管癌放射治疗的不良反应主要包括:①放射性食管炎;②放射性食管穿孔:是食管癌放疗最严重的并发症之一,一旦发生,患者预后很差;③放射性食管狭窄:是食管癌放疗的晚期并发症,多见于放疗前食管管腔狭窄僵硬者以及缩窄型食管癌患者;④放射性食管 - 胃吻合口狭窄:是食管癌术后放疗的晚期并发症,应与吻合口复发相区别,必要时可行吻合口扩张术或支架安置术。

（4）食管癌的化学药物治疗：分为姑息性化疗、术前新辅助化疗、术后辅助化疗。强调化疗方案应规范化、个体化。需要定期复查血象，注意药物不良反应。

（5）食管癌的综合治疗：目前公认对于Ⅱ期以上的食管癌行单一治疗疗效较差，治疗模式和方案是以手术为主的综合治疗，包括：手术、手术加术后辅助放化疗、术前放疗加手术、术前放化疗加手术、术前化疗加手术、姑息性化疗等。

2. 食管癌的预后　早期食管癌患者及时治疗后 5 年生存率可以达到 90%。症状出现后未经治疗的食管癌患者一般在一年内死亡。食管癌位于食管上段、病变长度超过 5cm、已侵犯食管肌层、癌细胞分化程度差及已有转移者，预后不良。

3. 食管癌的流行病学　食管癌的发病率和死亡率各国差异较大。欧美国家发病率很低，中国是世界上食管癌的高发国家，也是世界上食管癌高死亡率的国家之一，年平均死亡率为（1.3~90.9)/10 万。本病的流行病学有以下几个特点：①地区性分布：如在我国北方发病率可达 130/10 万，而美国仅为 5/10 万，而且在同一省份的不同地区发病情况也很不相同，高发与低发区之间的发病率相差数十倍到二三百倍；②男性高于女性：其比例为（1.3~3)∶1；③中老年易患：我国 80% 的患者发病在 50 岁以后，高发地区人群发病和死亡比低发地区提前 10 年。

【教师注意事项】

本部分主要为食管癌治疗方法选择以及术后放化疗方案选择的内容，通过引导学生评价患者的治疗方案，引出常见食管癌手术的种类，放化疗的治疗原则、副作用以及食管癌术后放化疗的治疗方案等。

【本幕小结】

通过对张大爷的一系列检查，最终诊断为食管癌，经过手术治疗后继续行放化疗。

第四节　突然"便秘"的赵大娘

【学习目标】

掌握肠梗阻病因、发病机制、分类、临床表现、诊断方法、治疗及并发症的防治。

1. 基础医学

（1）肠梗阻的病因及发病机制。

（2）肠梗阻的病理生理。

2. 临床医学

（1）腹痛、腹胀、便秘的定义。

（2）肠梗阻的定义、临床表现。

（3）肠梗阻的临床分型、诊断标准及鉴别诊断。

（4）肠梗阻的主要辅助检查方法。

（5）肠梗阻的主要并发症。

（6）肠梗阻的治疗方案。

3. 人文医学

（1）肠梗阻的流行病学。

（2）肠梗阻的预防及预后。

【关键词】

腹胀;腹痛;肠梗阻;腹部 CT;肿瘤标志物;肿瘤性肠梗阻;剖腹探查;术前准备

【时间分配】

1. 学生讨论时间 50 分钟。

2. 学生总结时间 20 分钟。

3. 教师总结与讲评 10 分钟。

【教学建议】

依学生多少(如 6~8 人)分别查寻问题所在,以问题导向方式列出重点。以**腹胀腹痛的定义、问诊询问技巧,肠梗阻需进行的重点体格检查及辅助检查,肠梗阻的临床表现、诊断思路及鉴别诊断,肠梗阻的治疗**等为主要学习目标。重点内容讨论时间约占 80%,其余内容讨论时间约占 20%。讨论结束后一周内每人须交一篇小组讨论记录和自我评估,由小组长收齐送交指导老师。主要内容应包括:讨论内容概要,参加讨论的感想、贡献,自己在组织材料和讨论中的优缺点,参与讨论时的困难(知识面、技术面、情绪面等),今后可能采取的对策;也可以评价讨论小组的整体水平、其他队员的参与度,如参与讨论的积极性、聆听态度、沟通协调、课前准备、表达能力等,作为成绩的参考及将来改进教案的参考。

第 一 幕

赵大娘今年 61 岁,经常锻炼的她身体还算硬朗。但是十余天前,赵大娘锻炼回家后发现腹部胀痛,近些天也没有解大便,但是偶有排气。她自觉是便秘,也没在意。昨天开始,赵大娘的腹部胀痛加重了,同时伴有恶心、呕吐,就连少量喝一点稀粥也吐出来了。赵大娘这才觉得可能与同伴们常聊起的便秘不完全一样,因此就到当地医院就诊。

【提示问题】

1. 如何询问病史并从病史中获得诊断所需要的信息?

2. 腹痛、腹胀伴停止排便最常见于哪些疾病?

3. 针对该患者,体格检查需要重点关注什么体征?

4. 需要做哪些辅助检查以明确诊断?

【主要讨论内容】

1. 腹痛的常见病因。

2. 腹胀的常见病因。

3. 腹胀的伴随症状。

【教师参考重点】

1. 腹痛　腹痛(abdominal pain)多数由腹部脏器疾病引起,但腹腔外疾病及全身性疾病也可引起,腹痛根据起病缓急、病程长短分为急性腹痛和慢性腹痛。

急性腹痛的病因多为腹腔器官急性炎症、空腔脏器阻塞或扩张、脏器扭转或破裂、腹膜炎症、腹腔内血管阻塞、腹壁疾病、胸腔疾病所致的腹部牵涉性痛、全身性疾病所致的疼痛。

慢性腹痛的病因为腹腔脏器慢性炎症、消化道运动障碍、胃十二指肠溃疡、腹腔脏器扭转或梗阻、脏器包膜的牵张、中毒与代谢障碍、肿瘤压迫及浸润。

2. 腹胀　腹胀(ventosity)即腹部胀大或胀满不适。可以是一种主观上的感觉,感到腹部的一部分或全腹部胀满,腹胀是由于胃肠道内存在过量的气体,以腹部胀大、皮色苍黄、甚至脉络暴露、腹皮绷急如鼓为特征。

常见病因：

（1）胃肠道疾病：①胃部疾病：常见于慢性胃炎、胃溃疡、胃下垂、胃扩张及幽门梗阻等；②肠道疾病：常见于肠结核、痢疾、肠梗阻及习惯性便秘等；③其他：胃肠神经官能症。

（2）肝、胆与胰腺疾病：如急、慢性肝炎，肝硬化，慢性胆囊炎，胆石症及胰腺炎等。

（3）腹膜疾病：常见于急性腹膜炎、结核性腹膜炎等。

（4）血管疾病：常见于心力衰竭、肠系膜动脉硬化症、肠系膜动脉梗塞等。心绞痛和心律失常亦可反射性地引起腹胀。

（5）感染性疾病：如败血症、重症肺炎及伤寒等。

（6）其他：可见于手术后肠麻痹、肺气肿、哮喘病、低钾血症、吸收不良综合征、脊髓病变、药物反应、慢性盆腔炎、附件炎、结缔组织疾病及甲减等。

3. 腹胀的伴随症状

（1）腹胀伴腹痛：伴剧烈腹痛时应考虑有急性胆囊炎、胰腺炎、肠梗阻、急性腹膜炎、肠系膜血管栓塞或血栓形成、肠扭转、肠套叠等病变的可能。

（2）腹胀伴呕吐：多见于幽门梗阻、肠梗阻等病变，其次可见于肝、胆道及胰腺病变，功能性消化不良及吞气症等功能性病变有时也可发生呕吐。

（3）腹胀伴嗳气：常见于吞气症、功能性消化不良、慢性萎缩性胃炎、胃下垂、溃疡病及幽门梗阻等。

（4）腹胀伴便秘：多见于习惯性便秘、肠易激综合征（便秘型）、肠梗阻、左半结肠癌等。

（5）腹胀伴腹泻：多见于急性肠道感染、肝硬化、慢性胆囊炎、慢性胰腺炎、吸收不良综合征等。

（6）腹胀伴肛门排气增加：多见于食物在肠道发酵后，结肠内气体过多，肠易激综合征等。

（7）腹胀伴发热：多见于伤寒、急性肠道炎症、肠结核、结核性腹膜炎及败血症等。

（8）腹胀伴肠型或振水音：腹胀伴肠型或异常蠕动波多见于肠梗阻，如胃部有振水音时，多考虑为胃潴留或幽门梗阻。

（9）腹胀部位：上腹部膨胀者多见于萎缩性胃炎、功能性消化不良、肝硬化、幽门梗阻、胃扩张，或胃癌、胰腺癌等；中上腹部膨胀多见于肝、胆道病变，肝曲综合征等；左上腹部膨胀多见于胃疾病、脾曲综合征等；左下腹膨胀多见于结肠胀气（例如巨结肠）；全腹部胀气多见于小肠或结肠腔内积气过多、麻痹性肠梗阻等。

【教师注意事项】

患者主要的症状为腹部胀痛，重点需要注意腹痛、腹胀的鉴别内容。

【本幕小结】

1. 患者以腹胀、腹痛为主要临床表现就诊，同时伴有停止排便；

2. 腹痛根据病程长短分为急性腹痛和慢性腹痛；

3. 腹胀常见病因　胃肠道疾病，肝、胆与胰腺疾病，腹膜疾病，血管疾病，感染性疾病。

第 二 幕

给赵大娘诊治的王大夫仔细询问她的病史，给她做了相关检查，体格检查：T 36.7℃，P 71次／分，R 21次／分，BP 153/97mmHg；全身皮肤巩膜无黄染，浅表淋巴结未及肿大；肺呼吸音清，未闻及啰音；心律整齐，无杂音，无额外心音；腹膨隆，肠鸣音活跃，脐周轻压痛，无反跳痛，Murphy征（－），肝、脾肋下未及，无移动性浊音，双肾区无叩击痛。然后，王大夫建议赶紧做相关的辅助检查。很快,赵大娘就拿到自己的检查结果:ECG 示正常心电图。腹部 X 线示肠管内可见多个气液平面及内容物。

【提示问题】

1. 上述的体格检查及辅助检查结果有何意义?

2. 除上述辅助检查外,哪些检查是必不可少的?

3. 本病例的目前诊断及鉴别诊断?

4. 腹部体格检查方法有哪些?

【主要讨论内容】

1. 肠梗阻(intestinal obstruction)的概念。

2. 肠梗阻的临床表现。

3. 肠梗阻的诊断思路。

4. 肠梗阻的鉴别诊断。

5. X 线、CT 对肠梗阻诊断的临床价值。

【教师参考重点】

1. 肠梗阻 肠内容物不能正常运行、顺利通过肠道就成为肠梗阻(intestinal obstruction),肠梗阻不但可引起肠管本身解剖与功能上的改变,并可导致全身性生理上的紊乱。肠梗阻可以分为机械性肠梗阻、动力性肠梗阻和血运性肠梗阻。

机械性肠梗阻(mechanical intestinal obstruction)最常见,是由于各种原因引起肠腔变狭小,使肠内容物通过发生障碍。主要原因包括:肠腔堵塞(如粪块、大胆石、异物等)、肠管受压(如粘连带压迫、肠管扭转、嵌顿疝或受肿瘤压迫等)、肠壁病变(如肿瘤、先天性肠道闭锁、炎症性狭窄等)。

肠梗阻按有无血运障碍又可分为单纯性肠梗阻和绞窄性肠梗阻。单纯性肠梗阻只是肠内容物通过受阻,而无肠管血运障碍;绞窄性肠梗阻是指梗阻并伴有肠壁血运障碍者,可因肠系膜血管受压、血栓形成或栓塞等引起。

肠梗阻还可按梗阻的部位分为高位和低位两种;根据梗阻的程度,又可分为完全性和不完全性肠梗阻;此外,按发展过程的快慢还可分为急性和慢性肠梗阻。

倘若一段肠袢两端完全阻塞,如肠扭转、结肠肿瘤等,则称为闭袢性肠梗阻。结肠肿瘤引起肠梗阻,由于其近端存在回盲瓣,也易致闭袢性肠梗阻。

2. 肠梗阻的临床表现

(1) 腹痛:单纯性机械性肠梗阻一般为阵发性剧烈绞痛,由于梗阻以上部位的肠管强烈蠕动所致。这类疼痛可有以下特点:①波浪式的由轻而重,然后又减轻,经过一平静期而再次发作;②腹痛发作时可感有气体下降,到某一部位时突然停止,此时腹痛最为剧烈,然后有暂时缓解;③腹痛发作时可出现肠型或肠蠕动,患者自觉似有包块移动;④腹痛时可听到肠鸣音亢进,有时患者自己可以听到。

(2) 呕吐:呕吐在梗阻后很快即可发生,在早期为反射性的,呕吐物为食物或胃液。然后即进入一段静止期,再发呕吐时间视梗阻部位而定。

(3) 腹胀:腹胀一般在梗阻发生一段时间以后开始出现。腹胀程度与梗阻部位有关,高位小肠梗阻时腹胀不明显,低位梗阻则表现为全腹膨胀,常伴有肠型。

(4) 排便排气停止:在完全性梗阻发生后排便排气即停止。在早期由于肠蠕动增加,梗阻以下部位残留的气体和粪便仍可排出,所以早期少量的排气排便不能排除肠梗阻的诊断。

（5）体征：早期单纯性肠梗阻，全身情况无明显变化。晚期因呕吐、失水可致电解质紊乱、脉搏细速、血压下降、面色苍白、眼球凹陷、皮肤弹性减退、四肢发凉等中毒和休克征象，尤其绞窄性肠梗阻更为严重。

（6）腹部视诊：机械性肠梗阻常可见肠型和蠕动波；肠扭转时腹胀多不对称，麻痹性肠梗阻腹胀均匀。触诊：单纯性肠梗阻可有轻度压痛；绞窄性肠梗阻，可有固定压痛和肌紧张，少数患者可触及包块；蛔虫性肠梗阻常在腹部中部触及条索状团块。听诊：机械性肠梗阻表现为肠鸣音亢进，有气过水声、金属音；麻痹性肠梗阻则表现为肠鸣音减弱或消失。

3. 肠梗阻的诊断思路

（1）是否存在肠梗阻：根据腹痛、呕吐、腹胀、肛门停止排气排便四大症状和腹部可见肠型或蠕动波，肠鸣音亢进等，一般可作出诊断。X线检查对确定有否肠梗阻帮助较大。

（2）是机械性还是动力性肠梗阻：机械性肠梗阻具有上述典型临床表现，早期腹胀可不显著。麻痹性肠梗阻则表现为蠕动减弱或消失，腹胀显著，X线检查可显示大、小肠全部充气扩张；而机械性肠梗阻胀气限于梗阻以上的部分肠管。

（3）是单纯性还是绞窄性梗阻：这点极为重要。绞窄性肠梗阻预后严重，并必须及早进行手术治疗。有以下表现者，应考虑绞窄性肠梗阻的可能：①腹痛发作急骤，起始即为持续性剧烈疼痛，或在阵发性加重之间仍有持续性疼痛。有时出现腰背部疼痛；②病情发展迅速，早期出现休克，抗休克治疗后改善不显著；③有明显腹膜刺激征，脉率增快、体温上升、白细胞计数增高；④腹胀不对称，腹部有局限性隆起或触及有压痛的肿块；⑤呕吐早而频繁，呕吐物、肠减压抽出液、肛门排出物为血性，或腹腔穿刺抽出血性液体；⑥经积极非手术治疗而症状、体征无明显改善；⑦腹部X线检查见孤立、突出胀大的肠袢，不因时间而改变位置。

（4）是高位还是低位梗阻：高位小肠梗阻的特点是呕吐发生早而频繁，腹胀不明显；低位梗阻的特点是腹胀明显，呕吐出现晚，并可呕吐粪样物。结肠梗阻与低位小肠梗阻的临床表现很相似，鉴别较困难，X线检查对低位小肠梗阻的诊断有很大帮助，扩张的肠袢在腹中部，呈"阶梯状"排列，而结肠内无积气；结肠梗阻时扩大的肠袢分布在腹部周围，可见结肠袋，胀气的结肠阴影在梗阻部位突然中断，盲肠胀气最显著，小肠内胀气可不明显。

（5）是完全性还是不完全性梗阻：完全性梗阻呕吐频繁，如为低位梗阻腹胀更明显，完全停止排便排气。X线腹部检查见梗阻以上肠袢明显充气和扩张，梗阻以下结肠内无气体。不完全梗阻呕吐与腹胀都较轻或无呕吐，X线所见肠袢充气扩张都较不明显，而结肠内仍有气体存在。

（6）是什么原因引起梗阻：应根据年龄、病史、临床症状、X线、CT等影像学检查等几方面分析。粘连性肠梗阻临床最为常见，多发生在以往有过腹部手术、损伤或炎症史的患者。嵌顿性或绞窄性腹外疝是常见的肠梗阻的原因，所以机械性肠梗阻的病人应仔细检查各可能发生外疝的部位。结肠梗阻多系肿瘤所致，需特别提高警惕。新生儿以肠道先天性畸形为多见。2岁以内小儿，则肠套叠多见。蛔虫团所致的肠梗阻常发生于儿童。老年人则以肿瘤及粪块堵塞最为常见。

4. 肠梗阻的鉴别诊断

（1）胃、十二指肠穿孔：多有溃疡病史，突发上腹剧痛。迅速蔓延全腹，有明显腹膜炎体征，腹肌高度紧张，可呈"板样腹"，腹平片可见膈下游离气体。

（2）急性胰腺炎：多于饮酒或暴饮暴食后发病，以上腹部疼痛为主，腹膜炎体征明显，血、尿淀粉酶显著升高。

（3）胆石症、急性胆囊炎：疼痛多位于右上腹，以发作性绞痛为主，Murphy 征阳性。B 超检查可发现胆囊结石、胆囊增大、胆囊壁水肿等。

（4）急性阑尾炎：多数患者有较为典型的转移性右下腹痛和右下腹局限性压痛，如并发穿孔，会出现全腹痛和腹膜炎体征。

5. X 线、CT 对肠梗阻诊断的临床价值

X 线检查在肠梗阻诊断中的应用：腹部 X 线平片检查对诊断有帮助，摄片时最好取直立位，如体弱不能直立可取左侧卧位。在梗阻发生 4~6 小时后即可出现变化，可见到有充气的小肠肠祥，而结肠内气体减少或消失。空肠黏膜的环状皱襞在空肠充气时呈"鱼骨刺"样。较晚期时小肠肠祥内有多个液面出现，典型的呈阶梯状。

CT 检查在肠梗阻诊断中的应用：

（1）肠梗阻影像表现及诊断标准：肠管扩张及长短不一的气液平面，以及根据对移行区（即梗阻点）的形态、部位及梗阻前后肠管的情况的观察，对肠梗阻原因作出判断，同时显示腹膜腔的情况。

（2）肠梗阻定位诊断：与 X 线平片一样，在 CT 图像上，根据各自肠壁黏膜形态，各组肠管相对固定的位置等，对梗阻的部位进行判断。

（3）肠梗阻原因的判断：由于薄层轴位及 MPR 图像更有利于显示病变细节和帮助判断肠梗阻的各类病因。临床上急性肠梗阻以机械性肠梗阻居多，原因多种多样，其中肠粘连为主要原因，其次为肠道肿瘤，其他有腹部疝、肠套叠、肠扭转等。而麻痹性和血运性肠梗阻临床相对少见。而病因不同，所致肠梗阻其 CT 征象也有不同的特征性表现。

【教师注意事项】

根据目前的资料已经可以初步诊断，需引导学生考虑患者应诊断为肠梗阻，进而引出肠梗阻的诊断方法及诊断标准。引导学生讨论肠梗阻的常见病因，进而引出肠梗阻的鉴别诊断与治疗原则。

【本幕小结】

患者经过初步检查，根据影像学结果，初步诊断为肠梗阻。至于什么原因导致的肠梗阻，尚在进一步检查中。

第 三 幕

看了检查报告，王大夫告诉赵大娘她的病不是便秘，而是"低位肠梗阻"，需要住院好好诊治。家里人赶快给赵大娘办好了住院手续，接受抗感染、补液等对症治疗。可几天过去了，赵大娘的病情还无明显好转。这时，王大夫也来征求赵大娘一家人的意见，说老人家有多方面可以引起肠梗阻加重的危险因素：老人今年 61 岁，年龄较大，肠道功能不好，肠蠕动减弱，易出现便秘，肠道不通畅。更让人不放心的是，赵大娘肿瘤标志物检查结果显示：AFP 3.5ng/ml，CA125 89.0ng/ml，CEA 238.37ng/ml，GI 321.7ng/ml，提示有结肠癌可能。因此，赵大娘的病需要剖腹探查以便明确诊断，再者如果不采取进一步的治疗，患者的肠梗阻有加重的可能。赵大娘一家人觉得王大夫说得有道理，就同意进行剖腹探查并准备结肠癌切除术。手术结果不出王大夫所料，真是结肠癌引起的肠梗阻。做了结肠癌切除术后，赵大娘恢复得比较理想，一家人都觉得这个"便秘"不简单，对王大夫充满感激……

【提示问题】

1. 针对该患者其完整的治疗方案是什么？

2. 肿瘤标志物有哪些？各有何意义？

3. 剖腹探查术的术前检查有哪些？剖腹探查术在临床中的应用有哪些？

4. 肠梗阻有哪些并发症？怎样处理？

5. 老年人肠梗阻有何特点？

【主要讨论内容】

1. 剖腹探查的适应证。

2. 肠梗阻的治疗。

3. 肠梗阻的并发症。

4. 老年人肠梗阻特点。

【教师参考重点】

1. 剖腹探查的适应证

（1）腹痛和腹膜刺激征有进行性加重或者范围扩大者。

（2）肠蠕动音逐渐减弱、消失或出现明显腹胀者。

（3）全身情况有恶化趋势，出现口渴、烦躁、脉率增快或体温及白细胞计数上升者。

（4）红细胞计数进行性下降者。

（5）血压由稳定转为不稳定者甚至下降者。

（6）胃肠出血者。

（7）积极救治休克而情况不见好转或继续恶化者。

2. 肠梗阻的治疗　肠梗阻的治疗原则是矫正因肠梗阻所引起的全身生理紊乱和解除梗阻。

（1）基础疗法：

1）胃肠减压：是治疗肠梗阻的重要方法之一。通过胃肠减压，吸出胃肠道内的气体和液体，可以减轻腹胀，降低肠腔内压力，减少肠腔内的细菌和毒素，改善肠壁血循环，有利于改善局部病变和全身情况。

2）矫正水、电解质紊乱和酸碱失衡：不论采用手术和非手术治疗，纠正水、电解质紊乱和酸碱失衡是极重要的措施，应及早纠正。

3）防治感染和中毒：应用抗肠道细菌，包括抗厌氧菌的抗生素。一般单纯性肠梗阻可不应用，但对单纯性肠梗阻晚期，特别是绞窄性肠梗阻以及手术治疗的患者，应该使用。

4）其他治疗：腹胀可影响肺功能，患者需吸氧。为减少胃肠液的分泌可应用生长抑素。还可应用镇静剂、解痉剂等一般对症治疗，止痛剂的应用则应遵循急腹症治疗的原则。

（2）手术治疗：手术是治疗肠梗阻的一个重要措施，手术目的是解除梗阻、发现及去除病因。根据患者的情况与梗阻的部位、病因等选择不同的手术方式。

1）单纯解除梗阻的术式：肠切开去除肠石、蛔虫等，粘连松解术，肠扭转或肠套叠复位术等。

2）肠段切除术：对于肠管肿瘤、失活坏死的肠袢、炎症性狭窄应行肠切除。对于绞窄性肠梗阻应尽快解除梗阻，恢复肠血管循环，防止肠坏死。

3）肠短路吻合术：对于梗阻部位切除有困难者，可分别分离梗阻部位远近端肠管行短路吻合，达到旷置梗阻部的目的。

4）肠造口或肠外置术：对于不能耐受复杂手术者，可选用这类术式解除梗阻。方法是在梗阻近端做肠造口术，达到解除肠管高度膨胀带来的生理紊乱。

3. 肠梗阻的并发症

（1）肠道的病变：肠梗阻时，肠管迅速膨胀，肠壁变薄，肠腔压力不断升高到一定程度时可使肠壁血运障碍。随着血运障碍的发展，继而出现动脉血运受阻，血栓形成，肠壁失去活力，肠管变成紫黑色。又由于肠壁变薄、缺血、通透性增加，腹腔内出现带有粪臭的渗出物。最后，肠管可因缺血坏死导致穿孔。

（2）水、电解质紊乱与酸碱失衡：肠梗阻患者由于不能进食及频繁呕吐，大量丢失胃肠道液，使水分及电解质大量丢失，此外，肠管过度膨胀，影响肠壁静脉回流，使肠壁水肿和血浆向肠壁、肠腔和腹腔渗出。

（3）感染和中毒：在梗阻以上的肠腔内细菌数量显著增加，细菌大量繁殖，而产生多种强烈的毒素。由于肠壁血运障碍或失去活力，肠道细菌移位及细菌和毒素渗透至腹腔内引起严重的腹膜炎和感染、中毒。

（4）休克及多器官功能障碍：严重的缺水、血液浓缩、血容量减少、电解质紊乱、酸碱平衡失调、细菌感染、中毒等，可引起严重休克。

4. 老年人肠梗阻特点

（1）病因特点：据文献报道，老年肠梗阻病因中，肠道原发恶性肿瘤已上升到病因首位，其次是肠粘连、嵌顿疝。病因发生变化的原因是社会老年人口比例的迅速增高和寿命的延长、饮食结构和生活习惯变化、肠道肿瘤发病率上升。

（2）临床特点：老年人有自身特有的生理病理和临床特点，老年人消化功能减弱，肠道蠕动差，便秘，发生肠梗阻而不易被注意，就诊时间往往较晚，就诊时病情已经较重。

（3）老年肠梗阻的治疗：早期一般采取积极的保守治疗，迅速确定梗阻的病因，部分单纯性肠梗阻患者，经积极的保守治疗后，病情得到部分及完全好转。部分肠道肿瘤经过保守治疗，可以进行必要的术前准备，为一期肠切除吻合创造了条件。

【教师注意事项】

本部分主要为引起肠梗阻的病因检查和治疗方案的选择，通过引导学生评价患者的治疗方案，引出老年性肠梗阻的常见病因、机制、检查方法及治疗方案等。

【本幕小结】

通过对赵大娘进行剖腹探查，并行结肠癌切除术，最终诊断为结肠癌引起的肠梗阻，经过手术治疗后，恢复理想。

第五节　阑尾炎，你对它了解多少

【学习目标】

掌握阑尾炎的流行病学、发病机制、临床表现、诊断标准、治疗及并发症的防治。

1. 基础医学

（1）急性阑尾炎的病因及发病机制。

（2）急性阑尾炎的病理及病理生理。

（3）阑尾的解剖位置。

（4）急性阑尾炎的临床病理分型。

2. 临床医学

（1）压痛、反跳痛、腹膜刺激征的定义、机制。

(2) 恶心、呕吐的机制。

(3) 急性阑尾炎的定义、临床表现、诊断及鉴别诊断。

(4) 急性阑尾炎的并发症。

(5) 急性阑尾炎的主要实验室检查方法。

(6) 急性阑尾炎的治疗。

(7) 手术切口的分类,切口并发症的处理及切口拆线时间。

3. 人文医学

(1) 阑尾炎的流行病学。

(2) 阑尾炎的预防及预后。

【关键词】

转移性右下腹疼痛;压痛;反跳痛;腹膜刺激征;结肠充气试验;腰大肌试验;闭孔内肌试验;β-HCG;站立位 X 线平片;阑尾切除术;留置引流;切口感染

【时间分配】

1. 学生讨论时间 50 分钟。

2. 学生总结时间 20 分钟。

3. 教师总结与讲评 10 分钟。

【教学建议】

依学生多少(如 6~8 人)分别查寻问题所在,以问题导向方式列出重点。以**转移性右下腹疼痛,腹膜刺激征,需进行的重点体格检查及辅助检查,阑尾炎的临床表现、诊断及鉴别诊断,该患者完整的治疗,阑尾炎的并发症**为主要学习目标。重点内容讨论时间约占 80%,其余内容讨论时间约占 20%。讨论结束后一周内每人须交一篇小组讨论记录和自我评估,由小组长收齐送交指导老师。主要内容应包括:讨论内容概要,参加讨论的感想、贡献,自己在组织材料和讨论中的优缺点,参与讨论时的困难(知识面、技术面、情绪面等),今后可能采取的对策;也可以评价讨论小组的整体水平、其他队员的参与度,如参与讨论的积极性、聆听态度、沟通协调、课前准备、表达能力等,作为成绩的参考及将来改进教案的参考。

第 一 幕

29 岁的刘女士是一名幼儿教师,平时身体不错。最近 3 天来总是感到上腹部间断性的疼痛,先是肚脐周围疼,后来逐渐转移至右下腹,这几天时常感到恶心、反酸,曾呕吐过一次,食欲差,3 小时前症状加重,于是来医院就诊。孙医生热情地接诊了她,详细询问了发病情况及相关病史,刘女士回忆曾在 26 岁时行剖宫产手术,输过血,血型 O 型,无输血过敏史。

孙医生立刻为刘女士进行了简单查体:BP 90/58mmHg,HR 90 次 / 分,R 21 次 / 分,T 38.2℃,神情、痛苦面容,被动体位,心肺未见异常,肝脾肋下未及,右下腹压痛(+),反跳痛(+),腹肌稍紧张,移动性浊音(−)。

【提示问题】

1. 转移性右下腹疼痛常见于哪些疾病?

2. 压痛、反跳痛的定义是什么? 机制是什么? 有何临床提示意义?

3. 恶心、呕吐的机制是什么?

4. 腹膜刺激征的概念及其临床意义是什么?

5. 该患者可能的诊断与鉴别诊断是什么?

6. 还需做哪些必要的体格检查和辅助检查以协助诊断？

【主要讨论内容】

1. 腹痛常见病因。

2. 转移性右下腹疼痛的特点。

3. 腹膜刺激征及腹部压痛的原因。

【教师参考重点】

1. 腹痛常见病因　腹痛多数由腹部脏器疾病引起，但腹腔外疾病及全身性疾病也可引起，腹痛按起病缓急、病程长短分为急性腹痛和慢性腹痛。

急性腹痛的病因多为腹腔器官急性炎症、空腔脏器阻塞或扩张、脏器扭转或破裂、腹膜炎症、腹腔内血管阻塞、腹壁疾病、胸腔疾病所致的腹部牵涉性痛，全身性疾病所致的疼痛。

慢性腹痛的病因为腹腔脏器慢性炎症、消化道运动障碍、胃十二指肠溃疡、腹腔脏器扭转或梗阻、脏器包膜的牵张、中毒与代谢障碍、肿瘤压迫及浸润。

2. 转移性右下腹疼痛　一般指急性阑尾炎的疼痛特点，其腹痛涉及多种发生机制，早期疼痛在脐周，常有恶心、呕吐，为内脏性疼痛，持续而强烈的炎症刺激影响相应的脊髓节段的躯体传入纤维，出现牵涉痛，疼痛转移至右下腹麦氏点；当炎症进一步发展波及腹膜壁层，则出现躯体性疼痛，程度剧烈，伴压痛、腹壁紧张及反跳痛。

3. 腹膜刺激征及腹部压痛的原因　腹部压痛、反跳痛和腹肌紧张是腹内脏器破裂后出现的主要体征，为腹膜刺激征。一般可由腹部感染、穿孔、梗阻及内脏损伤出血等原因引起。常由炎症、结核、结石、肿瘤等病变所引起，其压痛部位及其临床意义如下：

（1）右季肋部压痛：见于肝、胆、结肠肝曲、右肾和升结肠病变。

（2）上腹部压痛：见于肝、胆、胃、十二指肠、胰和横结肠病变。其他部位的病变，有时通过牵涉痛的原理也可在上腹部出现，如急性阑尾炎早期、胸膜炎、心肌梗死、肺下部炎症或肋间神经痛等。

（3）左季肋部压痛：见于脾、胰尾、左肾、结肠脾曲和降结肠的病变。

（4）右腰部压痛：多见于右肾和升结肠病变。

（5）脐部压痛：见于小肠、肠系膜、横结肠或输尿管病变，也可见于各种肠寄生虫病等。

（6）左腰部压痛：见于左肾和降结肠病变。

（7）下腹部压痛：常见于膀胱疾病、阑尾炎或女性生殖器官病变。

（8）压痛点：压痛局限于一点时，称为压痛点。①阑尾点：位于右髂前上棘与脐连线的外1/3与内2/3交界处。在阑尾炎病例，此处常有压痛，故称为阑尾点，又称 McBurney 点（麦氏点）；此处压痛也可见于回盲部和右侧输卵管病变；②胆囊点：胆囊病变时，位于右侧腹直肌外缘与肋弓交界处有明显压痛，称胆囊点。

【教师注意事项】

患者主要的症状为腹痛，重点需要注意与腹痛相关的鉴别内容。

【本幕小结】

1. 患者以转移性右下腹疼痛为主要临床表现就诊，有明显的右下腹压痛、反跳痛；

2. 腹痛可分为急性腹痛和慢性腹痛；

3. 腹痛伴随症状对判断可能的疾病具有提示意义。

第 二 幕

孙医生对刘女士进一步详细的查体提示：结肠充气试验、腰大肌试验、闭孔内肌试验均为阴性,直肠指诊未见异常。

孙医生为刘女士开具的辅助检查结果如下:

Blood-Rt:WBC $15×10^9$/L,N 85%。

Urine-Rt:RBC 342.10 个 /L,形态为均一型。

血淀粉酶、脂肪酶未见升高,β-HCG 正常。站立位 X 线平片:未见膈下游离气体,未见肠胀气。B 超:阑尾明显肿大,黏膜下层增厚,回声增高,阑尾纵切面呈腊肠状,管型;腹腔见少许积液。

【提示问题】

1. 急性阑尾炎患者查三大常规的意义有哪些?

2. 结肠充气试验、腰大肌试验、闭孔内肌试验及直肠指诊各有何意义?

3. 上述辅助检查有何重要信息?

4. 站立位 X 线平片在本病例中有何意义?

5. β-HCG 值在本病例中有何意义?

6. 本病例的目前诊断及鉴别诊断是什么?

7. 针对本病的完整治疗方案是什么?

【主要讨论内容】

1. 急性阑尾炎的病因与发病机制。

2. 急性阑尾炎的临床表现。

3. 急性阑尾炎的诊断与鉴别诊断。

4. 急性阑尾炎的治疗。

5. 急性阑尾炎的并发症。

【教师参考重点】

1. 急性阑尾炎的病因与发病机制

(1) 阑尾管腔阻塞:是急性阑尾炎最常见的病因。阑尾管腔阻塞的最常见原因是淋巴滤泡明显增生,约占 60%,多见于年轻人。粪石也是阻塞的原因之一,约占 35%。异物、食物残渣、蛔虫、炎性狭窄、肿瘤等则是较少见的病因。由于阑尾管腔细,开口狭小,系膜短,使阑尾蜷曲,这些均是造成阑尾管腔易于阻塞的因素。阑尾管腔阻塞后阑尾黏膜仍继续分泌黏液,腔内压力上升,血运障碍,使阑尾炎症加剧。

(2) 细菌入侵:由于阑尾管腔阻塞,细菌繁殖,分泌内毒素和外毒素,损伤黏膜上皮并使黏膜形成溃疡,细菌穿过溃疡的黏膜进入阑尾肌层。阑尾壁间质压力升高,妨碍动脉血流,造成阑尾缺血,最终造成梗死和坏疽。致病菌多为肠道内的各种革兰阴性杆菌和厌氧菌。

2. 急性阑尾炎的临床表现

(1) 症状

1) 腹痛:典型的腹痛发作始于上腹,逐渐移向脐部,数小时(6~8 小时)后转移并局限在右下腹。此过程的时间长短取决于病变发展的程度和阑尾位置。

2) 胃肠道症状:发病早期可能有厌食,恶心、呕吐也可发生,但程度较轻。有的病例可能发生腹泻。盆腔位阑尾炎,炎症刺激直肠和膀胱,引起排便、里急后重症状。弥漫性腹膜炎时可致麻痹性肠梗阻,腹胀、排气排便减少。

3) 全身症状:早期乏力。炎症重时出现中毒症状,心率增快,发热,达 38℃ 左右。阑尾穿孔时体温会更高,达 39℃ 或 40℃。如发生门静脉炎时可出现寒战、高热和轻度黄疸。

（2）体征

1）右下腹压痛：是急性阑尾炎最常见的重要体征。压痛点通常位于麦氏点，可随阑尾位置的变异而改变，但压痛点始终在一个固定的位置上。

2）腹膜刺激征象：反跳痛（Blumberg 征）、腹肌紧张、肠鸣音减弱或消失等。此为壁腹膜受炎症刺激出现的防卫性反应，提示阑尾炎症状加重，出现化脓、坏疽或穿孔等病理改变。

3）右下腹包块：如体检发现右下腹饱满，扪及压痛性包块，边界不清，固定，应考虑阑尾周围脓肿的诊断。

4）可作为辅助诊断的其他体征

① 结肠充气试验（Rovsing 征）：患者仰卧位，用右手压迫左下腹，再用左手挤压近侧结肠，结肠内气体可传至盲肠和阑尾，引起右下腹疼痛者为阳性。

② 腰大肌试验（psoas 征）：患者左侧卧，使右大腿后伸，引起右下腹疼痛者为阳性。说明阑尾位于腰大肌前方、盲肠后位或腹膜后位。

③ 闭孔内肌试验（obturator 征）：患者仰卧位，使右髋和右大腿屈曲，然后被动向内旋转，引起右下腹疼痛者为阳性。提示阑尾靠近闭孔内肌。

④ 经肛门直肠指检：引起炎症阑尾所在位置压痛。压痛常在直肠右前方。当阑尾穿孔时直肠前壁压痛广泛。当形成阑尾周围脓肿时，有时可触及痛性肿块。

（3）实验室检查：大多数急性阑尾炎患者的白细胞计数和中性粒细胞比例增高。白细胞计数升高到 $(10\sim20)\times10^9$/L，可发生核左移。部分患者白细胞可无明显升高，多见于单纯性阑尾炎或老年患者。尿检查一般无阳性发现，如尿中出现少数红细胞，说明炎性阑尾与输尿管或膀胱相靠近。明显血尿说明存在泌尿系统的原发病变。生育期有闭经史的女患者，应检查血清 β-HCG，以除外产科情况。血清淀粉酶和脂肪酶检查有助于除外急性胰腺炎。

（4）影像学检查：①腹部 X 线平片可见盲肠扩张和液气平面，偶尔可见钙化的粪石和异物影，可帮助诊断；②B 超检查有时可发现肿大的阑尾或脓肿；③螺旋 CT 扫描可获得与 B 超相似的效果，尤其有助于阑尾周围脓肿的诊断。但是必须强调，这些特殊检查在急性阑尾炎的诊断中不是必需的，当诊断不肯定时可选择应用。腹腔镜也可用于诊断急性阑尾炎，同时可以治疗急性阑尾炎。

3. 急性阑尾炎的诊断与鉴别诊断

（1）诊断：阑尾炎的诊断主要依靠病史、临床症状、体格检查及实验室检查。

1）转移性右下腹疼痛：典型者腹痛多自中上腹部或脐周围开始，数小时后转移至右下腹，为持续性疼痛，有阵发性加剧。

2）右下腹阑尾点有局限性不同程度压痛、反跳痛和肌紧张。后位阑尾可有腰大肌刺激征，使病人左侧卧位，右大腿过度后伸，出现右下腹疼痛加剧。

3）有时可出现发热，伴有厌食、恶心、呕吐等症状，血中白细胞增加，中性粒细胞比例升高。

4）若体温升高、腹痛加剧、压痛增重及局部体征明显，可能发生阑尾坏疽或穿孔。如可触到压痛包块，则可能为阑尾穿孔后周围形成脓肿。

（2）鉴别诊断：需要与急性阑尾炎鉴别的包括其他脏器病变引起的急性腹痛，以及一些非外科急腹症，常见的有：

1）胃、十二指肠溃疡穿孔。

2）右侧输尿管结石。

3）妇产科疾病。

4）急性肠系膜淋巴结炎。

5）其他：如急性胃肠炎、胆道系统感染性疾病、右侧肺炎、胸膜炎、回盲部肿瘤、Crohn 病、Meckel 憩室炎或穿孔、小儿肠套叠等，亦需进行临床鉴别。

4. 急性阑尾炎的并发症

（1）腹腔脓肿：是阑尾炎未经及时治疗的后果。在阑尾周围形成的阑尾周围脓肿最常见，也可在腹腔其他脏器形成脓肿。

（2）内、外瘘形成：阑尾周围脓肿如未及时引流，少数病例脓肿可向小肠或大肠内穿破，亦可向膀胱、阴道或腹壁穿破，形成各种内瘘或外瘘。

（3）化脓性门静脉炎（pylephlebitis）：急性阑尾炎时阑尾静脉中的感染性血栓，可沿肠系膜上静脉至门静脉，导致化脓性门静脉炎症，表现为寒战、高热、肝大、剑突下压痛、轻度黄疸等。

5. 急性阑尾炎的治疗　急性阑尾炎的非手术治疗仅适用于单纯性阑尾炎及急性阑尾炎的早期阶段，患者不接受手术治疗或客观条件不允许，或伴其他严重器质性疾病有手术禁忌证者。主要措施包括选择有效的抗生素和补液治疗，也可经肛门直肠内给予抗生素栓剂。

绝大多数急性阑尾炎一旦确诊，应早期施行阑尾切除术（appendectomy）。早期手术系指阑尾炎症还处于管腔阻塞或仅有充血水肿时手术切除，此时手术操作较简易，术后并发症少。如化脓坏疽或穿孔后再手术，不仅操作困难且术后并发症会明显增加。术前即应用抗生素，有助于防止术后感染的发生。不同临床类型急性阑尾炎的手术方法选择亦不相同。

【教师注意事项】

1. 根据目前的资料已经可以明确诊断，需引导学生考虑患者应诊断为急性阑尾炎，进而引出阑尾炎的诊断方法。

2. 通过引导学生讨论患者该如何治疗，进而引出急性阑尾炎治疗原则。

【本幕小结】

患者经过进一步检查，根据血常规、B超等检测结果，诊断明确为急性阑尾炎。

第 三 幕

孙医生向刘女士解释了病情，目前考虑为"急性阑尾炎"，建议手术治疗。刘女士入院后完善血、尿、便常规，肝肾功能、电解质及凝血功能等术前检查，存在手术指征，急诊行开腹阑尾切除术，术中见阑尾位置为盆位，4 点钟方向，阑尾明显肿胀，浆膜高度充血，表面覆以渗出物，切除阑尾，置引流管一根。术后刘女士安返病房，给予抗感染、护胃、止痛、补充能量，纠正水、电解质及酸碱平衡紊乱等对症支持治疗。手术后 3 天伤口换药，发现伤口处红、肿，并有少许脓性分泌物。

【提示问题】

1. 阑尾切除的技术要点是什么？

2. 寻找阑尾的方法（切口的选择和探查寻找）有哪些？

3. 急性阑尾炎的临床病理分型有哪些？

4. 留置引流的适应证有哪些？

5. 阑尾切除的并发症有哪些？ 如何处理？

【主要讨论内容】

1. 阑尾切除的并发症。

2. 术后切口可能的并发症及处理。

3. 术后发热的原因及处理。

4. 伤口的换药技术。

【教师参考重点】

1. 阑尾切除的并发症

（1）出血：阑尾系膜的结扎线松脱，引起系膜血管出血。

（2）切口感染：是最常见的术后并发症，化脓或穿孔性急性阑尾炎中多见。

（3）粘连性肠梗阻：也是阑尾切除术后的较常见并发症，与局部炎症重、手术损伤、切口异物、术后卧床等多种原因相关。

（4）阑尾残株炎：阑尾残端保留过长超过 1cm 时，或者粪石残留，术后残株可炎症复发，仍表现为阑尾炎的症状。

（5）粪瘘：很少见。产生术后粪瘘的原因有多种，阑尾残端单纯结扎，其结扎线脱落；盲肠原位结核、癌症等。

2. 术后切口可能的并发症及处理

（1）血肿、积血和血凝块：是最常见的并发症，几乎都归咎于止血技术的缺陷。促成因素有服用阿司匹林、小剂量肝素，原已存在的凝血障碍，术后剧烈咳嗽，以及血压升高等。治疗方法：在无菌条件下排空凝血块，结扎出血血管，再次缝合伤口。

（2）血清肿：系伤口的液体积聚而非血或脓液，与手术切断较多的淋巴管（如乳房切除术、腹股沟区域手术等）有关。血清肿使伤口愈合延迟，增加感染的危险。皮下的血清肿可用空针抽吸，敷料压迫，以阻止淋巴液渗漏和再积聚。腹股沟区域的血清肿多在血管手术之后，空针抽吸有损伤血管和增加感染的危险，可让其自行吸收。如果血清肿继续存在，或通过伤口外渗，在手术室探查切口，结扎淋巴管。

（3）伤口裂开：伤口裂开系指手术切口的任何一层或全层裂开。主要原因有：①营养不良，组织愈合能力差；②切口缝合技术有缺陷，如缝线打结不紧、组织对合不全等；③腹腔内压力突然增高的动作，如剧烈咳嗽，或严重腹胀。除根据其原因采取适当措施外，对估计发生此并发症可能性很大的患者，可采用以下预防方法：①在依层缝合腹壁切口的基础上，加用全层腹壁减张缝线；②应在良好麻醉、腹壁松弛条件下缝合切口，避免强行缝合造成腹膜等组织撕裂；③及时处理腹胀；④患者咳嗽时，最好平卧，以减轻咳嗽时横膈突然大幅度下降，骤然增加的腹内压力；⑤适当的腹部加压包扎，也有一定的预防作用。切口完全裂开时，要立刻用无菌敷料覆盖切口，在良好的麻醉条件下重予缝合，同时加用减张缝线。

（4）切口感染：表现为伤口局部红、肿、热、疼痛和触痛，有分泌物（浅表伤口感染），伴有或不伴有发热和白细胞增加。处理原则：在伤口红肿处拆除伤口缝线，使脓液流出，同时行细菌培养。清洁手术，切口感染的常见病原菌为葡萄球菌和链球菌，会阴部或肠道手术切口感染的病原菌可能为肠道菌丛或厌氧菌丛，应选用相应的抗菌药治疗。累及筋膜和肌组织的严重感染，需要急诊切开清创、防治休克和静脉应用广谱抗生素（含抗厌氧菌）。

3. 术后发热的原因及处理　发热是术后最常见的症状，约 72% 的患者体温超过 37℃，41% 的病人体温高于 38℃。术后发热一般不一定提示伴发感染。非感染性发热通常比感染性发热来得早（分别平均在术后 1.4 日和 2.7 日）。术后第一个 24 小时出现高热（>39℃），如果能排除输血反应，多考虑链球菌或梭菌感染、吸入性肺炎，或原已存在的感染。非感染性发热的主要原因：手术时间长（>2 小时），广泛组织损伤，术中输血，药物过敏，麻醉剂（氟烷或安氟醚）引起的肝中毒等。如体温不超过 38℃，可不予处理。体温高于 38.5℃，患者感到不适时，可予以物理降温,对症处理,严密观察。感染性发热的危险因素包括患者体弱、高龄、营养状况差、糖尿病、吸烟、肥胖、使用免疫抑制剂或原已存在的感染病灶。手术因素有止血不严密、残留死腔、组织创伤等。拟用的预防性抗生素被忽视也是因素之一。感染性发热除伤口和其他深部组织感染外,其他常见发热病因包括肺膨胀不全、肺炎、尿路感染、化脓性或非化脓性静脉炎等。

4. 伤口的换药技术 换药前操作者应洗手,并戴好帽子和口罩。

(1) 一般换药方法

1) 移去外层敷料,将敷料污染面向下,放在弯盘内。

2) 用镊子或止血钳轻轻揭去内层敷料,如分泌物干结黏着,可用生理盐水润湿后揭下。

3) 一只镊子或止血钳直接用于接触伤口,另一镊子或止血钳专用于传递换药碗中物品。

4) 70% 酒精棉球消毒伤口周围皮肤,生理盐水棉球轻拭去伤口内脓液或分泌物,拭净后根据不同伤口选择用药或适当安放引流物。

5) 用无菌敷料覆盖并固定,贴胶布方向应与肢体或躯干长轴垂直。

(2) 缝合伤口换药:更换敷料:一般在缝合后第 3 日检查有无创面感染现象。如无感染,切口及周围皮肤消毒后用无菌纱布盖好,对有缝线脓液或缝线周围有红肿者,应挑破脓头或拆除缝线,按感染伤口处理,定时换药。

(3) 其他伤口换药

1) 浅、平、洁净伤口:用无菌盐水棉球拭去伤口渗液后,盖以凡士林纱布。

2) 肉芽过度生长伤口:正常的肉芽组织色鲜红、致密、洁净、表面平坦。如发现肉芽组织色泽淡红或灰暗,表面呈粗大颗粒状,水肿发亮高于创缘,可将其剪除,再将盐水棉球拭干,压迫止血。也可用 10%~20% 硝酸银液烧灼,再用等渗盐水擦拭,若肉芽轻度水肿,可用 3%~5% 高渗盐水湿敷。

3) 脓液或分泌物较多的伤口:此类创面宜用消毒溶液湿敷,以减少脓液或分泌物。湿敷药物视创面情况而定,可用 1∶5000 呋喃西林或漂白粉硼酸溶液等。每天换药 2~4 次,同时可根据创面培养的不同菌种,选用敏感的抗生素。对于有较深脓腔或窦道的伤口,可用生理盐水或各种有杀菌去腐作用的渗液进行冲洗,伤口内适当放引流物。

4) 慢性顽固性溃疡:此类创面由于局部循环不良,营养障碍或切面早期处理不当或由于特异性感染等原因,使创面长期溃烂,久不愈合。处理此类创面时,首先找出原因,改善全身状况,局部用生肌散、青霉素等,可杀灭创面内细菌,促进肉芽组织生长。

【教师注意事项】

本部分主要为急性阑尾炎治疗的方法选择以及术后并发症的防治,通过引导学生评价患者的治疗方案及术后并发症,引出急性阑尾炎及术后常见并发症及其防治。

【本幕小结】

通过对患者一系列检查,最终诊断为急性阑尾炎,经过手术治疗后症状明显好转。但术后出现切口感染,医生调整抗生素的使用及感染伤口的换药,最终伤口愈合良好,拆线出院。

第六节 上腹痛的王老太太

【学习目标】

掌握胆结石、胆囊炎的流行病学、发病机制、临床表现、诊断标准、治疗方法及并发症的防治。

1. 基础医学

(1) 胆结石、胆囊炎的病因及发病机制。

(2) 胆结石、胆囊炎的病理生理。

2. 临床医学

(1) 腹痛定义及上腹痛的鉴别诊断。

(2) 老年人消化系统疾病的特点。

(3) 胆结石、胆囊炎的定义、临床表现。

(4) 胆囊炎的临床分型、诊断标准及鉴别诊断。

(5) 胆囊炎的主要实验室检查方法。

(6) 胆囊炎的主要并发症。

(7) 胆囊炎的治疗方案。

(8) 老年人抗感染治疗的注意事项。

3. 人文医学

(1) 结石性胆囊炎的流行病学。

(2) 结石性胆囊炎的预防及预后。

【关键词】

皮肤黄染;巩膜黄染;皮肤瘙痒;腹部压痛;Murphy 征(+);胆总管扩张;淀粉酶;肝功能;禁食;护肝;补液营养支持;胃肠减压

【时间分配】

1. 学生讨论时间 50 分钟。

2. 学生总结时间 20 分钟。

3. 教师总结与讲评 10 分钟。

【教学建议】

依学生多少(如 6~8 人)分别查寻问题所在,以问题导向方式列出重点。以**腹痛的性质,上腹部疼痛的鉴别、问诊询问技巧,需进行的重点体格检查及辅助检查,胆囊炎的临床表现、诊断及鉴别诊断,该患者其完整的治疗**等为主要学习目标。重点内容讨论时间约占 80%,其余内容讨论时间约占 20%。讨论结束后一周内每人须交一篇小组讨论记录和自我评估,由小组长收齐送交指导老师。主要内容应包括:讨论内容概要,参加讨论的感想、贡献,自己在组织材料和讨论中的优缺点,参与讨论时的困难(知识面、技术面、情绪面等),今后可能采取的对策;也可以评价讨论小组的整体水平、其他队员的参与度,如参与讨论的积极性、聆听态度、沟通协调、课前准备、表达能力等,作为成绩的参考及将来改进教案的参考。

第 一 幕

王老太太今年 84 岁了,儿孙满堂的她身体一贯健康,子孙孝敬,家境富裕,生活很是惬意。不过,这 10 天来王老太太总感到上腹部疼痛,时轻时重,老人家吃饭、睡觉都受到影响。3 小时前,喝了一杯孙子孝敬她的高钙奶,王老太太的腹痛突然加重了,右上腹一阵一阵痛,右侧肩背部也出现了疼痛,额头上冒出了豆大的汗珠。全家人慌忙把老人家送到医院就诊。李大夫热情地接待了她们,仔细询问老太太发病前后情况。

【提示问题】

1. 如何询问病史并从病史中获得诊断所需要的信息?

2. 疼痛部位、性质对疾病的鉴别诊断意义有哪些？上腹部间断性疼痛最常见于哪些疾病？

3. 消化系统的解剖结构？

4. 老年人消化系统疾病的特点有哪些？

5. 针对该患者的体格检查需要重点关注什么体征？

6. 你的初步诊断是什么？还需要做哪些辅助检查以明确诊断？

【主要讨论内容】

1. 腹痛（abdominal pain）的概念。

2. 疼痛部位、性质和程度对疾病的鉴别诊断意义。

3. 腹痛的问诊要点。

4. 急性腹痛的鉴别诊断。

【教师参考重点】

1. 腹痛　腹痛（abdominal pain）多数由腹部脏器疾病引起，但腹腔外疾病及全身性疾病也可引起，腹痛按起病缓急、病程长短分为急性腹痛和慢性腹痛。

急性腹痛的病因多为腹腔器官急性炎症、空腔脏器阻塞或扩张、脏器扭转或破裂、腹膜炎症、腹腔内血管阻塞、腹壁疾病、胸腔疾病所致的腹部牵涉性痛，全身性疾病所致的疼痛。

慢性腹痛的病因为腹腔脏器慢性炎症、消化道运动障碍、胃十二指肠溃疡、腹腔脏器扭转或梗阻、脏器包膜的牵张、中毒与代谢障碍、肿瘤压迫及浸润。

2. 疼痛部位、性质和程度对疾病的鉴别诊断意义

（1）一般腹痛部位：多为病变所在部位，如胃、十二指肠疾病，急性胰腺炎，疼痛多在中上腹；胆囊炎、胆结石、肝囊肿等疼痛多在右上腹；急性阑尾炎痛在右下腹麦氏点；小肠疾病疼痛多在脐部或脐周；结肠疾病疼痛多在左下腹部。膀胱炎、盆腔炎及异位妊娠破裂，疼痛在下腹部。弥漫性位置不定的疼痛见于急性弥漫性腹膜炎、机械性肠梗阻、急性出血坏死性肠炎、铅中毒、腹型过敏性紫癜等。

（2）腹痛性质和程度：与病变性质密切相关。突发的中上腹剧烈刀割样痛、烧灼样痛，多为胃、十二指肠穿孔。中上腹持续性剧痛或阵发性加剧应考虑急性胃炎、急性胰腺炎。胃肠痉挛、胆结石或泌尿系结石常为阵发性绞痛，相当剧烈，致使患者辗转不安。阵发性剑突下钻顶样疼痛是胆道蛔虫症的典型表现。持续性、广泛性剧烈腹痛伴腹壁肌紧张，提示急性弥漫性腹膜炎。隐痛或钝痛多为内脏性疼痛，多由胃肠张力性变化或轻度炎症引起。

3. 腹痛的问诊要点

（1）腹痛的起病情况：有无饮食、外科手术等诱因，除注意病因、诱因外，应该特别注意缓解的因素。

（2）腹痛的性质和严重度：通常先用一般提问询问怎样痛？有多痛？如其不能得到满意回答，可以选择提问是灼烧痛、绞样痛、刀割痛，还是隐隐作痛、胀痛等。

（3）腹痛的部位：明确指出最痛的部位，以便判断疾病的部位，能确切指出腹痛的部位者较不能指出者诊断意义更大，对后者应注意精神、心理因素的作用。

（4）腹痛的时间：特别是与进食、活动、体位的关系。

（5）腹痛的伴随症状：是否伴有发热寒战、伴黄疸、伴休克、伴呕吐、反酸嗳气或腹泻等。

4. 急性腹痛的鉴别诊断　急性腹痛的原因繁多，根据常见病变性质可将急性腹痛归纳为7类。

（1）炎症性腹痛：临床基本特点是：腹痛＋发热＋压痛或腹肌紧张。常见于急性阑尾炎（转

移性右下腹疼痛)、急性胆囊炎(右上腹典型疼痛、Murphy 征阳性及胆道 B 超)、急性胰腺炎(酗酒或饱食后突发左或右上腹剧痛,体格检查及血尿淀粉酶)、急性坏死性肠炎、急性盆腔炎。

(2) 脏器穿孔性腹痛:临床基本特点是:突发持续性腹痛 + 腹膜刺激征 + 气腹。常见于胃、十二指肠溃疡穿孔及伤寒肠穿孔。

(3) 梗阻性腹痛:临床基本特点是:阵发性腹痛 + 呕吐 + 腹胀 + 排泄障碍。常见于肝内胆管结石、肝外胆管结石、胆绞痛、胆道蛔虫病、肠梗阻、肠套叠、嵌顿性腹股沟疝或股疝、肾输尿管结石。

(4) 出血性腹痛:临床基本特点是:腹痛 + 隐性出血或显性出血(呕血、便血或血尿)+ 失血性休克。常见于胆道出血、肝癌破裂出血、腹主动脉瘤破裂出血及异位妊娠破裂。

(5) 缺血性腹痛:临床基本特点是:持续腹痛 + 随缺血坏死而出现的腹膜刺激征。常见于肠系膜动脉栓塞症、缺血性肠病、卵巢囊肿蒂扭转。

(6) 损伤性腹痛:临床基本特点是:外伤 + 腹痛 + 腹膜炎或内出血症状。

(7) 功能紊乱性或其他疾病所致腹痛:临床基本特点是:腹痛无明显定位 + 精神因素 + 全身性疾病史。

【教师注意事项】

1. 患者主要的症状为腹痛,重点需要注意腹痛的鉴别内容;

2. 患者有长期的慢性右上腹痛病史,且进食高蛋白后腹痛加剧,提示可能存在胆系疾病。

【本幕小结】

1. 患者以急性右上腹腹痛为主要临床表现就诊,有长期慢性右上腹痛史,伴右肩背部放射。

2. 急性腹痛的原因　炎症性腹痛、脏器穿孔性腹痛、梗阻性腹痛、出血性腹痛、缺血性腹痛、损伤性腹痛、功能紊乱性,或其他疾病所致腹痛。

3. 腹痛时的伴随症状对判断可能的疾病具有提示意义。

第 二 幕

李大夫又仔细地给王老太太作了全面的身体检查,记录如下:神志清楚,全身皮肤及巩膜黄染,未触及肿大淋巴结,心肺听诊均未闻及杂音;腹平软,未见腹壁静脉曲张及胃肠型和蠕动波,右上腹部压痛,无反跳痛,腹肌无紧张。肝、脾肋下未及,Murphy 征(+),肝区叩痛(-),肠鸣音正常,移动性浊音(-),双下肢无水肿,神经系统检查未见异常。

李大夫与王老太太沟通后建议住院治疗,同时安排相关的辅助检查,报告结果如下:

上腹部 CT 检查示:胆总管扩张(考虑下段梗阻);腹部 B 超示:胆囊切面大小约 106mm×35mm,壁明显增厚,最厚处 7mm,呈"双边影",前光滑,囊内可见 22mm 强回声团,胆总管上端内径约 9mm,肝内胆管无明显扩张,胰腺大小正常,主胰管无明显扩张;血淀粉酶示:91IU/L,肝功能:ALT 238U/L,AST 137U/L,TBIL 37.1μmol/L,ALB 33.3g/L,ALP 192U/L,TBA 9.5μmol/L。

【提示问题】

1. 上述的体格检查及辅助检查结果有何意义?

2. 据此推测该患者会否会有皮肤瘙痒情况,为什么?

3. 除上述辅助检查外,哪些检查必不可少?

4. B 超在胆结石性胆囊炎中有何诊断意义?

5. 胆总管扩张常见于哪些疾病?

6. 血、尿淀粉酶正常值范围及其升高的临床意义有哪些?

7. 肝功能各项指标的正常值范围及其临床意义有哪些?

8. 目前诊断及鉴别诊断是什么?

【主要讨论内容】

1. 急性胆囊炎的病因、发病机制及临床表现。

2. 淀粉酶检测在临床中的实用意义。

3. 黄疸的鉴别诊断。

【教师参考重点】

1. 急性胆囊炎的病因、发病机制及临床表现　急性胆囊炎(acute cholecystitis)的患者有胆囊结石,称结石性胆囊炎;是胆囊管梗阻和细菌感染引起的炎症,约 95% 以上。5% 的患者无胆囊结石,称非结石性胆囊炎。

临床表现女性多见,50 岁前为男性的 3 倍,50 岁后为 1.5 倍。急性发作主要是上腹部疼痛,开始时仅有上腹胀痛不适,逐渐发展至呈阵发性绞痛;夜间发作常见,饱餐、进食肥腻食物常诱发发作,疼痛放射到右肩、肩胛和背部,伴恶心、呕吐、厌食、便秘等消化道症状。

体格检查:右上腹胆囊区域可有压痛,程度个体有差异,炎症波及浆膜时可有腹肌紧张及反跳痛,Murphy 征阳性。

辅助检查:85% 的患者白细胞升高,有时抗感染治疗后或老年人可不升高。血清丙氨酸转移酶、碱性磷酸酶常升高,约 1/2 的患者血清胆红素升高,1/3 的患者血清淀粉酶升高。B 超检查可见胆囊增大、胆囊壁增厚(>4mm),明显水肿时见"双边征",囊内结石显示强回声、其后有声影;对急性胆囊炎的诊断准确率为 85%~95%。CT、MR 检查均能协助诊断。

2. 淀粉酶检测在临床中的实用意义　血淀粉酶即血清淀粉酶(AMS),是血清中的淀粉酶主要类型,属于糖苷链水解酶,主要来源于胰腺等,另外近端十二指肠、肺、子宫、泌乳期的乳腺等器官也有少量分泌。淀粉酶对食物中多糖化合物的消化起重要作用。血清淀粉酶活性测定主要用于急性胰腺炎的诊断。血清淀粉酶(AMS)临床意义:

(1) 高淀粉酶血症:

1) 胰腺型淀粉酶增加:①胰腺疾病:急性胰腺炎、慢性胰腺炎急性发作、胰腺囊肿、胰腺癌、胃十二指肠等疾病;②药物:促胰腺激素、肠促胰腺肽、缩胆囊素、药物性胰腺炎、噻嗪类、类固醇等;③胰液从消化道漏出、吸收,消化道穿孔、肠管坏死、腹膜炎、穿通性溃疡等;④胰液逆流:ERCP(内镜胰胆造影)等胰胆管检查等。

2) 唾液腺型淀粉酶增加:唾液腺疾病、肿瘤产生淀粉酶、术后、休克、烧伤等。

3) 两者淀粉酶均增加:慢性肾功能不全。

4) 巨淀粉酶血症:原因不明,羟乙基淀粉静点后。

(2) 低淀粉酶血症

1) 胰腺淀粉酶减少:因胰腺疾病造成胰脏失用(胰腺全切除、胰腺广泛切除、急性暴发性胰腺炎)、重症糖尿病、严重肝病等。

2) 唾液腺型淀粉酶减少:唾液腺切除,照射后。

3. 黄疸的鉴别诊断　黄疸是由于血中胆红素升高,引起皮肤、巩膜、黏膜黄染。引起黄疸的疾病可分为两类:内科病与外科病,临床称为内科黄疸与外科黄疸。现将两种黄疸的鉴别诊断阐述如下。

内科与外科黄疸鉴别诊断主要根据病史、临床表现、实验室检查、影像检查等。

(1) 病史:内科黄疸:常见溶血性黄疸,从病史中可了解到有关引起溶血病史,如输血、药

物、感染。外科黄疸：最常见为胆道系统结石，发病急，上腹部绞痛、发热，伴有黄疸。结石引起黄疸有反复发作病史，

（2）临床表现：内科黄疸皮肤无瘙痒，外科黄疸大多数患者皮肤瘙痒。内科黄疸腹痛较少见或者仅有肝区隐痛，而外科黄疸，尤其胆道系统结石有上腹部绞痛。内科黄疸的胆囊一般不大，腹部触不到；而外科黄疸，尤其是壶腹周围肿瘤引起的黄疸，一般胆囊明显增大，腹部常可触及肿大胆囊。实验室检查：内科黄疸，周围血中白细胞不增高，有的还降低，红细胞减少，贫血在溶血性黄疸。外科黄疸一般白细胞升高，无明显贫血现象。凡登白试验内科黄疸呈间接阳性，但肝细胞性黄疸可呈双相，即直接、间接均阳性。外科黄疸呈直接阳性。内科黄疸血清总胆红素升高，一般比外科黄疸程度偏低，内科黄疸一般不超过 85mmol/L，外科黄疸大多数患者可超过 170mmol/L。内科黄疸血清胆红素主要是间接胆红素升高，而外科黄疸主要是直接胆红素升高。内科黄疸粪便中尿胆原增加，大便色变深。外科黄疸尿胆原进行减少，大便呈陶土色。尿检查，内科溶血性黄疸尿中无胆红素，肝细胞性黄疸，尿中胆红素阳性。外科黄疸，尿胆红素阳性。血清中碱性磷酸酶在内科黄疸大都在正常范围，而外科黄疸碱性磷酸酶明显升高。内科溶血性黄疸转氨酶正常，而肝细胞性黄疸转氨酶升高，急性病毒性肝炎转氨酶非常高。外科黄疸转氨酶可升高，但不太高。凝血酶原时间，在内科黄疸大致正常，而外科黄疸大都延长。

（3）影像检查：近年来，影像技术迅速发展，为鉴别两种黄疸提供了可靠依据。内科黄疸，在 B 超、CT 检查胆道系统大致正常，而外科黄疸胆道系统可表现为明显扩张。扩张范围根据胆道梗阻部位，可发现胆道系统结石或肿瘤。

【教师注意事项】

1. 根据目前的资料已经可以明确诊断，需引导学生考虑患者诊断为结石性胆囊炎，进而引出结石性胆囊炎的诊断方法。

2. 通过引导学生讨论患者该如何治疗，进而引出结石性胆囊炎治疗原则。

【本幕小结】

患者经过进一步检查，根据血常规、血淀粉酶检测及影像学结果，明确诊断为结石性胆囊炎。

第 三 幕

根据检查结果，李大夫告诉王老太太的家属，老人家患上了结石性胆囊炎，需要进一步系统监护和治疗。虽然李大夫很精心，老太太也很配合地接受禁食、吸氧、心电监护、护肝、抑酸、补液营养支持治疗，但老人家的病情不是很稳定。李大夫的病情记录如下：2月2日血常规 WBC $9.2×10^9$/L，HGB 107g/L，肝功 ALT 123.7U/L，AST 129.3U/L，淀粉酶测定 AMY 73.8U/L，LIPA 567.9U/L，尿 AMY 515U/L。告病重，持续胃肠减压、抗感染、护肝、抑酸、补液营养、维持电解质平衡治疗。2月10日复查：血常规 WBC $13.0×10^9$/L，HGB 107g/L，肝功 ALT 43.5U/L，AST 29.1U/L，ALB 30.8g/L，淀粉酶测定 AMY 50.2U/L，LIPA 271.8U/L，继续给予抗感染、护肝、抑酸、补液营养支持治疗。2月25日检查示：ALB 27.9g/L，Na^+ 120.2mmol/L，给予补充白蛋白、维持电解质平衡。3月1日复查胸片示右上肺、双下肺感染性病变。

【提示问题】

1. 上述实验室检查结果及治疗过程如何？

2. 本病例完整的治疗方案是什么？

3. 临床上告病重和告病危有什么区别？

4. 老年人胆囊炎有何特点？

5. 胆道感染运用抗生素如何选择？老年人抗感染治疗需要注意哪些问题？

6. 胃肠减压的适应证和禁忌证有哪些？

【主要讨论内容】

1. 结石性胆囊炎的治疗。

2. 老年性胆囊炎的特点。

3. 老年人抗感染治疗需注意的问题。

4. 临床上告病重及告病危的标准。

【教师参考重点】

1. 结石性胆囊炎的治疗　治疗急性结石性胆囊炎最终需采用手术治疗。应争取择期进行手术。手术方法首选腹腔镜胆囊切除术,其他还有传统的开腹手术、胆囊造瘘术。

(1) 非手术治疗:也可作为手术前的准备,方法包括禁食、输液、营养支持、补充维生素、纠正水电解质及酸碱代谢失衡。

(2) 手术治疗:急性期手术力求安全、简单、有效,对年老体弱、合并多个重要脏器疾病者,选择手术方法应慎重。

2. 老年性胆囊炎的特点　由于老年患者特殊的生理特点,临床诊断须注意以下几点:

(1) 临床表现不典型:老年患者机体反应差,对疼痛刺激及应激反应迟钝,缺乏如白细胞、体温的升高及典型的胆绞痛等典型的临床表现。临床上容易误诊或对病情的严重程度估计不足而延误治疗。

(2) 病情演变快且重:由于结石性胆囊炎的病程较长,且老年人全身各重要脏器的功能储备及代偿能力降低,自身抗感染能力差,嵌顿的结石压迫回流更加重了胆囊水肿缺血,使得病情进展很快,在短时间内即发生积脓、坏疽及穿孔。

(3) 合并疾病多:由于老年患者可出现几种疾病并存,病情较复杂,增加了诊治的复杂性及难度,容易掩盖主要症状而导致误诊。

3. 老年人抗感染治疗需注意的问题

感染是老年人死亡的重要原因。与年轻人相比,其特点有:对感染更敏感;感染后更可发生致命性合并症;感染的临床表现不典型;抗生素的副作用发生率高。

使用抗生素的原则一般与年轻人类同,但必须牢记如下几点:

(1) 医师必须对老人的感染要有高度警惕,特别是最近有认知与功能改变的表现。

(2) 必须尽力寻找感染源,选用适当的培养方法分离致病菌。

(3) 一旦怀疑细菌性败血症,就应立即使用抗生素,因其死亡率和致残率很高。

(4) 如病原菌不明,应开始使用经验治疗。

(5) 使用氨基糖苷类药物应当小心,并应根据个体患者调整剂量。

(6) 应考虑药物间互相作用。

(7) 严密观察副作用。

(8) 根据细菌培养结果和其他微生物学资料调整抗生素。

4. 临床上告病重及告病危的标准

(1) 报病重标准:①急性重要器官功能衰竭;②颈椎伤病致高位截瘫;③特重度烧伤;④特殊复杂手术或大手术术后;⑤病情多变的早产儿;⑥各种原因引起伴中度休克或意识障碍;⑦住ICU病员。(注:其他有潜在生命危险的,各科可酌情考虑;报病重后应写诊疗计划)

(2) 报病危标准:凡出现危及生命的危重体征、重度休克应报病危。(注:报病危应进行抢

救,并书写抢救记录。对慢性消耗性疾病病情变化不算抢救,免写抢救记录)

【教师注意事项】

本部分主要为结石性胆囊炎的药物选择以及如何进行方案调整的内容,通过引导学生评价患者的治疗方案,引出结石性胆囊炎的治疗方案及其并发症的防治等。

【本幕小结】

通过对王老太太进行一系列检查,最终诊断为结石性胆囊炎,因王老太太年龄太大,手术风险高。决定行保守治疗,经过保守治疗,王老太太病情非但没好转,反而出现严重的并发症,危及生命。

第　四　幕

王老太太住院1周了还不能康复出院,儿子很着急,就来询问李大夫。李大夫耐心地解释道:由于王老太太是高龄患者,机体的免疫力差,易出现各种并发症,同样药物起效不似年轻人那样好,恢复时间长。李大夫又请麻醉科、呼吸内科会诊,并组织科内讨论,一致认为老人家年龄太大,手术风险大,不宜手术,只能暂行保守治疗。又是几天过去了,老太太的病情总算稳定下来,复查报告让大家放了心:3月5日MRCP示:①胆囊结石;②右下肺胸膜异常信号影,肝内胆及胆总管未见扩张及结石。3月6日检查示:ALT 11U/L,AST 18U/L,ALB 34.6g/L,TBIL 20.1μmol/L,DBIL 5.2μmol/L,Na^+ 133.7mmol/L,K^+ 3.8mmol/L。王老太太各项指标趋于正常,精神逐渐好,遂要求出院。李大夫交代家属相关注意事项后叮嘱随时复诊。

【提示问题】

1. 胆盐及胆色素的肠肝循环是什么?

2. 胃肠减压术的适应证及禁忌证各是什么?

3. 胆囊炎患者手术治疗的适应证及禁忌证各有哪些?

4. 为何认为患者的手术风险大? 有哪些风险?

5. 胆结石患者基础护理及健康宣教有哪些?

【主要讨论内容】

1. 胆盐及胆色素的肠肝循环。

2. 胃肠减压的适应证及禁忌证。

3. 胆囊炎伴胆囊结石的治疗方法

4. 胆囊结石手术治疗的适应证及禁忌症。

5. 胆结石患者基础护理。

【教师参考重点】

1. 胆盐及胆色素的肠肝循环

(1)胆盐肠肝循环:由肝细胞分泌的胆汁酸与甘氨酸或牛磺酸结合形成的胆盐,随胆汁排入小肠后,95%在回肠末端被吸收入血,经门静脉进入肝脏再合成胆汁,而后又被排入肠内,即"胆盐的肠肝循环"。

(2)胆色素肠肝循环:胆红素在肝内与葡萄糖醛酸结合,随胆汁排入肠道后不被重吸收,在回肠下段及结肠内经细菌作用转变为尿胆原,后者小部分被肠吸收,由肝细胞摄取、处理后再从胆汁排出肠腔,即"胆色素的肠肝循环"。

2. 胃肠减压术的适应证及禁忌证

(1)适应证

1）急性胃扩张。

2）胃、十二指肠穿孔。

3）腹部较大手术后。

4）机械性或麻痹性肠梗阻。

（2）禁忌证

1）鼻腔阻塞、食管或贲门狭窄。

2）严重的食管静脉曲张。

3）食管和胃的腐蚀性损伤。

4）严重的心肺功能不全。

3. 胆囊结石手术治疗的适应证　对有症状和并发症的胆囊结石,首选腹腔镜胆囊切除术或小切口胆囊切除术。胆囊结石手术治疗的适应证:

（1）结石数量多及结石直径≥2~3cm。

（2）胆囊壁钙化或瓷性胆囊。

（3）伴有胆囊息肉 >1cm。

（4）胆囊壁增厚（>3mm）即伴有慢性胆囊炎。

（5）儿童胆囊结石无症状者,原则上不手术。

（6）合并糖尿病。

（7）有心肺功能障碍。

（8）发现胆囊结石 10 年以上。

4. 胆囊结石患者基础护理

（1）生命体征监测。

（2）饮食护理。

（3）并发症护理。

（4）疼痛护理。

（5）控制感染。

【教师注意事项】

本部分主要内容为结石性胆囊炎如何进行方案调整,通过引导学生评价患者的治疗方案,引出结石性胆囊炎手术治疗与非手术治疗及其适应证与禁忌证。

【本幕小结】

通过再次检查,确诊为结石性胆囊炎,因出现严重的并发症,医生调整方案后患者病情逐渐好转。

第三部分　泌尿系统问题导向学习课程

第七节　冯先生的排尿困难

【学习目标】

掌握前列腺的结构及生理学特点,前列腺增生的流行病学、发病机制、临床表现、诊断标准、治疗方法及并发症的防治。

1. 基础医学

(1) 前列腺的结构及生理学特点。

(2) 男性尿道的解剖学特点。

2. 临床医学

(1) 排尿困难的病因。

(2) 尿潴留的概念及临床表现。

(3) 尿潴留的诊断及治疗。

(4) 良性前列腺增生症(BPH)的概念及临床表现。

(5) BPH 的诊断、鉴别诊断及并发症。

(6) BPH 的治疗及随访。

(7) PSA 的临床意义。

3. 人文医学

(1) BPH 的发病率;

(2) BPH 危险人群如何预防。

【关键词】

前列腺;排尿困难;尿潴留;良性前列腺增生症(BPH);国际前列腺症状(I-PSS)评分;TURP 术

【时间分配】

1. 学生讨论时间 50 分钟。

2. 学生总结时间 20 分钟。

3. 教师总结与讲评 10 分钟。

【教学建议】

依学生多少(如 6~8 人)分别查寻问题所在,以问题导向方式列出重点。以 **排尿困难,尿潴留,良性前列腺增生症(BPH)的临床表现,良性前列腺增生的治疗、预防及预后,**TURP 术等为主要学习目标。重点内容讨论时间约占 80%,其余内容讨论时间约占 20%。讨论结束后一周内每人须交一篇小组讨论记录和自我评估,由小组长收齐送交指导老师。主要内容应包括:讨论内容概要,参加讨论的感想、贡献,自己在组织材料和讨论中的优缺点,参与讨论时的困难(知识面、技术面、情绪面等),今后可能采取的对策;也可以评价讨论小组的整体水平、其他队员的参与度,如参与讨论的积极性、聆听态度、沟通协调、课前准备、表达能力等,作为成绩的参考及将来改进教案的参考。

第 一 幕

60 岁的退休工人老冯,退休后热衷于养生和锻炼身体,身体硬朗。但最近 3 年老冯有个难言之隐,晚上经常要起夜,最开始一夜 2~3 次,也没有其他不舒服,老冯就没放在心上。但这一个月症状加重了,每晚需起夜 6~7 次,尿线分叉变细,射程变短,排尿时间延长,感觉小便总是解不完,严重的时候需要用手压住下腹才能排尿。今天老冯出现不能排尿,小腹胀满疼痛,来我院急诊科就医。

你作为急诊医生接诊了他,详细询问了老冯的发病情况及相关病史。老冯否认高血压、糖尿病、心脏病等病史,结核、乙肝等传染病史,手术、输血及药物过敏史等。

【提示问题】

1. 从上述情况中你能找到哪些关键信息?

2. 可能是哪些疾病导致了患者的这些症状?

3. 你的初步诊断是什么?

4. 若要确诊,你还想了解患者的哪些信息?

5. 需要为患者做哪些进一步的检查(体格检查、实验室检查和特殊检查)?

6. 该患者可能的病因是什么?

【主要讨论内容】

1. 排尿困难的病因。

2. 尿潴留的概念。

3. 尿潴留的病因。

4. 尿潴留的临床表现。

【教师参考重点】

1. 排尿困难的病因

(1) 机械性梗阻:主要为膀胱以下尿路梗阻,见于男性前列腺增生、膀胱颈纤维化等压迫导致尿路不畅,使排尿困难。

(2) 动力性梗阻:由于逼尿肌无力所致,如长时间的尿潴留、麻醉手术后和精神因素等致使膀胱顺应性降低。

2. 尿潴留的概念 尿潴留是指膀胱内充满尿液而不能排出。尿潴留分为急性与慢性两种。前者发病突然,膀胱内胀满尿液不能排出;后者起病缓慢,病程较长。

3. 尿潴留的病因

(1) 机械性梗阻病变:如良性前列腺增生、前列腺肿瘤,膀胱颈挛缩、膀胱颈部肿瘤等膀胱颈梗阻性病变以及各种原因引起尿道狭窄。

(2) 动力性梗阻:膀胱出口、尿道无器质性梗阻病变,因排尿动力障碍所致。

4. 尿潴留的临床表现

(1) 急性尿潴留常常突然发病,膀胱内因充满尿液不能排出,导致胀痛难忍。

(2) 慢性尿潴留则多表现为排尿不畅、排尿不尽感,有时可出现尿失禁现象。

【教师注意事项】

患者的临床表现考虑为急性尿潴留,结合其病史,应主要由于前列腺增生所致。引导学生通过讨论急性尿潴留的病因进而引出前列腺增生的诊断。

【本幕小结】

患者以慢性进行性排尿困难进而出现急性尿潴留来就诊,通过讨论急性尿潴留发生原因推断患者可能的诊断。

第 二 幕

你给老冯做了详细的体格检查:体温 37℃,脉搏 76 次/分,呼吸 20 次/分,血压 140/90mmHg。神志清,肺部听诊无异常,心律 76 次/分,心律齐。下腹部微膨隆,轻度压痛,无反跳痛。膀胱区耻骨联合上 8cm 叩诊呈浊音。

你急忙给老冯导尿。

专科检查:肛门指检,前列腺Ⅱ度增大,中央沟消失,质软,无硬结,有弹性,边界清楚。

辅助检查:血常规无异常;肾功能正常;尿常规:白细胞 +,红细胞 +;B 超:前列腺大小 5.2cm×5.0cm×4.8cm,增生腺体突入膀胱;尿流速:10m/s;血清前列腺特异性抗原 PSA 测定结果轻度升高。

【提示问题】

1. 以上体格检查时,该患者有何异常体征?

2. 结合以上检查结果,你觉得应诊断为什么疾病?诊断依据是什么?

3. 该病需与哪些疾病鉴别?可能发生哪些并发症?

【主要讨论内容】

1. 前列腺的结构及生理特点。

2. BPH 的病因。

3. BPH 的临床表现。

4. BPH 的诊断。

5. BPH 的鉴别诊断。

6. BPH 的并发症。

【教师参考重点】

1. 前列腺的结构及生理特点　前列腺是由腺组织和肌组织构成的实质性器官。前列腺的分泌物是精液的主要组成部分。前列腺呈前后稍扁的栗子形,上端宽为前列腺底,邻近膀胱颈。下端位于尿生殖膈上,之间的部分为前列腺体。体的正中线上有一纵行前列腺沟。

前列腺一般分为 5 个叶:前叶、中叶、后叶和两侧叶。中叶位于尿道与射精管之间。40 岁以后,中叶可变肥大,压迫尿道引起排尿困难。前列腺的生理功能主要为:

(1) 外分泌功能:前列腺可分泌前列腺液,是精液的重要组成成分,对维持精子正常的功能具有重要作用。前列腺液的分泌主要受雄激素调控。

(2) 内分泌功能:前列腺内含有丰富的 5α- 还原酶,可将睾酮转化为双氢睾酮。双氢睾酮在良性前列腺增生症的发病过程中起重要作用。阻断 5α- 还原酶,减少双氢睾酮,能够使增生的前列腺组织萎缩。

(3) 控制排尿功能:前列腺包绕尿道,贴近膀胱颈,为近端尿道壁的组成部分,其环状平滑肌纤维围绕尿道前列腺部,参与构成尿道内括约肌。发生排尿冲动时,逼尿肌收缩,内括约肌则松弛,排尿才能够顺利进行。

(4) 运输功能:前列腺实质内有尿道和射精管穿过,当射精时,前列腺和精囊腺的肌肉收缩,将输精管和精囊腺内的精液经射精管挤入后尿道,进而排出体外。

2. BPH 的病因　病因尚未清楚。目前认为老龄和有功能的睾丸是前列腺增生发病的两个重要原因。BPH 的发病率随年龄增加而增加。随着年龄逐渐增大,前列腺也随之增长。出现尿频等临床症状则多在 50 岁以后。前列腺的正常发育还有赖于雄激素的维持。随着年龄的增长,体内性激素平衡失调以及雌、雄激素的协同效应等因素,可能导致前列腺增生。

3. BPH 的临床表现　尿频是前列腺增生患者最常见的早期症状,以夜间最为明显。随着病情发展,梗阻进行性加重,残余尿量增多,尿频症状逐渐加重。

排尿困难是前列腺增生最重要的临床表现,病情进展缓慢。典型表现是为排尿迟缓、不连续、尿流变细而无力、射程短以及排尿时间延长等。

梗阻进行性加重,可发生尿潴留。增生的前列腺腺体表面黏膜血管破裂时,可以出现发生无痛性肉眼血尿。梗阻引起尿潴留,可导致双肾积水,并出现肾功能受损,可表现为慢性肾功能不全的症状,如食欲不振、恶心以及乏力等症状。长期排尿困难可导致腹压增高、腹股沟疝、内痔以及脱肛等。

4. BPH 的诊断　　以下尿路症状为主诉就诊的 50 岁以上男性患者,首先考虑 BPH 的可能。可按以下几点进行诊断:

(1) 病史询问:包括下尿路症状的特点、持续时间及其伴随症状、手术史、外伤史,糖尿病和神经系统疾病等基础疾病史以及近期是否服用影响排尿功能的药物等。

(2) 体格检查:直肠指检非常重要。根据指检能够初步了解前列腺的大小、形状、质地等情况,可作出初步诊断。

(3) 辅助检查:①超声检查可以明确前列腺形态、大小、异常回声以及残余尿量等情况。经直肠超声还可以更精确测定前列腺体积。另外,泌尿系统超声检查还可以进一步了解泌尿系统有无积水、结石或占位性病变;②血清 PSA 可以预测 BPH 的临床进展,排除前列腺癌;③尿常规检查可以确定具有尿路刺激征患者是否有血尿、蛋白尿、脓尿等;④最大尿流率减低提示可能存在梗阻,如需进一步确定还需结合其他检查,必要时可行尿动力学检查。

5. BPH 的鉴别诊断

(1) 膀胱颈挛缩:多为慢性炎症所致,多数患者在 40~50 岁之间出现排尿不畅症状,但前列腺体积不增大。

(2) 前列腺癌:前列腺有结节,质地硬或血清 PSA 明显升高,可行前列腺穿刺检查来确定。

(3) 尿道狭窄:多有尿道损伤及感染病史,行尿道膀胱造影或尿道镜检查可确诊。

(4) 神经源性膀胱:患者常同时存在中枢或周围神经系统损害的病史和体征,如下肢感觉和运动障碍以及肛门括约肌松弛或反射消失等。尿流动力学检查可以明确诊断。

6. BPH 的并发症

(1) BPH 引起尿潴留导致肾盂积液,可发展至肾功能不全。

(2) 腹腔压力升高导致发生腹股沟疝或痔。

【教师注意事项】

根据目前检查结果可以确定患者为 BPH。通过引导学生对前列腺的生理功能进行讨论,进而引出 BPH 的病因、诊断、鉴别诊断以及并发症等。

【本幕小结】

通过对患者的查体和辅助检查:患者肛门指检前列腺Ⅱ度增大;B 超:前列腺大小 5.2cm×5.0cm×4.8cm;尿流速:10m/s;血清前列腺特异性抗原 PSA 测定结果未见异常,故可初步诊断为 BPH。通过对本例学习,掌握 BPH 的诊断、鉴别诊断和病因。

第 三 幕

你耐心地向给老冯解释了他的病情,给他进行了(国际前列腺症状评分)I-PSS 评分,建议他住院,以便择期手术治疗。老冯则认为只是一次不能排尿,希望能在家口服药物治疗。你反复给老冯进行解释,最后老冯决定手术治疗。

术前完善相关检查,结果无明显异常。在硬膜外麻醉下老冯做了经尿道前列腺切除术,术后留置导尿。术后第 2 天老冯出现下腹部膀胱区痉挛性疼痛,你考虑可能是术后膀胱痉挛,给予曲马多镇痛治疗后症状消失。经过一段时间的治疗,老冯病情好转出院。

【提示问题】

1. 对于冯老先生的治疗方案是否合理?

2. I-PSS 评分如何反映病情轻重?

3. 患者术后出现疼痛症状是否正常?

4. 患者如不接受手术,病情发展的结局如何?

【主要讨论重点】

1. I-PSS 评分。

2. 导尿的适应证及注意事项。

3. 尿潴留的治疗。

4. BPH 的治疗。

5. BPH 的预防。

【教师参考重点】

1. I-PSS 评分　1995 年,国际泌尿外学会提出 I-PSS 评分体系,力图量化症状,便于比较和协助诊断,也可作为治疗后评价标准,主要通过以下 7 个方面的问题评分,最高 35 分,0~7 分轻度,8~19 分中度,20~35 分重度。

(1) 是否经常有尿不尽感?

(2) 两次排尿间隔是否经常小于两小时?

(3) 是否曾经有间断性排尿?

(4) 是否有排尿不能等待现象?

(5) 是否有尿流变细现象?

(6) 是否需要用力及使劲才能开始排尿?

(7) 从入睡到早起一般需要起来排尿几次?

2. 导尿的适应证及注意事项　适应证:尿潴留、留尿检查、监测尿量、尿动力学监测检查以及术前准备等。注意事项:①会阴部及黏膜部位不应使用碘酒或酒精进行消毒;②测残余尿量时,可让患者先自行排尿,然后再导尿测残余尿量,如超过 100ml 考虑存在尿潴留;③留置尿管超过 1 周,需用生理盐水每日膀胱冲洗;④长期留置导尿时,应定期夹闭尿管,以利于保持膀胱功能;⑤一次性单腔导尿管多用于膀胱灌注化疗或临时导尿做尿细菌培养。

3. 尿潴留的治疗

(1) 急性尿潴留的治疗原则是解除病因,恢复排尿。导尿是解除急性尿潴留最简便、最常用的方法。如果不能插入导尿管,可采用耻骨上膀胱穿刺的方法。耻骨上膀胱造瘘手术也可缓解患者症状。

(2) 慢性尿潴留的病因若为机械性梗阻,应先行导尿。经检查明确病因后,针对病因选择手术或其他方法治疗,解除梗阻。

4. BPH 的治疗　BPH 是前列腺组织学一种进行性的良性增生过程,因此,对于生活质量尚未受到下尿路症状明显影响的患者来说,观察等待可以是一种合适的处理方式。药物治疗包括:

(1) α- 受体阻滞剂:通过阻滞前列腺和膀胱颈部平滑肌表面的肾上腺素能受体,松弛平滑肌,达到缓解梗阻的作用。

(2) 5-α 还原酶抑制剂:通过抑制体内睾酮转换成双氢睾酮,达到缩小前列腺体积的作用。

(3) 联合治疗:联合应用 α- 受体阻滞剂和 5-α 还原酶抑制剂治疗 BPH。外科治疗的适应证:①反复尿潴留;②反复血尿,5-α 还原酶抑制剂治疗无效;③反复尿路感染;④膀胱结石;⑤继发性肾盂、输尿管积液。

经典的外科手术方法有经尿道前列腺电切术 (transurethral resection of the prostate,TURP)、经尿道前列腺切开术 (transurethral incision of the prostate,TUIP) 以及开放性前列腺摘除术。目

前 TURP 仍是 BPH 治疗的"金标准"。

5. BPH 的预防　频繁的性生活会使前列腺长期处于充血状态,可引起前列腺增大。因此注意节制性生活,避免前列腺反复充血。BPH 的预防可分为三级预防。一级预防:即在没有 BPH 的人群中,开展健康教育,提高对前列腺健康重要性的认识;二级预防:患前列腺疾病后应尽可能地早治疗;三级预防:在疾病已经发生器质性变化后如何维护前列腺的功能。

【教师注意事项】

患者诊断明确为 BPH,通过引导学生讨论病例中患者接受的治疗方案是否适当,进而引出 BPH 的治疗策略,包括药物治疗以及外科治疗的适应证等。

【本幕小结】

患者以排尿困难为主诉来诊,患者近 3 年反复出现夜尿增多症状,近 3 个月出现尿线变细,尿程变短,1 天来出现排不出尿来门诊就诊。经过查体和辅助检查,患者最终诊断为 BPH、急性尿潴留,门诊医生给予患者导尿以暂时缓解急性尿潴留的症状,最终通过手术治疗 BPH。

第八节　可怕的"红"尿

【学习目标】

掌握膀胱癌的流行病学特点、发病机制、临床表现、肿瘤分期、诊断标准、治疗方法及并发症的防治。

1. 基础医学

(1) 膀胱癌的病因及危险因素。

(2) 膀胱癌组织学病理。

2. 临床医学

(1) 血尿的定义及问诊技巧。

(2) 血尿的常见病因及发病机制。

(3) 血尿的临床表现及伴随症状。

(4) 贫血的定义、分类及临床表现。

(5) 膀胱癌的定义、临床表现、病理分型及主要实验室检查方法。

(6) 膀胱镜检查的适应证。

(7) 膀胱癌的诊断标准、鉴别诊断及治疗。

3. 人文医学

(1) 膀胱癌的流行病学。

(2) 膀胱癌的预防及预后。

【关键词】

血尿;贫血;膀胱癌;膀胱镜检;膀胱部分切除术

【时间分配】

1. 学生讨论时间 50 分钟。

2. 学生总结时间 20 分钟。

3. 教师总结与讲评 10 分钟。

【教学建议】

依学生多少(如 6~8 人)分别查寻问题所在,以问题导向方式列出重点。以**血尿的定义及**

问诊技巧、血尿的常见病因及发病机制、血尿的临床表现及伴随症状,需进行的重点体格检查及辅助检查,膀胱癌的临床表现、诊断及鉴别诊断,该患者完整的治疗,膀胱癌的预后及预防等为主要学习目标。重点内容讨论时间约占 80%,其余内容讨论时间约占 20%。讨论结束后一周内每人须交一篇小组讨论记录和自我评估,由小组长收齐送交指导老师。主要内容应包括:讨论内容概要,参加讨论的感想、贡献,自己在组织材料和讨论中的优缺点,参与讨论时的困难(知识面、技术面、情绪面等),今后可能采取的对策;也可以评价讨论小组的整体水平、其他队员的参与度,如参与讨论的积极性、聆听态度、沟通协调、课前准备、表达能力等,作为成绩的参考及将来改进教案的参考。

第 一 幕

65 岁的李大爷是一名退休纺织厂工人,平时身体还算硬朗。但在 1 年前,李大爷发现小便的颜色有时候不正常,像酱油色,没有疼痛感,也没有尿频、尿急、腰痛、发热的症状,当时李大爷没太重视。最近 1 个月李大爷发现尿的颜色变红,偶尔可见小的血凝块,而且经常感到头晕、身体乏力。为了弄清病因,今天李大爷来我院门诊就医,你作为医生接诊了他。详细询问了发病情况及相关病史,李大爷说有糖尿病病史 5 年了,一直服用二甲双胍治疗,血糖控制还可以,年轻时候就开始抽烟,每天抽烟 20 支。否认其他特殊病史,有青霉素过敏史。

门诊进行了一些常规的化验,结果提示:Blood-Rt:WBC $7.8×10^9$/L,N 60%,RBC $2.5×10^{12}$/L,HB 90g/L,PLT $210×10^9$/L;Urine-Rt:尿蛋白(+),RBC 423.9 个 /μl。

【提示问题】

1. 血尿的定义是什么?针对该患者有何问诊技巧?
2. 老年人无痛性全程血尿常见于哪些疾病?
3. 血尿的常见病因及发病机制有哪些?
4. 针对该患者体格检查需要重点关注什么体征?
5. 贫血的定义是什么?有哪些分类及临床表现?
6. 需要做哪些辅助检查以明确诊断?

【主要讨论内容】

1. 血尿的定义及问诊技巧。
2. 血尿的常见病因。
3. 血尿的临床表现。
4. 贫血的定义、分类及临床表现。
5. 糖尿病的治疗。

【教师参考重点】

1. 血尿的定义及问诊技巧   血尿是指尿液中红细胞≥3 个 /HP,离心尿红细胞 >5 个 /HP,或 12 小时尿 Addis 计数 >50 万个,是常见的泌尿系统症状。

问诊技巧:①尿的颜色,如为红色应进一步了解是否进食引起红色尿的药品或食物,是否为女性的月经期间,以排除假性血尿;②血尿出现在尿程的哪一段,是否全程血尿,有无血块;③是否伴有全身或泌尿系统症状;④有无腰腹部新近外伤和泌尿道器械检查史;⑤过去是否有高血压和肾炎史;⑥家族中有无耳聋和肾炎史。

2. 血尿的常见病因

(1)泌尿系统疾病:①炎症;②结石;③肿瘤;④外伤;⑤药物刺激;⑥先天畸形。

(2) 全身性疾病：①出血性疾病；②结缔组织病；③感染性疾患；④心血管疾病；⑤内分泌代谢疾病。

(3) 尿路邻近器官疾病。

(4) 化学物品或药品对尿路的损害。

(5) 功能性血尿。

3. 血尿的临床表现

(1) 尿颜色的改变。

(2) 分段尿异常。

(3) 镜下血尿。

(4) 症状性血尿。

(5) 无症状性血尿。

4. 贫血的定义、分类及临床表现

定义："贫血"是指人体外周血中红细胞容积减少，低于正常范围下限的一种常见的临床症状。由于红细胞容积测定较复杂，临床上常用血红蛋白(Hb)浓度来代替。血液病学家认为在我国海平面地区，成年男性 Hb<120g/L，成年女性(非妊娠)Hb<110g/L，孕妇 Hb<100g/L 就存在贫血。分类如下：

(1) 根据红细胞形态特点分为：①大细胞性贫血，如巨幼细胞贫血；②正常细胞性贫血，如再生性障碍性贫血、急性失血贫血；③小细胞低色素性贫血，如缺铁性贫血、铁粒幼细胞性贫血。

(2) 根据贫血的病因和发病机制分类分为：①红细胞生成减少性贫血；②红细胞破坏过多性贫血；③失血性贫血。

临床表现：因贫血的程度、贫血的速度、机体对缺氧的代偿能力和适应能力、患者的体力活动程度、患者年龄及有无心、脑血管基础疾病而异。常见的临床表现如下：

(1) 一般表现　疲乏、困倦、软弱无力是贫血最常见和最早出现的症状。

(2) 心血管系统表现。

(3) 中枢神经系统表现。

(4) 消化系统表现。

(5) 泌尿生殖系统表现。

(6) 其他。

5. 糖尿病的治疗　详见糖尿病专题。

【教师注意事项】

患者主要的症状为血尿，重点需要注意血尿的鉴别。

【本幕小结】

1. 患者以血尿为主要临床表现于门诊就诊，不伴疼痛，无尿频、尿急、腰痛等症状，起初尿色为酱油色，近 1 个月来尿色变红，偶可见凝血块，伴头晕、乏力。

2. 血尿可分为镜下血尿及肉眼血尿。

3. 血尿的常见病因　肾脏及尿路疾病、全身性疾病、邻近器官疾病。

第 二 幕

你接着给李大爷进行了详细的体格检查，记录如下：T 36.5℃，P 72 次/分，R 20 次/分，BP 130/80mmHg。神志清楚，轻度贫血貌，全身皮肤无黄染，无皮疹及皮下瘀斑，巩膜无黄染，全身未触及肿大淋巴结,头颈部未见畸形,颈软,心肺未见异常;腹软,肝、脾肋下未及,无压痛及反跳痛,双肾区无叩击痛,四肢无畸形,双下肢无水肿。

你开具的辅助检查结果如下:

凝血功能 PT、APTT 均为正常。空腹血糖 8.5mmol/L,早、中、晚餐 2 小时后血糖分别为11.4mmol/L、12.5mmol/L、10.3mmol/L。

双肾、输尿管及膀胱 B 超示:膀胱暗区内膀胱壁存在突起团块,回声较强;行膀胱镜检查可见左侧输尿管口上方菜花样肿物,大小约 1.5cm,肿物为粉红色,有蒂、分叶,叶间融合成团,取出部分肿块送病检。

【提示问题】

1. 本病例目前的诊断是什么?

2. 如何调整患者血糖?

3. 本病例中膀胱癌的分期如何?

4. 膀胱镜检查有哪些适应证?

5. 膀胱癌的流行病学及主要临床表现是什么?

【主要讨论内容】

1. 膀胱癌的病因及危险因素。

2. 膀胱癌的流行病学。

3. 膀胱癌的定义、临床表现。

4. 膀胱癌的主要实验室检查方法。

5. 膀胱镜检查的适应证及禁忌证。

【教师参考重点】

1. 膀胱癌的病因及危险因素　膀胱癌的发生是复杂、多因素、多步骤的病理变化过程,既有内在的遗传因素,又有外在的环境因素。较为明确的两大致病危险因素是吸烟和长期接触工业化学产品。

2. 膀胱癌的流行病学

(1) 发病率和死亡率:世界范围内,膀胱癌发病率居恶性肿瘤的第九位,在男性排名第六位,女性排在第十位之后。

(2) 自然病程:大部分膀胱癌患者确诊时处于分化良好或中等分化的非肌层浸润性膀胱癌,其中约 10% 的患者最终发展为肌层浸润性膀胱癌或转移性膀胱癌。

3. 膀胱癌的定义、临床表现　膀胱肿瘤(tumor of bladder)是泌尿系统中最常见的肿瘤之一,绝大多数来自上皮组织,其中 90% 以上为移行上皮肿瘤。发病年龄大多数为 50~70 岁,其中男女发病比例约为 4:1。主要临床表现如下:

(1) 血尿:是膀胱癌最常见和最早出现的症状。

(2) 尿频、尿急、尿痛:多为膀胱肿瘤的晚期表现。

(3) 浸润癌晚期转移症状。

4. 膀胱癌的主要实验室检查方法

(1) 尿液检查。

(2) 影像学检查。

(3) 膀胱镜检查。

(4) 膀胱双合诊。

5. 膀胱镜检查的适应证及禁忌证

适应证

(1) 明确血尿原因及出血部位。

(2) 明确膀胱、尿道内病变的性质及范围。

(3) 膀胱病变取组织活检。

(4) 膀胱癌手术后复查。

(5) 膀胱内治疗(尿道狭窄内切开、尿失禁黏膜下注射、膀胱内碎石、膀胱异物取出、肿瘤及前列腺的电切等)。

(6) 逆行尿路造影、肾盂尿留取。

(7) D-J 管置入及拔除。

(8) 肾盂内测压(上尿路动力学检查)、肾盂内注药(乳糜尿)。

禁忌证

(1) 尿道狭窄、重度前列腺增生。

(2) 先天性尿道畸形。

(3) 急性尿道炎、膀胱炎。

(4) 急性前列腺炎、附睾炎。

(5) 严重膀胱、尿道损伤。

(6) 女性月经期、妊娠期。

(7) 膀胱挛缩,容量 <50ml 者。

(8) 有全身出血倾向的患者。

(9) 身体条件差,不能耐受检查者。

(10) 血尿严重或膀胱内病变过大者。

【教师注意事项】

根据三餐后血糖及泌尿系 B 超检查结果,膀胱发现新生物,性质不明确,引出膀胱肿瘤的检查方法、分期及诊断标准。

【本幕小结】

患者经过进一步检查,诊断为膀胱新生物(性质不确定),拟进一步完善相关检查后确定治疗方案。

第 三 幕

完善相关检查后,你向李大爷及其家属交代了病情,李大爷听到这个消息后显得很消极,你耐心地对李大爷进行了心理安抚,并嘱托家属多开导李大爷。征求患者及家属同意后,给李大爷行"膀胱部分切除术 + 输尿管下端切除并输尿管膀胱吻合术"。术后标本病理结果示:移行细胞癌 I 级。术后给予化疗,两周后李大爷病情好转出院。

【提示问题】

1. 膀胱癌有哪些病理分型?

2. 术前降糖的必要性是什么? 术前如何调整患者降糖药物? 能继续使用二甲双胍吗?

3. 手术需要使用抗生素预防感染吗? 具体方案如何?

4. 膀胱癌怎样治疗?

5. 膀胱癌的预防及预后如何?

6. 如何对肿瘤病人进行心理辅导？

【主要讨论内容】

1. 膀胱癌的诊断标准及鉴别诊断。

2. 膀胱癌的病理。

3. 糖尿病患者的术前准备。

4. 膀胱癌的治疗。

5. 外科手术抗生素预防感染的指征。

6. 膀胱癌的预防及预后。

【教师参考重点】

1. 膀胱癌的诊断标准及鉴别诊断

诊断

(1) 早期症状。

(2) 体格检查。

(3) 膀胱镜检。

鉴别诊断

(1) 肾、输尿管肿瘤。

(2) 泌尿系结核。

(3) 前列腺增生。

(4) 尿石症。

(5) 腺性膀胱炎。

(6) 前列腺癌。

(7) 其他。

2. 膀胱癌的病理

(1) 组织类型。

(2) 分化程度。

(3) 生长方式。

(4) 浸润深度。

3. 糖尿病患者的术前准备

对糖尿病患者的术前评估包括糖尿病慢性并发症(如心血管、肾疾病)和血糖控制情况,并作相应处理。

4. 膀胱癌的治疗 治疗以手术治疗为主。根据肿瘤的临床分期、病理并结合患者全身状况,选择合适的手术方式。

(1) 表浅肿瘤(Tis、Ta、T1)的治疗:原位癌细胞分化不良,癌旁原位癌或已有浸润并出现明显膀胱刺激症状时,应及早行膀胱全切除术。Ta、T1 期肿瘤,以经尿道膀胱肿瘤切除术(TURBT)为主要治疗方法。

(2) 浸润肿瘤(T2、T3、T4 期)的治疗:T2 期分化良好、局限的肿瘤可经尿道切除或行膀胱部分切除术。T3 期肿瘤如分化良好、单个局限,如患者不能耐受膀胱全切者可采用膀胱部分切除术。T4 期浸润性癌常失去根治性手术机会,平均生存 10 个月,采用姑息性放射治疗或化学治疗可减轻症状,延长生存时间。

5. 外科手术抗生素预防感染的指征 抗生素必须予切开前 30~60 分钟给予,若手术延时,需重复给药保持有效血药浓度。术前单剂给药对大多数手术已足够,但在某些情况需维持24小时抗生素(例如污染病例、长时间手术及膺复体种植)。

6. 膀胱癌的预防及预后

(1) 预防:对膀胱肿瘤目前尚缺乏有效的预防措施,但对密切接触致癌物质的职业人员应加强劳动保护,嗜烟者及早戒除,可防止或减少肿瘤的发生。对保留膀胱的手术后患者,膀胱灌注化疗药物及BCG,可预防或推迟肿瘤的复发。

(2) 预后:膀胱癌的预后与肿瘤分级、分期、肿瘤大小、肿瘤复发时间和频率、肿瘤数目以及是否存在原位癌等因素密切相关,其中肿瘤的病理分级和分期是影响预后的最重要因素。研究显示,各期膀胱癌患者5年生存率分别为Ta~T1期91.9%、T2期84.3%、T3期43.9%、T4期10.2%。各分级膀胱癌患者5年生存率分别为G1级91.4%、G2级82.7%、G3级62.6%。

【教师注意事项】

本部分主要为膀胱癌的分型及分期以及如何选择治疗方案的内容,通过引导学生评价患者的治疗方案,引出常见膀胱癌的分期、分型以及治疗方案选择等。

【本幕小结】

通过对患者行膀胱活检,最终诊断为膀胱癌(移行细胞癌Ⅰ级),选择手术治疗,术后继续化疗。

第九节 痛得直不起腰

【学习目标】

掌握尿石症流行病学特点、发病机制、临床表现、并发症、治疗方法及并发症的防治。

1. 基础医学

(1) 尿路结石的病因及危险因素。

(2) 尿路结石形成的物理化学过程。

(3) 体内矿物质代谢。

2. 临床医学

(1) 血尿的定义及问诊技巧。

(2) 血尿的常见病因及发病机制。

(3) 血尿的临床表现及伴随症状。

(4) 腹痛的鉴别诊断。

(5) 尿路结石的定义、分类及临床表现。

(6) 肾结石的定义、临床表现、分类及主要实验室检查方法。

(7) 肾结石的诊断标准、鉴别诊断及治疗。

(8) 体外冲击波碎石的适应证。

3. 人文医学

(1) 尿石症的流行病学。

(2) 肾结石的预防及预后。

【关键词】

尿石症;结石;肾结石;输尿管结石;体外冲击波碎石

【时间分配】

1. 学生讨论时间50分钟。

2. 学生总结时间 20 分钟。

3. 教师总结与讲评 10 分钟。

【教学建议】

依学生多少（如 6~8 人）分别查寻问题所在，以问题导向方式列出重点。以**血尿的定义及问诊技巧、血尿的常见病因及发病机制、血尿的临床表现及伴随症状，需进行的重点体格检查及辅助检查，尿路结石的临床表现、诊断及鉴别诊断，该患者完整的治疗及尿路结石的预后及预防**等为主要学习目标。重点内容讨论时间约占 80%，其余内容讨论时间约占 20%。讨论结束后一周内每人须交一篇小组讨论记录和自我评估，由小组长收齐送交指导老师。主要内容应包括：讨论内容概要，参加讨论的感想、贡献，自己在组织材料和讨论中的优缺点，参与讨论时的困难（知识面、技术面、情绪面等），今后可能采取的对策；也可以评价讨论小组的整体水平、其他队员的参与度，如参与讨论的积极性、聆听态度、沟通协调、课前准备、表达能力等，作为成绩的参考及将来改进教案的参考。

第 一 幕

随着年龄的增长，56 岁的报社编辑夏阿姨觉得身体是一天不如一天了。1 年前没有原因出现左腰部疼痛，呈间歇性的剧烈疼痛，发作时整个肚脐以下都感觉疼。地方社区医院检查诊断为右肾结石，直径约 0.8cm，吃了药后疼痛可以缓解，但是仍时常发作，1 周前又感觉疼痛，特别是活动后，有时还会疼到直不起腰，小便的颜色也比平时深了。夏阿姨赶紧到医院就诊，你作为门诊大夫接诊了她，详细询问了发病情况和相关病史。夏阿姨说自己患高血压 10 年了，最高时血压达 150/90mmHg，糖尿病也有 10 年了，平时血压、血糖控制得还可以。最近饭也不想吃，有时候还会恶心想吐。

【提示问题】

1. 该患者的病史询问是否全面？

2. 该患者在当地社区医院最可能做了什么检查？为什么？

3. 该患者的初步诊断是什么？可能的病因是什么？

4. 下一步需要为患者做哪些检查？

5. 若要确诊，你还想了解患者的哪些信息？

6. 针对患者的既往病史，在治疗过程中有哪些注意事项？

【主要讨论内容】

1. 腹痛的问诊要点及病因鉴别。

2. 尿路结石的概念及常见病因。

3. 老年常见慢性疾病的管理。

【教师参考重点】

1. 腹痛的常见病因及鉴别

（1）腹痛与年龄、性别、职业的关系：幼儿常见原因有先天畸形、肠套叠、蛔虫病等；青壮年以急性阑尾炎、胰腺炎、消化性溃疡等多见；中老年以胆囊炎、胆石症、恶性肿瘤、心血管疾病多见；育龄妇女要考虑卵巢囊肿扭转、宫外孕等；有长期铅接触史者要考虑铅中毒。

（2）腹痛起病情况：有无饮食、外科手术等诱因，急性起病者要特别注意各种急腹症的鉴别，因其涉及内、外科处理的方向，应仔细询问、寻找诊断线索。缓慢起病者涉及功能性与器质性及良性与恶性疾病的区别，除注意病因、诱因外，应特别注意缓解因素。

（3）腹痛的部位：腹痛的部位多代表疾病部位，对牵涉痛的理解更有助于判断疾病的部位和性质。熟悉神经分布与腹部脏器的关系对疾病的定位诊断有利。

（4）腹痛的性质和严重度：腹痛的性质与病变性质密切相关。烧灼样痛多与化学性刺激有关，如胃酸的刺激；绞痛多为空腔脏器痉挛、扩张或梗阻引起，临床常见者有肠绞痛、胆绞痛、肾绞痛；持续钝痛可能为实质脏器牵张或腹膜外刺激所致；剧烈刀割样疼痛多为脏器穿孔或严重炎症所致；隐痛或胀痛反映病变轻微，可能为脏器轻度扩张或包膜牵扯等所致。

（5）腹痛的时间：特别是与进食、活动、体位的关系，已如前述。饥饿性疼痛，进食后缓解多考虑高酸分泌性胃病，如十二指肠溃疡。

（6）既往病史：询问相关病史对于腹痛的诊断颇有帮助，如有消化性溃疡病史要考虑溃疡复发或穿孔；育龄妇女有停经史要考虑宫外孕；有酗酒史要考虑急性胰腺炎和急性胃炎；有心血管意外史要考虑血管栓塞。

2. 尿石症的病因

（1）流行病学因素

1）性别和年龄：我国尿石症人群发病率约1%~5%，肾结石治疗后在5年内约1/3患者会复发。男：女为3：1，女性易患感染性结石。在我国，上尿路结石男女比例相近，下尿路结石男性明显多于女性，约（3.7~5.3）：1。尿石症好发于25~40岁之间，20岁以前患尿石症者少。儿童多发生于2~6岁，常与畸形、感染、营养不良有关。女性有两个高峰，即25~40岁和50~65岁。男性老年人患尿石症与前列腺增生引起尿路梗阻有关，可继发产生膀胱结石。

2）种族：尿石症的发病率与种族有关，美国尿结石年发病率为1.4‰，其中有色人种比白人患尿石症的少。

3）职业：有资料显示职业与尿石症的发病相关，如高温作业的人、飞行员、海员、外科医师、办公室工作人员等发病率较高，空军中飞行员肾结石的患病率就高于地勤人员3.5~9.4倍。

4）地理环境和气候：尿石症发病有明显的地区性差别。山区、沙漠、热带和亚热带地域尿石症发病率较高，这主要与饮食习惯、温度、湿度等环境因素有关。在我国南方，泌尿外科诊治患者以尿石症为最常见的疾病，而在北方只占10%~15%。

5）饮食和营养：饮食的成分和结构对尿结石的形成有重要影响。有资料表明，饮食中大量摄入动物蛋白、精制糖，可增加上尿路结石形成的危险性。其他如脂肪、嘌呤、草酸、钙、磷、微量元素、维生素等都会影响尿结石的形成。营养状况好，动物蛋白摄入过多时，容易形成肾结石，主要成分是草酸钙、磷酸钙；营养状况差，动物蛋白摄入过少时容易形成膀胱结石，主要成分是尿酸。在我国由于社会经济发展和生活水平提高，饮食结构发生变化，营养状况得到改善，目前上尿路结石的发病率远高于下尿路结石，尤其小儿的膀胱结石已少见。

6）水分摄入：任何破坏水的摄入量与损失量平衡的因素如出汗过多，都会使尿液中钙和盐的过饱度增加，有利于尿结石的形成。反之，大量饮水使尿液稀释，能减少尿中晶体形成。

7）疾病：有些尿结石的形成与遗传性疾病有关，如胱氨酸尿症、家族性黄嘌呤尿等。尿结石的形成常表现为家族性，并发现有与之相关的基因突变。先天性畸形如多囊肾、蹄铁形肾、肾盂输尿管连接处梗阻（UPJO）、髓质海绵肾和下尿路畸形等，也与尿石症形成密切相关。代谢紊乱如甲状旁腺功能亢进、高尿酸尿症和高草酸尿症等，以及尿路梗阻和感染等亦为尿结石形成的因素。

（2）尿液改变

1）形成尿结石的物质排出增加：尿液中钙、草酸或尿酸排出量增加。长期卧床、甲状旁腺功能亢进者尿钙增加；痛风患者尿酸排出增多；内源性合成草酸增加或肠道吸收草酸增加引起高草酸尿症等。

2）尿 pH 改变：在碱性尿中易形成磷酸镁铵及磷酸盐沉淀；在酸性尿中易形成尿酸和胱氨酸结晶。

3）尿量减少，使盐类和有机物质的浓度增高。

4）尿中抑制晶体形成和聚集的物质减少，如枸橼酸、焦磷酸盐、酸性黏多糖、镁等。

5）尿路感染时尿基质增加，使晶体黏附。有些细菌如大肠杆菌能分解尿素产生氨，使尿 pH ≥ 7.2，易形成磷酸镁铵结石。

（3）泌尿系解剖结构异常：有认为肾乳头的上皮下钙化斑是结石形成的病灶，可以引起草酸盐、磷酸盐和尿酸结晶沉淀。尿路任何部位的狭窄、梗阻、憩室都可使尿液滞留，导致晶体或基质在该部位形成沉积，而尿液滞留继发尿路感染有利于结石形成。

3. 老年常见慢性病管理　见糖尿病、高血压、冠心病章节。

【教师注意事项】

患者的临床表现主要为腰部绞痛，并存在血尿，考虑为上尿路结石，引导同学讨论下腹痛的常见病因及鉴别，做出尿路结石的诊断。

【本幕小结】

患者以腰部绞痛，伴血尿为主要症状前来就诊，既往有肾结石病史，通过讨论下腹疼痛的鉴别诊断，结合病史，做出尿路结石的初步诊断。

第 二 幕

你为夏阿姨做了详细的体格检查，并开具了相关辅助检查，结果记录如下：

体格检查：T 36.4℃，P 78 次 / 分，R 18 次 / 分，Bp 118/82mmHg。神清，查体合作，肺部听诊无异常。心率 78 次 / 分，心律齐，无额外心音和杂音。腹部平坦，左下腹压痛，无反跳痛，Murphy 征阴性，肝脏未触及，腹部无包块。双下肢无水肿，肌力及反射正常。双侧肾区无膨隆，左肾叩击痛，双侧输尿管走行区无压痛，膀胱无压痛，叩诊呈鼓音，外生殖器发育正常。

辅助检查：血常规：白细胞 8.68×10^9/L，红细胞 4.22×10^{12}/L；血生化：肌酐 66μmol/L 血糖 6.3mmol/L；尿常规：白细胞 56/μl，红细胞 39/μl，尿蛋白（–）；泌尿系超声：左肾可见长约 1.9cm 强回声，伴声影。

【提示问题】

1. 结合以上检查结果，目前最可能的诊断是什么？诊断依据是什么？

2. 该病需与哪些疾病鉴别？可能发生哪些并发症？

【主要讨论内容】

1. 肾结石的病因及发病机制。

2. 肾结石流行病学。

3. 肾结石分类。

4. 肾结石临床表现。

5. 肾结石并发症。

6. 肾结石检查。

7. 肾结石诊断。

8. 肾结石鉴别诊断。

【教师参考重点】

1. 肾结石病因及发病机制

（1）病因：肾结石的形成过程是某些因素造成尿中晶体物质浓度升高或溶解度降低，呈过饱和状态，析出结晶并在局部生长、聚集，最终形成结石。在这一过程中，尿晶体物质过饱和状态的形成和尿中结晶形成抑制物含量减少是最重要的两个因素。

影响结石形成的因素包括：

1）尿液晶体物质排泄量增高

高钙尿：正常人每天摄入 25mmol 钙和 100mmol 钠时，每天尿钙排量 <7.5mmol（或 0.1mmol/kg）；每天摄入 10mmol 时，尿钙排量 <5mmol。持续高钙尿是肾结石患者最常见的独立异常因素，所引起的结石多为草酸钙结石，纠正高钙尿能有效防止肾结石复发。因此高钙尿在肾结石发病中起非常重要的作用。

高草酸尿：正常人每天尿草酸排量为 15~60mg。草酸是除钙以外肾结石的第二重要组成成分，但大多数草酸钙肾结石患者并没有草酸代谢异常。高草酸尿多见于肠道草酸吸收异常，或称肠源性高草酸尿，占肾结石患者的 2%。健康人肠腔内钙与草酸结合可阻止草酸吸收，回肠疾病（如回肠切除、空 - 回肠旁路形成术后、感染性小肠疾病、慢性胰腺和胆道疾病时）由于脂肪吸收减少，肠腔内脂肪与钙结合，因而没有足够的钙与草酸结合，导致结肠吸收草酸增多；而未吸收的脂肪酸和胆盐本身还可损害结肠黏膜，导致结肠吸收草酸增多。另外在吸收性高钙尿时，由于肠吸收钙增多，也可引起草酸吸收增多。高草酸尿偶见于草酸摄入过多、VitB 缺乏、VitC 摄入过多和原发性高草酸尿。后者分Ⅰ型和Ⅱ型，Ⅰ型是由于肝脏内的丙氨酸 - 乙醛酸转氨酶（AGT）有缺陷引起的，Ⅱ型则是肝脏 D- 甘油酸脱氢酶和乙醛酸还原酶不足导致尿草酸和甘油酸排泄增多。任何原因引起的高草酸尿可致肾小管及间质损害，导致肾结石。

高尿酸尿：健康人一般每天尿酸排量 ≤4.5mmol。高尿酸尿是 10%~20% 草酸钙结石患者的唯一生化异常，有人称之为"高尿酸性草酸钙结石"，并作为一个独立的肾结石类型。另外 40% 高尿酸尿患者同时存在高钙尿症和低枸橼酸尿症。高尿酸尿症的病因有原发性及骨髓增生性疾病、恶性肿瘤尤其是化疗后、糖原累积症和 Lesch-Nyhan 综合征。慢性腹泻如溃疡性结肠炎、局灶性肠炎和空 - 回肠旁路成形术后等因素，一方面肠道碱丢失引起尿 pH 下降，另一方面使尿量减少，从而促使形成尿酸结石。

高胱氨酸尿：系近端小管和空肠对胱氨酸、赖氨酸等转运障碍所致的遗传性疾病。由于肾小管转运障碍，大量胱氨酸从尿中排泄。尿中胱氨酸饱和度与 pH 有关，当尿 pH 为 5 时，饱和度为 300mg/L；尿 pH7.5 时，则饱和度为 500mg/L。

黄嘌呤尿：是一种罕见的代谢性疾病，因缺乏黄嘌呤氧化酶，次黄嘌呤向黄嘌呤及黄嘌呤向尿酸的转化受阻，导致尿黄嘌呤升高（>13mmol/24h），而尿尿酸减少。在应用别嘌呤醇治疗时，因黄嘌呤氧化酶活性受抑制而尿黄嘌呤增高，但在没有机体原有黄嘌呤代谢障碍基础的情况下，一般不致发生黄嘌呤结石。

2）尿液中其他成分对结石形成的影响

尿 pH：尿 pH 改变对肾结石的形成有重要影响。尿 pH 降低有利于尿酸结石和胱氨酸结石形成，而 pH 升高有利于磷酸钙结石（pH>6.6）和磷酸铵镁结石（pH>7.2）形成。

尿量：尿量过少则尿中晶体物质浓度升高，有利于形成过饱和状态。约见于 26% 肾结石患者，且有 10% 患者除每日尿量少于 1L 外无任何其他异常。

镁离子：镁离子能抑制肠道草酸的吸收以及抑制草酸钙和磷酸钙在尿中形成结晶。

枸橼酸:能显著增加草酸钙的溶解度。

低枸橼酸尿:枸橼酸与钙离子结合而降低尿中钙盐的饱和度,抑制钙盐发生结晶。尿中枸橼酸减少,有利于含钙结石尤其是草酸钙结石形成。低枸橼酸尿见于任何酸化状态如肾小管酸中毒、慢性腹泻、胃切除术后,噻嗪类利尿药引起低钾血症(细胞内酸中毒)、摄入过多动物蛋白以及尿路感染(细菌分解枸橼酸)。另有一些低枸橼酸尿病因不清楚。低枸橼酸尿可作为肾结石患者的唯一生化异常(10%)或与其他异常同时存在(50%)。

3)尿路感染:持续或反复尿路感染可引起感染性结石。含尿素分解酶的细菌如变形杆菌、某些克雷白杆菌、沙雷菌、产气肠杆菌和大肠杆菌,能分解尿中尿素生成氨,使尿 pH 升高,促使磷酸铵镁和碳酸磷石处于过饱和状态。另外,感染时的脓块和坏死组织等也促使结晶聚集在其表面形成结石。在一些肾脏结构异常的疾病如异位肾、多囊肾、马蹄肾等,可由于反复感染及尿流不畅而发生肾结石。感染尚作为其他类型肾结石的并发症,而且互为因果。

4)饮食与药物:饮用硬化水;营养不良、缺乏 VitA 可造成尿路上皮脱落,形成结石核心;服用氨苯蝶啶(作为结石基质)和醋唑磺胺(乙酰唑胺)。另外约 5% 肾结石患者不存在任何生化异常,其结石成因不清楚。

肾结石很少由单纯一种晶体组成,大多有两种或两种以上,而以其中一种为主体。90% 肾结石含钙质,如草酸钙、磷酸碳酸钙和磷酸铵镁。不含钙的结石由尿酸和胱氨酸形成的核心。在 X 线片上绝大多数含钙肾结石能显影,结石在 X 线上的密度以及其表面光滑或不规则程度,对判定结石成分有帮助。

(2)发病机制

肾结石形成的有关学说

肾钙斑学说:有学者曾多次报道在肾乳头发现钙化斑块。从目前认识看,肾内钙化和微结石的成因可以是全身结石盐过饱和的一种表现(异位钙化),也可以是肾组织受各种因素作用导致坏死而钙化的原因。不论异位钙化还是肾损害,都与结石形成密切相关,但有这种病理损害者不一定都形成结石,而结石形成也并非必须以钙化灶为基础。

尿过饱和结晶学说:该学说认为,结石是在尿液析出结晶成分基础上形成的。有人单用过饱和溶液进行试验,其中不附加任何基质类物质,或用纤维薄膜除去尿中大分子物质也能形成人造结石,说明过饱和溶液可能为结石形成的机制之一。

抑制因素缺乏学说:尿中抑制因素的概念最早来源于胶体化学。目前学者们对草酸钙、磷酸钙两种体系以及对同质成核、异质成核、生长、聚集各环节起抑制作用的低分子和大分子物质都做了比较系统的研究。尿抑制物活性测定的可重复性和可比性均明显提高。在此基础上有人还研究了人工合成抑制结石形成的药物。

游离颗粒和固定颗粒学说:游离颗粒形成结石学说的看法之一是尿中结石成分饱和度提高,析出晶体后继续长大成为结石。游离颗粒在流经肾小管时不可能长大到足以阻塞集合管的程度。因此,必须有固定的颗粒才能长大成石。晶体在一定条件下可以大量聚集生长,也可以迅速聚集变为大的团块,借助黏蛋白黏附在细胞壁上。此外,肾小管损害也有利于晶体附着。颗粒在尿路中滞留是结石长大的重要因素。

取向附生学说:大部分结石为混合性的。草酸钙结石常含羟磷灰石(或以此为核心),草酸钙结石以尿酸为核心的也不少见。另外在临床上不少患草酸钙结石的患者尿中尿酸也升高,用别嘌醇治疗可减少结石复发。取向附生学说认为,结石的各种晶体面的晶格排列相互间常有明显相似之处,两种晶体面如有较高的吻合性即可取向附生。取向附生的结果是在体外比较简单的液体实验中取得的,在复杂的尿液中,这种机制的重要性尚待证实。

免疫抑制学说:该学说认为,结石的形成存在免疫和免疫抑制问题。感染或环境因素的作用可缩短或延长结石形成的潜伏期。一旦免疫系统受到激惹,淋巴细胞即产生抗体,由 α-球蛋白转运并侵犯肾脏上皮细胞引起肾结石,这种学说亦有待证实。

多因素学说:尿中存在各种分子和离子,互相吸引或相互排斥。由于尿液中的理化环境极为复杂,企图用一种学说或一种简单现象来说明结石的形成原理是困难的。至今,许多基础和临床的研究结果都更支持多因素学说。目前对结石形成的综合性研究已日趋深入。

2. 肾结石的流行病学　肾结石可发生于任何年龄,小至出生后数月,大至80岁以上,多数发生在青壮年,21~50岁约占80%。男性病人多于女性。女性肾结石病人的发病有两个年龄高峰(25~40岁及50~65岁),出现第2个高峰的原因可能与绝经后骨质疏松有关。此时尿钙排出增多,有利于肾石的形成。肾结石的发病有一定地区性,热带、亚热带较多见,表明气候炎热、日晒过多可增加肾结石的发病率。结石多位于肾盂内,其次是肾下盏。单侧多见,左右侧发病率相似,双侧占10%。近75%的肾结石主要成分是草酸钙,另外还有5%为纯磷酸钙。草酸钙在结石中以单水化合物或二水化合物的形式存在,而磷酸钙则多以羟磷灰石,偶以磷酸氢钙存在。在正常尿液中,二者都是易溶的。

3. 肾结石的分类

(1) 依据结石的成分分类

1) 草酸钙结石:尿液呈酸性,特点为质硬、不易碎、粗糙、不规则、棕褐色。

2) 磷酸钙结石:尿液呈碱性,特点为易碎、粗糙、不规则、灰白色、黄色或棕色,往往因尿路感染和梗阻而引起。

3) 尿酸盐结石:尿液持续酸性,特点为质硬、光滑、颗粒状、黄色或棕红色,尿酸代谢异常。

4) 磷酸铵镁结石:属肾脏感染,特点为光滑、面体或椎体,大多与饮食有关。

5) 胱氨酸结石:为罕见的遗传性疾病,特点为质硬、光滑、蜡样、淡黄色至黄棕色,为家族性遗传性疾病。

(2) 依据结石的部位分类:上尿路结石包括肾结石、输尿管结石,下尿路结石包括膀胱结石、尿道结石。

4. 肾结石的临床表现

(1) 无症状:多为肾盏结石,体格检查行B超检查时发现,尿液检查阴性或有少量红、白细胞。

(2) 腰部钝痛:多为肾盂较大结石如铸形结石,剧烈运动后可有血尿。

(3) 肾绞痛:常为较小结石,有镜下或肉眼血尿,肾区叩痛明显。疼痛发作时患者面色苍白、全身冷汗、脉搏快速微弱甚至血压下降,常伴有恶心、呕吐及腹胀等胃肠道症状。

(4) 排石尿:在疼痛和血尿发作时,可有沙粒或小结石随尿排出。结石通过尿道时有尿流堵塞并感尿道内刺痛,结石排出后尿流立即恢复通畅,患者顿感轻松舒适。

(5) 感染症状:合并感染时可出现脓尿,急性发作时可有畏寒、发热、腰痛、尿频、尿急、尿痛症状。

(6) 肾功能不全:一侧肾结石引起梗阻,可引起该侧肾积水和进行性肾功能减退;双侧肾结石或孤立肾结石引起梗阻,可发展为尿毒症。

(7) 尿闭:双侧肾结石引起两侧尿路梗阻、孤立肾或唯一有功能的肾结石梗阻可发生尿闭,一侧肾结石梗阻,对侧可发生反射性尿闭。

(8) 腰部包块:结石梗阻引起严重肾积水时,可在腰部或上腹部扪及包块。

5. 并发症

(1) 泌尿系梗阻:肾结石致泌尿系管腔内堵塞可造成梗阻部位以上的积水。结石性梗阻常为不完全性梗阻,有的结石表面有小沟,尿液可沿小沟通过;有时结石虽较大,甚至呈铸状结石,但尿仍能沿结石周围流出,也可能在长时间内不引起积水,肾盂壁纤维组织增生变厚时,则扩张表现不明显。肾结石发生梗阻由于发病缓急不同,其临床表现有很大差异。尽管最终均可引起肾盂积水,但临床不一定以肾盂积水为主要表现。肾盂积水有时无任何临床症状,部分病例直到肾盂积水达严重程度,腹部出现肿物和肾功能不全,甚至无尿时才被发现。

(2) 局部损伤:小而活动度大的结石,对局部组织的损伤很轻,大而固定的鹿角状结石可使肾盏、肾盂上皮细胞脱落,出现溃疡、纤维组织增生、中性粒细胞和淋巴细胞浸润,以致纤维化。移行上皮细胞长期受结石刺激后,可发生鳞状上皮细胞化生,甚至可引起鳞状上皮细胞癌,因此应做尿脱落细胞学检查。尽管尿脱落细胞异常不一定能使之确诊,但从中可获得尿路上皮细胞发生异常改变的提示。对于长期存在的肾盂或膀胱结石都要想到上皮细胞癌变的可能,手术时应取活体组织送快速冷冻切片检查。

(3) 感染:有无感染对肾结石的治疗和防治有重要意义。尿路感染患者临床表现为发热、腰痛、尿中出现脓细胞。尿培养有细菌时,应同时做药敏试验。结石合并感染时,可加速结石的增长和肾实质的损害。在结石排出或取出前,这种感染很难治愈,可发生肾盂肾炎、肾积脓、肾周围炎,严重者甚至可发展为肾周围脓肿;与腹膜粘连后,可穿破入肠管。显微镜下可见肾间质炎症,细胞浸润和纤维化,肾小管内有中性粒细胞和上皮细胞,后期出现肾小管萎缩和肾小球硬化。

(4) 肾功能不全:肾结石在合并尿路梗阻时,尤其是双侧尿路梗阻或在此基础上合并严重感染,患者可出现肾功能不全。当梗阻解除和(或)感染得到有效控制,部分患者肾功能可好转或恢复正常。判断肾功能的方法除检测血清尿素氮、肌酐和内生肌酐清除外,还可采用静脉肾盂造影术并根据造影剂排出的时间、浓度加以判断。B超虽可了解尿路扩张情况和肾实质的厚度,但判断肾功能较为困难。静态或动态核素扫描或摄像可提供有价值的线索。因为梗阻和肾损害随结石移动部位的变化,以及治疗的不同阶段而发生变化,所以肾结石患者需要随诊监测,尤其动态扫描了解肾实质的情况。当结石排出后,或在引流后,这种检查可对预后或进一步处理提供依据。

(5) 肾钙质沉积症:钙质在肾组织内沉着,多发生于有高血钙患者。原发性甲状旁腺功能亢进、肾小管酸中毒和慢性肾盂肾炎患者,可有肾钙质沉淀。钙质主要沉淀在髓质内。病变严重时,全部肾实质都可有钙沉着,导致间质纤维化、肾小球硬化和肾小管萎缩。

(6) 肾组织为脂肪组织代替:肾结石肾盂肾炎的肾组织萎缩后可为脂肪组织所代替。肾脏维持其原形但普遍缩小。肾包膜与肾的表面紧密粘连,肾组织萎缩而硬化。严重病例所剩肾组织极少,甚至完全消失。肾实质与肾盂肾盏间为灰黄色的脂肪组织所填充。

6. 肾结石的主要检查

(1) 实验室检查

1) 尿化验:可分为一般检查和特殊检查。

一般检查:主要为尿常规,它包括 pH、相对密度(比重)、红细胞、脓细胞、蛋白、糖、晶体等。尿石患者的尿中可以发现血尿、晶体尿和脓细胞等。尿 pH 值的高低常提示某种类型的结石:磷酸钙、碳酸磷灰石结石患者的尿 pH 值常高于 7.0,而尿酸、胱氨酸和草酸钙结石患者的尿 pH

值常小于 5.5。可见镜下血尿或肉眼血尿。但 15% 的患者没有血尿。在非感染性结石,可有轻度的脓尿。

特殊检查

① 尿结晶检查:应留取新鲜尿液,如看见苯样胱氨酸结晶提示可能有胱氨酸结石;如尿中发现尿酸结晶,常提示尿酸结石可能;发现信封样的晶体就可能是二水草酸钙结石;棺材盖样晶体则为磷酸镁铵晶体;在疑有磺胺类药物结石的患者的尿中会发现磺胺结晶。

② 尿细菌培养:菌落 $>10^5/ml$ 者为阳性。药敏试验则可了解最有效的抗生素。尿培养如为产生尿素的细菌,则有感染结石存在的可能。

③ 24 小时尿的化验:须正确收集 24 小时的尿液,尿液计量要准确。化验的内容包括:24 小时尿钙、磷、镁、枸橼酸、尿酸、草酸、胱氨酸等。

2) 血生化检查:健康成人血清钙为 2.13~2.6mmol/L(8.5~10.4mg/dl),无机磷为 0.87~1.45mmol/L(2.7~4.5mg/dl)。原发性甲状旁腺功能亢进的患者血清钙高于正常值,常在 2.75mmol/L(11mg/dl) 以上,且同时伴有血清无机磷降低。

健康成人男性血清尿酸不超 416.36mmol/L(7mg/dl),女性则不超过 386.62mmoL/L(6.5mg/dl),当超过此值时为高尿酸血症。痛风的患者血尿酸增高。

肾结石伴有肾功能障碍时常有酸中毒,此时血清电解质改变,血清钠和二氧化碳结合力降低,血钾不同程度升高。肾小管酸中毒时可出现低钾和高氯血性酸中毒。

尿素氮和肌酐的测定可了解患者的肾功能,当肾功能受到损害时血中的尿素氮、肌酐可有不同程度的增高。总之,尿石患者的血液和尿液化验有助于了解尿石患者的肾功能、结石有无并发感染、结石可能的类型及结石成因,并对指导结石的治疗及预防起作用。

(2) 其他辅助检查

1) X 线检查:X 线检查是诊断尿路结石最重要的方法。包括腹部平片、排泄性尿路造影、逆行肾盂造影,或做经皮肾穿刺造影等。

尿路平片:尿路 X 线平片是诊断尿路结石最基本的方法。根据肾、输尿管、膀胱、尿道区的不透 X 线阴影,可以初步得出有无结石的诊断。结石中的含钙量不同,对 X 线的透过程度也不同。大约 40% 的结石可以根据在 X 线平片上显示的致密影来判断结石的成分,草酸钙结石最不透 X 线,磷酸镁铵次之,尿酸结石是最常见的可透 X 线结石。胱氨酸结石因含硫而略不透 X 线。但是茚地那韦结石及某些基质结石在平扫的 CT 片是可以显影的。肾钙化常见于髓质海绵肾(接近沉积在扩张的集合管),也可与腰椎横突的密度进行比较,并作出诊断。还有 10% 的不含钙结石不易被 X 线平片所发现。腹部的钙化阴影可与尿路结石相混淆。这些钙化的阴影主要有:①肠道内的污物及气体;②肠系膜淋巴结钙化阴影;③骨骼部分的骨岛形成(如骶髂关节区域)、第 11、12 肋软骨钙化;④骨盆区域的静脉钙化所形成的"静脉石"阴影。⑤体外的异物干扰(如纽扣、裤带上打的结等);⑥消化道钡剂检查后没有排净的钡剂。

排泄性尿路造影:排泄性尿路造影除了可以进一步确认在 X 线平片上不透 X 线阴影与尿路的关系外,还可见患侧上尿路显影延迟;肾影增大;肾盂及梗阻上方的输尿管扩张、迂曲等改变,并据此了解肾脏的功能情况。必要时需延长造影的时间以求患侧满意显影。对输尿管壁段的结石,充盈的膀胱影可掩盖结石的影像,此时可嘱患者排尿后再摄片。可透 X 线的结石在 IVU 片上可表现为充盈缺损。通过 IVU 片还可以了解肾脏的形态、有无畸形等情况。通过 IVU 还可显示出肾盏憩室的结石与集合系统的关系。

肾穿刺造影:在逆行造影失败时,可进行肾穿刺造影。因可能会引起一些并发症,故现已很少使用。

2）肾图：肾图是诊断尿路梗阻的一种安全可靠、简便无痛苦的方法，可了解分肾功能和各侧上尿路通畅的情况，作为了解病情发展及观察疗效的指标。其灵敏度远较排泄性尿路造影为高。利尿肾图则可以对功能性梗阻及机械性梗阻进行鉴别。急性肾绞痛时如尿常规有红细胞但 KUB 未见结石的阴影而不能明确诊断时，可急诊行肾图检查。如出现患侧梗阻性肾图，则可确定是患侧上尿路有梗阻，而与其他急腹症相鉴别。

3）超声检查：B 超检查可对肾内有无结石及有无其他合并病变作出诊断，确定肾脏有无积水。尤其能发现可透 X 线的尿路结石，还能对结石造成的肾损害和某些结石的病因提供一定的证据。但 B 超也有一定的局限性，它不能鉴别肾脏的钙化与结石，不能直观地了解结石与肾之间的关系，也不能看出结石对肾的具体影响，更重要的是 B 超不能对如何治疗结石提供足够的证据。大约 1/4 以上 B 超正常的患者在 IVU 检查时诊断为输尿管结石。因此，B 超对尿路结石的诊断只能作为一种辅助或筛选检查。在 B 超发现有结石后，应作进一步检查，如排泄性尿路造影等。

4）CT 检查：并非所有的尿石患者均需作 CT 检查。CT 检查可显示肾脏大小、轮廓、肾结石、肾积水、肾实质病变及肾实质剩余情况，还能鉴别肾囊肿或肾积水；可以辨认尿路以外引起的尿路梗阻病变如腹膜后肿瘤、盆腔肿瘤等；增强造影可了解肾脏的功能；对因结石引起的急性肾衰竭，CT 能有助于诊断的确立。因此，只有对 X 线不显影的阴性结石以及一些通过常规检查无法确定诊断进而影响手术方法选择的尿石患者，才需要进行 CT 检查。非增强的螺旋 CT（NCHCT）由于资料可以储存、重建而得到应用。检查的时间快、费用低、没有造影剂的副作用、放射剂量小，还可与腹部其他与肾绞痛容易混淆的疾病（如阑尾炎、卵巢囊肿等）相鉴别。其诊断肾、输尿管结石的敏感性在 96%~100% 之间，特异性在 92%~97% 之间。

5）磁共振：磁共振尿路造影对诊断尿路扩张很有效。对 96% 的尿路梗阻诊断有效，尤其是对肾功能损害、造影剂过敏、禁忌 X 线检查者，也适合于孕妇及儿童。结石在磁共振上均显示低信号。但需根据病史及其他影像学资料与血凝块相鉴别。

磁共振尿路成像（MRU）通过对重 T_2 加权效果使含水器官显像的原理成像。该技术对流速慢或停止的液体（如脑脊液、胆汁、尿液等）非常敏感，呈高信号；而实质性器官及流动的液体呈低信号，达到水成像的清晰效果。这项技术不用造影剂，没有放射线，具有安全、操作简便等优点，可获得类似排泄性尿路造影的效果。在 MRU 上，肾结石、膀胱结石均表现为低信号，与周围的尿液高信号相比表现为充盈缺损。但是，它也需与血块、肿瘤等相鉴别。MRU 除用于输尿管结石引起的梗阻外，对其他原因引起的上尿路梗阻（如肾盂输尿管交界处狭窄）、输尿管囊肿、输尿管异位开口等也有很好的诊断作用。

7. 诊断　对任何尿石患者的诊断都应包括：有没有结石、结石的数量、结石的部位、结石可能的成分、有无合并症及结石形成的原因。只有弄清了上述这些问题之后，才算得到了一个完整的诊断。

（1）病史：由于尿石症是多因素的疾病，故应详细询问病史。应尽量详细地了解职业、饮食饮水习惯、服药史，既往有无排石的情况及有无痛风、原发性甲状旁腺功能亢进等病史。

（2）饮食和液体摄入：如肉类、奶制品的摄入等。

（3）药物：主要了解服用可引起高钙尿、高草酸尿、高尿酸尿等代谢异常的药物。

（4）感染：尿路感染，特别是产生尿素酶的细菌感染可导致磷酸镁铵结石的形成。

（5）活动情况：固定可导致骨质脱钙和高钙尿。

（6）全身疾病：原发性甲状旁腺功能亢进、肾小管酸中毒（RTA）、痛风、肉状瘤病等都可以引起尿石症。

（7）遗传：如肾小管酸中毒（RTA）、胱氨酸尿、吸收性高钙尿等都有家族史。

（8）解剖：先天性（肾盂输尿管交界处梗阻、马蹄肾）和后天性（前列腺增生症、尿道狭窄）的尿路梗阻都可以引起尿石症。髓质海绵肾是含钙结石患者中最常见的肾结构畸形。

（9）既往的手术史：肠管的切除手术可引起腹泻，并引起高草酸尿和低枸橼酸尿。

（10）体征：一般情况下，肾结石患者没有明确的阳性体征，或仅有轻度的肾区叩击痛。肾绞痛发作时，患者躯体屈曲，腹肌紧张，脊肋角有压痛或叩痛。肾绞痛缓解后，也可有患侧脊肋角叩击痛。肾积水明显者在腹肌放松时可触及增大的肾脏。

（11）相应实验室与影像学检查（见上文）。

8. 鉴别诊断　肾结石需与下列疾病进行鉴别。

（1）胆结石：胆结石可致胆绞痛，易与右侧肾绞痛相混淆。胆结石合并有胆囊炎时，可出现右上腹部持续性疼痛，阵发性加剧，墨菲征阳性。右肋缘下有时可有触痛并随呼吸移动的肿大胆囊，或边界不清、活动度不大而有触痛的被大网膜包裹的包块。胆结石患者尿常规检查一般正常，B超检查可以确定诊断。

（2）肾结核：肾结石合并有梗阻和感染时应与肾结核相鉴别。肾结核往往有慢性顽固的膀胱刺激症状，经一般抗生素治疗无明显效果；尿中有脓细胞，而普通尿培养无细菌生长；有时伴有肺结核或肾脏的小结核病灶；膀胱镜检查可见充血水肿、结核性结节、结核性溃疡、结核性肉芽肿和瘢痕形成等病变，在膀胱三角区和输尿管开口附近病变尤为明显。输尿管口常呈洞穴状，有时见混浊尿液排出；钙化型肾结核在平片可见全肾广泛钙化，局灶性者在肾内可见斑点钙化阴影。肾结核造影的早期 X 线表现为肾盏边缘不整齐，有虫蛀样改变，严重者可见肾盏闭塞、空洞形成，肾盏肾盂不规则扩大或模糊变形。

（3）海绵肾：海绵肾的发病率为 1/5000，患者的肾髓质集合管呈囊状扩张，大体外观如海绵状。70% 病例存在双侧肾病变，每个肾脏有 1 个至数个乳头受累。本病出生时即存在，但无症状，通常到 40~50 岁因发生结石或感染合并症才被发现。集合管扩张造成长期的尿液滞留，加上经常合并的高尿钙症，是发生结石和感染的原因，肾小管浓缩和酸化功能常受损。腹部平片可见肾脏大小正常或轻度增大，肾区内可见成簇的多发性结石（在乳头区呈放射状排列）。静脉肾盂造影见到的髓质集合管呈扇状囊状扩张为诊断本病的依据。

（4）肾盂肿瘤：肾盂肿瘤多为乳头状瘤，良性与恶性之间常无明显界限，转移途径与肾癌相同；由于肾盂壁薄，周围淋巴组织丰富，所以常有早期淋巴转移。该病多在 40 岁以后发生，男性多于女性。早期表现为无痛性血尿，但无明显肿块；晚期因肿瘤增大，造成梗阻时可出现肿块。尿沉渣检查有时可见肿瘤细胞，血尿时膀胱镜检查可见患侧输尿管口喷血。在造影片上有充盈缺损，需与透 X 线结石鉴别。CT 和 B 超可协助鉴别。

（5）胆道蛔虫症：肾结石患者出现肾绞痛时，应与胆道蛔虫病进行鉴别。胆道蛔虫主要表现为剑突下阵发性"钻顶样"剧烈绞痛，其特点为发作突然，缓解亦较迅速。疾病发作时，患者常辗转不安，全身出汗，甚至脸色苍白，四肢发冷，并常伴有恶心呕吐，呕吐物可含胆汁甚或蛔虫。发作间歇期，疼痛可完全消失。有时疼痛可放射至右肩部或背部。B 超可明确诊断。

（6）急性阑尾炎：右侧肾结石患者出现肾绞痛时，应注意与急性阑尾炎进行鉴别。转移性右下腹痛是急性阑尾炎的特点。70%~80% 的患者，在发病开始时感觉上腹疼痛，数小时至十几小时后转移至右下腹部。上腹部疼痛一般认为是内脏神经反射引起，而右下腹痛则为炎症刺激右下腹所致。急性阑尾炎的腹部体征表现为右下腹有局限固定而明显的压痛点,当腹痛尚未转移至右下腹前,压痛已固定在右下腹,这在诊断上具有重要意义。若症状不典型或阑尾位置异常,应参考其他症状、体征进行鉴别。如一时难以确诊,应严密观察,全面分析,以减少误诊。

(7) 急性胰腺炎:腹痛是急性胰腺炎的主要症状。腹痛常开始于上腹部,但亦可局限于右上腹或左上腹部,视病变侵犯的部位而定。如胰头部病变且合并胆道疾患,除右上腹痛外,可向右肩或右腰部放射;炎症主要侵犯胰尾时,上腹疼痛可向左肩背部放射。疼痛的性质和强度大多与病变的程度一致。水肿性胰腺炎多为持久性疼痛,可伴有阵发性加重,多可忍受;出血或坏死性胰腺炎则多为刀割样剧痛,不易为一般镇痛药所缓解,严重者可发生休克。根据病史、体征及血、尿淀粉酶的测定,多数急性胰腺炎的诊断一般可以确立。

(8) 卵巢囊肿蒂扭转:肾结石女性患者出现肾绞痛时应注意与卵巢囊肿蒂扭转相鉴别。卵巢囊肿蒂扭转的典型症状为突然发生剧烈腹痛,甚至发生休克、恶心、呕吐。妇科检查发现有压痛显著、张力较大的肿块并有局限性肌紧张。如果扭转发生缓慢,则疼痛较轻,有时扭转能自行复位,疼痛也随之缓解。

(9) 淋巴结钙化:若位于肾区内,可误诊为肾结石。淋巴结钙化为圆形颗粒状致密影,内部不均匀,且多发、散在,静脉尿路造影片加侧位片有助于与肾结石区别。

(10) 其他:肾结石还应与其他引起腰背痛、腹痛的有关疾病进行鉴别,如宫外孕破裂、胃炎、胃溃疡等疾病。

【教师注意事项】

依据患者症状、病史及泌尿系 B 超结果,逐渐明确肾结石的诊断。应注意肾结石的其他知识及患者各项体征的意义。

【本幕小结】

完善各项检查,可得出患者的诊断:①肾结石(左侧);②高血压病 1 级,极高危;③2 型糖尿病;④冠状动脉粥样硬化性心脏病。要注意诊断的完整性。

第 三 幕

完善相关检查后,你向夏阿姨及其家属耐心解释了病情,给夏阿姨进行了"体外冲击波碎石"治疗。术后开始有轻微的排尿疼痛,输液治疗后好转,3 日后夏阿姨出院,1 个月后来复查。

【提示问题】

1. 肾结石有哪些治疗方法?

2. 本例中选择的治疗方法合适吗?

3. 排尿疼痛正常吗? 原因是什么? 具体治疗方法是什么?

4. 肾结石的预防及预后如何?

【主要讨论内容】

1. 肾结石的治疗方法。

2. 肾结石外科手术选择适应证。

3. 体外冲击波碎石的适应证及禁忌证。

4. 肾结石的预防及预后

【教师参考重点】

1. 肾结石的治疗

(1) 药物治疗:尿石症的治疗方法很多,应根据患者的全身情况、结石部位、结石大小、结石成分、有无梗阻、感染、积水、肾实质损害程度以及结石复发趋势等来制订治疗方案。在结石比较小、没有肾积水及其他并发症,估计结石可以自行排出的情况下,常先进行保守治疗。大部分患者经保守治疗后,结石会自行排出。对经过一段时间治疗,结石仍未排出的患者,应采取其他治疗(如体外冲击波碎石)或及时进行手术治疗,以保护肾功能。对各种原因引起的代谢性结石应当根据具体情况选择相应的药物治疗(如用药物降低血、尿中的钙、磷、尿酸、草酸、胱氨酸等)。

1) 多发结石的治疗原则

① 对双侧肾结石,先处理肾功能较好的一侧结石;如两侧肾功能相似,则先处理容易手术的一侧肾结石。

② 当同时有肾结石和输尿管结石时(同侧或双侧),一般先处理输尿管结石,然后再处理肾结石。

③ 上尿路和下尿路结石同时存在时,如下尿路结石并未造成梗阻,则先处理上尿路结石;如上尿路结石还没有影响肾功能,则可先处理下尿路结石。

2) 高钙尿的治疗

① 多饮水:以增加尿量,降低形成结石成分的尿饱和度。

② 调整饮食结构:主要是减少奶及奶制品、动物蛋白的摄入,多摄入含植物纤维素多的食物。

③ 噻嗪类利尿药:噻嗪直接刺激远曲小管对钙的重吸收,促进钠的排泄,可使结石的形成降低 90%,被广泛地用于复发性草酸钙结石患者。30%~35% 的患者中有副作用,其中大部分患者会因此而终止治疗。长期的噻嗪治疗可导致体液减少、细胞外容量减少、近曲小管对钠和钙的重吸收。噻嗪也促进甲状旁腺素对增加肾钙重吸收的作用。噻嗪对肠道钙的吸收没有影响,而在肾性高钙尿患者则减少。

④ 磷酸纤维素钠:口服后能在肠道内与钙结合而降低肠钙的吸收。对于吸收性高尿钙症,可联合应用磷酸纤维素钠、补充镁及限制饮食中的草酸等方法,以减少尿钙、钙盐的结晶,又能保持骨密度及临床的疗效。

⑤ 枸橼酸盐:尿枸橼酸盐升高可使草酸钙饱和度下降,减少钙盐结晶和结石的形成。

⑥ 正磷酸盐:正磷酸盐能在肠道内与钙结合并减少其吸收。正磷酸盐能减少 1,25- 二羟维生素 D_3[1,25-$(OH)_2$ $VitD_3$]的产生而不影响甲状旁腺的功能。在用正磷酸盐治疗的复发性结石患者中,缓解率为 75%~91%。在用中性或碱性磷酸盐治疗时,尿磷的排泄明显增加,增加尿中抑制作用。它禁用于磷酸镁铵结石患者。正磷酸盐还可引起胃肠道功能失调和腹泻。米糠能与肠道的钙结合并增加尿中的正磷酸盐,减少结石的复发。饭后口服麸糠,可用于预防结石的发生。

⑦ 治疗高钙尿的原因:如对原发性甲状旁腺功能亢进进行手术治疗;对肾小管性酸中毒者的治疗原则是纠正酸中毒、及时补钾和对症处理,以减少并发症;长期卧床的患者则需适当增加活动,保持尿液引流通畅,控制尿路感染。

3) 草酸钙结石的治疗:除多饮水、低草酸低脂肪饮食等外,还可选择以下药物治疗

① 枸橼酸盐:枸橼酸盐是预防复发性草酸钙结石的一种新的、有希望的方法,能显著增加尿枸橼酸盐的排泄,从而降低复发性结石发生率。它主要有两种制剂:枸橼酸钠钾(多用于欧洲)和枸橼酸钾(多用于美国)。近年的研究发现,枸橼酸钾能有效地治疗合并有低枸橼酸尿的含钙结石,其作用明显优于枸橼酸合剂,并在临床中取代了枸橼酸合剂。

② 镁制剂:适用于低镁尿性草酸钙肾结石,对缺镁的结石患者补充氧化镁或枸橼酸镁可以增加尿镁和枸橼酸盐的排泄,达到理想的镁 - 钙比例,降低尿草酸钙的超饱和状态,降低复发结石的发生率,也可与磷酸纤维素钠合用治疗Ⅰ型吸收性高钙尿。口服氧化镁及维生素 B_6 可以完全阻止结石的形成。其他制剂有氢氧化镁,其主要的副作用是胃肠道不适。

③ 磷酸盐:口服磷酸盐可增加尿磷酸盐的排出,通过降低维生素 D 而抑制肠道对钙的吸收,从而降低尿钙排出,并且增加草酸钙结晶抑制剂焦磷酸盐的排出,治疗含钙结石和高尿钙。

④ 磷酸纤维素钠:磷酸纤维素钠是一种离子交换剂。在大约 85% 的吸收性高钙尿和复发性肾结石患者中磷酸纤维素钠能降低钙在胃肠道内的吸收。磷酸纤维素钠在一些患者中可引起恶心和腹泻,也会减少镁的吸收。通过限制肠道内草酸钙的形成增加草酸盐的吸收,这也就增加了尿草酸的排泄。在肠道钙吸收正常的患者中,可引起钙的负平衡并刺激甲状旁腺。

⑤ 乙酰半胱氨酸:乙酰半胱氨酸能抑制 TH 黏蛋白的聚合,减少草酸钙晶体含量,预防肾结石的形成。口服乙酰半胱氨酸能使尿中的大晶体团块明显减少,降低了尿石形成的危险。乙酰半胱氨酸的副作用很小。其他药物还有考来烯胺(消胆胺)、牛磺酸、胆绿醇、葡萄糖酸镁等。对饮食草酸盐及其前体过量的患者,应避免摄入富含草酸及其前体的食物和药物。维生素 B_6 缺乏时,人体内的乙醛酸不能转变为甘氨酸,而经氧化转变成草酸。对由此引起的高草酸尿,可给予小剂量维生素 B_6。

4)尿酸结石的治疗:尿酸结石占所有肾结石的 50%~60%。75%~80% 的尿酸结石是纯结石,其余的结石含草酸钙。男女发病率相等。治疗的目的是降低尿中尿酸的浓度。主要的措施有:

① 增加液体摄入:大量饮水以增加尿量,保证 24 小时尿量超过 1500~2000ml。

② 控制饮食:限制饮食中的嘌呤。主要限制红色肉类、动物内脏、海产品、禽类和鱼的摄入。

③ 碱化尿液:服用碱性药物以碱化尿液,致尿 pH 在 6.5~7.0 之间,可增加尿酸的溶解度。首选枸橼酸钾,其次是枸橼酸合剂和碳酸氢钠,也可用 5% 碳酸氢钠或 1.9% 乳酸钠溶液静脉滴注,后者应用较多,效果满意。碳酸氢钠的副作用有胃肠胀气。

④ 别嘌醇:别嘌醇能抑制黄嘌呤氧化酶,阻止次黄嘌呤和黄嘌呤转化为尿酸。如果患者有高尿酸血症或尿尿酸排泄大于 1200mg/d,可给予别嘌醇。别嘌醇的副作用有皮疹、药物热或肝功异常。经过碳酸氢钠或别嘌醇治疗可使尿酸结石部分或完全溶解。

⑤ 感染结石的治疗:感染结石约占所有结石的 2%~20%。它可分为两种:一种是由尿路感染而形成的结石;一种是因其他成分的结石继发感染而形成的结石。前者是真正的感染结石,其成分主要是磷酸镁铵及尿酸铵,也可混合有碳酸钙。后者核心的成分多为尿酸及草酸钙,结石的外层则为磷酸镁铵及尿酸铵。

5)感染结石的治疗:治疗原则是彻底清除结石和根治尿路感染。对感染性结石的药物治疗主要包括以下几个方面:

① 治疗感染:首先应根据细菌培养及药物敏感试验,选择合适的抗生素。由于停留在晶体表面或晶体之间的细菌在停用抗菌药物后还有可能再感染。因感染结石而行手术治疗的患者中,40% 以上术后存在持续尿路感染,故应长期用药。应用抗菌药物治疗后,尿中细菌的菌落如从 10^7 降至 10^5,可使尿素酶的活性降低 99%。

② 使用尿素酶的抑制剂:应用尿素酶的抑制剂可以阻止尿素的分解,从根本上防止感染结石的形成。乙酰氧肟酸(acetohydroxamic acid)是尿素酶的有力的不可逆的竞争性抑制剂,

能预防磷酸镁铵和碳酸磷灰石结晶的形成。口服后能很快被胃肠道吸收,1小时后达到最高浓度。副作用为深静脉血栓、震颤、头痛、心悸、水肿、恶心、呕吐、味觉丢失、幻觉、皮疹、脱发、腹痛和贫血。乙酰氧肟酸妊娠妇女禁用。对感染结石而禁忌手术的患者,Griffith推荐同时应用乙酰氧肟酸与抗生素。尿素酶的其他抑制剂包括:羟基缬氨酸(hydroxyurea)、丙异羟肟酸(propionohydroxamic acid)、chlorobenzamide acetohydroxamic acid、nicotinyl hydroxamic acid、flurofamide等。

③ 溶石治疗:溶石治疗是通过各种管道(如输尿管导管、经皮肾造瘘管、术后留置的肾造瘘管等)向肾盂、输尿管内注入溶石药物来达到溶石的目的。进行溶石治疗前应尽可能彻底清除结石碎片,以减少溶石的困难。进行溶石治疗必须具备以下条件:a. 尿液应是无菌的,必须在尿路感染得到完全控制后才能应用灌洗溶液,以免在溶石过程中大量细菌释放出来而引起尿路感染;b. 溶石液体的流进及流出应当通畅;c. 肾盂内压力维持在 2.94kPa(30cmH_2O);d. 没有液体外渗,如有液体漏出,则应停止灌洗;e. 要监测血清中镁的水平,避免发生高镁血症。等渗的枸橼酸液在 pH4.0 时能溶解磷酸钙和磷酸镁铵,形成可溶性的枸橼酸钙复合物。可应用溶肾石酸素(hemiacidrin),但毒性大,甚至可引起死亡。肾盂首先用无菌生理盐水以 120ml/h 的速度灌洗 24 小时后,如无异常,才可开始进行溶石治疗。溶石期间,患者如出现发热、腰痛,血肌酐、血镁、血磷升高等情况,即应停止灌洗。

④ 酸化尿液:酸化尿液可以增加磷酸镁铵和碳酸磷灰石的溶解度,从而使磷酸镁铵结石部分或完全溶解。同时还能增加抗生素的作用。主要的药物有维生素 C 和氯化铵。对巨大的感染结石,可行开放手术治疗。也可采用经皮肾取石术治疗铸型结石以取代开放手术。对有漏斗部狭窄或肾内解剖畸形的患者可行防萎缩的肾切开取石术。体外冲击波碎石(ESWL)比经皮肾取石术损伤小。据统计,对大的铸型结石,结合应用经皮肾取石和 ESWL 是最有效的方法。但 50% 以上的患者在随访 10 年以上时有复发。如用开放手术加药物溶石,则平均随访 7 年,仅个别患者复发。

6) 胱氨酸结石的治疗:治疗的目的是使尿中胱氨酸的浓度低于 200mg/L。对胱氨酸结石的治疗可以采取下列措施:

① 减少含胱氨酸食物的摄入:胱氨酸是由必需氨基酸甲硫氨酸代谢而来的,应限制富含甲硫氨酸的食物(如肉、家禽、鱼、奶制品),以减少胱氨酸的排泄。由于胱氨酸是一种必需氨基酸,对生长期的儿童不宜过于限制,以免对大脑以及生长造成一定的影响。严格限制钠的摄入也有利于降低胱氨酸的尿中浓度。

② 增加液体的摄入:1L 尿大约能溶解 250mg 胱氨酸,应均匀地饮水以达到整天均匀地排尿(尤其夜间要有足够量的尿),并使 24 小时尿达到 3L。

③ 口服碱性的药物:碱化尿液至尿 pH>8.4,是一个非常重要的措施。同时增加液体摄入,可以增加胱氨酸在尿中的溶解度,不仅能预防新的结石形成,而且能使已经形成的结石溶解。碳酸氢钠和枸橼酸钾最常用于碱化尿液。乙酰唑胺能通过抑制碳酸酐酶而增加碳酸氢盐的排泄。

④ 口服降低胱氨酸排泄的药物:如青霉胺(D- 青霉胺)(每增加青霉胺剂量 250mg/d,可降低尿胱氨酸浓度 75~100mg/d)、N- 乙酰 -D-L- 青霉胺、乙酰半胱氨酸、α- 巯丙酰甘氨酸等。这些药物能与胱氨酸中的巯基(—SH)结合而增加其溶解度。也可口服谷酰胺降低胱氨酸的浓度。α- 巯丙酰甘氨酸(MPG)能与胱氨酸结合形成可溶性复合物,使尿胱氨酸浓度低于 200mg/L。但它的毒性比青霉胺低。卡托普利通过形成卡托普利 - 胱氨酸的二硫键复合物使溶解度增加

200倍。应当指出的是,这些药物都有一定的副作用,服用时如出现副作用,应及时停药并作相应处理。

⑤ 大剂量维生素C:其作用是使胱氨酸转变为溶解度较大的半胱氨酸。其副作用是会增加草酸的形成而出现高草酸尿。 由于胱氨酸结石是一种遗传性疾病,必须坚持长期治疗。如上述措施无效而且引起肾功能损害,应及时进行手术治疗。必要时可在手术的同时放置肾造瘘管以供今后溶石治疗时用。可用于溶石的药物有碳酸氢钠、N-乙酰半胱氨酸、氨丁三醇、青霉胺(D-青霉胺)。

⑥ 对胱氨酸结石用超声碎石和体外冲击波碎石治疗的效果不佳。这是因为胱氨酸是有机物质,晶体间结合牢固,对超声和体外冲击波都不敏感的缘故。另一方面,胱氨酸结石一般体积比较大,常为多发结石和铸型结石,勉强碎石不仅费时,排石也费时。碎石不彻底或排石不完全都有可能在肾脏内遗留结石碎片,并成为复发结石的核心。因此,对胱氨酸结石应采用多种方法综合治疗。

(2) 体外冲击波碎石(extracorporeal shock wave lithotripsy,ESWL):是20世纪80年代的新技术,曾被誉为"肾结石治疗上的革命"。20多年来,随着碎石机的更新换代和碎石经验的积累,现在肾、输尿管和膀胱结石均可进行体外冲击波碎石。

1) ESWL的适应证:对肾结石,应为直径≤2.5cm、不透X线的单发性或体积与之相当的多发肾盂或肾盏结石。据统计,大约70%以上的肾结石可采用ESWL的方法进行治疗。直径>2.5cm的结石,碎石前最好先放置双J导管。碎石前均应经造影确定患侧肾脏功能良好,结石下方的尿路是通畅的。ESWL如能与经皮肾镜、开放手术等措施相结合,相互取长补短,可以取得更为理想的疗效。

2) ESWL的禁忌证:随着ESWL的适应证的不断扩大,禁忌证在逐步缩小。妊娠是目前唯一绝对禁忌证。结石下方尿路的梗阻、尿路感染、心血管疾病等都成为相对禁忌证,经过适当的治疗后即可进行ESWL。但对凝血机制障碍、严重的心血管疾病、肾功能障碍、极度肥胖及巨大而复杂的结石仍不适宜进行ESWL。

此外,体积特别大的肾结石由于形成的时间比较长,往往同时有各种合并症(特别是合并感染等),单独采用上述的任何一种治疗方法都不能解决问题。即使采用开放手术也不一定能将结石取净,有时还有可能因严重出血而不得不切除肾脏。最近,国外提出一种所谓的"三明治"治疗方法。即先采用经皮肾镜超声碎石术将结石的主体粉碎,尽可能把结石碎片冲洗干净,但仍保留手术时使用的隧道;接着用体外冲击波碎石将剩余的结石碎片击碎,待其自然排出;最后再通过隧道把不能排除的碎片用经皮肾镜取出。Madbouly等对ESWL患者作了快速(每分钟120次)及慢速(每分钟60次)的比较。认为慢速的ESWL似乎更有效。慢速需要的冲击波的总数比快速的少,但治疗的时间长,成功率明显增高。

(3) 手术治疗:尽管现在由于药物治疗、ESWL等方法的应用,绝大多数肾结石患者已不需要进行手术治疗了。随着微创手术技术的不断普及,开放手术的机会也大大减少。

1) 肾结石手术治疗的适应证

① 较大的肾盂、肾盏结石(如直径大于3cm的结石或鹿角型结石):这些结石也可采用腔内泌尿外科手术的方法和体外冲击波碎石的方法治疗。

② 肾盂、肾盏内的多发结石:手术对一次性取尽结石比较有把握。

③ 已有梗阻并造成肾功能损害的肾结石(如肾盏颈部有狭窄的肾盏结石、有肾盂输尿管交界处狭窄肾盂结石、有高位输尿管插入畸形的肾盂结石等):对结石梗阻所致的无尿,应及时

手术解除梗阻,挽救肾功能。

④ 直径 >2cm 或表面粗糙的肾结石以及在某一部位停留时间过长估计已经形成粘连、嵌顿的结石。

⑤ 对肾脏有严重并发症、全身情况不佳的患者:应选择手术治疗,以缩短治疗周期。

⑥ 一些多次体外冲击波碎石治疗未获成功或采用其他取石方法失败的患者。

2)主要的开放手术方法:对有适应证的患者,应根据结石所在的部位,结石的大小、形态、数量,肾脏、输尿管的局部条件来决定手术治疗的方法。

① 肾盂切开取石术:适用于较大的肾盂结石或肾盂内的多发结石。

② 肾实质切开取石术:适用于鹿角形肾盂肾盏结石或肾盏内的多发结石、经肾盂无法取出或不易取净的结石。为了减少出血,一般选择在肾实质最薄的部位或离结石最近的部位切开肾实质。必要时还要采取暂时阻断肾脏血流、局部降温的方法来减少出血。

③ 肾部分切除术:对于局限于肾上盏或肾下盏的多发结石,特别是肾盏颈部有狭窄时,采用肾切开取石或肾盂切开取石都不能顺利取出结石时,可行肾部分切除术,将肾上极或肾下极连同结石一并切除。

④ 肾切除术:对一侧肾或输尿管结石梗阻引起的严重肾积水,肾皮质菲薄;合并感染并导致肾积脓,肾功能完全丧失者。如果对侧肾功能正常,可施行肾切除手术。

⑤ 甲状旁腺切除术:对原发性甲状旁腺功能亢进引起的结石,如是由腺瘤或腺癌引起的,就应行手术完整地切除;如果是由甲状旁腺增生引起的,就应切除 4 个甲状旁腺中的 3 个或 3.5 个腺体。

3)腔内泌尿外科手术

经皮肾镜碎石术:经皮肾镜碎石术适用于体积较大的肾结石、铸型结石、肾下盏结石、有远段尿路梗阻的结石以及其他治疗方法(特别是体外冲击波碎石)失败后的结石。最适合经皮肾镜碎石的是身体健康、较瘦、直径大于 2cm 的单发结石,位于轻度积水的肾盂中或扩张的肾盂内的结石。对大的铸型结石采用经皮肾镜取石和体外冲击波碎石联合治疗,效果也很满意。

经皮肾镜碎石术的禁忌证包括:全身出血性倾向、缺血性心脏疾患、呼吸功能严重不全的患者,过度肥胖、腰肾距离超过 20cm,不便建立经皮肾通道者,高位肾脏伴有脾大或肝大者,肾结核,未纠正的糖尿病,高血压,肾内或肾周急性感染者,严重脊柱后凸畸形等患者均不能做经皮肾镜取石,孤立肾患者不宜进行经皮肾镜碎石。

经皮肾镜碎石成功率高,治疗肾结石可达 98.3%,并有痛苦小、创伤小、适应范围广、患者恢复快等优点。它的主要并发症有术中及术后出血、肾盂穿孔、邻近脏器损伤、感染、肾周积尿等。

2. 尿石症的预防　尿石症复发的措施主要有:

(1)根据尿石成分分析的结果及平片上结石的形态来判断结石的成分,有的放矢地制订预防的措施。

(2)对小儿膀胱结石来说,主要的问题是增加营养(奶制品)。这里我们特别强调母乳喂养的重要性。

(3)大量饮水;饮水对预防尿石复发是十分有效的。多饮水可以增加尿量(应保持每天尿量在 2000~3000ml),显著降低尿石成分(特别是草酸钙)的饱和度。据统计,增加 50% 的尿量可以使尿石的发病率下降 86%。餐后 3 小时是排泄的高峰,更要保持足够的尿量。临睡前饮水,使夜间尿相对密度(比重)低于 1.015。多饮水可在结石的近段尿路产生一定的压力,促使小结石排出;可以稀释排泄物以及一些与结石形成有关的物质(如 TH 蛋白)。

(4)结石患者应根据热量的需要限制超额的营养,保持每天摄入蛋白的量为 75~90g,以保持能量的平衡,降低尿石发生的危险。对有家族性高尿酸尿或有痛风的患者,应限制蛋白的摄入量为 1g/kg 体重。控制精制糖的摄入。忌食菠菜、动物内脏等食物。

(5)磁化水有一定的防石作用:一般的水通过一个磁场强度很大的磁场后即成为磁化水。1973 年曾有人发现将结石置于盛有磁化水的容器中会出现溶解现象。通过研究,发现水经过磁化后,水中的各种离子所带的电荷会发生变化,形成晶体的倾向明显降低,可以对尿石形成起预防作用。

(6)治疗造成结石形成的疾病:如原发性甲状旁腺功能亢进、尿路梗阻、尿路感染等。

(7)药物:可以根据体内代谢异常的情况,适当口服一些药物,如噻嗪类药物、别嘌醇、正磷酸盐等。对复发性草酸钙结石患者应避免摄入过量的维生素 C。

(8)尿石患者在结石排出后必须定期进行复查。

3. 肾结石的预后　对绝大多数结石患者来说,排出结石后,造成结石形成的因素并未解决,结石还可能复发。

除了在手术时明确结石已经取净外,无论采用什么方法碎石,体内都可能残留一些大小不等的结石碎片,这些结石碎片就可能成为以后结石复发的核心。

【教师注意事项】

本幕完结后,可引导学生学习并掌握肾结石的治疗方法,熟悉肾结石外科手术选择适应证,以及体外冲击波碎石的适应证及禁忌证,并通过查阅资料了解肾结石的预防及预后。

【本幕小结】

1. 本例诊断明确后,治疗采取“体外冲击碎石”,术后症状明显缓解,但尿石症易复发,所以预防复发是非常重要的。

2. 通过此病例的学习,让学生们在对尿石症的诊断和治疗有初步了解,同时加深对尿石症治疗选择的认识。

第十节　摔伤的杨先生

【学习目标】

掌握肾损伤的发病原因、分类、临床表现、诊断标准、治疗方法及并发症的防治。

1. 基础医学

(1)腹部损伤的病因。

(2)肾脏的解剖及组织学。

2. 临床医学

(1)血尿的定义及问诊技巧。

(2)血尿的常见病因及发病机制。

(3)肾损伤的损伤原因。

(4)肾损伤的分类。

(5)肾损伤的临床表现及主要实验室检查方法。

(6)肾损伤的诊断标准、鉴别诊断及治疗。

(7)肾损伤的治疗方式选择及并发症处理。

3. 人文医学

(1) 肾损伤的流行病学。

(2) 肾损伤治疗后的观察及随访。

【关键词】

外伤;血尿;肾损伤;休克;开放手术

【时间分配】

1. 学生讨论时间 50 分钟。

2. 学生总结时间 20 分钟。

3. 教师总结与讲评 10 分钟。

【教学建议】

依学生多少(如 6~8 人)分别查寻问题所在,以问题导向方式列出重点。以**血尿的定义及问诊技巧,血尿的常见病因及发病机制,需进行的重点体格检查及辅助检查,泌尿系统损伤的临床表现、诊断及鉴别诊断,该患者完整的治疗,肾损伤的预后及预防**等为主要学习目标。重点内容讨论时间约占 80%,其余内容讨论时间约占 20%。讨论结束后一周内每人须交一篇小组讨论记录和自我评估,由小组长收齐送交指导老师。主要内容应包括:讨论内容概要,参加讨论的感想、贡献,自己在组织材料和讨论中的优缺点,参与讨论时困难(知识面、技术面、情绪面等),今后可能采取的对策;也可以评价讨论小组的整体水平、其他队员的参与度,如参与讨论的积极性、聆听态度、沟通协调、课前准备、表达能力等,作为成绩的参考及将来改进教案的参考。

第 一 幕

42 岁的杨先生是一名建筑工人,今天早晨 8 点在工地上班时,不小心从二楼掉下来,身体右侧刚好撞在地上一根木头上,当即感觉右腰部疼痛剧烈,恶心想吐,还出现短暂的意识模糊。受伤后解过一次小便,全是红色的,还有血块。9 点钟由急救车送到医院,立即输液稳定病情,并紧急做了相关检查,你作为泌尿外科医生前来会诊,详细询问了杨先生的受伤情况及相关病史。杨先生说以前没有什么特殊疾病。

【提示问题】

1. 血尿的定义是什么?针对该患者有何问诊技巧?

2. 外伤后血尿常见的原因有哪些?

3. 针对该患者体格检查需要重点关注哪些体征?

4. 需要做哪些辅助检查以明确诊断?

5. 需要进行哪些紧急处理来稳定病情?

【主要讨论内容】

1. 血尿的定义及问诊技巧。

2. 血尿的常见病因。

3. 泌尿系统损伤的检查。

4. 腹部闭合损伤的定义、临床表现及诊断。

【教师参考重点】

1. 腹部闭合性损伤　闭合性损伤诊断中需要正确判断是否有内脏损伤,且绝大部分内脏损伤者需早期手术治疗,如不能及时判断,可能丧失最佳手术时机而导致严重后果。为此,腹部闭合性损伤的诊断应包括以下几点。

（1）有无内脏损伤：多数伤者根据临床表现即可判断内脏是否受损但仍有不少伤者的诊断并不容易。这种情况常见于早期就诊而腹内脏器损伤体征尚不明显以及有腹壁损伤伴明显软组织挫伤者。因此，进行短时间的严密观察十分必要。值得注意的是，有些伤者在腹部以外另有较严重的合并损伤，掩盖了腹部内脏损伤的表现。例如：合并长骨骨折时，骨折部的剧烈疼痛和运动障碍导致忽略了腹部情况；合并胸部损伤时，明显的呼吸困难使注意力被引至胸部；合并颅脑损伤时，伤者因意识障碍不能提供腹部损伤的自觉症状。为了避免漏诊，必须做到：

1）详细询问、了解受伤史：包括受伤发生时间、地点、致伤因素、伤情、受伤至就诊之间的伤情变化和就诊前的急救处理。伤者有意识障碍或因其他情况不能给予可信回答时，应向现场目击者和护送人员询问。

2）重视生命体征的观察：包括血压、脉搏、呼吸和体温的测定，注意有无休克征象。

3）全面而有重点地体格检查：包括肌紧张、腹部压痛和反跳痛的程度和范围，是否存在肝浊音界改变或移动性浊音，肠蠕动是否正常，直肠指检是否有阳性发现等。另外，还应注意腹部以外部位有无损伤，尤其是有些火器伤或利器伤，有时这些损伤的入口不在腹部，伤道却通向腹腔而导致腹部内脏损伤。

4）必要的实验室检查：红细胞、血红蛋白与血细胞比容下降，提示有大量失血。血淀粉酶或尿淀粉酶升高提示胰腺损伤或胃肠道穿孔，或是腹膜后十二指肠破裂，但胰腺或胃肠道损伤未必均伴有淀粉酶升高。血尿是泌尿系损伤的重要标志，但其程度与伤情可能不成正比。

通过检查发现下列情况之一者，应考虑存在腹内脏器损伤：①早期出现休克征象者（尤其是出血性休克）；②有持续性甚至进行性腹部剧痛不能缓解，伴有恶心、呕吐等消化道症状者；③移动性浊音阳性患者；④有明显腹膜刺激征者；⑤有气腹表现者；⑥有便血、呕血或尿血者；⑦直肠指检发现前壁有压痛或波动感，或指套染血者。⑧腹部损伤的患者如发生顽固性休克，虽然合并其他部位的多发性损伤，其原因一般都是腹腔脏器损伤所致。

（2）哪个脏器受到损伤：首先确定是哪一类脏器受损，然后考虑具体脏器。单纯实质性器官损伤时，腹痛一般不重，压痛和肌紧张也不明显。出血量多时可有腹胀和移动性浊音，但肝、脾破裂后，因局部积血凝固，可能不会出现移动性浊音，仅出现固定性浊音。空腔器官破裂主要引起腹膜炎，但不一定在伤后很快出现。尤其是下消化道破裂，腹膜炎体征通常出现得较迟。有时肠壁的破口很小，可因黏膜外翻或肠内容残渣堵塞闭合，而暂时不出现弥漫性腹膜炎。

以下各种表现对于诊断哪一类脏器损伤有一定价值：

1）有恶心、呕吐、便血、气腹者多为胃肠道损伤，进一步结合暴力打击部位、腹膜刺激征最明显的部位，可明确损伤在胃、上段小肠、下段小肠或结肠。

2）有排尿困难、血尿、外阴或会阴部牵涉痛者，提示存在泌尿系统脏器损伤。

3）有膈面腹膜刺激表现同侧肩部牵涉痛者，提示存在上腹脏器损伤，以肝和脾的破裂多见。

4）有下位肋骨骨折者，提示肝或脾破裂的可能。

5）有骨盆骨折者，注意直肠、膀胱、尿道损伤的可能。

（3）避免漏诊多发性损伤：由于现代工农业生产方式和交通运输工具的发展，多发损伤的发病率越来越高。多发损伤包括以下几种情况：

1）腹内某一脏器多处破裂。

2）腹内有一个以上脏器受到损伤。

3）除腹部损伤外，存在腹部以外的合并损伤。

4) 腹部以外损伤累及腹内脏器。

不论上述哪一种情况，在诊断和治疗中，都应避免漏诊。避免漏诊的关键就是要详细询问病史、仔细体检、严密观察、全面把握病情。

(4) 诊断有困难的腹部损伤：以上检查和分析未能明确诊断时，可采取以下措施：

1) 其他辅助检查

诊断性腹腔穿刺术和腹腔灌洗术：阳性率达90%以上，对于判断腹腔脏器有无损伤和哪一类脏器损伤有很大帮助。腹腔穿刺的穿刺点选在脐和髂前上棘连线的中、外1/3交界处或经脐水平线与腋前线相交处。把有多个侧孔的细塑料管经针管送入腹腔深处，进行抽吸。抽到液体后，观察其性状（血液、胃肠内容物、混浊腹水、胆汁或尿液），借以推断哪类脏器受损。必要时进一步行液体的涂片检查。如果抽到不凝血，提示实质性器官破裂因腹膜的去纤维作用而使血液不凝。如果怀疑胰腺损伤，可进一步检查淀粉酶含量。抽不到液体并不完全排除内脏损伤，还需严密观察，必要时可再次诊断性腹腔穿刺，或改行腹腔灌洗术。诊断性腹腔灌洗术是经上述诊断性腹腔穿刺置入的塑料管向腹内缓慢灌入500~1000ml无菌生理盐水，然后借虹吸作用使腹内灌洗液流回输液瓶。对瓶中液体进行肉眼或显微镜下检查，或行涂片、培养或测定淀粉酶含量。此法对腹内少量出血者比一般诊断性穿刺术更为可靠，有利于早期诊断并提高确诊率。

检查出现以下任何一项，即属阳性：①灌洗液含有肉眼可见的血液、胆汁、胃肠内容物或证明是尿液；②显微镜下红细胞计数超过$100×10^9/L$或白细胞计数超过$0.5×10^9/L$；③淀粉酶超过100Somogyi单位；④灌洗液中发现细菌。

对于有严重腹内胀气，中、晚期妊娠，既往有腹部手术或炎症史及躁动不能合作者，不宜做腹腔穿刺。诊断性腹腔灌洗虽很敏感，但仍有少数假阳性及假阴性结果，因此如决定作剖腹探查，仍应根据全面检查的结果，慎重考虑。

X线检查：如果腹内脏器损伤诊断明确，尤其是伴有休克者，应紧急处理，不必再行X线检查以免延误治疗。但如伤情允许，有选择的X线是必要的。最常用的是胸片及平卧位腹部平片，酌情可拍骨盆片。骨折提示有关脏器损伤的可能。腹腔游离气体是诊断胃肠道（主要是胃、十二指肠和结肠，少见于小肠）破裂的证据，立位腹部平片表现为膈下新月形阴影，腹膜后积气提示腹膜后十二指肠或结直肠穿孔。腹腔内有大量积血时，小肠多浮动到腹部中央（仰卧位），肠间隙增大，充气的左、右结肠可与腹膜脂肪线分离。腹膜后血肿时，腰大肌影消失。胃右移、横结肠下移，胃大弯有锯齿形压迹（脾胃韧带内血肿）是脾破裂的征象。右膈升高，肝正常外形消失及右下胸肋骨骨折，提示有肝破裂的可能。

B超检查：主要用于诊断肝、脾、胰、肾实质脏器的损伤，根据脏器的形状和大小来判断损伤的有无、损伤部位和程度，脏器周围积血、积液情况。

CT检查：对实质脏器损伤及其范围程度有重要的诊断价值。较B超检查，CT检查假阳性率低。对肠管损伤，CT检查的价值不大，但若同时注入造影剂，CT对十二指肠破裂的诊断很有帮助。血管造影剂增强的CT能使病变显示更清晰。

其他检查：可疑肝、脾、胰、肾、十二指肠等脏器损伤，但经上述检查方法未能证实者，选择性血管造影对诊断帮助很大。实质性器官破裂时，动脉像时可见造影剂外漏、实质像的血管阙如及静脉像的早期充盈。MRI检查对血管损伤和某些特殊部位的血肿如十二指肠壁间血肿有较高的诊断价值。腹腔镜诊断腹内损伤，由于二氧化碳气腹可引起高碳酸血症和因抬高膈肌而影响呼吸，大静脉损伤时更有发生二氧化碳栓塞的危险，现在多应用无气腹腔镜检查的方法。

2）进行严密观察：对于一时不能明确有无腹部内脏损伤而生命体征尚稳定的患者，严密观察也是诊断中的一个重要步骤。观察期间要反复检查病情的演变，不断综合分析，尽早作出结论。观察的内容一般应包括：①每15~30分钟测定一次脉率、呼吸和血压；②每30分钟检查一次腹部体征，注意腹膜刺激征范围和程度的改变；③每30~60分钟测定一次红细胞数、血红蛋白和血细胞比容、白细胞数，观察有无明显变化；④必要时可重复进行诊断性腹腔穿刺术或灌洗术。

除了随时掌握伤情变化外，观察期间应注意：①不随便搬动伤者，以免加重伤情；②不注射止痛剂，以免掩盖伤情；③禁食禁水，以免存在胃肠道穿孔而加重腹腔污染。

为可能需要的手术治疗创造条件，观察期间需进行以下处理：①积极补充血容量，防治休克；②注射广谱抗生素，预防或治疗可能存在的腹内感染；③疑有空腔脏器破裂或有明显腹胀时，应进行胃肠减压。

3）剖腹探查：以上方法如未能准确排除腹内脏器损伤或在观察期间出现以下情况时，应终止观察，及时剖腹探查：①腹痛和腹膜刺激征有进行性加重或范围扩大者；②肠蠕动音逐渐减弱、消失或出现明显腹胀者；③全身情况有恶化趋势，出现口渴、烦躁、脉率增快或体温及白细胞计数上升者；④红细胞计数进行性下降者；⑤血压由稳定转为不稳定甚至下降者；⑥胃肠出血者；⑦积极抗休克治疗而情况不见好转或继续恶化者。

尽管剖腹探查少数患者结果为阴性，但腹内脏器损伤如果被漏诊，有可能导致死亡。所以，只要严格掌握指征，剖腹探查术所付出的代价是值得的。

2. 血尿的知识　见膀胱癌专题。

【教师注意事项】

患者为外伤后急诊，主要的症状为血尿，有休克症状出现，重点需要注意腹部损伤的鉴别与紧急处理，确定下一步检查及治疗方向。

【本幕小结】

患者男，42岁，高处坠落伤后血尿2小时。紧急处理好急诊入院，曾有恶心、神志不清情况。本幕主要讨论腹部损伤的鉴别，依据血尿推断泌尿系统损伤，讨论下一步的检查。

第 二 幕

你详细地为患者进行了体格检查，记录如下：T 37.3℃，P 100次/分，Bp 96/60mmHg。神清，查体合作，痛苦病容，巩膜、皮肤无黄染，头颅、心肺未见异常。腹部稍膨隆，肠鸣音弱，移动性浊音（−），上腹部压痛、反跳痛，未扪及包块。右腰部大片皮下瘀斑，局部肿胀，右腰部触痛明显，膀胱区叩诊实音，尿道口有血迹。

急查血常规：WBC $10.2×10^9$/L，Hb 98g/L；尿常规：RBC 满视野，WBC 0~2个/高倍；床边B超：右肾影增大，结构不清，肾内回声失常，包膜不完整，肾周呈现大片环状低回声；胸片、心电图无异常。

【提示问题】

1. 结合已有的检查结果，目前最有可能的诊断是什么？
2. 诊断依据是什么？肾损伤有哪些种类，该患者最可能的分类是什么？
3. 肾损伤可能出现哪些并发症？

【主要讨论内容】

1. 损伤的病因及发病机制。

2. 肾损伤的病理及分类。

3. 肾损伤的定义、临床表现。

4. 肾损伤的诊断及鉴别诊断。

【教师参考重点】

1. 肾损伤的病因及发病机制

(1) 开放性损伤：因枪弹、刀刃等锐器致伤，常伴有胸、腹部等其他组织器官损伤，损伤复杂而严重。

(2) 闭合性损伤：因直接暴力(如撞击、跌打、挤压、肋骨或横突骨折等)或间接暴力(如对冲伤、突然暴力扭转等)所致。

此外，肾本身存在如肾肿瘤、肾结核、肾积水等病变时更易损伤。极轻微的创伤有时也可造成严重的"自发性"肾破裂。偶然在医疗操作中，如肾穿刺、腔内泌尿外科检查或治疗时也可能出现肾损伤。

2. 肾损伤的病理及分类 闭合性肾损伤在临床最多见，根据损伤的程度可分为以下病理类型：

(1) 肾挫伤：损伤仅局限于部分肾实质，形成肾瘀斑和(或)包膜下血肿，但肾包膜及肾盂黏膜保持完整。如果损伤涉及肾集合系统可出现少量血尿。一般症状轻微，可以自愈。大多数患者属此类损伤。

(2) 肾部分裂伤：肾实质近包膜部位裂伤伴肾包膜破裂时，可致肾周血肿。如肾盂肾盏黏膜破裂，则可有明显的血尿。通常不需手术治疗，应绝对卧床，止血、抗感染，并注意观察患者的生命体征，经积极治疗多可自行愈合。

(3) 肾全层裂伤：肾实质深度裂伤，向内损伤肾盂肾盏黏膜，向外损伤肾包膜，这种情况常引起广泛的肾周血肿、血尿和尿外渗。肾碎裂或横断时，可导致部分肾组织缺血。

(4) 肾蒂损伤：比较少见。肾蒂或肾段血管的部分或全部撕裂时可引起大出血、休克，常来不及诊治就死亡。肾动脉突然被牵拉，血管内膜断裂，造成肾功能丧失。

晚期病理改变：持久尿外渗形成尿囊肿；血肿、尿外渗引起组织纤维化，压迫肾盂输尿管交界处导致肾积水；开放性肾损伤偶发生假性肾动脉瘤或动-静脉瘘；肾蒂周围纤维化进一步压迫肾动脉，引起肾血管性高血压。

3. 肾损伤的临床表现 肾损伤的临床表现与损伤程度及损伤类型有关，在合并其他器官损伤时，肾损伤的症状常不易被察觉。其主要症状包括：

(1) 休克：肾蒂裂伤或严重肾裂伤或合并其他脏器损伤时，因损伤和失血常发生休克，可危及生命。

(2) 血尿：肾损伤患者大多有血尿。肾挫伤时可出现少量血尿，严重肾裂伤则呈大量肉眼血尿，并有血块阻塞尿路。但有时血尿与损伤程度不成比例，一些严重的损伤如肾蒂血管断裂，肾盂、输尿管断裂或血块堵塞、肾动脉断裂等，可能只是出现微量血尿或无血尿。部分病例血尿可延续很长时间，常与继发感染有关。

(3) 疼痛：肾周围软组织损伤、出血或尿外渗可引起患侧腰、腹部疼痛。尿液、血液渗入腹腔或合并腹内脏器损伤时，出现全腹疼痛和腹膜刺激症状。血块通过输尿管时容易发生肾绞痛。

(4) 腰腹部肿块：尿液、血液渗入肾周围组织使局部肿胀，形成肿块，伴明显触痛和肌强直。

(5) 发热：由于尿外渗、血肿易继发感染，甚至导致肾周脓肿或化脓性腹膜炎，伴有全身中毒症状。

4. 肾损伤的诊断

（1）病史与体检：任何腹部、背部、下胸部外伤或受对冲力损伤的患者，无论是否存在腰、腹部疼痛，肿块、血尿等典型症状，均要判断是否存在肾损伤。症状与肾损伤的严重程度有时并不平行。

（2）化验：尿中含多量红细胞。如果血红蛋白与血细胞比容持续降低，则提示有活动性出血。血白细胞数增多时应进一步判断是否存在感染灶。

（3）特殊检查：早期积极的影像学检查是必要的，可以发现肾损伤部位、程度，有无尿外渗、肾血管损伤以及对侧肾情况。根据病情轻重，除须紧急手术者外，有选择地进行以下检查：

1）B超：能提示肾损伤的部位和程度，是否存在尿外渗、肾周血肿、尿外渗及对侧肾损伤等情况。须观察肾蒂血管的情况，如肾动静脉的血流等。

2）CT：可清晰显示肾实质裂伤程度、尿外渗和血肿范围，显示无活力的肾组织，并可了解与周围组织和腹腔内其他脏器的关系，为首选检查。CT尿路成像可发现肾造影剂排泄减少，造影剂外渗情况，进一步评价肾损伤的范围和程度。CT血管成像可显示肾动脉及肾实质损伤情况，也可判断有无肾动-静脉瘘或损伤性肾动脉瘤等情况。

3）其他检查：MRI诊断作用类似于CT，但能更好地显示血肿。传统的动脉造影、IVU也可发现肾脏损伤程度和范围，但不作为首选。

5. 肾损伤的分级（表5-1）

表 5-1　美国创伤外科协会肾脏损伤分级

美国创伤外科协会肾脏损伤分级
Ⅰ级：挫伤：镜下或肉眼血尿，泌尿系检查正常 　　　血肿：包膜下血肿，无肾实质损伤
Ⅱ级：血肿：局限于腹膜后、肾区的肾周血肿 　　　裂伤：肾实质裂伤、深度小于1.0cm，无尿外渗。
Ⅲ级：裂伤：肾实质裂伤深度超过1.0cm，无集合系统破裂或尿外渗。
Ⅳ级：裂伤：肾损伤贯穿肾皮质髓质和集合系统 　　　血管损伤：肾动、静脉主要分支损伤伴出血
Ⅴ级：裂伤：肾脏破裂 　　　血管损伤：肾门血管撕裂、离断伴肾脏无血供

【教师注意事项】

根据体检及B超结果，可得出肾损伤的诊断，讨论肾损伤的典型临床表现、病理分类、诊断、辅助检查及分期等内容。

【本幕小结】

依据体征及肾脏B超结果，可得出诊断为肾损伤。

第 三 幕

详细了解患者情况后，你向杨先生及其家属耐心解释了病情，并提供了几种治疗方案，患者及家属选择保守治疗。你嘱咐杨先生要绝对卧床休息，注意观察肿块及小便情况。3周后，杨先生血尿消失，肿块消退，病情好转出院。

【提示问题】

1. 该患者选择保守治疗合理吗？

2. 什么情况下肾损伤需要手术治疗？

3. 肾损伤可能出现哪些并发症？

【主要讨论内容】

1. 肾损伤的治疗。

2. 肾损伤的保守治疗和肾脏探查的指征。

3. 肾损伤的并发症及预后。

【教师参考重点】

1. 肾损伤的治疗　　肾损伤的处理与损伤程度直接相关。轻微肾挫伤经短期休息即可康复，多数肾挫裂伤可用保守治疗，仅少数需手术治疗。

(1) 紧急治疗：有大出血、休克的患者应迅速进行抢救，进行输血、补液等抗休克治疗，密切观察生命体征，同时明确有无合并其他器官损伤，做好手术探查的准备。

(2) 保守治疗

1) 绝对卧床休息 2~4 周，待病情稳定，血尿消失后方可允许患者离床活动。一般情况下，损伤后 4~6 周肾挫裂伤才趋于愈合，过早过多离床活动，可能再次引起出血。恢复后 3 个月不宜参加体力劳动。

2) 密切观察：注意定时测量血压、脉搏、呼吸、体温，注意腰、腹部肿块有无增大情况。观察排出的尿液颜色深浅有无变化。定期检测血红蛋白和血细胞比容。

3) 及时补充血容量，维持水、电解质平衡，保持足够尿量。

4) 早期预防使用广谱抗生素。

5) 必要时使用止痛、镇静剂和止血药物。

(3) 手术治疗

1) 开放性肾损伤：几乎所有这类损伤的患者都要施行手术探查，特别是枪伤或从前腹壁进入的锐器伤，经腹部切口处进行手术，进行清创、缝合及引流并探查腹部其他脏器有无损伤。

2) 闭合性肾损伤：确定为严重肾裂伤、肾碎裂及肾蒂损伤需尽早经腹进路施行手术。

若肾损伤患者在保守治疗期间发生以下情况，也施行手术治疗：①经积极抗休克后生命体征仍不平稳，提示有内出血；②血尿加重，血红蛋白和血细胞比容继续降低；③腰、腹部肿块明显增大；④有腹腔脏器损伤可能。

手术方法：经腹部切口施行手术，先探查并处理腹腔损伤脏器，然后打开后腹膜，显露肾静脉、肾动脉，并阻断，再切开肾筋膜和脂肪囊，探查伤侧肾，快速清除血肿，依具体情况进行肾修补、部分肾切除术或肾切除。避免在未控制肾动脉之前切开肾筋膜，以免出现难以控制的出血，而被迫施行肾切除。只有在严重肾全层裂伤或肾蒂血管损伤无法修复时，在对侧肾良好的情况下，才施行肾切除。

2. 保守治疗的指征　　保守治疗是绝大多数肾损伤患者的首选治疗方法。肾脏闭合损伤的患者 90% 以上可以通过保守治疗获得较好的治疗效果。保守治疗可有效降低肾切除率，且近期和远期并发症并没有明显升高。在血流动力学稳定的前提下，下列情况可进行保守治疗：

(1) Ⅰ级和Ⅱ级肾损伤推荐行保守治疗。

(2) Ⅲ级肾损伤倾向于保守治疗。

(3) Ⅳ级和Ⅴ级肾损伤少数可行保守治疗。此类损伤多伴有合并伤，肾探查和肾切除率均较高。

(4) 开放性肾损伤应进行细致的伤情分级,结合伤道、致伤因素等有选择地进行。

(5) 损伤伴尿外渗和(或)肾脏失活碎片:长期以来对此类损伤是否急诊探查尚有争议。近年来相关报道认为,此类外伤可行保守治疗,但并发症发生率和后期手术率都比较高。

3. 肾脏探查的指征

(1) 严重的血流动力学不稳定,危及伤者生命时,为绝对手术探查指征。

(2) 因其他原因行剖腹探查时,有下列情况时应行肾脏探查:①肾周血肿进行性增大或肾周血肿具有波动性时;②术前或术中造影发现肾不显影,或伴有其他异常时;③如果肾显影良好,且损伤分级明确,可暂缓行肾探查术。

(3) Ⅳ、Ⅴ级肾损伤:Ⅴ级肾损伤推荐行肾探查术。极少数报道认为Ⅴ级肾实质伤可以进行保守治疗。对Ⅳ级损伤是否探查有争议,如血流动力学不稳定则应探查。

(4) 开放性肾损伤多需行肾探查术。Ⅲ级及以上肾刺伤的预后判断较为困难,保守疗法常伴有较高的并发症发生率。

(5) 肾脏有其他异常、肾显影不良或怀疑有肾肿瘤时,则肾外伤即使较轻也推荐行肾探查术。

4. 肾损伤的并发症　常由血或尿外渗以及继发性感染引起。腹膜后尿囊肿或肾周脓肿需切开引流。持久性血尿可施行选择性肾动脉栓塞术。输尿管狭窄、肾积水需施行成形术或肾切除术。动静脉瘘和假性肾动脉瘤应予以修补,如在肾实质内侧可行部分肾切除术。

【教师注意事项】

本幕主要为肾损伤的治疗,以保守治疗与手术治疗的选择为讨论中心,引导同学们讨论保守治疗、肾脏探查、手术治疗等的指征及方法。

【本幕小结】

经过检查患者诊断为肾损伤,经过保守治疗,绝对卧床休息后,症状缓解出院。

第十一节　孙先生的难言之痛

【学习目标】

掌握精索静脉曲张流行病学特点、发病机制、临床表现、诊断标准、治疗方法及并发症的防治。

1. 基础医学

(1) 精索静脉曲张的病因及危险因素。

(2) 精索静脉及男性生殖系统解剖。

2. 临床医学

(1) 精索静脉曲张的定义及发病机制。

(2) 精索静脉曲张的临床表现。

(3) 精索静脉曲张的诊断标准及鉴别诊断。

(4) 精索静脉曲张的治疗。

3. 人文医学

(1) 精索静脉曲张的流行病学。

(2) 患者隐私的保护。

【关键词】

血尿;贫血;精索静脉曲张;膀胱镜检;膀胱部分切除术

【时间分配】

1. 学生讨论时间 50 分钟。

2. 学生总结时间 20 分钟。

3. 教师总结与讲评 10 分钟。

【教学建议】

依学生多少(如 6~8 人)分别查寻问题所在,以问题导向方式列出重点。以**关于隐私问题的相关问诊,需进行的重点体格检查及辅助检查,精索静脉曲张的临床表现、诊断及鉴别诊断,该患者其完整的治疗,精索静脉曲张的预后及预防**等为主要学习目标。重点内容讨论时间约占 80%,其余内容讨论时间约占 20%。讨论结束后一周内每人须交一篇小组讨论记录和自我评估,由小组长收齐送交指导老师。主要内容应包括:讨论内容概要,参加讨论的感想、贡献,自己在组织材料和讨论中的优缺点,参与讨论时的困难(知识面、技术面、情绪面等),今后可能采取的对策;也可以评价讨论小组的整体水平、其他队员的参与度,如参与讨论的积极性、聆听态度、沟通协调、课前准备、表达能力等,作为成绩的参考及将来改进教案的参考。

第　一　幕

27 岁的军人孙先生,平时身体一直非常健康,但在 1 年前,没有原因地出现了左侧阴囊隐隐胀痛,特别是劳累和长时间的站岗之后,连左侧下腹都有点疼,除了疼也没出现尿频、尿急、尿痛等症状,躺下来才会缓解。因为疼痛部位比较私密,孙先生一直不好意思去医院。今年初孙先生和相恋的女友结婚,因为担心这个情况会影响生宝宝,于是来到我院门诊求诊。

在门诊诊室中,吕医生单独详细询问了发病情况及相关病史。孙先生说自己一向身体健康,没生过什么病,没有乙肝、结核等传染病史,没有高血压、糖尿病、心脏病病史,也没有外伤、输血、手术史,没有药物过敏史。平时抽少量烟,约一天两三根,偶尔会喝点酒。结婚半年,爱人身体健康,家庭和睦。

【提示问题】

1. 在问诊过程中应如何保护患者隐私并避免不必要的尴尬?

2. 针对该患者体格检查需要重点关注什么体征?

3. 需要做哪些辅助检查以明确诊断?

【主要讨论内容】

1. 患者隐私保护与生殖相关内容问诊技巧。

2. 会阴疼痛的常见病因。

【教师参考重点】

问诊技巧:

(1) 抓住重点,分清主次:患者在陈述病史时,可能主次不分,毫无顺序。因此在问诊过程中,要抓住重点,分清主次,对主诉和与本病有关的内容要深入询问了解,对患者的陈述要分析和鉴别。

(2) 实事求是,忌主观臆断:有的患者对记忆不清病史,回答问题顺口称"是";有的患者对自己的病情感到恐惧,可能隐瞒病情,甚至弄虚作假。对此,医生应该做到正确判断,发现不可靠的或含糊不清的地方,要从不同角度反复询问,以求获得可靠病史,切忌主观臆断,轻易下

"结论"。当然,也不能轻易对患者持怀疑态度。

(3) 避免暗示性提问:询问时,要有目的、有计划地提出一些问题,引导患者供给正确而有助于诊断的资料。但不能用暗示性套问或有意识地诱导患者回答问题。比如对腹痛的患者不应直问:"您腹痛时疼痛会向左肩部放射吗?"而应这样提问:"腹痛时,别的部位会受到影响吗?"这样获取的病史就比较客观、真实。

(4) 鼓励患者主动提问:问诊时,让患者主动提问是非常重要的。因为患者常有些疑问需要再解释,同时,也会想起一些在询问者特殊提问前不曾想到的新问题。

(5) 承认经验不足:询问者应明白自己的知识水平与能够为患者提供情况的需要是否相称,当自己不能提供足够的信息及适当医嘱时,应承认自己经验不足,一旦患者问及自己不懂的问题时,不能随意乱答,应设法为患者寻找答案或向上级医生汇报请教。

(6) 其他值得注意的问题

1) 隐私:对患者的"隐私",要保密,有关泌尿生育系统的病史,问诊时声音要低,语言要婉转。

2) 危重患者:在作扼要的询问和重点检查后,应立即进行抢救,待病情好转后再作详细的询问病史及其他检查,以免延误治疗。

3) 其他医疗单位转来的病情介绍或病历摘要应当给予足够的重视,但只能作为参考材料,还须亲自询问核对病史,以作为诊断的依据。

4) 问诊时间要掌握适当:一般不超过 40 分钟,但除了危急重症患者外,亦不应过于简短,低于 10 分钟。

5) 结束语:问诊结束后,以结束语暗示问诊结束,充分说明询问者的作用、义务;对患者的要求和希望;明确地交代诊疗计划,以及预约下一次就诊时间等。

【教师注意事项】

患者为泌尿生殖系统疾病,问诊时注意保护患者隐私及合理措辞避免尴尬。可以在讨论课模拟问诊,体验这种情况下的问诊技巧。

【本幕小结】

患者男,27 岁。阴囊坠胀痛 2 年,无尿频、尿急、腰痛等征。考虑生殖系统疾病,从该方面考虑进一步检查。

第 二 幕

吕医生给孙先生进行了详细的体格检查,记录如下:T 36.0℃,P 76 次 / 分,R 16 次 / 分,BP 110/60mmHg,发育正常,神志清楚,全身皮肤及巩膜无黄染,全身未触及肿大淋巴结,头颈部未见畸形,颈软,心肺无异常。腹平软,无压痛及反跳痛,肝脾肋下未触及,肠鸣音 4~6 次 / 分,未扪及包块。双肾区无叩痛,双侧输尿管移行区无压痛。脊柱、四肢无畸形,活动良好,双下肢无水肿,生理反射存在,病理反射未引出。

专科检查:外生殖器发育正常,包皮过长。站立时左侧睾丸下坠较右侧明显,左侧阴囊内可触及不规则管状结构的精索静脉团。Valsalva 实验阳性。

吕医生开具的辅助检查结果如下:

B 超检查提示:左侧精索静脉曲张(左侧精索静脉内径 0.4cm,静脉壁呈迂曲样改变);

血常规:HB 139g/L;WBC $5.8×10^9$/L,N 65%,RBC $4.8×10^{12}$/L,PLT $128×10^9$/L。空腹血糖 5.18mmol/L。凝血四项未发现异常;心电图未发现异常。

【提示问题】

1. 本病例目前的诊断是什么?

2. 精索静脉曲张的原因是什么?

3. 精索静脉曲张的流行病学及主要临床表现是什么?

4. 精索静脉曲张的诊断依据包括什么?

【主要讨论内容】

1. 精索静脉曲张的病因及发病机制。

2. 精索静脉曲张的流行病学。

3. 精索静脉曲张的临床表现及诊断标准。

4. 精索静脉曲张的主要实验室检查方法。

【教师参考重点】

1. 精索静脉曲张的病因及发病机制　精索内静脉管壁的解剖特点是其容易发生回流障碍的基础。左精索内静脉呈直角注入左肾静脉,左肾静脉位于主动脉和肠系膜上动脉之间,并且左精索内静脉下段位于乙状结肠后面,这些解剖结构使左精索内静脉容易受压,并增加血流回流阻力引起曲张。正常情况下,左精索内静脉进入左肾静脉的入口处有瓣膜防止逆流,但如果静脉瓣发育不全,静脉丛壁的平滑肌或弹力纤维薄弱,会导致精索内静脉曲张,这种原发性精索静脉曲张临床上多见。腹膜后肿瘤、癌栓栓塞肾静脉,使血流回流受阻,可以引起继发性精索静脉曲张。

2. 精索静脉曲张的流行病学　精索静脉曲张是引起男性不育的常见因素之一。患者多为青壮年,发病率约占男性人群的10%。左侧精索静脉患病率明显高于右侧,这与其解剖学特点有关。

3. 精索静脉曲张的临床表现　原发性精索静脉曲张,病变轻者无特殊症状,常在体检时发现。病变严重者,主要表现为患侧阴囊胀大、坠胀感、隐痛,站立过久使症状加重,平卧休息后症状可缓解或消失。如卧位时静脉曲张不消失,则考虑为继发性,应进一步明确原因。精索静脉曲张常影响精子产生和精液质量,主要机制是静脉扩张瘀血,使局部温度升高,睾丸组织内 CO_2 蓄积,血内儿茶酚胺、皮质醇、前列腺素增加,进而影响睾丸的生精功能;由于双侧睾丸的静脉系统间有丰富的吻合支,健侧的睾丸生精功能常受到影响。精索静脉曲张是男性不育众多因素中不可忽视的因素。

4. 精索静脉曲张的主要检查　对不育患者,应采用染色的方法和严格按照 WHO 标准进行精子形态学分析。对精液常规检查示精子密度低下,活率、活力低,畸形率高的患者,均建议进行彩色多普勒血流显像仪(CDFI)检查。CDFI 准确地显示精索静脉曲张的扩张程度及血流状态,是目前无创、准确的诊断途径。另外还可选择红外线阴囊测温法,或精索静脉造影。

5. 精索静脉曲张的诊断　立位检查,可见患侧较健侧阴囊明显肿大、松弛下垂,严重者视诊和触诊时可发现似蚯蚓团块样曲张的精索内静脉。改平卧位后,曲张静脉缩小或消失。轻者局部体征不明显,行 Valsalva 试验时,可见曲张静脉,即患者站立时,用力屏气增加腹压,血液回流受阻,诱发产生精索静脉曲张。另外,放射性核素 ^{99m}Tc 阴囊显像、多普勒超声检查等可以协助明确诊断。对于不育者,精液分析检查是必要的。该平卧位后,曲张静脉仍不缩小或消失者,应怀疑继发性静脉曲张,进一步仔细检查同侧腰腹部,行 B 超、CT、MRI 及静脉尿路造影检查,明确本病是否因肾肿瘤、腹膜后肿瘤等病变压迫所致。

【教师注意事项】

根据专科体检及泌尿系 B 超检查结果,可得出左侧精索静脉曲张的诊断,左侧为精索静曲张好发部位,较右侧发病率高得多。应讨论疾病原因,引出精索静脉曲张的检查及诊断。

【本幕小结】

患者经过进一步检查,诊断为左侧精索静脉曲张。

第 三 幕

完善相关检查后,吕医生向孙先生及其家属耐心解释了病情并征求患者及家属同意,给孙先生行"左侧精索静脉高位结扎术"。术后生命体征平稳,安返病房。术后1周患者伤口愈合良好,查体无不适症状,予以拆线。嘱患者离院后避免剧烈运动,休息1个月,带口服药出院。

【提示问题】

1. 精索静脉曲张的常用治疗方法有哪些?

2. 常用的手术方式有哪些?

3. 常见的手术并发症有哪些?

【主要讨论内容】

1. 精索静脉曲张的治疗原则。

2. 手术治疗的适应证及禁忌证。

3. 手术治疗的并发症及处理。

【教师参考重点】

1. 精索静脉曲张的治疗原则 手术治疗是主要的治疗方法,可以达到理想的治疗效果,亦有部分采取(或联合)药物治疗。首先应排除肾肿瘤、腹膜后肿瘤、异位血管等继发性因素。

(1)手术适应证

1)阴囊触诊时可以明确触及曲张静脉或者症状明显,查体发现睾丸明显缩小,即使已经生育,患者有治疗愿望也可以考虑手术。

2)合并男性不育,除外其他引起不育的疾病,无论曲张程度,应及时手术。

3)临床观察发现,前列腺炎及精囊炎在精索静脉曲张患者中发病率明显增加,约为正常人2倍,如同时存在,且前列腺炎久治不愈,可选择手术治疗。

4)青少年时期的精索静脉曲张,往往导致睾丸病理性改变,因此对于青少年期精索静脉曲张伴有睾丸体积缩小的患者,提倡早期手术治疗。

5)精索静脉曲张伴非梗阻性少精症的患者,一般主张同时行睾丸活检和精索静脉曲张手术,有助于术后实施辅助生殖。

(2)手术禁忌证:精索内静脉高位结扎术的禁忌证主要是腹腔感染及盆腔开放手术病史盆腔广泛粘连。

2. 精索静脉曲张的手术并发症

1)阴囊水肿或睾丸鞘膜积液是术后最常见的并发症,发生率约为30%。根据国内外研究,淋巴管损伤与阴囊水肿有关。与精索内静脉伴行的淋巴管在手术过程中受损,导致淋巴液外渗,而静脉已被结扎,回流受阻,严重者可发生睾丸鞘膜积液。

2)睾丸萎缩:Paloma手术难以避免睾丸动脉损伤,引起睾丸血供减少,发生缺血性萎缩,但是大多数学者认为,在精索内动脉、输精管动脉及提睾肌动脉三者之间存在丰富的吻合支,睾丸动脉误扎后,也可以保证充足的血供。睾丸萎缩的发生率仅为0.2%左右。

3)神经损伤:经腹股沟手术容易损伤髂腹股沟神经、生殖股神经、精索上及精索下神经。腹腔镜手术主要容易造成生殖股神经的损伤,发生率约为5%,一般术后0~10天出现(平均3

天),表现为大腿前内侧及切口前外侧暂时麻木。其余几条神经损伤主要在显微镜下手术中较容易损伤,有文献报道上述神经损伤有可能导致生精细胞的凋亡。

4) 急性附睾炎:其发生与睾丸动脉的损伤有关,损伤后本已处于缺氧、代谢障碍的睾丸及附睾缺血缺氧进一步加重,而此时代偿血管尚未重建,易于发生感染。主要发生在术后 5~10 天,表现为患侧阴囊肿胀、触痛,附睾肿大,边界不清,可伴发热。

5) 网膜及阴囊气肿:是腹腔镜手术的特殊并发症,主要是由于气腹的建立。

6) 其他并发症:术后腰背痛、睾丸疼痛,可能由于术中过分牵拉精索;腹腔及盆腔脏器损伤,多数情况是由于手术操作不当引起;股动脉及股静脉的损伤,一般是术者对腹股沟解剖层次不熟悉,或者助手过度牵拉所致。这些都是临床医师应该密切注意和预防的,并且术前应向患者及家属告知手术风险及术中、术后可能发生的并发症。

【教师注意事项】
根据患者病情,考虑手术治疗,关于手术情况可以模拟术前谈话,引导学生讨论完善对手术治疗的适应证、方式及并发症等知识的了解。

【本幕小结】
患者诊断为左侧精索静脉曲张,行左侧精索静脉高位结扎术,术后病情稳定,治愈出院。

第四部分　运动系统问题导向学习课程

第十二节　老年人,当心摔跤

【学习目标】
掌握股骨颈骨折的常见病因、临床表现、诊断方法、治疗及并发症的防治。

1. 基础医学

(1) 股骨颈骨折的病因及发病机制。

(2) 股骨头颈部的解剖概要。

(3) 骨质疏松症的定义、病因及发病机制。

2. 临床医学

(1) 骨折的临床表现。

(2) Bryant 三角,Nelaton 线。

(3) 常年服用糖皮质激素的并发症。

(4) 骨质疏松症的治疗。

(5) 股骨颈骨折的临床表现、诊断及鉴别诊断。

(6) 股骨颈骨折的分型。

(7) 股骨颈骨折手术治疗的适应证;手术治疗的具体术式。

(8) 股骨颈骨折保守治疗的适应证、方法及并发症。

(9) 肾上腺危象。

(10) 连续硬膜外麻醉。

(11) 人工股骨头置换术后处理。

(12) 髋关节置换术的并发症。

3. 人文医学

(1) 股骨颈骨折的流行病学。

(2) 股骨颈骨折的预防及预后。

【关键词】

骨质疏松症;股骨颈骨折;Garden 分型;Bryant 三角;Nelaton 线;肾上腺危象;连续硬膜外麻醉;人工股骨头置换术

【时间分配】

1. 学生讨论时间 50 分钟。

2. 学生总结时间 20 分钟。

3. 教师总结与讲评 10 分钟。

【教学建议】

依学生多少(如6~8人)分别查寻问题所在,以问题导向方式列出重点。以**髋部骨折的体格检查,骨折的临床表现,股骨颈骨折的分型,股骨颈骨折的治疗,股骨颈骨折的预后及预防**等为主要学习目标。重点内容讨论时间约占 80%,其余内容讨论时间约占 20%。讨论结束后一周内每人须交一篇小组讨论记录和自我评估,由小组长收齐送交指导老师。主要内容应包括:讨论内容概要,参加讨论的感想、贡献,自己在组织材料和讨论中的优缺点,参与讨论时的困难(知识面、技术面、情绪面等),今后可能采取的对策;也可以评价讨论小组的整体水平、其他队员的参与度,如参与讨论的积极性、聆听态度、沟通协调、课前准备、表达能力等,作为成绩的参考及将来改进教案的参考。

第 一 幕

68 岁的王大娘今天早上在家中不慎跌倒,右侧屁股先着地,当即感到右侧髋部疼痛难忍,不能站立,于是家属急忙开车将她送入我院。你作为医生热情地接诊了她,详细询问了起病情况及病史,王大娘说有高血压病史 10 余年,一直规范服用药物降压,控制较好,还有哮喘病史 30 余年,常年服用糖皮质激素治疗。

你赶紧给王大娘进行了详细的查体:BP 160/100mmHg,HR 100 次 / 分,R 18 次 / 分,T 36.5℃。神清,平车推入病房,专科检查:右髋部活动受限,下肢呈外旋外展畸形,局部未见明显皮下淤血、瘀斑,压痛(+),纵向叩击痛(+),存在骨擦感,Bryant 三角底边较健侧缩短,大转子高过 Nelaton 线。

【提示问题】

1. 老年人询问病史需要注意哪些问题?

2. 为何老年人跌倒时容易发生骨折?

3. 常年服用糖皮质激素治疗有何弊端?

4. 骨折的临床表现有哪些?

5. 关注 Bryant 三角,Nelaton 线的意义?

6. 需要做哪些辅助检查以明确诊断?

7. 本病例的初步诊断是什么? 应与哪些疾病鉴别?

【主要讨论内容】

1. 骨质疏松症的概念。

2. 骨折的临床表现。

3. Bryant 三角,Nelaton 线。

4. 常年服用糖皮质激素的并发症。

【教师参考重点】

1. 骨质疏松症 骨质疏松症(osteoporosis)是一种系统性骨病,其特征是骨量下降和骨的微细结构破坏,表现为骨的脆性增加,因而骨折的危险性大为增加,即使是轻微的创伤或无外伤的情况下也容易发生骨折。

2. 骨折的临床表现 临床表现大多数骨折一般只引起局部症状,严重骨折和多发性骨折可导致全身反应。

全身表现:休克、发热。

局部表现:骨折的一般表现为局部疼痛、肿胀和功能障碍。骨折的特有体征:①畸形;②异常活动;③骨擦音或骨擦感。

3. Bryant 三角,Nelaton 线 肢体测量可发现患肢短缩。股骨颈骨折时,此 Bryant 三角底边较健侧缩短。若大转子超过 Nalaton 线之上,表明大转子有向上移位。

4. 常年服用糖皮质激素的并发症

(1) 蛋白质代谢紊乱引起的骨质疏松、肌萎缩、创口愈合不良。

(2) 糖代谢紊乱所致糖尿病、类库欣综合征。

(3) 消化系统并发症。

(4) 心血管系统并发症。

(5) 电解质紊乱。

(6) 继发性感染。

(7) 医源性肾上腺皮质功能不全。

(8) 糖皮质激素停用后综合征。

(9) 糖皮质激素过敏反应。

【教师注意事项】

1. 患者主要的症状为摔跤后右髋部疼痛,注意有无骨折发生。

2. 患者为老年女性,有哮喘病史 30 余年,常年使用糖皮质激素治疗史。

【本幕小结】

1. 患者以摔跤后右髋部疼痛于门诊就诊,有长期服用皮质激素史。

2. 长期服用激素的并发症 蛋白质代谢紊乱引起的骨质疏松、肌萎缩、创口愈合不良、糖代谢紊乱所致糖尿病、类库欣综合征、消化系统并发症、心血管系统并发症、电解质紊乱、继发性感染、医源性肾上腺皮质功能不全、糖皮质激素停用后综合征、糖皮质激素过敏反应。

第 二 幕

你立即给王大娘查了骨盆 X 线平片,结果示:右股骨颈骨折,Garden Ⅳ 型;明显骨质疏松。于是立即在局麻下行右胫骨结节牵引术,并建议王大娘住院手术治疗。

完善血、尿、便常规,输血前病原、凝血功能及其他术前相关检查未见明显异常。心电图结果示:①窦性心动过速;②心电轴轻度左偏;③左心室肥大伴劳损。心脏彩超结果示"呈高血压心脏病改变"。

请麻醉科、心内科及呼吸内科会诊。患者年纪较大,心脏存在问题,麻醉及手术耐受力不佳。但考虑到有手术适应证,保守治疗并发症多,且心肺功能尚可耐受,综合考虑进行手术治疗。但注意:①积极控制患者血压及心率;②防止患者肺部感染;③术前准备不适用阿托品,改用 6-542(山莨菪碱);④围术期给予常规剂量糖皮质激素,以防止肾上腺危象发生;⑤手术选择时间较短的半髋关节置换术;⑥采用连续硬膜外麻醉。

【提示问题】

1. 该患者明确的诊断是什么?

2. 既然已检查右髋部正侧位 X 线检查,为何还用骨盆 X 线平片?

3. 股骨颈骨折有哪些分型?

4. 心电图关于"左室肥大伴劳损"的诊断标准是什么?

5. 为何术前准备不适用阿托品,改用 6-542(山莨菪碱)?

6. 什么是肾上腺危象?

7. 保守治疗可能有哪些并发症?

8. 手术治疗的具体术式有哪些?

【主要讨论内容】

1. 股骨颈骨折的流行病学、病因及发病机制。

2. 股骨颈骨折的临床表现、诊断及鉴别诊断。

3. 股骨颈骨折的分型。

4. 股骨颈骨折手术治疗的适应证、手术治疗的具体术式。

5. 股骨颈骨折保守治疗的适应证、方法及并发症。

6. 肾上腺危象。

【教师参考重点】

1. 股骨颈骨折的流行病学、病因及发病机制　股骨颈骨折占全部骨折总数的 3.58%,常发生于老年人,随着人的寿命延长,其发病率日渐增高。

2. 股骨颈骨折的临床表现、诊断及鉴别诊断　中、老年人有摔倒受伤史,伤后感髋部疼痛,下肢活动受限,不能站立和行走,应怀疑患者有股骨颈骨折。肢体测量可发现患肢短缩。X 线拍片检查可明确骨折的部位、类型、移位情况,是选择治疗方法的重要依据。髋部的正位片不能发现骨折的前后移位,需同时投射侧位片,才能准确判断移位情况。

3. 股骨颈骨折的分型

(1) 按骨折线部位分类:①股骨头下骨折;②经股骨颈骨折;③股骨颈基底骨折。

(2) 按 X 线表现分类:①内收骨折;②外展骨折。

(3) 按移位程度分类,常采用 Garden 分型:①不完全骨折,骨完整性仅有部分出现裂纹;②完全骨折但不移位;③完全骨折,部分移位且股骨头与股骨颈有接触;④完全移位的骨折。

4. 股骨颈骨折手术治疗的适应证,手术治疗的具体术式

(1) 手术指征

1) 内收型骨折和有移位的骨折,由于难以用手法复位、牵引复位等方法使其变成稳定骨折,应采用手术切开复位,内固定术治疗。

2) 65 岁以上老年人的股骨头下型骨折,由于股骨头的血循环已严重破坏,头的坏死发生率很高,再加上患者的全身情况不允许长期卧床,应采用手术方法治疗。

3) 青少年的股骨颈骨折应尽量达到解剖复位,也应采用手术方法治疗。

4) 由于早期误诊、漏诊,或治疗方法不当,导致股骨颈陈旧骨折不愈合,影响功能的畸形愈合,股骨头缺血坏死,或合并髋关节骨关节炎,应采用手术方法治疗。

(2) 手术方法

1) 闭合复位内固定。

2）切开复位内固定。

3）人工关节置换术。

（3）术后处理：手术后，骨折端增强了稳定性，经过 2~3 周卧床休息后，即可在床上起坐，活动膝、踝关节。6 周后扶双拐下地不负重行走。骨愈合后可弃拐负重行走。人工股骨头置换或全髋关节置换术者可在术后 1 周开始下地活动。

5. 股骨颈骨折保守治疗的适应证、方法及并发症　无明显移位的骨折，外展型或嵌入型等稳定性骨折，年龄过大，全身情况差，或合并有严重心、肺、肾、肝等功能障碍者，选择非手术方法治疗。

6. 肾上腺危象　各种应激均可使正常的肾上腺分泌皮质醇增多，约较平时增高 2~7 倍，严重应激状态下，血皮质醇可高于 1mg/L，以适应机体的需要。凡有原发或继发急性或慢性的肾上腺皮质功能减退时，就不能产生正常量的皮质醇，应激时更不能相应地增加皮质醇的分泌，因此产生一系列肾上腺皮质激素缺乏的急性临床表现：高热、胃肠紊乱、循环虚脱、神志淡漠、萎靡或躁动不安、谵妄甚至昏迷，称为肾上腺危象，诊治稍失时机将耽误挽救患者生命。

（1）病因

1）慢性肾上腺皮质功能减退症（Addison 病）。

2）长期大量肾上腺皮质激素治疗抑制下丘脑 - 垂体 - 肾上腺轴功能。

3）肾上腺手术后。

4）急性肾上腺出血。

5）先天性肾上腺皮质增生。

（2）症状表现

1）发热。

2）消化系统症状。

3）神经系统症状。

4）循环系统症状。

5）脱水征象。

【教师注意事项】

1. 根据目前的资料已经可以明确诊断，引导学生考虑患者诊断为股骨颈骨折 Garden Ⅳ 型，进而引出骨折的常见症状、诊断方法及分型。

2. 通过引导学生讨论患者是否需要接受手术治疗，进而引出老年人伴高血压手术适应证及禁忌证。

【本幕小结】

患者经过进一步检查，根据临床表现及检查结果，诊断明确为股骨颈骨折 Garden Ⅳ 型。根据多科室评估讨论，虽然手术风险大，只要完善相关术前准备，仍有手术机会。

第 三 幕

在完善术前相关准备后，在连续硬膜外麻醉下给王大娘行"右人工股骨头置换术"，术中患者情况稳定，手术顺利，术中失血 400ml，术后患者安返病房，给予右下肢皮牵引。术后王大娘恢复情况好，复查右髋部正侧位 X 线检查结果良好，14 天后拆线出院，坚持抗骨质疏松治疗。

【提示问题】

1. 何为连续硬膜外麻醉？

2. 半髋及全髋置换适应证的差别是什么？

　3. 为何术后仍给予皮牵引治疗？

　4. 髋关节置换术的常用手术入路是什么？

　5. 髋关节置换术的并发症有哪些？

　6. 髋关节置换术后的康复训练应注意哪些事项？

【主要讨论内容】

　1. 连续硬膜外麻醉。

　2. 人工股骨头置换术的适应证及禁忌证。

　3. 人工股骨头置换术的并发症。

　4. 人工股骨头置换术后处理。

　5. 骨质疏松的治疗。

【教师参考重点】

　1. 连续硬膜外麻醉　将局麻药注射到硬脊膜外间隙，阻滞部分脊神经的传导功能，使其所支配区域的感觉或(和)运动功能消失的麻醉方法，称为硬脊膜外间隙阻滞(epidural block)，又称硬膜外阻滞或硬膜外麻醉。分单次法和连续法两种，临床常用连续法。

　2. 人工股骨头置换术的适应证及禁忌证

（1）适应证

1）60 岁以上的老年人，股骨颈头下型骨折，移位明显，愈合有困难。

2）股骨颈头下型粉碎性骨折。

3）股骨颈陈旧性骨折不愈合或股骨颈已被吸收。

4）不配合治疗的股骨颈骨折患者，如偏瘫、帕金森病或精神病患者。

5）成人特发性或创伤性股骨头缺血性坏死范围大，而髋臼损伤不重，用其他手术又不能修复。

6）不应行刮除植骨术的股骨颈良性肿瘤。

7）股骨颈原发性或转移的恶性肿瘤或致病理性骨折，为减轻患者痛苦，可以手术置换。

（2）禁忌证

1）年老体弱，有严重心、肺疾患，不能耐受手术者。

2）严重糖尿病患者。

3）髋关节化脓性关节炎或骨髓炎。

4）髋关节结核。

5）髋臼破坏严重或髋臼明显退变者。

　3. 人工股骨头置换术的并发症　术后并发症可分为早期并发症和晚期并发症。前者包括死亡、骨折、脱位、感染和血栓性静脉炎等；后者发生于术后 6 周以后，主要有假体下沉、异位骨化、髋臼磨损发生中心性脱位、假体损坏、特发性疼痛和感染等。

　4. 人工股骨头置换术后处理

（1）术后搬动要小心，保持外展、内旋、伸直位。

（2）术后应用二联或三联足量抗生素，肌肉及静脉联合用至体温平稳，再肌肉注射1周左右。

（3）有效的负压吸引极为重要，主要防止感染，又可观察和记录引流液颜色的改变及引流量。

（4）下地前常规拍 X 线片，检查人工股骨头在髋臼内的位置，也便于术后随诊比较。

（5）术后即应活动未固定的关节，作肌肉收缩锻炼、下肢按摩，以防深静脉栓塞。

（6）严格定期随诊 2~3 个月 1 次，以便指导锻炼。定期摄 X 线片检查，以便早期发现并发症。

　5. 骨质疏松的治疗　治疗骨质疏松症的药物有下列五种：

(1) 荷尔蒙补充疗法。

(2) 阿伦磷酸盐(alendronate)。

(3) 降钙素(calcitonin)。

(4) 钙剂和维生素 D。

(5) 骨肽制剂。

【教师注意事项】

通过手术(髋关节置换术)治疗后,患者恢复情况好,通过引导学生评价患者的治疗方案,引出常见股骨颈骨折的治疗方案、术式选择以及抗骨质疏松的治疗方案等。

【本幕小结】

通过对患者的系列检查,最终诊断为股骨颈骨折 Garden IV 型,经过髋关节置换术后患者恢复情况良好。但以后应加强抗骨质疏松治疗,防止骨折再次发生。

第十三节 车祸伤的钱先生

【学习目标】

掌握骨折的常见原因、骨折特点、临床表现、诊断方法、治疗、常见的并发症。

1. 基础医学

(1) 休克的病因及发病机制。

(2) 休克的病理生理。

(3) 骨折愈合机制。

(4) 下肢的局部解剖结构。

2. 临床医学

(1) 多发伤、复合伤的定义。

(2) 休克的临床表现、分类、诊断及治疗。

(3) 车祸伤处理的注意事项。

(4) 清创的定义及操作步骤。

(5) 临床输血的适应证,成分输血的概念。

(6) 骨科常规操作技术 骨科专科体检、牵引术、手法复位、石膏外固定术。

(7) 骨折的主要并发症。

(8) 骨筋膜室综合征的病因、发病机制及处理。

(9) 高钾血症的治疗方案。

(10) 骨折治疗的 AO、BO 原则。

(11) 胫腓骨骨折的手术治疗。

3. 人文医学

(1) 骨折术后的康复训练及预后情况。

(2) 医学文书证明的书写,伤残鉴定。

【关键词】

休克;多发伤;复合伤;清创术;输血;骨筋膜室综合征;高钾血症;伤残鉴定

【时间分配】

1. 学生讨论时间 50 分钟。

2. 学生总结时间 20 分钟。

3. 教师总结与讲评 10 分钟。

【教学建议】

依学生多少(如 6~8 人)分别查寻问题所在,以问题导向方式列出重点。以**车祸伤患者的处理,多发伤及复合伤,休克的临床表现、诊断及鉴别诊断,该患者的治疗,骨折的主要并发症及处理**等为主要学习目标。重点内容讨论时间约占 80%,其余内容讨论时间约占 20%。讨论结束后一周内每人须交一篇小组讨论记录和自我评估,由小组长收齐送交指导老师。主要内容应包括:讨论内容概要,参加讨论的感想、贡献,自己在组织材料和讨论中的优缺点,参与讨论时的困难(知识面、技术面、情绪面等),今后可能采取的对策;也可以评价讨论小组的整体水平、其他队员的参与度,如参与讨论的积极性、聆听态度、沟通协调、课前准备、表达能力等,作为成绩的参考及将来改进教案的参考。

第 一 幕

34 岁的钱先生半个小时前不慎发生车祸,由 120 急诊送入急诊科。

你作为急诊科医生接诊了他,进行了详细查体:BP 80/60mmHg,HR 110 次 / 分,T 37.0℃,R 21 次 / 分,患者痛苦面容,烦躁不安,四肢皮肤湿冷,多汗,头部未见明显骨折,面部少许皮肤擦伤,胸部左下方压痛明显,左侧臀部大面积皮肤撕脱伤,但无皮肤缺损;右腕部呈银叉样畸形,局部肿胀,压痛明显,末梢感觉及血运正常;左小腿膝下外侧见皮肤伤口,见大量活动性出血,伤口周围见大量沙石,探查可触及骨折断端,右下肢肿胀明显,患肢足背动脉可触及。

【提示问题】

1. 车祸伤患者的病史询问及重点体格检查应注意什么?

2. 休克的病因、临床表现、分类、诊断及怎样处理?

3. 该患者的初步诊断是什么? 应与哪些疾病鉴别?

4. 需要做哪些辅助检查以明确诊断?

5. 接下来需如何处理患者?

【主要讨论内容】

1. 复合伤、多发伤的定义及鉴别。

2. 休克的病因、临床表现、分类、诊断及处理。

【教师参考重点】

1. 复合伤、多发伤的定义及鉴别 复合伤(combined injury)是由 2 种或 2 种以上的致伤因素造成解剖部位或脏器的损伤,且有一处危及生命的伤害,如热压伤、烧烫伤等;多发伤是指在同一伤因的打击下,人体同时或相继有两个或两个以上解剖部位的组织或器官受到严重创伤,其中之一即使单独存在创伤也可能危及生命。

2. 休克的病因、临床表现、分类、诊断及处理

(1)休克(shock):是机体有效循环血容量减少,组织灌注不足,细胞代谢紊乱和功能受损的病理过程,它是一个由多种病因引起的综合征。

(2)休克的分类:分为低血容量性、感染性、心源性、神经性和过敏性休克五类。

(3)临床表现:按照休克的发病过程可分为休克代偿期和休克抑制期,或称休克早期或休克期(表 5-2)。

表 5-2 休克的临床表现和程度

分期	程度	神志	口渴	皮肤黏膜 色泽	皮肤黏膜 温度	脉搏	血压	体表血管	尿量	*估计失血量
休克代偿期	轻度	神志清楚，伴有痛苦表情，精神紧张	口渴	开始苍白	正常，发凉	100 次 / 分以下，尚有力	收缩压正常或稍升高，舒张压增高，脉压缩小	正常	正常	20% 以下（800ml 以下）
休克抑制期	中度	神志尚清楚，表情淡漠	很口渴	苍白	发冷	100~200 次 / 分钟	收缩压为 90~70mmHg，脉压小	表浅静脉塌陷，毛细血管充盈迟缓	尿少	20%~40%（800~1600ml）
	重度	意识模糊，甚至昏迷	非常口渴，可能无主诉	显著苍白，肢端青紫	厥冷（肢端更明显）	速而细弱，或摸不清	收缩压在 70mmHg 以下或测不到	毛细血管充盈非常迟缓，表浅静脉塌陷	尿少或无尿	40% 以上（1600ml 以上）

* 成人的低血容量休克

（4）诊断：关键是应早期及时发现休克。要点是凡遇到严重损伤、大量出血、重度感染以及过敏患者和有心脏病史者，应想到并发休克的可能；临床观察中，对于有出汗、兴奋、心率加快、脉压小或尿少等症状者，应疑有休克。若患者出现神志淡漠、反应迟钝、皮肤苍白、呼吸浅快、收缩压降至 90mmHg 以下及尿少者，则标志患者已进入休克抑制期。

（5）治疗：对于休克这个由不同原因引起、但有共同临床表现的综合征，应当针对引起休克的原因和休克不同发展阶段的重要生理紊乱采取下列相应的治疗。治疗休克重点是恢复灌注和对组织提供足够的氧。

1）一般紧急治疗。

2）补充血容量。

3）积极处理原发病。

4）纠正酸碱平衡失调。

5）血管活性药物的应用。

6）治疗 DIC 改善微循环。

7）皮质类固醇和其他药物的应用。

【教师注意事项】

1. 患者因"车祸伤半小时"急诊入院，重点需要注意患者生命体征及骨折的体格检查。

2. 患者有血压下降、心率加快、烦躁不安、四肢皮肤湿冷、汗多等休克征象，下肢还有活动性出血，其他部位有骨折，作为急救医生该如何进行处理。

【本幕小结】

1. 患者因"车祸伤半小时"急诊就诊，有明显的休克征象，伴下肢活动性出血、腕部骨折。

2. 车祸伤常导致全身多处损伤即多发伤，对于多发伤，急诊处理应有主次之分，先救命后治病。

第 二 幕

你立即给患者进行了抽血检查并建立了两条静脉通道补液抗休克，急查结果示：Blood-Rt WBC $11×10^9/L$，N 77%；凝血功能正常；肝肾功能、电解质未见异常；血型为 RH（+）、O 型。头颅 CT 未见明显骨折及出血。床边胸腹部 B 超探查未见明显异常。床边胸部及四肢 X 线检查结果是左侧 7、8、9 肋骨骨折，右侧 Colles 骨折，左下肢胫腓骨上端粉碎性骨折。

给予患者天晴宁（羟乙基淀粉 130/0.4 氯化钠注射液）1000ml，乳酸钠 1500ml，浓缩红细胞 4U。急诊下左胫腓骨清创，血管吻合，加压包扎止血，左侧臀部清创缝合术，左下肢行跟骨牵引，右腕部给予手法复位及石膏夹外固定；给予患者心电监护、低流量吸氧，告病重及抗感染，监测 24 小时出入量等处理。

【提示问题】

1. 该患者完整的诊断是什么？

2. 清创缝合的适应证及步骤如何？

3. 输血的临床适应证及禁忌证有哪些？

4. 为何不输全血，而只输入红细胞？

5. 本病例的输血前检查完善吗？

6. 如何进行 Colles 骨折的手法复位及石膏夹外固定？

7. 跟骨牵引的适应证、注意事项及牵引重量的选择有哪些？

【主要讨论内容】

1. 清创术。

2. 输血及血液制品。

3. 临床输血的适应证，成分输血的概念。

4. 骨科常规操作　手法复位、牵引、石膏外固定。

【教师参考重点】

1. 清创术　清创即将污染的创口，经过清洗、消毒，然后切除创缘、清除异物，切除坏死和失去活力的组织，使之变成清洁的创口：①清洗；②切除创缘皮肤1~2mm，以及异物，切除污染和失去活力的皮下组织、筋膜、肌肉。对于肌腱、神经和血管，应在尽量切除其污染部分的情况下，保留组织的完整性，以便予以修复。清创应彻底，避免遗漏死腔和死角；③关节韧带和关节囊严重挫伤者，应予切除。若仅污染，则应在彻底切除污染物的情况下，尽量予以保留，对关节的稳定和以后的功能恢复十分重要；④骨外膜应尽量保留，以保证骨愈合；⑤处理骨折端；⑥再次清洗。

2. 输血及血液制品　输血（blood transfusion）作为一种替代性治疗，可以补充血容量，改善循环，增加携氧能力，提高血浆蛋白，增进机体免疫力和凝血功能。常用的血液成分制品分为血细胞、血浆和血浆蛋白成分三大类。血细胞成分有红细胞、白细胞和血小板三类。血浆成分有新鲜冰冻血浆、冰冻血浆和冷沉淀三种。血浆蛋白成分包括白蛋白制剂、免疫球蛋白及浓缩凝血因子。

3. 临床输血的适应证，成分输血的概念

（1）适应证

1）大量失血。

2）贫血或低蛋白血症。

3）重症感染。

4）凝血异常。

（2）成分输血：成分输血（transfusion of blood components）是根据血液比重不同，将血液的各种成分加以分离提纯，依据病情需要输注相关的成分。

4. 骨科常规操作：手法复位、牵引、石膏外固定

（1）手法复位：应用手法使骨折复位，称为手法复位。步骤为：①解除疼痛；②肌松弛位；③对准方向；④拔伸牵引。

（2）牵引：牵引既有复位作用，也是外固定。持续牵引分为皮肤牵引和骨牵引。

（3）石膏绷带固定：是用熟石膏（无水硫酸钙）的细粉末撒布在特制的稀孔纱布绷带上，做成石膏绷带，用温水浸泡后，包在患者需要固定的肢体上，5~10分钟即可硬结成形，并逐渐干燥坚固，对患肢起有效的固定作用。近年来采用树脂绷带固定者日渐增多。

【教师注意事项】

1. 根据目前患者的情况及医生所作的措施，引导学生讨论医生对该患者的治疗方案，引出多发伤的急诊处理的方案等。

2. 通过引导学生讨论患者进一步该如何治疗，进而引出后续治疗方案。

【本幕小结】

患者经过一系列的抢救措施，终于暂时保住性命，但尚未脱离危险期，予重症监护。

第 三 幕

患者术后第 2 天,心电监护示 BP 120/80mmHg,HR 75 次 / 分,R 20 次 / 分,24 小时出入量分别为 3500ml、2450ml,钱先生诉伤口疼痛,左小腿及足背外侧感觉麻木。

患者术后第 3 天,钱先生诉今日左下肢疼痛较昨日剧烈,查体示:左小腿肿胀明显,皮肤张力大,局部皮温升高,压痛明显,远端足背动脉可触及。急查肝、肾功能,电解质,结果示:血 K^+ 6.5mmol/L,TCO_2 15.1mmol/L,Cr 350mmol/L,心电图示 T 波高尖。

【提示问题】

1. 试分析患者病情的变化过程?

2. 患者诉左小腿及足背外侧感觉麻木说明什么?

3. 骨折常见的并发症有哪些?

4. 什么叫骨筋膜室综合征,如何诊断及治疗?

5. 高钾血症有哪些临床表现? 如何处理?

6. 本病例中高血钾及血肌酐升高原因的分析?

7. TCO_2 有何意义?

【主要讨论内容】

1. 骨折常见的并发症。

2. 骨筋膜室综合征。

3. 高钾血症的病因、临床表现及处理。

4. TCO_2。

【教师参考重点】

1. 骨折常见的并发症

(1) 早期并发症

1) 休克。

2) 脂肪栓塞综合征。

3) 重要内脏器官损伤 ①肝、脾破裂;②肺损伤;③膀胱和尿道损伤;④直肠损伤。

4) 重要周围组织损伤 ①重要血管损伤;②周围神经损伤;③脊髓损伤。

5) 骨筋膜室综合征(osteofascial compartment syndrome)。

(2) 晚期并发症

1) 坠积性肺炎。

2) 压疮。

3) 下肢深静脉血栓形成。

4) 感染开放性骨折。

5) 损伤性骨化。

6) 创伤性关节炎。

7) 关节僵硬。

8) 急性骨萎缩(acute bone atrophy)。

9) 缺血性骨坏死。

10) 缺血性肌挛缩。

2. 骨筋膜室综合征 即由骨、骨间膜、肌间隔和深筋膜形成的骨筋膜室内肌肉和神经因急性缺血而产生的一系列早期症候群。最多见于前臂掌侧和小腿,常由创伤骨折的血肿和组织水肿使其室内容物体积增加或外包扎过紧、局部压迫使骨筋膜室容积减小而导致骨筋膜室内压力增高所致。

3. 高钾血症的病因、临床表现及处理　血清钾高于 5.5mmol/L 的现象主要引起神经、肌肉及心脏的症状、心电图出现典型改变。

(1) 病因

1) 肾排钾减少。

2) 细胞内的钾移出。

3) 含钾药物输入过多。

4) 输入库存血过多。

5) 洋地黄中毒。

(2) 临床表现:高钾血症的临床表现主要为心血管系统和神经肌肉系统症状,严重性取决于血钾升高的程度和速度。

(3) 治疗:起病急骤者应采取紧急措施,还应根据病情的轻重采取不同的治疗方法。

1) 急性严重的高钾血症的治疗原则:①对抗钾对心肌的毒性;②降低血钾。

2) 轻 - 中度高钾血症的治疗:①低钾饮食,每天摄入钾限于 50~60mmol(50~60mEq);②停止可导致血钾升高的药物;③阳离子交换;④去除高钾血症的病因或治疗引起高钾血症的原因。

3) 透析:为最快和最有效方法。可采用血液透析或腹膜透析。

(4) 急救措施:首先要控制引起高钾血症的原因及治疗原发病。一旦发现高钾血症时,应立即停止补钾,积极采取保护。心脏的急救措施:对抗钾的毒性作用;促使钾离子向细胞内转移;排除体内过多的钾,以降低血清钾浓度。

4. TCO_2　二氧化碳总量是指血浆中所有以各种形式存在的二氧化碳(CO_2)的总含量,其中大部分(95%)是以结合形式的。

【教师注意事项】

1. 患者在监护过程中,病程变化,出现骨折后并发症,引导学生考虑患者出现什么并发症,进而引出骨折后常见并发症及其诊断标准。

2. 通过引导学生讨论该患者进一步该如何处理,进而引出骨折常见并发症的治疗原则。

【本幕小结】

患者病情监护过程中,进一步发展,根据局部表现及电解质、肾功能的检测,诊断明确为骨筋膜室综合征。需紧急行切开减张手术。

第 四 幕

给予患者纠正酸中毒、抗高血钾治疗,并立即在急诊下行 Mubarak 双切口筋膜切开减压术,术中见胫前肌张力高,腓骨长肌、胫骨前肌部分坏死,给予切除。因张力大创口未行缝合,以油纱布包敷,给予换药处理术后 3 天患者左下肢肢体消肿,疼痛消失,给予减张缝合,后择期给予患者左胫腓骨骨折切开复位 + 内固定术 + 长腿石膏托外固定术,1 个月后患者治愈出院。

【提示问题】

1. 什么是 Mubarak 双切口筋膜切开减压术?

2. 如何判断肌肉已坏死?

3. 什么叫减张缝合?

4. 骨折治疗的基本原则（AO 及 BO 原则是什么）？

5. 骨折手术时机的选择依据？

6. 患者出院时，出院医嘱应该如何书写？

7. 患者的伤残等级如何评估？

【主要讨论内容】

1. 筋膜切开减压术。

2. 骨折治疗的基本原则。

3. 胫腓骨骨折的治疗。

4. 骨折愈合机制。

【教师参考重点】

1. 筋膜切开减压术　骨筋膜室综合征一经确诊，应立即切开筋膜减压。早期彻底切开筋膜减压是防止肌肉和神经发生缺血性坏死的唯一有效方法。

2. 骨折治疗的基本原则　AO（Association for the study of internal Fixation）原则是：①骨折端的解剖复位，特别是关节内骨折；②为满足局部生物力学需要而设计的坚强内固定；③无创外科操作技术的应用，以保护骨折端及软组织的血运；④肌肉及骨折部位邻近关节早期、主动、无痛的活动，以防止骨折病的发生。BO（Biological Osteosynthesis）原则如下：①远离骨折部位进行复位，以保护局部软组织的附着；②不以牺牲骨折部的血运来强求粉碎骨折块的解剖复位，如必须复位的较大折块，也应尽力保存其供血的软组织蒂部；③使用低弹性模量、生物相容性好的内固定器材；④减少内固定物与所固定骨之间的接触面（髓内及皮质外）；⑤尽可能减少手术暴露时间。

3. 胫腓骨骨折的治疗　胫腓骨骨干骨折的治疗目的是矫正成角、旋转畸形，恢复胫骨上、下关节的平行关系，恢复肢体长度。

4. 骨折愈合机制

（1）血肿炎症机化期。

（2）原始骨痂形成期。

（3）骨板形成塑形期。

【教师注意事项】

本部分主要为骨折并发骨筋膜室综合征的治疗及术后治疗方案选择，通过引导学生评价患者的治疗方案，引出骨筋膜室综合征发生机制、临床表现、检测方法以及治疗方案等。

【本幕小结】

通过对患者的急诊处理，患者进入重症监护，在监护过程中，患者出现骨筋膜室综合征，经过急诊减压手术，根据术中所见及患者情况，选择相应方案，给予减张缝合，后择期给予患者左胫腓骨骨折切开复位＋内固定术＋长腿石膏托外固定术，1 个月后患者治愈出院。

第十四节　形影不离的"腰腿痛"

【学习目标】

掌握椎间盘突出的发病机制、临床表现、诊断标准、治疗及并发症的防治。

1. 基础医学

（1）腰椎间盘突出症的病因及发病机制。

(2) 腰椎的生物力学及局部解剖结构。

2. 临床医学

(1) 腰背痛的问诊技巧。

(2) 腰椎根性痛、干性痛及丛性痛的区别。

(3) X 线、CT、MRI 在腰痛患者诊断中的作用。

(4) 腰椎间盘突出症的定义、诱发因素、临床表现、诊断标准及鉴别诊断。

(5) 腰椎间盘突出症的主要实验室检查方法。

(6) 腰椎间盘突出症治疗方案的适应证。

(7) 腰椎间盘突出症非手术治疗的方法。

(8) 腰椎间盘突出症手术治疗的麻醉选择。

(9) 手术治疗腰椎间盘突出症的并发症。

3. 人文医学

(1) 腰椎间盘突出症的流行病学。

(2) 腰椎间盘突出症的预防及预后。

【关键词】

腰骶疼痛;根性痛;腰椎间盘突出症;直腿抬高试验;股牵拉试验;后路经椎板间髓核切除术

【时间分配】

1. 学生讨论时间 50 分钟。

2. 学生总结时间 20 分钟。

3. 教师总结与讲评 10 分钟。

【教学建议】

依学生多少(如 6~8 人)分别查寻问题所在,以问题导向方式列出重点。以**腰痛的定义及问诊技巧,需进行的重点体格检查及辅助检查,腰椎间盘突出症的临床表现、诊断及鉴别诊断,腰椎间盘突出症治疗方案的选择,腰椎间盘突出症手术治疗并发症**等为主要学习目标。重点内容讨论时间约占 80%,其余内容讨论时间约占 20%。讨论结束后一周内每人须交一篇小组讨论记录和自我评估,由小组长收齐送交指导老师。主要内容应包括:讨论内容概要,参加讨论的感想、贡献,自己在组织材料和讨论中的优缺点,参与讨论时的困难(知识面、技术面、情绪面等),今后可能采取的对策;也可以评价讨论小组的整体水平、其他队员的参与度,如参与讨论的积极性、聆听态度、沟通协调、课前准备、表达能力等,作为成绩的参考及将来改进教案的参考。

第 一 幕

50 岁的王先生是个农民,平时身体很健康。2 个月前秋收时一次劳累后,开始出现腰痛,后来疼痛渐渐加重,并且右侧臀后及大腿后外侧也开始疼痛,有时咳嗽或打喷嚏后疼痛会加重,王先生不能长距离走路,不能久坐、久站,晚上休息时疼痛基本会消失,大小便都还好。为了弄清楚病因,今天到我院求诊。你作为医生热情地接诊了他,详细询问了起病情况及相关病史,王先生否认糖尿病、高血压、肺结核及肝炎病史,无外伤及手术、输血史,无相关食物及药物过敏史。

随后你给王先生进行了详尽的专科查体:神清,精神可,步态正常,腰椎正常生理弯曲存在,无明显侧弯,腰椎第 5 棘突及棘突旁压痛(+),右下肢"4"字试验(-),骨盆挤压试验(-),屈颈试验(-),右直腿抬高试验 30° 及其加强试验(+),股牵拉试验(-),肌力较左下肢弱,其他未见异常。

【提示问题】

1. 腰背痛的定义及问诊的技巧?

2. 解析上述体格检查。

3. 腰椎根性痛、干性痛及丛性痛有什么区别?

4. 该病初步的诊断是什么? 应与哪些疾病相鉴别?

5. 需要做哪些辅助检查以明确诊断?

6. X 线、CT、MRI 在腰痛患者诊断中有何意义?

【主要讨论内容】

1. 腰背痛问诊的技巧。

2. 腰椎根性痛、干性痛及丛性痛的区别。

3. 屈颈试验、直腿抬高试验及加强试验、股牵拉试验的定义及作用。

【教师参考重点】

1. 腰背痛问诊的技巧

(1) 起病急缓,有无诱因,疼痛的部位、程度、性质、持续性抑或间断性,有无规律。

(2) 白天重抑或夜间重,休息后可否缓解,活动后是加重抑或缓解。

(3) 伴随症状,全身症状,如:发热、乏力、消瘦、皮疹和晨僵等。

(4) 有无其他关节肿痛、变形和功能障碍。

(5) 既往有无类似发作,做过的检查和治疗情况。

(6) 家族史 家族中有无类似疾病患者,如强直性脊柱炎。

2. 腰椎根性痛、干性痛及丛性痛的区别(表 5-3)

表 5-3 腰骶部根性痛、干性痛及丛性痛鉴别要点

鉴别要点	根性痛	干性痛	丛性痛
病变部位	椎管或根管内	盆腔出口处	盆腔骶丛处
自觉痛处	下腰部	臀部	骶部
压痛部位	棘突旁	环跳穴处	环跳穴、股环等
屈颈试验	阳性	阴性	阴性
叩击腰部	痛加剧	无明显改变	舒适感
感觉障碍	根性分布区	干性分布区	多干性分布区
反射改变	与受累节段一致	跟腱	膝及跟腱
其他	必要时行腰穿或造影鉴别		女性多见

3. 屈颈试验、直腿抬高试验及其加强试验、股牵拉试验的定义及作用

(1) 屈颈试验(Lindner)征。

(2) 直腿抬高试验。

(3) 健肢抬高试验。

(4) 直腿抬高加强试验。

（5）股神经牵拉试验。

【教师注意事项】

1. 患者主要的症状为腰痛,重点需要注意腰痛的病史询问特点及腰疼的鉴别诊断。

2. 患者有长期重体力活等诱发因素,伴右侧臀后及大腿后外侧疼痛,提示可能存在脊柱方面疾病。

【本幕小结】

1. 患者以腰痛为主要临床表现于门诊就诊,有臀后及大腿后外侧疼痛。

2. 腰痛时的伴随症状对判断可能的疾病具有提示意义。

第 二 幕

你为王先生开具的相关辅助检查,结果如下:

腰椎正侧位 X 线检查可见:腰椎曲线变直,L_3、L_4、L_5 椎体前缘可见明显骨质增生,L_4/L_5 椎间隙变窄。

腰椎 MRI 结果:L_4/L_5 椎间盘突出,椎间盘向右侧突出,神经无明显受压。

你告知王先生所患疾病为"腰椎间盘突出症",鉴于其初次发作且病程较短,MRI 椎间盘突出不明显,建议王先生先行保守治疗,嘱咐王先生多卧床休息,进行腰背肌功能锻炼,必要时口服西乐葆(塞来昔布胶囊)治疗。

【提示问题】

1. X 线、CT 及 MRI 在腰椎间盘突出症诊断及治疗中的作用有哪些?

2. 腰椎间盘突出症的病因、发病机制及发病率?

3. 腰椎间盘突出症的临床表现、诊断及鉴别诊断有哪些?

4. 患者坐位时疼痛减轻的机制有哪些?

5. 腰椎间盘突出症非手术治疗的适应证有哪些?

6. 腰椎间盘突出症非手术治疗的方法有哪些?

【主要讨论内容】

1. X 线、CT 及 MRI 在腰椎间盘突出症诊断及治疗中的作用。

2. 腰椎间盘突出症病因、发病机制及发病率。

3. 腰椎间盘突出症的临床表现、诊断及鉴别诊断。

4. 腰椎间盘突出症的一般体征。

5. 腰椎间盘突出症非手术治疗的适应证。

6. 腰椎间盘突出症非手术治疗的方法。

【教师参考重点】

1. X 线、CT 及 MRI 在腰椎间盘突出症诊断及治疗中的作用

（1）X 线

1）腰椎前后位片(正位)。

2）腰椎侧位片。

3）腰椎斜位片。

（2）CT:CT 扫描图上的主要改变有椎间盘后缘变形、硬膜外脂肪消失、硬膜外间隙中的软组织密度增高、硬脊膜囊变形、神经鞘的受压移位、突(脱)出髓核的钙化、

（3）MRI:MRI 对椎间盘突出症之诊断具有重要意义。通过不同层面的矢状面影像及所累

及椎间盘的横切位影像,可以观察病变椎间盘突出的形态及其与硬膜囊、神经根等周围组织之间的关系。

2. 腰椎间盘突出症病因、发病机制及发病率

(1) 定义:腰椎间盘突出症是因腰椎间盘变性、破裂后髓核突(或脱)向后方或突至椎板内致使相邻组织遭受刺激或压迫而出现一系列临床症状者。

(2) 病因

1) 椎间盘退变。

2) 损伤。

3) 妊娠。

4) 遗传因素。

5) 发育异常。

(3) 流行病学研究

1) 一般发病率:占门诊腰痛患者的 10%~15%,占骨科因腰腿痛住院病例的 25%~40%。

2) 性别差异:一般认为男性与女性之比是(7~12)∶1(个别报道者可达 30∶1)。此与男性劳动强度大有关。

3) 年龄分布:多见于青壮年,其中 80% 以上分布于 20~40 岁之间。

4) 职业分布:见于各行各业。除劳动强度较大的人多见外,一般干部及脑力劳动为主者亦非少见。

5) 侧别:多数统计材料表明左侧多于右侧,左右之比约为 1.5∶2.1。

6) 好发部位:虽腰椎各节段均可发生,但以腰 4~5 为最多见。

7) 尸体解剖所见:在尸检中腰椎间盘突出或脱出的发生率远较临床所见明显为高,约占尸检者中 10%~15%。

3. 腰椎间盘突出症的临床表现、诊断及鉴别诊断

(1) 临床表现

1) 腰痛和一侧下肢放射痛。

2) 脊柱侧弯畸形。

3) 脊柱活动受限。

(2) 一般诊断

1) 详细的病史。

2) 仔细而全面的体格检查,并应包括神经系统。

3) 腰部的一般症状。

4) 特殊体征。

5) 腰椎 X 线平片及其他拍片。

6) 酌情选用磁共振、CT 扫描、超声波检查及肌电图等。

7) 非不得已一般不宜选用脊髓造影;椎间盘造影易将诊断引入歧途,原则上不用。

(3) 定位诊断(表 5-4)

(4) 鉴别诊断

1) 腰肌劳损。

2) 第三腰椎横突综合征。

3) 梨状肌综合征。

表 5-4　腰椎间盘突出症的定位诊断

突出间盘	受压神经根	感觉障碍区	肌力减弱	反射异常
腰 3~4	腰 4	小腿前内侧	伸膝力	膝腱
腰 4~5	腰 5	小腿外侧,足背内侧	踇趾及足的背伸力	膝或跟腱
腰 5~骶 1	骶 1	小腿后侧,足背外侧	踇趾及足的跖屈力	跟腱

4）腰椎管狭窄症。

5）腰椎滑脱与椎弓根峡部不连。

6）腰椎结核。

7）脊柱肿瘤。

8）椎管内肿瘤。

9）盆腔疾病。

10）下肢血管病变。

4. 腰椎间盘突出症的一般体征　主要指腰部与脊柱体征,属本病共性表现,包括：

（1）步态：急性期或对神经根压迫明显者,患者可出现跛行、一手扶腰或患足怕负重及呈跳跃式步态等。

（2）腰椎曲度改变：一般病例均显示腰椎生理曲线消失、平腰或前凸减少。

（3）脊柱侧弯：一般均有此征。

（4）压痛及叩痛：压痛及叩痛的部位基本上与病变的椎节相一致,约 80%~90% 病例呈阳性。

（5）腰部活动范围：根据是否急性期、病程长短等因素不同,腰部活动范围的受限程度差别亦较大。

（6）下肢肌力及肌萎缩：视受损的神经根部位不同,其所支配的肌肉可出现肌力减弱及肌萎缩征。

（7）感觉障碍：其机制与前者一致,视受累脊神经根的部位不同而出现该神经支配区感觉异常。

（8）反射改变：亦为本病易发生的典型体征之一。

5. 腰椎间盘突出症非手术治疗的适应证

（1）首次发病者：原则上均应先行以非手术疗法,除非有明显的马尾损害症状时。

（2）症状较轻者：其病程可能持续时间较长,但髓核多为突出而非脱出,易治愈。

（3）诊断不清者：常因多种疾患相混淆,难以早期明确诊断,多需通过边非手术治疗、边观察、边采取相应的检查措施以明确诊断。

（4）全身或局部情况不适宜手术者：主要指年迈、体弱的高龄患者或施术局部有其他病变者。

（5）其他：包括有手术或麻醉禁忌证,或患者拒绝手术者。

6. 腰椎间盘突出症非手术治疗的方法　非手术疗法的主要目的不外乎以下 5 点,并根据其要求而选择相应的方法。

（1）休息：①绝对卧木板床休息；②卧床加牵引；③腰围制动。

（2）促进髓核还纳：①骨盆带牵引；②机械牵引；③手法推拿。

（3）消除局部反应性水肿：①类固醇注射疗法；②利尿药；③局部按摩；④理疗或药物外敷。

（4）促进髓核溶解、吸收：①胶原酶；②木瓜凝乳蛋白酶。

（5）加强腰背肌锻炼。

【教师注意事项】

1. 根据目前的资料已经可以明确诊断,需引导学生考虑患者应诊断为腰椎间盘突出症,进而引出腰椎间盘突出的诊断方法及标准。

2. 通过引导学生讨论进一步治疗,进而引出椎间盘突出的治疗原则。

【本幕小结】

患者经过进一步检查,根据影像学检查结果及体格检查,诊断明确为腰椎间盘突出症。根据患者情况,考虑暂行保守治疗。

第 三 幕

半年后的一天,王先生坐公交车时因司机的急刹车导致腰骶部疼痛再发并加重,所以再次来到我院,并且诉小腿外侧及足背感觉很麻木,大小便正常。

你再次给王先生做了详细的专科查体:腰椎第5棘突及棘突旁压痛(+),右直腿抬高试验30°及加强试验(+),股牵拉试验(−),右踇指背伸无力,肌力3级,其他未见异常。再次复查腰椎MRI结果示:L_4/L_5椎间盘突出,椎间盘向右侧突出,右侧神经明显受压。

这次,你建议王先生入院进行手术治疗,完善相关术前检查后,在全麻下行"经椎板间髓核切除术",术后患者疼痛情况好转,治疗两周后,伤口拆线后出院。

【提示问题】

1. 有必要再做一次MRI吗? 是否有必要行腰椎CT检查?

2. 腰椎间盘突出症诱发因素有哪些?

3. 腰椎间盘突出症手术治疗的适应证有哪些?

4. 腰椎间盘突出症手术治疗的方法是什么?

5. 腰椎间盘突出症手术治疗的并发症有哪些?

6. 腰椎间盘突出症手术治疗的麻醉如何选择?

7. 腰椎间盘突出症的预防及术后康复治疗有哪些?

【主要讨论内容】

1. 腰椎间盘突出症的诱发因素。

2. 腰椎间盘突出症手术治疗的适应证。

3. 腰椎间盘突出症手术治疗的方法。

4. 腰椎间盘突出症手术治疗的并发症。

5. 腰椎间盘突出症手术治疗的麻醉及体位选择。

6. 腰椎间盘突出症的预防及术后康复治疗。

【教师参考重点】

1. 腰椎间盘突出症的诱发因素

（1）增加腹压。

（2）腰姿不正。

（3）突然负重。

（4）妊娠。

2. 腰椎间盘突出症手术治疗的适应证

（1）腰椎间盘突出症病史超过半年,经过严格保守治疗无效,或保守治疗有效,但经常复发且疼痛较重者。

(2) 首次发作的腰椎间盘突出症疼痛剧烈,尤以下肢症状为著,病人因疼痛难以行动及入眠,被迫处于屈髋膝侧卧位,甚至跪位。

(3) 出现单根神经麻痹或马尾神经受压麻痹。

(4) 患者中年,病史较长,影响工作和生活。

(5) 病史虽不典型,但经脊髓造影或硬膜外及椎静脉造影,显示明显充盈缺损,有压迫征象,或经椎间盘造影示全盘退变,有巨大突出。

(6) 椎间盘突出并有其他原因所致的腰椎椎管狭窄。

3. 腰椎间盘突出症手术治疗的方法

(1) 全椎板切除髓核摘除术。

(2) 半椎板切除髓核摘除术。

(3) 显微外科腰椎间盘摘除术。

(4) 经皮腰椎间盘切除术。

(5) 人工腰椎间盘置换术。

4. 腰椎间盘突出症手术治疗的并发症

(1) 术中的主要并发症有

1) 定位错误。

2) 术中神经根损伤。

3) 脊髓和马尾伤。

4) 血管脏器伤。

5) 硬膜损伤。

6) 压疮及褥疮。

(2) 术后的并发症有

1) 内固定失败。

2) 髂骨取骨所致并发症。

3) 发热反应及感染。

4) 椎间盘炎。

5) 肠梗阻。

6) 脑脊液漏。

7) 马尾综合征。

8) 继发性蛛网膜炎。

9) 椎节不稳。

5. 腰椎间盘突出症手术治疗的麻醉及体位选择

(1) 麻醉:临床上常用的麻醉方法有:全身麻醉、硬膜外神经阻滞麻醉、腰椎麻醉、针刺麻醉、局部麻醉和复合麻醉等。

(2) 体位:腰椎间盘突出症手术体位,依据术式和术者所好选择,常用 4 种体位:俯卧位、仰卧位、胸膝卧位、普通侧卧位。

6. 腰椎间盘突出症的预防及术后康复治疗

(1) 预防:注意平时的站姿、坐姿、劳动姿势,以及睡眠姿势等的合理性。纠正不良姿势和习惯,加强锻炼,增强体质,尤其加强腰背肌功能锻炼。

（2）术后康复：术后宜平卧数小时，腰部垫一薄枕以适应其前凸，达到有效的压迫止血，并注意负压引流的通畅。此后可随便翻身。

【教师注意事项】

本部分主要为患者症状进一步加重，进行方案调整的内容，通过引导学生评价患者的治疗方案，引出椎间盘突出常见诱发加重因素、该如何预防及再发加重的治疗方案等。

【本幕小结】

患者在行保守治疗期间，症状突然加重，再次就诊，经过手术治疗后症状明显好转。

第十五节　挺起你的脊梁

【学习目标】

掌握脊柱骨折的病因、分类、临床表现、辅助检查及治疗。

1. 基础医学

（1）Denis 三柱学说。

（2）脊柱骨折的病因和分类。

2. 临床医学

（1）脊柱骨折的问诊。

（2）X 线、CT、MRI 在脊柱骨折诊断中的作用。

（3）脊柱骨折合并多发伤时的处理。

（4）脊柱骨折的急救搬运。

（5）脊柱骨折的临床表现及治疗。

3. 人文医学

（1）脊柱骨折的流行病学。

（2）脊柱骨折的康复及预后。

【关键词】

脊柱骨折；脊髓损伤；多发伤；复位；椎管减压

【时间分配】

1. 学生讨论时间 50 分钟。

2. 学生总结时间 20 分钟。

3. 教师总结与讲评 10 分钟。

【教学建议】

依学生多少（如 6~8 人）分别查寻问题所在，以问题导向方式列出重点。以**脊柱骨折的病因，需进行的重点问诊及辅助检查，脊柱骨折的急救搬运，脊柱骨折的临床表现及治疗方案的选择，脊柱骨折合并多发伤时的处理**等为主要学习目标。重点内容讨论时间约占 80%，其余内容讨论时间约占 20%。讨论结束后一周内每人须交一篇小组讨论记录和自我评估，由小组长收齐送交指导老师。主要内容应包括：讨论内容概要，参加讨论的感想、贡献，自己在组织材料和讨论中的优缺点，参与讨论时的困难（知识面、技术面、情绪面等），今后可能采取的对策；也可以评价讨论小组的整体水平、其他队员的参与度，如参与讨论的积极性、聆听态度、沟通协调、课前准备、表达能力等，作为成绩的参考及将来改进教案的参考。

第 一 幕

45 岁的长途货运司机李先生,通宵疲劳驾驶后于凌晨 4 点在高速路段发生严重车祸,车祸后 2 小时送至我院急诊科。

你作为急诊科医生接待了他。李先生面色苍白,意识淡漠,呼吸急促,未解小便,查体后发现有全身多发皮肤小破损并伴有右侧血气胸的可能。给予心电监护及吸氧,右胸腔闭式引流并补充血容量及导尿等治疗,导尿未见血尿。向陪同人员及家属详细询问了李先生起病情况及相关病史,李先生既往体健,否认糖尿病、高血压、肺结核及肝炎病史,无外伤、手术及输血史,无相关食物及药物过敏史。

查体:血压 90/55mmHg,心率 100 次 / 分,呼吸 32 次 / 分,体温 37℃,意识淡漠,呼吸急促,担架抬入,$T_{7\sim8}$ 棘突及棘突旁压痛(+),$T_{7\sim8}$ 平面以下感觉、运动及反射消失,阴囊、下腹无明显血肿,腰椎正常生理弯曲存在,无明显侧弯。

【提示问题】

1. 多发伤的紧急救护原则有哪些?

2. 解析上述体格检查。

3. 血、气胸的查体特征及处理原则是什么?

4. 目前诊断有哪些?

5. X 线、CT、MRI 在本病例中有何意义?

【主要讨论内容】

1. 多发伤的紧急救护原则。

2. 血气胸的处理原则。

3. 怀疑有脊柱损伤时的处理原则。

【教师参考重点】

1. 多发伤的紧急救护原则

(1) 先处理后诊断、边处理边诊断。

(2) 可迅速致死而又可逆转的严重情况先处理。

通气障碍:其中以上呼吸道堵塞最为常见,如果不能及时解除堵塞,任何抢救都无济于事。

循环障碍:

1) 低血容量:多发伤出血是十分常见的,无论内出血还是外出血都可导致低血容量性休克。如果救治措施不得力,将进入一种不可逆状态,死亡在所难免。

2) 心力衰竭和心搏停止:多发伤的突然打击可以导致心脏骤停,也可以由其他许多综合因素而引起心力衰竭,如果此种情况能及时处理,绝大部分可迅速逆转。

3) 张力性气胸:因胸腔气体对心、肺的明显压迫,可严重干扰呼吸和循环功能,可迅速致死。

4) 开放性气胸:开放性气胸使纵隔来回摆动,严重干扰心肺功能而致死。

5) 连枷胸:由于多发性肋骨骨折,局部胸壁失去支架作用,与呼吸运动相对形成一种反常运动,严重影响心肺功能而致死。

6) 心包填塞:心包填塞明显影响静脉回流,心排血量也因此而严重不足,最终导致死亡。

出血不止:无论是内出血还是外出血,如果出血不止且出血量大时,也是致死原因。现场急救时,如果经大量补充血容量后血压仍不能纠正者,要考虑出血未止的可能,应追究其原因:

1) 检查伤口,外出血是否停止。

2）是否存在胸腔出血,如胸壁血管破裂。

3）是否存在腹部内出血,如肝、脾破裂。

4）是否存在腹膜后出血,如肾损伤、骨盆骨折等。

5）四肢骨折如果损伤大血管,则出血量大,局部形成大血肿,而且血肿还会不断扩大。

2. 血气胸的处理原则

（1）防治休克。

（2）止血。

（3）及早清除胸腔内积血。

（4）防治感染。

（5）及时处理血胸引起的并发症及合并症。

【教师注意事项】

1. 患者目前总体印象是多发伤,在执行了多发伤的处理原则后,查体提示脊柱损伤,此时应该进一步分清病情轻重。

2. 为了进一步了解主要的病情,影像学检查显得至关重要。

【本幕小结】

1. 患者以车祸所致多发伤前来急诊,针对肉眼可见的紧急症状,做对症处理;

2. 进一步明确诊断必须依赖影像学检查;

3. 对症治疗的同时,要从整体上把握对于多发伤患者的处理。

第 二 幕

你给李先生开具了相关辅助检查结果如下:

腹部超声:未见异常。

X 线片示:$T_{7,8}$ 完全骨折脱位,右侧 1~4、6、7 肋骨骨折,左侧 6~9 肋骨骨折,伴右侧血气胸,四肢无明显骨折。

头颅 CT 示:未见明显异常。

胸椎 CT 示:T_8 椎板、右侧椎弓根及左后侧椎体骨折,$T_{7,8}$ 发生完全骨折脱位。

胸椎 MRI 示:骨折线通过 T_8 上椎板及 $T_{7,8}$ 椎间盘,T_8 椎体向右侧方脱位,与上方的 T_7 椎体重叠,脊髓连续性中断。

诊断李先生为:车祸伤:①$T_{7,8}$ 椎体及附件骨折并脱位;②脊髓损伤并截瘫;③多发肋骨骨折(右 1~4、6/7,左 6~9);④右侧血气胸;⑤失血性休克;⑥全身多处皮肤软组织挫裂伤;⑦其他损伤待排。根据患者病情及入院术前准备情况,医生商讨后决定入院后 2 日行椎板减压术。李先生术后 10 天后下肢逐渐有感觉,运动功能得到恢复;术后半年复查时,下肢肌力达 3~4 级,扶双拐可下地行走,X 线示 $T_{7,8}$ 椎体骨性融合。

【提示问题】

1. 如何对脊柱骨折或怀疑脊柱骨折患者进行急救搬运?

2. 脊柱骨折的病因和分类有哪些?

3. 脊柱骨折的临床表现有哪些?

4. 脊柱骨折的治疗是什么?

【主要讨论内容】

1. 脊柱骨折或怀疑脊柱骨折患者的急救搬运。

2. 脊柱骨折的病因和分类。

3. 脊柱骨折的临床表现。

4. X线片、CT、MRI在脊柱骨折检查中的意义。

5. 脊柱骨折的治疗。

【教师参考重点】

1. 脊柱骨折或怀疑脊柱骨折患者的急救搬运　急救搬运脊柱骨折者从受伤现场运输至医院内的急救搬运方式至关重要。一人抬头,一人抬脚或用搂抱的搬运方法十分危险,因这些方法会增加脊柱的弯曲,可以将碎骨片向后挤入椎管内,加重脊髓的损伤。正确的方法是采用担架、木板甚至门板运送。先使伤员双下肢伸直,木板放在伤员一侧,三人用手将伤员平托至门板上;或二三人采用滚动法,使伤员保持平直状态,呈一整体滚动至木板上。

2. 脊柱骨折病因及分类　暴力是引起胸腰椎骨折的主要原因。暴力的方向可以通过X、Y、Z轴。脊柱有六种运动:在Y轴上有压缩、牵拉和旋转;在X轴上有屈、伸,和侧方移动;在Z轴上则有侧屈和前后方向移动。有三种力量可以作用于中轴:轴的压缩、轴向的牵拉和在横断面上的移动。三种病因不会同时存在,例如轴向的压缩和轴向的牵拉就不可能同时存在。因此胸腰椎骨折和颈椎骨折分别可有六种类型损伤。

(1) 胸腰椎骨折的分类

1) 单纯性楔形压缩性骨折:这是脊柱前柱损伤的结果。暴力来自沿着X轴旋转的力量,使脊柱向前屈曲所致,后方的结构较少受影响,椎体通常呈楔形。该型骨折不损伤中柱,脊柱仍保持其稳定性。此类骨折通常为高空坠落伤,足、臀部着地,身体猛烈屈曲,产生了椎体前半部压缩。

2) 稳定性爆破型骨折:这是脊柱前柱和中柱损伤的结果。暴力来自Y轴的轴向压缩。通常亦为高空坠落伤,足、臀部着地,脊柱保持垂直,胸腰段脊柱的椎体受力最大,因挤压而破碎,由于不存在旋转力量,脊柱的后柱则不受影响,因而仍保留了脊柱的稳定性,但破碎的椎体与椎间盘可以突出于椎管前方,损伤了脊髓而产生神经症状。

3) 不稳定性爆破型骨折:这是前、中、后三柱同时损伤的结果。暴力来自Y轴的轴向压缩以及顺时针或逆时针的旋转,可能还有沿着Z轴的旋转力量参与,使后柱亦出现断裂。由于脊柱不稳定,会出现创伤后脊柱后突和进行性神经症状。

4) Chance骨折:为椎体水平状撕裂性损伤。以往认为暴力来自沿着X轴旋转的力最大,使脊柱过伸而产生损伤。例如从高空仰面落下,着地时背部被物体阻挡,使脊柱过伸,前纵韧带断裂,椎体横形裂开,棘突互相挤压而断裂,可以发生上一节椎体向后移位。而目前亦有人认为是脊柱屈曲的后果,而屈曲轴则应在前纵韧带的前方,因此认为是脊柱受来自Y轴轴向牵拉的结果,同时还有沿着X轴旋转力量的参与。这种骨折也是不稳定性骨折,临床上比较少见。

5) 屈曲-牵拉型损伤:屈曲轴在前纵韧带的后方。前柱部分因压缩力量而损伤,而中、后柱则因牵拉的张力而损伤;中柱部分损伤形成后纵韧带断裂;后柱部分损伤表现为脊椎关节囊破裂、关节突脱位、半脱位或骨折。这种损伤往往还有来自Y轴旋转力量的参与,因此这类损伤往往是潜在性不稳定型骨折,原因是黄韧带、棘间韧带和棘上韧带都有撕裂。

6) 脊柱骨折-脱位:又名移动性损伤。暴力来自Z轴,例如车祸时暴力直接来自背部后方的撞击;或弯腰工作时,重物高空坠落直接打击背部。在强大暴力作用下,椎管的对线对位已经完全被破坏,在损伤平面,脊椎沿横面产生移位。通常三个柱均毁于剪力。损伤平面通常通过椎间盘,同时还有旋转力量的参与,因此脱位程度重于骨折。当关节突完全脱位时,下关节突移至下一节脊椎骨的上关节突的前方,互相阻挡,称关节突交锁。这类损伤极为严重,脊髓损伤难免,预后差。

另外还有一些单纯性附件骨折如椎板骨折与横突骨折,不会产生脊椎的不稳定,称为稳定型骨折,特别是横突骨折,往往是背部受到撞击后腰部肌肉猛烈收缩而产生的撕脱性骨折。

(2) 颈椎骨折的分类

1) 屈曲型损伤:这是前柱压缩、后柱牵张损伤的结果。该暴力系经 Z 轴的矢状面,产生单纯软组织性,或单纯骨性,或为混合性损伤。临床上常见的有:

① 前方半脱位(过屈型扭伤):这是脊椎后柱韧带破裂的结果,有完全性与不完全性两种。完全性的棘上韧带、棘间韧带,甚至脊椎关节囊和横韧带都有撕裂,而不完全性的则仅有棘上韧带和部分性棘间韧带撕裂。这种损伤可有 30%~50% 的迟发性脊椎畸形及四肢瘫痪发生率,因此是一种隐匿型颈椎损伤。

② 双侧脊椎间关节脱位:因过度屈曲后中后柱韧带断裂,暴力使脱位的脊椎关节突超越至下一个节段小关节的前方与上方。椎体脱位程度至少要超过椎体前后径的 1/2,脱位椎体的下关节突移位于下一个节段上关节突的前方。部分病例可有小关节突骨折,但一般骨折片较小,临床意义不大,该类病例大都有脊髓损伤。

③ 单纯性楔形(压缩性)骨折:较为多见。X 线侧位片为椎体前缘骨皮质嵌插成角,或为椎体上缘终板破裂压缩,该种情况多见于骨质疏松者。病理变化除有椎体骨折外,还有不同程度后方韧带结构破裂。

2) 垂直压缩所致损伤:暴力系经 Y 轴传递,无过屈或过伸力量产生,例如高空坠物或高台跳水。

① 第一颈椎双侧性前、后弓骨折:又名 Jefferson 骨折,X 线片上很难发现骨折线,有时在正位片上看到 C_1 关节突双侧性向外移位,侧位片上看到寰椎前后径增宽及椎前软组织肿胀阴影。CT 检查最为清楚,可以清晰地显示骨折部位、数量及移位情况,而 MRI 检查只能显示脊髓受损情况。

② 爆破型骨折:为下颈椎椎体粉碎性骨折,一般多见于 C_5、C_6 椎体,破碎的骨折片不同程度凸向椎管内,因此瘫痪发生率可以高达 80%,还可以合并有颅脑损伤,椎体骨折粉碎状,骨折线多为垂直状,骨折片可突出至椎管内,还可能发现有后弓骨折。

3) 过伸损伤

① 过伸性脱位:最常发生于高速驾驶汽车时,因急刹车或撞车,由于惯性作用,头部撞于挡风玻璃或前方座椅的靠背上,并迫使头部过度仰伸,接着又过度屈曲,使颈椎发生严重损伤。其病理变化为前纵韧带破裂,椎间盘水平状破裂,上一节椎体前下缘撕脱骨折和后纵韧带断裂。损伤的结果使颈椎向后移动,并有脊柱后凸,使脊髓夹于皱缩的黄韧带和椎板之间而造成脊髓中央管周围损伤。部分病例,特别是年老患者,原有的下颈椎后方的骨刺可以撞击脊髓,使受损脊髓的平面与骨折的平面不符合。本病的特征性体征是额面部有外伤痕迹。

② 损伤性枢椎椎弓骨折:此型损伤的暴力来自颏部,使颈椎过度仰伸,在枢椎的后半部形成强大的剪切力量,使枢椎的椎弓不堪忍受而发生垂直状骨折。以往多见于被缢死者,故又名缢死者骨折。目前多发生于高速公路上的交通事故。

4) 不甚了解机制的骨折

① 齿状突骨折:引起齿状突骨折的机制还不甚了解,暴力可能来自水平方向,从前至后,经颅骨而至齿状突。可能还有好几种复合暴力。

②齿状突骨折可以分成三型:第 1 型,齿状突尖端撕脱骨折;第 2 型,齿状突基部、枢椎体上方横形骨折;第 3 型,枢椎体上部骨折,累及枢椎的上关节突,一侧或为双侧性。第 1 型较为稳定,并发症少,预后较佳;第 2 型多见,因该处血供不佳,不愈合率可高达 70%,因此需手术者多;第 3 型骨折稳定性好,血供亦良好,愈合率高,预后较好。

3. 脊柱骨折的临床表现

(1) 有严重外伤病史,如高空坠落,重物撞击腰背部,塌方事件被泥土、矿石掩埋等。

(2) 胸腰椎损伤后,主要症状为局部疼痛,站立及翻身困难。腹膜后血肿刺激了腹腔神经节,使肠蠕动减慢,常出现腹痛、腹胀甚至出现肠麻痹症状。

(3) 检查时要详细询问病史、受伤方式、受伤时姿势、伤后有无感觉及运动障碍。

(4) 注意多发伤:多发伤病例往往合并有颅脑、胸、腹脏器的损伤。要先处理紧急情况,抢救生命。

4. X 线片、CT、MRI 在脊柱骨折检查中的意义　影像学检查:有助于明确诊断,确定损伤部位、类型和移位情况。X 线摄片是首选的检查方法。老年人感觉迟钝,胸腰段脊柱骨折主诉往往为下腰痛,单纯腰椎摄片会遗漏下胸椎骨折,因此必须注明摄片部位应包括下胸椎(T_{10-12})在内。通常要拍摄正侧位两张片,必要时加摄斜位片。在斜位片上则可以看到有无椎弓峡部骨折。由于颈椎前方半脱位是一种隐匿性损伤,没有明显的骨折,普通的 X 线摄片检查时很容易疏忽掉而难以诊断。

如果仔细读片,仍可发现有四种特征性 X 线表现:①棘突间间隙增宽;②脊椎间半脱位;③脊椎旁肌痉挛使颈椎丧失了正常的前凸弧。④上述各种表现在屈曲位摄片时更为明显,可能还伴有下一节椎体前上方有微小突起,表示有轻微的脊椎压缩性骨折。

X 线检查有其局限性,不能显示出椎管内受压情况。凡有中柱损伤或有神经症状者均需作 CT 检查。CT 检查可以显示出椎体的骨折情况,还可显示出有无碎骨片突出于椎管内,并可计算出椎管的前后径与横径损失了多少。CT 片不能显示出脊髓受损情况,为此必要时应作 MRI 检查。在 MRI 片上可以看到椎体骨折出血所致的信号改变和前方的血肿,还可看到因脊髓损伤所表现出的异常高信号。

5. 脊柱骨折的治疗

胸腰椎骨折的治疗

(1) 单纯性压缩性骨折的治疗

1) 椎体压缩不到 1/5 者,或年老体弱不能耐受复位及固定者可仰卧于硬板床上,骨折部位垫厚枕,使脊柱过伸,同时嘱伤员 3 日后开始腰背部肌锻炼。开始时臀部左右移动,接着要求做背伸动作,使臀部离开床面,随着背肌力量的增加,臀部离开床面的高度逐日增加。2 个月后骨折基本愈合,第 3 个月内可以下地稍许活动,但仍以卧床休息为主。3 月后逐渐增加下地活动时间。

2) 椎体压缩高度超过 1/5 的青少年及中年伤者,可用两桌法过仰复位。在给予镇痛剂或局部麻醉后,用两张桌子,一张较另一张高约 25~30cm,桌上横放一软枕。伤员俯卧,头端置高桌侧,两手抓住桌边,两大腿放在低桌上。注意胸骨柄和耻骨联合处必须露出。一助手把住伤员两侧腋部,另一人握住双侧小腿,以防止伤员坠落,利用悬垂之体重约 10 分钟后,即可逐渐复位。复位后即在此位置包过伸位石膏背心,也可先上石膏后壳,干硬后伤员仰卧在石膏后壳上,再包成完整的石膏背心。石膏干透后,鼓励伤员起床活动。固定时间约 3 个月。在固定期间,坚持每天做背肌锻炼,并逐日增加锻炼时间。

也可以采用双踝悬吊法。局部麻醉后将伤员移向手术台之一端,使其颈部位于台之边缘,伤员俯卧,用双手拉住一靠背椅的靠背,靠背架上有衬垫,伤员的额部托在衬垫上。在踝关节部包棉垫,然后在踝部套上牵引带,利用滑轮装置将双下肢逐渐拉高,直至骨盆离开台面约10cm 为止。依靠悬垂的腹部和经下肢的纵向牵拉,可使脊柱过伸,后突消失,压缩成楔状的椎体即可复位。复位的手法同两桌法。复位后在此位置包石膏背心。包石膏方法、固定时间与锻炼时间均同前。

(2) 爆破型骨折的治疗:对没有神经症状的爆破型骨折的伤员,经 CT 证实没有骨块挤入椎管内者,可以采用双踝悬吊法复位,因其纵向牵引力较大,比较安全,但需小心谨慎。对有神经症状和有骨折块挤入椎管内者,不宜复位。对此类伤员宜经侧前方途径,去除突出椎管内的骨折片以及椎间盘组织,然后施行椎体间植骨融合术,必要时还可置入前路内固定物。后柱有损伤者必要时还需做后路内固定术。

(3) Chance 骨折,屈曲 - 牵拉型损伤及脊柱移动性骨折 - 脱位者,都需做经前后路复位及内固定器安装术。

颈椎骨折的治疗

(1) 对颈椎半脱位病例,在急诊时往往难以区别出是完全性撕裂或不完全性撕裂,为防止产生迟发性并发症,对这类隐匿型颈椎损伤应予以石膏颈围固定 3 个月。虽然韧带一旦破裂愈合后能否恢复至原有强度仍有争论,但早期诊断与固定无疑对减少迟发性并发症有很大的好处。对出现后期颈椎不稳定与畸形的病例可采用经前路或经后路的脊柱融合术。

(2) 对稳定型的颈椎骨折,例如轻度压缩的可采用颌枕带卧位牵引复位。牵引重量 3kg。复位后用头颈胸石膏固定 3 个月。石膏干硬后可起床活动。压缩明显的、C_1 前后弓骨折和有双侧椎间关节脱位者可以采用持续颅骨牵引复位再辅以头颈胸石膏固定。牵引重量 3~5kg,必要时可增加到 6~10kg。及时摄 X 线片复查,如已复位,可于牵引 2~3 周后用头颈胸石膏固定,固定时间约 3 个月。有四肢瘫者及牵引失败者须行手术复位,必要时可切去交锁的关节突以获得良好的复位,同时还须安装内固定物。

(3) 单侧小关节脱位者可以没有神经症状,特别是椎管偏大者更能幸免,可以先用持续骨牵引复位,牵引重量逐渐增加,从 1.5kg 开始,最多不能超过 10kg,牵引时间约 8 小时。在牵引过程中不宜手法复位,以免加重神经症状。复位困难者仍以手术为宜,必要时可将上关节突切除,并加做颈椎植骨融合术。

(4) 对爆破型骨折有神经症状者,原则上应该早期手术治疗,通常采用经前路手术,切除碎骨片、减压、植骨融合及内固定手术。但该类病例大部病情严重,有严重并发伤,必要时需待情况稳定后手术。

(5) 对过伸性损伤,大都采用非手术治疗。特别是损伤性枢椎椎弓骨折伴发神经症状者很少,没有移位者可采用保守治疗,牵引 2~3 周后上头颈胸石膏固定 3 个月;有移位者应做颈前路 $C_{2~3}$ 椎体间植骨融合术。而对有脊髓中央管周围损伤者一般采用非手术治疗。有椎管狭窄或脊髓受压者一般在伤后 2~3 周时做椎管减压术。

(6) 对第 1 型、第 3 型和没有移位的第 2 型齿状突骨折,一般采用非手术治疗,可先用颌枕带或颅骨牵引 2 周后上头颈胸石膏 3 个月。第 2 型骨折如移位超过 4 mm 者,愈合率极低,一般主张手术治疗,可经前路用 1~2 枚螺钉内固定,或经后路 $C_{1~2}$ 植骨及钢丝捆扎术。

【教师注意事项】

1. 根据目前的资料已经可以明确诊断,需引导学生考虑患者诊断为脊柱骨折。

2. 通过引导学生讨论进一步治疗,进而引出脊柱骨折的治疗原则。

【本幕小结】

患者经过进一步检查,根据影像学检查结果及体格检查,诊断明确为脊柱骨折。根据患者情况,考虑行手术治疗。

第十六节 脊 髓 损 伤

【学习目标】

掌握脊髓损伤的定义、分类、临床表现、并发症及治疗。

1. 基础医学

(1) 脊髓的解剖,关注脊髓与脊柱节段的对应关系。

(2) 脊髓损伤的定位诊断。

2. 临床医学

(1) 脊髓损伤的定义。

(2) 脊髓损伤的分类。

(3) 脊髓损伤的临床表现。

(4) 脊髓损伤的并发症。

(5) 脊髓损伤的治疗。

3. 人文医学

脊髓损伤的康复及预后。

【关键词】

脊髓损伤;脊柱骨折;马尾神经损伤;截瘫;四肢瘫痪

【时间分配】

1. 学生讨论时间 50 分钟。

2. 学生总结时间 20 分钟。

3. 教师总结与讲评 10 分钟。

【教学建议】

依学生多少(如 6~8 人)分别查寻问题所在,以问题导向方式列出重点。以**脊髓损伤的分类**,需进行的重点问诊及辅助检查,**脊髓损伤的临床表现**,**脊髓损伤的并发症的处理**,**脊髓损伤的治疗**等为主要学习目标。重点内容讨论时间约占 80%,其余内容讨论时间约占 20%。讨论结束后一周内每人须交一篇小组讨论记录和自我评估,由小组长收齐送交指导老师。主要内容应包括:讨论内容概要,参加讨论的感想、贡献,自己在组织材料和讨论中的优缺点,参与讨论时的困难(知识面、技术面、情绪面等),今后可能采取的对策;也可以评价讨论小组的整体水平、其他队员的参与度,如参与讨论的积极性、聆听态度、沟通协调、课前准备、表达能力等,作为成绩的参考及将来改进教案的参考。

第 一 幕

40 岁的刘先生是一名建筑工人。4 天前不小心从工地上 2 米高的梯子上摔了下来,当时刘先生感到颈部疼痛伴四肢麻木乏力,休息 4 天后症状反而加重,今日在家属的陪同下来骨科就诊。

你作为骨科医生接诊了刘先生。详细询问了他的发病情况及相关病史,刘先生既往体健,否认高血压、冠心病、脑梗死及糖尿病病史,否认手术、输血及药物过敏史等。随后你给刘先生做了查体:血压 100/65mmHg,脉搏 60 次 / 分,呼吸 14 次 / 分,体温 36.5℃。专科检查:左侧躯体触痛觉稍减退,右侧乳头平面以下及左侧腹股沟平面以下触痛觉缺失;双侧三角肌力约Ⅳ级,双侧肱二头肌、肱三头肌肌力约Ⅲ级,双侧前臂伸屈肌群肌力约 0 级;双下肢末梢血运好,双侧股四头肌肌力约Ⅳ级,双侧小腿屈伸肌肌力约 0 级,各足趾屈伸活动无,四肢肌张力明显增高,以下肢更明显;双侧膝腱、跟腱反射亢进,双侧髌阵挛、踝阵挛阳性,右上肢霍夫曼征(+)。

【提示问题】

1. 肌力的分级?

2. 脊髓损伤的定义?

3. 脊髓损伤的分类?

4. 脊髓损伤的并发症?

【主要讨论内容】

1. 脊髓损伤的定义。

2. 脊髓损伤的分类。

3. 脊髓损伤的并发症。

【教师参考重点】

1. 脊髓损伤的定义　　脊髓损伤是脊柱骨折的严重并发症,由于椎体的移位或碎骨片突出于椎管内,使脊髓或马尾神经产生不同程度的损伤。胸腰段损伤使下肢的感觉与运动产生障碍,成为截瘫;而颈段脊髓损伤后,双上肢也有神经功能障碍,成为四肢截瘫,简称"全瘫"。

2. 脊髓损伤的病因

(1) 创伤性:脊髓损伤最常见的原因是由闭合性钝性外伤引起,通常和脊柱的骨折或错位有关。脊柱骨折患者中约有 20% 发生不同程度的脊髓损伤。

1)颈脊髓损伤:屈曲型旋转脱位或骨折脱位最常见,最好发部位为 $C_{5\sim6}$。压缩性骨折 $C_{5\sim6}$ 最常见。过伸型损伤最常见于老年人,占颈椎损伤 30% 左右,最常见于 $C_{4\sim5}$,属于稳定性损伤。

2)胸腰脊髓损伤:屈曲型旋转脱位或骨折脱位最为常见,多位于 $T_{12}\sim L_1$,造成椎体前移,通常不稳定,导致脊髓、圆锥或马尾神经功能的完全性障碍。

3)过伸性损伤:少见,通常导致完全性脊髓损伤。

4)开放性损伤:较少见。

5)挥鞭性损伤:X 线往往阴性,脊髓损伤多为不完全性。

(2) 非创伤性

1)血管性:动脉炎、脊髓血栓性静脉炎、动静脉畸形等。

2)感染性:吉兰 - 巴雷综合征、横贯性脊髓炎、脊髓前角灰质炎等。

3)退行性:脊柱肌肉萎缩、肌萎缩性侧索硬化、脊髓空洞症等。

4)肿瘤:原发性的包括脑(脊)膜瘤、神经胶质瘤、神经纤维瘤、多发性骨髓瘤等;继发性的包括继发于肺癌、前列腺癌等。

5)其他。

3. 脊髓损伤的分级

美国脊髓损伤委员会残损分级

A 完全性损害:骶段无感觉或运动功能。

B 不完全性损害:神经平面以下包括骶段(S_{4-5})有感觉功能,但无运动功能。

C 不完全性损害:神经平面以下有运动功能,大部分关键肌肌力 <3 级。

D 不完全性损害:神经平面以下有运动功能,大部分关键肌肌力 ≥3 级。

E 正常:感觉和运动功能正常。但肌肉张力增高。

国际脊髓功能损害分级

(1) 不完全损伤:骶段保留部分感觉和运动功能,即肛门黏膜皮肤连接处和深部肛门有感觉,或肛门外括约肌有自主收缩。

(2) 完全性损伤:指骶段感觉运动功能完全消失。

(3) 脊髓休克:指脊髓受到外力作用后短时间内损伤平面以下的脊髓神经功能完全消失。持续时间一般为数小时至数周,偶有数月之久。脊髓休克期间无法对损害程度作出正确的评估。

(4) 四肢瘫:脊髓颈段运动感觉功能损害或丧失。四肢瘫引起四肢、躯干及盆腔脏器功能障碍,但不包括臂丛病变或椎管外神经损伤。

(5) 截瘫:脊髓胸、腰或骶段的运动感觉功能损害或丧失。截瘫不涉及上肢功能,但可累及躯干、腿部和盆腔脏器。本术语包括马尾和圆锥损伤,但不包括腰骶丛病变或椎管外神经损伤。

(6) 神经根逃逸:指完全性颈髓或腰髓损伤患者,损伤平面之上脊髓神经根损伤逐步恢复,从而出现神经损伤平面"下移"的假象。

【教师注意事项】

患者因摔伤入院,颈部疼痛伴四肢麻木乏力,应考虑神经系统损伤的可能性。

【本幕小结】

1. 进一步明确诊断必须依赖影像学检查。

2. 注意神经系统的定位、定性诊断。

第 二 幕

你向刘先生及其家属交代了病情,告知需住院治疗。住院后给予刘先生心电监测、氧气吸入、药物对症等治疗,并完善术前各项相关检查。其中脊髓 MRI 提示:部分颈椎骨折。

【提示问题】

1. 患者损伤的脊髓平面可能在哪？脊髓损伤的临床表现？

2. 脊髓损伤的并发症？

【主要讨论内容】

1. 脊髓损伤的临床表现。

2. 脊髓损伤的并发症。

【教师参考重点】

1. 脊髓损伤的临床表现　研究证明,原发性脊髓损伤常常是局部的、不完全性的,而损伤后在局部有大量儿茶酚胺类神经递质如去甲肾上腺素、多巴胺等的释放和蓄积,使脊髓局部微血管痉挛、缺血,血管通透性增加,小静脉破裂,产生继发性出血性坏死。这种脊髓损伤后脊髓中心部分大面积出血性坏死的自毁现象简称为出血性坏死,是脊髓损伤后继发的重要病理过程。脊髓损伤是脊柱骨折的严重并发症,由于椎体的移位或碎骨片突出于椎管内,使脊髓或马尾神经产生不同程度的损伤。胸腰段损伤使下肢的感觉与运动产生障碍,称为"截瘫",而颈段脊髓损伤后,双上肢也有神经功能障碍,为四肢瘫痪,简称"全瘫"。

(1) 脊髓损伤:在脊髓休克期间表现为受伤平面以下出现弛缓性瘫痪,运动、反射及括约肌功能丧失,有感觉丧失平面及大小便不能控制,2~4周后逐渐演变成痉挛性瘫痪,表现为肌张力增高,腱反射亢进,并出现病理性锥体束征,胸段脊髓损伤表现为截瘫,颈段脊髓损伤则表现为四肢瘫,上颈椎损伤的四肢瘫均为痉挛性瘫痪,下颈椎损伤的四肢瘫由于脊髓颈膨大部位和神经根的毁损,上肢表现为弛缓性瘫痪,下肢仍为痉挛性瘫痪。

1) 脊髓半侧损伤综合征:又名 Brown-Sequard 征。损伤平面以下同侧肢体完全性上运动神经元瘫痪和深感觉丧失,表现为该侧的痉挛性瘫痪,深反射亢进并有病理反射;而对侧的肢体痛觉、温度觉丧失,或于损伤略高节段水平有感觉过敏。

2) 前脊髓损伤综合征:颈脊髓前方受压严重,有时可引起脊髓前中央动脉闭塞,临床表现为损伤水平以下立即出现四肢瘫痪,浅感觉如痛觉、温度觉减退或丧失,而位置觉、振动觉等深感觉存在。有时伴括约肌功能障碍。

3) 后脊髓损伤综合征:临床表现为感觉障碍和神经根刺激症状为主。

4) 中央脊髓损伤综合征:多数发生于颈椎过伸性损伤,颈椎管因颈椎过伸而发生急剧容积变化,脊髓受皱褶黄韧带、椎间盘或骨刺的前后挤压,使脊髓中央管周围的传导束受到损伤,表现为损伤平面以下的四肢瘫,上肢重于下肢,上肢为2~3节段的支配区表现为下运动神经元损伤,下肢为上运动神经元损伤。手部功能障碍多明显,严重者有手内在肌萎缩,恢复困难。

(2) 脊髓圆锥损伤:健康人脊髓终止于第1腰椎体的下缘,因此第1腰椎骨折可发生脊髓圆锥损伤,表现为会阴部皮肤鞍状感觉缺失,括约肌功能丧失致大小便不能控制和性功能障碍,两下肢的感觉和运动仍保留正常。

(3) 马尾神经损伤:马尾神经起自第2腰椎的骶脊髓,一般终止于第1骶椎下缘,马尾神经损伤很少为完全性的。表现为损伤平面以下弛缓性瘫痪,有感觉及运动功能障碍及括约肌功能丧失,肌张力降低,腱反射消失,没有病理性椎体束征。

2. 脊髓损伤的并发症

(1) 呼吸衰竭与呼吸道感染:这是颈脊髓损伤的严重并发症,人体有胸式呼吸与腹式呼吸两组肌肉,胸式呼吸由肋间神经支配的肋间肌管理,而腹式呼吸则来自膈肌的收缩。膈神经由颈3、4、5组成,颈4是主要的成分,颈脊髓损伤后,肋间肌完全麻痹,因此伤者能否生存,很大程度上取决于腹式呼吸是否幸存。颈1、2的损伤往往是伤者在现场即已死亡。颈3、4的损伤由于影响到膈神经的中枢,也常于早期因呼吸衰竭而死亡。即使是颈4~5以下的损伤,也会因伤后脊髓水肿的蔓延,波及中枢而产生呼吸功能障碍,只有下颈椎损伤才能保住腹式呼吸。由于呼吸肌力量不足,呼吸非常费力,使呼吸道的阻力相应增加,呼吸道的分泌物不易排出,久卧者容易产生坠积性肺炎,一般在1周内便可发生呼吸道感染,吸烟者更是提前发生,其结果是伤者因呼吸道感染难以控制或痰液堵塞气管因窒息而死亡。气管切开可以减少呼吸道死腔,及时呼出呼吸道内分泌物,安装呼吸机进行辅助呼吸,还可以经气管给以药物,然而气管切开后为护理构成带来很大的困难,因此做气管切开最时宜尚未定论,一般认为下列病员应作气管切开:①上颈椎损伤;②出现呼吸衰竭者;③呼吸道感染痰液不易咳出者;④已有窒息者。

选用合适的抗生素与定期翻身拍背有助于控制肺部感染。

(2) 泌尿生殖道的感染和结石:由于括约肌功能的丧失,伤员因尿潴留而需长期留置导尿管,容易发生尿道的感染与结石,男性病员还会发生副睾炎。

防治方法

1) 伤后2~3周开始导尿管定期开放,其余时间夹闭导尿管,使膀胱充盈,避免膀胱肌萎缩,并教会伤员在膀胱区按摩加压,排空尿液,训练成自主膀胱,争取早日拔去导尿管,这种方法对马尾神经损伤者特别有效。

2) 教会患者遵循严格无菌操作法,自行定时插导尿管排尿。

3) 需长期留置导尿管而又无法控制尿生殖道感染者,可做永久性耻骨上膀胱造瘘术。

4) 多饮水可以防止泌尿道结石,每日饮水量最好达3000ml以上。感染者加用抗生素。

(3) 压疮:截瘫患者长期卧床,皮肤知觉丧失,骨隆突部位的皮肤长时间受压于床褥与骨隆突之间而发生神经营养性改变,皮肤出现坏死,称为压疮。压疮最常发生的部位为骶支部、股骨大粗隆、髂嵴和足跟等处。

分成四度:

1) 第一度:皮肤发红,周围水肿。

2) 第二度:皮肤出现水疱,色泽紫黑,有浅层皮肤坏死,因此有浅二度与深二度之分。

3) 第三度:皮肤全层坏死。

4) 第四度:坏死范围深达韧带与骨骼。

巨大压疮每日渗出大量体液,消耗蛋白质,又是感染进入的门户,患者可因消耗衰竭或脓毒症而致死。压疮是护理不当的后果,是可以避免的。

防治方法

1) 床褥平整柔软,可用气垫床;保持皮肤清洁干燥。

2) 每2~3小时翻身一次,日夜坚持。

3) 对骨隆突部分每日用50%酒精擦洗,滑石粉按摩。

4) 浅表压疮可以用红外线灯烘烤,但需注意继发性灼伤。

5) 深度压疮应剪除坏死组织,勤换敷料。

6) 炎症控制,肉芽新鲜时,可作转移皮瓣缝合。

(4) 体温失调:颈椎髓损伤后,自主神经系统功能紊乱,受伤平面以下皮肤不能出汗,对气温的变化丧失了调节和适应能力,常易发生高热,可达40度以上。处理方法是:

1) 将患者安置在设有空调的室内。

2) 物理降温,如冰敷、冰水灌肠,酒精擦浴。

3) 药物疗法,输液和冬眠药物。

【教师注意事项】

本部分主要根据影像学检查结果及体格检查,引出脊髓损伤为脊髓损伤的临床表现、并发症以及其治疗方法的选择。

【本幕小结】

患者经过进一步检查,根据影像学检查结果及体格检查,诊断明确为脊髓损伤。根据患者情况,考虑行手术治疗。

第 三 幕

经全科讨论后,在全麻下给刘先生行"颈前路颈4椎体次全切除植骨融合内固定术"。患者术中顺利,留置伤口引流管一根,颈托固定。术后给予心电监测,氧气吸入,并给予抗感染、止血、甘露醇、地塞米松及营养神经等对症治疗。1周后改用头颈胸支架固定,嘱其可下地活动。术后1个月,查体:双上肢及躯体双侧乳头平面以上触痛觉正常,左侧躯体触觉正常稍弱,会阴、肛周触痛觉正常,双上肢血运良好,双侧三角肌肌力Ⅳ级,双侧肱二头肌、肱三头肌肌力Ⅳ级弱,双上肢前臂伸屈肌群肌力Ⅱ级,右手屈指肌力有增强,可基本握拳,双下肢肌力约Ⅳ级,肌张力仍增高,但较术前明显好转,双侧膝腱、跟腱反射亢进,双侧髌阵挛、踝阵挛阳性,腹式呼吸存在,胸式呼吸弱。建议患者出院后注意康复治疗。

【提示问题】

1. 脊髓损伤的治疗?

2. 脊髓损伤的康复训练?

【主要讨论内容】

1. 脊髓损伤的治疗。

2. 脊髓损伤的康复训练。

【主要讨论内容】

1. 多发伤的紧急救护原则。

2. 血气胸的处理原则。

3. 怀疑有脊柱损伤时的处理原则。

【教师参考重点】

1. 脊髓损伤的治疗

(1) 药物治疗:依据脊髓继发性损害的病理过程,人们研制出许多药物,以期阻止或减少对受伤脊髓的继发性损害,或以期促进神经轴突的生长,这也是脊髓损伤治疗寄希望之所在。如在过去临床应用的二甲亚砜(DMSO)、东莨菪碱、钠络酮、各种抗氧化剂、自由基清除剂超氧化物歧化酶、钙通道拮抗剂尼莫地平等都是这一研究的产物。近年被更多学者认为临床应用有效的药物为:①大剂量甲泼尼龙;②神经节苷脂。

(2) 高压氧疗。

(3) 外科干预:脊柱脊髓损伤外科治疗的目的:一是重建脊柱的稳定性,使患者早期活动,减少并发症,并为全面康复训练创造条件;二是为脊髓神经恢复创造宽松的内环境。因而外科治疗包括对骨折的整复、矫形、椎管减压或扩容,同时进行坚强内固定与植骨融合。

目前更多的学者对脊柱不稳定骨折特别是伴有神经损伤者,主张及时手术治疗。手术入路选择取决于骨折的类型、骨折部位、骨折后时间以及术者对入路熟悉程度而定。

1) 后路手术:解剖较简单,创伤小,出血少,操作较容易。适用于大多数脊柱骨折,对来自管前方的压迫小于 50% 胸腰椎骨折,如正确使用后路整复器械,可使骨块达到满意的间接复位。椎管后方咬除椎弓根可获得椎管后外侧减压,或行椎体次全切除获得半环状或环状减压。后路手术器械可用于各种类型的胸腰椎骨折脱位。目前常用的整复固定器械,如经椎弓根螺钉固定系统,其固定节段短,复位力强,特别是 RF、AF 固定系统达到三维、六个自由度的整复与固定。

2) 前路手术:长期以来施行后路手术,并形成一种传统观念,似乎椎管减压只有通过椎板切除来完成。即使椎板切除后脊柱稳定性受到破坏也在所不惜。然而由于现代影像学的进步,可为临床提供脊柱脊髓损伤后的三维形态改变及准确依据。影像学显示:绝大多数脊柱骨折造成的脊髓损伤或脊髓受压多来自椎管前方,因而采用椎管后壁解除对脊髓的限制性椎板切除,并未解除来自椎管前方的压迫。特别是当脊柱的前、中柱已然受到破坏(爆裂骨折、严重压缩骨折)的情况下,如再人为地将仅存的脊柱后柱的稳定性进一步破坏,常使术后脊柱后凸畸形进一步加重(无论有无内固定),使椎管前方受压进一步恶化,这是过去某些 后路手术效果不佳的重要因素,也是近年一些学者提倡前路手术的重要原因。另外,如爆裂骨折累及中柱,致脊髓前方受压、特别是椎管压迫超过 50%,或椎管前方有游离骨块者,由于神经组织被覆盖在突出骨块的后方,间接复位如不能使骨块前移,而采用后路过伸复位或"压中间撬两头"的复位方法,会造成脊髓的过度牵拉或进一步损伤。因而在以下情况下应考虑前路手术:①脊髓损伤后有前脊髓综合征者;②有骨片游离至椎管前方的严重爆裂骨折;③陈旧性爆裂骨折并不全瘫;④后路手术后,前方致压未解除者;⑤前方致压的迟发性不全瘫患者。

脊柱脊髓损伤前路手术是近 10 余年的新进展,它可在直视下充分进行椎管前侧减压,同时完成矫正畸形和固定融合。

前路器械:后路手术主要为间接减压,即椎管内骨折块的复位主要靠在轴向撑开力的作用下,借助于后纵韧带的伸展,使附着在椎体上的纤维环及其周围软组织牵引骨折块来完成的。而前路手术的优点在于:手术可通过椎管前方直视下直接去除致压物,彻底减压,较满意地恢复椎管的矢状径,同时矫正畸形,恢复脊柱生理曲线,大块骨在椎体间支撑植骨融合,以恢复椎体高度,进行内固定,使融合区可得即刻稳定。

2. 脊髓损伤的康复 脊髓损伤后,除积极地为防止或减少继发性损伤开展药物治疗外,而外科治疗则是为脊髓神经恢复创造一个宽松稳定的内环境,为早期康复创造条件,减少脊髓损伤患者由于长期卧床所致的并发症。然而如何最大限度地恢复肢体残存功能,提高患者的生活质量,建立站立或行走功能等,使其能尽快回归社会,则是全面康复治疗的重要内容,也是对脊髓损伤患者治疗的重要环节。下面仅就泌尿系康复及步行能力康复作简单讨论。

(1) 泌尿系统的康复:在脊柱脊髓损伤患者中由于膀胱功能障碍引起的严重尿潴留和尿路感染,至后期发生的慢性肾衰竭是截瘫患者死亡的主要原因。1976 年我国唐山大地震截瘫患者 15 年后的死亡原因调查资料显示,截瘫患者 49%~66% 的死亡与尿毒症有关。因此预防尿潴留和尿路感染、重建脊髓损伤后患者的膀胱功能对减少肾衰竭、提高截瘫患者的生活质量及降低死亡率具有十分重要的意义。

1) 巴录酚(Baclofen)治疗脊髓损伤后痉挛性膀胱:Baclofen 被认为是目前有效且副作用小的肌肉松弛剂,自 70 年代以来国外一直用于治疗脊髓损伤后肌痉挛,近年来我国有作者将此药用于治疗脊髓损伤后痉挛性膀胱,取得了良好的效果。最初剂量每日 3 次,每次 5mg,隔 3~7 天每次增加 5mg,最大剂量为 75mg/d。患者服药后,逼尿肌反射明显减弱,膀胱容积明显增加,使患者的贮尿及排尿功能得到恢复或明显改善。

2) 膀胱腹直肌间置术:脊髓损伤后膀胱逼尿肌无反射或反射低下,而尿道压力正常者,可手术分离腹直肌及其前鞘和后鞘,将膀胱置于腹直肌前后鞘之间,术后可避免膀胱的过度膨胀,排尿时收缩腹直肌可增加逼尿肌的力量,同时可用手外压膀胱协助排尿,有作者报道:此方法 80% 以上的患者术后可解决自行排尿问题,其残余尿减少到 100ml 以下,可避免导尿和膀胱造瘘带来的不便。

3) 膀胱控制器:即骶神经前根电刺激器(sacral anterior root stimulator),该控制器由三部分组成,包括体内植入部分、体外控制部分和测试块部分。体内植入部分是通过手术方法将导线上的两个电极分别置于左右骶神经根,并通过电极旁的硅胶片间其缝合固定。体外控制部分是由控制盒、连接线和发射块组成。测试块用于每次刺激前检查发射块是否能正常工作。早在 1976 年 Brindley 研制出膀胱控制器并用于临床,结合骶部去传入方法(切断骶神经后根),重建膀胱功能取得良好的疗效。该装置价格昂贵,国内尚无进口。现已研制出国产膀胱控制器,目前正在实验观察,若将来用于临床对延长截瘫患者的寿命及提高其生活质量具有重要意义。

(2) 步行能力康复:近年来由于康复工程、康复生物力学、康复训练、康复器械,特别是步行器的发展与进步,使胸 4 以下的截瘫患者能站立起来具有实用性步行及参与社会活动成为可能,这是近年来脊髓损伤康复治疗的新进展。

1)肌电控制步行系统:它是应用微电子技术和信号处理技术研制出的一种适用于截瘫患者康复的计算机系统,它能够使截瘫患者在微计算机的控制下,通过功能性电刺激使瘫痪肢体产生肌力,完成站立、坐下、迈步等基本功能运动,它是一种促进截瘫病人康复训练的较新方法。

2)小型电子助行器:功能性电刺激(FES)的应用,为中枢神经系统损害所致的肌肉瘫痪功能重建和训练提供了有效的手段,它既可辅助行走,又可用于治疗,但它主要适用于不完全性瘫痪肢体的患者。

3)助动功能步行器:以 ARGO(advanced reciprocating gait orthosis)为代表的助动功能步行器,已在临床上取得了较好的效果。该步行器是以髋骶部金属半环为杠杆支点,以胸背部束带为力点。当患者身体重心置于一侧下肢,对侧上肢下撑,使对侧下肢离开地面,患者挺胸伸髋,施力于背部束带,则对侧下肢向前迈出,向前迈步的力量通过钢索传递到对侧下肢,此时前移拐杖,使身体重心前移,并转至对侧下肢,重复上述动作而迈出另一步。这样通过患者身体重心向两侧往复式移动,引导患者身体前行,从而使患者能真正使用自己的下肢站立行走。

【教师注意事项】

本部分主要为脊髓损伤后椎体次全切除植骨融合内固定术,加强对脊髓损伤手术治疗的认识,加强对患者的康复训练。

【本幕小结】

通过手术,患者症状逐渐缓解,经过正确长期的康复训练,患者逐渐恢复健康。

第十七节　这种骨折可能要人命

【学习目标】

掌握骨盆骨折的损伤机制、分类、临床表现、影像学检查的重要意义、并发症、治疗措施等。

1. 基础医学

(1)骨盆的解剖,尤其关注骨盆周围重要血管神经的分布。

(2)骨盆的受力特点。

2. 临床医学

(1)骨盆骨折的损伤机制。

(2)骨盆骨折的分类。

(3)骨盆骨折的临床表现。

(4)骨盆骨折影像学检查的重要意义。

(5)骨盆骨折的并发症。

(6)骨盆骨折的治疗。

3. 人文医学

骨盆骨折的预后。

【关键词】

骨盆骨折;多发伤;休克;并发症;治疗

【时间分配】

1. 学生讨论时间 50 分钟。

2. 学生总结时间 20 分钟。

3. 教师总结与讲评 10 分钟。

【教学建议】

依学生多少(如 6~8 人)分配任务,提出问题,以问题导向方式列出学习重点,查找资料。以**骨盆骨折的损伤机制,骨盆骨折的临床表现,骨盆骨折的治疗及并发症,骨盆骨折的预后**等为主要学习目标。重点内容讨论时间约占 80%,其余内容讨论时间约占 20%。讨论结束后一周内每人须交一篇小组讨论记录和自我评估,由小组长收齐送交指导老师。主要内容应包括:讨论内容概要,参加讨论的感想、贡献,自己在组织材料和讨论中的优缺点,参与讨论时的困难(知识面、技术面、情绪面等),今后可能采取的对策;也可以评价讨论小组的整体水平、其他队员的参与度,如参与讨论的积极性、聆听态度、沟通协调、课前准备、表达能力等,作为成绩的参考及将来改进教案的参考。

第 一 幕

60 岁的钱先生 1 小时前不慎发生车祸,由 120 急诊送入急诊科。

你作为急诊科医生接诊了他,进行了详细查体:BP 80/50mmHg,P 100 次 / 分,T 37.1℃,R 22 次 / 分,神志尚清,痛苦面容,双肺呼吸音清,两肺未闻及明显干湿啰音,心率 100 次 / 分,律齐,未闻及病理性杂音,全腹平坦,下腹部中部可见多处软组织挫伤及瘀斑,全腹部有压痛,轻度紧张,下腹部有反跳痛,肝、脾区无明显叩击痛,移动性浊音阴性,肠鸣音消失,双下肢伤口已缝合,双下肢肿胀,双足趾末梢血运好,L_1、L_2 棘突部位有压痛。

【提示问题】

1. 该患者的病史有何特点?

2. 你的初步诊断是什么? 依据如何?

3. 为了进一步确诊,体格检查应该重点注意哪些内容? 又应进行哪些辅助检查?

4. 此时最应该防止哪种情况的发生?

【主要讨论内容】

1. 骨盆骨折的损伤机制。

2. 骨盆骨折的分类。

3. 骨盆骨折的临床表现。

【教师参考重点】

1. 骨盆骨折的损伤机制 骨盆骨折是一种严重外伤,多由高能创伤引起。多见于交通事故和塌方。战时则为火器伤。骨盆骨折创伤半数以上伴有合并症或多发伤。最严重的是创伤性失血性休克及盆腔脏器合并伤,救治不当有很高的死亡率。

2. 骨盆骨折的分类

按骨折位置与数量分类

(1) 骨盆边缘撕脱性骨折:发生于肌肉猛烈收缩而造成骨盆边缘肌附着点撕脱性骨折,骨盆环不受影响。最常见的有:①髂前上棘撕脱骨折;②髂前下棘撕脱骨折;③坐骨结节撕脱骨折。

(2) 骶尾骨骨折:①骶骨骨折:往往是复合性骨盆骨折的一部分。按骶骨可以分成三个区:Ⅰ区,在骶骨翼部;Ⅱ区,在骶孔 L 处;Ⅲ区,正中骶管区。Ⅱ区与Ⅲ区损伤分别会引起骶神经根与马尾神经终端的损伤;②尾骨骨折:往往连带骶骨末端一起有骨折,通常于滑跌坐地时发生,一般移位不明显。

(3) 骨盆环单处骨折:骨盆环单处骨折不至于引起骨盆环的变形,属于该类的骨折有:①髂骨骨折;②闭孔环处有 1~3 处出现骨折;③轻度耻骨联合分离;④轻度骶髂关节分离。

（4）骨盆环双处骨折伴骨盆变形：属于此类骨折的有：①双侧耻骨上、下支骨折;②一侧耻骨上、下支骨折合并耻骨联合分离;③耻骨上、下支骨折合并骶髂关节脱位;④耻骨上、下支骨折合并髂骨骨折;⑤髂骨骨折合并骶髂关节脱位;⑥耻骨联合分离合并骶髂关节脱位。

按暴力的方向分类

（1）暴力来自侧方的骨折（LC 骨折）：侧方的挤压力量可以使骨盆的前后部结构及骨盆底部韧带发生一系列损伤，它可分成：①LC-Ⅰ型：耻骨支横形骨折，同侧骶骨翼部压缩骨折，骶骨骨折在常规 X 线片上通常难以发现，必须做 CT 或 MRI 检查才能发现;②LC-Ⅱ型：耻骨支横形骨折，同侧骶骨翼部压缩性骨折及髂骨骨折;③LC-Ⅲ型：耻骨支横形骨折，同侧骶骨翼部压缩性骨折;髂骨骨折，对侧耻骨骨折，骶结节和骶棘韧带断裂以及对侧骶髂关节轻度分离。

（2）暴力来自前方（APC 骨折）：它又可分成三型：①APC-Ⅰ型：耻骨联合分离;②APC-Ⅱ型：耻骨联合分离，骶结节和骶棘韧带断裂，骶髂关节间隙增宽，前方韧带已断，后方韧带仍保持完整，提示骶髂关节有轻度分离，这种情况只能在 CT 检查时发现;③APC-Ⅲ型：耻骨联合分离，骶结节和骶棘韧带断裂，骶髂关节前、后方韧带都断裂，骶髂关节分离，但半个骨盆很少向上回缩。

（3）暴力来自垂直方向的剪力（VS 骨折）：通常暴力很大，在前方会发生耻骨联合分离或耻骨支垂直形骨折，骶结节和骶棘韧带都断裂，后方的骶髂关节完全性脱位，一般还带骶骨或髂骨的骨折块，半个骨盆可以向前上方或后上方移位。

（4）暴力来自混合方向（CM 骨折）：通常是混合性骨折，如 LC/VS，或 LC/APC。各类骨折中自然以Ⅲ型骨折与 VS 骨折最为严重，并发症也多见。

3. 骨盆骨折的临床表现

（1）除骨盆边缘撕脱骨折与骶尾骨骨折外，都有强大暴力外伤史，主要是车祸、高空坠落和工业意外。

（2）是一种严重多发伤，低血压和休克常见;如为开放性损伤，病情更为严重。

（3）可发现下列体征

1）骨盆分离试验与挤压试验阳性：医生双手交叉撑开两髂嵴，此时两骶髂关节的关节面凑合得更紧贴，而骨折的骨盆前环产生分离，如出现疼痛即为骨盆分离试验阳性。医生用双手挤压患者的两髂嵴，伤处出现疼痛为骨盆挤压试验阳性。有时在作上两项检查时偶然会感到骨擦音。

2）肢体长度不对称有移位的骨盆骨折，可用测量来度衡。用皮尺测量胸骨剑突与两髂前上棘之间的距离，向上移位的一侧长度较短，也可测量脐孔与两侧内踝尖端之间的距离。

3）会阴部的瘀斑是耻骨和坐骨骨折的特有体征。

4）X 线检查可显示骨折类型及骨折块移位情况，但骶髂关节情况以 CT 检查更为清晰。只要情况许可，骨盆骨折病例都应该做 CT 检查。

【教师注意事项】

患者总体印象呈多发伤，在抓住主要矛盾的同时，也要从全局把握，尤其注意先纠正致命的症状如休克等。

【本幕小结】

根据上述典型症状，目前考虑诊断为骨盆骨折，需进一步完善检查明确诊断，并注意纠正休克症状。

第 二 幕

你立即给患者进行了抽血检查并于上肢建立了两条静脉通道进行补液治疗,辅助检查:Blood-Rt Hb 65g/L,WBC $10.5×10^9$/L,N 75%,PLT $137×10^9$/L;肝肾功能基本正常;X 线片显示右耻骨上下支粉碎性骨折,右小腿中下 1/3 处粉碎性骨折;腹部 B 超未见明显异常;头颅 CT 未见明显异常。

给予心电监护、低流量吸氧、输血、补液、抗感染及持续右跟骨牵引等处理,导尿时出现全程血尿,并完善盆腔 CT 等其他相关检查。经过上述治疗后,患者生命体征逐步平稳。

你耐心地向家属交代了病情,告知患者病情重,需要进一步检查,必要时需行手术治疗,家属表示理解。

经讨论后予以手术切开固定。手术顺利完成,术后 3 日嘱患者予以功能锻炼。

【提示问题】

1. 根据体检和辅助检查是否证实了你的诊断?

2. 针对患者目前的情况,应该如何制订治疗方案?

3. 此时应着重观察患者的哪些血液指标,为什么?

【主要讨论内容】

1. 骨盆骨折的并发症。

2. 影像学检查在骨盆骨折中的意义。

3. 骨盆骨折的治疗。

【教师参考重点】

1. 骨盆骨折的并发症　骨盆骨折常伴有严重合并症,而且常较骨折本身更为严重,应引起重视。常见的有:

(1) 腹膜后血肿:骨盆各骨主要为松质骨,邻近又有许多动脉、静脉丛,血液供应丰富。骨折可引起广泛出血,巨大血肿可沿腹膜后疏松结缔组织间隙蔓延至肠系膜根部、肾区与膈下,还可向前至侧腹壁。如为腹膜后主要大动、静脉断裂,患者可以迅速致死。

(2) 腹腔内脏损伤:分实质性脏器损伤与空腔脏器损伤。实质脏器损伤为肝、肾与脾破裂,表现为腹痛与失血性休克;空腔脏器损伤指充气的肠曲在暴力与脊柱的夹击下可以爆破穿孔或断裂,表现为急性弥漫性腹膜炎。

(3) 膀胱或后尿道损伤:尿道的损伤远比膀胱损伤多见,坐骨支骨折容易并发后尿道损伤。

(4) 直肠损伤:较少见,是会阴部撕裂的后果,女性伤员常伴有阴道壁的撕裂。直肠破裂如发生在腹膜反折以上可引起弥漫性腹膜炎;如在反折以下,则可发生直肠周围感染。

(5) 神经损伤:主要是腰骶神经丛与坐骨神经损伤。腰骶神经丛损伤大都为节前性撕脱,预后差;骶骨Ⅱ区与Ⅲ区的骨折则容易发生骶 1 及骶 2 神经根损伤。骶神经损伤会发生括约肌功能障碍。

2. 影像学检查在骨盆骨折中的意义　最新 ATLS 草案(2009)建议对多发伤患者进行一系列作为初步检查附属项目的放射学检查,尽管越来越多的观点认为这对于必行 CT 检查的稳定患者意义不大。对骨盆进行 X 线检查的道理在于骨盆骨折常合并出血的高风险。

骨盆 X 线检查增加了患者射线接受剂量,并可引起病情延误,引用的数字显示,大约67%~68% 的骨盆骨折 X 线检查敏感度不足。假如有使用快速 CT 的机会,骨盆 X 线检查的作用势必逐渐减小,有观点认为应将其从初步诊疗计划中完全忽略。

将创伤CT检查(头、脊柱、胸部、腹部和骨盆)整合到复苏法则中能够快速、早期作出诊断并有助于实施进一步诊疗。除了提供骨性骨盆和任何相关并发症的详细影像外,尚能够对患者做出全面评估。

许多骨盆损伤的患者存在血流动力学不稳。最新ATLS对此类患者禁忌行CT检查的建议受到挑战。目前ATLS推荐对此类患者行FAST扫描(对创伤患者集中评估超声检查)或DPL(诊断性腹膜腔灌洗)和骨盆X线检查。超声或DPL既不能确认出血源,也不能评估腹膜后隙或骨盆肌肉组织状况,并且X线片仅能证实骨结构情况。CT则不同,能够准确、快速地评价所有这些部位。研究显示,与特定部位CT检查相比,对多发伤者早期行全身CT检查与增加的生存率之间存在相关性。尽管存在明显的辐射剂量和静脉造影剂的潜在问题,CT检查并无不良反应。然而由于研究本身的局限性,作者承认其发现显示为相关性而非因果关系。重点放置容易接近的CT扫描装置于创伤病房附近,自入院到CT检查的平均时间在35~46分钟之间。至关重要的是CT是否用于不稳定患者的诊疗。

建议在血流动力学不稳患者的ATLS诊疗规则中将CT检查提升至第三级与循环并列。其优点如下:

(1)快速定位出血来源。

(2)能够早期行血管造影术并对出血的动脉进行栓塞止血。

(3)引导血管造影医师定位可能出血的血管,从而选择性血管造影,与起自更近端的血管造影相比可改善检测出血的敏感度。这也可减少不必要的"行程",将造影剂和射线照射剂量最小化。

(4)减少输血量,降低DIC和其他输血相关并发症的风险。

(5)早期发现其他器官损伤。

(6)减少不必要的剖腹探查。

3. 骨盆骨折的诊断步骤

(1)监测血压。

(2)建立输血补液途径:骨盆骨折可伴有盆腔内血管损伤,输液途径不宜建立于下肢,应建立于上肢或颈部。

(3)视病情情况及早完成X线和CT检查,并检查有无其他合并损伤。

(4)嘱患者排尿,如尿液清澈,表示泌尿道无伤;排出血尿者表示有肾或膀胱损伤。如病员不能自动排尿,应导尿。导出清澈的尿液,提示泌尿道无伤;导出血尿,提示有肾或膀胱损伤;导不出尿液,可于膀胱内注入无菌生理盐水后再予以回吸,注入多抽出少提示有膀胱破裂可能。尿道口流血,导尿管难以插入膀胱内提示有后尿道断裂。

(5)诊断性腹腔穿刺:有腹痛、腹胀及腹肌紧张等腹膜刺激症状者可进行诊断性腹腔穿刺。如抽吸出不凝的血液,提示有腹腔内脏器破裂的可能。阴性结果不能否定有腹腔内脏器损伤可能,必要时可重复进行。随着后腹膜间隙的血肿蔓延至前腹壁,穿刺的针头有可能误入已形成的血肿内,因此多次诊断性穿刺才得到的阳性结果其价值远逊于初次穿刺。

4. 骨盆骨折的治疗

(1)应根据全身情况决定治疗步骤,有腹内脏器损伤及泌尿道损伤者应与相关科室协同处理。在进行腹腔手术时,应注意切勿打开后腹膜血肿。

(2)重度骨盆骨折送入外科监控室治疗。有休克时应积极抢救,各种危及生命的合并症应首先处理。撕裂会阴与直肠必须及时修补,必要时可用阴道纱布填塞,行阴道止血和做横结肠造瘘术。对腹膜后出血,应密切观察,进行输血、补液。若低血压经大量输血补液仍未好转,血压不能维持时,有条件的医院可做急症动脉造影,还可在X线电视监控下做单侧或双侧髂内动脉栓塞。发现有大出血部位的应手术止血。腹膜后间隙是一个疏松的间隙,可以容纳多量的血液,因此输血量是巨大的,死亡率也高。

(3) 骨盆骨折本身的处理

1) 骨盆边缘性骨折:无移位者不必特殊处理。髂前上、下棘撕脱骨折可于髋、膝屈曲位卧床休息3~4周;坐骨结节撕脱骨折,则在卧床休息时采用大腿伸直、外旋位。只有极少数骨折片翻转移位明显者才需手术处理。髂骨翼部骨折只需卧床休息3~4周,即可下床活动;但也有主张对移位者采用长螺钉或钢板螺钉内固定。

2) 骶尾骨骨折:都采用非手术治疗,以卧床休息为主,骶部垫气圈或软垫。3~4周疼痛症状逐渐消失。有移位的骶骨骨折,可将手指插入肛门内,将骨折片向后推挤复位,但再移位者很多。陈旧性尾骨骨折疼痛严重者,可在尾骨周围局部注射皮质激素。

3) 骨盆环单处骨折:由于这一类骨折无明显移位,只需卧床休息。症状缓解后即可下床活动。用多头带做骨盆环形固定可以减轻疼痛。

4) 单纯性耻骨联合分离且较轻者,可用骨盆兜悬吊固定。骨盆兜用厚帆布制成,其宽度上抵髂骨翼,下达股骨大转子,悬吊重量以将臀部抬离床面为宜,依靠骨盆挤压合拢的力量,使耻骨联合分离复位。注意此法不宜用于来自侧方挤压力量所致的耻骨支横形骨折。骨盆悬吊治疗耻骨联合分离时间长,愈合差,目前大都主张手术治疗,在耻骨弓上缘用钢板螺钉做内固定。

5) 骨盆环双处骨折伴骨盆环断裂:大都主张手术复位及内固定,再加上外固定支架。以LC-Ⅲ、APC-Ⅲ和VS型骨折为例。如果患者有低血压伴有腹腔内出血或有尿道损伤需做剖腹术者,则于剖腹术结束后立即做骨盆前半部骨折或脱位的切开复位内固定术。间隔7~9天待情况稳定后做外固定支架固定,在髂嵴上钉骨针,安装上三角形支架,视暴力方向决定撑开骨盆,还是合拢骨盆。如果病人不需做剖腹术的,一般延迟至7~9天后再做切开复位内固定与外固定支架安装手术。

VS型骨折部分病例可用同侧股骨髁上骨牵引法纠正移位,但目前多数偏向于手术治疗。

【教师注意事项】

1. 根据目前的资料已经可以明确诊断,需引导学生讨论骨盆骨折的重要并发症及其处理。

2. 讨论本例患者的治疗措施。

【本幕小结】

患者诊断明确,但存在一定复杂性和危险性,在处理好基础症状的同时,密切关注患者的肝肾功能和手术指征,待情况稳定后行手术治疗。

第十八节　我的骨头怎么坏死了

【学习目标】

掌握股骨头坏死的病因及发病机制、病理变化、临床表现、辅助检查、分期、治疗。

1. 基础医学

(1) 股骨头血液供应。

(2) 股骨头坏死的病因及发病机制。

(3) 股骨头坏死的病理变化。

2. 临床医学

(1) 髋关节的体格检查。

(2) 髋关节的辅助检查。

(3) 股骨头坏死的临床表现。

(4) 股骨头坏死的诊断及鉴别诊断。

(5) 股骨头坏死的分期及关节镜分期。

(6) 股骨头坏死的非手术治疗方法及适应证。

(7) 股骨头坏死的手术治疗方法及适应证。

3. 人文医学

(1) 增强患者及易患人群的自我保护意识及形成良好的生活习惯。

(2) 增强患者康复信心,并进行科学的康复锻炼。

【关键词】

股骨头坏死;髋关节体格检查;Ficat 分期;手术;非手术治疗

【时间分配】

1. 学生讨论时间 50 分钟。

2. 学生总结时间 20 分钟。

3. 教师总结与讲评 10 分钟。

【教学建议】

依学生多少(如 6~8 人)分别查寻问题所在,以问题导向方式列出重点。以**髋关节体格检查,髋关节疼痛见于哪些疾病,本病例的初步诊断及鉴别诊断,股骨头坏死的临床表现、诊断及鉴别诊断,股骨头坏死的治疗(非手术治疗、手术治疗)**等为主要学习目标。重点内容讨论时间约 80%,其余内容讨论时间约占 20%。讨论结束后一周内每人须交一篇小组讨论记录和自我评估,由小组长收齐送交指导老师。主要内容应包括:讨论内容概要,参加讨论的感想、贡献,自己在组织材料和讨论中的优缺点,参与讨论时的困难(知识面、技术面、情绪面等),今后可能采取的对策;也可以评价讨论小组的整体水平、其他队员的参与度,如参与讨论的积极性、聆听态度、沟通协调、课前准备、表达能力等,作为成绩的参考及将来改进教案的参考。

第 一 幕

46 岁张先生 1 年前出现左髋关节疼痛,疼痛主要集中在左髋外侧,为持续性隐痛,长距离行走后、上下楼梯及下蹲、天气变化时疼痛加重,休息后部分缓解。疼痛时跛行,上楼时需侧身以减轻疼痛。日常活动轻微受限。此后患者左髋疼痛症状时好时坏,逐渐加重。1 个月前,患者左髋疼痛加重,部位性质与之前相似。有夜间痛,但入睡后不会被痛醒。最多忍痛跛行 50 米,需停下休息。曾于院外口服药物,外敷中药及贴膏药等治疗,疼痛有所缓解,但不久后又再次加重。患者为求进一步诊治,遂我院,门诊汤医生热情地接待了他。汤医生详细询问了张先生的起病及相关病史,张先生说他平时身体健康,7 年前体检发现血脂升高,未行治疗,无高血压、糖尿病、冠心病等病史;吸烟 20 年,每天吸半包,至今未戒;饮酒 18 年,每天半斤,至今未戒。

汤医生为张先生进行了详细的体格检查:神志清楚,心、肺听诊无明显异常。腹部触软,肝脾肋下未触及,移动性浊音阴性。专科查体:视:跛行,左髋无肿胀,无窦道,左下肢肌肉无萎缩,左下肢无短缩,无皮疹、股癣、足癣。触:左髋皮温正常,左侧沿腹股沟有深压痛,以腹股沟中点尤甚。无轴向叩痛,左下肢感觉正常,左侧足背动脉搏动正常。动量:右髋屈 120°,伸 0°,外展 60°,左髋屈 95°,伸 0°,外展 40°,屈髋时 95°后继续被动屈髋诱发疼痛,内外旋受限,诱发疼痛,左侧"4"征实验阳性。左下肢肌力及肌张力正常,腱反射正常引出,直腿抬高试验(−),病理征(−)。

【提示问题】

1. 从上诉情况你能得到哪些关键信息?

2. 髋关节疼痛见于哪些疾病,本病例的初步诊断和鉴别诊断是什么?

3. 需要做哪些辅助检查明确诊断?

【主要讨论内容】

1. 髋关节疼痛的常见疾病。

2. 股骨头坏死的病因。

3. 股骨头坏死的临床表现。

4. 股骨头坏死的鉴别诊断。

【教师参考重点】

1. 股骨头坏死的病因(表 5-5)

表 5-5　与股骨头缺血坏死有关的疾患

股骨颈骨折	胰腺炎
创伤性髋关节脱位	高脂血症
无骨折或脱位的髋关节创伤	烧伤
LEEGG-CALVE-PERTHES 病	痛风
过度饮酒	戈谢病
慢性肝病	放射病
动脉硬化和其他血管堵塞疾患	长期服用激素
股骨头骨骺滑脱	肾移植
髋关节重建外科	红斑狼疮和其他胶原血管疾患
髋关节整复	潜水病或减压病
特发性缺血性坏死	镰状细胞贫血
各种血红蛋白病及凝血疾患	

2. 股骨头坏死的临床表现　早期可没有临床症状,而是在拍摄 X 片时发现;最先出现的症状为髋关节或膝关节疼痛,在髋部以股收肌痛出现较早,早期多不重,但逐渐加剧,经非手术治疗后可暂时缓解,但过一段时间疼痛再度发作,可有跛行,行走困难,甚至扶拐。原发疾患距临床出现症状的时间相差很大。早期髋关节活动可无明显受限,随疾病发展,体格检查可有内收肌压痛,髋关节活动受限,其中以内旋及外展活动受限最为明显。

3. 股骨头坏死的鉴别诊断

(1) 中、晚期髋骨关节骨关节炎:当关节间隙变窄,出现软骨下囊性变时可能会混淆,但其 CT 表现为硬化并有囊性变,MRI 改变以低信号为主。

(2) 髋臼发育不良继发骨关节炎:股骨头包裹不全、关节间隙变窄、消失,骨硬化、囊变,髋臼对应区出现类似改变。

(3) 强直性脊柱炎累及髋关节:常见于青少年男性,多为双侧骶髂关节受累,其特点多为 HLA-B27 阳性,股骨头保持圆形,但关节间隙变窄、消失甚至融合。部分患者长期应用皮质类固醇可合并股骨头坏死(ONFH),股骨头可出现塌陷但往往不重。

(4) 类风湿关节炎:多见于女性,股骨头保持圆形,但关节间隙变窄、消失。常见于股骨头关节面及髋臼骨侵蚀。

(5) 股骨头内软骨母细胞瘤:MRI T_2WI 呈片状高信号,CT 扫描呈不规则的溶骨破坏。

(6) 暂时性骨质疏松症(ITOH):可见于中青年,属暂时性疼痛性骨髓水肿,X 线片示股骨头、颈甚至转子部骨量减少。MRI 可见 T_1WI 均匀低信号,T_2WI 高信号,范围可至股骨颈及转子部,无带状低信号,可与 ONFH 鉴别,病灶可在 3~12 个月内消散。

(7) 软骨下不全骨折:多见于 60 岁以上老年患者,无明显外伤史,表现突然发作的髋部疼痛,不能行走,关节活动受限,X 线片示股骨头外上部稍变扁,MRI 的 T_1 及 T_2 加权相显示软骨下低信号线,周围骨髓水肿,T_2 抑脂相显示片状高信号。

(8) 色素沉着绒毛结节性滑膜炎:多发于膝关节,髋关节受累少见。累及髋关节的特点为:青少年发病,髋部轻中度伴有跛行,早、中期关节活动轻度受限。CT 及 X 线摄片可显示股骨头、颈或髋臼皮质侵蚀,关节间隙轻、中度变窄。MRI 示广泛滑膜肥厚,低或中度信号均匀分布。

(9) 滑膜疝注:此为滑膜组织增生侵入股骨颈部皮质的良性病变,MRI T_1WI 低信号,T_2WI 高信号的小型圆形病灶,位于股骨颈上部皮质,通常无症状。

(10) 骨梗死:发生在长骨骨干的骨坏死不同时期其影像学表现不同。MRI 表现在急性期、亚急性期及慢性期 T_1WI 及 T_2WI 有不同变化。

【教师注意事项】

患者无明显诱因出现左髋疼痛,活动加重,休息减轻,且有饮酒等股骨头坏死的相关病因,应怀疑股骨头坏死可能,需引导学生通过讨论髋关节疼痛的鉴别诊断,进一步引出股骨头坏死的临床表现及鉴别诊断。

【本幕小结】

1. 患者以进行性加重的髋关节疼痛为主诉来诊;

2. 髋关节疼痛的鉴别诊断。

第 二 幕

汤医生为张先生查了骨盆正位片及左股骨颈正斜位片,结果示:左侧股骨头坏死、塌陷,负重区股骨头下骨硬化,可见斑片状密度减低区及囊性变。关节间隙轻微变窄。髋臼顶负重区骨硬化,髋臼缘少量骨赘增生。

随后完善相关辅助检查:输血前全套检查正常,CRP 6.57mg/L,ESR 27.0mm/h↑;血常规示:Hb149g/L,PLT 198×10^9/L,WBC6.24×10^9/L,N% 58.7%。生化示:ALT 51IU/L↑,白蛋白 50.5g/L,钾、钠正常,尿酸 502.0μmol/L↑,TG 3.77mmol/L↑,CHOL 7.46mmol/L↑,LDL-C 5.28mmol/L↑;凝血常规:PT 10.9 秒,APTT 23.7 秒。

【提示问题】

1. 该患者的明确诊断为?

2. 股骨头坏死的辅助检查?

3. 股骨头坏死的分期,该患者属于哪一期?

4. 下一步治疗方案为?

【主要讨论内容】

1. 股骨头坏死的诊断标准。

2. 股骨头坏死的辅助检查。

3. 股骨头坏死分期。

【教师参考重点】

1. 股骨头坏死的诊断标准

(1) 临床症状、体征和病史：以腹股沟、臀部和大腿部位为主的关节痛，偶尔伴有膝关节疼痛，髋关节内旋活动受限，常有髋部外伤史、皮质类固醇应用史、酗酒史以及潜水员等职业史。

(2) MRI 的 T_1WI 显示带状低信号或 T_2WI 显示双线征。

(3) X 线片改变：常见硬化、囊变及新月征等表象。

(4) CT 扫描改变：硬化带包绕坏死骨、修复骨，或软骨下骨断裂。

(5) 核素骨扫描初期呈灌注缺损（冷区）；坏死修复期显示热区中有冷区即"面包圈样"改变。

(6) 骨活检显示骨小梁的骨细胞空陷窝多于 50%，且累及邻近多根骨小梁，骨髓坏死。

符合两条或两条以上标准即可确诊，除 1 外，2、3、4、5、6 中符合一条即可诊断。

2. 股骨头坏死的辅助检查

(1) X 线检查：是诊断的主要手段，但 X 线片上看到骨密度改变，至少需 2 个月或更长的时间。

(2) 股骨头缺血性坏死塌陷的预测：塌陷一般在骨折后 1~5 年；"钉痕"出现；疼痛；股骨头高度递减；硬化透明带。

(3) CT：可用于发现微小的病灶和鉴别是否有骨的塌陷存在及其延伸的范围，从而为手术或治疗方案的选择提供信息。

(4) MRI：最早可以出现有确定性的骨坏死信号是在脂肪细胞死亡后（12~48 小时），由于反应性的纤维组织代替了脂肪和造血细胞，其结果使信号的强度降低。信号强度的改变是骨坏死的早期并且敏感的征象。

3. 股骨头坏死分期（表 5-6）

表 5-6　三个分类体系间的比较

Florida 分期	Pennsylvania 分期	法国分期（Ficat 分期）
	0 可疑或正常	0 可疑或正常
Ⅰ坏死 / 修复	Ⅰ MRI 或骨扫描异常	Ⅰ有症状，检查正常
Ⅱ修复受阻 / 骨髓钙化	Ⅱ X 线有骨密度改变	Ⅱ X 线有骨密度改变
Ⅲ软骨下骨折，无塌陷	Ⅲ软骨下塌陷	Ⅲ软骨下塌陷
Ⅳ股骨头变形塌陷	Ⅳ股骨头变形塌陷	Ⅳ股骨头变平，关节间隙正常
Ⅴ早期骨性关节炎	Ⅴ关节间隙改变	Ⅴ骨性关节炎
Ⅵ晚期骨性关节炎	Ⅵ骨性关节炎	

ARCO 分期

0 期：骨髓活检结果与 ANFH（股骨头坏死）一致，其他项目正常。

1 期：核素或（和）MRI 阳性；依据股骨头被侵犯的位置分为内、中、外；范围：1A<15%，1B：15%~30%，1C>30%（MRI 结果）。

2 期：平片异常（股骨头内药斑，骨硬化线、囊变，骨质减少）；平片或 CT 无塌陷指征，核素、MRI 阳性。髋臼无改变范围 1A<15%，1B：15%~30%，1C：>30%（RO 结果）。

3 期：新月征；依据股骨头被侵犯的位置分为内、中、外。范围：1A<15% 或股骨头下陷 <2mm；1B：15%~30% 或股骨头下陷 2~4mm；1C：>30% 或股骨头下陷 >4mm（股骨头下陷通过 CT 评估）。

4 期：平片显示股骨头变扁，关节间隙变窄，髋臼出现硬化、囊变和骨赘。

【教师注意事项】

1. 患者经过体格检查及辅助检查结果,诊断考虑为股骨头坏死(Ficat Ⅳ期)。通过引导学生对股骨头坏死的诊断方法进行讨论,掌握股骨头坏死诊断标准及分级。

2. 通过引导学生讨论该患者是否采用手术治疗,进而引出手术方式及适应证。

【本幕小结】

患者经过进一步检查,根据临床表现及辅助检查,明确诊断为股骨头坏死(Ficat Ⅳ期),根据患者术前检查,有条件进行手术治疗。

第 三 幕

在完善相关术前准备后,汤医生在全麻下为张先生进行了"左侧全髋关节置换术",术中患者情况稳定,手术顺利,术中失血 300ml,术后患者安返病房,予以预防感染、镇痛、护胃、预防血栓等治疗。术后张先生积极行功能锻炼,复查左股骨颈正斜位片显示假体位置良好,两周拆线。汤医生再次告知张先生定期复查骨盆平片,不适随访。

【提示问题】

1. 全髋关节置换术的手术风险有哪些?

2. 全髋关节置换术后患者应注意哪些方面?

3. 股骨头坏死的非手术治疗包括哪些?

4. 股骨头坏死的手术治疗方法包括哪些?

【主要讨论内容】

1. 全髋关节置换术的手术风险。

2. 全髋关节置换术后处理。

3. 不同分期股骨头坏死治疗方案选择的原则。

4. 股骨头坏死的非手术治疗。

5. 股骨头坏死的手术治疗方法。

【教师参考重点】

1. 全髋关节置换术的手术风险

(1) 术中牵拉损伤邻近的血管、坐骨神经、股神经。

(2) 术中术后发生假体周围骨折。

(3) 术后感染,需取出假体,多次手术可能。

(4) 根据手术具体情况改变手术方式,如术中若患者左髋外展差,改行"左全髋关节置换术 + 左髋内收肌切断术"。

(5) 术后假体松动、断裂。

(6) 术后关节反复脱位。

(7) 术后深静脉血栓、肺栓塞危及生命。患者有高脂血症,术后深静脉血栓风险较一般情况下高。

(8) 术后关节周围异位骨化。

(9) 术后双下肢不等长,伤口感染,伤口愈合不良。

(10) 人工关节有一定使用年限,而人的生命不可预计,可能多次翻修手术。

(11) 术后关节活动达不到正常范围(人工关节设计要求)。

2. 全髋关节置换术后处理

(1) 镇痛：联合术前超前镇痛，术后给予 NSAIDs 及中枢镇痛药，疼痛不明显后仅用 NSAIDs。

(2) 护胃及镇吐：手术应激及 NSAIDs 的使用，会使患者出现胃肠道不良反应，应给予抑酸剂、胃黏膜保护剂、镇吐药。

(3) 预防血栓：由于患者术后卧床且使用抗纤溶药，增加了患者患深静脉血栓的可能性，因此应术后服用抗凝剂并监测凝血功能。此外，嘱患者肌肉主动收缩锻炼、抬高下肢并下肢间断加压充气行物理抗凝。

(4) 预防感染：术后使用抗生素预防感染，并嘱患者行咳嗽锻炼，预防感冒，清洗会阴，预防全身其他部位的感染，特别是肺部感染。

(5) 加强营养：患者需要足够的营养进行伤口恢复，这对患者早锻炼、早下床有好处，对减少围术期并发症十分重要。

(6) 功能锻炼：患者术后做肌肉收缩锻炼、髋关节活动锻炼。

(7) 严格定期随诊，以便督促、指导功能锻炼，定期复查 X 线片，及时预防、发现并发症。

3. 不同分期股骨头坏死治疗方案选择的原则

(1) 对于非创伤性 ONFH，如果一侧确诊，对侧应高度怀疑，宜行双侧 MRI 检查，建议每 3~6 个月随访。

(2) 无症状的 ONFH 治疗建议对坏死大(>30%)、坏死位于负重区的 ONFH 应积极治疗，不应等待症状出现，建议髓芯减压或非手术治疗手段联合应用。

(3) ARCO1 期：如果属于无症状、非负重区、病灶面积 <15%，可严密观察，定期随访；有症状或病灶 >15% 者，应积极进行下肢牵引及药物等非手术治疗，也可行保留关节手术治疗，建议采用髓芯减压术(干细胞移植或浓集自体骨髓单个核细胞移植)。

(4) ARCO2 期：股骨头尚未塌陷的病例，建议采用髓芯减压术(干细胞移植或浓集自体骨髓单个核细胞移植)、带血运自体骨移植术、不带血运的骨移植术(15%< 坏死 <30%)。

(5) ARCO3a、3b 期：建议采用各种自带血运自体骨移植术。

(6) RCO3c、4 期：ONFH 病例中，如果症状轻、年龄小，可选择保留关节手术，建议采用带血管自体骨骨移植(如带血管蒂大转子骨瓣联合髂骨移植等)；股骨头严重塌陷者建议行人工髋关节置换。

保留股骨头手术常应用几种术式中的一种或两种以上的组合，建议联合应用，如髓芯减压术配合骨瓣移植。非手术治疗也应在综合治疗范围内。

4. 股骨头坏死的非手术治疗

(1) 保护性负重：使用双拐可有效减少疼痛，但不提倡使用轮椅。

(2) 药物治疗：非甾体消炎药、低分子肝素、阿仑膦酸钠等有一定疗效，扩血管药物也有一定疗效。

(3) 中医治疗。

(4) 物理治疗：包括体外震波、高频电场、高压氧、磁疗等，对缓解疼痛和促进骨修复有益。

(5) 制动与适当牵引：适用于 ARCO1、2 期的病例。

5. 股骨头坏死的手术治疗方法 多数 ONFH 患者会面临手术治疗，手术包括保留患者自身股骨头手术和人工髋关节置换术两大类。保留股骨头手术包括髓芯减压术、骨移植术、截骨术等，适用于 ARCO1、2 和 3a、3b 期患者，坏死体积在 15% 以上的患者。

【教师注意事项】

本部分主要讨论全髋关节置换术手术风险以及术后并发症,通过引导学生评价患者的治疗方法,引出股骨头坏死的手术及术后的处理。

【本幕小结】

通过一系列检查,最终诊断为股骨头坏死,评估后采取全髋关节置换术,术后症状较前明显缓解。术后积极指导患者康复治疗,定期随访。

第十九节 掌 上 功 夫

【学习目标】

掌握手外伤的病因及发病机制、检查与诊断、治疗原则。

1. 基础医学

(1) 手的解剖。

(2) 手的姿势;功能位、休息位。

2. 临床医学

(1) 手外伤的病因与发病机制。

(2) 手外伤的检查与诊断。

(3) 手外伤的治疗原则。

3. 人文医学

(1) 手外伤在我国的流行趋势。

(2) 对手外伤患者的人文关怀。

【关键词】

手外伤;神经损伤;血管损伤;清创;皮瓣

【时间分配】

1. 学生自由讨论 50 分钟。

2. 学生分析总结 20 分钟。

3. 教师点评总结 10 分钟。

【教学建议】

依学生多少(如 6~8 人)分配任务,提出问题,以问题为导向方式列出学习重点,查找资料。以**手外伤的检查与诊断,手外伤的治疗原则**等为主要学习目标。重点内容讨论时间约占 80%,其余内容讨论时间约占 20%。讨论结束后一周内每人须交一篇小组讨论记录和自我评估,由小组长收齐送交指导老师。主要内容应包括:讨论内容概要,参加讨论的感想、贡献,自己在组织材料和讨论中的优缺点,参与讨论时的困难(知识面、技术面、情绪面等),今后可能采取的对策;也可以评价讨论小组的整体水平、其他队员的参与度,如参与讨论的积极性、聆听态度、沟通协调、课前准备、表达能力等,作为成绩的参考及将来改进教案的参考。

第 一 幕

46 岁的李先生是一名工厂工人,每天工作都超过 8 个小时。今年年底,为了赶一批产品,他经常连续工作 12 个小时以上。今日又在连续工作 10 小时后,因疲劳不慎将左手绞入机器。经工友简单包扎,2 小时后送入我院就诊。李先生步行入院,经急诊王医生接诊,可见左手食指及中指挫裂伤,左手食指近侧指间关节成角畸形,伤口疼痛肿胀,流血不止,出血量约100ml,手指活动障碍。

【提示问题】

1. 手外伤的现场紧急处理应注意什么?

2. 哪些群体容易发生手外伤?

3. 手的休息位和功能位的概念?

4. 手的浅层结构和深层结构分别有哪些?

【主要讨论内容】

1. 手外伤的病因及发病机制。

2. 手外伤现场急救的原则。

【教师参考重点】

1. 手的应用解剖 手部具体解剖学结构可参阅相关解剖学,此处仅介绍与手外伤诊疗相关的手部姿势。手的正常姿势有休息位和功能位。手的休息位指的是手的内收肌、外展肌、关节囊、韧带张力处于相对平衡的状态。其临床意义在于当肌腱受损后,手的休息位将发生改变。表现为腕关节背伸10°~15°,轻度尺偏;掌指关节、指间关节半屈曲位,拇指轻度外展,指腹正对示指远侧指间关节桡侧。手的功能位指手将发挥功能时的准备体位,为握球状。其意义在于严重手外伤术后,在此位置固定可使手保持最大功能,对于手指关节功能难以恢复甚至关节强直者,意义重大。表现为腕关节背伸20°~25°,轻度尺偏,拇指外展、外旋与其余指处于对指位,掌指与指间关节稍屈曲。

2. 手外伤的病因及发病机制

(1)刺伤:如钉、针、竹尖、小木片、小玻片等刺伤。特点是进口小,损伤深及深部组织,并可将污物带入深部组织内,导致异物存留及腱鞘或深部组织感染,也可引起神经、血管损伤,易漏诊。

(2)锐器伤:日常生活中刀、玻璃、罐头等切割伤,劳动中的切纸机、电锯伤一般较整齐,污染较轻,伤口出血较多。伤口的深浅不一,常造成重要的深部组织如神经、肌腱、血管的切断伤。严重者导致指端缺损、断指或断肢。

(3)钝器伤:钝器砸伤引起组织挫伤。可致皮肤裂伤,严重者可导致皮肤撕脱,肌腱、神经损伤和骨折。重物的砸伤,可造成手指或全手各种组织严重毁损。旋转的叶片,如轮机、电扇等,常造成断肢或断指。

(4)挤压伤:门窗挤压可仅引起指端损伤,如甲下血肿、甲床破裂、远节指骨骨折等。车轮、机器滚轴挤压,则可致广泛的皮肤撕脱甚至全手皮肤脱套伤、多发性骨折和关节脱位,以及深部组织严重破坏。有时手指或全手毁损性损伤需行截肢(指)。

(5)火器伤:如鞭炮、雷管爆炸伤和高速弹片伤,特别是爆炸伤,伤口极不整齐,损伤范围广泛,常致大面积皮肤及软组织缺损和多发性粉碎性骨折。由于污染严重、坏死组织多,容易发生感染。

3. 现场急救的原则 现场急救的原则包括:止血、包扎创口、局部固定、迅速转运。

(1)止血:手外伤出血主要通过局部压迫达到止血的目的,但是要注意如果用止血束带在腕平面以上包扎过紧、时间过长容易引起手指坏死。

(2)包扎创口:采用无菌敷料包扎,避免进一步感染。

(3)局部固定:可就地取材,固定于腕平面以上,以减轻转运途中的疼痛,并可防止进一步组织损伤。

(4) 迅速转运:为处理争取最佳时间。

【教师注意事项】

患者有明确的手外伤病史,此时应该注意手外伤的现场急救处理。

【本幕小结】

1. 患者有明确的手外伤病史;

2. 在面对手外伤时,要先注意全身状况,再仔细检查手部受伤情况。

第 二 幕

入院查体:T 36.5℃,P 80次/分,R 21次/分,BP 145/95mmHg。左食指近节见环形伤口,长约1.5cm,深达骨面,左食指近节指骨骨折,骨折断端外露,伤口活动性渗血,指端血运稍欠佳,皮肤稍显苍白,局部皮温降低,毛细血管回流缓慢。左中指远节见长约0.8cm环形伤口,深达骨面,活动性渗血,指端血运良好。

【提示问题】

1. 手外伤的检查有哪些?

2. 患者的诊断是?

3. 进一步需做什么处理?

【主要讨论内容】

手外伤的检查与诊断。

【教师参考重点】

手外伤的检查与诊断

(1) 病史:强调要问清楚受伤的时间和来医院的时间及破伤风注射史。

(2) 检查顺序:注意全身情况的变化,其次才是局部检查。

(3) 伤口检查内容:①伤口的部位、大小及深浅;②伤口污染的程度;③伤口出血情况;④皮肤损伤情况:a. 损伤皮肤的形状;b. 损伤皮肤的血运;c. 是否缺皮以及采用何种手术方法;⑤深部组织损伤情况,包括血管、神经、肌腱、骨与关节等。

(4) 血管损伤的检查:了解主要血管有无损伤以及手部的血循环情况。观察手指的颜色、温度、血管搏动的状况并进行毛细血管回流试验。若动脉损伤,皮肤表现为苍白、皮温降低、毛细血管回流缓慢乃至消失,动脉搏动减弱或消失;若静脉损伤,皮肤表现为青紫、肿胀、毛细血管回流加速、动脉搏动存在。

(5) 神经损伤的检查:支配手部的神经主要为正中神经、尺神经以及桡神经。尺神经损伤时第3、4蚓状肌麻痹,表现为环指和小指爪形手畸形,感觉障碍位于手掌尺侧、环指尺侧以及小指掌背侧。桡神经损伤感觉障碍位于手背桡侧和桡侧2个半指近侧指间关节近端。正中神经损伤时拇短展肌麻痹,拇指指间关节和拇、示指捏物功能丧失,感觉障碍位于手掌桡侧半,拇、示、中指和环指桡侧半掌侧,拇指指间关节以及示、中、环指桡侧半近侧指间关节以远背侧。注意:①急性损伤时由于肌肉张力的原因,没有肌萎缩;②检查时要排除疼痛的干扰,查出神经真实损伤部位;③神经的运动检查比感觉检查重要。

(6) 肌腱损伤的检查:手部有不同平面以及伸屈肌腱之分,不同部位不同程度损伤,表现不一。特殊部位的肌腱断裂可出现典型的手指畸形。手部处于休息位时,如屈指肌腱断裂,该指伸直程度加大,伸指肌腱断裂时,该指屈曲程度加大。检查指深屈肌时,固定近侧指间关节于伸直位,嘱患者主动屈曲远侧指间关节,若无法屈曲,则提示该肌腱断裂。检查指浅肌腱时,固定伤指之外的三指于伸直位,若患者无法主动屈曲近侧指间关节,则提示该肌腱断裂。

(7) 骨与关节损伤的检查:①注意有无局部肿痛、功能障碍;手指短缩、旋转、成角、侧角畸形及异常浮动;②X线片检查最为重要,除常规正侧位外还应加特殊体位摄照(斜位、舟状骨位等);③检查手部各关节活动时注意双侧对比。

【教师注意事项】

患者的手外伤诊断从一开始就很明确,在掌握了患者的全身状况后,引导学生针对手外伤的治疗展开讨论。

【本幕小结】

1. 患者的全身情况和手外伤的详细情况已经被掌握。

2. 仔细的清创术是针对手外伤的稳妥选择。

第 三 幕

入院诊断:①左手绞轧伤;②左食指不全离断伤。

入院后完善各项检查后送手术室急诊行"左手清创 + 左食指指骨切开复位内固定术"。由于左食指近节指背皮瓣坏死,于 10 天后再次行"左食指清创 + 邻指皮瓣转移术",术后患者经康复治疗,恢复良好出院。

【提示问题】

1. 该患者手术前需要完善哪些检查?

2. 手外伤的治疗原则有哪些?

3. 患者术后康复治疗包括哪些?

【主要讨论内容】

手外伤的治疗原则。

【教师参考重点】

手外伤的治疗原则

(1) 早期彻底清创:清创需在良好的麻醉和气囊止血带控制下进行,需注意层次性,由浅到深,按顺序将各组织清晰辨认后再认真清创,以利于修复和防止进一步损伤组织。

(2) 组织修复:清创后,根据创面情况,尽可能地进行一期修复手部的肌腱、血管、神经以及骨组织,伤后 6~8 小时内处理最佳。若受伤超过 12 小时或创口污染严重、组织损伤广泛,则可延期(3 周左右)或二期修复(3 个月后)。对于骨折及关节脱位应及时复位固定,如手部血液循环的血管损伤应立即修复。

(3) 一期闭合创口:皮肤的裂伤可直接缝合,当皮肤缺损时,基底软组织良好或周围软组织可覆盖深部重要组织的情况下,可采取自体游离皮肤移植的方法修复,若神经、骨关节、肌腱外露则应采取皮瓣转移修复。如有污染严重、感染可能性大的创口,可先行清除异物与坏死组织后用生理盐水纱布湿敷或负压闭合引流,待创口清理干净后延期修复。

(4) 术后处理:在手功能位包扎创口并固定,固定的时间根据修复组织的不同而不同。肌腱缝合后固定 3~4 周,神经修复需固定 4 周,关节脱位至少 3 周,骨折复位 4~6 周,术后 10~14 天拆除伤口缝线。组织愈合后,应尽早开始主动和被动功能锻炼,促进功能早日恢复。

(5) 合理药物治疗:合理应用破伤风抗毒血清、消肿、镇痛药物以及广谱抗生素。

【教师注意事项】

引导学生讨论清创术的原则及注意事项。

【本幕小结】

通过本案例,掌握手外伤的病因及发病机制、检查与诊断及治疗原则,同时关注手外伤高发群体,在富有人文关怀的治疗过程中对患者予以心理关注。

第二十节 这是移花接木的绝活

【学习目标】

掌握断肢(指)的病因及分类、诊断、急救与处理、再植的适应证与禁忌证。

1. 基础医学

四肢的重要血管神经分布走行情况。

2. 临床医学

(1)断肢(指)的病因与分类。

(2)断肢(指)的急救。

(3)断肢(指)再植的适应证与禁忌证。

(4)断肢(指)再植的手术原则。

(5)断肢(指)再植的术后处理。

3. 人文医学

(1)断肢(指)在我国的流行趋势。

(2)对断肢(指)病人的人文关怀。

【关键词】

断肢(指)再植;神经损伤;血管损伤;清创;皮瓣;重建

【时间分配】

1. 学生自由讨论 50 分钟。

2. 学生分析总结 20 分钟。

3. 教师点评总结 10 分钟。

【教学建议】

依学生多少(如 6~8 人)分配任务,提出问题,以问题为导向方式列出学习重点,查找资料。以**断肢(指)的病因与分类**、**急救与处理**,**断肢(指)再植的适应证与禁忌证**等为主要学习目标。重点内容讨论时间约占 80%,其余内容讨论时间约占 20%。讨论结束后一周内每人须交一篇小组讨论记录和自我评估,由小组长收齐送交指导老师。主要内容应包括:讨论内容概要,参加讨论的感想、贡献,自己在组织材料和讨论中的优缺点,参与讨论时的困难(知识面、技术面、情绪面等),今后可能采取的对策;也可以评价讨论小组的整体水平、其他队员的参与度,如参与讨论的积极性、聆听态度、沟通协调、课前准备、表达能力等,作为成绩的参考及将来改进教案的参考。

第 一 幕

小王在自己家开了一个加工小零件的作坊,每次开工时他都反复教导家人注意安全,一定要小心,远离机器。但不幸还是发生了,今天上午,小王 10 岁的儿子在玩耍时不慎滑倒,右上臂被卷入机器皮带轮中,头部撞在机器上,致右上臂绞轧撕脱性完全离断,头部外伤,伤后 2 个小时来我院就诊。接诊的张医生见患儿断肢伤口已包扎处理过,立即询问小王断肢在哪,小王赶忙拿出一个容器递给张医生,张医生吩咐技能护士立即放冰箱 4℃冷藏,自己查看患儿情况并安排相关检查。

【提示问题】

1. 断肢(指)的病因与分类有哪些?

2. 断肢(指)的现场急救应注意什么?

3. 面对断肢(指),我们应该关注患者哪些方面的情况(譬如是否可能休克等)?

【主要讨论内容】

1. 断肢(指)的病因与分类。

2. 断肢(指)的急救。

【教师参考重点】

1. 断肢(指)的病因与分类

(1) 根据损伤原因及性质分类

1) 切割性断离:由锐器伤所致,利刀、铡刀、玻璃、切纸机等单刃性损伤,断面整齐、污染轻、重要组织挫伤轻,再植手术的成功率较大;对于飞轮、电锯、风扇、钢索、收割机等多刃性严重切割伤,截断面附近组织损伤较严重,虽然再植手术的困难较大,但经过努力也可成功。

2) 辗轧性断离:由钝器伤所致,火车轮、汽车轮或机器齿轮等辗轧后仍有一圈辗伤的皮肤连接被轧断的肢体,皮肤已被严重挤压失去活力,若损伤范围不大,切除碾压组织后在一定范围短缩肢(指)体,再植成功率仍可较高。

3) 压性断离:由笨重的机器、石块、铁板或由搅拌机及重物挤压所致。断离平面不规则,组织损伤严重,常有大量异物挤入断面与组织间隙中,不易去净,静脉常有血栓形成,再植难度较高。

4) 裂性断离:是肢体被连续急速转动的机器轴心皮带筋或滚筒(如车床、脱粒机)或电动机转轴卷断而引起,组织损伤范围广泛,血管、神经及肌腱从不同平面撕脱,血液循环的重建复杂,再植成功率低,功能恢复差。

5) 炸性高温滚筒引起的断离:由于肢体炸成若干碎块,肢体残缺不齐,或因高热而使蛋白质凝固,难以行断离肢体的再植。

(2) 根据损伤程度分类

1) 完全离断:外伤所致,没有任何组织相连或虽有相连但组织已失活,清创时必须切除。

2) 不完全离断:伤肢(指)断面有主要血管断裂合并骨折脱位,相连的软组织少于 1/4 断面总量,伤指断面相连皮肤不超过 1/8 周径,不吻合血管远端将发生坏死。

2. 断肢(指)的急救　包括止血、包扎固定、保存断肢和迅速转运。

(1) 止血:局部包扎止血是最简便有效的方法,大血管损伤所致大出血可采用气囊止血带止血(注意部位、时间、压力 250~300mmHg)。错误的方法有束带类物捆扎。

(2) 包扎固定:无菌敷料或清洁布类,不涂用药水或撒敷消炎药物。不完全断肢注意将肢体用木板等固定,切忌将肢体强拉或将机器倒转。

(3) 保存断肢:视运送距离而定。距离较远应采用干燥冷藏法,即将断肢用无菌或清洁敷料包好,放入塑料袋中再放在加盖的容器内,外周加冰块保存。防止冻伤。注意断肢不能用任何液体浸泡。到达医院后,检查断肢(指)后用无菌敷料包裹,置于无菌盘 4℃保存。

（4）迅速转运：越快越好，分秒必争。

【教师注意事项】

患者有明确的受伤史，此时应该注意断肢的现场急救处理，同时切记不要被断肢给束缚住目光与思维，此时更应该把握身体的整体状况。

【本幕小结】

1. 患者有明确的断肢病史；

2. 在面对断肢时，不要将思维局限，主要把握整体状况。

第　二　幕

入院检查记录如下：患儿意识不清、面色苍白，脉搏 120 次/分。右上臂在肘上 8cm 处完全离断，肱骨外露，桡神经、正中神经、尺神经挫伤较重，其中尤以尺神经为显著，呈马尾状。CT 示：右颞顶部脑挫裂伤伴颅内血肿。远断端肢体创面被污染，X 片示尺桡骨远端双骨折，其中桡骨为开放性骨折，尺骨鹰嘴骨折并有骨缺损（后找到鹰嘴骨块），拇指指端皮肤裂伤。

【提示问题】

1. 断肢（指）再植的诊断？

2. 患者的其他诊断？

【主要讨论内容】

断肢（指）再植的诊断。

【教师参考重点】

断肢（指）再植的诊断

（1）病史：仔细询问病史，强调要问清楚受伤的时间和来医院的时间及破伤风抗毒素（TAT）注射史。

（2）断肢（指）检查：近端肢体神经、血管损伤情况，远端肢体是否污染，皮肤、血管、神经是否完好。

（3）全身情况检查：生命体征、心肺功能等，是否合并其他外伤。

（4）X 线检查。

（5）实验室检查。

【教师注意事项】

引导学生一定要同时把握好局部与整体，在及时处理断肢的同时，应立即补液纠正休克情况。

【本幕小结】

患者的全身情况和断肢的详细情况已经被掌握，立即纠正休克的同时，及时果断的后续手术治疗是处理断肢的有力措施，并且应该严密观察患者的颅脑损伤情况。

第　三　幕

入院诊断：①创伤性失血性休克；②右上臂完全离断伤；③右颞顶部脑挫裂伤伴颅内血肿。

急诊手术分两组进行：一组立即对近断端创面初步处理，包扎止血，同时抗休克治疗并请脑外科会诊；另一组立即将断臂远端拿入手术室进行清创、血管神经标记，并将尺桡骨骨折行切开复位内固定，然后送入 4℃冰箱保存。经 1 个小时抢救，患儿休克基本纠正，经脑外科会诊头部损伤病情稳定也不需手术，立即入手术室行断肢再植术。术毕见桡尺动脉搏动有力，右上肢远端血循环良好。术后给予"抗感染、抗休克"等综合治疗,3周后再植肢体成活,后肘部皮肤坏死,骨外露,行腹部皮瓣移植,2周后断蒂后骨外露创面已被完全覆盖,9周后患儿全身情况恢复良好出院。

出院后3个月复查,X线片示骨折端骨痂生长良好。骨折线已模糊,肘关节屈伸范围80°~180°,感觉已恢复至前臂中下1/3处,余功能正在恢复。

【提示问题】

1. 断肢(指)再植的适应证与禁忌证有哪些?

2. 断肢(指)再植的治疗原则有哪些?

3. 断肢(指)再植的术后处理有哪些?

【学习目标】

1. 掌握断肢(指)再植的适应证与禁忌证。

2. 掌握断肢(指)再植的治疗原则。

3. 掌握断肢(指)再植的术后处理。

【教师参考重点】

1. 断肢(指)再植的适应证与禁忌证

(1) 适应证

1) 伤员全身情况:伤员全身情况尚好,无严重多发伤,应尽快行再植术。如发生休克或有多发伤及重要脏器损伤,应先抢救休克,先处理颅脑和胸腹部伤,断肢暂时放冰箱4℃冷藏,待生命体征稳定后行再植。

2) 断肢(指)远、近端情况:经清创后断端相对完整,有可修复的神经、血管、肌肉和肌腱,预计再植成活后能恢复一定功能。

3) 断肢(指)离断平面和伤后时间:高位肢体断离伤,如伤后时间短,断端整齐,伤者较年轻,应力争再植;如离断部位高,伤情严重,再植危险大,再植后功能恢复差,尤其是臂丛神经撕脱伤,再植应慎重。常温下(20~24℃)再植的时限一般为6~8小时。时间越长,断离肢体的组织发生分解和变性越多。肌肉由于耗能最大,最不耐缺血。如缺血时间长,血运重建后,轻者可发生肌肉缺血性痉挛,重者由于肌肉缺氧,代谢产物被吸收,可引起全身中毒症状。断肢发生僵硬、出现尸斑等情况时,不宜再植。但时间不是绝对的,如果采取相应措施(如低温、冷藏),再植的时间可以适当延长。低温可降低组织新陈代谢和需氧量,减少代谢废物蓄积。此外,时限的长短也与断离平面的高低有关,断离平面低,断肢肌肉组织少,对缺血、缺氧耐受性强,时限可略为延长。

(2) 禁忌证

1) 合并全身性慢性疾病,或合并多发伤或重要脏器损伤,全身情况差不能耐受者。

2) 断肢(指)多发骨折、软组织广泛碾挫伤,血管床破坏,或肢体缺损过大预计再植后肢体无功能者。

3) 高温季节,伤后时间长,未冷藏,感染中毒症状明显。

4) 断肢(指)被刺激性液体或消毒液等长时间浸泡者。

5) 精神异常、不愿合作或无再植要求者。

2. 断肢(指)再植的治疗原则

(1) 彻底清创:普通清创处理,断肢(指)的远近端神经、血管、肌腱清创,一般分两组同时清创,并且仔细寻找、修整、标记。

（2）重建骨的连续性,恢复其支架作用:适当修整和缩短骨骼可减少血管神经缝合后张力,可视情况选用螺丝钉、克氏针、钢丝或钢板等行内固定。

（3）缝合肌腱:采用8字法、kessler法等,先修复肌肉、肌腱可以为血管吻合建立良好血管床,有利于调整血管张力,减少对血管吻合口的刺激和影响。

（4）重建血液循环:动静脉彻底清创至正常组织后,在无张力下尽可能多地吻合主要血管,先吻合静脉再吻合动脉,一般动静脉比例1∶2为宜,若有血管缺损应行血管移位或移植。2mm以上用8-0或9-0无损伤线,2mm以下用11-0无损伤线。

（5）缝合神经:无张力状态下缝合神经外膜,尽可能一期修复,若有缺损应行神经移植。

（6）闭合伤口:应完全闭合,不遗留任何创面,皮肤缝合时可采用"Z"字成形术,若有皮肤缺损,可采用皮片移植或局部皮瓣转移覆盖。

（7）包扎:温生理盐水冲洗血迹后,用多层无菌敷料松软包扎,指间分开,指端外露,以便观察远端血运。用石膏托固定手腕于功能位。

3. 断肢(指)再植的术后处理

（1）一般护理:卧床10~14天,保持室温20~25℃,抬高患肢于心脏水平。禁烟,防止血管痉挛发生,局部用60W落地灯照射,方便观察血液循环和局部加温。

（2）密观全身情况:低血容量性休克和再植肢体血液循环不良,心、肾、脑中毒等导致高热、烦躁不安甚至昏迷等都需及时处理,若全身情况无好转甚至危及生命时应及时截除再植肢体。

（3）再植肢(指)体血液循环观察:应每1~2小时观察一次,与健侧对比,指标有皮肤颜色、皮温、毛细血管回流试验、指(趾)腹张力、指(趾)端侧方切开出血,术后48小时容易发生动脉危象和静脉危象,及时发现,及早处理。

（4）防止血管痉挛,预防血栓形成:罂粟碱、山莨菪碱等既能止痛亦可保持血管扩张,防止血管痉挛;抗凝药物有低分子右旋糖酐、低分子肝素等。

（5）预防感染:离断肢体污染较重,手术时间长,故应采用抗生素预防感染。

（6）功能锻炼:主动和被动功能锻炼并辅助物理治疗。

【教师注意事项】

引导学生讨论断肢(指)再植的适应证及禁忌证,并善于发现患者的心理问题。

【本幕小结】

通过本案例的知识讲解,希望能让同学们掌握断肢(指)的急救、再植的适应证和禁忌证、术后处理等,并以此为基础,对断肢(指)患者予以全方位的救护。

第二十一节　今天你脱臼了吗

【学习目标】

掌握肩关节脱位的病因及发病机制、分类、临床表现、辅助检查、诊断、鉴别诊断及治疗。

1. 基础医学

肩关节的解剖。

2. 临床医学

（1）肩关节脱位的病因及发病机制。

（2）肩关节脱位的分类。

(3) 肩关节脱位的临床表现。

(4) 肩关节脱位的辅助检查。

(5) 肩关节脱位的鉴别诊断。

(6) 肩关节脱位的治疗。

3. 人文医学

关注习惯性肩关节脱位。

【关键词】

肩关节脱位；肩部疼痛；Dugas 征；方肩畸形；复位

【时间分配】

1. 学生自由讨论 50 分钟。

2. 学生分析总结 20 分钟。

3. 教师点评总结 10 分钟。

【教学建议】

依学生多少(如 6~8 人)分配任务，提出问题，以问题为导向方式列出学习重点，查找资料。以**肩关节脱位的分类、临床表现、辅助检查、手法复位等**为主要学习目标。重点内容讨论时间约占 80%，其余内容讨论时间约占 20%。讨论结束后一周内每人须交一篇小组讨论记录和自我评估，由小组长收齐送交指导老师。主要内容应包括：讨论内容概要，参加讨论的感想、贡献，自己在组织材料和讨论中的优缺点，参与讨论时的困难(知识面、技术面、情绪面等)，今后可能采取的对策；也可以评价讨论小组的整体水平、其他队员的参与度，如参与讨论的积极性、聆听态度、沟通协调、课前准备、表达能力等，作为成绩的参考及将来改进教案的参考。

第 一 幕

51 岁的马先生，6 天前清晨散步的时候，突然头晕跌倒。被路人扶起觉得左肩疼痛、活动障碍。遂立即去当地社区医院就诊，行左肩 X 线摄片未获明确诊断，未行任何特殊处理。今仍感左肩疼痛并活动障碍，来我院就诊。查体：左上肢处于伸直内收内旋位置，无方肩体征，左肩后侧轻度肿胀隆起，肩关节周围压痛明显，患者因疼痛不敢进行肩部主动活动，被动活动肩关节有明显弹性固定感且伴有剧烈疼痛，尤以被动外展外旋肩关节时疼痛最甚；肩胛盂处有空虚感，上肢有弹性固定，Dugas 征阳性。患肢无血管、神经损伤征象。

【提示问题】

1. 该患者的病史有何特点？

2. 根据现有资料，你的初步诊断是什么？

3. 该诊断疾病的病因及发病机制是什么？分类有哪些？

4. 为了进一步确诊，应该做什么检查？

【主要讨论内容】

1. 肩关节脱位的病因及发病机制。

2. 肩关节脱位的分类。

3. 肩关节脱位的临床表现。

【教师参考重点】

1. 肩关节脱位的病因及发病机制 肩关节脱位最常见，约占全身关节脱位的 50%，这与肩关节的解剖和生理特点有关，肱盂关节由肱骨头与肩胛盂构成。肱骨头大，肩胛盂浅而小，关节囊松弛,其前下方组织薄弱,关节活动范围大,遭受外力的机会多。肩关节脱位多发生在青壮年男性,创伤是主要原因,多为间接暴力所致。当跌倒或受到撞击时上肢处于外展外旋位,暴力经过肱骨传导到肩关节,使肱骨头突破关节囊而发生脱位。若上肢处于后伸位跌倒,或肱骨后上方直接撞击在硬物上,也可发生肩关节脱位。

2. 肩关节脱位的分类 根据肱骨头脱位的方向可分为四型,即前脱位、后脱位、上脱位及下脱位,其中以前脱位最多见。前脱位时,由于暴力的大小、力作用的方向以及肌肉的牵拉,肱骨头可能位于锁骨下、喙突下、肩前方及关节盂下。

3. 肩关节脱位的临床表现 有上肢外展外旋或后伸着地受伤史,肩部疼痛、肿胀、肩关节活动障碍,患者有以健手托住患侧前臂、头向患侧倾斜的特殊姿势即应考虑有肩关节脱位的可能。查体:患肩呈方肩畸形,肩胛盂处有空虚感,上肢有弹性固定;Dugas 征阳性(手掌搭在健侧肩部时肘部无法贴近胸壁,或将患侧肘部紧贴胸壁时,手掌搭不到健侧肩部);X 线正位、侧位片及穿胸位片可确定肩关节脱位的类型、移位方向及有无撕脱骨折。严重创伤时可合并神经血管损伤,注意检查上肢的感觉及运动功能。

【教师注意事项】

回顾解剖结构知识,加深学生理解肩关节脱位的病因和发病机制,引导学生讨论肩关节脱位的分类。典型临床表现学生需要掌握,一些不典型的例子可以适当讲解以拓展加深学生对疾病的理解判断。

【本幕小结】

1. 肩关节脱位较常见,创伤是主要原因,多为间接暴力所致。

2. 肩关节脱位分为四型,即前脱位、后脱位、上脱位及下脱位,其中以前脱位最多见。

3. 临床主要表现为肩部疼痛、肿胀、肩关节活动障碍,受伤史、方肩畸形及 Dugas 征阳性的体征及影像学检查有助于肩关节脱位诊断。

第 二 幕

影像资料:左肩正位 X 线片见盂肱关节间隙增宽,肱骨头处于内旋位,肱骨大结节影像与肱骨头重叠而未能显示于外上方;CT 示:左肩关节扫描见肱骨头关节面向后脱离肩胛盂关节面,肱骨头前内侧有明显三角形压缩凹陷骨折痕迹,而肩胛盂后缘盂唇恰好嵌入肱骨头压缩凹陷骨折的三角形切迹内。遂诊断为左肩关节后脱位。

【提示问题】

1. 有标志意义的辅助检查征象是什么?

2. 你的诊断是什么? 依据是什么?

3. 肩关节脱位与肩周炎的鉴别要点是什么? 还需鉴别什么?

4. 肩关节脱位的治疗有哪些?

【主要讨论内容】

1. 肩关节脱位的辅助检查。

2. 肩关节脱位的鉴别诊断。

3. 肩关节脱位的治疗。

【教师参考重点】

1. 肩关节脱位的辅助检查 肩关节后脱位时常规肩关节前后位 X 线摄片报告常为阴性。由于肩峰下型后脱位最为常见,且肩前后位 X 线摄片时肱骨头与关节盂及肩峰的大体位置关

系仍存在,故摄片报告常为阴性。但仔细阅片仍可发现以下异常特征:

(1) 由于肱骨头处于强迫内旋位,即使前臂处于中立位,仍可发现肱骨颈"变短"或"消失",大、小结节影像重叠。

(2) 肱骨头内缘与肩胛盂前缘的间隙增宽,通常认为其间隙大于 6mm,即可诊断为异常。

(3) 正常肱骨头与肩胛盂的椭圆形重叠影消失。

(4) 肱骨头与肩胛盂的关系不对称,表现为偏高或偏低,且与盂前缘不平行。

高度怀疑肩关节后脱位时应加摄腋位片或穿胸侧位片,则可发现肱骨头脱出位于肩胛盂后侧。必要时作双肩 CT 扫描,即可清楚显示出肱骨头关节面朝后,且脱出关节盂后缘;有时可发现肱骨头凹陷性骨折并与关节盂后缘形成卡压而影响复位,或关节盂后缘的骨折。

2. 肩关节脱位的鉴别诊断　本病需与肩周炎进行鉴别,肩周炎与肩关节脱位均有肩部的剧烈疼痛和肩关节功能明显受限。但肩周炎是一种慢性的肩部软组织的退行性炎症,早期以剧烈疼痛为主,中晚期以功能障碍为主。而肩关节脱位则多有急性损伤史,如过力或突发暴力的牵拉及冲撞,跌倒时手掌和肘部着地,由于突然的暴力沿肱骨向上冲击,使肱骨头脱离关节盂。

另外,还需对脱位的类型进行鉴别,脱位后根据肱骨头的位置可分为 3 型:

(1) 盂下型:肱骨头位于关节盂下方,此类少见。

(2) 冈下型:肱骨头位于肩胛冈下,此类亦少见。

(3) 肩峰下型:肱骨头仍位于肩峰下,但关节面朝后,位于肩胛盂后方,此类最常见。

【教师注意事项】

根据辅助检查结果,患者已经可以诊断为肩关节脱位。通过引导学生讨论肩关节脱位的辅助检查、鉴别诊断以及治疗,加强学生对肩关节脱位的认识。

【本幕小结】

1. 复位前后均要拍 X 片。

2. 肩关节脱位需与肩周炎鉴别诊断并鉴别脱位类型。

第 三 幕

治疗:采用手法复位,Hippocrates 法,即患者取仰卧位,肩关节腔注射 2% 利多卡因 10ml 麻醉,患肩腋下垫一厚棉垫,整复者同侧足跟蹬患肩腋下,双手握患肢腕关节向下牵引,持续牵引约 5 分钟,待肩部肌肉松弛时轻度外旋患肢,助手同时用双手拇指由后向前推挤肱骨头即听见复位响声,检查肩部外观恢复正常,肩关节外展外旋活动明显改善且弹性固定感消失;Dugas 征阴性。整复后患肩 X 线片检查见盂肱关节恢复正常,患肢屈肘 90° 位三角巾悬挂,嘱患者进行肩关节主动外旋外展练习。

【提示问题】

肩关节脱位的治疗?

【主要讨论内容】

肩关节脱位的治疗。

【教师参考重点】

肩关节脱位的治疗

首先采用手法复位、外固定方式治疗,无论肩关节脱位的类型及肱骨头所处的位置。手法复位前应准确判断是否有骨折,行 CT 扫描检查以防漏诊。

（1）手法复位：一般用 Hippocrates 法复位，复位前采用局部浸润麻醉。患者仰卧，术者站于患侧床边，腋窝处垫棉垫，以同侧足跟置于患者腋下靠胸壁处，左肩脱位时术者用左足，右肩脱位时则用右足。双手握住患肢于外展位做徒手牵引，以足跟顶住腋部作为反牵引力，持续牵引，均匀用力，一段时间后肩部肌逐渐松弛，此时内收、内旋上肢，肱骨头便会经前方关节囊的破口滑入肩胛盂内，可感到有弹跳及听到响声，提示复位成功，作 Dugas 征检查由阳性转为阴性。

（2）固定方法：单纯性肩关节脱位复位后可用三角巾悬吊上肢，肘关节屈曲 90°，腋窝处垫棉垫固定 3 周，合并大结节骨折者应延长 1~2 周。部分病例术后摄片会有肩关节半脱位，见于关节囊破损明显或肩带肌肌力不足者，宜用搭肩位胸肱绷带固定，即将患肢手掌搭在对侧肩部，肘部贴近胸壁，用绷带将上臂固定在胸壁，并托住肘部，这种体征可以纠正肩关节半脱位。

（3）康复治疗：固定期间须活动腕部与手指；解除固定后，鼓励患者主动锻炼肩关节向各个方向活动。锻炼须循序渐进，不可冒进，配合作理疗按摩，效果更好。

陈旧性肩关节脱位影响上肢功能时，可行切开复位术，修复关节囊及韧带。大多数合并神经损伤者，在关节复位后神经功能可以得到恢复。若判断为神经血管断裂伤应手术修复。

【教师注意事项】

手法复位前后均需行 X 线甚至 CT 检查，复位成功后需 Dugas 征检查由阳性转为阴性，Hippocrates 法复位可以通过操作演示加强学生的理解和掌握。

【本幕小结】

手法复位加外固定是治疗肩关节脱位的首选方式。

第二十二节　做完手术腿肿了

【学习目标】

掌握深静脉血栓形成的病因及危险因素、临床表现、诊断及治疗。

1. 基础医学

（1）凝血系统的病理生理过程。

（2）深静脉血栓的病因及发病机制。

2. 临床医学

（1）DVT 的临床表现。

（2）DVT 的辅助检查。

（3）DVT 的诊断流程及诊断标准。

（4）DVT 的临床分期。

（5）DVT 的早期治疗方案选择。

（6）DVT 的长期治疗。

3. 人文医学

（1）鼓励患者术后早期活动下肢，预防 DVT。

（2）教育患者在 DVT 出现后注意严格卧床，抬高患肢，防止血栓脱落。

【关键词】

深静脉血栓；凝血系统；抗凝；溶栓；手术取栓

【时间分配】

1. 学生讨论时间 50 分钟。

2. 学生总结时间 20 分钟。

3. 教师总结与讲评 10 分钟。

【教学建议】

依学生多少(如 6~8 人)分别查寻问题所在,以问题导向方式列出重点。**以深静脉血栓症状体征,深静脉血栓的诊断及鉴别诊断,深静脉血栓的临床分期及治疗(非手术治疗、手术治疗)**等为主要学习目标。重点内容讨论时间约 80%,其余内容讨论时间约占 20%。讨论结束后一周内每人须交一篇小组讨论记录和自我评估,由小组长收齐送交指导老师。主要内容应包括:讨论内容概要,参加讨论的感想、贡献,自己在组织材料和讨论中的优缺点,参与讨论时的困难(知识面、技术面、情绪面等),今后可能采取的对策;也可以评价讨论小组的整体水平、其他队员的参与度,如参与讨论的积极性、聆听态度、沟通协调、课前准备、表达能力等,作为成绩的参考及将来改进教案的参考。

第 一 幕

77 岁的王奶奶 15 小时前突然出现左膝持续性的胀痛,并且疼痛累及左下肢,主要集中在左膝外侧,主动或被动伸屈左膝关节时加重,休息后缓解,无静息痛,5 小时前,左膝胀痛加重。遂来我院急诊,急诊朱医生接待了她。朱医生详细询问了王奶奶的相关病史,王奶奶说她 10 天前因"左膝重度骨关节炎伴内翻畸形"在我院行左膝全关节置换术,输入同型红细胞悬液 3.5U,血浆 350ml。

朱医生为王奶奶做了详细的专科体检:视右膝前方可见一长约 12cm 的手术瘢痕,已愈合。左膝前方可见一长约 12cm 的手术切口,由敷料覆盖。未拆线。伤口敷料干燥,伤口无渗出、流脓。左膝及左小腿较右侧肿胀。左大腿后方及膝关节后方可见 23cm×9cm 面积皮肤瘀斑。双下肢未见皮肤破损、窦道等,双足无足癣。触:左膝外侧关节间隙及股骨外侧髁压痛,左膝及左小腿皮温较对侧稍高,双下肢感觉、肌力无减退,足背动脉搏动正常。动量:右膝伸 0°,屈 120°,左膝主动活动疼痛受限,右膝抽屉试验(−);右膝 McMurray(−),病理征(−)。

【提示问题】

1. 从上诉情况中你能找到哪些关键信息?

2. 全膝关节置换术后出现下肢肿痛见于哪些情况?

3. 该病的临床表现和分型有哪些?

【主要讨论内容】

1. 深静脉血栓形成的危险因素。

2. 深静脉血栓的临床表现和分型。

【教师参考重点】

1. 深静脉血栓形成的危险因素(表 5-7)

2. 深静脉血栓的临床表现 DVT 主要表现为患肢突然出现肿胀、疼痛、软组织张力增高;活动后加重,抬高患肢可减轻,静脉血栓部位常有压痛。发病 1~2 周后,患肢可出现浅静脉显露或扩张。血栓位于小腿肌肉静脉丛时,Homans 征(患肢伸直,足突然背屈时,引起小腿深部肌肉疼痛)和 Neuhof 征阳性(压迫小腿后方,引起局部疼痛,为 Neuhof 征阳性)。

表 5-7 深静脉血栓形成的危险因素

原发性因素	
抗凝血酶缺乏	蛋白 C 缺乏
先天性异常纤维蛋白原血症	V 因子 Leiden 突变(活化蛋白 C 的抵抗)
高同型半胱氨酸血症	纤溶酶原缺乏
抗心磷脂抗体阳性	异常纤溶酶原血症
纤溶酶原 20210A 基因突变	XII 因子缺乏

继发性因素	
髂静脉压迫综合征	血小板异常
损伤、骨折	手术与制动
脑卒中、瘫痪或长期卧床	长期使用雌激素
高龄	恶性肿瘤
中心静脉插管	肥胖
下肢静脉功能不全	心、肺功能不全
吸烟	长时间乘坐交通工具
妊娠、产后	口服避孕药
克罗恩病	狼疮抗凝物
肾病综合征	人工血管或血管腔内移植物
血液高凝(红细胞增多症、巨球蛋白血症、骨髓异常增生综合征)	静脉血栓栓塞病史

严重的下肢DVT患者可出现股白肿甚至股青肿。股白肿为全下肢明显肿胀、剧痛,股三角、腘窝、小腿后方均有压痛,皮肤苍白,伴体温升高和心率加快。股青肿是下肢 DVT 最严重情况,由于髂股静脉及其侧支全部被血栓堵塞,静脉回流严重受阻,组织张力极高,导致下肢动脉痉挛,肢体缺血;患肢剧痛,皮肤发亮呈青紫色,皮温低伴有水疱,足背动脉搏动消失,全身反应强烈,体温升高,若不及时处理,可发生休克和静脉坏疽。

静脉一旦脱落,可阻塞肺动脉,引起 PE 的临床表现;DVT 慢性期可发生 PTS,表现为下肢肿胀、疼痛(严重程度随时间的延长而变化),体征包括下肢水肿、色素沉着、湿疹、静脉曲张,严重者可有足靴区的脂性硬皮病和溃疡。

3. 下肢深静脉血栓的分型

(1)根据急性期血栓形成的解剖部位分型:①中央型,髂 - 股静脉血栓形成;②周围型,包括股静脉或小腿深静脉血栓形成;③混合型,即全下肢深静脉血栓形成。

(2)根据临床病程分型:①闭塞型;②部分再通型;③再通型;④再发型。

【教师注意事项】

患者在骨科大手术后,突发下肢胀痛,应怀疑患肢深静脉血栓形成可能,需引导学生通过症状和体格检查讨论术后下肢胀痛的鉴别诊断,进一步引出深静脉血栓形成的临床表现及鉴别诊断。

【本幕小结】

1. DVT 主要危险因素为静脉损伤、血流缓慢和血液高凝状态。

2. 患者以术后突发左膝持续性的胀痛为主诉来诊,主要表现为患肢突然出现肿胀、疼痛、软组织张力增高,活动后加重,抬高患肢可减轻,静脉血栓部位常有压痛。

第 二 幕

朱医生立即为王奶奶急诊查左下肢静脉彩超:左侧腘静脉、胫后静脉、腓静脉、小腿肌间静脉血栓形成。左膝正侧位 X 片示:左全膝关节置换术后,假体位置良好,无松动移位。左膝软组织轻微肿胀。

随后术后完善相关辅助检查:PT 11.20 秒;PT-INR 0.99;D- 二聚体 3.57mg/L;FDP13.26mg/L。

朱医生向患者及其家属交代病情后,下病危通知,并告知患者需严格卧床,抬高患肢,于床上大小便,禁挤压左下肢。

【提示问题】

1. 该患者的明确诊断为?
2. 该病的辅助检查选择?
3. 该病的临床特征评分?
4. 该病的诊断流程是什么?
5. 该病的临床分期有哪些?

【主要讨论内容】

1. DVT 的辅助检查。
2. DVT 的临床特征评分。
3. DVT 的诊断流程。
4. DVT 的临床分期。

【教师参考重点】

1. DVT 的辅助检查

(1) D- 二聚体是反映凝血激活及继发纤溶的特异性分子标志物,诊断急性 DVT 的灵敏度高。

(2) 多普勒超声检查:灵敏度及准确性均高,是诊断首选方法。

(3) 螺旋 CT 静脉成像:准确性较高,可同时检查腹部、盆腔和下肢深静脉。

(4) MRI 静脉成像:能准确显示髂、股、腘静脉血栓,但不能满意地显示小腿深静脉血栓。

(5) 静脉造影:准确性高,不仅可以有效判断有无血栓,血栓部位、范围、形成时间和侧支循环情况,而且常被用来鉴定其他方法的诊断价值。

2. DVT 的临床特征评分(表 5-8)

表 5-8 下肢深静脉血栓形成诊断的临床特征评分

病史及临床表现	评分
肿瘤	1
瘫痪或近期下肢石膏固定	1
近期卧床 >3 天或近 4 周内大手术	1
沿深静脉走行的局部压痛	1
全下肢水肿	1
与健侧相比,小腿周径增大 >3cm	1
DVT 病史	1
凹陷性水肿(症状侧下肢)	1
浅静脉侧支循环(非静脉曲张)	1
与下肢 DVT 相近或类似的诊断	−2

注:总分为各项之和。临床可能性评价:≤0 为低度;1~2 分为中度;≥3 分为高度;若双侧下肢均有症状,以症状严重的一侧为准

3. DVT 的诊断流程(图 5-4)

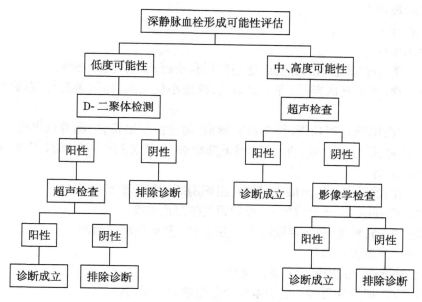

图 5-4　DVT 的诊断流程

4. DVT 的临床分期

急性期:发病后 14 天以内;亚急性期:发病 13~30 天;慢性期:发病 >30 天。

【教师注意事项】

1. 经过分析临床表现及辅助检查结果,诊断考虑为左下肢深静脉血栓形成,通过引导学生对深静脉血栓形成的诊断方法进行讨论,掌握深静脉血栓形成的诊断流程。

2. 通过讨论该患者的治疗方案,进而引出 DVT 的治疗原则与方法。

【本幕小结】

根据患者临床表现及辅助检查,明确诊断为下肢深静脉血栓形成,根据患者当前情况考虑使用抗凝等治疗。

第 三 幕

在完善相关检查后,王奶奶住院治疗,朱医生给王奶奶用了低分子肝素及华法林抗凝,并予以抗感染、活血化瘀等对症支持治疗,并监测 PT、INR,根据检查结果调整抗凝强度,患者随后左下肢肿胀明显好转。出院后嘱其复查 PT、INR,并服华法林长期抗凝治疗。

【提示问题】

1. 早期治疗方法包括哪些?

2. 长期治疗包括哪些内容?

3. 抗凝药物有哪些?

4. 什么患者建议使用普通肝素?

5. 哪些患者考虑置入下腔静脉滤器?

【主要讨论内容】

1. DVT 的治疗。

2. DVT 的下腔静脉滤器置入指征。

【教师参考重点】

1. DVT 的治疗

(1) 非手术治疗

1) 一般处理:卧床休息,抬高患肢,适当使用利尿药,以减轻肢体肿胀。

2) 祛聚药物:可扩充血容量,降低血黏度,抗血小板聚集,如阿司匹林、右旋糖酐、双嘧达莫、丹参等。

3) 抗凝治疗:降低血凝功能,预防血栓形成,防止血栓繁衍,以利静脉再通。其中抗凝药物包括:普通肝素、低分子肝素、直接Ⅱa因子抑制剂、间接Ⅹa因子抑制剂、维生素 K 拮抗剂、直接Ⅹa因子抑制剂。

4) 溶栓治疗:静脉点滴链激酶、尿激酶、组织型纤溶酶原激活剂等。

(2) 手术治疗:Fogarty 导管取栓术、经导管直接溶栓术等。

(3) 预防措施:抗凝,鼓励患者做四肢的主动运动和早期离床活动。

2. 下腔静脉滤器置入指征

(1) 髂、股静脉或下腔静脉内有漂浮血栓。

(2) 急性 DVT,拟行导管溶栓或手术取栓等血栓清除术者。

(3) 具有肺栓塞(PE)高危因素的患者行腹部、盆部或下肢手术。

【教师注意事项】

该部分中患者在接受抗凝、活血化瘀、抗感染治疗后肿胀好转,并进行长期抗凝治疗,通过引导学生选择治疗方案,引出深静脉血栓形成的分期治疗方法。

【本幕小结】

通过患者系列检查,最终诊断为深静脉血栓,经过抗凝、活血化瘀、抗感染治疗后肿胀好转,但仍需进行长期抗凝治疗,同时监测 INR,并进行物理预防。

(董卫国　孙崇毅　许　昱　朱俊勇　藏　磊　雷宏博)

第六章　妇产科学案例

第一节　血压升高的李女士

【学习目标】

熟悉缺血、缺氧的病理生理,胎盘的结构与功能;掌握妊娠高血压疾病的定义与分类、病因和发病机制、诊断标准、处理原则、终止妊娠的指征与方法、HELLP综合征。

1. 基础医学

(1) 缺血、缺氧的病理生理。

(2) 胎盘的结构与功能。

2. 临床医学

(1) 产前检查的时间与内容。

(2) 妊娠期高血压疾病的定义。

(3) 妊娠期高血压疾病的病因和发病机制。

(4) 妊娠期高血压疾病的分类与诊断标准。

(5) HELLP综合征。

(6) 重度子痫前期的诊断标准。

(7) 妊娠高血压疾病的处理原则。

(8) 妊娠高血压疾病终止妊娠的指征与方法。

3. 人文医学

(1) 妊娠期高血压疾病的流行病学特点。

(2) 妊娠期高血压疾病的预防与预测。

【关键词】

妊娠期高血压疾病;子痫;子痫前期;HELLP综合征

【时间分配】

1. 学生讨论时间50分钟。

2. 学生总结时间20分钟。

3. 教师总结与讲评10分钟。

【教学建议】

依学生多少(如6~8人)分配任务,提出问题,以问题导向方式列出学习重点,查找资料。**以妊娠期高血压疾病病因机制,妊娠期高血压疾病的分类与诊断标准,HELLP综合征,重度子痫前期的诊断标准,妊娠期高血压疾病的处理原则**为主要学习目标。重点内容讨论时间约占

80%,其余内容讨论时间约占 20%。讨论结束后一周内每人须交一篇小组讨论记录和自我评估,由小组长收齐送交指导老师。主要内容应包括:讨论内容概要,参加讨论的感想、贡献,自己在组织材料和讨论中的优缺点,参与讨论时的困难(知识面、技术面、情绪面等),今后可能采取的对策;也可以评价讨论小组的整体水平、其他队员的参与度,如参与讨论的积极性、聆听态度、沟通协调、课前准备、表达能力等,作为成绩的参考及将来改进教案的参考。

<h1 style="text-align:center">第 一 幕</h1>

　　22 岁的李女士怀孕 33 周了,这是她第一次怀孕。她最后一次来月经是在 2010 年 7 月 24 日,平素月经规律的她(5/28 天)发现自己 49 天没来月经,于是到医院查了血 HCG 并做了 B 超,确定自己是怀孕了,医生告诉她预产期在 2011 年 5 月 1 日。怀孕 8 周的时候她出现了恶心的感觉,但不是很明显,大约持续了 3 周后症状又没有了。她听从医生的嘱咐,定期产检,自己在家一直监测血压情况,平日在 105/70mmHg 左右(30 周以前)。在怀孕 31 周的时候她觉得肚子有点不舒服,以为是怀孕的正常反应,就没太注意。最近 3 天老是觉得恶心,全身没劲,有时候会有头晕,觉得不太对劲,就来到医院检查。接诊的谢医生仔细询问了她的病史,并问她有无出现过昏倒、抽筋,均被她否认了。谢医生检查了她的全身情况,没有见到皮下出血,测量血压为 160/110mmHg。

【提示问题】

1. 如何计算预产期?
2. 什么是早孕反应?有哪些症状?
3. 什么是定期产前检查?
4. 妊娠期高血压疾病的定义?
5. 妊娠期高血压疾病的病因机制有哪些?

【主要讨论内容】

1. 预产期的计算。
2. 早孕反应。
3. 产前检查的时间和内容。
4. 妊娠高血压疾病的定义。
5. 妊娠高血压疾病的病因机制。

【教师参考重点】

1. 预产期的计算　预产期的推算方法是按末次月经(LMP)第一日算起,月份减 3 或加 9,日数加 7。例如末状月经第一日是公历 1999 年 10 月 21 日,预产期应为 2000 年 7 月 28 日。若孕妇仅记住农历末次月经第一日,应由医师为其换算成公历,再推算预产期。必须指出,实际分娩日期与推算的预产期,可以相差 1~2 周。若孕妇记不清末次月经日期或于哺乳期无月经来潮而受孕者,可根据早孕反应开始出现的时间、胎动开始时间、手测子宫底高度、尺测耻上子宫长度、HCG 测定数值加以估计。

2. 早孕反应　妊娠妇女约有半数以上停经 6 周左右出现头昏、流涎、乏力、嗜睡、食欲缺乏、喜食酸食、厌恶油腻、恶心、晨起呕吐等症状,称早孕反应,多在停经 12 周左右消失。可能与体内 HCG 增多、胃肠功能紊乱、胃酸分泌减少及胃排空时间延长有关。

3. 产前检查的时间与内容

(1) 产前检查的时间:孕期监护主要通过定期的产前检查来完成,应从确诊为早孕时开始,了解生殖器官及骨盆有无异常,测基础血压,检查心肺,测尿蛋白及尿糖。对有遗传病家族史及分娩史者,应作有关遗传学检查。经上述检查未发现异常者,应于妊娠 20~36 周为每 4 周检查一次,妊娠 36 周以后每周检查一次。高危孕妇应增加检查次数。

(2) 产前检查的内容:包括病史资料、全身检查、产科检查及辅助检查。以下重点讨论产科检查。

产科检查:包括腹部检查、骨盆测量、软产道检查。

1) 腹部检查:孕妇排尿后仰卧于检查床上,头部稍垫高,露出腹部,双腿略屈曲稍分开,使腹肌放松。检查者站在孕妇右侧进行检查。

① 视诊:注意腹形及大小,腹部有无妊娠纹、手术瘢痕及水肿等。腹部过大、宫底过高者,应想到双胎妊娠、巨大胎儿、羊水过多的可能;腹部过小、宫底过低者,应想到胎儿宫内发育迟缓(IUGR)、孕周推算错误等;腹部两侧向外膨出、宫底位置较低者,肩先露的可能性大;腹部向前突出(尖腹,多见于初产妇)或腹部向下悬垂(悬垂腹,多见于经产妇),应考虑可能伴有骨盆狭窄。

② 触诊:注意腹壁肌的紧张度,有无腹直肌分离,并注意羊水多少及子宫肌敏感程度。用手测宫底高度,用软尺测耻上子宫长度及腹围值。随后用四步触诊法检查子宫大小、胎产式、胎先露、胎方位以及胎先露部是否衔接。在做前 3 步手法时,检查者面向孕妇,做第 4 步手法时,检查者则应面向孕妇足端。

第 1 步手法:检查者两手置于宫底部,了解子宫外形并测得宫底高度,估计胎儿大小与妊娠周数是否相符。然后以两手指腹相对轻推,判断宫底部的胎儿部分,若为胎头则硬而圆且有浮球感,若为胎臀则软而宽且形状略不规则。若在宫底部未触及大的部分,应想到可能为横产式。

第 2 步手法:检查者左右手分别置于腹部左右侧,一手固定,另一手轻轻深按检查,两手交替,仔细分辨胎背及胎儿四肢的位置。平坦饱满者为胎背,并确定胎背向前、侧方或向后。可变形的高低不平部分是胎儿肢体,有时感到胎儿肢体活动,更易诊断。

第 3 步手法:检查者右手拇指与其余 4 指分开,置于耻骨联合上方握住胎先露部,进一步查清是胎头或胎臀,左右推动以确定是否衔接。若胎先露部仍浮动,表示尚未入盆。若已衔接,则胎先露部不能被推动。

第 4 步手法:检查者左右手分别置于胎先露部的两侧,向骨盆入口方向向下深按,再次核对胎先露部的诊断是否正确,并确定胎先露部入盆的程度。若胎先露部为胎头,在两手分别下按的过程中,一手可顺利进入骨盆入口,另一手则被胎头隆起部阻挡不能顺利进入,该隆起部称胎头隆突。枕先露(胎头俯屈)时,胎头隆突为额骨,与胎儿肢体同侧;面先露(胎头仰伸)时,胎头隆突为枕骨,与胎背同侧,但多不清楚。

经四步触诊法,绝大多数能判定胎头、胎臀及胎儿四肢的位置。若胎先露部是胎头抑或胎臀难以确定时,可行肛诊、B 超检查协助诊断。

③ 听诊:胎心在靠近胎背上方的孕妇腹壁上听得最清楚。枕先露时,胎心在脐右(左)下方;臀先露时,胎心在脐右(左)上方;肩先露时,胎心在靠近脐部下方听得最清楚。应注意听有无与胎心率一致的吹风样脐带杂音。当腹壁紧、子宫较敏感、确定胎背位置有困难时,可借助胎心及胎先露部综合分析后判定胎位。

2) 骨盆测量:骨盆大小及其形状对分娩有直接影响,是决定胎儿能否经阴道分娩的重要因素,故骨盆测量是产前检查时必不可少的项目。临床测量骨盆的方法有骨盆外测量和骨盆内测量两种:

　　骨盆外测量：虽不能测出骨盆内径,但从外测量的各径线中能对骨盆大小及其形状作出间接判断。由于操作简便,临床至今仍广泛应用。

　　① 髂棘间径(IS)：孕妇取伸腿仰卧位,测量两髂前上棘外缘的距离,正常值为23~26cm。

　　② 髂嵴间径(IC)：孕妇取伸腿仰卧位,测量两髂嵴外缘最宽的距离,正常值为25~28cm。

　　③ 骶耻外径(EC)：孕妇取左侧卧位,右腿伸直,左腿屈曲,测量第5腰椎棘突下至耻骨联合上缘中点的距离,正常值为18~20cm。此径线是骨盆外测量中最重要的径线,EC减去1/2尺桡周径值,即相当于骨盆入口前后径值。

　　④ 坐骨结节间径(IT,或称出口横径TO)：孕妇取仰卧位,两腿向腹部弯曲,双手抱双膝,测量两坐骨结节内侧缘的距离,正常值为8.5~9.5cm,或用检查者的手拳测量,能容纳成人横置手拳为正常。

　　⑤ 出口后矢状径：为坐骨结节间径中点至骶骨尖端的长度。检查者戴指套的右手食指伸入孕妇肛门向骶骨方向,拇指置于孕妇体外骶尾部,两指共同找到骶骨尖端,测量尺一端放于坐骨结节径线的中点,另一端放于骶骨尖端处,测量器标出的数字即为出口后矢状径值,正常值为8~9cm。若出口后矢状径值不小,可以弥补坐骨结节间径值稍小。出口后矢状径值与坐骨结节间径值之和>15cm时,表明骨盆出口狭窄不明显。

　　⑥ 耻骨弓角度：用左右手拇指指尖斜着对拢,放置在耻骨联合下缘,左右两拇指平放在耻骨降支上,测量两拇指间角度,为耻骨弓角度,正常值为90度,小于80度为不正常。此角度间接反映骨盆出口横径的宽度。

　　骨盆内测量：经阴道测量骨盆内径能较准确地测知骨盆。

　　① 对角径(DC)：耻骨联合下缘至骶岬上缘中点的距离,正常值为12.5~13cm;此值减去1.5~2.0cm为骨盆入口前后径长度,即真结合径。测量方法为在孕24~36周时,检查者将一手的食、中指伸入阴道,用中指尖触到骶岬上缘中点,食指上缘紧贴耻骨联合下缘并标记此接触点,抽出手指后测量中指尖至标记点的距离即为对角径,如在测量时中指尖不能触及骶岬上缘说明对角径>12.5cm。

　　② 坐骨棘间径：测量两坐骨棘间的距离,正常值约为10cm。测量方法是在测对角径的同时手指左、右摆动,分别触及两侧坐骨棘,估计其间的距离,也可用中骨盆测量器测量。

　　③ 坐骨切迹宽度：代表中骨盆后矢状径,其宽度为坐骨棘与骶骨下部间的距离,即骶棘韧带宽度。将阴道内的食指置于韧带上移动,若能容纳3横指(约5.5~6cm)为正常,否则属中骨盆狭窄。

　　3) 软产道检查：软产道检查包括子宫下段、宫颈、阴道及骨盆底软组织的检查。

　　4. 妊娠期高血压疾病的定义　妇女妊娠期所患有的高血压病统称为妊娠期高血压疾病,包括妊娠期高血压、子痫前期、子痫、慢性高血压并发子痫前期以及慢性高血压。本病以妊娠20周后高血压、蛋白尿、水肿为特征,并伴有全身多脏器的损害;严重患者可出现抽搐、昏迷、脑出血、心力衰竭、胎盘早剥和弥散性血管内凝血,甚至死亡。根据循证医学的原则,美国国家高血压工作组在2000年提议将目前国际上将妊娠诱发高血压和妊娠前已有高血压统称为妊娠期高血压疾病。

　　5. 妊娠期高血压疾病的病因机制　妊娠期高血压疾病的病因机制至今尚未完全阐明,主要有以下学说：

　　(1) 遗传易感性学说：该学说基于流行病学调查结果,即子痫前期患者的母亲、女儿、姐妹,甚至祖母和孙女患病的风险升高,而具有相似生活环境但无血缘关系的女性亲属的风险无明显改变。

（2）免疫适应不良学说：胚胎是一种半同种异体移植物，妊娠成功有赖于胎儿与母体间的免疫平衡，而这种平衡一旦失调，即可能引发排斥反应，导致病理妊娠，妊娠期高血压疾病即是其中之一。

（3）胎盘缺血学说：支持理由在于妊娠期高血压疾病多发生于：①子宫内压增高的患者，如初孕妇、多胎和羊水过多等；②合并有全身血管病变的孕妇，如慢性肾炎、胶原系统疾病和糖尿病；③先天性动脉发育畸形的患者，如主动脉或髂动脉发育畸形。

（4）氧化应激学说：妊娠时胎盘是体内过氧化产物的主要来源。妊娠期高血压疾病时，一方面由于组织缺氧再灌注是发生脂质过氧化的重要诱因；另一方面由于体内抗氧化成分不足或缺乏，内源性自由基得不到及时清除，故在体内堆积，极易沉积于血管壁，损害内皮细胞的功能，机体出现一系列的病理变化。

以上4种学说都是从某个侧面反映了子痫前期-子痫的发病过程，这种分类不是排他的，还有许多其他学说，比如内皮素、NO参与、缺钙等机制。上述各种病因之间也是相互联系的，其相互关系可用下图说明（图6-1）：

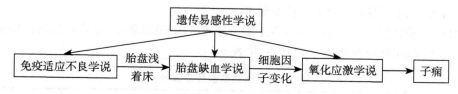

图6-1　妊娠期高血压疾病的病因机制学说

【教师注意事项】

1. 患者的主要症状是怀孕33周感恶心、呕吐、乏力，提示与妊娠相关，且血压较高，应注意妊高征的可能。

2. 妊娠高血压疾病是妊娠期特有的疾病，是造成孕产妇死亡的主要原因。

【本幕小结】

1. 预产期的推算方法是按末次月经（LMP）第一日算起，月份减3或加9，日数加7。但预产期不是绝对的。

2. 怀孕6周时可出现早孕反应，但一般在12周时消失。

3. 产检时重点进行产科检查，包括腹部四步触诊法、骨盆测量。

4. 妊娠高血压疾病是妊娠期特有的疾病，是造成孕产妇死亡的主要原因。

第　二　幕

谢医生为李女士做了全面的检查，记录如下：体温36.7℃，脉搏125次/分，呼吸28次/分，血压160/110mmHg。贫血貌，皮肤、巩膜无黄染，无发绀，全身皮下无出血点，表浅淋巴结未触及。颜面部轻度水肿，甲状腺无肿大。心界正常，心尖部可闻及2/6级吹风样收缩期杂音，双肺呼吸音清。腹部膨隆，肝、脾触诊不满意，下肢轻度水肿。宫高30cm，腹围98cm，骶左前位（LSA），未入盆。胎心142次/分，节律整齐，未触及宫缩，宫口未开。

根据李女士的陈述与体格检查结果，谢医生为李女士申请了必要的辅助检查，结果回报如下：B超：胎盘位于宫底部，功能Ⅱ～Ⅲ级，羊水3.8cm；尿常规：PRO（+++）；血常规：WBC 12×10^9/L；N 66%；RBC 2.8×10^{12}/L；Hb 78g/L；PLT 60×10^9/L；HCT 0.28；凝血功能正常；肝功能：ALT 90U/L，

AST 86U/L，TBIL 30.6μmol/L；IBIL 20.8μmol/L；24 小时尿蛋白定量：3.5g/L；心电图：窦性心动过速。

【提示问题】

1. 请逐一解释上述各项检查结果及其意义？

2. 结合第一、二幕病案资料，请给出初步诊断及诊断依据。

3. 妊娠期高血压疾病的分类及诊断标准有哪些？

4. 重度子痫前期的诊断标准有哪些？

5. 什么是 HELLP 综合征？　HELLP 综合征的诊断及分期有哪些依据？

6. 谢医生的进一步诊疗计划应该是什么？

【主要讨论内容】

1. 妊娠期高血压疾病的分类与诊断标准。

2. 重度子痫前期的诊断标准。

3. HELLP 综合征。

【教师参考重点】

1. 妊娠期高血压疾病的分类与诊断标准

(1) 根据美国国家高血压教育项目工作组的报告(2000)和第 21 版《Williams Obstetrics》的诊断标准，将妊娠期高血压疾病分为五类，见表 6-1。

表 6-1　妊娠期高血压疾病分类

分类	临床表现
妊娠期高血压	BP≥140/90mmHg；妊娠期出现，并于产后 12 周内恢复正常；尿蛋白(−)；患者可伴有上腹部不适或血小板减少。产后方可确诊
子痫前期	妊娠 20 周后出现 BP≥140/90mmHg，且尿蛋白≥300mg/24h 或(+)，可伴有上腹部不适、头痛、视力模糊等症状
子痫	子痫前期孕产妇抽搐，且不能用其他原因解释
慢性高血压病并发子痫前期	高血压妇女于妊娠 20 周以前无蛋白尿，若孕 20 周后出现尿蛋白≥300mg/24h；或妊娠 20 周前突然出现尿蛋白增加、血压进一步升高，或血小板减少($<100\times10^9$/L)
妊娠合并慢性高血压病	妊娠前或妊娠 20 周前检查发现血压升高，但妊娠期无明显加重；或妊娠 20 周后首次诊断高血压并持续到产后 12 周以后

(2) 诊断：根据病史、临床表现、体征及辅助检查即可作出诊断，同时应注意有无并发症及凝血机制障碍。诊断包括病情轻重、分类以及有无并发症等，以便制订正确的处理方针。

1) 病史：患者有本病的高危因素及上述临床表现，特别应注意有无头痛、视力改变、上腹不适等。

2) 主要临床表现

① 高血压：若初测血压有升高，需休息 1 小时后再测，方能正确地反映血压情况。血压达到 140/90mmHg，则可作出诊断。尽可能了解其基础血压并与测得的血压相比较。

② 蛋白尿：应取中段尿进行检查，凡 24 小时尿蛋白定量≥0.5g 为异常。蛋白尿的出现及量的多少，反映肾小动脉痉挛造成肾小管细胞缺氧及其功能受损的程度，应予重视。

③ 水肿：妊娠后期水肿发生的原因，除妊高征外，还可由于下腔静脉受增大子宫压迫使血

液回流受阻、营养不良性低蛋白血症以及贫血等引起。因此,水肿的轻重并不一定反映病情的严重程度。

④ 自觉症状:一经诊断为妊高征,应随时注意有无头痛、眼花、胸闷、恶心及呕吐等症状。这些自觉症状的出现,表示病情发展已进入子痫前期阶段,应及时作相应检查与处理。

⑤ 抽搐与昏迷:抽搐与昏迷是本病发展到严重阶段的表现,应特别注意发作状态、频率、持续时间及间隔时间,注意神志情况。

(3) 辅助检查

1) 血液检查:测定血红蛋白、血细胞比容、血浆黏度、全血黏度,以了解血液有无浓缩;重症患者应测定血小板计数、凝血时间,必要时测定凝血酶原时间、纤维蛋白原和鱼精蛋白副凝试验(3P 试验)等,以了解有无凝血功能异常。

2) 肝、肾功能测定:如谷丙转氨酶,血尿素氮、肌酐及尿酸等测定。此外,血电解质及二氧化碳结合力等测定也十分重要,以便及时了解有无电解质紊乱及酸中毒。

3) 眼底检查:视网膜小动脉可以反映体内主要器官的小动脉情况。因此,眼底改变是反映妊高征严重程度一项重要标志,对估计病情和决定处理均有重要意义。

4) 其他检验:如心电图、超声心动图、胎盘功能、胎儿成熟度检查、脑血流图检查等,可视病情而定。

2. 重度子痫前期的诊断标准　下列标准至少一条符合者可诊断为重度子痫前期。

(1) 中枢神经系统异常表现:视力模糊、头痛、头晕;严重者神志不清、昏迷等。

(2) 肝包膜下血肿或肝破裂的症状:包括上腹部不适或右上腹持续性疼痛等。

(3) 肝细胞损伤的表现:血清转氨酶升高。

(4) 血压改变:收缩压≥160mmHg,或舒张压≥110mmHg。

(5) 血小板减少:<100×10^9/L。

(6) 蛋白尿≥5g/24h,或间隔 4 小时两次尿蛋白(+++)。

(7) 少尿:24 小时尿量 <500ml。

(8) 肺水肿。

(9) 脑血管意外。

(10) 血管内溶血;贫血;黄疸;乳酸脱氢酶升高。

(11) 凝血功能障碍。

(12) 胎儿生长受限或羊水过少。

3. HELLP 综合征　HELLP 综合征(hemolysis,elevated liver enzymes,and low platelets syndrome,HELLP syndrome)是妊娠期高血压疾病的严重并发症,是在妊娠期高血压疾病的基础上并发以溶血、肝酶升高及血小板减少为主要表现的临床综合征,严重威胁母儿健康及安全。可发生于妊娠中晚期及产后数日。

(1) 治疗原则:①积极治疗妊娠期高血压疾病,解痉、扩容、降压、补充血制品,以提高胶体渗透压;②纠正凝血因子的不足;③尽快终止妊娠。

(2) 药物治疗:①MgSO$_4$ 与降压联合应用;②糖皮质激素的应用:糖皮质激素可升血小板,降低 ALT 与 LDH,增加尿排出量,改善母儿状况。地塞米松优于倍他米松。地塞米松还可促胎肺成熟,应为首选;③血制品:新鲜冻干血浆;④抗血栓药物的应用。另外,只有在重度妊娠期高血压疾病并发 HELLP 综合征,临床及实验室指标均符合 DIC 标准时,且无产兆者,可予以肝素小剂量静脉滴注,一般以肝素 3125U(25mg)加入 5% 葡萄糖液 200ml 静脉缓注。以后再按具体情况用药。

(3) 产科处理:一旦诊断成立,应尽快结束分娩,越是保守治疗,预后越差。

【教师注意事项】

1. 根据患者的症状及体格检查结果,引导学生如何进行下一步的检查。

2. 结合辅助检查的结果引导学生如何对患者作出初步诊断。

【本幕小结】

经过细致的体格检查与必要的辅助检查,明确诊断为妊娠高血压疾病、子痫前期、HELLP综合征、窦性心动过速。

第 三 幕

谢医生向李女士解释了她的病情,并给予了如下治疗方案:地西泮 10mg 静脉缓慢推入;25% 硫酸镁 20ml 加入 10% 葡萄糖注射液 20ml 中,缓慢静脉推入;继之 25% 硫酸镁 60ml 加入 5% 葡萄糖注射液 500ml 中静脉滴注;肼屈嗪 40mg 加入 5% 葡萄糖注射液 500ml 中静脉滴注;肌注地塞米松磷酸钠注射液 10mg/12h,连用 3 日;输血小板 4U,复查血小板升至 $96×10^9$/L;入院第 4 天行子宫下段剖宫产术,手术顺利,产出体重 2200g 一女活婴,新生儿 Apgar 评分 1 分钟 9 分。术中血压平稳,维持在 140/90mmHg 以下。术后恢复良好,出院时测血压为 125/80mmHg,尿蛋白阴性,肝功能正常,血小板 $100×10^9$/L。李女士妹妹等家人详细咨询了谢医生如何在日常生活中进行预防和早期发现。

【提示问题】

1. 妊娠高血压疾病的处理原则包括哪些内容?

2. 结合对李女士的处理过程,请解释各项治疗的意义?

3. 妊娠高血压疾病终止妊娠的指征有哪些?

4. 若患者发生子痫,该如何处理?

5. 妊娠期高血压疾病怎样预防和早期发现?

【主要讨论内容】

1. 妊娠高血压疾病的处理原则。

2. 妊娠高血压疾病终止妊娠的指征与方法。

3. 子痫的处理。

4. 妊娠高血压疾病的预测与预防。

【教师参考重点】

1. 妊娠高血压疾病的处理原则

(1) 轻度妊高征:应酌情增加产前检查次数,密切注意病情变化,防止发展为重度,防止子痫发生。

1) 休息:适当减轻工作,保证充分睡眠。休息及睡眠时取左侧卧位。

2) 饮食:应注意摄入足够的蛋白质、维生素,补足铁和钙剂。

3) 药物:药物治疗并不重要。为保证休息与睡眠,可给镇静剂苯巴比妥或地西泮口服。

轻度妊高征患者经上述处理,病情多可缓解。但亦有少数病例,病情继续发展。

(2) 中、重度妊高征一经确诊,应住院治疗,积极处理,防止子痫及并发症的发生。治疗原则为解痉、降压、镇静、合理扩容及必要时利尿,适时终止妊娠。

1) 解痉药物:硫酸镁有预防和控制子痫发作的作用,适用于先兆子痫和子痫患者。临床应用硫酸镁治疗,对宫缩和胎儿均无不利影响。

2)镇静药物:地西泮具有镇静、抗惊厥、催眠和肌肉松弛等作用。冬眠药物对神经系统有广泛抑制作用,有利于控制子痫抽搐。此外,还有解痉、降低血压的作用。由于使用中可能使血压急速下降,使肾与子宫胎盘血流量不足,对胎儿不利以及药物对肝有一定损害。因此,现已较少应用,但对硫酸镁治疗效果不佳者仍可应用。

3)降压药物:降压药物仅适用于血压过高,特别是舒张压高的患者。舒张压≥110mmHg或平均动脉压≥140mmHg者,可应用降压药物。

4)扩容治疗:一般不主张应用,仅用于存在严重低蛋白血症、贫血,可选用人血白蛋白、血浆和全血。

5)利尿药物:近来认为利尿药的应用,可加重血液浓缩和电解质紊乱,不能缓解病情,有时甚至使病情加重。因此,利尿药的使用仅限于全身性水肿、急性心力衰竭、肺水肿、脑水肿、血容量过高且伴有潜在肺水肿者。

2. 妊娠高血压疾病终止妊娠的指征与方法

(1)终止妊娠的指征

1)子痫前期孕妇经积极治疗24~48小时无明显好转者.

2)子痫前期孕妇,胎龄已超过36周,经治疗好转者。

3)先兆子痫孕妇,胎龄不足36周,胎盘功能检查提示胎盘功能减退,而胎儿成熟度检查提示胎儿已成熟者。

4)子痫控制后6~12小时的孕妇。

(2)终止妊娠的方式

1)引产:适用于宫颈条件较成熟,即宫颈柔软且宫颈管已消失时,行人工破膜后加用缩宫素静脉滴注,或单用缩宫素静脉滴注引产。静滴缩宫素时或临产后,应对产妇及胎儿进行严密监护。

2)剖宫产:适用于有剖宫产指征者如宫颈条件不成熟,不能在短期经阴道分娩者;引产失败者;胎盘功能明显减退或已有胎儿窘迫征象者。

3. 子痫的处理 子痫为重度妊高征最严重阶段,一旦发生抽搐,母儿死亡率均明显增高。因此,除上述治疗外,尚应重视下列情况:

(1)控制抽搐:一旦抽搐发作,应尽快控制。药物首选硫酸镁,必要时加用强有力的镇静药物。若血压过高应加用降压药物静脉滴注。降低颅内压时,给予20%甘露醇250ml快速静脉滴注,出现肺水肿时则用呋塞米静脉注射。使用抗生素预防感染。

(2)护理:子痫患者的护理与治疗同样重要。患者应安置于单人暗室,保持室内空气流通,避免一切外来的声、光刺激,绝对安静。严密监测血压、脉搏、呼吸、体温及尿量(留置导尿管),记录液体出入量。

(3)严密观察病情,及时进行必要的血、尿化验与特殊检查。及早发现与处理脑出血、肺水肿、急性肾衰竭等并发症。

4. 妊娠高血压疾病的预测与预防 由于妊高征的病因不明,尚不能做到完全预防其发病。但若能做好以下预防措施,对预防妊高征有重要作用。

(1)各级妇幼保健组织应积极推行孕期健康教育,切实开展产前检查,做好孕期保健工作。

(2)注意孕妇的营养与休息。指导孕妇减少脂肪和过多盐的摄入,增加富含蛋白质、维生素、铁、钙和其他微量元素的食品,对预防妊高征有一定作用。

(3) 开展妊高征的预测。预测方法较多,均在妊娠中期进行,常用以下几种。对预测为阳性者应密切随诊。

1) 平均动脉压:一般在妊娠 20~28 周进行 MAP 测定。计算公式为:(收缩压 + 舒张压 ×2)/3。85mmHg 为预测妊高征的分界线,表明孕妇有发生妊高征倾向。

2) 翻身试验(BOT):一般在妊娠 26~30 周进行测定。孕妇左侧卧位时测血压。待舒张压稳定后,翻身仰卧 5 分钟再测血压。若仰卧位舒张压较左侧卧位高 20mmHg 为阳性,提示孕妇有发生妊高征倾向。

3) 血液流变学试验:低血容量及血液黏度高(血细胞比容 ≥0.35;全血黏度比值 ≥3.6;血浆黏度比值 ≥1.6)者,提示孕妇有发生妊高征倾向。

4) 尿钙排泄量:妊高征患者尿钙排泄量明显降低,仅为正常孕妇的 13%~15%。妊娠 24~34 周进行,测定尿钙 / 肌酐比值。若尿钙 / 肌酐比值 <0.04 时,则有预测妊高征价值。

【教师注意事项】

根据本幕谢医生对李女士的治疗方案,教师需引导学生去查找资料,掌握妊高征的处理原则、子痫的处理及妊高征的预测与预防。

【本幕小结】

根据李女士的病情,给予休息、镇静、解痉、降压、合理扩容、必要时利尿、密切监测母胎状态、适时终止妊娠的治疗方案。

第二节　我的胎儿去哪儿了

【学习目标】

熟悉输卵管解剖组织结构、配子发生及胚胎形成过程;掌握 β-HCG 的变化规律及早期妊娠的诊断、输卵管妊娠的临床表现及结局、流产的类型及处理原则、妇产科急腹症的鉴别诊断。

1. 基础医学

(1) 输卵管解剖组织结构。

(2) 配子发生及胚胎形成过程。

2. 临床医学

(1) β-HCG 的作用及妊娠期变化规律。

(2) 早期妊娠的诊断。

(3) 流产的类型及处理原则。

(4) 输卵管妊娠的病史、结局、临床表现。

(5) 妇产科常见急腹症的鉴别诊断。

(6) 输卵管妊娠治疗措施及疗效评价指标。

3. 人文医学

(1) 异位妊娠的流行病学特点。

(2) 终止妊娠的方法及时机选择。

【关键词】

早孕反应;异位妊娠;β-HCG;先兆流产;难免流产;盆腔粘连

【时间分配】

1. 学生讨论时间 50 分钟。

2. 学生总结时间 20 分钟。

3. 教师总结与讲评 10 分钟。

【教学建议】

依学生多少(如 6~8 人)分配任务,提出问题,以问题导向方式列出学习重点,查找资料。**以早孕的判断方法与临床诊断标准,流产的分类、临床表现及处理原则,输卵管妊娠的病史、临床表现及处理**等为主要学习目标。重点内容讨论时间约占 80%,其余内容讨论时间约占 20%。讨论结束后一周内每人须交一篇小组讨论记录和自我评估,由小组长收齐送交指导老师。主要内容应包括:讨论内容概要,参加讨论的感想、贡献,自己在组织材料和讨论中的优缺点,参与讨论时的困难(知识面、技术面、情绪面等),今后可能采取的对策;也可以评价讨论小组的整体水平、其他队员的参与度,如参与讨论的积极性、聆听态度、沟通协调、课前准备、表达能力等,作为成绩的参考及将来改进教案的参考。

第 一 幕

21 岁的彭女士是一家私企白领,新婚不久的她和丈夫很想生个孩子。半个月前,彭女士并没有正常来月经(平素月经规律 6/30 天),自己用测孕试剂检测后发现自己怀孕了,但并没有明显的恶心、呕吐,喜食酸物等怀孕早期常见反应。然而在 1 周前,彭女士感觉到左下腹隐隐地疼痛并且发现阴道有少量的流血。彭女士很担心自己和宝宝的身体情况,于是到当地医院检查,B 超发现宫内早孕,医生给予保胎治疗后(具体不详),彭女士自己感觉症状并无明显缓解。今天上午 10 点,彭女士觉得肚子痛得越来越厉害了,阴道出血也更多了,并且明显感到自己体力不支,身体虚弱,于是来我院求医。2015 年 4 月 17 日中午 12 点时门诊值班的朱医生看到前来就诊的彭女士面容憔悴,右手捂着下腹,就赶紧扶着彭女士坐下,快速询问了彭女士病史,最后一次月经时间是 2015 年 1 月 27 日,经过耐心询问病史,彭女士告诉朱医生她曾经在婚前有过两次流产史。

【提示问题】

1. 胚胎是如何形成的?

2. 早孕的诊断方法与标准是什么? 停经的诊断意义有哪些?

3. 通过以上资料请给出初步诊断及诊断依据。

4. 流产的分类及临床表现是什么?

【主要讨论内容】

1. β-HCG 的作用及妊娠期变化规律。

2. 胚胎形成过程。

3. 早孕的判断方法与临床诊断标准。

4. 流产的分类、临床表现及处理原则。

5. 本病例初步诊断及鉴别诊断。

【教师参考重点】

1. 胚胎形成过程　胚胎形成包括受精卵形成与着床两个重要过程。

(1) 受精卵形成:受精是精子与卵母细胞结合的过程,通常发生在输卵管壶腹部与峡部的连接处。排卵期时卵子从卵巢排出经输卵管伞部进入输卵管内,停留在壶腹部与峡部连接处等待受精。另一方面,精液射入阴道后,精子离开精液经宫颈管进入宫腔,与子宫内膜接触,子宫内膜白细胞产生 α、β 淀粉酶解除精子顶体表面糖蛋白,此时的精子具有受精能力,称精子获能。获能的精子与卵子相遇后,精子顶体外膜破裂释放出顶体酶,溶解卵子外围的放射冠和透明带,称顶体反应,只有发生顶体反应的精子才能与次级卵母细胞融合。一旦精子穿过透明带后,卵子细胞质内的皮质颗粒释放溶酶体酶,引起透明带结构改变,精子受体分子变性,阻止其他精子进入透明带,这一反应称为透明带反应。穿越透明带的精子外膜与卵子胞膜接触、融合,精子进入卵子内,其后,卵子迅速完成第二次成熟分裂形成卵原核,并与精原核融合,形成二倍体的受精卵,标志着新生命的诞生。

(2) 受精卵着床:受精卵形成后,迅速开始进行反复有丝分裂,同时借助输卵管蠕动和纤毛推动,向子宫腔方向移动,约在受精后第 3 日,分裂成由 16 个细胞组成的实心细胞团,称桑葚胚。约在受精后第 4 日,桑葚胚增至 100 个细胞时进入子宫腔,子宫腔内液体进渗入桑葚胚形成液腔,滋养细胞形成液腔外层,此时早期囊胚形成。约在受精后第 5~6 日,早期囊胚透明带消失,体积迅速增大,受精 11~12 日形成晚期囊胚。晚期囊胚植入子宫内膜的过程称为受精卵着床。受精卵着床必须具备 4 个条件:①透明带必须消失;②囊胚细胞滋养细胞必须分化出合体滋养细胞;③囊胚和子宫内膜必须同步发育并相互配合;④孕妇体内必须有足够数量的孕酮。受精卵着床分为定位、黏附与穿透 3 个过程,着床后,由于蛋白溶解酶的溶解血管作用,合体滋养细胞间形成血液腔隙,囊胚细胞开始从母体血液中获得生长发育必需的营养成分。

2. 早孕的判断方法与临床诊断标准　妊娠期分为 3 个时期,妊娠 12 周末之前称为早期妊娠,第 13~27 周末称为中期妊娠,第 28 周及其后称为晚期妊娠。早孕的诊断是妇产科诊疗中必须熟练掌握的项目。

(1) 病史与症状

1) 停经:育龄期有性生活的健康女性,平时月经周期规律,一旦月经过期,应考虑妊娠。停经 10 日以上,尤应高度怀疑妊娠。若停经 2 个月以上,则妊娠的可能性更大。停经是妊娠的早期症状,但不是妊娠的特有症状,应予以鉴别。

2) 早孕反应:约有半数以上妇女停经 6 周左右出现头昏、流涎、乏力、嗜睡、食欲缺乏、喜食酸食、厌恶油腻、恶心、晨起呕吐等症状,称早孕反应,多在停经 12 周左右消失。

3) 尿频:前倾增大的子宫在盆腔内压迫膀胱所致,孕 12 周后由于子宫增大超过盆腔进入腹腔后尿频症状可消失。

(2) 体征

1) 乳房变化:可自觉乳房胀痛,检查乳房体积逐渐增大,有明显的静脉显露,乳头增大,乳晕乳头着色加深。乳晕周围皮脂腺增生出现深褐色结节,称为蒙氏结节。

2) 妇科检查:阴道黏膜和宫颈阴道部充血呈紫蓝色,停经 6~8 周时,双合诊检查子宫峡部极软,感觉宫颈与宫体之间似不连接,称为黑加征。子宫逐渐变大变软,呈球形。停经 8 周时,子宫为非孕时的 2 倍。停经 12 周时为非孕时 3 倍,在耻骨联合上方可以触及。

(3) 辅助检查

1) 妊娠试验:一般受精后 7 日即可在血清中检测出 HCG。若值 <3μg/ml 为阴性,>3μg/ml 为阳性。临床上用早孕试纸检测受检者尿液,该方法简便快速,但须结合临床表现与体征综合分析,才可以确定妊娠诊断。

2) 超声检查

① B 型超声检查:是诊断早期妊娠和确定胎龄最快速、准确的方法,最早可在孕 5 周时作出早期妊娠诊断。阴道超声检查较腹部超声诊断早孕可提前 1 周。

② 超声多普勒:用超声多普勒在子宫区内可听有节律的单一高调的胎心音,胎心率一般

在 150~160bpm,最早可出现在妊娠 7 周时,还可以听到脐带杂音。

3）宫颈黏液检查:早孕妇女宫颈黏液含蛋白多,而水与钠盐少,故宫颈黏液少而黏稠,形成宫颈黏液栓,取少许涂片干燥后光镜下见到排行成行的椭圆体,无羊齿植物叶状结晶,早孕可能性大。若黄体期宫颈黏液稀薄,涂片干燥后光镜下可见羊齿植物叶状结晶,基本能排除早期妊娠。

4）基础体温(BBT)测定:双向型体温的已婚妇女出现高温相持续 18 天不降,早孕的可能性大,高温持续 3 周,早期妊娠的可能性更大。

5）黄体酮试验:对可疑为早孕的妇女,可以每日肌注黄体酮 20mg,连用 3~5 天,停药后 2~7 天出现阴道流血,可以排除妊娠。如停药后 7 天仍未出现阴道流血,则妊娠可能性大。

早孕诊断要求对症状和体征怀疑早孕者,应尽快做妊娠实验以明确妊娠。停经 6~7 周 B 超可明确宫内妊娠,排除异位妊娠,了解胚胎发育情况,确定孕周,同时可以鉴别和排除子宫肌瘤、卵巢囊肿等。

3. 流产的分类、临床表现及处理原则　流产是指妊娠不满 28 周、胎儿体重不足 1000g 而终止者。孕 12 周以前终止者称为早期流产,孕 12 周至不足 28 周终止者称为晚期流产。妊娠 20 周至不足 28 周之间流产的胎儿体重在 500~1000g 之间,有存活的可能,称为有生机儿,因此一些发达国家把流产定义为妊娠 20 周前终止者。根据流产方式可分为人工流产和自然流产两类,自然流产率占全部妊娠的 10%~15%,其中 80% 以上为早期流产。按流产发展的不同阶段,分为以下临床类型:

(1) 先兆流产:妊娠 28 周前阴道出现少量流血,常为暗红色或者血性白带,无妊娠物排除,随后出现阵发性下腹痛或腰背痛,妇科检查宫颈口未开,胎膜未破,子宫大小与停经周期相符。经休息及治疗后症状消失,可继续妊娠;若阴道流血增多或下腹部加剧,可发展为难免流产。处理:应卧床休息,禁忌性生活,阴道检查操作应轻柔,必要时给以对胎儿危害小的镇静剂。黄体酮每日肌注 20mg,对黄体功能不足的患者,具有保胎效果。其次,维生素 E 及小剂量甲状腺粉(适用于甲状腺功能低下患者)也可应用。此外,对先兆流产患者的心理治疗也很重要,要使其情绪安定,增强信心。经治疗两周,症状不见缓解或反而加重者,提示可能胚胎发育异常,进行 B 型超声检查及 β-HCG 测定,确定胚胎状况,给以相应处理,包括终止妊娠。

(2) 难免流产:指流产不可避免,在先兆流产基础上,阴道流血量增多,阵发性下腹痛加剧,或出现阴道流液(胎膜早破)。妇科检查见宫颈口已扩张,有时可见胚胎组织或胎囊阻塞于宫颈口内,子宫大小及停经周数基本相符或略小。难免流产一旦确诊,应尽早使胚胎及胎盘组织完全排出。早期流产应及时行负压吸宫术,对妊娠产物进行认真检查,并送病理检查。晚期流产,因子宫较大,吸宫或刮宫有困难者,可用缩宫素 10 单位加于 5% 葡萄糖液 500ml 内静脉滴注,促使子宫收缩。当胎儿及胎盘排出后需检查是否完全,必要时刮宫以清除宫腔内残留的妊娠产物。

(3) 不全流产:难免流产继续发展,部分妊娠物排出宫腔,且部分残留于宫腔内或镶嵌于子宫颈口内,子宫大小与停经周数基本相符或略小。不全流产一经确诊,应及时行吸宫术或钳刮术,以清除宫腔内残留组织。流血多有休克者,应同时输血输液,出血时间较长者,应给予抗生素预防感染。

(4) 完全流产:指妊娠物全部排出,阴道流血逐渐停止,腹痛逐渐消失。妇科检查宫颈口已关闭,子宫接近正常大小。完全流产如无感染征象,一般不需特殊处理。

(5) 稽留流产:又称过期流产,指胎盘或胎儿已死亡滞留宫腔内未能及时自然流出。典型的反应是早孕反应消失,有先兆流产症状或无任何症状,子宫不再增大反而缩小。若已到中期妊娠,孕妇腹部不见增大,胎动消失,妇科检查宫颈口未开,子宫较停经周期小,质地不软,未闻及胎心。稽留流产处理较困难,因胎盘组织有时机化,与子宫壁紧密粘连,造成刮宫困难。稽留时间过长,可能发生凝血功能障碍,导致 DIC,造成严重出血。处理前,应检查血常规、出凝血时间、血小板计数、血纤维蛋白原、凝血酶原时间、凝血块收缩试验及血浆鱼精蛋白副凝试验(3P 试验)等,并做好输血准备。

(6) 习惯性流产:指自然流产两次或两次以上者,每次流产多发生在同一妊娠月份,其临床经过与一般流产相同。习惯性流产发生于习惯性流产史的妇女,应在怀孕前进行必要检查,包括卵巢功能检查、夫妇双方染色体检查与血型鉴定及其丈夫的精液检查,女方尚需进行生殖道的详细检查,包括有无子宫肌瘤、宫腔粘连,并作子宫输卵管造影及宫腔镜检查,以确定子宫有无畸形与病变以及检查有无宫颈内口松弛等。查出原因,若能纠治者,应于怀孕前治疗。原因不明的习惯性流产妇女,当有怀孕征兆时,可按黄体功能不足给以黄体酮治疗。确诊妊娠后继续给药直至妊娠 10 周或超过以往发生流产的月份,并嘱其卧床休息,禁性生活,补充维生素 E,给予心理治疗,以解除其精神紧张,并安定其情绪。

(7) 流产合并感染:流产过程中,若阴道流血时间长,有组织残留于宫腔内,有可能引起宫腔感染,常为厌氧菌及需氧菌混合感染,严重感染可扩展至盆腔、腹腔甚至全身,并发盆腔炎、腹膜炎、败血症及感染性休克。治疗原则:积极控制感染,若阴道流血不多,应用广谱抗生素 2~3 日,待控制感染后再行刮宫,清除宫腔残留组织以止血。若阴道流血量多,静脉滴注广谱抗生素和输血的同时,用卵圆钳将宫腔内残留组织夹出,使出血减少,切不可用刮匙全面搔刮宫腔,以免造成感染扩散。术后继续应用抗生素,待感染控制后再行彻底刮宫。若已合并感染性休克者,应积极纠正休克。若感染严重或腹、盆腔有脓肿形成时,应行手术引流,必要时切除子宫。

4. 本病例初步诊断及鉴别 根据患者现有病史资料,可以初步诊断为难免流产。

鉴别诊断

(1) 异位妊娠:患者停经 7 周,无明显早孕反应,亦未做 HCG 定量检查,可能存在 HCG 量不足;虽第一次 B 超示宫内早孕,但早期诊断可能存在误差。现患者阴道持续流血,保胎治疗无明显缓解,须考虑异位妊娠可能。

(2) 葡萄胎:虽表现为停经后阴道出血,但多在停经时间 8~12 周左右开始有不规则阴道流血,且阴道流血表现为反复发作,腹痛常发生于阴道流血之前,多伴有明显的早孕反应,子宫多大于相应停经月份。血 HCG 常高于正常孕周值。

【教师注意事项】

1. 患者主要的症状为下腹隐痛伴阴道出血,重点需要注意急腹症的鉴别。

2. 重点需要注意早孕的判断方法与临床诊断标准有助于疾病的鉴别。

【本幕小结】

1. 患者以下腹隐痛伴阴道出血主要临床表现于门诊就诊,曾有过两次流产史。

2. 早孕的判断方法与临床诊断标准有助于疾病的鉴别。

3. 患者曾有过两次流产史易患难免流产。

第 二 幕

朱医生耐心地安慰了彭女士,并将她带到妇检室做了体检,记录如下:血压 98/72mmHg,呼吸 21 次/分,脉搏 102 次/分,体温 36.8℃。发育正常,面色苍白。皮肤、黏膜无黄染,无皮下出血,浅表淋巴结无肿大。心肺未及明显异常。腹平软,左下腹压痛,有反跳痛。外阴部正常,已婚未产式。阴道通畅,见少许暗红色分泌物,没有血块。子宫颈光滑,宫颈举痛明显。子宫后位,稍增大,质中,活动度可,无压痛。双附件未触及包块。

朱医生安慰她放松心情,并建议她立即去做检查。B 超和血 HCG 结果如下:子宫及双附件 B 超检查示:宫腔内未见明显孕囊回声,双侧附件未见明显异常。血 β-HCG 示 3794IU/L。

【提示问题】

1. 彭女士的血 β-HCG 水平正常吗? β-HCG 的作用及妊娠期变化规律有哪些?

2. 宫颈举痛有什么提示意义?

3. 为什么两次 B 超结果不一致?

4. 异位妊娠有哪些常见类型?

5. 输卵管妊娠的病因是什么? 有什么临床表现? 结局如何?

6. 输卵管妊娠与流产有何区别?

7. 妇产科急腹症应与哪些疾病相鉴别?

【主要讨论内容】

1. 异位妊娠的流行病学与常见类型。

2. 输卵管妊娠的病因与结局。

3. 输卵管妊娠的临床表现。

4. 输卵管妊娠与流产的鉴别。

5. 妇产科常见急腹症及鉴别要点。

6. 两次 B 超结果不一致的讨论与本病案的初步诊断。

【教师参考重点】

1. β-HCG 的作用及妊娠期变化规律 人绒毛膜促性腺激素(HCG)是由合体滋养细胞合成的甾体激素,受精后第 6 日受精卵滋养层形成时开始分泌微量 HCG。着床后能在母血中检测出 HCG。于妊娠早期分泌量增加,约两日增长一倍,至妊娠 8~10 周血清 HCG 浓度达到高峰,为 50~100KU/L,持续约 10 日迅速下降,至妊娠中晚期血清浓度仅为峰值的 10%,并持续至分娩。分娩后如无胎盘残余,产后 2 周内消失。HCG 由 α 和 β 亚基组成,临床上利用 β-HCG 的特异抗血清测定母体血清 β-HCG,是诊断早孕和评价胎盘功能的最敏感的指标之一。

HCG 的主要功能有:①维持月经黄体寿命,使月经黄体增大为妊娠黄体,增加甾体激素的分泌以维持妊娠;②促进雄激素芳香化转变成雌激素,同时能刺激孕酮的生成;③抑制植物凝血素对淋巴细胞的刺激作用,HCG 能吸附于滋养细胞表面,以免胚胎滋养层被母体淋巴细胞攻击;④刺激胎儿睾丸分泌睾酮,促进男性性别分化;⑤能与母体甲状腺细胞 TSH 受体结合,刺激甲状腺活性。

2. 异位妊娠的流行病学与常见类型 受精卵在子宫体腔以外的地方着床称为异位妊娠,习惯称为宫外孕。异位妊娠是妇产科常见急腹症之一,发病率约为 1%,并有致孕产妇死亡的危险,近年来有增加趋势。

异位妊娠依据受精卵在子宫体腔外种植部位的不同而分为输卵管妊娠、宫颈妊娠、卵巢妊娠、腹腔妊娠、阔韧带妊娠等,其中以输卵管妊娠(占 90%~95%)最常见。

3. 输卵管妊娠的病因与结局 输卵管妊娠是妇科最常见的急腹症,也是孕期孕妇死亡的主要原因之一。确切病因尚未明了,可能与下列因素有关:

(1)输卵管炎症:可分为输卵管黏膜炎和输卵管周围炎。两者均为输卵管妊娠的常见病因。

输卵管黏膜炎严重者可引起管腔完全堵塞而致不孕,轻者尽管管腔未全堵塞,但黏膜皱褶发生粘连使管腔变窄,或纤毛缺损影响受精卵在输卵管内正常运行,中途受阻而在该处着床。输卵管周围炎病变主要在输卵管的浆膜层或浆肌层,常造成输卵管周围粘连、输卵管扭曲、管腔狭窄、管壁肌蠕动减弱,影响受精卵的运行。

(2) 输卵管手术史:曾患过输卵管妊娠的妇女,再次发生输卵管妊娠的可能性较大。由于原有的输卵管病变或手术操作的影响,不论何种手术(输卵管切除或保守性手术)后再次输卵管妊娠的发生率约为 10%~20%。输卵管绝育术后若形成输卵管瘘管或再通,均有导致输卵管妊娠的可能。

(3) 放置宫内节育器:IUD 与异位妊娠发生的关系,已引起国内外重视。随着 IUD 的广泛应用,异位妊娠发生率增高,其原因可能是由于使用 IUD 后的输卵管炎所致。

(4) 输卵管发育不良或功能异常:输卵管发育不良常表现为输卵管过长、肌层发育差、黏膜纤毛缺乏。其他还有双输卵管、憩室或有副伞等,均可成为输卵管妊娠的原因。输卵管功能(包括蠕动、纤毛活动以及上皮细胞的分泌)受雌、孕激素的调节。若调节失败,影响受精卵的正常运行。此外,精神因素可引起输卵管痉挛和蠕动异常,干扰受精卵的运送。

(5) 其他输卵管异常:输卵管周围肿瘤如子宫肌瘤或卵巢肿瘤的压迫,有时影响输卵管管腔通畅,使受精卵运行受阻。子宫内膜异位症可增加受精卵着床于输卵管的可能性。

输卵管管腔狭小,管壁薄且缺乏黏膜下组织,其肌层远不如子宫肌壁厚与坚韧,妊娠时又不能形成完好的蜕膜,不能适应胚胎的生长发育,因此,当输卵管妊娠发展到一定时期,将发生以下结局:

1) 输卵管妊娠流产。

2) 输卵管妊娠破裂。

3) 继发性腹腔妊娠。

4) 持续异位妊娠。

4. 输卵管妊娠的临床表现 输卵管妊娠的临床表现与受精卵着床部位、有无流产或破裂、出血量多少以及时间长短有关,典型的临床表现包括停经、腹痛及阴道出血。

(1) 症状

1) 停经:除输卵管间质部妊娠停经时间较长外,多有 6~8 周停经史。约有 20%~30% 患者无明显停经史。

2) 腹痛:是输卵管妊娠患者就诊的主要症状。输卵管妊娠发生流产或破裂之前,由于胚胎在输卵管内逐渐增大,输卵管膨胀而常表现为一侧下腹部隐痛或酸胀感。当发生输卵管流产或破裂时,患者突感一阵下腹部撕裂样疼痛,常伴有恶心、呕吐。若血液局限于病变区,主要表现为下腹部疼痛,当血液积聚于直肠子宫陷凹处时,出现肛门坠胀感。随着血液由下腹部流向全腹,疼痛可由下腹部向全腹部扩散,血液刺激膈肌时,可引起肩胛部放射性疼痛。腹痛可出现在阴道流血前或后,也可与阴道流血同时发生。

3) 阴道流血:胚胎死亡后,常有不规则阴道流血,色暗红或深褐,量少呈点滴状,一般不超过月经量,少数患者阴道流血量较多,类似月经。阴道流血一般常在病灶除去后,方能停止。

4) 晕厥与休克:由于腹腔急性内出血及剧烈腹痛,轻者出现晕厥,严重者出现失血性休克。出血量越多越快,症状出现也越迅速越严重,但与阴道流血量不成正比。

5) 腹部包块:当输卵管妊娠流产或破裂所形成的血肿时间较久者,因血液凝固与周围组织或器官(如子宫、输卵管、卵巢、肠管或大网膜等)发生粘连形成包块,包块较大或位置较高者,可于腹部扪及。

（2）体征

1）一般情况：腹腔内出血较多时，呈贫血貌。大量出血时，患者可出现面色苍白、脉快而细弱、血压下降等休克表现。体温一般正常，出现休克时体温略低，腹腔内血液吸收时体温略升高，但不超过 38℃。

2）腹部检查：下腹有明显压痛及反跳痛，尤以患侧为著，轻度腹肌紧张。出血较多时，叩诊有移动性浊音。有些患者下腹部可触及包块，若反复出血并积聚，包块可不断增大变硬。

3）盆腔检查：阴道内常有少量血液，来自宫腔。输卵管妊娠未发生流产或破裂者，除子宫略大较软外，仔细检查可能触及胀大的输卵管及轻度压痛。输卵管妊娠流产或破裂者，阴道后穹隆饱满，有触痛。宫颈举痛或摇摆痛明显，将宫颈轻轻上抬或向左右摇动时引起剧烈疼痛，此为输卵管妊娠的主要体征之一，是因加重对腹膜的刺激。子宫稍大而软。内出血多时，检查子宫有漂浮感。子宫一侧或其后方可触及肿块，其大小、形状、质地常有变化，边界多不清楚，触痛明显。病变持续较久时，肿块机化变硬，边界亦渐清楚。输卵管间质部妊娠时，子宫大小与停经月份基本符合，但子宫不对称，一侧角部突出，破裂所致的征象与子宫破裂极相似。

5. 输卵管妊娠与流产的鉴别（表6-2）

表 6-2 输卵管妊娠与流产的鉴别

	输卵管妊娠	流产
停经	多有	有
腹痛	突然撕裂样剧痛，自下腹部一侧开始向全腹扩散	下腹中央阵发性坠痛
阴道流血	量少，暗红色，可有蜕膜管型排出	开始量少，后增多，鲜红色，有小血块或绒毛排出
休克	程度与外出血不成正比	程度与外出血成正比
体温	正常，有时低热	正常
盆腔检查	宫颈举痛，直肠子宫陷凹有肿块	宫口稍开，子宫增大变软
白细胞检查	正常或稍高	正常
血红蛋白	下降	正常或稍低
阴道后穹隆穿刺	可抽出不凝血块	阴性
β-HCG 检测	多为阳性	多为阳性
B 超检查	一侧附件低回声区，其内有妊娠囊	宫内可见妊娠囊

6. 妇产科常见急腹症及鉴别要点 妇科常见的急腹症有输卵管妊娠、急性输卵管炎、卵巢囊肿蒂扭转、卵巢破裂等。这些急腹症常须与急性阑尾炎、急性肠胃炎等其他系统疾病相鉴别，以下对输卵管妊娠、急性输卵管炎、卵巢囊肿蒂扭转这三种妇产科急腹症的鉴别要点做一归纳（表6-3）。

7. 两次 B 超结果不一致的讨论与本病案的初步诊断 从以上两节可看出，患者分别两次行 B 超检查，但两次结果明显不一致，建议学生讨论前可查阅 B 超诊断早孕的相关资料，了解 B 超判断早孕的声像表现与误诊率。

表 6-3 妇产科常见急腹症鉴别要点

	输卵管妊娠	急性输卵管炎	卵巢囊肿蒂扭转
停经	多有	无	无
腹痛	突然撕裂样剧痛,自下腹部一侧开始向全腹扩散	下腹中央阵发性坠痛	下腹部一侧突发性疼痛
阴道流血	量少,暗红色,可有蜕膜管型排出	无	无
休克	程度与外出血不成正比	无	无
体温	正常,有时低热	升高	稍高
盆腔检查	宫颈举痛,直肠子宫陷凹有肿块	举宫颈时两侧下腹疼痛	宫颈举痛,卵巢肿块边缘清晰,蒂部触痛明显
白细胞计数	正常或稍高	升高	稍高
血红蛋白	下降	正常	正常
阴道后穹隆穿刺	可抽出不凝血	可抽出渗出液或脓液	阴性
β-HCG	多为阳性	阴性	阴性
B超	一侧附件低回声区,其内有妊娠囊	两侧附件低回声区	一侧附件低回声区,边缘清晰,有条索状蒂

根据目前的资料,可初步诊断为异位妊娠:输卵管峡部妊娠?

【教师注意事项】

1. 根据目前的资料已经可以明确诊断,需引导学生考虑患者应诊断为宫外孕,进而引出输卵管妊娠的诊断标准。

2. 通过引导学生讨论彭女士是否符合输卵管峡部妊娠流产或破裂的时机,是否应尽早手术进行探查。

【本幕小结】

患者经过进一步检查,HCG 水平与相应停经时间不符,正常妊娠时第 7 周末 HCG 水平应接近峰值 50~100KU/L,说明有 HCG 存在倍增不佳。根据 B 超示宫内未见妊娠囊,结合停经史与早孕史,说明存在宫外孕可能。如为宫外孕,输卵管妊娠可能性大,现患者停经 6 周开始有阴道出血伴腹痛症状,符合输卵管峡部妊娠流产或破裂的时机,应尽早手术进行探查。

第 三 幕

彭女士哭着问道:"为什么 B 超说我子宫内没有胎儿,我的胎儿到哪儿去了?"医生向彭女士解释了 B 超结果和血 β-HCG 检查提示的意义和目前考虑的诊断,建议彭女士立即入院,准备手术治疗。彭女士遂于当天下午在我院行剖腹探查术,术中见子宫后壁与肠管粘连,陶氏腔封闭,左侧输卵管和左侧卵巢与子宫左侧壁粘连,左侧输卵管增粗,直径约 3cm,遂行左侧输卵管切除术、盆腔粘连松解术。术后恢复良好。病理检查示左侧输卵管妊娠伴出血。4 月 20日复查血 β-HCG 水平示 140.1IU/L。

【提示问题】

1. 输卵管妊娠有哪些治疗措施?为什么不建议彭女士行药物治疗?

2. 术后复查 β-HCG 有什么意义?

3. 试分析彭女士的盆腔粘连的产生原因。

【学习目标】

1. 掌握输卵管妊娠治疗方案。

2. 了解异位妊娠术后或药物治疗效果的判断指标。

3. 熟悉盆腔粘连产生原因及其与输卵管妊娠的关系。

4. 了解异位妊娠的预防。

【主要讨论内容】

1. 输卵管妊娠治疗方案。

2. 异位妊娠术后或药物治疗效果的判断指标。

3. 盆腔粘连产生原因及其与输卵管妊娠的关系。

4. 异位妊娠的预防。

【教师参考重点】

1. 输卵管妊娠治疗方案　异位妊娠的治疗包括手术治疗和非手术治疗。

（1）手术治疗：手术方式有：一是切除患侧输卵管；一是保留患侧输卵管手术，即保守性手术。

（2）非手术治疗

1）中医治疗：仍是我国目前治疗输卵管妊娠方法之一。优点是免除了手术创伤，保留患侧输卵管并恢复其功能。

2）化学药物治疗：主要适用于早期异位妊娠，要求保存生育能力的年轻患者。全身用药常用甲氨蝶呤。

2. 异位妊娠术后或药物治疗效果的判断指标　异位妊娠术后手术后应密切监测血β-HCG 水平，若术后血 β-HCG 升高，术后 1 日血 β-HCG 下降 <50% 或术后 12 天血 β-HCG 未下降至术前 10% 以下，均可诊断为持续性异位妊娠，及时给予甲氨蝶呤治疗，常可获治愈。

3. 盆腔粘连产生原因及其与输卵管妊娠的关系　开放性问题，学生可广泛查阅资料，自由讨论。

4. 预防　早期进行血 β-HCG 测定和超声检查可以对异位妊娠进行诊断和预防。

【教师注意事项】

本部分主要讨论输卵管妊娠治疗方案、异位妊娠术后或药物治疗效果的判断指标、盆腔器官及其与输卵管妊娠的关系，通过引导学生评价患者的治疗方案，引出术后复查 β-HCG 的意义以及彭女士的盆腔粘连的产生原因等。

【本幕小结】

通过对彭女士行剖腹探查术，术后病检最终诊断为左侧输卵管妊娠伴出血。术中行左侧输卵管切除术、盆腔粘连松解术。术后恢复良好。复查血 β-HCG 水平正常。

第三节　躺在血泊中的孕妇

【学习目标】

掌握前置胎盘的分类、临床表现与处理原则；胎盘早剥、胎儿窘迫的病因诊断与处理。

【基础医学】

1. 妊娠期胎盘血供特点。

2. DIC 的发病机理。

【临床医学】

1. 中、晚期妊娠的诊断。

2. 产科检查的方法。

3. 前置胎盘的分类、临床表现与处理原则。

4. 胎盘早剥的病理变化、临床表现与并发症。

5. 胎儿窘迫的病因、诊断与处理。

6. 早产的定义与治疗原则。

【人文医学】

1. 前置胎盘、胎盘早剥、胎儿窘迫的流行病学特点。

2. 对我国剖宫产率高的思考。

【关键词】

妊娠中晚期出血;胎心监护;前置胎盘;胎盘早剥;胎儿窘迫;早产。

【时间分配】

1. 学生自由讨论 50 分钟。

2. 学生分析总结 10 分钟。

3. 教师点评总结 10 分钟。

【教学建议】

依学生多少(如 6~8 人)分配任务,提出问题,以问题导向方式列出学习重点,查找资料。**以前置胎盘的分类、临床表现与处理,胎盘早剥的病理变化、临床表现与并发症,胎儿窘迫的病因、诊断与处理**等为主要学习目标。重点内容讨论时间约占 80%,其余内容讨论时间约占 20%。讨论结束后一周内每人须交一篇小组讨论记录和自我评估,由小组长收齐送交指导老师。主要内容应包括:讨论内容概要,参加讨论的感想、贡献,自己在组织材料和讨论中的优缺点,参与讨论时的困难(知识面、技术面、情绪面等),今后可能采取的对策;也可以评价讨论小组的整体水平、其他队员的参与度,如参与讨论的积极性、聆听态度、沟通协调、课前准备、表达能力等,作为成绩的参考及将来改进教案的参考。

第 一 幕

2014 年 7 月 30 日凌晨 30 分,雷女士在家人陪同下来到产科病房。值班医生见雷女士脸色偏白,便快速询问了病史并记录如下:雷女士,32 岁,LMP:2013 年 11 月 22 日,停经 1 个月,尿妊娠试验阳性,现孕 35^{+6} 周,预产期 2014 年 8 月 27 日。孕 1 月余阴道少量出血,行保胎治疗(具体不详)后好转,并出现早孕反应,孕 2 月余消失。孕 4 月余始觉胎动,至今良好。孕 5 个月 B 超示胎盘低置(具体不详),无阴道流血,孕 7 月自述复查 B 超医生告知因胎儿遮挡无法看清胎盘。曾测血压,大部分时间正常,偶可达 150/100mmHg,曾行尿检示尿蛋白(+),上次妊娠期时也曾出现血压轻度升高,未做特殊治疗。患者 3 小时前睡觉醒来发现自己躺在血泊之中,阴道流血、色鲜红,无腹痛,伴下腹坠胀,无头晕、心慌等。月经史:12(6)/(26)天,经量适中,无痛经。孕产史:24 岁结婚,G$_3$A$_1$P$_1$,自然流产 1 次,2009 年 6 月 28 日剖宫产一男活婴。既往史无特殊。

【提示问题】

1. 什么叫胎盘低置?

2. 什么是妊娠期高血压? 你认为雷女士符合妊娠期高血压的表现吗?

3. 根据以上信息,你考虑哪些诊断?

4. 妊娠中晚期阴道流血有何诊断意义？

5. 早产的定义是什么？有哪些分类？雷女士符合早产的表现吗？

6. 胎盘早剥是什么意思？可分哪些类？有何临床特点？

【主要讨论内容】

1. 前置胎盘的分类、临床表现与诊断。

2. 胎盘早剥的定义、分度及表现。

3. 早产的定义与临床表现。

4. 妊娠中晚期阴道出血的诊断思路。

【教师参考重点】

1. 前置胎盘的分类、临床表现与诊断　胎盘在正常情况下附着于子宫体部的后壁、前壁或侧壁。孕 28 周后若胎盘附着于子宫下段，甚至胎盘下缘达到或覆盖宫颈内口，其位置低于胎先露部，称前置胎盘(placenta previa)。

(1) 分类：按胎盘下缘与宫颈内口的关系，分为 3 种类型。

1) 完全性前置胎盘或称中央性前置胎盘。

2) 部分性前置胎盘。

3) 边缘性前置胎盘。

胎盘组织下缘与宫颈内口的关系会随妊娠时期不同而有变化，分类也可随之改变。临产前的完全性前置胎盘，于临产后因宫口扩张可变为部分性前置胎盘。因此，目前均以处理前的最后一次检查来决定其分类。

(2) 临床表现与诊断：特点为妊娠晚期无痛性阴道流血，可伴有因出血过多所致的症状。

1) 症状：妊娠晚期或临产时，发生无诱因无痛性反复阴道流血是前置胎盘的主要症状。出血是由于妊娠晚期或临产后子宫下段逐渐伸展，位于宫颈内口的胎盘不能相应地伸展，导致前置部分的胎盘自其附着处剥离，使血窦破裂而出血。初次流血量通常不多，剥离处血液凝固后，出血可暂时停止，偶尔有第一次出血量多的病例。随着子宫下段不断伸展，出血往往反复发生，且出血量越来越多。阴道流血发生时间早晚、反复发生次数、出血量多少与前置胎盘类型关系密切。

2) 体征：患者一般状况随出血量而定，大量出血呈现面色苍白、脉搏微弱、血压下降等贫血或休克征象。腹部检查见子宫大小与停经周数相符，因子宫下段有胎盘占据，影响胎先露部临盆，故先露部高浮，约有 15% 并发胎位异常，尤其为臀先露。临产时检查宫缩为阵发性，间歇期子宫完全放松。有时可在耻骨联合上方听到胎盘杂音。

3) 阴道检查：仅适用于终止妊娠前为明确诊断并决定分娩方式。必须在有输液、输血及手术的条件下方可进行。若诊断已明确或流血过多不应再作阴道检查。

4) 超声检查：B 型超声断层显像可清楚看到子宫壁、胎先露部、胎盘和宫颈的位置，并根据胎盘边缘与宫颈内口的关系进一步明确前置胎盘类型。胎盘定位准确率高达 95% 以上，并可重复检查。B 型超声诊断前置胎盘时须注意妊娠周数。

2. 胎盘早剥的定义、分度及表现　妊娠 20 周后或分娩期，正常位置的胎盘在胎儿娩出前，部分或全部从子宫壁剥离，称胎盘早剥(placental abruption)。胎盘早剥是妊娠晚期严重并发症，往往起病急，进展快，如果处理不及时，可危及母儿生命。

临床表现及分类：国外多采用 Sher 分类法，将胎盘早剥分为Ⅰ、Ⅱ、Ⅲ度。而我国则以轻、重两型分类。轻型相当于 Sher Ⅰ度，重型包括 Sher Ⅱ、Ⅲ度。

(1) 轻型以外出血为主,胎盘剥离面通常不超过胎盘面积的1/3,分娩期多见。主要症状为阴道流血,量较多,色暗红,伴轻度腹痛或无腹痛,贫血体征不显著。若在分娩期则产程进展较快。腹部检查:子宫软,宫缩有间歇,子宫大小与妊娠周数相符,胎位清楚,胎心率多正常,若出血量多胎心可有改变。腹部压痛不明显或仅有局部轻压痛(胎盘剥离处)。产后检查见胎盘母体面有凝血块及压迹。有的病例症状与体征均不明显,仅在检查胎盘母体面时发现凝血块及压迹才诊断胎盘早剥。

(2) 重型以内出血和混合性出血为主,胎盘剥离面超过胎盘面积的1/3,有较大的胎盘后血肿,多见于重度妊高征,主要症状是突然发生的持续性腹痛、腰酸、腰背痛,疼痛程度与胎盘后积血多少呈正相关,严重时可出现恶心、呕吐、面色苍白、出汗、脉弱、血压下降等休克征象。可无阴道流血或少量阴道流血及血性羊水,贫血程度与外出血量不相符。腹部检查:子宫硬如板状,有压痛,以胎盘附着处最著,若胎盘附着于子宫后壁,则子宫压痛不明显,但子宫比妊娠周数大,宫底随胎盘后血肿增大而增高。偶见宫缩,子宫多处于高张状态,子宫收缩间歇期不能放松,因此胎位触不清楚。若剥离面超过胎盘面积的1/2,胎儿因缺氧死亡,故重型患者的胎心多已消失。

3. 早产的定义与临床表现 妊娠满28周至不满37足周(196~258日)间分娩者称早产(preterm labor,PTL)。此时娩出的新生儿称早产儿,出生体重为1000~2499g,各器官发育尚不够成熟,因而呼吸窘迫综合征、坏死性小肠炎、高胆红素血症、脑室内出血、动脉导管持续开放、视网膜病变、脑瘫等发病率增高。近年来由于早产儿及低体重儿治疗学的进步,其生存率明显提高,伤残率下降,故国外不少学者提议,将早产定义的时间上限提前至妊娠20周。

早产的临床表现主要是子宫收缩。最初为不规则宫缩,并常伴有少许阴道流血或血性分泌物,以后可发展为规则宫缩,与足月临产相似。胎膜早破的发生较足月临产多。宫颈管先逐渐消退,后扩张。以往有流产、早产史或本次妊娠期有阴道流血史的孕妇容易发生早产。

4. 妊娠中晚期阴道出血的诊断思路 妊娠中、晚期阴道出血指妊娠13周及其之后出现的阴道出血症状,除应考虑妊娠本身异常外,还须考虑到妊娠合并外阴、阴道、宫颈等部位病变出血。

(1) 与妊娠有关的阴道出血的鉴别要点

1) 流产:见本章第二节第一幕。

2) 异位妊娠:异位妊娠若延续至中晚期并出现症状者,主要为输卵管间质部妊娠和子宫残角妊娠,继发性腹腔妊娠较少见。

3) 葡萄胎:早孕反应严重,妊娠4~7个月时即可发生妊娠高血压综合征,且较一般妊娠重;常在孕2~3月开始不规则阴道流血,有时混有水泡样组织;子宫大于停经周数,子宫软,下段饱满,听不到胎心音,不能触及胎儿肢体;可能触及一侧或双侧黄素囊肿,可合并有囊肿蒂扭转症状;少数病例可见阴道壁或宫颈有转移的蓝色结节;B超可见宫腔内充满大小不等的片状回声,称落雪状图像,无胎体及胎盘影像;孕20周后X线腹部平片胎儿骨骼不显影;血HCG常在16万IU/L以上,一般为50万~60万IU/L,且持续时间长;低血红蛋白。

4) 早产及临产:阵发性下腹痛,阴道少量出血;子宫有规律收缩并逐渐增强,宫颈进行性扩张。

5) 前置胎盘:见本幕相关节。

6) 胎盘早剥:见本幕相关节。

7) 子宫破裂:多发生于妊娠末期或临产时,常有剖宫产手术史;早期剧烈腹痛,面色苍白,血压下降并休克;大量阴道出血与腹腔内出血,破口延及膀胱还可出现血尿;胎动、胎心音及宫缩均消失;B超检查可确诊。

8)子宫血管破裂:较为罕见,与子宫破裂发病相似,常发生有先天子宫发育及血管分布异常者;手术创伤致子宫壁缺陷,使其表面的血管易损伤;植入性胎盘部位的子宫壁血管易损伤;表现为突发性血压下降、脉搏细数、休克,可致孕妇突然死亡。

9)羊水栓塞所致DIC:与羊水进入孕产妇血循环中的速度与量有关,若慢性、少量渗入多不被发现,症状轻且立即消失,若速度快、大量入血可使孕产妇突发寒战、胸闷、气急、呼吸困难、发绀、抽搐、脉快而弱、休克等,重症羊水栓塞一旦发生,可在数小时内出现DIC,最终造成全身广泛性出血、肝肾肺等多脏器衰竭而死亡。化验血常规、凝血功能、纤维蛋白原定量可作为筛选试验,必要时须做3P试验、凝血酶时间等。

10)胎盘和脐带异常:如多叶胎盘、副胎盘、膜状胎盘、轮廓胎盘及脐带帆状附着等可因面积较大而部分附着位置较低,或有血管前置而出现类似前置胎盘表现。脐带假结,卷曲的血管破裂时也可发生出血,植入性胎盘在妊娠晚期可因植入部位的子宫壁及血管异常而发生子宫或血管破裂而引起出血。以上异常均可通过B超发现并确诊。

11)妊娠合并出血性疾病:如先天性凝血功能异常性疾病、HELLP综合征、服用抗凝药物等,主要与凝血功能不足有关,多有全身性出血倾向。

(2)局部原因

1)外生殖器创伤出血:有创伤史,妇检时可发现。

2)生殖道炎症:包括阴道炎、宫颈炎等,若孕前未治愈或孕后复发,多可以孕期下生殖道组织易碎且血运丰富而发生出血性表现,妇检时应仔细辨别出血来源。

3)生殖道肿瘤:宫颈癌延续至妊娠后期,会因宫颈管形态变化或癌灶增大而出血,多伴有白带异常。黏膜下肌瘤均会因妊娠期激素作用而发生水肿、体积增大、变性或并发感染导致出血。

【教师注意事项】

1. 患者的主要症状为妊娠中晚期阴道出血,重点要注意阴道出血的鉴别内容。

2. 患者此前的检查显示胎盘位置异常,伴有阴道出血、血压不稳等症状,重点放在胎盘位置异常诊断。

【本幕小结】

1. 患者以妊娠中晚期阴道出血为症状就诊,之前B超检查示胎盘低置。

2. 前置胎盘分为完全性、部分性和边缘性三类。

3. 胎盘早剥是妊娠晚期严重并发症,往往起病急,进展快,如果处理不及时,可危及母儿生命。

第 二 幕

值班医生为雷女士做了体检,并立即做了B超检查与胎心监护,结果记录如下:

体格检查:T 36.7℃,BP 132/86mmHg,R 20次/分,P 93次/分。神清,精神可,发育正常,营养良好,全身皮肤、巩膜未见明显黄染,浅表淋巴结未触及肿大。胸廓对称无畸形,心肺听诊无异常,腹膨隆,无压痛及无反跳痛;肝脾肋下未及,双下肢轻度水肿。

专科检查:宫高32cm,腹围95cm,头先露,胎头高浮,髂棘间径23.5cm,髂嵴间径26cm,骶耻外径19cm,坐骨结节间径9cm。胎心142次/分,节律整齐,可触及微弱的不规则宫缩,宫口未开,宫颈管未消失。

B 超检查:孕 36 周,单活胎,头位,胎儿脐带绕颈 1 周,中央型前置胎盘。

【提示问题】

1. 雷女士各项专科检查结果符合正常妊娠参考值吗?
2. 胎儿脐带绕颈 1 周提示什么?
3. 雷女士是否进入分娩发动阶段?
4. 前置胎盘的处理原则是什么?
5. 早产的处理原则是什么?
6. 胎盘早剥的处理原则又是什么?
7. 综合这两节病案资料,你觉得雷女士下一步的诊疗方案应怎样制订?

【主要讨论内容】

1. 前置胎盘的处理原则。
2. 早产的处理原则。
3. 胎盘早剥的处理原则。
4. 雷女士下一步诊疗方案。

【教师参考重点】

1. 前置胎盘的处理原则　紧急处理原则应是止血、补血。根据阴道流血量、有无休克、妊娠周数、产次、胎位、胎儿是否存活、是否临产等做出决定。

(1) 期待疗法:期待疗法的目的是在保证孕妇安全的前提下保胎。期待不同于等待,期待是积极主动地做转化工作:即减少母亲出血、促进胎儿存活、适时进行分娩三个方面。

(2) 终止妊娠:终止妊娠指征:孕妇反复多量出血致贫血甚至休克者;无论胎儿成熟与否,为了母亲安全而终止妊娠;胎龄达 36 周以后;胎儿成熟度检查提示胎儿肺成熟者。

2. 早产的处理原则　若胎儿存活,无胎儿窘迫、胎膜未破,应设法抑制宫缩(β 肾上腺素受体激动剂、硫酸镁、前列腺素合成酶抑制剂等),尽可能使妊娠继续维持。若胎膜已破,早产已不可避免时,应尽力设法提高早产儿的存活率。

3. 胎盘早剥的处理原则　胎盘早剥处理原则是在保证孕产妇安全的前提下,要兼顾胎儿存活。

(1) 纠正休克:对处于休克状态的危重患者,积极开放静脉通路,补充血容量,输新鲜血,若发生 DIC,应测中心静脉压以指导补液量。

(2) 及时终止妊娠:胎盘早剥危及母儿生命,其预后与处理的及时性密切相关。胎儿娩出前胎盘剥离可能继续加重,难以控制出血,时间越长,病情越重,因此一旦确诊重型胎盘早剥,必须及时终止妊娠。

(3) 并发症处理:常见并发症有产后出血、凝血功能障碍、肾衰竭等,要及时处理,否则可能会危及孕妇及胎儿生命。

4. 雷女士下一步诊疗方案　根据目前资料,考虑为前置胎盘,但不排除胎盘早剥,学生可以此为基础,查阅相关资料及文献,然后自由讨论。

【教师注意事项】

1. 根据目前的资料已经可以明确诊断,需要引导学生考虑患者的病情以及需要的紧急处理。
2. 通过评价宫内情况,引导学生选择合适的处理方式,加深对胎盘早剥、宫内窘迫的认识。

【本幕小结】

患者已经明确诊断为中央型前置胎盘,母体、胎儿情况尚可,但存在胎盘早剥、脐带绕颈等危险因素。

第 三 幕

2014年7月30日1:00AM,值班医生在综合评估后,向雷女士解释了病情,建议先行保胎、延长孕周、促胎儿成熟治疗,遂用硫酸镁抑制宫缩,地塞米松促胎肺成熟;2点钟时,阴道再次出血,量多,予以盐酸利托君注射液治疗后,宫缩消失。为防止再次大出血,危及母儿生命,征得患者及家属同意后,于11:00AM在备血、连续硬膜外麻醉下行剖宫产手术终止妊娠,术中见瘢痕子宫,羊水清亮,中央型前置胎盘,枕左前位一男活婴,脐带绕颈1周,新生儿阿普加评分8-9-10分,无畸形,体重2570g,胎盘自然完整剥离。术后雷女士恢复良好,1周后复查B查示子宫内膜线可见,切口愈合期。

【提示问题】

1. 什么是新生儿阿普加评分?

2. 胎儿宫内窘迫的定义和处理原则是什么?

【主要讨论内容】

胎儿宫内窘迫的定义和处理。

【教师参考重点】

胎儿宫内窘迫的定义和处理

胎儿在宫内有缺氧征象危及胎儿健康和生命者,称胎儿窘迫。胎儿窘迫是一种综合症状,是当前剖宫产的主要适应证之一。胎儿窘迫主要发生在临产过程,也可发生在妊娠后期。发生在临产过程者,可以是发生在妊娠后期的延续和加重。

处理:

1. 急性胎儿窘迫

(1) 积极寻找原因并排除,如心衰、呼吸困难、贫血、脐带脱垂等。

(2) 及早纠正酸中毒:产妇有呕吐、肠胀气、进食少时,可引起脱水、酸中毒、电解质紊乱,故应静脉补液加5%碳酸氢钠250ml。

(3) 尽快终止妊娠:若宫内窘迫达严重阶段必须尽快结束分娩,其指征是:①胎心率低于120bpm或高于180bpm,伴羊水Ⅱ~Ⅲ度污染;②羊水Ⅲ度污染,B型超声显示羊水过少;③持续胎心缓慢,达100bpm以下;④胎心监护反复出现晚期减速或出现重度可变减速,胎心60bpm以下持续60秒以上;⑤胎心图基线变异消失伴晚期减速;⑥胎儿头皮血pH<7.20者。

(4) 宫颈尚未完全扩张,胎儿窘迫情况不严重,可吸氧(10L/min,面罩供氧),每次30分钟,停5~10分钟。进入到第二产程时可持续吸氧。通过提高母体血氧含量以改善胎儿血氧供应,同时嘱产妇左侧卧位,观察10分钟,若胎心率变为正常,可继续观察。若因使用缩宫素宫缩过强造成胎心率异常减缓者,应立即停止滴注或用抑制宫缩的药物,继续观察是否能转为正常。若无改善,应行剖宫产术。术前要做好新生儿窒息的抢救准备。

(5) 宫口开全,胎先露部已达坐骨棘平面以下3cm者,吸氧同时应尽快助产,经阴道娩出胎儿。

2. 慢性胎儿窘迫 应针对病因,视孕周、胎儿成熟度和窘迫的严重程度决定处理。

(1) 能定期作产前检查者,估计胎儿情况尚可,应嘱孕妇取左侧卧位休息,定时吸氧,积极治疗孕妇合并症,争取胎盘供血改善,延长妊娠周数。

(2) 若情况难以改善,已接近足月妊娠,估计胎儿娩出后生存机会极大者,应考虑剖宫产。

(3) 距离足月妊娠越远,胎儿娩出后生存可能性越小,应将情况向家属说明,尽量保守治疗以期延长孕周数。胎儿胎盘功能不佳者,胎儿发育必然受到影响,所以预后较差。

【教师注意事项】

本部分主要为患者选择最合适的治疗方案,通过引导学生评价患者的治疗方案,引出前置胎盘的紧急处理及治疗方案的选择。

【本幕小结】

通过全面评估和沟通,选择先行保胎、延长孕周、促胎儿成熟治疗,但是病情进展,最终选择终止妊娠并选择剖宫产。

第四节 我要当妈妈了

【学习目标】

熟悉胎盘结构与功能、胎膜羊水的功能、妊娠期母体生殖系统的变化;掌握中晚期妊娠的诊断、决定分娩的因素、枕左前位的分娩机制、临产的表现与诊断、胎儿宫内情况评估、分娩期并发症、产褥期及产褥期并发症。

1. 基础医学

(1) 胎盘的形成、结构与功能。

(2) 胎膜、羊水的形成与功能。

(3) 妊娠期母体生殖系统的变化。

2. 临床医学

(1) 中、晚期妊娠的诊断。

(2) 产前检查的时间、内容与方法。

(3) 胎产式、胎先露及胎方位。

(4) 决定分娩的因素。

(5) 临产的表现与诊断。

(6) 胎儿宫内情况评估。

(7) 枕左前位的分娩机制。

(8) 分娩期并发症。

(9) 产褥期及产褥期并发症。

3. 人文医学

(1) 胎膜早破的流行病学特点。

(2) 对我国高剖宫产率的思考。

【关键词】

产前检查;临产;胎心监护;剖宫产;产褥期

【时间分配】

1. 学生讨论时间 50 分钟。

2. 学生总结时间 20 分钟。

3. 教师总结与讲评 10 分钟。

【教学建议】

依学生多少(如6~8人)分配任务,提出问题,以问题导向方式列出学习重点,查找资料。**以胎产式、胎先露及胎方位,决定分娩的因素,临产的表现与诊断,胎儿宫内情况评估,枕左前位的分娩机制,分娩期并发症**等为主要学习目标。重点内容讨论时间约占80%,其余内容讨论时间约占20%。讨论结束后一周内每人须交一篇小组讨论记录和自我评估,由小组长收齐送交指导老师。主要内容应包括:讨论内容概要,参加讨论的感想、贡献,自己在组织材料和讨论中的优缺点,参与讨论时的困难(知识面、技术面、情绪面等),今后可能采取的对策;也可以评价讨论小组的整体水平、其他队员的参与度,如参与讨论的积极性、聆听态度、沟通协调、课前准备、表达能力等,作为成绩的参考及将来改进教案的参考。

第　一　幕

26岁的陈女士已经怀孕38周了,这是她第一次怀孕。根据推算,她的预产期快到了,最近几天肚子开始痛起来,一阵一阵的,没有明显规律。今天阴道流水一天,清亮、量不多。陈女士很担心宝宝的情况,遂来到产科住院部就诊。值班医生详细询问了陈女士的情况,她自述末次月经是2010年6月9日,停经1个月后自己用早孕试纸测出自己怀孕了,6周后到医院门诊做了B超和血β-HCG确定自己怀孕了。怀孕7周末出现明显的恶心、呕吐、嗜酸,但阴道有少量出血,到医院做了保胎治疗(具体不详),3天后就好了。此后一切都很正常,没有什么不舒服。5个月的时候开始觉得孩子在动了,之后一直规律产检,没有什么异常。否认乙肝、结核、糖尿病、高血压等疾病史,无手术外伤史。

【提示问题】

1. 如何计算预产期?

2. 正常妊娠有哪些早孕反应? 胎动出现于什么时候?

3. 产前检查的时间、内容及方法?

4. 胎盘有什么功能?

5. 中、晚期妊娠诊断包括哪些内容?

6. 你认为陈女士符合先兆临产的表现吗?

【主要讨论内容】

1. 胎盘及其功能。

2. 妊娠期母体子宫的变化。

3. 中、晚期妊娠的诊断。

4. 产前检查的时间及内容。

5. 临产的诊断。

【教师参考重点】

1. 胎盘及其功能　胎盘由底蜕膜、叶状绒毛膜及羊膜组成,是母体与胎儿间进行物质交换的器官。

(1)胎盘的形成与结构:晚期囊胚着床后,滋养层细胞迅速分裂增生。内层为细胞滋养细胞,是分裂生长的细胞;外层为合体滋养细胞,是执行功能的细胞,由细胞滋养细胞分化而来。滋养层表面呈毛状突起,此时的突起称为一级绒毛,又称初级绒毛;胚胎发育至第2周末或第3周初时,胚外中胚层逐渐深入绒毛干内,形成绒毛间质,称二级绒毛;约在受精后的第3周末时,绒毛内的中胚层分化出毛细血管,形成三级绒毛。至此,胎盘循环建立。

(2) 胎盘功能:胎盘是维持胎儿在宫内营养、发育的重要器官,其主要功能包括代谢、防御、内分泌及免疫等。

1) 代谢功能:包括气体交换、营养物质供应和排出废物。

2) 防御功能:胎儿血与母体血之间由胎盘屏障相隔,对胎儿有保护作用,但这种功能并不完善。

3) 内分泌功能:胎盘能合成多种激素、酶及细胞因子,对维持正常妊娠有重要作用。合成的激素有蛋白激素和甾体激素两大类。蛋白激素有人绒毛膜促性腺激素、人胎盘生乳素、妊娠特异性蛋白、人绒毛膜促甲状腺激素等。甾体激素有雌激素、孕激素等。合成的酶有缩宫素酶、耐热性碱性磷酸酶等。

4) 免疫功能:胎儿及胎盘对于母体来说属于同种异体移植物,能在母体子宫内存活而不被排斥,涉及多种免疫调节机制。

2. 妊娠期母体子宫的变化

(1) 宫体:子宫由非孕时 $(7\sim8)cm\times(4\sim5)cm\times(2\sim3)cm$ 增大至妊娠足月时 $35cm\times25cm\times22cm$。妊娠早期子宫呈球形或椭圆形且不对称,受精卵着床部位的子宫壁明显突出。妊娠12周以后,增大的子宫渐呈均匀对称并超出盆腔,可在耻骨联合上方触及。妊娠晚期的子宫呈不同程度右旋,与乙状结肠在盆腔左后方占据有关。宫腔容量非孕时约5ml,至妊娠足月约5000ml,增加1000倍。子宫重量非孕时约50g,至妊娠足月约1000g,增加20倍,主要是子宫肌细胞肥大,由非孕长 $20\mu m$、宽 $2\mu m$,至妊娠足月长 $500\mu m$、宽 $10\mu m$,胞浆内充满具有收缩活性的肌动蛋白和肌浆球蛋白,为临产后子宫阵缩提供物质基础。子宫肌壁厚度由非孕时约1cm,于孕中期逐渐增厚达 $2.0\sim2.5cm$。至孕末期又渐薄,妊娠足月时厚度约为 $0.5\sim1.0cm$。子宫增大最初受内分泌激素的影响,以后的子宫增大则因宫腔内压力的增加。

子宫各部的增长速度不一。宫底部于妊娠后期增长最快,宫体部含肌纤维最多,子宫下段次之,宫颈最少,以适应临产后子宫阵缩由宫底部向下递减,促使胎儿娩出。

(2) 子宫峡部:子宫峡部是位于宫体与宫颈之间最狭窄部位。非孕时长约1cm,妊娠后变软,妊娠10周时子宫峡部明显变软。妊娠12周以后,子宫峡部逐渐伸展拉长变薄,扩展成为宫腔的一部分,临产后可伸展至 $7\sim10cm$,成为产道的一部分,此时称子宫下段。

(3) 宫颈于妊娠早期,黏膜充血及组织水肿,致使外观肥大、紫蓝色及变软。宫颈管内腺体肥大,宫颈黏液增多,形成黏稠的黏液栓,有保护宫腔免受外来感染侵袭的作用。接近临产时,宫颈管变短并出现轻度扩张。由于宫颈鳞柱状上皮交接部外移,宫颈表面出现糜烂面,称假性糜烂。

3. 中、晚期妊娠的诊断 妊娠中、晚期(第13周及其后),子宫随妊娠月份明显增大,能扪到胎体,感到胎动,听到胎心音,容易确诊。此期诊断主要需判断各项指标与相应妊娠月份是否一致,排除各种病理妊娠,确定胎产式、胎先露及胎方位。

(1) 病史与体征:有早期妊娠的经过,并逐渐感到腹部增大和自觉胎动。

1) 子宫增大:子宫随妊娠进展逐渐增大。检查腹部时,根据手测宫底高度及尺测耻上子宫长度,可以判断妊娠周数。宫底高度因孕妇的脐耻间距离、胎儿发育情况、羊水量、单胎或多胎等而有差异,故仅供参考,具体见表6-4。

2) 胎动:胎儿在子宫内冲击子宫壁的活动称胎动(FM),是妊娠诊断的依据,也是胎儿宫内安危的重要指标。妊娠12周后可用听诊器经孕妇腹壁听及胎动,孕妇于妊娠18~20周开始自觉胎动,胎动每小时约3~5次。妊娠周数越多,胎动越活跃,但至妊娠末期胎动渐减少。

表 6-4 不同妊娠周数的宫底高度及子宫长度

妊娠周数	手测宫底高度	尺测耻上子宫长度（cm）
12 周末	耻骨联合上 2~3 横指	
16 周末	脐耻间	
20 周末	脐下 1 横指	18（15.3~21.4）
24 周末	脐上 1 横指	24（22.0~25.1）
28 周末	脐上 3 横指	26（22.4~29.0）
32 周末	脐与剑突之间	29（25.3~32.0）
36 周末	剑突下 2 横指	32（29.8~34.5）
40 周末	脐与剑突之间或略高	33（30.0~35.3）

3) 胎儿心音：于妊娠 18~20 周用听诊器经孕妇腹壁能听到胎儿心音。胎儿心音呈双音，第一音和第二音很接近，似钟表"滴答"声，速度较快，每分钟 120~160 次。于妊娠 24 周以前，胎儿心音多在脐下正中或稍偏左、右听到。于妊娠 24 周以后，胎儿心音多在胎背所在侧听得最清楚。听到胎儿心音即可确诊妊娠且为活胎。

4) 胎体：妊娠周数越多，胎体触得越清楚。于妊娠 20 周以后，经腹壁可触到子宫内的胎体。于妊娠 24 周以后，触诊时已能区分胎头、胎背、胎臀和胎儿肢体。胎头圆而硬，有浮球感（也称浮沉胎动感，用手指经腹壁或经阴道轻触胎体某一部分，特别是胎头，得到胎儿漂动又回弹的感觉）；胎背宽而平坦；胎臀宽而软，形状略不规则；胎儿肢体小且有不规则活动。

（2）辅助检查

1) 超声检查：B 型超声显像法不仅能显示胎儿数目、胎产式、胎先露、胎方位、有无胎心搏动以及胎盘位置，且能测量胎头双顶径等多条径线，并可观察有无胎儿体表畸形。超声多普勒法能探出胎心音、胎动音、脐带血流音及胎盘血流音。

2) 胎儿心电图：目前国内常用间接法检测胎儿心电图（FECG），通常于妊娠 12 周以后即能显示较规律的图形，于妊娠 20 周后的成功率更高，本法优点为非侵入性，可以反复使用。

4. 产前检查的时间与内容 略（详见本章第一节第一幕）。

5. 临产的诊断

（1）先兆临产：分娩发动前，出现预示孕妇不久将临产的症状称先兆临产。

1) 假临产：孕妇在分娩发动前，常出现假临产。其特点是宫缩持续时间短且不恒定，间歇时间长且不规律，宫缩强度不增加，常在夜间出现、清晨消失，宫缩引起下腹部轻微胀痛，宫颈管不短缩，宫口扩张不明显，给予镇静剂能抑制假临产。

2) 胎儿下降感：多数初孕妇感到上腹部较前舒适，进食量增多，呼吸较轻快，系胎先露部下降进入骨盆入口使宫底下降的缘故，因压迫膀胱常有尿频症状。

3) 见红：在分娩发动前 24~48 小时内，因宫颈内口附近的胎膜与该处的子宫壁分离，毛细血管破裂经阴道排出少量血液，与宫颈管内的黏液相混排出，称见红，是分娩即将开始的比较可靠征象。若阴道流血量较多，超过平时月经量，不应认为是先兆临产，应想到妊娠晚期出血如前置胎盘等。

（2）临产：临产开始的标志为有规律且逐渐增强的子宫收缩，持续 30 秒或以上，间歇 5~6 分钟，同时伴随进行性宫颈管消失、宫口扩张和胎先露部下降。

为了确定是否临产,需要严密观察宫缩的频率、持续时间及强度。同时要在无菌条件下行阴道检查,了解宫颈的软硬、长度、位置、扩张情况及先露部的位置。国际上采用 Bishop 评分法判断宫颈成熟度,估计试产的成功率,满分为 13 分,>9 分均成功,7~9 分的成功率为 80%,4~6 分成功率为 50%,<3 分均失败,见表 6-5。

表 6-5　Bishop 宫颈成熟度评分法

指标	分数			
	0	1	2	3
宫口开大(cm)	0	1~2	3~4	≥5
宫颈管消退(%,未消退为 2~3cm)	0~30	40~50	60~70	≥80
先露位置(坐骨棘水平 =0)	−3	−2	−1~0	+1~+2
宫颈硬度	硬	中	软	
宫口位置	朝后	居中	朝后	

【教师注意事项】

1. 患者的主要临床表现是怀孕 38 周,腹痛、阴道流水 1 天,曾有过阴道流血史,行保胎治疗,引导学生考虑妊娠晚期的疾病。

2. 对于晚期妊娠患者,如何进行妊娠检查及如何判断先兆临产。

3. 教师要注意引导学生的整体思路。

【本幕小结】

1. 患者以怀孕 38 周,自感腹痛、阴道流水 1 天为主要临床表现就诊。

2. 出现预示不久将临产的症状称为先兆临产。

第 二 幕

值班医生看了陈女士定期产前检查的结果,并仔细为陈女士做了体格检查,记录如下:体温 37.2℃,血压 90/60mmHg,呼吸 20 次/分,脉搏 80 次/分,身高 162cm,体重 68kg,发育正常,营养良好,全身皮肤、巩膜未见明显黄染,浅表淋巴结未触及肿大。心肺听诊无异常,腹膨隆,无压痛及无反跳痛;肝、脾肋下未及,双下肢轻度水肿。宫高 31cm,腹围 97cm,头先露,半固定,髂棘间径 26cm,髂嵴间径 29cm,骶耻外径 19cm,坐骨结节间径 9cm。阴道窥器检查:宫口未开,宫颈管消失约 70%,胎膜已破,羊水清亮,pH 试纸(+)。触及骶骨上翘,不活动。孕 38 周(2011 年 3 月 12 日)产检结果:B 超示:胎头双顶径 9.2cm;股骨长 7.8cm;羊水指数 7.5cm;胎盘位于后壁,胎心率 130bpm。血常规及尿常规正常。

根据陈女士的陈述及体格检查结果,值班医生为陈女士申请了必要的辅助检查,结果如下:胎心监护:胎心率基线 130bpm,变异幅度 15~20bpm,胎动后胎心加速 10~20bpm,无减速。B 超检查:孕 38 周,单活胎。胎头双顶径 9.5cm,股骨长 7.5cm,羊水指数 5.5cm,胎盘位于后壁。

【提示问题】

1. 如何做产科检查?

2. 什么是胎产式、胎先露及胎方位?

3. 陈女士的各项检查结果符合相应妊娠月份参考值吗?

4. 如何评估胎儿宫内情况?

5. 决定分娩的因素有哪些？

6. 什么是胎膜早破？

7. 下一步应如何治疗？为什么？

【主要讨论内容】

1. 胎产式、胎先露及胎方位。

2. 胎儿宫内情况评估。

3. 胎儿电子监护。

4. 决定分娩的因素。

5. 胎膜早破的定义、表现、处理及预防。

【教师参考重点】

1. 胎产式、胎先露及胎方位 胎儿在子宫内取一定的位置和姿势,简称胎姿势。由于胎姿势的不同而形成了不同的胎产式、胎先露和胎方位。

(1) 胎产式:胎体纵轴与母体纵轴的关系简称胎产式。两纵轴平行者称纵产式,占妊娠足月分娩总数的 99.75%;两纵轴垂直者称横产式,仅占妊娠足月分娩总数的 0.25%;两纵轴交叉呈角度者称斜产式,属暂时的,在分娩过程中多数转为纵产式,偶尔转成横产式。

(2) 胎先露:最先进入骨盆入口的胎儿部分为胎先露。纵产式有头先露和臀先露,横产式为肩先露。其中头先露根据胎头屈伸程度不同又分为枕先露、前囟先露、额先露及面先露。臀先露因入盆的先露部分不同又分为混全臀先露、单臀先露、单足先露和双足先露。偶尔头先露或臀先露与胎手或胎足同时入盆,称复合先露。

(3) 胎方位:胎儿先露部的指示点与母体的关系称胎方位,简称胎位。枕先露以枕骨、面先露以颏骨、臀先露以骶骨、肩先露以肩胛骨为指示点。根据指示点与母体骨盆前、后、左、右、横的关系而有不同的胎方位。

1) 枕先露有六种胎位:左枕前(LOA)、左枕横(LOT)、左枕后(LOP)、右枕前(ROA)、右枕横(ROT)、右枕后(ROP)。

2) 臀先露有六种胎位:左骶前(LSA)、左骶横(LST)、左骶后(LSP)、右骶前(RSA)、右骶横(RST)、右骶后(RSP)。

3) 面先露有六种胎位:左颏前(LMA)、左颏横(LMT)、左颏后(LMP)、右颏前(RMA)、右颏横(RMT)、右颏后(RMP)。

4) 肩先露有四种胎位:左肩前(LScA)、左肩后(LScP)、右肩前(RScA)、右肩后(RScP)。

2. 胎儿宫内情况评估 胎儿宫内情况评估包括确定是否为高危儿、胎儿宫内情况的监护、胎盘功能检查、胎儿成熟度检查、胎儿先天畸形的宫内诊断和胎儿遗传性疾病的宫内诊断。

(1) 确定是否为高危儿:高危儿包括:①孕龄 <37 周或 ≥42 周;②出生体重 <2500g;③小于孕龄儿或大于孕龄儿;④生后 1 分钟内 Apgar 评分 0~3 分;⑤产时感染;⑥高危妊娠产妇的新生儿;⑦手术产儿;⑧新生儿的兄、姐有严重的新生儿病史或新生儿期死亡等。

(2) 胎儿宫内情况的监护

1) 妊娠早期:行妇科检查确定子宫大小及是否与妊娠周期相符;B 型超声检查最早在妊娠第 5 周即可见到妊娠囊;超声多普勒法最早在妊娠第 7 周能探测到胎心音。

2) 妊娠中期:借助手测宫底高度或尺测耻上子宫长度以及腹围,协助判断胎儿大小及是否与妊娠周数相符;B 型超声检查从妊娠 22 周起,胎头双顶径值每周约增加 0.22cm;于妊娠 20、24、28 周行产前检查时,进行胎心率的监测。

3）妊娠晚期

①手测宫底高度或尺测耻上子宫长度,测量腹围值,胎动计数,胎心监测。

②羊膜镜检查:利用羊膜镜透过完整胎膜,观察妊娠末期或分娩期羊水颜色,判断胎儿安危,达到监测胎儿的目的。正常者可见羊水呈透明淡青色或乳白色及胎发、漂浮胎脂片。若混有胎粪者呈黄色、黄绿色甚至深绿色。

③胎儿心电图监测:胎儿在子宫内是否状态良好,胎心是一项重要指标。胎儿心电图是较好的监护方法,临床上多采用经腹壁的外监护法,对母儿均无损伤,可在不同孕周多次监测。

④胎儿电子监测:胎儿监护仪已在临床上广泛应用,其优点是不受宫缩影响。能连续观察并记录胎心率(FHR)的动态变化。并有子宫收缩描记、胎动记录,故能反映三者间的关系。

⑤胎儿生物物理监测:是综合胎心电子监护及 B 型超声所示某些生理活动,以判断胎儿有无急、慢性缺氧的一种产前监护方法,可供临床参考。

(3)胎盘功能检查:胎盘功能检查包括胎盘功能和胎儿胎盘单位功能的检查,能间接判断胎儿状态。是对胎儿进行孕期的宫内监护,使能够早期发现隐性胎儿窘迫,有助于及时采取相应措施,使胎儿能在良好情况下生长发育,直至具有在宫外生活能力时娩出。

1）胎动:与胎盘血管状态关系密切,胎动计数了解胎儿宫内状况。是判断胎儿宫内安危的主要临床指标。12 小时 >10 次为正常。

2）测定孕妇尿中雌三醇值:妊娠期间雌三醇主要由孕妇体内的胆固醇经胎儿肾上腺、肝以及胎盘共同合成。>15mg/24h 尿为正常值,10~15mg/24h 尿为警戒值,<10mg/24h 尿为危险值。于妊娠晚期多次测得雌三醇值 <10mg/24h,表示胎盘功能低下。

3）测定孕妇血清游离雌三醇值:采用放射免疫法,妊娠足月该值的下限(临界值)为 40nmol/L。若低于此值,表示胎儿胎盘单位功能低下。

4）测定孕妇血清胎盘生乳素(HPL):采用放射免疫法,妊娠足月 HPL 值为 4~11mg/ L,若该值于妊娠足月 <4mg/L 或突然降低 50%,提示胎盘功能低下。

5）测定孕妇血清妊娠特异性蛋白(PSβ$_1$G):若于妊娠足月 <170mg/L,提示胎盘功能低下。

6）缩宫素激惹试验(OCT):无应激试验(NST)无反应者需做 OCT。OCT 阳性(指晚期减速在 10 分钟内连续出现 3 次以上,胎心率基线变异在 5 次以下),提示胎盘功能减退。

7）阴道脱落细胞检查:舟状细胞成堆,无表层细胞,嗜伊红细胞指数(EI)<10%、致密核少者,提示胎盘功能良好;舟状细胞极少或消失,有外底层细胞出现,嗜伊红细胞指数 >10%、致密核多者,提示胎盘功能减退。

8）B 型超声联合胎儿电子监护行胎儿生物物理监测,对评价胎盘功能也有实用价值。

(4)胎儿成熟度检查

1）正确推算妊娠周数:必须问清末次月经第 1 日的确切日期,并问明月经周期是否正常。有无延长或缩短。

2）尺测耻上子宫长度及腹围,以估算胎儿大小:简单易记的胎儿体重估算方法为子宫长度(cm)× 腹围(cm)+200。

3）B 型超声测胎头双顶径值:胎头双顶径值 >8.5cm,提示胎儿已成熟;观察胎盘成熟度,根据绒毛膜板、基底板、胎盘光点加以判定。若见三级胎盘(绒毛膜板与基底板相连,形成明显胎盘小叶),提示胎儿已成熟。

4）检测羊水中卵磷脂 / 鞘磷脂比值(L/S):若该值 >2,提示胎儿肺成熟。若能测出磷酸酰甘油,提示胎儿肺成熟,此值更可靠。

5）检测羊水中肌酐值：若该值≥176.8μmol/L（2mg%），提示胎儿肾已成熟。

6）检测羊水中胆红素类物质值：若用 ΔOD$_{450}$ 测该值 <0.02，提示胎儿肝已成熟。

7）检测羊水中淀粉酶值：若以碘显色法测该值≥450U/L，提示胎儿唾液腺已成熟。

8）检测羊水中含脂肪细胞出现率：若该值达 20%，提示胎儿皮肤已成熟。

3. 胎儿电子监护

（1）胎心率的监测：用胎儿监护仪记录的胎心率有两种基本变化：胎心率基线（BFHR）及一过性胎心率变化。

1）胎心率基线（BFHR）：指在无胎动、无宫缩或宫缩间歇期记录 10 分钟的 FHR。可从每分钟心搏次数及 FHR 变异两方面对胎心率基线加以估计。正常 FHR 在 120~160bpm，FHR>160bpm 或 FHR<120bpm，历时 10 分钟称为心动过速或心动过缓。FHR 变异是指 FHR 有小的周期性波动。胎心率基线有变异即基线摆动，包括胎心率的变异振幅和变异频率，前者指正常胎心率有一定的波动，波动范围正常为 10~25 bpm；后者指计算 1 分钟内波动的次数，正常为≥6 次。基线波动活跃则频率增高，基线平直则频率降低或消失，基线摆动表示胎儿有一定的储备能力，是胎儿健康的表现。FHR 基线变平即变异消失或静止型提示胎儿储备能力的丧失。

2）一过性胎心率变化：指与子宫收缩有关的 FHR 变化。

① 加速：是指子宫收缩后胎心率基线暂时增加 15bpm 以上，持续时间 >15 秒，这是胎儿良好的表现。加速原因可能是胎儿躯干局部或脐静脉暂时受压。散发的、短暂的胎心率加速是无害的。但若脐静脉持续受压，则进一步发展为减速。

② 减速：是指随宫缩出现的短暂性胎心率减慢，可分为以下 3 种：

Ⅰ 早期减速（ED）：特点是它的发生与子宫收缩同时开始，子宫收缩后迅即恢复正常，下降幅度 <50bpm，时间短，恢复快。早期减速一般认为宫缩时胎头受压，脑血流量一时性减少（一般无伤害性）的表现，多出现在第一产程的后期。

Ⅱ 变异减速（VD）：FHR 变异形态不规则，减速与宫缩无恒定关系，持续时间长短不一，下降幅度 >70bpm，恢复迅速，一般认为是宫缩时脐带受压所致。

Ⅲ 晚期减速（LD）：特点是子宫收缩开始后一段时间（多在高峰后）出现胎心率减慢，但下降缓慢，下降幅度 <50bpm，持续时间长，恢复亦缓慢。晚期减速一般认为是胎盘功能不良、胎儿缺氧的表现，它的出现提示应对胎儿的安危予以高度注意。

（2）预测胎儿宫内储备能力

1）无应激试验（NST）：本试验是以胎动时伴有一过性胎心率加快为基础，又称胎心率加速试验（FAT）。通过本试验观察胎动时胎心率的变化，以了解胎儿的储备能力。此项试验方法简单、安全，可在门诊进行（若无胎儿监护仪，亦可用胎心率听诊法与胎动次数同时进行记录分析），并可作为缩宫素激惹试验前的筛选试验。

2）缩宫素激惹试验（OCT）：又称宫缩应激试验（CST），其原理为用缩宫素诱导宫缩并用胎儿监护仪记录胎心率的变化。若多次宫缩后连续重复出现晚期减速，胎心率基线变异减少，胎动后无心率增快，为 CST 阳性。若胎心率基线有变异或胎动后 FHR 加快，无晚期减速，为 OCT 阴性。本试验通常在妊娠 28~30 周开始进行。若为阴性，提示胎盘功能良好，1 周内无胎儿死亡的危险，可在 1 周后重复本试验。若为阳性，提示胎盘功能减退，因假阳性多，意义不如阴性大。

4. 决定分娩的因素 决定分娩的因素是产力、产道及胎儿，孕产妇精神心理因素对分娩影响也很大，若各种因素正常并能相互适应，胎儿能顺利经阴道自然娩出，为正常分娩。

(1) 产力:将胎儿及其附属物从子宫内逼出的力量称产力。产力包括子宫收缩力(简称宫缩)、腹肌及膈肌收缩力(统称腹压)和肛提肌收缩力。

1) 子宫收缩力:是临产后的主要产力,贯穿于整个分娩过程。临产后的宫缩能迫使宫颈管变短直至消失、宫口扩张、胎先露部下降和胎盘、胎膜娩出。临产后的正常宫缩特点有:

① 节律性宫缩:亦称之为阵痛。宫缩总是由弱渐强(进行期),维持一定时间(极期),随后由强渐弱(退行期),直至消失进入间歇期;临产开始时,宫缩持续约 30 秒,间歇期约 5~6 分钟。宫缩随产程进展持续时间逐渐延长,间歇期逐渐缩短。宫缩时,子宫肌壁血管及胎盘受压,致使子宫血流量减少,但于宫缩间歇期,子宫血流量又恢复到原来水平,胎盘绒毛间隙的血流量重新充盈,宫缩节律性对胎儿有利。

② 对称性宫缩:起自两侧宫角部(受起搏点控制),以微波形式均匀协调地向宫底中线集中,左右对称,再以 2cm/s 速度向子宫下段扩散,约在 15 秒内扩展至整个子宫,此为宫缩对称性。

③ 极性:宫缩以宫底部最强、最持久,向下逐渐减弱,宫底部收缩力的强度几乎是子宫下段的 2 倍,此为宫缩极性。

④ 缩复作用:宫体部平滑肌与其他部位的平滑肌和横纹肌不同,为收缩段。每当宫缩时,宫体部肌纤维缩短变宽,收缩后肌纤维虽又松弛,但不能完全恢复到原来长度,经过反复收缩,肌纤维越来越短,这种现象称缩复作用。缩复作用随产程进展使宫腔内容积逐渐缩小,迫使胎先露部不断下降及宫颈管逐渐短缩直至消失。

2) 腹肌及膈肌收缩力:腹壁肌及膈肌收缩力(腹压)是第二产程时娩出胎儿的重要辅助力量。当宫口开全后,胎先露部已降至阴道。每当宫缩时,前羊水囊或胎先露部压迫骨盆底组织及直肠,反射性地引起排便动作,产妇主动屏气,喉头紧闭向下用力,腹壁肌及膈肌强有力的收缩使腹内压增高,促使胎儿娩出。

3) 肛提肌收缩力:肛提肌收缩力有协助胎先露部在骨盆腔进行内旋转的作用。当胎头枕部露于耻骨弓下时,能协助胎头仰伸及娩出。胎儿娩出后,胎盘降至阴道时,肛提肌收缩力有助于胎盘娩出。

(2) 产道:产道是胎儿娩出的通道,分为骨产道与软产道两部分。

1) 骨产道:指真骨盆,是产道的重要部分。骨产道的大小、形状与分娩关系密切。为便于了解分娩时胎先露部通过骨产道的过程,将骨盆腔分为 3 个平面:

① 骨盆入口平面:指真假骨盆的交界面,呈横椭圆形。其前方为耻骨联合上缘,两侧为髂耻缘,后方为骶岬前缘。入口平面共有 4 条径线:

入口前后径:也称真结合径。耻骨联合上缘中点至骶岬前缘正中间的距离,平均值约为 11cm,其长短与分娩机制关系密切。

入口横径:左右髂耻缘间的最大距离,平均值约为 13cm。

入口斜径:左右各一。左骶髂关节至右髂耻隆突间的距离为左斜径;右骶髂关节至左髂耻隆突间的距离为右斜径,平均值约为 12.75cm。

② 中骨盆平面:为骨盆最小平面,最狭窄,呈前后径长的椭圆形。其前方为耻骨联合下缘,两侧为坐骨棘,后方为骶骨下端。有两条径线:

中骨盆前后径:耻骨联合下缘中点通过两侧坐骨棘连线中点至骶骨下端间的距离,平均值约为 11.5cm。

中骨盆横径:也称坐骨棘间径。两坐骨棘间的距离,平均值约为 10cm,是胎先露部通过中骨盆的重要径线,其长短与分娩机制关系密切。

③ 骨盆出口平面：即骨盆腔的下口，由两个在不同平面的三角形所组成。前三角平面顶端为耻骨联合下缘，两侧为耻骨降支；后三角平面顶端为骶尾关节，两侧为骶结节韧带。骨盆出口平面有 4 条径线：

出口前后径：耻骨联合下缘至骶尾关节间的距离，平均值约为 11.5cm。

出口横径：两坐骨结节间的距离，也称坐骨结节间径，平均长 9cm，胎先露部通过中骨盆出口的重要径线，其长短与分娩机制关系密切。

出口前矢状径：耻骨联合下缘中点至坐骨结节间径中点间的距离，平均长约 6cm。

出口后矢状径：骶尾关节至坐骨结节间径中点间的距离，平均长约 8.5cm。当出口横径稍短，而出口横径与后矢状径之和 >15cm 时，一般正常大小胎儿可以通过后三角区经阴道娩出。

④ 骨盆轴：为假想的连接骨盆各平面中点的曲线。此轴上段向下向后，中段向下，下段向下向前。分娩时，胎儿沿此轴娩出，助产时也应按骨盆轴方向协助胎儿娩出。

⑤ 骨盆倾斜度：指妇女直立时，骨盆入口平面与地平面所形成的角度，一般为 60 度。若倾斜度过大，常影响胎头衔接。

2) 软产道：软产道是由子宫下段、宫颈、阴道及骨盆底软组织构成的弯曲管道。

① 子宫下端的形成：子宫下段由非孕时长约 1cm 的子宫峡部形成。子宫峡部于妊娠 12 周后逐渐扩展成为宫腔的一部分，至妊娠末期逐渐被拉长形成子宫下段。临产后的规律宫缩进一步拉长子宫下段达 7~10cm，肌壁变薄并成为软产道的一部分。由于子宫肌纤维的缩复作用，子宫上段肌壁越来越厚，子宫下段肌壁被牵拉越来越薄。由于子宫上下段的肌壁厚薄不同，在两者间的子宫内面有一环状隆起，称生理缩复环。正常情况下，此环不易自腹部见到。

② 宫颈的变化：a. 宫颈管消失：临产前的宫颈管长约 2~3cm，初产妇较经产妇稍长。临产后的规律宫缩牵拉宫颈内口的子宫肌纤维及周围韧带，加之胎先露部支撑前羊水囊呈楔状，致使宫颈内口向上向外扩张，宫颈管形成漏斗形，此时宫口变化不太，随后宫颈管逐渐变短直至消失；b. 宫口扩张：临产前，初产妇的宫颈外口仅容一指尖，经产妇能容纳一指。临产后，宫口扩张主要是子宫收缩及缩复向上牵拉的结果。胎先露部衔接使前羊水于宫缩时不能回流，加之子宫下段的蜕膜发育不良，胎膜容易与该处蜕膜分离而向宫颈管突出，形成前羊水囊，协助扩张宫口。胎膜多在宫口近开全时自然破裂。破膜后，胎先露部直接压迫宫颈，扩张宫口的作用更明显。产程不断进展，当宫口开全（10cm）时，妊娠足月胎头方能通过。

③ 骨盆底组织、阴道及会阴的变化：前羊水囊及胎先露部先将阴道上部撑开，破膜后胎先露部下降直接压迫骨盆底，使软产道下段形成一个向前弯的长筒。前壁短后壁长，阴道外口开向前上方，阴道黏膜皱襞展平使腔道加宽。肛提肌向下及向两侧扩展，肌束分开，肌纤维拉长，使 5cm 厚的会阴体变成 2~4mm，以利胎儿通过。阴道及骨盆底的结缔组织和肌纤维于妊娠期增生肥大，血管变粗，血运丰富。于临产后，会阴体虽能承受一定压力，但分娩时若保护会阴不当，也易造成裂伤。

(3) 胎儿：胎儿能否顺利通过产道，除产力和产道因素外，还取决于胎儿大小、胎位及有无畸形。

1) 胎儿大小：在分娩过程中，胎儿大小是决定分娩难易的重要因素之一。胎儿过大致胎头径线大时，尽管骨盆正常大，因颅骨较硬，胎头不易变形，也可引起相对性头盆不称造成难产，这是因为胎头是胎体的最大部分，也是胎儿通过产道最困难的部分。胎头颅缝与囟门在分娩过程中可轻度重叠、缩小使头颅变形，有利于胎头娩出。胎头径线主要有：①双顶径（BFD）：为两顶骨隆突间的距离，是胎头最大横径，临床用 B 型超声测此值判断胎儿大小，妊娠足月时平均值约为9.3cm;②枕额径:为鼻根至枕骨隆突的距离,胎头以此径衔接,妊娠足月时平均值约为11.3cm;③枕下前囟径:又称小斜径,为前囟中央至枕骨隆突下方的距离,胎头俯屈后以此径通过产道,妊娠足月时平均值约为9.5cm;④枕颏径:又称大斜径,为颏骨下方中央至后囟顶部的距离,妊娠足月时平均值约为13.3cm。

2) 胎方位:产道为一纵行管道。若为纵产式(头先露或臀先露),胎体纵轴与骨盆轴相一致,容易通过产道。枕先露是胎头先通过产道,较臀先露易娩出,但需触清矢状缝及前后囟,以便确定胎位。矢状缝和囟门是确定胎位的重要标志。头先露时,在分娩过程中颅骨重叠,使胎头变形、周径变小,有利于胎头娩出。臀先露时,胎臀先娩出,较胎头周径小且软,阴道不会充分扩张,当胎头娩出时又无变形机会,使胎头娩出困难。肩先露时,胎体纵轴与骨盆轴垂直,妊娠足月活胎不能通过产道,对母儿威胁极大。

3) 胎儿畸形:胎儿某一部分发育异常,如脑积水、联体儿等,由于胎头或胎体过大,通过产道常发生困难。

(4) 精神心理因素:分娩虽是生理现象,但分娩对于产妇确实是一种持久而强烈的应激源。分娩应激既可以产生生理上的应激,也可以产生精神心理上的应激。产妇精神心理因素能影响机体内部的平衡、适应力和健康。产科医生必须认识到影响分娩的因素除了产力、产道、胎儿之外,还有产妇精神心理因素。

5. 胎膜早破的定义、表现、处理及预防　在临产前胎膜破裂,称胎膜早破(PROM)。其发生率各家报道不一,占分娩总数的2.7%~17%。发生在早产者为足月产的2.5~3倍。对妊娠、分娩不利的影响是早产率升高,围生儿死亡率增加,宫内感染率及产褥感染率皆升高。

(1) 临床表现及诊断

1) 孕妇突感有较多液体自阴道流出,继而少量间断性排出。腹压增加如咳嗽、打喷嚏、负重时,羊水即流出,肛诊将胎先露部上推见到流液量增多,则可明确诊断。

2) 阴道液酸碱度检查:平时阴道液pH值为4.5~5.5,羊水pH值为7.0~7.5,以石蕊试纸或硝嗪试纸测试阴道液,pH值≥6.5时视为阳性,胎膜早破的可能性极大。注意血液、宫颈黏液、尿液、精液、污染均可使测试出现假阳性。

3) 阴道液涂片检查:阴道液干燥片检查见羊齿植物叶状结晶为羊水。涂片用0.5%亚甲蓝染色可见淡蓝色或不着色胎儿皮肤上皮及毳毛;用苏丹Ⅲ染色见橘黄色脂肪小粒;用0.5%硫酸尼罗蓝染色可见橘黄色胎儿上皮细胞;结果比用试纸测定pH值可靠,可确定为羊水。精液与玻片上指纹污染可使检查出现假阳性。

4) 涂片加热法:用吸管吸出宫颈管中液体涂于玻片上,酒精灯加热10分钟变成白色为羊水,变成褐色为宫颈黏液。

5) 羊膜镜检查:可以直视胎先露部,看不到前羊膜囊,可诊断胎膜早破。

(2) 处理:胎膜早破(PROM)是围产期常见的并发症,可危及母婴的安全,主要危险为早产,有围产期感染,早产时围产儿发病率和病死率均高。为减少早产的威胁,需竭力延长胎龄,促胎肺成熟,以获得可存活的婴儿。但随着潜伏期的延长,又使母体增加了上行感染的机会,甚至可出现严重后果。

1) 期待疗法:适用于孕28~35周不伴感染、羊水池深度≥2cm的胎膜早破孕妇,具体措施如下:

① 一般处理:住院、绝对卧床,避免不必要的肛诊与阴道检查,为了解宫颈情况可行阴道窥器检查,保持外阴清洁,注意宫缩与羊水性状、气味,测体温与血常规。

② 预防性使用抗生素:破膜 12 小时以上者应预防性使用抗生素。

③ 子宫收缩抑制剂的应用:常选用硫酸镁、沙丁胺醇、利托君等药物。

④ 促胎肺成熟:肌注地塞米松 5mg,6 小时一次,共 8 次。

⑤ B 型超声监测残余羊水量:若羊水深度≤5cm 时在 2 小时内饮水 2000ml 增加羊水,若羊水池深度≤2cm 时应考虑终止妊娠。

⑥ 早期诊断绒毛膜羊膜炎。

2) 终止妊娠

① 孕末期分娩发动,可令其自然分娩,若羊水池深度≤2m 可采用羊水输注法注入羊水,缓解胎儿宫内窘迫及脐带受压。

② 有剖宫产指征者,可行剖宫产。

(3) 预防:加强围生期卫生宣传与指导,妊娠后期禁止性生活,避免突然腹压增加。积极预防与治疗下生殖道感染及牙周炎。补充足量的维生素、钙、锌及铜等营养素。宫颈内口松弛者,于妊娠 14~16 周行宫颈环扎术并卧床休息。

【教师注意事项】

1. 根据患者的现病史及体格检查结果,引导学生如何进行胎儿宫内情况评估。

2. 结合病史及辅助检查结果,如何作出初步诊断。

3. 应注意引导学生进行相关疾病的鉴别。

4. 教师强调人文的重要性,学生要学会对患者进行健康宣教。

【本幕小结】

患者经过进一步检查,明确诊断为胎膜早破,可行进一步评估后,适时终止妊娠。

第 三 幕

医生及护士耐心安慰了陈女士并安排她住院,完善了相关检查:血常规示:WBC $13.8×10^9$/L,N 88.4%,Hb 94g/L,Hct 31.0%;凝血功能正常;肝肾功能无明显异常;尿常规:蛋白(+)、潜血(++)、红细胞 509.0 个/μl;心电图正常。医生向陈女士及家属告知患者目前尚无可靠临产征象,但胎膜已破,且胎儿已成熟,必要时须行剖宫产终止妊娠,并征求陈女士及家属意见,他们表示先行阴道试产,暂观察产程进展。于当日下午仍无临产征象,且阴道流水不止且渐增多,再次向陈女士及其家属说明病情,他们均表示同意剖宫产,遂于当天下午在连续硬膜外麻醉下行子宫下段剖宫产,产下一活男婴,新生儿阿普加评分 9-10-10 分,外观无畸形,体重 2950g,胎盘位于子宫前壁,2 分钟后自然剥离,检查完整。检查双侧附件未见异常。手术顺利,术中出血约 100ml,输液约 1000ml,持续导尿畅,色清,量约 400ml,术后安返病房。术后给予抗感染及缩宫、对症等治疗,1 周后陈女士带着小孩高兴出院。

【提示问题】

1. 剖宫产术应用的指征有哪些?

2. 枕左前位的分娩机制是什么?

3. 分娩期有哪些并发症?

4. 产褥期定义是什么?有哪些临床表现?

5. 产褥期常见并发症有哪些?

【主要讨论内容】

1. 剖宫产术应用的指征。

2. 枕左前位的分娩机制。

3. 分娩期并发症。

4. 产褥期定义与临床表现。

5. 产褥期常见并发症。

【教师参考重点】

1. 剖宫产术应用的指征

(1) 骨产道异常：①骨盆显著狭窄或畸形；②轻度骨盆狭窄试产失败；③相对性头盆不称（如巨大儿、持续性枕后位等）。

(2) 软产道异常：①软产道畸形；②软产道手术史；③宫颈因素；④外阴因素；⑤子宫缩复环未能松解伴胎儿宫内窘迫者；⑥病理性缩复环或先兆子宫破裂；⑦软产道相关肿瘤等。

(3) 产力异常：原发或继发性宫缩乏力，出现产程进展滞缓或产妇衰竭，经处理无效者；宫缩不协调或强直性子宫收缩，短时间内不能纠正，且出现胎儿宫内窘迫者。

(4) 胎位异常：横位，臀位足先露，完全臀位而有不良分娩史者，臀位估计胎儿在 3500g 以上时，胎头过度仰伸呈望星式臀位，额先露、面先露，前不均倾，高直后位，高直前位并滞产。

(5) 有其他异常分娩史：①多次死产或难产；②前次剖宫产术后感染、出血；③阴道助产失败，胎儿仍存活。

(6) 胎儿因素：①胎儿窘迫；②胎儿珍贵；③胎儿宫内生长受限、羊水过少；④双胎胎头嵌顿，第一个胎儿横位或臀位而第二个胎儿为头位，估计可能出现胎头交锁或已发生胎头交锁；⑤联体双胎；⑥巨大儿（体重≥4000g）；⑦经积极努力无法阴道分娩的畸形儿；⑧脐带脱垂胎儿仍存活者、脐带先露、脐带过短或相对过短（绕颈或绕身）妨碍先露下降或出现胎儿宫内窘迫者，脐带绕颈≥3 周，胎儿监护异常者；⑨早产儿及低体重儿，剖宫产可减少新生儿颅内出血的发生率；⑩多胎妊娠可放宽剖宫产指征。

(7) 妊娠并发症

1) 重度子痫前期需及时终止妊娠，宫颈评分 <6 分或有其他引产禁忌时；子痫及妊娠高血压疾病严重并发症如脑血管意外、心衰、HELLP 综合征、肝肾功能损害、DIC、胎盘早剥等。

2) 产前出血：如前置胎盘、胎盘早剥、胎盘前置血管破裂等。

3) 过期妊娠试产失败或短时间内试产无进展者。

4) 严重的妊娠期糖尿病。

5) 高龄初产妇（年龄≥35 岁），特别是合并臀位，或有难产史而无活婴者，可适当放宽剖宫产指征。

6) 严重 Rh 母儿血型不合溶血症。

7) 巨大外阴湿疣、急性生殖器疱疹感染。

(8) 内科合并症

1) 心脏病剖宫产指征：①有心衰病史；②心功能Ⅲ级或Ⅲ级以上；③心房纤颤或心肌炎。

2) 肝脏疾病：重型肝炎、急性脂肪肝、肝内胆汁淤积症等。

3) 肾小球肾炎。

4) 肺部疾病：晚期肺结核、严重支气管扩张、肺大部分切除术后肺功能减退。

5) 脑血管疾病：脑血管栓塞或脑动脉瘤与脑动静脉异形等。

6) 其他：如各种血液病、重症肌无力、DIC 等。

(9) 外科合并症：脑出血、腹部及会阴部损伤、骨盆骨折、胸廓畸形、膀胱肿瘤、下泌尿道手术史等。

（10）引产失败、阴道助产失败等。

2. 枕左前位的分娩机制 分娩机制是指胎儿先露部随着骨盆各平面的不同形态,被动地进行一连串适应性转动,以其最小径线通过产道的全过程。临床上枕先露占 95.55%~97.55%,又以枕左前位最多见,故以枕左前位的分娩机制为例详加说明。

（1）衔接:胎头双顶径进入骨盆入口平面,胎头颅骨最低点接近或达到坐骨棘水平,称衔接。胎头以半俯屈状态进入骨盆入口,以枕额径衔接,由于枕额径大于骨盆入口前后径,胎头矢状缝坐落在骨盆入口右斜径上,胎头枕骨在骨盆左前方。经产妇多在分娩开始后胎头衔接,部分初产妇在预产期前 1~2 周内胎头衔接。胎头衔接表明不存在头盆不称。若初产妇已临产而胎头仍未衔接,应警惕有头盆不称。

（2）下降:胎头沿骨盆轴前进的动作称下降。下降动作贯穿于分娩全过程,与其他动作相伴随。下降动作呈间歇性,宫缩时胎头下降,间歇时胎头又稍退缩。促使胎头下降的因素有:①宫缩时通过羊水传导,压力经胎轴传至胎头;②宫缩时宫底直接压迫胎臀;③胎体伸直伸长;④腹肌收缩使腹压增加。初产妇胎头下降速度因宫口扩张缓慢和软组织阻力大较经产妇慢。临床上注意观察胎头下降程度,作为判断产程进展的重要标志之一。胎头在下降过程中,受骨盆底的阻力发生俯屈、内旋转、仰伸、复位及外旋转等动作。

（3）俯屈:当胎头以枕额径进入骨盆腔后,继续下降至骨盆底时,原来处于半俯屈的胎头枕部遇到肛提肌阻力,借杠杆作用进一步俯屈,使下颏接近胸部,变胎头衔接时的枕额周径为枕下前囟周径,以最小径线适应产道,有利于胎头继续下降。

（4）内旋转、仰伸、复位及外旋转:胎头到达中骨盆为适应骨盆纵轴而旋转,使其矢状缝与中骨盆及骨盆出口前后径相一致的动作称内旋转。内旋转使胎头适应中骨盆及骨盆出口前后径大于横径的特点,有利于胎头下降。枕先露时,胎头枕部位置最低,到达骨盆底,肛提肌收缩力将胎头枕部推向阻力小、部位宽的前方。枕左前位前向中线旋转 45 度时,胎儿双肩径转成与骨盆出口前后径相一致的方向,胎头枕部需在外继续向左旋转 45 度,以保持胎头与胎肩的垂直关系,称外旋转。

（5）胎肩及胎儿娩出:胎头完成外旋转后,胎儿前肩在耻骨联合弓下先娩出,继之后肩从会阴前缘娩出。胎儿双肩娩出后,胎体及下肢随之顺利娩出,完成分娩全过程。

3. 分娩期并发症

（1）产后出血:胎儿娩出后 24 小时内出血量超过 500ml 者称产后出血。产后出血是分娩期严重并发症,居我国目前孕产妇死亡原因的首位,其发生率占分娩总数的 2%~3%。产后出血的预后随失血量、失血速度及产妇体质不同而异。

（2）子宫破裂:子宫破裂是指子宫体部或子宫下段于妊娠晚期或分娩期发生的破裂,是产科极严重的并发症,威胁母儿生命。

（3）羊水栓塞:指在分娩过程中羊水进入母体血循环引起的肺栓塞,导致出血、休克和发生弥散性血管内凝血等一系列病理改变。是严重的分娩并发症,产妇死亡率高达 70%~80%。

（4）脐带异常:包括脐带长度异常、脐带缠绕、脐带打结、脐带扭转和脐带附着异常。脐带异常可使胎儿血供受限或受阻,导致胎儿窘迫,甚至胎儿死亡。

（建议学生查阅以上四种并发症的资料,了解其临床表现与处理原则。）

4. 产褥期定义与临床表现 从胎盘娩出至产妇全身各器官除乳腺外恢复或接近正常未孕状态所需的一段时期,称产褥期,一般规定为 6 周。主要为生殖系统的变化和乳房的变化。

临床表现

(1) 体温、脉搏、呼吸、血压：产后的体温多数在正常范围内。若产程延长致过度疲劳时，体温可在产后最初 24 小时内略升高，一般不超过 38℃。不哺乳者于产后 3~4 日因乳房血管、淋巴管极度充盈也可发热，体温达 38.5℃，一般仅持续数小时，最多不超过 12 小时，体温即下降，不属病态。产后的脉搏略缓慢，每分钟约为 60~70 次，与子宫胎盘循环停止及卧床休息等因素有关，约于产后 1 周恢复正常，不属病态。产后腹压降低，膈肌下降，由妊娠期的胸式呼吸变为胸腹式呼吸，使呼吸深慢，每分钟 14~16 次。血压于产褥期平稳，变化不太。妊高征产妇的血压于产后降低明显。

(2) 子宫复旧：胎盘娩出后，子宫圆而硬，宫底在脐下一指。产后第 1 日因宫颈外口升至坐骨棘水平，致使宫底稍上升平脐，以后每日下降 1~20mm，至产后 10 日子宫降入骨盆腔内，此时腹部检查于耻骨联合上方扪不到宫底。

(3) 产后宫缩痛：在产褥早期因宫缩引起下腹部阵发性剧烈疼痛称产后宫缩痛。子宫在疼痛时呈强直性收缩，于产后 1~2 日出现，持续 2~3 日自然消失。多见于经产妇。哺乳时反射性缩宫素分泌增多使疼痛加重。

(4) 褥汗：产褥早期，皮肤排泄功能旺盛，排出大量汗液，以夜间睡眠和初醒时更明显，不属病态，于产后 1 周内自行好转。

(5) 恶露：产后随子宫蜕膜（特别是胎盘附着处蜕膜）的脱落，含有血液、坏死蜕膜等组织经阴道排出，称恶露。恶露分为：

1) 血性恶露：色鲜红，含大量血液得名。量多，有时有小血块，有少量胎膜及坏死蜕膜组织。

2) 浆液恶露：色淡红，似浆液得名。含少量血液，但有较多的坏死蜕膜组织、宫颈黏液、阴道排液，且有细菌。

3) 白色恶露：黏稠，色泽较白得名。含大量白细胞、坏死蜕膜组织、表皮细胞及细菌等。

正常恶露有血腥味，但无臭味，持续 4~6 周，总量为 250~500ml，个体差异较大。血性恶露约持续 3 日，逐渐转为浆液恶露，约 2 周后变为白色恶露，约持续 3 周干净。上述变化是子宫出血量逐渐减少的结果。若子宫复旧不全或宫腔内残留胎盘、多量胎膜或合并感染时，恶露量增多，血性恶露持续时间延长并有臭味。

5. 产褥期常见并发症

(1) 产褥感染：指分娩及产褥期生殖道受病原体感染引起局部或全身的炎症变化。发病率为 1%~7.2%，是产妇死亡的四大原因之一。产褥病率与产褥感染的含义不同，它是指分娩 24 小时以后的 10 日内，用口表每日测量体温 4 次，有 2 次≥38℃。虽然造成产褥病率的原因以产褥感染为主，但也包括生殖道以外的乳腺炎、上呼吸道感染、泌尿系统感染等。

按感染来源分：①内源性感染：正常孕妇生殖道或其他部位寄生的病原体，多数并不致病，当抵抗力降低等感染诱因出现时可致病；②外源性感染：由被污染的衣物、用具、各种手术器械、物品等均可造成感染。近年研究表明，内源性感染更重要，因孕妇生殖道病原体不仅可以导致产褥感染，而且还能通过胎盘、胎膜、羊水间接感染胎儿，导致流产、早产、胎儿发育不良、胎膜早破、死胎等。

(2) 晚期产后出血：分娩 24 小时后，在产褥期内发生的子宫大量出血，称晚期产后出血。以产后 1~2 周发病最常见，亦有迟至产后 6 周发病者。阴道流血可为少量或中量，持续或间断。亦可表现为急剧大量流血，同时有血凝块排出。产妇多伴有寒战、低热，且常因失血过多导致严重贫血或休克。

致病原因主要有:①胎盘、胎膜残留;②蜕膜剥离不全并长时间残留,可影响子宫复旧,继发子宫内膜炎症;③子宫胎盘附着面血管在分娩后即有血栓形成,继而血栓机化,多在产后2周左右突然大量阴道流血;④剖宫产术后子宫伤口裂开;⑤其他:产后子宫滋养细胞肿瘤、子宫黏膜下肌瘤等。

【教师注意事项】

患者已明确诊断为胎膜早破,通过胎膜早破的处理引导学生讨论胎膜早破的处理方式,剖宫产的指征;如为正常分娩,分娩期的常见并发症及处理方式,产褥期的常见并发症及处理。教师要严格按照 PBL 教学程序来进行授课,授课过程中可适当给予学生进行适当的鼓励,增加学生的学习积极性。

【本幕小结】

经完善相关检查,患者行阴道试产后无效,行剖宫产结束分娩。分娩期并发症主要有产后出血、羊水栓塞、子宫破裂、脐带异常。

第五节 搬新家后的新困扰

【学习目标】

掌握白带异常的诊断思路,阴道炎的鉴别诊断,慢性宫颈炎的病理类型,子宫颈柱状上皮异位的分型与分度及治疗。

1. 基础医学

(1) 女性外生殖器的解剖与组织结构。

(2) 阴道、子宫颈段的解剖学与组织学特点

(3) 女性生殖道的天然防御功能。

2. 临床医学

(1) 妇科检查的方法。

(2) 白带异常的诊断思路。

(3) 细菌性阴道炎、真菌性阴道炎、老年性阴道炎的临床表现与治疗。

(4) 慢性宫颈炎的病理类型。

(5) 子宫颈柱状上皮异位的分型与分度。

(6) 盆腔炎性疾病的感染途径、高危因素及常见后遗症。

(7) 女性生殖道炎症的诊断思路。

(8) 女性常见性传播疾病。

3. 人文医学

(1) 子宫颈柱状上皮异位的流行病学特点。

(2) 女性性传播疾病的健康宣教与防治。

【关键词】

白带异常;子宫颈柱状上皮异位;纳氏囊肿;细菌性阴道炎;真菌性阴道炎;老年性阴道炎;盆腔炎性疾病

【时间分配】

1. 学生自由讨论 50 分钟。

2. 学生分析总结 10 分钟。

3. 教师点评总结 10 分钟。

【教学建议】

依学生多少(如 6~8 人)分配任务,提出问题,以问题导向方式列出学习重点,查找资料。**以白带异常的诊断意义、妇科的检查方法、阴道炎的常见病因及鉴别诊断、子宫颈柱状上皮异位的定义、盆腔炎性疾病的病因**等为主要学习目标。重点内容讨论时间约占 80%,其余内容讨论时间约占 20%。讨论结束后一周内每人须交一篇小组讨论记录和自我评估,由小组长收齐送交指导老师。主要内容应包括:讨论内容概要,参加讨论的感想、贡献,自己在组织材料和讨论中的优缺点,参与讨论时的困难(知识面、技术面、情绪面等),今后可能采取的对策;也可以评价讨论小组的整体水平、其他队员的参与度,如参与讨论的积极性、聆听态度、沟通协调、课前准备、表达能力等,作为成绩的参考及将来改进教案的参考。

第 一 幕

2011 年 4 月 5 日,疲惫的张女士来到妇产科门诊,称她最近忙着搬家,比较劳累,但偏偏这两天白带特别多,还带有异味,让她甚为困扰。医生关切地询问了病史并记录如下:

张女士,33 岁,近 1 周来白带增多,黏液状,偏黄,昨天及今天量明显增多,有异味,并伴有轻度下腹坠痛及外阴瘙痒,无阴道出血、尿频、尿急等。有慢性盆腔炎病史 3 年,间断就诊治疗,自述效果欠佳,平日偶有性交痛,性交后少量出血。

月经史:平素月经规律,13(5~6)/(27~30) 天,经量适中,常伴有下腹坠痛、便秘等症状。LMP:2011 年 3 月 10 日,量中,5 天净。

孕产史:妊娠 3 次,手术产 1 次,药物流产 1 次,人工流产 1 次。目前采用宫内节育器(已经使用 6 年)避孕。

既往史:2004 年行剖宫产。无药物过敏史。

【提示问题】

1. 如何询问和记录月经史、孕产史?

2. 白带的来源? 常见白带异常的诊断意义有哪些?

3. 性交痛、性交后出血提示什么?

4. 女性生殖道的天然防御机制是什么?

5. 什么是子宫颈移行带?

6. 盆腔炎有哪些感染途径和高危因素?

【主要讨论内容】

1. 妇科月经史、孕产史的问诊与记录。

2. 女性正常白带的特点及异常白带的鉴别意义。

3. 性交痛及性交后出血的诊断意义。

4. 女性生殖道的天然防御能力。

5. 子宫颈特殊解剖学与组织学特点及子宫颈柱状上皮异位。

6. 盆腔炎性疾病的感染途径与高危因素。

【教师参考重点】

1. 妇科月经史、孕产史的问诊与记录 月经史及孕产史在妇产科患者的病史采集中相当重要,问诊应当全面、真实,记录要正确、有条理。医生在问诊时态度要真诚,耐心听取患者陈述,同时要掌握技巧,对于月经史、孕产史、性生活史等涉及患者隐私的部分,不宜反复追问,避免引起患者反感。

(1)月经史:包括初潮年龄、月经周期、行经时间、经量、有无痛经症状。本病案中月经史记录为 13(5~6)/(27~30)天,13 代表初潮年龄,(5~6)代表行经天数,(27~30)代表月经周期。女性一次月经量正常值约 30~50ml,如超过 80ml 为月经量过多,现实生活中不易测定具体月经量,因此可具体描述为应用卫生巾数量、有无血块、持续天数等;部分女性月经来潮前或经期会伴随一些其他系统症状,包括下腹或腰部疼痛、乳房胀痛、肢体水肿、情绪变化等,大多在经期结束后消失。对于未绝经患者均应询问末次月经(LMP),如 LMP 不规则,则还应描述再前次月经(PMP)。绝经患者应询问绝经年龄,绝经后阴道有无再次出血、分泌物等情况。

(2)孕产史:包括妊娠次数(G)、生产次数(P)、流产次数(A)、存活个数(L),如 G4P2A2L1,表于妊娠 4 次,生产 2 次,流产 2 次,现有子女 1 个。如有必要,还应询问生产时间是足月产、早产还是过期产;生产方式是自然产还是手术产;流产方式是药物流产、人工流产还是自然流产。对于育龄期妇女还应询问避孕方式,如为口服避孕药应记录药物名称、服用剂量及时间,如为宫内节育环应记录节育环类型、上环时间等。

2. 女性正常白带的特点及异常白带的鉴别意义 女性白带是指阴道内常有的少量分泌液,主要由阴道黏膜渗出物,宫颈管、子宫内膜及输卵管腺体分泌物混合而成,正常白带呈蛋清样或白色糊状,无腥臭味,量少。白带形成与雌激素水平有关,一般在月经前后 2~3 天、排卵期及妊娠期增多,青春期前及绝经后较少。

若出现生殖道炎症、内生殖器癌变等病变时,白带性质或量出现改变,称为异常白带,常见异常白带表现及鉴别要点如下:

(1)灰黄色泡沫状稀薄分泌物:为滴虫阴道炎的特征,常于经期前后、妊娠期或产后等阴道内 pH 发生改变时明显增多,多伴外阴瘙痒。

(2)凝乳块或豆渣样分泌物:为真菌性阴道炎的特征,常呈白色膜状覆盖于阴道黏膜表面,多伴外阴奇痒或灼痛。

(3)灰白色匀质分泌物:为细菌性阴道病的特征。多伴有鱼腥味,可伴有外阴瘙痒或灼痛。

(4)多量透明黏性分泌物:外观与正常白带相似,但量显著增多,可考虑慢性宫颈炎、卵巢功能失调,偶可见于宫颈腺癌或阴道腺病等。

(5)脓性分泌物:大多质稠伴臭味,为细菌感染所致,可见于阴道炎、宫颈炎、阴道异物、宫腔积脓、宫颈癌或阴道癌晚期并发感染等。

(6)血性分泌物:提示重度子宫颈柱状上皮异位、宫颈息肉、宫颈癌、子宫内膜癌、子宫黏膜下肌瘤、宫内节育器或输卵管癌。

(7)水样分泌物:如量多、持续、淡乳白色,常伴有奇臭味,多见于宫颈管腺癌、晚期宫颈癌、阴道癌或子宫黏膜下肌瘤伴感染。如间歇性流液,应考虑输卵管癌。

3. 性交痛及性交后出血的诊断意义 女性的性交疼痛是指性交时阴茎向阴道内插入或在阴道内抽动或在性交后女方出现的外阴、阴道局部或下腹部轻重不等的疼痛。这是一种常见的女性性功能障碍,严重者往往不能性交。性交痛成因复杂,大体可分为三类:

(1)精神性因素:包括性交过程中过于紧张、感觉过敏、担心怀孕或者无准备动作而直接性交等。

(2)先天性或原发性因素:如初次性交时由于处女膜破裂可产生性交痛和出血。处女膜增厚、阴道狭窄、阴道短小、阴道纵隔、尿道下裂等先天性生殖发育不全或畸形也可造成性交痛。

(3) 器质性或继发性因素:曾有过满意的性生活,后因各种因素出现的性交疼痛,主要见于各种生殖道炎症,还可见于外阴切开术后的瘢痕、外阴萎缩引起的阴道口狭窄、阴道囊肿和肿瘤、严重痔疮、直肠阴道瘘、子宫脱垂、子宫内膜异位症、手术后盆腔内软组织粘连等。

4. 女性生殖道的天然防御能力　女性生殖道拥有比较完善的自然防御功能,这依赖于生殖道正常的解剖结构和生理生化条件以及免疫学特点。

(1) 外阴:两侧大阴唇自然合拢,遮掩阴道口、尿道口,防止外界微生物污染。

(2) 阴道:在盆底肌的作用下,阴道口闭合,阴道前后壁紧贴,可防止外界污染;在雌激素作用下,阴道上皮增生并富含糖原,增强了对病原体的抵抗力,在阴道正常菌群尤其是乳杆菌作用下,糖原分解并转化为乳酸,维持正常阴道酸性环境(pH≤4.5,一般为 3.8~4.4),抑制其他细菌生长,该作用称为阴道自净作用;此外,阴道分泌物可维持巨噬细胞的活性,防止细菌侵入阴道黏膜。

(3) 子宫颈:宫颈内口紧闭,宫颈管黏膜为分泌黏液的高柱状上皮,可分泌大量黏液形成胶冻状黏液栓,为上生殖道感染的机械屏障;黏液栓内含乳铁蛋白、溶菌酶,可抑制细菌侵入子宫内膜。

(4) 子宫内膜:育龄期妇女子宫内膜周期性剥脱,有助于消除宫腔感染;此外子宫内膜分泌液中含有乳铁蛋白、溶菌酶等,可清除少量进入宫腔的病原体。

(5) 输卵管:输卵管黏膜上皮细胞向宫腔方向摆动的纤毛以及输卵管的蠕动,均有利于阻止病原体的侵入;输卵管液与子宫内膜分泌液一样,含有乳铁蛋白、溶菌酶,可清除偶然进入上生殖道的病原体。

(6) 生殖道免疫系统:生殖道黏膜聚集有不同数量的淋巴组织及散在的淋巴细胞。此外,中性粒细胞、巨噬细胞、补体以及一些细胞因子在局部也发挥着抗感染的作用,具有重要的免疫功能。

当女性生殖道自然防御功能遭到破坏,或机体免疫功能下降、内源性菌群发生变化或外源性致病菌侵入时,均可导致炎症的发生。

5. 子宫颈特殊解剖学与组织学特点及子宫颈柱状上皮异位

(1) 子宫颈组织学特点:略(参见本章第六节第一幕)。

(2) 子宫颈柱状上皮异位:在胎儿时期,泌尿生殖窦分化而来的鳞状上皮生长至宫颈外口,与子宫颈管柱状上皮相邻,形成原始鳞 - 柱状交接部。青春期后,在雌激素的作用下,子宫颈柱状上皮及其下间质到达子宫颈阴道部,导致原始鳞 - 柱状交接部外移,在交接部内侧由于覆盖的宫颈管单层柱状上皮菲薄,其下间质透出呈红色,称为子宫颈柱状上皮异位,外观呈现细颗粒状红色区。由于肉眼观似糜烂,过去称"宫颈糜烂",实际并非真性糜烂。

6. 盆腔炎性疾病的感染途径与高危因素　盆腔炎性疾病(PID)指女性上生殖道及其周围组织的炎症,主要有子宫内膜炎、输卵管炎、输卵管卵巢脓肿、盆腔腹膜炎。最常见的是输卵管炎。既往将 PID 分为急性和慢性两类,目前认为慢性 PID 的描述大致相当于目前的急性 PID 后遗症。

(1) 感染途径

1) 沿生殖道黏膜上行蔓延:病原体沿外阴、阴道、宫颈、子宫内膜、输卵管黏膜侵入至卵巢及腹腔,是非妊娠期、非产褥期盆腔炎的主要感染途径。

2）经淋巴系统蔓延：病原体经外阴、阴道、宫颈及宫体创伤处的淋巴管侵入盆腔,常见于产褥感染、流产后感染。

3）经血循环传播：常见于生殖器结核。

4）直接蔓延：由腹腔内感染灶如阑尾炎等直接蔓延。

（2）高危因素

1）产后、剖宫产后：妊娠和正常分娩不会增加盆腔炎感染风险,但产后尤其是剖宫产后,由于生殖器损伤或复旧过程中功能恢复差,均可引起防御能力下降,感染风险增加。

2）放置宫内节育器：一般报告应用 IUD 者比不应用者患病危险高 2~4 倍。带尾丝的避孕环更易引起盆腔炎,因为尾丝湿润的表面为细菌上行运动提供"撑杆"作用。

3）宫腔内手术操作后所致医源感染或生殖道损伤。

4）性活动与年龄：盆腔炎多发于性活跃期妇女,尤其是初次性交年龄小、多个性伴侣、性交频繁、有性传播疾病、性卫生习惯不良的妇女。此外个人保健意识差、不注意阴道冲洗者盆腔炎发生率高。

5）下生殖道感染。

6）月经不规则：月经不规则、经期性生活以及使用不洁护垫均可增加 PID 发病率。

7）邻近器官炎症：邻近器官存在慢性炎性病灶时如阑尾炎、腹膜炎等,可直接蔓延至盆腔。

8）PID 病史：曾患 PID 的患者再发 PID 的风险比未患 PID 的患者明显增高,主要是由于 PID 所致的盆腔粘连、输卵管损伤等造成防御能力下降,易造成再次感染或急性发作。

【本幕小结】

1. 患者主要的症状为白带异常,重点需要注意白带异常的鉴别内容;

2. 患者有性交痛、接触性出血、下腹坠胀、尿道刺激症状,提示患者感染的可能性大。

【教师注意事项】

1. 患者因白带异常为主要症状就诊,有性交痛、接触性出血、下腹坠胀、尿道刺激症状,提示感染。

2. 白带异常既可能是妇科炎症,也可能是内生殖器癌变的结果。

3. 子宫颈柱状上皮异位分为真性糜烂和假性糜烂。

4. 女性由于解剖等因素,更容易发生生殖系统感染。

第 二 幕

医生将张女士带到妇检室做了体检,结果记录如下：

体格检查：神清,发育良好,皮肤、巩膜无黄染,浅表淋巴结无肿大,心肺未及异常,腹平软,下腹可见一长约 8cm 的横行陈旧手术瘢痕,全腹无压痛,肝脾肋下未及,双肾区无叩击痛。四肢及神经系统正常。

妇科检查：外阴：发育正常,已婚未产式;阴道：阴道通畅,可见少量黏液性分泌物,偏黄,无明显异味。宫颈：宫颈稍大,质软,有触痛,摇举痛明显,表面覆盖一层黄色黏液性分泌物,擦去后可见宫颈充血、糜烂、触之有少量出血。3 点钟方向可见一蚕豆大小的白色小囊泡。子宫：子宫前位,大小正常,质软,未触及包块。双侧附件：未触及明显异常。

【提示问题】

1. 上述妇科检查结果有何意义？

2. 如何鉴别细菌性阴道炎、真菌性阴道炎和滴虫性阴道炎?

3. 老年性阴道炎病因与治疗原则是什么?

4. 慢性宫颈炎的病理类型有哪些?

5. 根据目前资料,张女士初步诊断是什么?

【主要讨论内容】

1. 妇科检查的方法。

2. 细菌性阴道炎、真菌性阴道炎与滴虫性阴道炎的鉴别要点。

3. 老年性阴道炎的病因、表现与治疗原则。

4. 慢性宫颈炎的病理类型。

5. 本病例初步诊断、诊断依据及鉴别诊断。

【教师参考重点】

1. 妇科检查的方法

(1) 征得患者同意后,准备妇检床,让患者取膀胱截石位,检查者戴无菌手套,除尿失禁患者,检查前应排空膀胱。

(2) 检查外阴部:外阴发育、阴毛分布;大小阴唇及会阴部有无皮炎、赘生物、色素减退、抓痕等;处女膜是否完整;会阴有无侧切手术瘢痕;有无阴道前后壁膨出或子宫脱出,可让患者配合屏气动作。

(3) 阴道窥器检查:选用合适大小的阴道窥器,并用石蜡油润滑,插入后将窥阴器转平并张开两叶,暴露宫颈与阴道壁。

1) 检查阴道:包括阴道色泽、皱襞多少,有无赘生物、囊肿、息肉,有无阴道隔、双阴道等先天畸形,阴道分泌物的量、色泽、性质、气味。检查过程中应当旋转窥器,全面观察。

2) 检查宫颈:观察宫颈大小、颜色、外口形状;有无糜烂、腺囊肿、息肉、手术瘢痕等。必要时可行宫颈分泌物采集或宫颈细胞刷片检查。

(4) 双合诊:是盆腔检查中的重要项目,目的在于检查阴道、宫颈、宫体、输卵管、卵巢以及宫旁结缔组织有无异常。检查者用一手的两指或一指蘸润滑剂后,顺阴道后壁轻轻插入阴道,检查阴道通畅度和深度以及弹性,检查有无瘢痕、肿块、畸形以及阴道穹隆的情况,再触宫颈,检查宫颈大小、形状、硬度及外口情况,有无触痛和接触性出血。当触及宫颈外口方向朝向骶骨则宫体为前倾;朝向耻骨则宫体为后倾;宫颈外口朝前且阴道内手指伸达后穹隆顶部可触及宫体时,子宫为后屈。随后将阴道内两指放在宫颈后方,另手掌心朝下手指平放在患者腹部平脐处,当阴道内手指向上向前方抬举宫颈时,腹部手指往下按压腹壁,并逐渐向耻骨联合部移动,通过内、外手指同时分别抬举和按压,相互协调,即可触及子宫的位置、大小、形状、软硬度、活动度及有无压痛。再将阴道内两手指由宫颈后方移向一侧穹隆部,尽可能往上向盆腔深部触及,与此同时,另一手从同侧腹壁髂棘水平开始,由上往下按压腹壁,与阴道内手指相互对合,以触摸该侧子宫附件区有无肿块、增厚或压痛,正常卵巢一般可触及。取出手指后应观察手套上有无血迹等。

2. 细菌性阴道炎、真菌性阴道炎与滴虫性阴道炎的鉴别要点(表 6-6)

3. 老年性阴道炎的病因、表现与治疗原则

(1) 病因学:妇女绝经或卵巢去势后,雌激素水平降低,阴道壁萎缩,黏膜变薄,上皮细胞内糖原含量减少,阴道内 pH 值升高,常可接近中性,局部抵抗力降低,致病菌易侵入引起炎症。

(2) 临床表现:阴道分泌物增多,外阴瘙痒、灼热感。分泌物稀薄,多偏黄色,严重者可有脓

表 6-6　细菌性阴道炎、真菌性阴道炎与滴虫性阴道炎的鉴别要点

	细菌性阴道炎（BV）	真菌性阴道炎（VVC）	滴虫性阴道炎（TV）
病原体	正常菌群失调引起的混合感染,产生过氧化氢的乳杆菌减少,其他微生物如加德纳菌、动弯杆菌等厌氧菌增多,可伴有支原体感染。	假丝酵母菌	阴道毛滴虫
好发人群	性活跃期妇女	有性生活的妇女均易感	性活跃期和绝经后妇女
分泌物	分泌物增多,白色,匀质,可有鱼腥臭味	白色,稠厚,豆渣样	分泌物增多,呈稀薄脓性,黄绿色,泡沫状,有臭味
瘙痒	无或轻度瘙痒	重度瘙痒	重度瘙痒
疼痛	可伴轻度烧灼感	烧灼感,性交痛	可有灼热,疼痛,性交痛
阴道黏膜	正常	水肿,红斑	散在出血点
其他	无	尿频、外阴抓痕	可伴尿频、尿痛
阴道 pH	>4.5(4.7~5.7)	<4.5	>5(5~6.5)
胺试验	阳性	阴性	阴性
显微镜检查	线索细胞,少量白细胞	芽胞或菌丝,少量白细胞	阴道毛滴虫、大量白细胞

性白带,可有性交痛。检查时可见阴道老年性改变,上皮萎缩、皱襞消失,上皮变平滑,阴道黏膜充血,可有小出血点。

（3）治疗原则:抑制细菌生长,增加阴道抵抗力。

4. 慢性宫颈炎的病理类型　慢性宫颈炎常由急性宫颈炎迁延不愈形成,也可为病原体持续感染所致,其病理特点为镜下可见子宫颈黏膜充血水肿,间质内有淋巴细胞、浆细胞和单核细胞等慢性炎细胞浸润,可伴有子宫颈腺上皮的增生和鳞状上皮化生。

（1）慢性子宫颈管黏膜炎:子宫颈管黏膜皱襞较多,在感染后易导致持续性的宫颈黏膜炎,子宫颈管分泌黏液和脓性分泌物并反复发作。

（2）宫颈息肉:为宫颈黏膜增生形成的局部突起病灶,色红,质软而脆,易出血,多带蒂而附于宫颈外口。光镜下为结缔组织伴充血、水肿和炎性浸润,极少恶变,须与宫颈癌等相鉴别。

（3）宫颈肥大:长期慢性炎症刺激,导致宫颈组织充血、水肿,腺体及间质增生,使宫颈呈不同程度肥大、硬度增加,表面多光滑。

5. 本病例初步诊断、诊断依据及鉴别诊断

（1）初步诊断:慢性宫颈炎;子宫颈柱状上皮异位;纳氏囊肿。

（2）诊断依据与鉴别诊断:学生自由讨论。鉴别诊断参考:①子宫颈柱状上皮异位;②子宫颈上皮内瘤变;③子宫颈腺囊肿;④子宫恶性肿瘤。

【教师注意事项】

1. 根据目前的资料已经可以明确诊断,需要引导学生全面考虑患者病情,考虑为子宫颈柱状上皮异位;

2. 通过引导学生鉴别患者妇科炎症症状,引出各种妇科炎症的鉴别诊断。

【本幕小结】

经过进一步检查,根据宫颈的检查和结果,诊断明确为慢性宫颈炎、子宫颈柱状上皮异位、

纳氏囊肿,为长期慢性感染的结果。

第 三 幕

医生告诉张女士目前考虑为子宫颈柱状上皮异位,伴有一个纳氏囊肿,建议她行宫颈物理治疗,张女士遂于当天下午接受宫颈电灼术,术后医生告诉张女士回家后应休息 1 周,这次发病可能就是由于搬家导致劳累,免疫能力下降所致,张女士表示理解。嘱其禁盆浴、性交及阴道冲洗两个月,服用左氧氟沙星片 4 天,半年内行宫颈脱落细胞学检查一次。

【提示问题】

1. 慢性宫颈炎有哪些治疗方法?

2. 如何鉴别宫颈炎与宫颈癌?

3. 为什么要建议张女士半年内行宫颈细胞学检查?

【主要讨论内容】

1. 慢性宫颈炎的治疗方法。

2. 宫颈病变过度治疗问题与物理治疗术对妊娠影响。

【教师参考重点】

1. 慢性宫颈炎的治疗方法　慢性宫颈炎以局部治疗为主,除药物抗感染、中药调理外,目前临床上多用物理治疗方法破坏病灶组织,使宫颈组织重新生长。

(1) 物理治疗与手术治疗:包括激光、电灼、微波、冷冻等手段,治疗前应行常规子宫颈癌筛查。子宫颈柱状上皮异位治疗时破坏糜烂面,柱状上皮坏死脱落后,为新生的复层鳞状上皮覆盖,抵抗力增强;宫颈息肉可行息肉摘除术;纳氏囊肿如无症状,可暂不处理,如囊肿大、多发、合并感染或有疼痛症状,可用电灼、激光等切开引流。物理治疗最好在月经干净后 3~7 天内进行,炎症急性期禁止物理治疗,术后 1~2 周脱痂可有少量阴道出血,1~2 月创面可完全愈合。

(2) 药物治疗:药物首选甲硝唑 400mg,每日 2~3 次,口服,共 7 日。其他抗生素(如克林霉素)局部或全身应用,部分中药临床应用有一定疗效。

2. 宫颈病变过度治疗问题与物理治疗术对妊娠的影响　子宫颈病变包括宫颈良性病变、宫颈上皮内瘤变(CIN)、宫颈癌等。随着人民生活水平的提高、医学知识的普及、诊疗技术的提高以及保健意识的增强,大多数宫颈疾病能够得到早期诊断和及时治疗,然而由于对宫颈病变治疗适应证掌握的不严格,因此临床工作者或医疗机构在诊疗过程中出现了对不需治疗的患者实施了治疗、简单治疗复杂化等过度治疗现象。尤其是宫颈病变的物理治疗技术的应用,由于技术的革新速度快、对应用指征掌握不明确、对术后影响认识不全面以及经济效益观念等原因导致物理治疗技术在宫颈病变中的应用存在严重的过度治疗问题,在给患者解除痛苦的同时,也给患者带来了不必要的损害,如病程慢性化、性功能损害、不孕等。

【教师注意事项】

本部分为慢性宫颈炎治疗的药物选择,通过引导学生评价患者的治疗方案,引出目前宫颈病变存在过度治疗的现状,加深学生对宫颈物理治疗技术的认识。

【本幕小结】

通过与患者沟通,最终以子宫颈柱状上皮异位为诊断进行治疗,选择宫颈电灼术物理治疗,同时予以休息等对症处理。

第六节　警惕内裤上的血丝

【学习目标】

掌握宫颈上皮内瘤变和宫颈癌的病理特点、临床表现、转移途径、分期、治疗方案及预防。

1. 基础医学

(1) 子宫解剖组织结构。

(2) 子宫颈管的特殊组织学。

(3) 宫颈上皮内瘤变与宫颈癌的病理学特点。

2. 临床医学

(1) 白带异常的诊断思路。

(2) 阴道流血的诊断思路。

(3) 宫颈特殊组织学特点(移行带)。

(4) 宫颈细胞学检查与 TBS 报告系统。

(5) 宫颈上皮内瘤变的分度。

(6) HPV 感染与宫颈炎、宫颈上皮内瘤变、宫颈癌的关系。

(7) 宫颈癌的病理特点、转移途径、临床表现、分期与治疗方案。

(8) 子宫内膜癌的发病机制与临床表现。

3. 人文医学

(1) 宫颈癌的流行病学特点。

(2) 年轻宫颈癌患者术后生活质量的恢复。

【关键词】

子宫颈柱状上皮异位;鳞状上皮不典型增生;宫颈上皮内瘤变;原位癌;宫颈癌

【时间分配】

1. 学生自由讨论 50 分钟。

2. 学生分析总结 20 分钟。

3. 教师点评总结 10 分钟。

【教学建议】

依学生多少(如 6~8 人)分配任务,提出问题,以问题导向方式列出学习重点,查找资料。以**宫颈组织学特点,宫颈上皮内瘤变定义、分期及治疗,宫颈癌的病理分型、转移途径、分期以及临床表现**等为主要学习目标。重点内容讨论时间约占 80%,其余内容讨论时间约占 20%。讨论结束后一周内每人须交一篇小组讨论记录和自我评估,由小组长收齐送交指导老师。主要内容应包括:讨论内容概要,参加讨论的感想、贡献,自己在组织材料和讨论中的优缺点,参与讨论时的困难(知识面、技术面、情绪面等),今后可能采取的对策;也可以评价讨论小组的整体水平、其他队员的参与度,如参与讨论的积极性、聆听态度、沟通协调、课前准备、表达能力等,作为成绩的参考及将来改进教案的参考。

第 一 幕

45 岁的廖女士在 10 年前做妇科检查时发现有宫颈柱状上皮异位,经过间断上药和口服抗生素治疗后痊愈,当时医生嘱咐她以后每年最好做一次妇科检查。廖女士牢记在心,以后每年都行妇科检查及宫颈细胞学检查,均未发现异常。但就在14天前她突然发现自己白带增多并带有血丝,稍有异味,而自己没有感觉不舒服,就没在意。直到今天白带明显增多,还带有血丝,把内裤都染红了,遂于2014年6月18日到我院妇科门诊就诊,你作为接诊医生详细询问了她的病史,部分记录如下:

平素月经规律,14天,量偏多,无痛经,白带正常。LMP:2014年5月22日,量多,7天净。孕产史:$G_7P_2A_5$,自然产2次,人工流产5次。既往史:有高血压病史3年,一直口服硝苯地平缓释片20mg,2次/天,美托洛尔25mg,2次/天,阿司匹林缓释片75mg,1次/天治疗。否认肝炎、结核病史,有青霉素过敏,曾于1990年行阑尾炎手术。

【提示问题】

1. 什么是宫颈移行带,其有什么特点?

2. 血性白带的诊断意义?

3. 哪些疾病也会引起阴道出血?

4. 什么是宫颈细胞学检查?

5. 你认为下一步应进行哪些检查?

【主要讨论内容】

1. 宫颈组织学特点。

2. 阴道流血的原因、临床表现与鉴别要点。

3. 宫颈细胞学检查。

4. 子宫颈柱状上皮异位。

【教师参考重点】

1. 宫颈组织学特点 子宫颈壁由外向内分为纤维膜、肌层和黏膜。子宫颈上皮由子宫颈阴道部鳞状上皮和宫颈管柱状上皮组成。宫颈管黏膜为黏液柱状上皮,并向子宫颈间质下延伸形成子宫颈腺。柱状上皮在宫颈外口处移行为宫颈阴道部的非角化的鳞状上皮,形成原始鳞-柱状交接部。青春期后,雌激素水平升高,宫颈管发育增大,颈管黏膜组织外翻,导致原始鳞-柱交接部外移,临床称为假性糜烂。在阴道酸性环境及到致病菌作用下,宫颈阴道部外翻的柱状上皮被鳞状上皮替代,形成新的鳞-柱状交接部,称为生理鳞-柱状交接部。原始鳞-柱状交接部与生理鳞-柱状交接部之间的区域称为移行带区,为宫颈癌好发区域。

在移行带区形成过程中,其表面被覆的柱状上皮逐渐被鳞状上皮所替代。替代的机制有两种:

(1)鳞状上皮化生:当鳞柱交界位于宫颈阴道部时,暴露于阴道的柱状上皮受到阴道酸性环境影响,移行带柱状上皮下未分化的储备细胞开始增生,并逐渐转化为鳞状上皮,接着柱状上皮开始脱落,并被复层鳞状细胞所替代,此过程称为鳞状上皮化生。化生的鳞状上皮偶可分化为成熟的角化细胞,但一般均分化为大小形态一致,形圆而核大的未成熟鳞状细胞,没有明显表、中、底三层之分,也没有核深染、异型或异常分裂象。化生的鳞状上皮既不同于宫颈阴道部的正常鳞状上皮,镜检时可见到两者间具有分界线;又不同于不典型增生,因而不应混淆。此外,宫颈管腺上皮也可鳞化而形成鳞化腺体。

(2)鳞状上皮化:宫颈阴道部鳞状上皮直接长入柱状上皮与其基底膜之间,直至柱状上皮完全脱落而被鳞状上皮替代的过程,称鳞状上皮化。鳞状上皮化多见于子宫颈柱状上皮异位愈合过程中,愈合后的上皮与宫颈阴道部的鳞状上皮无区别。

移行带区成熟的化生鳞状上皮(特征是细胞内有糖原合成)对致癌物的刺激相对不敏感。

但未成熟的化生鳞状上皮代谢活跃,在一些物质(例如精子、精液组蛋白、阴道毛滴虫、衣原体、单纯疱疹病毒以及人乳头瘤病毒等)的刺激下,可发生细胞分化不良,排列紊乱,细胞核异常,有丝分裂增加,即形成宫颈上皮内瘤样病变(CIN),属于癌前病变。

2. 阴道流血的原因、临床表现与鉴别要点

(1) 引起阴道出血的原因很多,可归纳为 6 类

1) 卵巢内分泌功能失调:最多见,出血来自子宫。分无排卵性和排卵性功能失调性子宫出血两类。

2) 与妊娠有关的子宫出血:常见的有流产、胎盘早剥、前置胎盘、异位妊娠、葡萄胎、产后胎盘部分残留、胎盘息肉和子宫复旧不全等。

3) 生殖器炎症。

4) 生殖器肿瘤:子宫肌瘤是引起阴道出血的唯一良性肿瘤,其他几乎均为恶性肿瘤。

5) 由损伤、异物和药物引起的出血。

6) 与全身疾病有关的阴道出血:如血小板减少性紫癜、再生障碍性贫血、白血病、肝功能损害等。

(2) 临床表现:阴道出血大致表现为以下形式

1) 经量增多:月经量多或经期延长但周期基本正常,为子宫肌瘤的典型症状,其他如子宫腺肌病、排卵性月经失调、放置宫内节育器均可有经量增多。

2) 月经周期不规则的阴道出血:多为无排卵性功能失调性子宫出血,但应注意排除早期子宫内膜癌,可行诊刮明确内膜性质。

3) 无任何周期可辨的长期持续阴道出血:一般多为生殖道恶性肿瘤所致,首先应考虑宫颈癌或子宫内膜癌的可能。

4) 停经后阴道出血:若发生于育龄妇女,应首先考虑与妊娠有关的疾病,如流产、异位妊娠、葡萄胎等;发生于围绝经期妇女者多为无排卵性功能失调性子宫出血,但应首先排除生殖道恶性肿瘤。

5) 阴道出血伴白带增多:一般应考虑晚期宫颈癌、子宫内膜癌或子宫黏膜下肌瘤伴感染。

6) 性交后出血:性交后立即有鲜血出现,应考虑早期宫颈癌、宫颈息肉或子宫黏膜下肌瘤的可能。

7) 月经中期出血:若发生在下次月经来潮前 14~15 日,历时 3~4 日,且血量极少时。多为排卵期出血。

8) 经前或经后点滴出血:月经来潮前数日或来潮后数日持续极少量阴道暗红色分泌物,常系放置宫内节育器的副反应。此外,子宫内膜异位症亦可能出现类似情况。

9) 绝经多年后阴道出血:若出血量极少,历时 2~3 日即净,多为绝经后子宫内膜脱落引起的出血或老年性阴道炎;若流血量较多、流血持续不净或反复阴道出血,均应考虑子宫内膜癌的可能。

10) 间歇性阴道排出血水:应警惕有输卵管癌的可能。

除以上各种不同形式的阴道出血外。年龄对诊断亦有重要的参考价值。新生女婴生后数日有少量阴道出血,是由于来自母体的雌激素水平生后骤然下降,子宫内膜脱落所致。幼女出现阴道出血,应考虑有性早熟或生殖道恶性肿瘤的可能。

3. 宫颈细胞学检查　20 世纪 20 年代希腊医生 Papanicolaou(巴氏)首次阐述了阴道细胞学涂片对诊断子宫颈癌的价值。宫颈细胞学检查是宫颈癌 TVC 三阶梯筛查方案的初级检查

手段,传统采用巴氏涂片法,由于取材利用度不高、涂片质量不好以及人工诊断的误差等原因,现已逐渐被淘汰。TCT 液基细胞学检测系统是目前临床常用宫颈细胞学检查手段,TCT 是一种新的宫颈细胞学涂片与处理系统,它采用液基薄层细胞检测系统对宫颈脱落细胞进行细胞学分类检测与诊断,与传统的宫颈刮片巴氏涂片检查相比明显提高了标本的满意度及宫颈异常细胞检出率。TCT 宫颈防癌细胞学检查对宫颈癌细胞的检出率为 100%,同时还能发现部分癌前病变,微生物感染如真菌、滴虫、病毒、衣原体等。TCT 是目前临床上宫颈癌筛查的主要手段,其结果采用 TBS 报告系统。

4. 子宫颈柱状上皮异位 略(详见本章第五节第二幕)。

【教师注意事项】

1. 患者主要的症状为阴道流血,重点要注意阴道流血的鉴别诊断。

2. 患者长期坚持妇科检查和宫颈细胞学检查且未见异常,但在进行诊断时仍应全面分析各种可能。

【本幕小结】

1. 患者以近期出现的阴道流血为主要临床表现就诊,伴有白带增多和月经量多。

2. 引起阴道出血的病因多,需要仔细鉴别。

3. 宫颈细胞学检查是宫颈癌筛查的重要手段。

第 二 幕

廖女士向你提供了她最近一段时间的相关辅助检查结果,你为其进行了检查并记录如下:

体格检查:BP 135/84mmHg,R 20 次／分,P 81 次／分,T 36.6℃。皮肤黏膜无黄染;浅表淋巴结无肿大;心、肺听诊无异常;腹部平软,肝脾肋下未触及,下腹无压痛及反跳痛,下腹部分别有一纵形和一横形瘢痕,双肾区无叩击痛。

专科检查:外阴部:正常,已婚已产式;阴道:阴道通畅,未见黏液及脓性阴道分泌物,没有血块。子宫颈:肥大(直径达 6cm),Ⅱ度糜烂,有多个纳氏囊肿,宫颈内口有接触性出血;子宫:子宫稍增大,平位,活动度尚可;附件:未触及明显异常。

辅助检查:2014 年 6 月 8 日在某市中心医院行宫颈 TCT 检查示:非典型鳞状细胞(不排除高度上皮内瘤变可能)。

【提示问题】

1. 什么是宫颈上皮内瘤变(CIN),CIN 是如何进行分级的?

2. 你认为与廖女士所患疾病关系最为密切的病因是什么? 其在疾病发生发展中有何作用?

3. 根据现有资料,你考虑的初步诊断是什么? 应与哪些疾病进行鉴别诊断?

4. 为明确诊断还需进行哪些相关检查?

【主要讨论内容】

1. 宫颈上皮内瘤变。

2. HPV 感染在宫颈炎、CIN、宫颈癌中的作用。

3. 子宫内膜癌的发病机制。

4. 宫颈癌的病理类型。

5. 宫颈癌的转移途径。

6. 宫颈癌的分期标准。

7. 宫颈癌的临床表现。

8. 本病例诊断及鉴别诊断。

【教师参考重点】

1. **宫颈上皮内瘤变**　宫颈上皮内瘤变(CIN)是指宫颈上皮层内细胞成熟不良、核异常及核分裂象增加。病变始于上皮基底层,严重时向上扩展,甚至占据全层,可分为三级:

Ⅰ级:轻度异型,上皮下 1/3 层细胞核可见增大,核质比例稍增大,核染色略加深,核分裂象少见,细胞极性存在。

Ⅱ级:中度异型,上皮下 2/3 层细胞核可见明显增大,核质比例增大,核深染,核分裂象增多,细胞极性可存在。

Ⅲ级:重度异型,包括原位癌。病变大于 2/3 层或全层,核深染并异常增大,核质比例明显增大,核分裂象多,细胞极性消失,排列紊乱。

CIN 常见于 25~35 岁的妇女,是与宫颈浸润癌密切相关的一组癌前病变,具有两种不同的结局,一种是自然消退,很少发展为浸润癌,另一种是具有癌变潜能,有可能发展为浸润癌。

2. **HPV 感染在宫颈炎、CIN、宫颈癌中的作用**　HPV 即人乳头瘤病毒,属于乳头多瘤空泡病毒科乳头瘤属,是一类双链 DNA 病毒,具有多种基因型,现已确定 120 多种基因型,其中 30 多种与生殖道感染相关。研究表明 HPV 感染与宫颈的多种病变关系密切,临床研究显示 90% 以上 CIN 有 HPV 感染。根据 HPV 感染与宫颈病变严重程度的关系,现将 HPV 亚型分为低危型(HPV6、11、42、43、44)和高危型(HPV16、18、31、33、35、39、45、51、52、56、58、59、66、68)。低危型 HPV 病毒可导致慢性宫颈炎、轻度鳞状上皮损伤、CINⅠ级病变以及泌尿生殖系统疣,一般不会恶变。高危型 HPV 病毒可导致 CIN,若持久感染可诱导 CIN 进展,恶变,有研究指出高危型 HPV 持续感染是宫颈癌及癌前病变进展的必要条件。当 HPV 感染与一些其他因素如吸烟、避孕药、性传播疾病共存进,可提高 CIN 发病率与进展速度。而当 HPV 不能持久感染时,临床可见许多轻度的宫颈上皮内瘤变自然消退。

3. **子宫内膜癌的发病机制**　子宫内膜癌是女性最常见的生殖道恶性肿瘤之一,近年来发病率呈上升趋势。随着分子生物学技术的发展,基因在子宫内膜癌发生、发展、预后中的作用成为学者们关注的热点,目前主要认为与原癌基因的激活、抑癌基因的失活及 DNA 错配修复基因有关。目前认为发病机制可分为两种:

(1) 雌激素依赖型:在无孕激素拮抗的雌激素长期作用下,可发生子宫内膜增生症(包括单纯型或复杂性子宫内膜增生,伴或不伴有不典型增生),甚至癌变。子宫内膜癌的大多数为此类型,且均为子宫内膜样腺癌,分化较高,雌孕激素受体阳性率高,预后好。患者平均年龄较年轻,常伴有肥胖、高血压、糖尿病、不孕或不育及绝经延迟。

(2) 非雌激素依赖型:发病与雌激素无明确关系,病理形态也多样,如子宫内膜浆液性癌、透明细胞癌、腺鳞癌、黏液腺癌等,多见于老年体瘦妇女,在癌灶周围是萎缩的子宫内膜,此类肿瘤分化差,恶性程度高,雌孕激素受体多为阴性,预后不良。*HER2* 基因过表达和 *P53* 基因突变为常见的分子事件。

4. **宫颈癌的病理类型**

(1) 宫颈原位癌:又称上皮内癌。上皮全层极性消失,细胞显著异型,核大、深染、染色质分布不均,有核分裂象。但病变限于上皮层内,基底膜未穿透,间质无浸润。异型细胞可沿宫颈腺腔开口进入移行带区的宫颈腺体,致使腺体原有的柱状细胞被多层异型鳞状细胞替代,但腺体基底膜保持完整,称宫颈原位癌累及腺体。

(2) 宫颈浸润癌:鳞癌与腺癌在外观上无特殊差异,两者均可发生在宫颈阴道部或宫颈管内。

鳞状细胞癌,占宫颈癌的 75%~80%。

1) 巨检:宫颈上皮内瘤样病变、镜下早期浸润癌及极早期宫颈浸润癌,肉眼观察无明显异常,或类似子宫颈柱状上皮异位,随着病变逐步发展。有以下 4 种类型:外生型、内生型、溃疡型、颈管型。

2) 显微镜检:①镜下早期浸润癌:原位癌基础上,在镜下发现癌细胞小团似泪滴状、锯齿状穿破基底膜,或进而出现膨胀性间质浸润;②宫颈浸润癌:指癌灶浸润间质的范围已超出可测量的早期浸润癌,呈网状或团块状融合浸润间质。

腺癌,占宫颈癌的 20%~25%。

1) 巨检:来自宫颈管,并浸润宫颈管壁。当癌灶长至一定程度即突向宫颈外口,常侵犯宫旁组织。癌灶呈乳头状、芽状、溃疡或浸润型。病灶向宫颈管内生长,宫颈外观完全正常,但宫颈管膨大如桶状。

2) 显微镜检:分为 3 型。①黏液腺癌:最常见,来源于宫颈黏膜柱状黏液细胞,镜下见腺体结构,腺腔内有乳头状突起,腺上皮增生为多层,细胞低矮,异型性明显,见核分裂象,细胞内含黏液;②宫颈恶性腺瘤:又称微偏腺癌。肿瘤细胞貌似良性,腺体由柱状上皮覆盖,细胞无异型性,表皮为正常宫颈管黏膜腺体,腺体多,大小不一,形态多变,常含点状突起,浸润宫颈壁深层,并有间质反应包绕;③宫颈鳞腺癌:仅占宫颈癌的 3%~5%,较少见,癌细胞幼稚,为储备细胞,同时向腺细胞和鳞状细胞分化,癌组织中含有鳞癌和腺癌两种成分。

5. 宫颈癌的转移途径

(1) 直接蔓延:最常见。癌组织局部浸润,并向邻近器官及组织扩散。外生型常向阴道壁蔓延,宫颈管内的病灶扩张宫颈管并向上累及宫腔。癌灶向两侧蔓延至主韧带、阴道旁组织,甚至延伸到骨盆壁,晚期可引起输尿管阻塞。癌灶向前后蔓延侵犯膀胱或直肠,甚至造成生殖道瘘。

(2) 淋巴转移:当宫颈癌局部浸润后,即侵入淋巴管,形成癌栓,随淋巴液引流到达局部淋巴结,在淋巴管内扩散。宫颈癌淋巴结转移分为一级组(包括宫旁、宫颈旁或输尿管旁、闭孔、髂内、髂外、髂总、骶前淋巴结)及二级组(包括腹股沟深、浅及腹主动脉旁淋巴结)。

(3) 血行转移:很少见。晚期可转移至肺、肝或骨骼等。

6. 宫颈癌的分期标准 宫颈癌临床分期(FIGO 2009 年)

Ⅰ期:癌灶局限在宫颈(扩展至宫体将被忽略)。

Ⅰa 期:肉眼未见癌灶,只在显微镜下可见浸润癌,间质浸润深度 <5mm,宽度 <7mm。

Ⅰa1 期:间质浸润深度 ≤3mm,宽度 ≤7mm。

Ⅰa2 期:3mm< 间质浸润深度 <5mm,宽度 ≤7mm。

Ⅰb 期:肉眼可见癌灶局限于宫颈,或镜下病灶 >Ⅰa 期。

Ⅱ期:癌灶已超出宫颈,但未达盆壁。癌累及阴道,但未达阴道下 1/3。

Ⅱa 期:肿瘤侵犯阴道上 2/3,无明显宫旁浸润。

Ⅱa1 期:临床可见癌灶 ≤4cm。

Ⅱa2 期:临床可见癌灶 >4cm。

Ⅱb 期:有宫旁浸润,但未达到盆壁。

Ⅲ期:癌灶扩散到盆壁或累及阴道下 1/3,导致肾积水或无功能肾。

Ⅲa 期：癌累及阴道下 1/3，但未达盆腔。

Ⅲb 期：癌已达盆腔壁，或引起肾积水或无功能肾。

Ⅳ期：癌灶扩散超出真骨盆或有远处转移。

Ⅳa 期：癌灶扩散超出真骨盆或癌浸润膀胱黏膜或直肠黏膜。

Ⅳb 期：远处转移。

7. 宫颈癌的临床表现

（1）症状：早期宫颈癌常无症状，也无明显体征，与慢性宫颈炎无明显区别，有时甚至见宫颈光滑，尤其是老年妇女宫颈已萎缩者。有些宫颈管癌患者，病灶位于宫颈管内，宫颈阴道部外观正常，易被忽略而漏诊或误诊。患者一旦出现症状，主要表现为：

1）阴道流血：年轻患者常表现为接触性出血，发生在性生活后或妇科检查后出血。出血量可多可少，根据病灶大小、侵及间质内血管的情况而定。早期流血量少，晚期病灶较大表现为多量出血，一旦侵蚀较大血管可能引起致命性大出血。年轻患者也可表现为经期延长、周期缩短、经量增多等。老年患者常主诉绝经后不规则阴道流血。一般外生型癌出血较早，血量也多，内生型癌出血较晚。

2）阴道排液：患者常诉阴道排液增多，白色或血性，稀薄如水样或米泔状，有腥臭。晚期因癌组织破溃，组织坏死，继发感染有大量脓性或米汤样恶臭白带。

3）晚期癌的症状：根据病灶侵犯范围出现继发性症状。病灶波及盆腔结缔组织、骨盆壁、压迫输尿管或直肠、坐骨神经时，患者诉尿频、尿急、肛门坠胀、大便秘结、里急后重、下肢肿痛等；严重时导致输尿管梗阻、肾盂积水，最后引起尿毒症。到了疾病末期，患者可出现恶病质。

（2）体征：宫颈上皮内瘤样病变、镜下早期浸润癌及极早期宫颈浸润癌，局部可无明显病灶，宫颈光滑或轻度糜烂如一般宫颈炎表现。随着宫颈浸润癌的生长发展，根据不同类型，局部体征亦不同。外生型见宫颈赘生物向外生长，呈息肉状或乳头状突起，继而向阴道突起形成菜花状赘生物，表面不规则，合并感染时表面覆有灰白色渗出物，触之易出血。内生型则见宫颈肥大、质硬，宫颈管膨大如桶状，宫颈表面光滑或有浅表溃疡。晚期由于癌组织坏死脱落，形成凹陷性溃疡，整个宫颈有时被空洞替代，并覆有灰褐色坏死组织，恶臭。癌灶浸润阴道壁见阴道壁有赘生物，向两侧宫旁组织侵犯，妇科检查扪及两侧增厚，结节状，质地与癌组织相似，有时浸润达盆壁，形成冰冻骨盆。

8. 本病例诊断及鉴别诊断

（1）诊断：①宫颈原位癌；②高血压病。

（2）鉴别诊断

1）慢性宫颈炎：宫颈炎以阴道分泌物增多为主要症状，分泌物多呈乳白色或黄色脓性，若伴息肉形成可伴有血性白带、接触性出血，妇检时有不同程度的宫颈肥大、糜烂、裂伤、纳氏囊肿等。与宫颈上皮内瘤变或宫颈癌早期在外观上难以鉴别，但宫颈脱落细胞学多只可见炎性反应细胞，而没有非典型鳞状上皮细胞，本例中患者 TCT 检查示非典型鳞状细胞（不排除上皮内高度病变），遂可排除。

2）宫颈浸润癌：宫颈浸润癌早期也可表现为接触性出血、阴道白色或血性排液，妇检时局部可无明显病灶，而常伴有子宫颈柱状上皮异位、肥大等表现，因此本病例尚不能排除存在宫颈浸润癌可能，如需确诊，须行宫颈管活组织检查。

3）子宫内膜癌：好发于绝经妇女，表现为绝经后阴道流血，排液增多等。若发生于未绝经妇女则可表现为月经增多、紊乱，阴道血性或浆液性分泌物，下腹痛，恶病质等，妇检时宫颈大多正常或由于癌组织脱出,触之易出血,本病案中患者尚未绝经,妇检宫颈管慢性炎表现明显,子宫大小正常,因此暂不考虑该病可能。

4) 子宫黏膜下肌瘤:子宫黏膜下肌瘤可引起经量增多、经期延长、白带增多,呈血性或脓性;多伴有压迫症状,但妇检时多可触及盆腔包块或子宫增大,黏膜下肌瘤可脱出宫颈口而见粉红色肿物,本病案中患者妇检示子宫大小正常,可暂不考虑该病可能。

5) 输卵管癌:临床少见,发病年龄多为 52~57 岁,以阴道排液为主要症状,多为浆液性或浆液血性,量多,常可触及盆腔包块,伴有腹痛,下腹隐痛或绞痛,间歇性阴道排液后疼痛缓解为输卵管癌的典型特征,以上症状多与本病案不符,暂可排除该病。

【教师注意事项】

1. 结合患者妇科检查结果及病理报告,需引导学生考虑患者诊断为宫颈上皮内瘤变或宫颈癌,进而引出各自的诊断标准。

2. 通过对诊断标准的解读,引导学生认识宫颈上皮内瘤变和宫颈癌的关系。

【本幕小结】

患者经过体格检查和病理报告,诊断明确为宫颈原位癌。

第 三 幕

你为了进一步确诊,为廖女士进行了宫颈活检,病理检示:宫颈组织呈中度慢性炎伴部分鳞状上皮过度角化和中度增生,上皮角延伸,腺上皮鳞状化生,部分鳞状上皮为原位癌累及腺体。

你分析结果后向廖女士推荐手术治疗,遂于 2014 年 6 月 23 日在全麻下行腹腔镜下子宫全切术。术后常规病理检查(结果如下)。廖女士术后恢复良好,顺利出院,你祝贺廖女士病情康复,叮嘱她定期复查,不适随诊,并说"血性白带对你是一个警告,幸亏您早发现,早就医"。

术后病理检查:①宫颈组织呈重度慢性炎,伴部分鳞状上皮中重度不典型增生,部分鳞状上皮为原位癌累及腺体及一处见癌早期突破基底膜;②子宫多发性(2 个)平滑肌肌瘤;③分泌期宫内膜组织。

【提示问题】

1. 该患者的宫颈癌属于哪一期?

2. 宫颈癌各期的治疗方案如何选择?

3. 宫颈癌的三阶梯筛查方案是什么?

【主要讨论内容】

1. CIN 治疗方案选择。

2. 宫颈癌治疗方案选择。

3. 宫颈癌的三阶梯筛查方案(了解)。

【教师参考重点】

1. CIN 治疗方案选择

CIN Ⅰ:CINⅠ患者中约 60% 会自然消退,轻度鳞状细胞上皮内病变(LSIL)及以下患者,仅随访观察即可,若随访过程中病变持续存在 2 年及以上或继续发展,宜治疗。30%ISIL 可进展为高度鳞状细胞上皮内病变(HSIL)或宫颈浸润癌。对于上述患者以及 HSIL 患者宜切除可见病灶。对范围小、局限的病灶可采用冷冻治疗;范围大、病灶扩展到阴道或累及腺体的病变可采用激光治疗,切除深度应达黏膜下 6~7mm。

CIN Ⅱ:可用冷冻治疗、激光治疗或宫颈锥形切除病灶。

CIN Ⅲ：无生育要求者行全子宫切除术，有生育要求者可行宫颈锥形切除术，术后定期复查。

2. 宫颈癌治疗方案选择　宫颈癌的总原则是采用手术和放疗为主、化疗为辅的综合治疗。

（1）Ⅰa 期～Ⅱa 期：手术治疗，年轻患者可保留卵巢及阴道功能，Ⅰa 期可选用术式有全子宫切除术，对病灶小的有生育要求的患者可行宫颈锥切术；Ⅰb 期、Ⅱa 期选用广泛子宫切除术及盆腔淋巴结清扫术，年轻患者卵巢正常可保留。

（2）Ⅱb 期及以上无法手术治疗，可行放射治疗。

（3）对于晚期或复发转移的患者，可行同期放化疗，常采用以铂类为基础的联合化疗方案，多采用静脉化疗或动脉局部灌注化疗。

（4）综合治疗：局部病灶较大时可先行化疗缩小癌灶后再行手术治疗，术后有淋巴结转移，可行放疗，减少复发。综合治疗已成为当今宫颈癌治疗的新趋势，有研究曾对综合治疗宫颈癌的效果进行了分析，对于Ⅰb2 期～Ⅱa 期患者术前先行化疗可以明显减少预后不良因素，在一定程度上改善患者的预后。

3. 宫颈癌的三阶梯筛查方案（了解）　对于 CIN 和宫颈癌的筛查与诊断临床常用 TVC 方案。即有条件或存在高危因素的妇女应每年定期行宫颈脱落细胞学检查，以前曾使用巴氏涂片检查，目前常用 TCT 检测系统，检查结果采用 2001 年修改后的 TBS 报告系统。对 TCT 结果示可疑（TBS 报告示异常上皮细胞）的患者可行电子阴道镜检查（V），如阴道镜结果提示异常则可行宫颈活检（C），明确诊断。

对于 40 岁以上妇女，建议每年行宫颈细胞学检查一次，对于 40 岁以下妇女并曾有过宫颈病变如宫颈炎、CIN 等建议每年复查一次宫颈细胞学。

【教师注意事项】

本部分引导学生根据术前病理报告，选择合适的术式，评价患者的治疗方案和效果，引出不同病理分期的宫颈上皮内瘤变和宫颈癌的治疗和预后。

【本幕小结】

经过宫颈活检，明确患者的分期并发现患者的平滑肌肌瘤，选择了子宫全切手术，术后恢复良好，体现出早期发现、早期治疗在宫颈癌治疗中的重要作用。

第七节　我用的卫生巾比别人都要多

【学习目标】

掌握生殖系统的解剖、月经周期生理，子宫肌瘤的病理、临床分类、临床表现、鉴别诊断以及治疗。掌握下腹部肿块以及月经出血过多的诊断思路。

1. 基础医学

（1）女性月经周期生理。

（2）子宫平滑肌瘤的病理特点。

（3）子宫内膜癌的病理类型。

2. 临床医学

（1）月经期出血过多的诊断思路。

（2）下腹部肿块的诊断思路。

（3）子宫内膜异位症的发病机制与临床表现。

（4）子宫内膜癌的发病机制与临床表现。

(5) 子宫腺肌症的临床表现。

(6) 子宫肌瘤的病理类型与临床表现。

3. 人文医学

(1) 子宫内膜异位症流行病学特点。

(2) 子宫肌瘤的流行病学特点。

【关键词】

经量增多;子宫肌瘤;子宫腺肌症;子宫内膜异位症;子宫内膜癌;诊断性刮宫

【时间分配】

1. 学生讨论时间 50 分钟。

2. 学生总结时间 20 分钟。

3. 教师总结与讲评 10 分钟。

【教学建议】

依学生多少(如 6~8 人)分配任务,提出问题,以问题导向方式列出学习重点,查找资料。以月经的形成与调节、**双合诊检查要点**、**子宫肌瘤的类型与临床表现**、**子宫内膜异位症的病因机制及临床表现**、**子宫肌瘤的变性与治疗原则**、**诊断性刮宫以及腹腔镜在子宫肌瘤手术治疗中的应用**等为主要学习目标。重点内容讨论时间约占 80%,其余内容讨论时间约占 20%。讨论结束后一周内每人须交一篇小组讨论记录和自我评估,由小组长收齐送交指导老师。主要内容应包括:讨论内容概要,参加讨论的感想、贡献,自己在组织材料和讨论中的优缺点,参与讨论时的困难(知识面、技术面、情绪面等),今后可能采取的对策;也可以评价讨论小组的整体水平、其他队员的参与度,如参与讨论的积极性、聆听态度、沟通协调、课前准备、表达能力等,作为成绩的参考及将来改进教案的参考。

第 一 幕

2014 年 4 月 26 日,36 岁的童女士来到我院门诊看病,你作为她的接诊医生,热情、耐心地接待了她,她说她这半年来感到很苦恼,每次来月经的时间都比较长,用的卫生巾也比别人多,对她的生活和工作造成了一定的影响。童女士告诉医生,她以前月经都挺正常,月经周期 32~35 天,经期 5~7 天,月经量也正常,没有痛经的症状,每次月经一般都要用 10 到 15 片卫生巾。但就在半年前,童女士觉得经期延长了,最长的持续了 10 天,每次都得用 30 多片卫生巾,而且量也比以前多,有时候还可以看见血块。童女士最后一次月经是在 4 月 14 日,量还是比较多,但是现在都已经干净了。这半年来童女士一直没有到医院看过也没有做过相应的治疗,平时也没有服用避孕药之类的药物。童女士一共怀孕 4 次,自然生产 1 次,其他 3 次都流产了。童女士否认了有乙肝、结核等传染病史,否认高血脂、高血压、糖尿病史,否认外伤、手术、输血史,否认肿瘤家族史等。

【提示问题】

1. 女性月经是如何形成的? 正常月经有何临床特点?

2. 探究月经周期的内分泌生理。

3. 探究卵巢、子宫内膜等器官的周期性变化。

4. 什么叫月经过多? 月经过多的常见原因有哪些?

【主要讨论内容】

1. 月经的形成与调节。

2. 月经周期中卵巢、子宫内膜等生殖器的变化。

3. 月经过多的定义与常见原因。

【教师参考重点】

1. 月经的形成与调节 月经是子宫内膜随着卵巢分泌雌、孕激素周期性变化而周期性脱落形成的。女性在 13~14 岁（乳房发育 2.5 年后）之间第一次月经来潮，称为月经初潮，是青春期的重要标志，由于此时中枢系统对雌激素的正反馈机制尚未成熟，有时卵泡发育成熟但不能排卵，因此月经周期不规律，经过 5~7 年建立规律的周期性排卵后，月经逐渐正常，标志着生殖系统功能的成熟。

正常月经表现为周期性，出血的第 1 天为月经周期的开始，两次月经第 1 天产间隔时间称为一个月经周期，间隔一般为 21~35 天，平均 28 天；每次月经持续时间称为经期，为 2~8 天，平均为 4~6 天；经量为一次月经的总失血量，正常月经量为 30~60ml，超过 80ml 则称为经量过多。正常月经血为暗红色，含有子宫内膜组织碎片、前列腺素及纤维蛋白溶酶，由于纤维蛋白溶酶对纤维蛋白组织的溶解作用，故月经血不凝，只有出血多的情况下出现凝血块，但应排除大块子宫内膜碎片。经期由于前列腺素的作用，有些妇女下腹及腰骶部下坠不适或子宫收缩痛，并可出现腹泻等胃肠功能紊乱症状，少数可有头痛等轻度神经系统不稳定症状，但一般月经期无特殊症状。

月经类型包括周期间隔、经期时间、经量、经血特点及痛经症状等，正常人月经类型因人而异，但是对于规律排卵的妇女而言，其月经类型相对稳定。许多女性生殖系统的功能性或器质性疾病都可能出现月经类型的改变。

月经周期的形成受下丘脑 - 垂体 - 卵巢（H-P-O）轴的神经内分泌调节。主要参与的激素有下丘脑促性腺激素释放激素（GnRH）、促卵泡素（FSH）、黄体生成素（LH）、催乳素（PRL）、雌激素、孕激素等。

2. 月经周期中卵巢、子宫内膜等生殖器的变化

（1）卵巢有两大功能：①产生成熟卵子并排卵；②产生和分泌性激素和多肽激素等。在一个月经周期中，卵巢在形态和功能上发生周期性的变化，可以分为三个时期，以正常月经周期（28 天）的妇女为例说明这三个时期的特点：

1）卵泡期：一般为月经第 1 天至 13 天。此期体内雌、孕激素水平低，垂体促性腺激素分泌增加，刺激卵巢内卵泡发育，育龄期妇女每月有 3~11 个卵泡被募集、发育、选择，一般只有一个优势卵泡可以完全成熟。

2）排卵期：一般为月经第 14 天（下次月经来潮前 14 天左右）。优势卵泡完全发育成熟后，在雌二醇正反馈作用下，体内出现 LH/FSH 峰，在孕酮、前列腺素等共同作用下，成熟卵泡自卵巢表面破出，卵子排出后经输卵管伞部捡拾，并被运送到输卵管壶腹部等待受精。

3）黄体期：下次月经来潮前 14 天内。排卵后，卵泡腔内压下降，卵泡壁塌陷，卵泡颗粒细胞和卵泡内膜细胞向内侵入，周围由结缔组织的卵泡外膜包围，共同形成黄体。在 LH 作用下，黄体体积和功能逐渐成熟，若卵子受精，则黄体在 HCG 作用下增大，转变为妊娠黄体，至妊娠 3 个月末才退化。若卵子未受精，黄体在排卵后 9~10 天开始退化，黄体功能限于 14 天。

（2）月经周期中卵巢激素分泌的变化

1）雌激素：卵泡开始发育时，雌激素分泌量很少，随着卵泡的发育成熟，卵泡产生的雌激素逐渐增多，并反馈抑制 FSH 的释放，至月经第 7 天雌激素量迅速增加，于排卵前形成高峰，当血循环中雌激素达到或高于 200pg/ml 时，即可刺激下丘脑 GnRH 和垂体 LH、FSH 大量释放（正

反馈),形成循环中的 LH、FSH 排卵峰。排卵后雌激素稍下降,在排卵后 1~2 天,黄体分泌雌激素使血中雌激素再次上升,形成第二高峰,此峰低于排卵前的高峰,此后黄体萎缩,雌激素水平迅速下降,直至月经期前最低水平。

2) 孕激素:卵泡期不分泌孕激素,排卵前成熟卵泡的颗粒细胞在 LH 峰作用下黄素化,并分泌少量孕酮;排卵后黄体分泌孕酮逐渐增加,至排卵后 7~8 天黄体成熟,分泌量达最高峰,此后逐渐下降,到月经来潮前降至卵泡期水平。

3) 雄激素:女性雄激素主要来自肾上腺,但也有部分来自卵巢,主要由卵巢内泡膜层合成与分泌,排卵前雄激素升高可促进非优势卵泡的闭锁并提高性欲。

(3) 子宫内膜的周期性变化:子宫内膜可分为基底层与功能层,基底层紧贴肌层,对卵巢激素不敏感,无周期性变化。功能层包括致密层与海绵层,对性激素敏感,可在卵巢激素影响下发生周期性变化,据其组织学变化将月经分为增殖期、分泌期、月经期 3 个阶段,下面同样以一个正常月经周期(28 天)为例说明这三个时期的特点。

1) 增殖期:月经周期的 5~14 天,与卵巢周期中的卵泡期的成熟阶段相对应。在雌激素的作用下,内膜功能层内膜表面上皮、腺体、间质、血管等均呈增殖性变化,子宫内膜由 0.5mm 增生至 3~5mm。增殖期可人为分为早、中、晚三期:

① 增殖早期:月经周期第 5~7 天,内膜较薄,仅 1~2mm。腺上皮细胞呈立方形或低柱状,腺体稀疏。间质较致密,细胞呈星形。间质中的小动脉较直,其壁薄。

② 增殖中期:月经周期第 8~10 天,间质水肿最为明显,腺体数增多、增长,呈弯曲形,腺上皮细胞表现增生活跃,细胞呈柱状,且有分裂象。

③ 增殖晚期:月经周期第 11~14 天,内膜增厚至 3~5mm,表面高低不平,略呈波浪形。上皮细胞呈高柱状,增殖生长为假复层上皮。腺上皮仍继续生长,核分裂象增多,腺体更长,形成弯曲状。间质细胞呈星状,并相互结合成网状;组织内水肿明显,小动脉略呈弯曲状,管腔增大。

2) 分泌期:月经周期的 15~28 天,与月经周期中的黄体期相对应。黄体分泌的孕激素、雌激素共同作用于子宫内膜,使其继续增厚,腺体增长弯曲更加明显,出现分泌现象;血管迅速增加,更加弯曲;间质疏松并水肿。此期内膜厚且松软,含有丰富的营养物质,有利于受精卵着床发育。分泌期也可分为 3 期:

① 分泌早期:月经周期第 15~19 天,内膜腺体更长,屈曲更明显。腺上皮细胞的核下开始出现含糖原的小泡,间质水肿、螺旋小动脉继续增生。

② 分泌中期:月经周期第 20~23 天,内膜较前更厚并呈锯齿状,腺体内的分泌上皮细胞顶端胞膜破碎,细胞内的糖原溢入腺体。此期间质更加水肿、疏松,螺旋小动脉增生、卷曲。

③ 分泌晚期:月经周期第 24~28 天,此期为月经来潮前期,此期黄体开始发生退化,子宫内膜厚达 10mm,并呈海绵状。内膜腺体开口面向宫腔,有糖原等分泌物溢出,间质更疏松、水肿。表面上皮细胞下的间质分化为肥大的蜕膜样细胞和内膜颗粒细胞,螺旋小动脉迅速增长超出内膜厚度,也更弯曲,血管管腔也扩张。

3) 月经期:月经周期的 1~4 天,为子宫内膜功能层失去激素支持,从基底层崩解脱落的时期。经前 24 小时,内膜螺旋动脉节律性收缩及舒张,继而出现逐渐加强的血管痉挛性收缩,前列腺素的活化参与其中,导致远端血管壁及组织缺血坏死、脱落,之后内膜碎片及血液一起从阴道流出,即月经来潮。

3. 月经过多的定义与常见原因　略(详见本章第八节第一幕)。

【教师注意事项】

1. 女性生殖系统的生理基础。

2. 育龄期妇女以经期延长、经血过多就诊,注意各种引起此类症状的疾病。

【本幕小结】

1. 育龄期患者以经期延长,经量过多就诊,患者有多次流产史。

2. 女性生殖系统的生理,包括月经、月经周期、卵巢周期性变化以及月经周期中激素的调节。

3. 对不同疾病引起的月经过多进行鉴别有诊断意义。

第　二　幕

你为童女士做完体格检查与妇检,并安慰她放松心情,检查结果如下:

体检情况:体温 36℃,血压 115/78mmHg,呼吸 20 次 / 分,脉搏 78 次 / 分;浅表淋巴结未触及肿大;心、肺未及明显异常;腹部平软,未触及腹部包块,无压痛及无反跳痛,肝脾肋下未及。

妇科检查:外阴正常,已婚已产型。

　　　　　阴道有少许白色分泌物。

　　　　　宫颈稍肥大,表面光滑,质软。

　　　　　子宫后位,宫体上可触及约 5~6cm 大小的肿块,质硬,活动可,无压痛。

双侧附件未及明显异常。

【提示问题】

1. 双合诊触及包块时应注意哪些性质特征?有何鉴别意义?

2. 下腹部包块的诊断思路是什么?

3. 根据目前你所得到的病案资料,你考虑初步诊断是什么?

4. 为进一步确诊,你认为下一步应进行哪些检查?

5. 子宫内膜异位症的形成机制与临床表现有哪些?

6. 子宫肌瘤的类型与临床表现有哪些?

7. 子宫内膜癌有哪些病理类型与临床表现?

【主要讨论内容】

1. 双合诊触及包块时应注意的内容。

2. 下腹部包块的诊断思路。

3. 子宫内膜异位症的形成机制与临床表现。

4. 子宫肌瘤的类型与临床表现。

5. 子宫内膜癌的病理类型与临床表现。

6. 该患者的初步诊断、诊断依据及鉴别诊断。

【教师参考重点】

1. 双合诊触及包块时应注意的内容　双合诊时若触及包块时应注意包块的部位、大小、数量、质地、活动度、有无压痛等,育龄期妇女应注意妊娠的可能。

(1) 部位:首先要确定包块的位置,左侧还是右侧,位于子宫还是附件区。

(2) 大小:确定包块大小,一般选择最长径线来描述。

(3) 数量:确定包块是单发还是多发。多发性子宫肌瘤可触及子宫表面凸凹不平。

(4) 质地:质地对判断包块性质有重要意义。质地硬、脆多提示恶性包块。

（5）活动度：判断包块与周围组织的关系，浆膜下子宫肌瘤与卵巢包块大多活动度好，而子宫腺肌症、肌壁间子宫肌瘤大多活动度差。

（6）压痛：炎性包块多有明显压痛。

除以上性质外还应结合子宫大小、宫颈活动度、宫颈摇举痛等综合分析。

2. 下腹部包块的诊断思路　下腹部肿块是妇科患者就医时的常见主诉之一。肿块可能是患者本人或者家属无意中发现，或因其他症状（如下腹痛、阴道流血等）做妇科检查时或行 B 型超声检查盆腔时发现。根据肿块质地不同，可分为囊性和实性。囊性肿块多为良性病变，如充盈的膀胱、卵巢囊肿、盆腔炎性包块、输卵管积水等。实性包块包括妊娠子宫、子宫肌瘤、卵巢纤维瘤、盆腔炎性包块等良性包块和恶性肿瘤。

临床上为患者行双合诊时，触及到的下腹部肿块可以是子宫增大、子宫附件肿块、肠道肿块、泌尿系肿块、腹壁或者腹腔肿块等。

（1）子宫增大

1）妊娠子宫：育龄妇女有停经史，下腹部扪及包块，应首先考虑为妊娠子宫。停经后出现不规则阴道流血，且子宫增大范围超过停经周数，可能为葡萄胎。

2）子宫肌瘤：可扪及子宫呈均匀增大，表面有单个或多个球形隆起。

3）子宫腺肌病：子宫均匀增大、质硬，一般不超过妊娠 12 周子宫大小。患者多伴有明显痛经。

4）子宫畸形：常见的有双子宫或残角子宫，可扪及子宫另一侧有与其对称或不对称的包块，两者相连，硬度亦相同。

5）宫腔、阴道积血或宫腔积脓：子宫及阴道积血多系处女膜闭锁或阴道横隔引起的经血外流受阻所致。患者至青春期无月经来潮，但有周期性腹痛及下腹部肿块扪及。宫腔积脓或积液也可使子宫增大。老年性子宫内膜炎合并子宫积脓或在宫颈癌放射治疗后亦可出现。

6）子宫恶性肿瘤：围绝经期或绝经后患者子宫增大，伴有不规则阴道出血，应考虑子宫内膜癌的可能。

（2）附件肿块：在正常情况下，子宫附件包括输卵管和卵巢均难以扪及。当附件出现肿块时，多属病理现象。常见的附件肿块有以下几种可能：

1）输卵管妊娠：肿块位于子宫旁，有明显触痛，患者多有短暂的停经史以及腹痛和少量持续性阴道流血。

2）附件炎性肿块：肿块多位于子宫两旁，双侧性，与子宫有粘连，压痛明显。急性炎症时患者有发热、腹痛。慢性盆腔炎患者有下腹部隐痛史，甚至有反复急性盆腔炎发作。

3）卵巢非赘生性囊肿：多为单侧、活动性的囊性包块，直径一般不超过 8cm。黄体囊肿可在妊娠早期扪及，葡萄胎患者常并发一侧或双侧卵巢黄素囊肿。

4）卵巢赘生性囊肿：不论肿块大小，只要其表面光滑、囊性且可活动者多为良性肿瘤。凡肿块为实性，表面不规则，活动受限，尤其是盆腔内扪及其他结节者多为卵巢恶性肿瘤。

（3）肠道肿块

1）粪块嵌顿：肿物多位于左下腹，圆锥状，直径约 4~6cm，质偏实，略能推动。灌肠排便后块物消失。

2）阑尾周围脓肿：肿块位于右下腹，位置固定，边界不清，多距子宫较远，伴有明显压痛、发热、白细胞增高和血沉加快。初发时先有脐周疼痛，其后疼痛逐渐转移并局限于右下腹。

3）腹部手术或感染后继发的肠管、大网膜粘连：患者以往有手术史或盆腔感染史，触诊肿块边界不清,叩诊时部分区域可呈鼓音。

4) 肠系膜肿块:部位较高,肿块表面光滑,左右方向移动度大,但上下移动受限制,易误诊为卵巢肿瘤。

5) 结肠癌:肿块多位于一侧下腹部,呈条块状,稍能推动,有轻压痛。患者多有下腹隐痛、粪便中带血、便秘、腹泻,或便秘、腹泻交替史,晚期出现贫血、消瘦。

(4) 泌尿系肿块

1) 充盈膀胱:肿块位于下腹正中、耻骨联合上方,呈囊性,表面光滑,不可活动。导尿后肿块消失。

2) 异位肾:一般无自觉症状,可位于髂窝部或盆腔内,形状类似正常肾,但略小。

(5) 腹壁或腹腔肿块

1) 腹腔积液:可与巨大卵巢囊肿混淆,可通过叩诊两侧呈浊音,脐周为鼓音,与巨大卵巢囊肿鉴别。

2) 直肠子宫陷凹脓肿:肿块为囊性,向后穹隆突出,可有明显压痛,并伴急性盆腔腹膜炎体征及发热。确诊可根据后穹隆穿刺抽出脓性液体。

3) 盆腔结核包裹性积液:肿块为囊性,固定不活动,表面多光滑但界限不清。

(6) 腹壁及腹膜后肿块

1) 腹膜后肿瘤或脓肿:可触及肿物位于直肠及阴道后方,不活动,多为实性,与后腹壁固定,以肉瘤多见。

2) 腹壁血肿或脓肿:与子宫不相连,患者腹肌紧张时肿块更明显。

3. 子宫内膜异位症的病因机制及临床表现

(1) 病因机制:子宫内膜异位症简称内异症,是指具有活性的子宫内膜组织(腺体和间质)出现在子宫内膜以外部位。内异症是一种妇科常见病,育龄妇女的发病率占 10%~15%,不孕妇女则高达 40%~50%,且发病率呈上升趋势,其发病机制尚不清楚,异位子宫内膜来源至今尚未阐明,目前主要有以下学说:

1) 子宫内膜种植学说:1921 年 Sampson 首先提出经期时子宫内膜腺上皮和间质细胞可随经血逆流,经输卵管进入盆腔,种植于卵巢和邻近的盆腔腹膜,并在该处继续生长蔓延,可形成盆腔内异症。"种植学说"被广泛接受。病理变化为异位内膜周期性出血及其周围组织纤维化。临床表现为子宫内膜组织腺体和间质在子宫内膜以外的部位生长、浸润、出血,可形成结节及包块,引起疼痛和不育等。

2) 淋巴及静脉播散学说:不少学者在光镜检查时发现盆腔淋巴管、淋巴结和盆腔静脉中有子宫内膜组织,提出子宫内膜可通过淋巴和静脉向远处播散。临床上所见远离盆腔的器官,如肺、四肢皮肤、肌肉等发生内异症,可能就是内膜通过血行和淋巴播散的结果。但该学说无法说明子宫内膜如何通过静脉和淋巴系统,且盆腔外内异症的发病率又极低。

3) 体腔上皮化生学说:卵巢表面上皮、盆腔腹膜均是由胚胎期具有高度化生潜能的体腔上皮分化而来,Mayer 提出体腔上皮分化来的组织在受到卵巢激素持续性刺激或经血及慢性炎症的反复刺激后,被激活转化成子宫内膜样组织。但是这一学说尚无充分的临床及实验依据。

4) 诱导学说:未分化的腹膜组织在内源性生物化学因素诱导下可发展成为子宫内膜组织。此学说是体腔上皮化生学说的延伸,在动物试验中已证实,而在人类尚无证据。

5) 遗传学说:本病具有家族聚集性,患者一级家属的发病风险是无家族史者的 7 倍,单卵双胎孪生姐妹发病率高达 75%。有研究发现内异症与谷胱甘肽转移酶、半乳糖转移酶和雌激素受体的基因多态性有关,在人类子宫内膜和卵巢异位囊肿中还发现有各种编码的孕激素mRNA存在,提示该病可能通过多基因或多因素遗传。

6) 免疫调节学说:越来越多的证据表明免疫调节异常在内异症的发生、发展各环节起重要作用。

7) 其他因素:有研究认为血管生成参与了内异症的发生机制,患者腹腔液中的VEGF等血管生长因子增多,使盆腔微血管生长增加,导致异位内膜得以成功地种植生长。

(2) 临床表现:症状因人而异,且可因病变部位不同而出现不同症状。约25%患者无明显不适。

1) 痛经和持续下腹痛:继发性痛经是子宫内膜异位症的典型症状,且多随局部病变加重而逐年加剧。疼痛多位于下腹部及腰骶部,可放射至阴道、会阴、肛门或大腿,常于月经来潮前1~2日开始,经期第1日最剧,以后逐渐减轻,至月经干净时消失。疼痛的程度与病灶大小并不一定成正比。病变严重者如较大的卵巢子宫内膜异位囊肿可能疼痛较轻,而病变较轻的散在的盆腔腹膜小结节病灶反可导致剧烈痛经。偶有周期性腹痛出现稍晚而与月经不同步者。少数晚期患者诉长期下腹痛,至经期更剧。

2) 月经失调:15%~30%患者有经量增多、经期延长或经前点滴出血。月经失调可能与卵巢无排卵、黄体功能不足或同时合并有子宫腺肌病或子宫肌瘤有关。

3) 不孕:内膜异位症患者可高达40%,不育症患者中80%有内异症。主要与下列因素有关:①盆腔解剖结构异常;②盆腹腔内微环境改变;③免疫功能异常;④卵巢功能异常;⑤未破裂卵泡黄素化综合征;⑥自然流产率增加。

4) 性交不适:多见于直肠子宫陷凹有异位病灶使子宫后倾固定者。一般表现为深部性交痛,月经来潮前性交痛最明显。

5) 急腹痛:异位囊肿灶会由于经期反复出血、压力增加而出现小的破裂,破裂后立即被周围组织粘连而仅造成一过性的下腹部或盆腔深部剧烈腹痛,伴恶心、呕吐和肛门坠胀等。破裂多发生在经期前后或经期,部分也可发生在排卵期。

6) 其他特殊症状:子宫内膜异位到各个组织器官可以引起相应的症状,肠道内异症可出现腹痛、腹泻、便秘或周期性少量便血,严重者可因肿块压迫肠腔而引起肠梗阻的症状;膀胱内异症常在经期出现尿痛、尿频,但多被痛经症状掩盖而被忽视等。

4. 子宫肌瘤的类型与临床表现

(1) 按照生长部位分为宫体肌瘤(90%)和宫颈肌瘤(10%)。

(2) 按照肌瘤与子宫肌壁的关系分类

1) 肌壁间肌瘤:占60%~70%,肌瘤位于子宫肌壁间,周围被肌层包裹。

2) 浆膜下肌瘤:约占20%,肌瘤向子宫浆膜面生长,并突出于子宫表面,肌瘤表面仅由子宫浆膜覆盖。

3) 黏膜下肌瘤:占10%~15%,肌瘤向子宫黏膜方向生长,突出于宫腔,仅由黏膜层覆盖,称为黏膜下肌瘤。肌瘤多为单个,使宫腔变形增大,子宫外形无明显变化。黏膜下肌瘤易形成蒂,在宫腔内生长犹如异物,常引起子宫收缩,肌瘤被挤经宫颈突入阴道。

子宫肌瘤常为多个,各种类型的肌瘤可发生在同一子宫,称多发性子宫肌瘤。

(3) 临床表现:多无明显症状,仅在体检时偶然发现。症状与肌瘤大小、数目关系不大而与肌瘤部位、有无变性有关,常见症状:

1) 经量增多,经期延长:为子宫肌瘤最为常见的症状,多见于大的肌壁间肌瘤及黏膜下肌瘤,肌瘤使宫腔增大,内膜面积增大并影响子宫收缩。肌瘤压迫周围静脉,导致内膜静脉丛充血扩张粘连,进而导致经量增多、经期延长。膜下肌瘤伴坏死感染时,可有不规则阴道流血或血样脓性排液。

2)下腹部包块:当肌瘤逐渐增大使子宫超过三个月妊娠大小时可从腹部扪及。巨大的黏膜下肌瘤可脱出于阴道外,患者可因阴道脱出物而就医。

3)白带增多:肌壁间肌瘤使宫腔面积增大,导致内膜腺体分泌增多,加之盆腔的充血致白带增多,子宫黏膜下肌瘤一旦感染,可有大量脓性白带。

4)压迫症状:子宫前壁下端肌瘤可压迫膀胱引起尿频、尿急;宫颈肌瘤可引起排尿困难、尿潴留;子宫后壁肌瘤可引起下腹坠胀不适、便秘等症状。阔韧带肌瘤或宫颈巨型肌瘤可侧向发展,嵌入盆腔内压迫输尿管使上泌尿道受阻,形成输尿管扩张甚至发生肾盂积水。

5)其他:常见下腹坠胀、腰酸背痛,经期加重。可引起流产或不孕。

5. 子宫内膜癌的病理类型与临床表现 略(参见本章第六节第二幕)

6. 该患者的初步诊断、诊断依据及鉴别诊断

初步诊断:子宫肌瘤。

鉴别诊断:子宫腺肌症、妊娠子宫、卵巢肿瘤、子宫内膜异位症、子宫内膜癌等疾病。

诊断依据与鉴别要点由学生自由讨论。

【教师注意事项】

1. 详细认真地进行体格检查,并注意体检过程中阳性体征(如腹部包块)的鉴别。

2. 针对引起相应临床表现以及体征的疾病进行鉴别诊断。

【本幕小结】

1. 熟悉子宫肌瘤的临床表现以及鉴别诊断。

2. 通过对患者进行体格检查(重点双合诊),鉴别不同疾病之间的体征差异。

第 三 幕

你建议童女士行 B 超检查,2014 年 4 月 26 日子宫及双附件 B 超:子宫底部可见一大小 4.0cm×3.5cm 的圆形低回声光团。

然后你向童女士详细分析了病情并介绍了可行的治疗方案,由于童女士目前没有再生小孩的打算,但是想保留子宫,所以在你的建议下,在 2014 年 4 月 28 日进行了腹腔镜下子宫肌瘤剔除术,手术很顺利,手术以后恢复也比较好。

术后病检:子宫平滑肌瘤。

【提示问题】

1. 子宫肌瘤的转归与治疗原则是什么?

2. 妊娠与子宫肌瘤、子宫腺肌症有何关系?

3. 子宫肌瘤有哪些治疗方法?如何进行选择?

4. 腹腔镜用于子宫肌瘤手术治疗有何利弊?

【主要讨论内容】

1. 子宫肌瘤的变性与治疗原则。

2. 妊娠与子宫肌瘤的关系。

3. 腹腔镜在子宫肌瘤手术治疗中的应用。

4. 子宫肌瘤的预防。

【教师参考重点】

1. 子宫肌瘤的变性与治疗原则　子宫肌瘤可以失去原有的典型结构而发生变性,常见的变性有:玻璃样变;红色样变;肉瘤样变;囊性变;钙化。较大的肌瘤易发生变性坏死,引起腹痛、月经异常等症状,肉瘤样变多见于年龄较大的妇女,短期内可迅速增大并恶变。

大量临床观察和实验结果表明子宫肌瘤为激素依赖性的肿瘤,雌激素是促使肌瘤生长的主要原因,因此育龄期妇女子宫肌瘤治愈后比较容易复发,治疗时应考虑到患者年龄、生育要求等因素,综合分析,制订治疗方案。肌瘤较小且无症状时一般不需要治疗,特别是近绝经期妇女。症状较轻,近绝经年龄或全身情况不宜手术者可药物治疗。对于肌瘤引起的贫血(药物治疗无效)、腹痛、压迫症状,怀疑有恶变者可进行手术治疗。

2. 妊娠与子宫肌瘤的关系　黏膜下子宫肌瘤可影响受精卵着床,导致早期流产;肌壁间肌瘤过大时因机械压迫,宫腔变形或内膜供血不足引起流产,子宫肌瘤是激素依赖性的肿瘤,雌激素是促使其生长的主要原因,在妊娠期高雌激素水平的情况下,肌瘤生长较快,同时妊娠期子宫肌瘤易发生红色变性,表现为肌瘤迅速长大,伴有剧烈腹痛、发热、血象升高,通常保守治疗能缓解。妊娠合并子宫肌瘤多能自然分娩,但生长位置较低的肌瘤可妨碍胎先露下降,在妊娠后期伴有胎位异常、胎盘低置、产道梗阻等难产应做剖宫产。

3. 腹腔镜在子宫肌瘤手术治疗中的应用　子宫肌瘤分为黏膜下、肌壁间、浆膜下肌瘤,比较小的浆膜下肌瘤及肌壁间肌瘤肉眼是很难看到的,需要手术中术者用双手的触觉去判断。腹腔镜下子宫肌瘤剔除术要求肌瘤比较大,而且是数量明确,腹腔镜下肉眼可以辨别,这样肌瘤才能剔除干净。对于数目不清的多发性肌瘤及黏膜下肌瘤不建议腹腔镜手术治疗。

目前国内许多专家腹腔镜手术已做到根治性子宫切除术及盆腹腔淋巴结清扫术,也显示了其与开放手术相比的优越性,手术时间、术中出血比初始阶段减少,并发症也明显下降。建议同学查阅最新报道文献,了解腹腔镜在子宫肌瘤手术治疗中的最新进展。

4. 预防　定期做体检,重视育龄妇女经血过多及经期延长的诊治。

【教师注意事项】

本部分主要为子宫肌瘤的治疗,引导学生根据患者的具体情况选择适当的治疗方案。

【本幕小结】

根据患者的检查结果,以及患者的具体情况和意见,选择了腹腔镜子宫肌瘤手术,术后恢复良好。

第八节　蒋女士的月经紊乱

【学习目标】

掌握月经形成的机制及其与性激素的关系;痛经的主要表现与机制;功能失调性子宫出血(功血)的病因、分类、诊断与治疗。

1. 基础医学

(1) 月经周期形成机制与月经血的组成。

(2) 月经周期中垂体促性腺激素与性激素作用、调节及变化规律。

2. 临床医学

(1) 月经增多的诊断思路。

(2) 痛经的主要表现与病因机制。

（3）功能失调性子宫出血的分类与病因。

（4）无排卵性功血子宫内膜病理改变。

（5）无排卵性功血的诊断、鉴别诊断及药物治疗。

（6）诊断性刮宫。

（7）高催乳素血症的病因机制与临床表现。

3. 人文医学

功能失调性子宫出血患者的日常保健与健康教育。

【关键词】

月经不调;功能失调性子宫出血;痛经;诊断性刮宫;高催乳素血症

【时间分配】

1. 学生讨论时间 50 分钟。

2. 学生总结时间 20 分钟。

3. 教师总结与讲评 10 分钟。

【教学建议】

依学生多少（如 6~8 人）分配任务,提出问题,以问题导向方式列出学习重点,查找资料。**以月经增多的诊断思路、功能失调性子宫出血的分类、排卵性与无排卵性功血的发病机制及子宫内膜病理变化、功血的诊断与鉴别诊断、功血的药物治疗**等为主要学习目标。重点内容讨论时间约占 80%,其余内容讨论时间约占 20%。讨论结束后一周内每人须交一篇小组讨论记录和自我评估,由小组长收齐送交指导老师。主要内容应包括:讨论内容概要,参加讨论的感想、贡献,自己在组织材料和讨论中的优缺点,参与讨论时的困难(知识面、技术面、情绪面等),今后可能采取的对策;也可以评价讨论小组的整体水平、其他队员的参与度,如参与讨论的积极性、聆听态度、沟通协调、课前准备、表达能力等,作为成绩的参考及将来改进教案的参考。

第 一 幕

18 岁的蒋女士这次月经来了 16 天了却仍未干净,时少时多,最近老是感到头晕、乏力、恶心、腹痛,所以今天来到医院就诊。你热情地接诊了她并详细询问了病史,蒋女士说她月经初潮 13 岁,以后月经一直不规律,15 天至 2 个月不等,经期多持续 5~8 天,长者 10 余天才干净,一般月经第 4 天量特别多,伴大量血块,最多时一天可用 8 片卫生巾,随后经量迅速减少,但淋漓不尽,色暗红,月经前期及经期伴有明显下腹坠痛、头晕、胃肠不适等症状,经期后症状逐渐缓解。你经询问得知,蒋女士 2 岁时做过先天性动脉导管未闭手术。无肝炎、结核病史,无药物过敏史。现未婚,有性生活史 1 年,一直采用避孕套避孕,从未怀过孕。

【提示问题】

1. 月经增多的诊断思路。

2. 痛经的主要表现与病因机制。

3. 试分析患者头晕、乏力的原因。

4. 你认为还应了解哪些病史信息?

5. 请给出初步诊断与进一步诊治方案。

【主要讨论内容】

1. 月经形成的机制及表现。

2. 月经增多的诊断思路。

3. 痛经的病因、主要表现及防治。

4. 初步诊断及鉴别。

【教师参考重点】

1. 月经形成机制及表现　略(详见本章第七节第一幕)。

2. 月经增多的诊断思路　女性正常月经量应是 30~50ml,如果超过 80ml 就是月经过多。以使用卫生巾的数量估计,健康人平均每天要使用四五片,每个周期不多于 20 片,如果 30 片卫生巾都不够用,而且每次使用的卫生巾都是全湿透的或伴有血块,那么这种情况属于月经量过多。月经失血量过多,可影响女性的身体健康、情绪、社会活动以及生活质量,它可单独出现,也可合并其他症状一起出现。目前 FIGO 会议已达成一致意见,采用月经期出血过多代替原有的月经过多的术语。月经过多成因复杂,下面仅以育龄期妇女月经期出血过多的常见原因进行简单讨论。

(1) 生殖道感染性疾病:女性月经期生殖道局部免疫能力下降,如伴有劳累、全身性感染、经期卫生习惯不良等因素时,可能造成病原菌侵入,导致阴道炎、宫颈炎、子宫内膜炎或盆腔炎等,造成月经出血增多,月经延长,多表现为经期出血增多,经期后点滴出血,伴有白带增多、偏黄或带血等,可有外阴瘙痒,妇检可发现相应炎症表现。

(2) 避孕不当

1) 宫内节育器所致月经过多:宫内节育器(IUD)容易引起子宫异常出血及月经出血增多,尤其是铜离子型 IUD,多表现为上环后月经出血比上环前增多,经期延长,多伴有腹痛。

2) 应用避孕药物所致月经量过多:短效口服避孕药常可使月经减少,但若服用方法不正确,则可能导致体内激素水平紊乱,导致月经出血增多。对于此类患者应详细询问药物种类及用法。对于使用长效针剂或皮下埋植等方式避孕的患者,可能由于药物缓释效果不佳或激素水平未达平衡使子宫内膜发生长期增生或不规则脱落,而导致月经出血增多。

(3) 子宫内膜异位症与子宫腺肌症:异位子宫内膜亦会随着月经周期激素水平的变化而发生周期性的增生与脱落,是引起月经过多的重要原因。除月经过多外还伴有腹痛、性交痛等表现。

(4) 生殖道肿瘤:子宫肌瘤是生殖器常见的良性肿瘤,其中肌壁间和黏膜下肌瘤大多会引起月经过多,月经过多伴有子宫包块多提示子宫肌瘤。性交后出血并月经过多或进行性月经增多提示宫颈癌。子宫内膜癌亦可引起月经增多。

(5) 妊娠相关:多表现停经一段时间后,再次阴道出血而误认为月经推迟。发生在停经后半月至一月的阴道较大量出血提示极早期流产,如持续出血并伴有腹痛、出冷汗等则要怀疑宫外孕可能。

(6) 凝血障碍:月经增多亦可提示存在全身血液系统疾病,包括先天性凝血功能异常性疾病、白血病、再生障碍性贫血、血小板减少性紫癜、肝功能异常(凝血因子生成不足)等。

(7) 功能性疾病:在排除以上原因所致月经增多后,可以考虑功能失调性子宫出血。功能失调性子宫出血是对反复出现月经不规则、经期不定、经量时多时少等表现而无法明确出血病因的月经异常的一个统称,包括排卵性功血和无排卵性功血两种。

3. 痛经的主要表现及防治　痛经是影响年轻女性情绪和工作最为常见的原因之一,几乎半数以上的女性都受到过不同程度的影响。

痛经可分为原发性和继发性两种类型,以原发性痛经最常见。临床特点是首次发作多在月经初潮或初潮后 6~12 个月内,没有明确的器质性疾病。每次痛经发作可持续 8~72 小时,可出现在月经前 1~2 天,也可出现在月经来临之时,有突发性特征。痛经的疼痛部位在下腹部,可放射至背部及大腿,重者还可伴有恶心、呕吐、腹泻、头痛、眩晕等症状。痛经症状常在产后减轻或消失,同时也可随着年龄增长而逐渐减轻。原发性痛经病因不明确,可以与经前期及经期机体内分泌变化以及前列腺素大量生成有关。

继发性痛经的原因主要是子宫内膜异位症、盆腔炎、子宫肿瘤和卵巢囊肿等生殖道疾病,疼痛并不局限于经期。初次发生多在初潮后 2 年,呈现非周期性及慢性疼痛,无发作性特征。

针对痛经的防治要点有三点:

(1) 加强生活调理,做到生活、饮食规律,三餐清淡、少刺激,多吃水果蔬菜,增加植物纤维的摄入可减少便秘机会,防止便秘对经前子宫的压迫,以减轻痛经症状。要坚持适宜的运动,运动可使大脑释放内啡呔,提高痛阈,减轻疼痛。

(2) 治疗的常用药物为非甾体抗炎药。以布洛芬首选。此外,热敷、针灸和三酰甘油贴片有助于缓解疼痛。

(3) 如果是继发性痛经,控制原发病是关键,随着原发病的控制痛经会随之减轻或消失。

4. 初步诊断及鉴别诊断(供参考)

(1) 初步诊断:青春期无排卵性功能失调性子宫出血;贫血。

(2) 诊断依据:① 18 岁,初潮年龄 13 岁,初潮后月经一直紊乱,包括周期、经期、经量均异常;②头晕、乏力,长期经量增多,考虑慢性失血性贫血。

(3) 鉴别诊断:无排卵性功能失调性子宫出血为排他性诊断,必须排除生殖道局部病变或全身性疾病所导致的生殖道出血,尤其青春期女孩的阴道或宫颈恶性肿瘤,育龄妇女黏膜下肌瘤和滋养细胞肿瘤,以及围绝经期、老年期妇女子宫内膜癌易误诊为功血。本病案中应注意鉴别的疾病有:

1) 全身性疾病:如血液病、肝损害、甲状腺功能亢进或低下等。

2) 异常妊娠或妊娠并发症:如流产、宫外孕、葡萄胎、子宫复旧不良、胎盘残留、胎盘息肉等。

3) 生殖道感染:如急性或慢性子宫内膜炎、子宫肌炎等。

4) 生殖道肿瘤:如宫颈癌、子宫内膜癌、绒毛膜癌、子宫肌瘤、卵巢肿瘤等。

5) 性激素类药物使用不当。

【教师注意事项】

针对病例,教师需引导学生从月经形成的机制进而探讨月经增多的诊断思路,通过症状的分析,引导学生探讨该患者可能的初步诊断。

【本幕小结】

患者因"月经不规则 5 年,阴道出血 16 天"就诊,伴有头晕、乏力、恶心、腹痛等症状。通过分析,初步可考虑为青春期无排卵性功能失调性子宫出血,尚需进一步完善检查以明确诊断。

第 二 幕

蒋女士拿出近年来的诊治资料,你分析后择要记录如下:

2 年前,曾因"月经持续 12 天不净"到当地卫生院就诊,予以雌激素 1.25mg,每 8 小时 1 次,治疗 2 日后出血停止;

18 个月前因"月经淋漓不尽伴头晕、乏力"到当地县医院治疗,予以妇康片(炔诺酮)每日 3 次,每次 8 片治疗后出血减少,随后行人工周期连续治疗 3 个月,治疗期间月经规则。停药后

2个月,月经又恢复至既往状态。后曾因同样问题到县医院反复治疗,方法大致相同。同时查出 Hb65g/L,予以补铁治疗。末次治疗在入院前3个月。

体格检查:BP 100/76mmHg,R 19次/分,P 90次/分,T 36.8℃

精神萎靡,面色苍白,贫血貌,无皮下出血,浅表淋巴结无肿大。

心律齐,心尖区 2/6 级吹风样杂音,双肺未及明显异常。

腹平软,无压痛,肝、脾肋下未及。四肢无水肿。

专科检查:阴道内血性分泌物,宫颈光滑,无举痛,子宫前位,稍大,质地软,活动良好,轻压痛,双附件区未及异常。

辅助检查:血红蛋白 71g/L;血 HCG<10IU/L。性激素全套:FSH 2.6U/L;LH 5.6U/L;PRL 18.4ng/L;E_2 587pmol/L;T(睾酮)0.5nmol/L。

【提示问题】

1. 功能失调性子宫出血的分类与流行病学。

2. 无排卵性功血的发病机制。

3. 无排卵性功血须与哪些疾病进行鉴别?

4. 如何鉴别无排卵性功血与排卵性功血?

5. 什么是人工周期治疗?

6. 无排卵性功血的药物治疗?结合蒋女士的治疗过程分析其应用各种药物的意义?

7. 你认为接下来应如何处置?

【主要讨论内容】

1. 功能失调性子宫出血的分类。

2. 无排卵性功血的发病机制及子宫内膜病理变化。

3. 排卵性功血的发病机制及子宫内膜病理变化。

4. 功能失调性子宫出血的诊断和鉴别诊断。

5. 功能失调性子宫出血的药物治疗。

【教师参考重点】

1. **功能失调性子宫出血的分类**　功能失调性子宫出血简称功血,为妇科常见病。它是由于调节生殖的神经内分泌机制失常引起的异常子宫出血,而全身及内外生殖器官无器质性病变存在。功血可分为排卵性和无排卵性两类,约85%病例属无排卵性功血。功血可发生于月经初潮至绝经间的任何年龄,50%患者发生于绝经前期,育龄期占30%,青春期占20%。

2. **无排卵性功血的发病机制及子宫内膜病理变化**　无排卵性功血主要发生于青春期和围绝经期妇女,也可以发生于生育年龄。在青春期,下丘脑和垂体的调节功能未臻成熟,它们与卵巢间尚未建立稳定的周期性调节,尤其对雌激素的正反馈作用存在缺陷。此时期垂体分泌 FSH 呈持续低水平,LH 无高峰形成。因此,虽有成批的卵泡生长,却无排卵,卵泡发育到一定程度即发生退行性变,形成闭锁卵泡。而围绝经期妇女,由于卵巢功能衰退,卵泡几已耗尽,尤其剩余卵泡对垂体促性腺激素的反应性低下,雌激素分泌量锐减,对垂体的负反馈变弱,于是促性腺激素水平升高,但不能形成排卵前高峰,终至发生无排卵性功血。生育年龄妇女有时因应激等因素干扰,也可发生无排卵。

根据血内雌激素浓度的高低和作用时间的长短,以及子宫内膜对雌激素反应的敏感性,子宫内膜可表现出不同程度的增生性变化,少数呈萎缩性改变。

(1) 子宫内膜增生症:根据国际妇科病理协会分类如下:

1）单纯型增生：即腺囊型增生过长。指腺体增生有轻至中度的结构异常。子宫内膜局部或全部增厚，或呈息肉样增生。镜下特点是腺体数目增多，腺腔囊性扩大，大小不一，犹如瑞士干酪样外观，故又称瑞士干酪样增生。腺上皮细胞为高柱状，可增生形成假复层，无分泌表现，无异型性。间质常出现水肿、坏死，伴少量出血和白细胞浸润。

2）复杂型增生：即腺瘤型增生，只涉及腺体，为局灶性。腺体增生拥挤且结构复杂。子宫内膜腺体高度增生，向间质呈出芽状生长或突向腺腔呈乳头状，腺体数目明显增多，出现背靠背，致使间质明显减少。腺上皮呈复层或假复层排列，细胞核大、深染，有核分裂，但无不典型性改变。

3）不典型增生：即癌前期病变，10%~15% 可转化为子宫内膜癌。指腺上皮出现异形性改变，表现为腺上皮细胞增生，层次增多，排列紊乱，细胞核大深染有异形性。不论为简单型或复杂型增生过长，只要腺上皮细胞出现异形性改变，都应归类于不典型增生。此类改变已不属于功血的范畴。

（2）增生期子宫内膜：子宫内膜与正常月经周期中的增生期内膜无明显区别，仅表现在月经周期后半期甚至月经期，仍为增生期形态表现。

（3）萎缩型子宫内膜：子宫内膜萎缩而菲薄，腺体少而小，腺管狭而直，腺上皮为单层立方形或低柱状细胞，间质少而致密，胶原纤维增多。

3. 排卵性功血的发病机制及子宫内膜病理变化　排卵性月经失调较无排卵性功血少见。多发生于生育年龄妇女，患者虽有排卵功能，但黄体功能异常。常见有两种类型：

（1）黄体功能不足：月经周期中有卵泡发育及排卵过程，但黄体期因为孕激素分泌不足或黄体过早衰退导致子宫内膜分泌反应不良和黄体期缩短。

1）发病机制：足够水平的 FSH 和 LH 及卵巢对 LH 良好的反应，是黄体健全发育的前提。黄体功能不足有多种因素：①神经内分泌调节功能紊乱可导致卵泡期 FSH 缺乏，使卵泡发育缓慢，雌激素分泌减少，进而对垂体及下丘脑正反馈不足；② LH 脉冲峰值不高及排卵峰后 LH 低脉冲缺陷，会导致排卵后黄体发育不全；③卵巢本身发育不良，卵泡期颗粒细胞 LH 受体缺陷，也可使排卵后颗粒细胞黄素化不良，导致孕激素分泌减少，从而使子宫内分泌反应不足。有时黄体分泌功能正常，但维持时间短。此外，部分黄体功能不足可由高催乳素血症引起。生理性因素如初潮、分娩后、绝经过渡期、代谢异常、内分泌疾病等，也可引起黄体功能不足。

2）病理：子宫内膜的形态多表现为分泌期内膜，腺体分泌不足，间质发育的不同步与间质水肿不明显或腺体。内膜活检显示分泌落后 2 日或以上。

（2）子宫内膜不规则脱落：月经周期有排卵，黄体发育良好，但萎缩过程延长，导致子宫内膜不规则脱落。

1）发病机制：由于下丘脑 - 垂体 - 卵巢轴调节功能紊乱，或溶黄体机制失常，引起黄体萎缩不全，内膜持续受孕激素影响，以致不能如期完成脱落。

2）病理：正常月经期第 3~4 日时，分泌期子宫内膜已全部脱落。黄体萎缩不全时，月经期第 5~6 日仍能见呈分泌反应的子宫内膜。常表现为混合型子宫内膜，即残留的分泌期内膜与出血坏死组织及新增生的内膜混合共存。

4. 功血的诊断与鉴别诊断

（1）诊断

1）病史：详细了解患者异常子宫出血的类型、发病时间、病程经过、出血前有无停经史及以往治疗经过。注意患者的年龄、月经史、婚育史、妊娠和分娩史、避孕措施、激素类药物使用史及全身与生殖系统有无相关疾病如肝病、血液病、糖尿病、甲状腺功能亢进症或减退症等。

2）体格检查：包括全身检查和妇科检查，以排除全身性疾病和生殖器官器质性疾病。

3）辅助检查

① 诊断性刮宫：为已婚患者首选方法。目的是明确子宫内膜病理改变和止血，必须进行全面的刮宫。疑为子宫内膜癌时行分段诊刮。子宫内膜活组织检查：目前国外推荐使用 Karman 套管或小刮匙等的内膜活检，其优点是创伤小，能获得足够组织标本用于诊断。

② 超声检查：可了解子宫大小、形状，宫腔内有无赘生物及子宫内膜厚度等。

③ 基础体温测定：基础体温呈单相型提示无排卵。

④ 宫腔镜检查：可直视子宫内膜的形态，选择病变区进行活检。

⑤ 激素测定：可通过测定血清孕酮和尿孕二醇来判断有无排卵。

⑥ 妊娠试验：有性生活史者应行妊娠试验，以排除妊娠及妊娠相关疾病。

⑦ 宫颈细胞学检查：宫颈细胞学检查用于排除宫颈癌前病变及宫颈癌。阴道脱落细胞涂片检查反映雌激素影响水平。

⑧ 宫颈黏液结晶检查：经前检查出现羊齿植物叶状结晶提示无排卵。

⑨ 感染病原体检查：对年轻性活跃者，应检测淋病双球菌、解脲支原体、人型支原体和沙眼衣原体。

⑩ 其他：血常规、凝血功能检查等。

（2）鉴别诊断：略（参见本章第八节第一幕）。

5. 功血的药物治疗

（1）无排卵性功血的治疗：无排卵性功血药物治疗极有效，但对不同年龄的对象应采取不同方法。青春期少女以止血、调整周期、促使卵巢排卵为主进行治疗；围绝经期妇女止血后以调整周期、减少经量为原则。使用性激素治疗时应周密计划，制订合理方案，尽可能使用最低有效剂量，并作严密观察，以免性激素应用不当而引起出血。

1）止血：对大量出血患者，要求在性激素治疗8小时内见效，24~48小时内出血基本停止，若96小时以上仍不止血，应考虑有器质性病变存在。少量出血患者，使用最低有效量激素以降低药物副反应。

① 孕激素：无排卵性功血由单一雌激素刺激所致，补充孕激素使处于增生期或增生过长的子宫内膜转化为分泌期，停药后内膜脱落，出现撤药性出血。由于此种内膜脱落较彻底，故又称"药物性刮宫"。适用于体内已有一定水平雌激素的患者。

② 雌激素：应用大剂量雌激素可迅速提高血内雌激素浓度，促使子宫内膜生长，短期内修复创面而止血。适用于内源性雌激素不足者，主要用于青春期功血以及急性大量出血者。

③ 雄激素：雄激素有拮抗雌激素作用，能增强子宫平滑肌及子宫血管张力，减轻盆腔充血而减少出血量。但大出血时雄激素不能立即改变内膜脱落过程，也不能使其迅速修复，单独应用效果不佳。

④ 联合用药：由于性激素联合用药的止血效果优于单一药物，因此青春期功血在用孕激素止血时，同时配伍小剂量雌激素，以克服单一孕激素治疗的不足，可减少孕激素用量，并防止突破性出血。

⑤ 抗前列腺素药物：出血期间服用前列腺素合成酶抑制剂如氟芬那酸可使子宫内膜剥脱时出血减少。

⑥ 其他止血药。

⑦ 刮宫术:可迅速止血,并具有诊断价值。

2）调整月经周期:用性激素止血效果一般良好,若骤然停药所造成的撤药性出血,必将使流血已久的患者增添困扰,故在止血后应继续用药以控制周期,使无流血期延长至 20 日左右。为此,宜将止血时所用较高剂量的激素,于血止后逐渐减量,减量不能过速,否则子宫内膜可再次发生局部性脱落出血,此时再欲止血,则所需药量较出血前更大,且效果也差。常用的调整月经周期方法有:

① 雌、孕激素序贯疗法:即人工周期,为模拟自然月经周期中卵巢的内分泌变化,将雌、孕激素序贯应用,使子宫内膜发生相应变化,引起周期性脱落。适用于青春期功血或育龄期功血内源性雌激素水平较低者。

② 雌、孕激素合并应用:雌激素使子宫内膜再生修复,孕激素用以限制雌激素引起的内膜增生程度。适用于育龄期功血内源性雌激素水平较高者。

③ 后半周期疗法:适用于更年期功血。

④ 促进排卵:适用于青春期功血和育龄期功血尤其不孕患者。常用药物有氯米芬、绒促性素（HCG）、尿促性素（HMG）等。

3）手术治疗:对于药物治疗不佳或不宜用药、无生育要求的患者,应考虑手术治疗。

① 子宫内膜切除术:利用宫腔镜下电切割或激光切除子宫内膜,直接破坏大部分子宫内膜,使月经减少甚至闭经。

② 子宫切除术:患者多因经各种治疗效果不佳,由患者和家属知情选择后接受此治疗方案,因功血行子宫切除术的,约占子宫切除术的 20%。

（2）排卵性功血的药物治疗

1）黄体功能不全

① 促进卵泡发育:针对其发生原因,促使卵泡发育和排卵。卵泡期使用低剂量雌激素和氯米芬等。

② 促进月经中期 LH 峰形成:在监测到卵泡成熟时,绒促性素 5000~10 000U 肌注,加强月经中期 LH 排卵峰,以达到不使黄体过早衰退和提高其分泌孕酮的目的。

③ 黄体功能刺激疗法:于基础体温上升后开始,隔日肌注 HCG 1000~2000U,共 5 次,可使血浆孕酮明显上升,延长黄体期。

④ 黄体功能替代疗法:多选用天然黄体酮制剂,自排卵后开始每日肌注黄体酮 10mg,共 10~14 日,以补充黄体孕酮分泌不足。

⑤ 黄体功能不足合并高催乳激素血症的治疗:使用溴隐亭每日 2.5~5.0mg,可使催乳激素水平下降,同时能促进垂体分泌性腺激素及增加卵巢雌、孕激素分泌,进而改善黄体功能。

2）子宫内膜不规则脱落

① 孕激素:孕激素通过调节下丘脑 - 垂体 - 卵巢轴的反馈功能,使黄体按时萎缩,内膜及时完整脱落。方法:排卵后第 1~2 日或下次月经前 10~14 日开始,每日口服醋酸甲羟孕酮 10mg,连服 10 日。有生育要求者肌注黄体酮注射液。无生育要求者也可口服单相口服避孕药,自月经周期第 5 日始,每日 1 片,连续 21 日为一周期。

② 绒促性素:用法同黄体功能不足,HCG 有促进黄体功能的作用。

【教师注意事项】

通过蒋女士提供的资料,引导学生查阅资料,对功能失调性子宫出血的分类、机制及诊断进行探讨,并根据以上治疗方案引出功血的治疗。

【本幕小结】

1. 蒋女士接受了多次激素治疗,治疗期间症状缓解,停药后症状反复。

2. 青春期功血常会造成贫血,出现头晕、乏力等症状,成为患者就诊的一大原因。

3. 功血的诊断应采用排除法。需要排除的情况或疾病有:妊娠相关出血、生殖器官肿瘤、感染、血液系统及肝肾重要脏器疾病、甲状腺疾病、生殖系统发育畸形、外源性激素及异物引起的不规则出血等。

第 三 幕

蒋女士入院后,立即输红细胞 2U 纠正贫血,静滴左氧氟沙星抗感染,口服戊酸雌二醇 1mg 每 8 小时 1 次,48 小时后阴道流血无明显减少,经患者及家属知情同意后,行诊断性刮宫术,术中刮出内膜组织约 15g,病检提示单纯性增生。3 日后阴道流血停止,复查血常规示 Hb 87g/L。术后第 5 日开始应用人工周期治疗 3 个月。随访 3 个月,月经恢复正常。

【提示问题】

1. 试述抗感染治疗意义何在。

2. 诊断性刮宫的意义。

3. 无排卵性功血子宫内膜病理改变有哪几种?

4. 试为蒋女士设计一套人工周期治疗方案。

5. 排卵性子宫出血的病因机制。

【主要讨论内容】

1. 诊断性刮宫的意义。

2. 排卵性子宫出血的病因机制。

【教师参考重点】

1. 诊断性刮宫的意义　诊断性刮宫就是刮取子宫内膜做病理检查,借以了解卵巢功能,查清子宫内膜疾病,确定功能性子宫出血的类型,或作其他某些妇科疾病的辅助诊断方法,是妇科一项常用的、重要的辅助诊断手段。对绝经后子宫出血的妇女,诊断性刮宫可排除或确诊子宫腔内及宫颈管内癌肿。而对于月经不调的患者,通过诊断性刮宫后对子宫内膜的病理检查,可了解体内生殖内分泌的异常变化,这是很重要的,因为它关系到药物的选择和治疗的效果。此外子宫内膜结核也需要通过诊断性刮宫来诊断;不孕症患者亦可通过诊断性刮宫来了解体内内分泌的情况,以及有否排卵和子宫内膜本身的病变。综上所述,诊断性刮宫是妇科的主要辅助诊断方法之一,有时甚至是必不可少的手段。

2. 排卵性子宫出血的病因机制　略(参见本章第八节第二幕)。

【教师注意事项】

根据检查结果引导学生探讨诊断性刮宫的意义,以及对排卵性子宫出血的病因机制进一步探讨。

【本幕小结】

本病例为一位青春期无排卵性功血的患者,其发病机制与 HPO 轴间调节及功能紊乱有关,诊断必须采取排除法,本病案病史信息、体格检查结果及辅助检查结果完善,诊断并不困难。通过对该病例的学习,让学生们在对于以月经不规则等为首发症状的患者的诊断建立一个大体思路,同时加深对功血的认识。

第九节　下面有东西掉出来了

【学习目标】

掌握盆底解剖结构,子宫脱垂的病因、临床分度、临床表现以及治疗。

1. 基础医学

(1) 子宫在盆腔内位置与毗邻关系。

(2) 女性盆底解剖与组织结构。

2. 临床医学

(1) 盆底功能障碍性疾病及病因。

(2) 子宫脱垂的临床分度标准。

(3) 阴道前壁脱垂的分度标准。

(4) 压力性尿失禁的表现与诊断。

(5) 子宫脱垂的治疗。

3. 人文医学

(1) 子宫脱垂、阴道前后壁膨出的流行病学特点。

(2) 盆底功能障碍性疾病的预防与护理。

【关键词】

盆底功能障碍性疾病;子宫脱垂;阴道前壁膨出;压力性尿失禁

【时间分配】

1. 学生讨论时间 50 分钟。

2. 学生总结时间 20 分钟。

3. 教师总结与讲评 10 分钟。

【教学建议】

依学生多少(如 6~8 人)分配任务,提出问题,以问题导向方式列出学习重点,查找资料。以**女性盆底组织解剖及功能,盆底功能障碍性疾病及病因,子宫脱垂和阴道前壁脱垂的临床分度标准,子宫脱垂的治疗,压力性尿失禁的表现与诊断**为主要学习目标。重点内容讨论时间约占 80%,其余内容讨论时间约占 20%。讨论结束后一周内每人须交一篇小组讨论记录和自我评估,由小组长收齐送交指导老师。主要内容应包括:讨论内容概要,参加讨论的感想、贡献,自己在组织材料和讨论中的优缺点,参与讨论时的困难(知识面、技术面、情绪面等),今后可能采取的对策;也可以评价讨论小组的整体水平、其他队员的参与度,如参与讨论的积极性、聆听态度、沟通协调、课前准备、表达能力等,作为成绩的参考及将来改进教案的参考。

第　一　幕

65 岁的王女士很苦恼,因为这两年来总是感觉到阴道内有东西掉出来,最近一个月觉得解大便困难,有时候还尿裤子。她在丈夫的陪同下来我院就诊。你作为接诊医生热情接待了她。在你的鼓励下,王女士说出了她的烦恼,她说这两年来每当站半个小时以上或者憋气的时候就感觉阴道里有东西往下掉,但用手可以把它塞回去,躺下休息的时候掉下来的东西也可以稍微往肚子里缩一点。王女士描述那东西是淡红色的,碰到也不痛,手捏起来感觉软软的,也不出血。当被问到以前月经情况的时,王女生说以前月经一直都挺正常的,现已绝经15年了,绝经后也没有出过血。在你耐心的询问下,得知王女士一共怀孕4次,三次自然分娩,一次人工流产。当被问及是否患有糖尿病、高血压,手术、输血以及药物过敏史时,均被王女士否认。

【提示问题】

1. 女性盆底支持结构有哪些?

2. 盆底功能障碍性疾病有哪些?病因有哪些?

3. 根据病史描述,考虑什么疾病?应做哪些鉴别诊断?

【主要讨论内容】

1. 女性盆底组织解剖及功能。

2. 盆底功能障碍性疾病及病因。

3. 初步诊断(供参考)。

【教师参考重点】

1. 女性盆底组织解剖及功能 女性盆底是由封闭骨盆出口的多层肌肉和筋膜组成,有尿道、阴道和直肠贯穿其中。盆底肌肉群、筋膜、韧带及其神经构成了复杂的盆底支持系统,其互相作用和支持,承托并保持子宫、膀胱和直肠等盆腔脏器保持正常位置。

盆底前方为耻骨联合下缘,后方为尾骨尖,两侧为耻骨降支、坐骨升支及坐骨结节。盆底由外向内由三层组织构成:外层即浅层筋膜与肌肉(包括一对球海绵体肌、一对坐骨海绵体肌、一对会阴浅横肌和肛门外括约肌);中层即泌尿生殖膈,由上下两层坚韧的筋膜及一层薄肌肉组成,覆盖于耻骨弓与坐骨结节所形成的盆底前部三角形平面上,成为三角韧带;内层即盆膈,为盆底最坚韧的一层,由肛提肌及筋膜所组成。盆底肌肉是维持盆底支持结构的主要成分,在盆底肌肉中,肛提肌起着最为主要的支持作用。肛提肌是成对的宽厚扁肌群,两侧肌肉相互对称,向下向内聚集成漏斗状。每侧肛提肌由前内向后外由耻尾肌、髂尾肌和坐尾肌三部分组成。肛提肌的内、外面还各覆盖有一层筋膜。内层位于肛提肌上面,又称盆筋膜,为坚韧的结缔组织膜,覆盖骨盆底及骨盆壁,其某些部分的结缔组织较肥厚,上与盆腔脏器的肌纤维汇合,分别形成相应的韧带,对盆腔脏器有很强的支持作用。

2. 盆底功能障碍性疾病及病因

(1) 分娩损伤:为子宫脱垂最主要的病因。在分娩过程中,特别是经阴道手术助产或第二产程延长者,盆底肌、筋膜以及子宫韧带均过度伸展,张力降低,甚至出现撕裂。当上述各组织在产后尚未恢复正常时,若产妇过早参加体力劳动,特别是重体力劳动,此时过高的腹压可将子宫轴与阴道轴仍相一致的未复旧后倾子宫推向阴道以致发生脱垂。分娩过程中支持阴道前壁的耻骨尾骨肌、膀胱宫颈筋膜和泌尿生殖膈的深筋膜损伤会导致阴道前壁脱垂;若耻尾肌、直肠、阴道筋膜等损伤且修复不良,则会导致阴道后壁中段逐渐膨出甚至直肠膨出;分娩引起盆底组织松弛可引起解剖型压力型尿失禁。多次分娩也是子宫脱垂的重要病因。

(2) 长时间腹压增加:长期慢性咳嗽、直肠狭窄所致排便困难、经常超重负荷(肩挑、举重、蹲位、长期站立)、盆腔内巨大肿瘤或大量腹水等,均使腹内压力增加,并直接作用于盆腔脏器,迫使其向下移位,尤其发生在产褥期时。

(3) 盆底组织发育不良或退行性变:子宫脱垂偶见于未产妇,甚至处女,其主要原因为先天性盆底组织发育不良导致子宫脱垂。老年妇女盆底组织萎缩退化,也可发生子宫脱垂或使脱垂程度加重。

3. 初步诊断（供参考） 根据病史描述,可初步考虑为子宫脱垂,须行妇检确诊并分度(诊断依据及鉴别诊断请同学们自由讨论)。

【教师注意事项】

患者以阴道异物脱出、尿失禁为主要表现就诊,教师应引导学生考虑盆底疾病,熟悉盆底的解剖关系及功能,并引导学生主动学习盆底功能障碍的原因,对疾病做出初步诊断。

【本幕小结】

1. 绝经妇女以阴道异物脱出伴排尿、尿失禁为主诉就诊,患者有多次分娩史。

2. 盆底正常的解剖结构对盆腔脏器有支持作用,盆腔脏器的脱出可以由多种原因造成。

3. 根据患者的病史、临床表现做出初步诊断。

第 二 幕

你一边耐心地听着王女士的诉说,一边让王女士躺在妇检床上,仔细为她做了全面的体格检查,并做了如下记录:血压 142/80mmHg,呼吸 21 次 / 分,脉搏 71 次 / 分,体温 36.8℃,发育正常,皮肤、黏膜无黄染,无皮下出血,浅表淋巴结无肿大。心肺未及明显异常。腹平软,无压痛,肝脾肋下未及。专科体检:外阴正常,已婚已产式,阴道松弛,通畅,未见分泌物。患者不用力时,可见宫颈距阴道口约 3cm,阴道前壁呈球状向下突出,但位于阴道口内。嘱患者屏气并向下用力后,可见宫颈脱出阴道口 2cm,宫体仍在阴道内,阴道前壁展平,部分阴道前壁突出于阴道口外。子宫颈淡红色,光滑,无溃疡及举痛。子宫后位,稍增大,质中,活动度可,无压痛。双附件未触及包块。

【提示问题】

1. 子宫脱垂的临床分度标准是什么?

2. 阴道前壁脱垂的分度标准是什么?

3. 压力性尿失禁的表现与诊断是什么?

4. 根据妇检结果请给出诊断。

【主要讨论内容】

1. 子宫脱垂的临床分度标准。

2. 阴道前壁脱垂的分度标准。

3. 压力性尿失禁的表现与诊断。

【教师参考重点】

1. 子宫脱垂的临床分度标准 我国根据 1981 年全国部分省、市、自治区"两病"科研协作组的意见,以患者平卧用力下屏时子宫下降的程度,将子宫脱垂分为 3 度:

Ⅰ度:轻型为宫颈外口距处女膜缘 <4cm,未达处女膜缘;

重型为宫颈外口已达处女膜缘,未超出该缘,检查时在阴道口可见到宫颈。

Ⅱ度:轻型为宫颈已脱出阴道口,宫体仍在阴道内;

重型为宫颈及部分宫体已脱出于阴道口。

Ⅲ度:宫颈及宫体全部脱出至阴道口外。

2. 阴道前壁脱垂的分度标准 阴道检查时,阴道口松弛常伴有陈旧性会阴撕裂。阴道前壁呈半球形隆起,触之柔软,该处黏膜变薄透亮,皱襞消失。当患者用力屏气时,膨出的阴道前壁明显可见,若同时见尿液溢出,表明合并膀胱膨出及尿道膨出。导尿可扪及金属导尿管位于膨出的块物内。

临床上分为3度,以屏气下膨出最大程度来判定

Ⅰ度:阴道前壁形成球状物,向下突出,达处女膜缘,但仍在阴道内。

Ⅱ度:阴道前壁展平或消失,部分阴道前壁突出于阴道口外。

Ⅲ度:阴道前壁全部突出于阴道口外。

3. 压力性尿失禁的表现与诊断　压力性尿失禁的典型临床表现为腹压增加下不自主溢尿,常伴有尿急、尿频,急迫性尿失禁和排尿后膀胱区胀满感。80%的压力性尿失禁患者有膀胱膨出。

诊断:无单一的压力性尿失禁的诊断性试验,以患者的症状为主要依据,妇检时应附加相关压力试验、指压试验、棉签试验和尿动力学检查等辅助检查,应排除急迫性尿失禁、充盈性尿失禁及感染等。

【教师注意事项】

重视全身体格检查以及专科的妇检,对子宫脱垂做出分级,并结合相应的检查,引导学生对患者做出初步的诊断。

【本幕小结】

对患者进行重点体格检查以及相应的妇科检查,判断患者病情的轻重,从而指导今后治疗方案的选择。

第 三 幕

你耐心地向王女士解释了她的病情,并向她说明了导致她这种情况的原因,还向她说明了具体的治疗方案,建议手术治疗,经过王女士及其家属的商量,王女士决定接受手术治疗。王女士在入院的第3天在全身麻醉下进行了经阴道子宫全切术＋阴道前壁修补术。手术之后恢复良好,6天后患者办理了出院,手术后2个月随访,患者再也没有感觉有东西从阴道掉出来了,妇检示阴道残端愈合良好。

【提示问题】

1. 子宫脱垂的非手术疗法有哪些?

2. 子宫脱垂的手术方式有哪些?

3. 子宫脱垂对妊娠有何影响?

【主要讨论内容】

1. 子宫脱垂的治疗。

2. 子宫脱垂对妊娠的影响。

3. 预防与健康教育宣传。

【教师参考重点】

1. 子宫脱垂的治疗　应因人而异。以安全、简单和有效为原则。

(1) 支持疗法:加强营养,适当安排休息和工作,避免重体力劳动,经常保持大便通畅,积极治疗慢性咳嗽。

(2) 非手术疗法:包括:①中药补中益气汤(丸):有促进盆底肌张力恢复、缓解局部症状的作用;②宫旁注射无水乙醇等硬化剂:虽有一定疗效,但效果不易持久,若注射位置不当,常并发尿瘘,不宜推广;③物理疗法:盆底肌肉锻炼增加盆底肌肉张力;④目前较普遍采用子宫托。子宫托是一种支持子宫和阴道壁并使其维持在阴道内而不脱出的工具。常用的有喇叭形、环

形和球形 3 种,适用于各度子宫脱垂和阴道前后壁脱垂者,但重度子宫脱垂伴盆底肌明显萎缩以及宫颈或阴道壁有炎症和溃疡者均不宜使用,经期和妊娠期停用。

(3) 手术治疗:根据患者年龄、生育要求及全身健康情况加以选择。

1) 阴道前后壁修补、主韧带缩短及宫颈部分切除术:又称 Manchester 手术,适用于年龄较轻,宫颈延长的Ⅱ、Ⅲ度子宫脱垂患者。

2) 经阴道子宫全切除及阴道前后壁修补术:适用于Ⅱ、Ⅲ度子宫脱垂伴阴道前后壁脱垂,年龄较大、无须考虑生育功能的患者。

3) 阴道封闭术:又称 Le Fort 手术。术后失去性交功能,故仅适用于年老体弱不能耐受较大手术者。

4) 盆底重建手术:通过网片、吊带以及缝线将阴道穹隆或宫骶韧带固定于骶骨前或骶棘韧带等可承力的部位,以达到固定的作用。

2. 子宫脱垂对妊娠的影响　轻度子宫脱垂不影响受孕、妊娠及分娩,但妊娠会加重子宫脱垂病情,流产、早产的比率也有增加。中、重度子宫脱垂不易也不宜妊娠。建议学生多查阅最新国内外相关研究,了解妊娠合并子宫脱垂的处理的最新进展。

3. 预防与健康教育　提倡晚婚晚育,防止生育过多;正确处理产程,提高助产技术,保护好会阴,必要时行会阴后 - 侧切开术;有产科指征者应及时行剖宫产终止妊娠;避免产后过早参加重体力劳动;积极治疗慢性咳嗽、习惯性便秘;提倡做产后保健操。

对于子宫脱垂的患者应给予更多的关心及帮助,做好健康教育,指导其加强营养,注意个人卫生,适当锻炼,术前与患者及家属讨论有关术式选择的依据,耐心解答提问,讲解手术过程及术后能得到的效果,以增强信心,消除紧张、恐惧心理,保持良好的精神状态,以增进食欲、促进睡眠、提高机体的抵抗力和组织的修复能力,有利于手术后康复。

【教师注意事项】

针对患者的诊断,引导学生讨论子宫脱垂的治疗手段,并讨论预防措施。

【本幕小结】

根据患者的具体情况,经过医患双方的沟通,对患者进行了经阴道子宫全切术 + 阴道前壁修补术。

第十节　我想要一个宝宝

【学习目标】

掌握配子发生及受精卵形成、卵巢排卵机制,不孕症的病因、诊断、主要检查手段、治疗及预后。

1. 基础医学

(1) 配子发生及受精卵形成。

(2) 输卵管、卵巢的解剖及组织结构。

2. 临床医学

(1) 卵巢排卵机制。

(2) 不孕症的定义、病因、分类、诊断思路、主要检查手段与结果分析。

(3) 多囊卵巢综合征。

(4) 慢性盆腔炎与不孕。

（5）辅助生殖技术。

3. 人文医学

（1）不孕症的流行病学特点。

（2）我国计划生育政策。

【关键词】

慢性盆腔炎；多囊卵巢综合征；不孕症；辅助生殖技术；计划生育

【时间分配】

1. 学生讨论时间 50 分钟。

2. 学生总结时间 20 分钟。

3. 教师总结与讲评 10 分钟。

【教学建议】

依学生多少（如 6~8 人）分配任务，提出问题，以问题导向方式列出学习重点，查找资料。**以不孕症的定义与病因、不孕症的诊断思路、多囊卵巢综合征、慢性盆腔炎的病因与诊断、主要辅助生殖技术、性激素水平检查与结果分析**为主要学习目标。重点内容讨论时间约占80%，其余内容讨论时间约占 20%。讨论结束后一周内每人须交一篇小组讨论记录和自我评估，由小组长收齐送交指导老师。主要内容应包括：讨论内容概要，参加讨论的感想、贡献，自己在组织材料和讨论中的优缺点，参与讨论时的困难（知识面、技术面、情绪面等），今后可能采取的对策；也可以评价讨论小组的整体水平、其他队员的参与度，如参与讨论的积极性、聆听态度、沟通协调、课前准备、表达能力等，作为成绩的参考及将来改进教案的参考。

第　一　幕

29 岁张女士由丈夫詹先生陪同到妇产科门诊就诊，神情焦急，看到你的第一句话就是"医生，我想要一个宝宝"。张女士和詹先生 4 年前结婚，结婚 4 年来夫妻性生活正常，未采取任何避孕措施，但一直未怀孕。张女士初潮年龄 12 岁，一直以来月经规律，周期 30~32 天，经期4~5 天，量略少，伴经前期、经期轻度下腹坠痛。自述无阴道炎、宫颈炎等病史；8 年前曾因阑尾炎并发腹膜炎行阑尾切除术；无药物过敏史；无特殊家族病史。

【提示问题】

1. 不孕症的定义。

2. 女方不孕因素有哪些？

3. 男方不孕因素有哪些？

4. 不孕症的诊断思路。

5. 除以上资料外，你还应关注哪些病史信息？

6. 你认为进一步还需要做哪些检查？

7. 常用的避孕方法有哪些？

【主要讨论内容】

1. 不孕症的定义与病因。

2. 不孕症的诊断思路。

3. 计划生育与避孕。

【教师参考重点】

1. 不孕症的定义与病因　不孕症指女性在无避孕性生活至少 12 个月未孕,在男性则称为不育症。相关研究显示婚后 1 年初孕率为 87.7%,婚后 2 年的初孕率为 94.6%。其中从未妊娠者称原发不孕,有过妊娠而后不孕者称继发不孕。WHO 对不孕的定义时间是 1 年,目的在于早诊断、早治疗。

在各种不孕的原因当中,女方因素占 40%~55%,男方因素占 25%~40%,夫妇双方因素占 20%,免疫和不明原因占 10%。这里仅列举女方不孕因素:

1) 输卵管因素:是不孕症最常见因素。任何影响输卵管功能的因素,如输卵管发育不全、输卵管炎症引起伞端闭锁、输卵管黏膜破坏、输卵管闭塞等,均可导致不孕。此外,阑尾炎或产后、术后所引起的继发感染,也可导致输卵管阻塞而造成不孕。

2) 卵巢功能障碍:引起卵巢功能紊乱导致持续不排卵的因素有多个方面:①卵巢病变;②卵巢排卵障碍;③黄体功能不全;④多囊卵巢综合征;⑤高催乳素血症;⑥黄素化卵泡不破裂综合征;⑦卵巢早衰和功能障碍;⑧先天性性腺发育不良;⑨低促性腺激素性性腺功能不良。

3) 子宫因素:子宫先天畸形、子宫黏膜下肌瘤可造成不孕或孕后流产;子宫内膜炎、内膜结核、内膜息肉、宫腔粘连或子宫内膜分泌反应不良等影响受精卵着床而导致不孕。子宫肌瘤能否影响受孕与其大小、数量、位置有关。

4) 宫颈因素:宫颈黏液量和性状与精子能否进入宫腔关系密切。雌激素不足或宫颈管炎症时,均会改变黏液性质和量,影响精子活力和进入数量。宫颈息肉、宫颈肌瘤能堵塞宫颈管影响精子穿过。宫颈口狭窄也可造成不孕。

5) 阴道因素:阴道损伤后形成的粘连瘢痕性狭窄,或先天无阴道、阴道横隔、无孔处女膜,均能影响性交并阻碍精子进入。严重阴道炎症时,能明显改变阴道正常酸性环境,大量白细胞消耗精液中存在的能量物质,降低精子活力,缩短其存活时间而影响受孕。

6) 子宫内膜异位症:子宫内膜异位症患者中不孕率远高于正常妇女,可达 40%。

2. 不孕症的诊断思路　对于不孕症的诊断须夫妇双方共同参与,在排除男方不孕因素与夫妇双方共同因素后,就应从病史、体检及辅助检查三个方面寻找女方不孕因素。

(1) 病史资料:重点关注五大病因(输卵管因素、卵巢因素、子宫因素、宫颈因素和阴道因素)。首先明确患者为原发性不孕还是继发性不孕,原发性不孕多见于先天性疾病、中枢性无排卵、子宫内膜异位症等,继发性不孕最常见原因为盆腔慢性炎症,其次包括子宫和宫颈的炎症、肿瘤等原因。

(2) 体格检查:全身体格检查可排除贫血、营养不良等原因所致的无排卵。妇科检查可排除阴道、子宫先天畸形,了解有无器质性疾病所致不孕,如子宫或附件包块、盆腔炎、陶氏腔积液等。

(3) 辅助检查:辅助检查对不孕症的病因诊断非常重要,目前不孕症的辅助检查手段很多,主要是针对各种导致不孕的病因进行排除性检查。主要有:①卵巢功能检查;②输卵管检查;③超声影像学检查;④腹腔镜检查;⑤子宫腔镜检查;⑥子宫内膜组织学检查;⑦精子免疫学检查;⑧染色体核型检查;⑨性交后试验等。

3. 计划生育与避孕　实行计划生育是我国的一项基本国策。人口与计划生育问题是我国可持续发展的关键问题。实行计划生育就是科学地控制人口数量,提高人口素质。既要适应社会经济及人口按比例发展的要求,又要符合广大人民优生、优育的愿望。长期以来,我国坚持以避孕为主的节育措施,已取得显著成绩。

计划生育工作具体包括:①晚婚:按国家法定年龄推迟 3 年以上结婚为晚婚;②晚育:按国家法定年龄推迟 3 年以上生育为晚育;③节育:育龄夫妇应及时确定采取何种节育方法并落实措施;④提高人口素质:优生优育,要避免先天性缺陷代代相传,防止后天因素影响后天发育。

避孕:包括激素药物、宫内节育器、外用避孕药具、自然避孕法以及绝育术等。

【教师注意事项】

根据目前的资料,引导学生对不孕的常见病因进行学习和探讨,由此引出不孕症的诊断思路,引导学生查找资料,对我国计划生育国策进行了解。

【本幕小结】

本病例为一名健康育龄女性,继发性不孕 4 年。根据不孕症诊断思路,不仅需要考虑女方因素所引起的不孕症,同时不应忽略男方因素引起的不育症。

第 二 幕

张女士向你倾诉说自己很想要个宝宝,多年来四处求医诊治,并拿出了 B 超、诊刮病理检查等多项辅助检查的报告,詹先生也曾独自到医院检查,精液常规检查结果正常。你询问张女士主要采取了哪些治疗措施,张女士称主要是中药调理,曾口服黄体酮治疗半年,亦未见效。相关检查如下:

体格检查:身高 165cm,体重 65kg,发育营养良好,体格匀称,甲状腺无肿大,双侧乳房发育正常,无溢乳,心、肺、腹均未及明显异常,四肢及神经系统检查未发现异常。

专科检查:外阴和阴道发育正常,已婚未产式,少量白色分泌物;宫颈光滑,质软,宫口圆形,轻度摇举痛;宫体后倾屈,正常大,活动稍受限,宫颈韧带无明显触痛。两侧附件区轻度增厚,无明显压痛。

辅助检查:平时多次自测基础体温为双相曲线。

2014 年 6 月(月经周期第 2 天)性激素水平:FSH 5.6U/L;LH 2.1U/L;PRL 110mU/L;E_2 56.3pg/mL;T(睾酮)1.1nmol/L。

2014 年 6 月(月经周期第 12 天)阴式彩色超声示:子宫大小形态正常,体积 7.5cm×3.5cm×3.9cm,内膜厚 8.8mm,两侧卵巢体积正常,分别为 2.8cm×3.1cm×4.1cm,2.8cm×3.6cm×3.3cm,每侧见 4~6 个直径 3~5mm 窦状卵泡,右侧卵巢见一个直径 20mm 排卵前卵泡回声。双侧附件区可见 2.5cm×3.3cm 无回声暗区。

2014 年 8 月子宫输卵管造影:宫腔形态无异常,碘油在双输卵管显影形态正常,24 小时后腹部平片提示双侧输卵管区见碘油分布聚集包裹,少量碘油均匀涂抹于盆腔,诊断为双侧输卵管通而不畅。

【提示问题】

1. 何为(基础体温)双相曲线?

2. 上述性激素水平检查结果是否正常?

3. 上述 B 超检查结果有何意义?

4. 子宫输卵管造影检查有何意义?试解释张女士的造影检查结果。

5. 什么是多囊卵巢综合征(PCOS)?

6. 根据上述检查结果,你认为张女士不孕的原因是什么?

7. 你认为要明确诊断,还须做哪些检查?

【主要讨论内容】

1. 女性基础体温周期性曲线。

2. 性激素水平检查与结果分析。

3. 卵巢排卵机制与 B 超结果分析。

4. 多囊卵巢综合征。

【教师参考重点】

1. **女性基础体温周期性曲线** 由于孕酮对体温中枢具有兴奋作用,可使基础体温(BBT)在排卵后升高 0.3~0.5℃。因为体温监测简单、方便,患者可独立操作,因此临床上常让患者自测体温并记录,观察是否存在双相体温,判断是否有排卵,也可用于监测排卵日,提高受孕率。

2. **性激素水平检查与结果分析** 性激素水平检查是妇科内分泌疾病诊断中重要辅助检查之一,可以判断垂体、卵巢的功能,由于性激素水平周期性变化,因此须结合采血时机判断检查结果是否正常。下表(表 6-7)列出了各期激素水平正常参考值。

表 6-7 性激素水平正常参考值

项目	卵泡期	排卵期	黄体期	绝经期
FSH(U/L)	1~9	6~26		30~118
LH(U/L)	1~12	16~104		16~66
PRL(mU/L)		82~490		
E_2(pg/ml)	92~275	734~2200	367~1100	<100
T(nmol/L)		0.9~2.9		

3. 卵巢排卵机制与 B 超结果分析

(1)排卵机制:略(参见本章第七节第一幕)。

(2)B 超监测排卵:运用 B 超监测排卵,操作简便,安全无创,实用有效,可连续监测,找出病因,动态观察卵泡生长发育成熟情况,准确预测排卵。对优势卵泡发育不全及排卵延缓或形成卵泡囊肿者,一般在 B 超连续监测过程中,能发现一些与激素水平变化不一致的特殊情况。

1)检查方法:一般情况下,自月经周期的第 8 天起,每 2 天 B 超监测 1 次,当发现卵泡直径达 17 毫米时,应该改每天监测 1 次,当卵泡发育成熟直径达 20~23 毫米时,必要时每天测 2 次,直至排卵为止。每次监测,观察双侧卵巢大小、形态,记录卵泡数量、大小,月经第几天等。

2)成熟卵泡的特征:B 超监测最大卵泡出现在月经 10~16 天,卵泡直径 20mm,呈圆形,壁薄,向卵巢的一侧突出,内部透声好,一般在 10 小时之内排卵,排卵时间在月经第 12~18 天内为多见,少数可在 20~30 天。

3)排卵后特征:卵泡壁部分塌陷,边缘皱缩呈锯齿状,内有许多细弱光点,子宫直肠隐窝内可见液性暗区 5~15mm,一般在排卵 1 天后消失,在此前后时间同房怀孕成功率高达 90%。

4)无排卵周期的卵泡特征:黄体化卵泡不破型比较常见,B 超监测见优势卵泡形成后,卵泡继续增大,卵泡最大者可达 50~60mm,包膜由薄渐厚,界限渐模糊,囊泡张力减低,囊内渐变为不均匀光点回声,一般情况下,直到下次月经周期中消失。但也有少数患者持续存在 3 个月后消失。

4. 多囊卵巢综合征　多囊卵巢综合征(PCOS)是以持续性无排卵、高雄激素或胰岛素抵抗为特征的内分泌紊乱的症候群。育龄妇女中 PCOS 患病率为 5%~10%,是生育期妇女月经紊乱和不孕的常见原因之一。

发病机制:PCOS 时雄激素过多和持续无排卵是基于卵巢、肾上腺、垂体、下丘脑及周围脂肪的内分泌活动异常,其致病机理可能由于同时存在于卵巢和肾上腺中作为雄激素形成酶的细胞色素的功能失调。目前认为 PCOS 病因可能与高胰岛素血症和胰岛素抵抗有关。研究证明,胰岛素和胰岛素样生长因子 1 受体存在于卵巢中,而胰岛素和胰岛素样生长因子 1 对卵巢间质和卵泡皆有影响,可引起卵巢分泌雄激素,阻碍正常卵泡发育。严重的胰岛素抵抗患者有时发生雄激素过多、胰岛素抵抗和黑棘皮症综合征,常表现高睾酮和高胰岛素水平,黑棘皮症是胰岛素抵抗的标志。胰岛素抵抗和代偿性高胰岛素血症与肥胖相关,PCOS 肥胖患者 20% 有葡萄糖不耐受或明显的糖尿病。

【教师注意事项】

根据目前资料,引导学生对不孕症相关实验室检查的意义进行探讨,引导学生从不孕症的诊断思路出发,从而推断该患者目前可考虑诊断为输卵管慢性炎症和盆腔粘连。

【本幕小结】

根据本幕资料,患者月经规律,基础体温为双相曲线,B 超检查发现排卵前卵泡和内膜发育正常。B 超提示双附件区有液体暗区,考虑包裹性积液,子宫输卵管造影示双侧输卵管通而不畅。综合以上分析,初步考虑为慢性盆腔炎所致不孕。

第　三　幕

为探查不孕原因,你建议张女士行腹腔镜探查术,遂于入院 2 日后行腹腔镜下附件周围炎症松解术和输卵管整形手术,以期恢复受孕的解剖基础。术后 3 个月,患者停经,尿妊娠试验阳性,停经 49 天 B 超证实宫内妊娠囊,见胚芽和原始心管搏动。张女士夫妇二人十分高兴,你由衷地祝贺他们,并叮嘱他们注意合理膳食营养,并定期产检,预祝他们生下一个健康漂亮的宝宝。

【提示问题】

1. 慢性盆腔炎的病因与临床表现。

2. 慢性盆腔炎主要有哪些后遗症?

3. 输卵管手术对自然妊娠的影响。

4. 辅助生殖技术主要有哪些? 试简要归纳之。

【主要讨论内容】

1. 慢性盆腔炎的病因与诊断指南。

2. 慢性盆腔炎的主要后遗症。

3. 输卵管手术对自然妊娠的影响。

4. 主要辅助生殖技术。

【教师参考重点】

1. 慢性盆腔炎的病因与诊断指南

(1) 病因:略(参见本章第五节第一幕)。

(2) PID 诊断标准,见表 6-8(美国 CDC 2010 年)。

表 6-8 PID 诊断标准

最低标准	宫体压痛,附件区压痛或子宫压痛
附加标准	体温超过 38.3℃（口表）
	宫颈或阴道异常黏液脓性分泌物
	阴道分泌物生理盐水涂片发现白细胞
	实验室证实的宫颈淋病奈瑟菌或衣原体阳性
	ESR 升高、CRP 升高
特异标准	子宫内膜活检证实子宫内膜炎
	阴道超声或 MRI 显示充满液体的增粗输卵管
	腹腔镜检查发现输卵管炎

2. 慢性盆腔炎的主要后遗症　一旦患过盆腔炎性疾病可能会遗留后遗症,主要的后遗症有：

(1) 输卵管粘连阻塞可致不孕。

(2) 异位妊娠。

(3) 慢性盆腔痛。

(4) 盆腔炎性疾病反复发作。

3. 输卵管手术对自然妊娠的影响　输卵管异位妊娠、盆腔炎性疾病所致输卵管炎、输卵管粘连、积液、闭塞等手术时均会一定程度破坏输卵管原有结构,对于育龄期有生育意愿的妇女,保留输卵管的保守手术非常重要,保守手术最终的目标是最大限度恢复输卵管解剖基础和功能,提高妊娠率。但由于输卵管结构特点以及盆腔炎易反复发生,致使输卵管术后容易瘢痕形成,再次粘连,或功能不良等而造成不孕。目前输卵管保守手术主要采用腹腔镜完成,术后评价保守性手术成功与否的重要指标是输卵管复通率及宫内妊娠率。

4. 主要辅助生殖技术

(1) 人工授精:指用器械将精液注入宫颈管内或宫腔内取代性交使女性妊娠的方法。精液来源分为两类:①丈夫精液人工授精;②供精者精液人工授精。

(2) 体外受精与胚胎移植:即试管婴儿。从妇女体内取出卵子,放入试管内培养一阶段与精子受精后,待发育成早期胚泡(8~16 个细胞,卵裂期或囊胚期阶段)时,移植到妇女宫腔内使其着床发育成胎儿的全过程。主要适用于女性不可逆性输卵管损害,如输卵管阻塞严重不宜做成形术或输卵管切除术后。

(3) 配子输卵管内移植:适用于输卵管正常的女性,开腹或腹腔镜直视下,用导管将培养液中的卵子与经处理的精液一起注入双侧输卵管壶腹部。此法省略实验室培养阶段,方法简单。但有卵子受精和胚胎发育情况不明及移植配子时需全身麻醉或用腹腔镜等缺点,很少被采用。

(4) 宫腔内配子移植:适用于输卵管异常的女性。将多个成熟卵子与经获能处理的精液和适量培养液用导管送入宫腔深部,即直接将配子移植在宫腔内受精后着床。1992 年我国报道一例成功。

【教师注意事项】

本幕完结后,通过提供的资料可进一步明确为盆腔炎症所引起,由以上处理引导学生进一步探讨慢性盆腔炎的病因、诊断及处理手段,通过查阅资料了解目前主要辅助生殖技术。

【本病例小结】

1. 本病诊断明确后,治疗采取了腹腔镜下盆腔粘连松解术和输卵管伞端成形术,术后 3 个月自然妊娠。

2. 通过此病例的学习,让学生们对不孕症的诊断建立一个大体思路,同时加深对盆腔炎性疾病的认识。

(朱俊勇 雷宏博)

第七章　儿科学案例

第一节　毛毛怎么越来越"黄"了

【学习目标】

掌握新生儿黄疸的流行病学特点、发病机制、临床表现、诊断标准及并发症防治。

1. 基础医学

(1) 胆红素的形成、化学和生理特点。

(2) 胆红素在人体的正常代谢过程。

(3) 胎儿胆红素代谢特点。

(4) 新生儿胆红素代谢的特点。

2. 临床医学

(1) 引起新生儿黄疸的原因。

(2) 新生儿黄疸的分类。

(3) 新生儿黄疸临床表现及并发症。

(4) 新生儿黄疸诊断、鉴别诊断和治疗原则。

(5) 光疗的适应证、注意事项和副作用。

(6) 新生儿黄疸的预后如何。

3. 人文医学

(1) 新生儿黄疸的发病率。

(2) 新生儿黄疸该如何预防。

(3) 新生儿高胆红素血症时白蛋白、丙种球蛋白的合理应用。

(4) 如何与患儿的家长进行有效沟通。

【关键词】

新生儿黄疸;高胆红素血症;生理性黄疸;病理性黄疸;新生儿溶血病;胆红素脑病;光疗

【时间分配】

1. 学生讨论时间 50 分钟。

2. 学生总结时间 20 分钟。

3. 教师总结与讲评 10 分钟。

【教学建议】

依学生多少(如 6~8 人)分别查寻问题所在,以问题导向方式列出重点。以**引起新生儿黄疸的原因有哪些,小儿病史询问技巧,重点体格检查及异常体征,主要辅助检查,新生儿黄疸病**

因、发病机制、诊断、鉴别诊断、治疗以及预后为主要学习目标。重点内容讨论时间约占 80%，其余内容讨论时间约占 20%。讨论结束后一周内每人须交一篇小组讨论记录和自我评估，由小组长收齐送交指导老师。主要内容应包括：讨论内容概要，参加讨论的感想、贡献，自己在组织材料和讨论中的优缺点，参与讨论时的困难（知识面、技术面、情绪面等），今后可能采取的对策；也可以评价讨论小组的整体水平、其他队员的参与度，如参与讨论的积极性、聆听态度、沟通协调、课前准备、表达能力等，作为成绩的参考及将来改进教案的参考。

第 一 幕

　　毛毛是个还没满月的男娃，出生的第 3 天家人就发现毛毛的小脸蛋变黄了，姥姥说刚出生的宝宝皮肤发黄很正常，全家人便也没在意，可几天后小毛毛的脸越来越黄，全身上下包括小脚丫小手掌心都是黄黄的，这才将毛毛送到医院就诊，你作为门诊大夫接诊了他，仔细询问了毛毛的发病情况及相关病史。毛毛现在是出生后第 20 天，妈妈的第一个宝宝，38 周顺产，出生体重 2200 克，Apgar 评分 9~10 分，羊水、胎盘均正常。母乳喂养，按时接种乙肝疫苗、卡介苗、乙肝免疫球蛋白。家人描述毛毛吃奶还可以，偶尔会吐奶，大便颜色偏黄，小便正常，体力、体重跟同龄儿差不多。爸爸今年 31 岁，健康状况良好，血型 O 型，Rh(D)阳性，妈妈 28 岁，有乙肝病史。

　　【提示问题】

　　1. 上述病史是否全面，还应询问哪些病史？ 小儿病史询问应注意哪些？

　　2. 上述有哪些异常症状，有什么临床意义？

　　3. 引起新生儿黄疸的原因有哪些？ 如何分类？ 哪些较常见？ 从上述病史中，你觉得可能属于哪一种？

　　4. 新生儿黄疸在我国的发病率如何，有哪些流行病学资料？

　　5. 姥姥说刚出生的宝宝黄很正常，如果你是医生应该如何与家长沟通？

　　【主要讨论内容】

　　1. 什么是新生儿黄疸？

　　2. 新生儿黄疸的病因。

　　【教师参考重点】

　　1. **什么是新生儿黄疸**　新生儿黄疸是指新生儿时期，由于胆红素代谢异常引起血中胆红素水平升高（超过 85μmol/L）而出现以皮肤、黏膜及巩膜黄染为特征的病症，本病有生理性和病理性之分。

　　2. **新生儿黄疸的病因**

　　（1）生理性黄疸：由于新生儿胆红素代谢特点，约 85% 足月儿及绝大多数早产儿出现生理性黄疸，其特点：①一般情况良好；②足月儿生后 2~3 天出现黄疸，4~5 天达高峰，5~7 天消退，最迟不超过 2 周；早产儿黄疸多于生后 3~5 天出现，5~7 天高峰，7~9 天消退，最长可延至 3~4 周；③每日胆红素升高 <85μmol/L（5mg/dl）。生理性黄疸是一排除性诊断，必须排除病理性黄疸的各种原因后方可确定。

　　（2）病理性黄疸：①生后 24 小时内出现黄疸；②血清胆红素足月儿 >221μmol/L、早产儿 >257μmol/L，或每日血清胆红素升高 >85μmol/L（5mg/dl）或每小时 >0.85μmol/L（0.5mg/dl）；③黄疸持续时间足月儿 >2 周，早产儿 >4 周；④黄疸退而复现；⑤血清结合胆红素 >34μmol/L。具备其中任何一项者即可诊断为病理性黄疸。

　　病理性黄疸根据其发病原因可分为三类

1）胆红素生成过多：因过多红细胞的破坏及肝肠循环增加，使血清胆红素增多。

① 溶血性黄疸：凡能引起红细胞大量破坏而产生溶血的疾病，都能引起溶血性黄疸。常见疾病有以下两大类。

a. 先天性溶血性贫血：如地中海贫血（血红蛋白病）、遗传性球形红细胞增多症。

b. 后天性获得性溶血性贫血：如自身免疫性溶血性贫血、遗传性葡萄糖 -6- 磷酸脱氢酶缺乏（蚕豆病）、异型输血后溶血、新生儿溶血、恶性疟疾、伯氨奎林等药物、蛇毒、毒覃中毒、阵发性睡眠性血红蛋白尿等。

② 母乳性黄疸：这是一种特殊类型的病理性黄疸。少数母乳喂养的新生儿，其黄疸程度超过正常生理性黄疸，原因还不十分明了。其黄疸特点是：在生理性黄疸高峰后黄疸继续加重，胆红素可达 10~30mg/dl，如继续哺乳，黄疸在高水平状态下继续一段时间后才缓慢下降，如停止哺乳 48 小时，胆红素明显下降达 50%，若再次哺乳，胆红素又上升。

2）肝脏胆红素代谢障碍：由于肝细胞摄取和结合胆红素的功能低下，使血清未结合胆红素均升高。

① Crigler-Najjar 综合征：发生黄疸的原因是肝细胞微粒体内缺乏葡萄糖醛酸转移酶，使非结合胆红素不能转化为结合胆红素。

② Gilbert 综合征：发生黄疸的机制是肝细胞摄取非结合胆红素障碍（轻型，是临床上最常见的一种家族性黄疸）及肝细胞微粒体中葡萄糖醛酸转移酶不足（重型，预后差）所致。

③ 药物：某些药物如磺胺、水杨酸盐、维生素 K、吲哚美辛、毛花苷丙等，可与胆红素竞争 Y、Z 蛋白的结合位点。

3）胆汁排泄障碍：肝细胞排泄结合胆红素障碍或胆管受阻，可致高结合胆红素血症。如同时有肝细胞功能受损，也可伴有未结合胆红素增高。

① 病毒性肝炎、中毒性肝炎、药物性肝病、各型肝硬化、原发与继发性肝癌、败血症及钩端螺旋体病等，都可因肝细胞发生弥漫损害而引起黄疸。

② 胆管阻塞：阻塞性黄疸（胆汁郁积性黄疸）根据阻塞的部位可分为肝外胆管及肝内胆管阻塞两类。

a. 引起肝外胆管阻塞的常见疾病，有胆总管结石、狭窄、炎性水肿、蛔虫、肿瘤及先天性胆道闭锁等，引起胆管外压迫而导致胆总管阻塞的常见疾病或原因有胰头癌、胰头增大的慢性胰腺炎、乏特壶腹癌、胆总管癌、肝癌以及肝门部或胆总管周围肿大的淋巴结（癌肿转移）等。

b. 肝内胆管阻塞又可分为肝内阻塞性胆汁郁积与肝内胆汁郁积：前者常见于肝内胆管泥沙样结石、癌栓（多为肝癌）、华支睾吸虫病等；后者常见于毛细胆管型病毒性肝炎、药物性胆汁郁积症（如氯丙嗪、甲睾酮、口服避孕药等）、细菌性脓毒血症、妊娠期复发性黄疸、原发性胆汁性肝硬化及少数心脏或腹部手术后等。

③ Dubin-Johnson 综合征：引起黄疸的原因是非结合胆红素在肝细胞内转化为结合胆红素后，结合胆红素的转运及向毛细胆管排泌功能发生障碍。

④ Rotor 综合征：发生黄疸的原因是肝细胞摄取非结合胆红素以及结合胆红素向毛细胆管排泌均有部分障碍。

【教师注意事项】

患儿主要的症状为黄疸，重点需要注意新生儿黄疸的鉴别。

【本幕小结】

1. 患儿以黄疸为主要临床表现就诊。

2. 黄疸可分为生理性黄疸及病理性黄疸。

3. 病理性黄疸又可分为胆红素生成过多、肝脏胆红素代谢障碍、胆汁排泄障碍。

4. 黄疸时的伴随症状对疾病的诊断有提示意义。

第 二 幕

你为毛毛做了详细的体格检查,记录如下:R 30 次 / 分,P 120 次 / 分,T 37℃。神清,反应可,呼吸不规则,全身皮肤中度黄染,巩膜黄染,前囟平。双肺呼吸音粗,未闻及啰音,心音有力,律齐,各瓣膜未闻及病理性杂音。腹软,肝脏肋下 2.5cm,脾肋下未及,双下肢不肿。四肢肌张力不高。Moro 反射(+)。

相关实验室检查结果如下:经皮测胆红素 13.2mg/dl;血生化:丙氨酸转移酶 140U/L、天门冬氨酸转移酶 43U/L、总胆汁酸 26.7μmol/L、碱性磷酸酶 241U/L、γ- 谷氨酰转移酶 99U/L、总胆红素 268.1μmol/L、直接胆红素 130.6μmol/L;三大常规未见明显异常;HBsAb 阳性(+)145.3IU/L、TORCH:CMV- IgM 阳性,CMV- IgG 阳性;血型:O 型,Rh(D)阳性。

【提示问题】

1. 上述体格检查、辅助检查有哪些异常,分别有什么临床意义?

2. 经皮测胆红素结果有什么意义? 其结果与血胆红素是否一致? 有无局限性?

3. 除上述检查,你认为还可以做哪些检查,以帮助你诊断?

4. 该患儿的初步诊断是什么? 你的依据是什么? 该如何治疗?

5. 除了观察黄疸进展情况外,还应特别观察毛毛的哪些症状和体征? 为什么?

【主要讨论内容】

1. 常见肝脏临床生化指标及其意义。

2. 常见的新生儿黄疸的鉴别诊断。

【教师参考重点】

1. 常见肝脏临床生化指标及其意义

(1) 总胆红素(T-BIL):2.0~20.0μmol/L。增高见于:

1)肝细胞性疾病:如急性黄疸性肝炎、慢性活动性肝炎、肝硬化、肝坏死等。

2)阻塞性疾病:如胆石症、胰头癌等。

3)其他:如新生儿黄疸、败血症、溶血性贫血、严重大面积烧伤、溶血等。

减低无临床意义。

(2) 直接胆红素(D-BIL):0.0~6.0μmol/L。增高常见于阻塞性黄疸、肝癌、胰头癌、胆石症等。减少无临床意义。

(3) 间接胆红素(IBIL):1.7~13.0μmol/L。增高常见于溶血性黄疸、先天性黄疸、肝细胞性(肝炎)或混合性黄疸,也于见阻塞性黄疸。

总胆红素、直接胆红素、间接胆红素的辩证关系

1) 三者均高,属肝细胞性黄疸,如急性重症肝炎、慢性活动性肝炎、肝硬化、中毒性肝炎、肝癌等。

2) 总胆红素和直接胆红素升高,属阻塞性黄疸,如胆道结石、胆道阻塞、肝癌、胰头癌等。

3) 总胆红素和间接胆红素升高,属于溶血性黄,如溶血性贫血、血型不合输血、恶性疟疾、新生儿黄疸等。

(4) 丙氨酸氨基转移酶(ALT):0~40 U/L。增高常见于

1）肝胆疾病：传染性肝炎、肝癌、肝硬化活动期、中毒性肝炎、脂肪肝、胆石症、胆管炎、胆囊炎。

2）心血管疾病：心肌梗死、心肌炎、心功能不全的肝淤血、脑出血等。

3）骨骼肌病：多发性肌炎、肌营养不良等。

4）其他：某些药物和毒物引起 ALT 活性升高，如氨丙嗪、异烟肼、水杨酸制剂、乙醇、铅、汞、四氯化碳或有机磷等。

减少无临床意义。

（5）门冬氨酸氨基转移酶（AST）：0~37U/L。增高常见于

1）肝脏疾患：肝炎、脂肪肝、肝硬化等。

2）胆道疾患：胆囊炎、胆石症急性发作。

3）心脏疾患：急性心肌梗死、心肌炎、心力衰竭等。

4）一些感染性疾患：如肺炎、伤寒、结核病、传染性单核细胞增多症等。

减少无临床意义。

（6）总蛋白（TP）：60.0~80.0g/L。增高常见于

1）常见于高度脱水症（腹泻、呕吐等）。

2）多发性骨髓瘤、原发性巨球蛋白血症等。

3）系统性红斑狼疮、多发性硬化病等。

减少常见于

1）营养不良和消耗增加：如肾病综合征、结核、甲状腺功能亢进、恶性肿瘤、溃疡性结肠炎、烧伤、失血等。

2）蛋白合成障碍：如肝细胞病症、肝功能受损等。

3）水钠潴留引起的血浆被稀释。

（7）白蛋白（ALB）：38~51g/L。

1）血清白蛋白浓度增高常见于严重失水而导致的血液浓缩。

2）血清白蛋白浓度减少的临床意义与总量降低的原因大致相同。

2. 常见的新生儿黄疸的鉴别诊断

（1）新生儿溶血症：黄疸开始时间为生后 24 小时内或第 2 天，持续 1 个月或更长，以非结合胆红素升高为主，为溶血性贫血，肝、脾大，母婴血型不合，严重者并发胆红素脑病。常有溶血表现（网织细胞增高，有核红细胞 >2~10/100 白细胞），应检查母婴 ABO 及 Rh 血型，抗人球蛋白试验阳性者即为 Rh 血型不合；ABO 溶血病患儿抗体释放试验呈阳性。上述试验阴性者或出生 3、4 天后始发病者应除外 G6PD 缺陷。

（2）新生儿败血症：黄疸开始时间为生后 3~4 天或更晚，持续 1~2 周或更长。早期为溶血性，非结合胆红素增高为主，晚期常合并肝细胞损害，以结合胆红素增高为主，常有感染中毒症状，粪便常有明显色素，可进行血、尿培养，以鉴别。

（3）母乳性黄疸：其黄疸特点是：在生理性黄疸高峰后黄疸继续加重，如继续哺乳，黄疸在高水平状态下继续一段时间后才缓慢下降，如停止哺乳 48 小时，胆红素明显下降达 50%，若再次哺乳，胆红素又上升。

（4）G6PD 缺乏：黄疸开始时间为生后 2~4 天，12 周或更长，非结合胆红素增高为主，溶血性贫血，常有发病诱因，如氧化性药物及化学物质，本病一般具有家族遗传性，应注意询问家族遗传病史，若怀疑本病，可进行 G6PD 活性筛选试验和红细胞 G6PD 活性测定，筛选试验中有两

项中度异常或一项严重异常,或定量测定异常即可确立诊断。

(5) 新生儿肝炎:黄疸开始时间为生后数日至数周,持续 4 周或更长,以结合胆红素增高为主,阻塞性及肝细胞性。黄疸和大便颜色有动态变化,GPT 升高,激素可退黄。应注意询问母亲有无肝炎病史,小儿有无接种疫苗,进行乙肝两对半和肝功能检查。进行鉴别。

(6) 阻塞性黄疸:由于胆道先天性畸形引起的,以先天性胆道闭锁最为常见,其黄疸特点是:生后 1~2 周或 3~5 周,黄疸又出现,逐渐加深,且大便颜色逐渐变浅,甚至变成白陶土色,可进行胆系 B 超以鉴别诊断。

【教师注意事项】

1. 根据目前的资料已经可以明确诊断,需引导学生考虑患儿诊断为婴儿肝炎综合征,进而引出婴儿肝炎综合征的诊断标准。

2. 引导学生讨论婴儿肝炎综合征的治疗原则。

【本幕小结】

患儿经过进一步检查,根据血液学检测结果及家族史等,诊断为婴儿肝炎综合征。

第 三 幕

根据毛毛的发病情况、体格检查及实验室检查结果,你向毛毛的家人详细解释了病情,建议立即采取措施降低毛毛血中的胆红素,防止并发症的发生,家人同意治疗。治疗 5 天后毛毛的黄疸明显退了,再次测血总胆红素为 $96.8\mu mol/L$,精神、食欲明显好转,未出现抽搐,住院两周后出院。出院时你嘱咐家人要带毛毛定期复诊,合理喂养,加强护理。

【提示问题】

1. 本病的治疗应从哪几方面入手?

2. 高胆红素血症的并发症是什么?

3. 新生儿黄疸预后如何?

4. 该如何预防新生儿黄疸?

5. 新生儿黄疸该如何护理?

【主要讨论内容】

1. 新生儿黄疸的治疗。

2. 是否所有黄疸都需要治疗。

3. 新生儿黄疸常见并发症及预防。

【教师参考重点】

1. 新生儿黄疸的治疗

(1) 光照疗法:光照疗法是治疗新生儿黄疸最常用的方法之一。光疗的机制是未结合胆红素在光的作用下发生变化,可使未结合胆红素Ⅸ aZ 型转化为异构Ⅸ aE 型,这些异构体属水溶性,可经胆汁排泄到肠腔,或从尿内排,从而使血清胆红素降低。

(2) 药物治疗

1) 酶诱导剂。

2) 供给白蛋白:以增加其与未结合胆红素的连接,减少胆红素脑病的发生。

3) 纠正代谢性酸中毒:应用 5% 碳酸氢钠提高血 pH,以利于未结合胆红素与白蛋白的连接。

4) 静脉注射免疫球蛋白:可阻断网状内皮系统 Fc 受体,抑制吞噬细胞破坏致敏红细胞。

5) 微生态制剂:帮助疾病时新生儿肠道内正常菌群的建立,有助于结合胆红素被还原成尿胆原、粪胆原排出体外;同时,减少结合胆红素再分解为未结合胆红素,减少肝肠循环。

6)血红素加氧酶抑制剂:锡-卟啉类药物是一类与血红素结构相似的血红素加氧酶的抑制剂,减少血红素向胆红素转化,增加对胆红素的摄取、排泄及胆红素的光破坏作用,从而降低血清胆红素水平。

(3)换血疗法:换出部分血中游离抗体和致敏红细胞,减轻溶血;换出血中大量胆红素,防止发生胆红素脑病;纠正贫血,改善携氧,防止心力衰竭。

2. 是否所有黄疸都需要治疗　最新研究显示,新生儿出生后的皮肤和眼睛黄疸对机体有保护作用,可使其免受自由基的损害。所有婴儿和成人机体内均有对抗自由基的保护机制,最新研究提示婴儿体内的胆红素对其有保护作用,这种色素是一种抗氧化剂,使新生儿表现为轻度黄疸。新生儿轻度黄疸属生理性,但出生后体内胆红素水平较高应予重视,注意是否有病理情况发生。

众所周知,过多的胆红素对婴儿有害,但出生后胆红素轻度升高的原因尚不明了,健康婴儿出生后 1 周血中胆红素水平可升至 15~20mg/dl,但重度黄疸(胆红素 >25~30mg/dl)如不治疗将导致脑损伤。

3. 新生儿黄疸常见并发症及预防　胆红素脑病:新生儿发生高非结合胆红素血症时,游离胆红素通过血脑屏障,沉积于基底神经核、丘脑、丘脑下核、顶核、脑室核、尾状核、小脑、延脑、大脑皮质及脊髓等部位,抑制脑组织对氧的利用,导致脑损伤,称胆红素脑病。如不及早防治可致后遗症或死亡。

症状轻重与血清未结合胆红素浓度、日龄等因素有关。一般分四期

(1)警告期:日龄较小,血清胆红素在 $256.5\mu mol(15mg/dl)$ 左右,症状较轻,主要表现为嗜睡、拒食、肌张力减退、拥抱反射减弱或消失等抑制症状,也有表现为呼吸暂停、心动过缓,约半到一天进入痉挛期。

(2)痉挛期:出现抽搐、角弓反张和发热(多与抽搐同时发生)。轻者仅有双眼凝视,重者出现肌张力增高、呼吸暂停、双手紧握、双臂伸直内旋,甚至角弓反张。此期约持续 12~48 小时。幸存者 1~2 天后进入恢复期。

(3)恢复期:先是吸吮和反应逐渐恢复,继而呼吸好转,痉挛减轻或消失,此期约持续 2 周。

(4)后遗症期:一般在生后 2 个月 ~3 岁出现,核黄疸四联症:①手足徐动:经常出现无目的、不自主和不协调的动作;②眼球运动障碍:眼球向上转动障碍,出现落日眼;③听觉障碍:耳聋,对高频音失听;④牙釉质发育不良:牙呈绿色或深褐色。此外,也可有脑瘫、智能落后、抽搐、抬头无力等后遗症。

预防

(1)产前做好产前检查和健康教育,尽量预防早产、难产及感染。对拟有溶血病者,做好临产准备工作。

(2)产后对新生儿特别是早产儿不可常规使用维生素 K3、磺胺类、苯甲酸钠、咖啡因及水杨酸类药物。当新生儿出现黄疸时,应早期诊断,早期治疗,防止发生胆红素脑病。

【教师注意事项】

本部分主要讨论婴儿肝炎综合征治疗的药物选择以及如何进行方案调整,通过引导学生评价患儿的治疗方案,引出治疗婴儿肝炎综合征常见药物的种类、作用机制、副作用以及治疗方案。

【本幕小结】

通过对该患儿系统的检查,最终诊断为婴儿肝炎综合征,经过去黄、护肝等治疗后症状明显好转。

第二节　为啥妞妞发烧 6 天还不退

【学习目标】

掌握川崎病的流行病学特征、发病机制、临床表现、诊断方法、诊断标准、并发症的防治。

1. 基础医学

(1) 发热原因及机制。

(2) 川崎病的病因及发病机制。

(3) 川崎病的病理分期及病理改变。

(4) 非甾体类药物的作用机制和副作用。

2. 临床医学

(1) 导致发热的常见疾病有哪些?

(2) 小儿病史询问技巧及特点。

(3) 川崎病的临床表现、诊断及鉴别诊断。

(4) 川崎病的临床分期及可能引起的并发症。

(5) 川崎病的治疗及预后。

3. 人文医学

(1) 川崎病的发病率及流行病学调查。

(2) 如何对川崎病患儿进行家庭护理。

(3) 川崎病的预后。

【关键词】

川崎病;皮肤黏膜淋巴结综合征;发热;淋巴结肿大;冠状动脉瘤

【时间分配】

1. 学生讨论时间 50 分钟。

2. 学生总结时间 20 分钟。

3. 教师总结与讲评 10 分钟。

【教学建议】

依学生多少(如 6~8 人)分别查寻问题所在,以问题导向方式列出重点。**以引起发热的原因有哪些,病史询问技巧,重点体格检查及异常体征,主要辅助检查,川崎病的原因、发病机制、鉴别诊断、治疗以及预后**为主要学习目标。重点内容讨论时间约占 80%,其余内容讨论时间约占 20%。讨论结束后一周内每人须交一篇小组讨论记录和自我评估,由小组长收齐送交指导老师。主要内容应包括:讨论内容概要,参加讨论的感想、贡献,自己在组织材料和讨论中的优缺点,参与讨论时的困难(知识面、技术面、情绪面等),今后可能采取的对策;也可以评价讨论小组的整体水平、其他队员的参与度,如参与讨论的积极性、聆听态度、沟通协调、课前准备、表达能力等,作为成绩的参考及将来改进教案的参考。

第 一 幕

妞妞是个 5 岁的小女孩,元旦那天生病了,发烧,偶尔有咳嗽、流鼻涕,没有呕吐、腹泻的情况。妈妈心想这是小毛病,家里有退烧药和消炎药,喂点药多喝些水就会好的。可吃了 3 天药烧还是反反复复,喂了药烧就退了,过了半天烧又起了,这天下午孩子又发烧了,眼睛也烧红了,身上还出了很多小红疹子,妈妈着急了,赶紧带着妞妞来了医院。在儿科急诊室,你详细询问了病史,了解到妞妞以前没有得过特殊的疾病,并为妞妞做了全身体格检查和相关化验。

体检:神清,体温 39.6℃,体重 15kg。躯干部可见多形性红斑。颈部、颌下可扪及数枚绿豆大小淋巴结,质软,活动度可。眼结膜充血,口唇无皲裂,咽稍红,杨梅舌,扁桃体Ⅱ度肿大无渗出。心率 126bpm,律齐,心音有力,未闻及杂音。呼吸平稳,双肺呼吸音粗,未闻及干湿啰音。肝、脾未及肿大。肠鸣音正常。手足硬肿,四肢关节活动正常,无病理反射。

辅助检查:血常规:WBC $21.9×10^9$/L,N 80.1%,L 19%,RBC $3.82×10^{12}$/L,PLT $376×10^9$/L,Hb 112g/L。CRP 36mg/L。大小便常规正常。

【提示问题】

1. 从首发症状来看,能够引起该患儿发热的疾病可能有哪些?

2. 发热的机制与分度有哪些?

3. 应怎样询问小儿的病史及怎样进行重要体检和辅助检查?

4. 为什么妞妞吃了药烧还是反反复复?

5. 你认为最可能的疾病是什么?

6. 你觉得还需要为妞妞做哪些进一步的辅助检查?

7. 小儿急性发热该如何处理?该马上退热吗?该如何与家长沟通?

【主要讨论内容】

1. 发热的病因。

2. 发热伴随症状及体征。

3. 发热的问诊要点。

4. 小儿发热的科学处理方法。

【教师参考重点】

1. 发热的病因 发热的原因有感染性和非感染性两大类。

(1) 感染性发热:是人体对感染的一种防御反应,最为常见。由感染性疾病引起的发热,有细菌性的,如扁桃体炎、败血症等,也有病毒性的,如乙型脑炎、流行性感冒等,还有寄生虫病,如疟疾等。

(2) 非感染性发热:非感染性疾病引起的发热也很多:①无菌性坏死物质的吸收:如大面积烧伤、急性溶血、血管栓塞、白血病、恶性网状细胞增生症、霍奇金病、恶性淋巴瘤及其他恶性肿瘤等;②抗原 - 抗体反应:如变态反应性疾病风湿热、结缔组织病,如红斑狼疮、皮肌炎、药物热、疫苗反应等;③内分泌与代谢疾病:甲状腺功能亢进、重度脱水等;④皮肤散热减少:如广泛性皮炎、鱼鳞癣等;⑤体温调节中枢功能失常:如中暑、脑出血、脑震荡等;⑥自主神经功能紊乱:如原发性低热、感染后低热、暑热症等。

2. 发热伴随症状及体征

(1) 皮疹:常见于麻疹、猩红热、风疹、水痘、斑疹伤寒、风湿热、结缔组织病、痛风等。

(2) 淋巴结肿大:常见于传染性单核细胞增多症、风疹、淋巴结结核、局灶性化脓性感染、丝虫病、白血病、淋巴瘤、转移癌等。

(3) 咳嗽:常见呼吸系统疾病,如上感、肺炎、结核、肺部肿瘤等。

3. 发热的问诊要点

(1) 起病时间、季节、缓急、病程、程度、频度、诱因。

(2) 有无畏寒、寒战、大汗或盗汗。

（3）多系统症状询问：咳嗽、咳痰、咯血、胸痛、腹痛、呕吐、腹泻、尿急、尿痛、皮疹、出血、头痛、肌肉、关节痛。

（4）起病以来的一般情况：如精神状态、睡眠、食欲、大小便情况、体力体重情况。

（5）起病后诊治经过：特别是对抗生素、退热药、抗结核药、糖皮质激素等的药效反应。

（6）传染病接触史、疫水接触史、手术史、职业特点等。

4. 小儿发热的科学处理方法　发热是人体的抗感染机制之一，发热时人体内各种免疫功能（即人体抵抗力）指标均优于体温正常时，因此发热对疾病的恢复是有利的。但是高热往往对人体又会产生不利影响：如消耗过多能量，使人食欲减退、乏力、全身不适，5岁以下儿童，尤其是6个月至3岁还有发生高热惊厥的危险。

当孩子发热时要权衡利弊，再决定是否予以退热处理。不是一有发热就要作退热处理，一般只在高热（腋下体温39℃以上）才作退热处理。但是部分宝宝体温虽只38度左右却很烦躁，或有痉挛素质（易发抽风）的宝宝，虽未达高热，也应作退热处理。2个月~5岁的发热患儿如果玩耍如常，机敏活泼则不必用退热药。世界卫生组织（WHO）建议，在一般情况下，退热治疗应该只用于高热的幼儿，即肛门温度≥39℃。但不要苛求体温完全降至正常，发热毕竟是机体对感染的反应，适度的发热有利于疾病的恢复。

治疗发热的目的：

（1）降低高热，减少机体消耗。

（2）防止宝宝发生高热惊厥。

（3）对某些危重病例（如乙型脑炎、中毒型痢疾、重症肺炎等），积极的退热处理对稳定病情有一定作用。

【教师注意事项】

1. 患儿主要的症状为发热，重点需要注意发热的鉴别。

2. 患儿有突发高热，血象白细胞增高，伴全身红斑，提示存在感染性疾病可能。

【本幕小结】

1. 患者以发热为主要临床表现就诊，使用抗生素效果不佳。

2. 发热时的伴随症状对疾病的诊断具有提示意义。

第 二 幕

你给妞妞开了3天青霉素吊瓶，可3天药用下来烧还是不退，眼睛倒是渐渐不红了，疹子发了2天也消退了，但小嘴唇又红又干，都裂开出血了，精神也不好，啥也不肯吃，这天妈妈特意挂了专家门诊带妞妞复诊。张主任在门诊仔细询问了这6天妞妞的病情，又为妞妞做了全身体格检查。

体检：神清，体温39.5℃，精神差。躯干四肢无皮疹。颈部、腹股沟可扪及数十枚绿豆大小淋巴结，质软，边界清，活动度可。结膜无充血。口唇红，皲裂，咽红，杨梅舌。心肺（-）。手足硬肿，未见脱皮。神经系统无异常。

复查血常规：WBC $33.5×10^9/L$，N65%，L35%，HB 120g/L，PLT $560×10^9/L$，CRP 120mg/L。胸片：两肺纹理模糊、粗糙。心电图：Ⅱ、Ⅲ、aVF导联T波变化。

张主任向妞妞妈详细解释了病情，建议妞妞住院治疗。

【提示问题】

1. 上述血常规检查有哪些指标不正常？有什么临床意义？

2. 胸片结果说明了什么问题?

3. 通过上述信息,你如何做初步诊断? 依据是什么?

4. 该病还需与哪些疾病相鉴别?

5. 若要确诊,还需做哪些辅助检查?

【主要讨论内容】

1. 初步诊断及依据。

2. 川崎病的发病机制、临床表现及分期。

3. 川崎病的辅助检查的特点。

4. 川崎病的鉴别诊断。

【教师参考重点】

1. 初步诊断及依据 初步诊断为:川崎病。

诊断标准:发热5天以上,伴下列5项临床表现4项者,排除其他疾病后可诊断:①四肢变化:急性期掌跖红斑,手足硬性水肿;恢复期指(趾)端膜状脱皮;②多形性皮疹;③眼结合膜充血,非化脓性;④唇充血皲裂,口腔黏膜弥漫性充血,舌乳头突起、充血,呈草莓舌;⑤颈部淋巴结肿大。但如二维超声心动图有冠状动脉损害亦可确诊。

根据患儿病史及症状体征:发热6天且抗感染治疗无效,伴躯干多形红斑、结膜充血、口唇皲裂、杨梅舌、手足硬肿、淋巴结肿大,初步诊断川崎病。

2. 川崎病的发病机制、临床表现及分期

(1)发病机制:病因和发病机制不明,研究表明川崎病是一定易患宿主对多种感染病原触发的一种免疫介导的全身性血管炎。该病在急性期存在明显的免疫失调,在发病机理上起重要作用。急性期外周血T细胞亚群失衡,CD4增多,CD8减少,CD4/CD8比值增加。此种改变在病变3~5周最明显,至8周恢复正常。CD4/CD8比值增高,使得机体免疫系统处于活化状态,CD4分泌的淋巴因子增多,促进B细胞多克隆活化、增殖和分化为浆细胞,导致血清IgM、IgA、IgG、IgE升高,活化T细胞分泌高浓度的白细胞介素(IL-1、4、5、6)、γ-干扰素(IFN-γ)、肿瘤坏死因子(TNF)。

这些淋巴因子、活性介素均可诱导内皮细胞表达和产生新抗原;另一方面又促进B细胞分泌自身抗体,从而导致内皮细胞溶细胞毒性作用,内皮细胞损伤故发生血管炎。IL-1、IL-6、TNF增高尚可诱导肝细胞合成急性反应性蛋白质,如C反应蛋白,引起该病急性发热反应。

(2)临床表现

1)主要表现:持续性发热,7~14天或更久(2周至1个月),体温常达39℃以上,抗生素治疗无效。

①常见双侧结膜充血,口唇潮红,有皲裂或出血,见杨梅舌。

②手足呈硬性水肿,手掌和足底早期出现潮红,10天后出现特征性指(趾)端大片状脱皮,出现于甲床皮肤交界处。

③急性非化脓性一过性颈淋巴结肿大,直径约1.5cm以上,大多在单侧出现,稍有压痛,于发热后3天内发生,数日后自愈。

④发热不久(约1~4日)即出现斑丘疹或多形红斑样皮疹,偶见痱疹样皮疹,多见于躯干部,但无疱疹及结痂,约1周左右消退。

2)次要表现:往往出现心脏损害,发生心肌炎、心包炎和心内膜炎的症状。患者脉搏加速,听诊时可闻心动过速、奔马律、心音低钝。收缩期杂音也较常有。可发生瓣膜关闭不全及心力衰竭。做超声心动图和冠状动脉造影,可查见多数患者有冠状动脉瘤、心包积液、左室扩大及二尖瓣关闭不全。X线胸片可见心影扩大。偶见关节疼痛或肿胀、咳嗽、流涕、腹痛、轻度黄疸或无菌性脑脊髓膜炎的表现。急性期约20%病例出现会阴部、肛周皮肤潮红和脱屑,并于1~3年前接种卡介苗的原部位再现红斑或结痂。恢复期指甲可见横沟纹。

(3) 川崎病的分期:根据日本皮肤黏膜淋巴结综合征研究委员会1990年对217例死亡病例的总结,在病理形态学上,该病血管炎变可分为四期

Ⅰ期:约1~9天,其特点为:①小动脉、小静脉和微血管及其周围的发炎;②中等和大动脉及其周围的发炎;③淋巴细胞和其他白细胞的浸润及局部水肿。

Ⅱ期:约12~25天,其特点为:①小血管的发炎减轻;②以中等动脉的炎变为主,多见冠状动脉瘤及血栓;③大动脉少见血管性炎变;④单核细胞浸润或坏死性变化较著。

Ⅲ期:约28~31天,其特点为:①小血管及微血管炎消退;②中等动脉发生肉芽肿。

Ⅳ期:数月至数年,血管的急性炎变大多都消失,代之以中等动脉的血栓形成、梗阻、内膜增厚而出现动脉瘤以及瘢痕形成。关于动脉病变的分布,可分为:①脏器外的中等或大动脉,多侵犯冠状动脉、腋、髂动脉及颈、胸、腹部其他动脉;②脏器内动脉,涉及心、肾、肺、胃肠、皮、肝、脾、生殖腺、唾液腺和脑等全身器官。

3. 该病的辅助检查的特点 急性期:

(1) 血常规:白细胞总数及粒细胞百分数增高,核左移。过半数患者可见轻度贫血。血沉明显增快,第1小时可达100mm以上。血小板在第2周开始增多。血液呈高凝状态。

(2) 尿沉渣:可见白细胞增多和(或)蛋白尿。

(3) 血清蛋白电泳显示球蛋白升高,尤以α_2球蛋白增多显著。IgG、IgA、IgE、IgM增高。白蛋白减少。

(4) 抗链球菌溶血素O滴度正常。类风湿因子和抗核抗体均为阴性。C反应蛋白增高。血清补体正常或稍高。

(5) 心电图可见多种改变,以ST段和T波异常多见,也可显示P-R、Q-R间期延长,异常Q波及心律紊乱。

(6) 二维超声心动图适用于心脏检查及长期随访,在半数病例中可发现各种心血管病变如心包积液、左室扩大、二尖瓣关闭不全及冠状动脉扩张或形成动脉瘤。最好能在病程的急性期和亚急性期每周检查1次,是监测冠状动脉瘤的最可靠的无创伤性检查方法。

(7) 在出现无菌性脑膜炎的病例中,脑脊液中淋巴细胞可高达50~70/mm^3。有些病例可见血清胆红素或谷丙转氨酶稍高。细菌培养和病毒分离均为阴性结果。

4. 川崎病的鉴别诊断 川崎病应与各种出疹性传染病、病毒感染、急性淋巴炎、类风湿病以及其他结缔组织病、病毒性心肌炎、风湿性心脏病互相鉴别。

(1) 与猩红热不同:①皮疹在发病后第3天才开始;②皮疹形态接近麻疹和多形红斑;③好发年龄是婴幼儿及较小儿童时期;④青霉素无疗效。

(2) 与幼年类风湿病不同:①发热期较短,皮疹较短暂;②手足硬肿,显示掌跖潮红;③类风湿因子阴性。

(3) 与渗出性多形红斑不同:①眼、唇、无脓性分泌物及假膜形成;②皮疹不包括水疱和结痂。

(4) 与系统性红斑狼疮不同:①皮疹在面部不显著;②白细胞总数及血小板一般升高;③抗核抗体阴性。④好发年龄是婴幼儿及男孩多见。

(5) 与婴儿型结节性多动脉类的症状有很多相似之处,但皮肤黏膜淋巴结综合征的发病率

较多,病程产短,预后较好。这两种病的相互关系尚待研究。

（6）与出疹性病毒感染的不同：①唇潮红、干裂、出血,呈杨梅舌；②手足硬肿,掌跖潮红及后期出现指（趾）端膜状脱皮；③眼结膜无水肿或分泌物；④白细胞总数及粒细胞百分数均增高,伴核左移；⑤血沉及C反应蛋白均显著增高。

（7）与急性淋巴结炎不同：①颈淋巴结肿大及压痛较轻,局部皮肤及皮下组织无红肿；②无化脓病灶。

（8）与病毒性心肌炎不同：①冠状动脉病变突出；②特征性手足改变；③高热持续不退。

（9）与风湿性心脏病不同：①冠状动脉病变突出；②无有意义的心脏杂音；③发病年龄以婴幼儿为主。

【教师注意事项】

1. 根据目前的资料已经可以明确诊断,需引导学生考虑诊断为川崎病,进而引出川崎病的诊断标准；

2. 通过引导学生讨论患儿的进一步治疗,进而引出川崎病的治疗原则。

【本幕小结】

患儿使用抗生素后效果不佳,遂进一步检查,根据血液学检测、影像学结果及体检结果,诊断明确为川崎病。

第 三 幕

当天妞妞是被妈妈抱着住进儿科病房的,病房王大夫给妞妞抽了静脉血,结果ESR很高,有120mm/h,王大夫还联系了超声科马上给妞妞做了心脏彩超,结果提示：心脏位置及连接正常,左房、左室稍增大。左室壁收缩活动正常。主、肺动脉无增宽,瓣膜开放活动正常。房室瓣开放活动正常。房间隔完整。室间隔完整。左位主动脉弓。左冠状动脉内径2.29mm,前降支2.14mm,回旋支1.24mm；右冠状动脉内径1.89mm,右冠状动脉近段无增宽。

王大夫说除了要继续用抗生素外,还要吃阿司匹林,并且让妈妈在输血同意书上签字,说要给妞妞输丙种球蛋白。并告知丙种球蛋白很贵,2.5g一瓶,一共要买12瓶。

12瓶丙种球蛋白妞妞输了整整一天一夜,入院第2天烧就退了,精神好了许多。第3天王大夫查房时发现妞妞的指（趾）端出现了脱皮,肛门周围也有脱屑。复查血常规,WBC 7.5×10^9/L,N55%,L45%,HB 118g/L,PLT 630×10^9/L,CRP<8mg/L。ESR 10mm/h。

妞妞住院1周病情稳定了,一般情况良好,查体无特殊。王大夫说可以出院了,出院时带了一瓶巴米尔,嘱咐定期复诊。

【提示问题】

1. 上述治疗是否正确?

2. 本病的治疗应从哪几方面入手?

3. 本病的并发症有哪些?

4. 妞妞出院后还有哪些注意事项?

5. 本病流行病学特点是什么? 预后如何?

6. 在家庭中出现该病该如何护理?

【主要讨论内容】

1. 川崎病的治疗。

2. 川崎病的主要并发症。

【教师参考重点】

1. 川崎病的治疗

(1) 急性期治疗

1) 丙种球蛋白:研究已证实早期静脉输入丙种球蛋白加口服阿司匹林治疗可降低川崎病冠状动脉瘤的发生率。必须强调在发病后 10 天之内用药。

2) 阿司匹林:早期口服阿司匹林可控制急性炎症过程,减轻冠状动脉病变,但尚无对照研究表明阿司匹林治疗能降低冠状动脉瘤的发生率。

3) 糖皮质激素:一向认为肾上腺皮质激素有较强的抗感染作用,可缓解症状,但以后发现糖皮质激素易致血栓形成,并妨碍冠状动脉病变修复,促进动脉瘤形成,故不宜单用泼尼松等皮质激素治疗。除非并发严重心肌炎或持续高热重症病例,可联合应用泼尼松和阿司匹林治疗,为控制川崎病的早期炎症反应一般不单用皮质激素。

若合并感染则需要合理选择抗生素或抗病毒药物。

(2) 恢复期及随后治疗

1) 抗凝治疗:恢复期病例用阿司匹林每日 3~5mg/kg,1 次服用,至血沉、血小板恢复正常。

2) 溶栓治疗:对心肌梗死及血栓形成的患者采用静脉或导管经皮穿刺冠状动脉内给药,促使冠脉再通,心肌再灌注。

3) 外科治疗:冠状动脉搭桥术的适应证为:①左主干高度闭塞;②多枝高度闭塞;③左前降支近高度闭塞。对严重二尖瓣关闭不全病例,内科治疗无效,可行瓣膜成形术或瓣膜置换术。发生心源性休克、心力衰竭及心律失常应予相应治疗。

2. 川崎病的主要并发症

(1) 冠状动脉病变:心血管的病变,既是该病自身的症状,又是可致死亡的并发症。

(2) 胆囊积液:多出现于亚急性期,可发生严重腹痛、腹胀及黄疸。在右上腹可摸到肿块,腹部超声检查可以证实。大多自然痊愈,偶可并发麻痹性肠梗阻或肠道出血。

(3) 关节炎或关节痛:发生于急性期或亚急性期,大小关节均可受累,约见于 20% 病例,随病情好转而痊愈。

(4) 神经系统改变:急性期包括无菌性脑脊髓膜炎、面神经麻痹、听力丧失、急性脑病和高热惊厥等,是由于血管炎引起,临床多见,恢复较快,预后良好。

(5) 肺血管炎:在 X 线胸片显示肺纹理增多或有片状阴影,偶有发生肺梗死。

(6) 尿道炎:尿沉渣可见白细胞增多及轻度蛋白尿。

(7) 虹膜睫状体炎:较少见。

(8) 体动脉瘤:约 2% 患者发生,以腋、髂动脉多见。偶见指(趾)坏疽。

国内有研究表明,不典型 KD 冠脉损害率高,KD 发病 10 天内用丙种球蛋白效果好,白细胞升高、血清清蛋白降低、男性及发热时间长是 KD 合并冠脉损害的危险因素。

【教师注意事项】

本部分主要讨论川崎病治疗的药物选择以及如何进行方案调整,通过引导学生评价患儿的治疗方案,引出川崎病治疗药物的种类、作用机制、副作用以及川崎病的治疗方案。

【本幕小结】

开始根据临床表现和血象诊断为感染性疾病,给予抗生素治疗,病情无好转,考虑可能不是感染性疾病,遂进行进一步检查,最终诊断为川崎病。经过抗生素、阿司匹林、丙种球蛋白治疗后症状明显好转。

第三节　怎么小明身上长疱疱了

【学习目标】

掌握水痘 - 带状疱疹病毒的病原学及流行病学特点、发病机制、诊断标准、并发症及水痘 - 带状病毒的防治。

1. 基础医学

(1) 我国传染病的等级分类及常见传染病。

(2) 传染性疾病的传播途径。

(3) 病毒和细菌的分裂特点。

(4) 发热的病因及其机制。

2. 临床医学

(1) 常见出疹性疾病有哪些及鉴别诊断。

(2) 水痘的诊断及其鉴别诊断。

(3) 水痘的治疗及预防。

(4) 传染性疾病一经确诊该如何处理。

3. 人文医学

(1) 水痘的流行病学特点。

(2) 水痘患儿的家庭护理。

(3) 日常生活中该如何防治水痘。

【关键词】

发热;水痘;水痘 - 带状疱疹病毒;传染病;流行病学;抗病毒药物

【时间分配】

1. 学生讨论时间 50 分钟。

2. 学生总结时间 20 分钟。

3. 教师总结与讲评 10 分钟。

【教学建议】

依学生多少(如 6~8 人)分别查寻问题所在,以问题导向方式列出重点。以**水痘的原因和发病机制,病史询问技巧,重点体格检查,相关辅助检查,诊断、治疗及预后**为主要学习目标。重点内容讨论时间约占 80%,其余内容讨论时间约占 20%。讨论结束后一周内每人须交一篇小组讨论记录和自我评估,由小组长收齐送交指导老师。主要内容应包括:讨论内容概要,参加讨论的感想、贡献,自己在组织材料和讨论中的优缺点,参与讨论时的困难(知识面、技术面、情绪面等),今后可能采取的对策;也可以评价讨论小组的整体水平、其他队员的参与度,如参与讨论的积极性、聆听态度、沟通协调、课前准备、表达能力等,作为成绩的参考及将来改进教案的参考。

第 一 幕

期末考试刚结束,还有几天就要放寒假了,十岁的小明却发烧了,妈妈给他量体温达到 38℃,有咳嗽、流鼻涕,妈妈知道小明平时体质很差,经常生病,赶紧给小明喝了"感冒灵",可是症状却没有什么改善。第 2 天小明烧未退,咳嗽又加重了,全身感到不舒服,还说头和身上很

433

痒,总是用手去挠。妈妈用手拨开小明头发时,突然发现头皮上有小疱疱,掀起衣服一看怎么小明身上也长小疱疱了! 只见几个米粒样的小水疱,像清澈的水滴一样,周围有红晕,其中有一个小水疱还溃破了!

【提示问题】

1. 上述哪些症状有诊断意义? 你认为还应追问哪些病史信息?

2. 从首发症状来看,你如何做初步诊断? 依据是什么? 可以与哪些疾病相鉴别?

3. 还需进一步询问哪些病史? 体格检查需注意哪些?

4. 需要进一步做哪些检查以明确诊断?

5. 对于家中给予"感冒灵"治疗,你有什么看法?

【主要讨论内容】

1. 引起发热的原因、机制与分度。

2. 水痘的病原学与流行病学。

3. 水痘的发病机制和病理。

【教师参考重点】

1. 引起发热的原因、机制与分度

(1) 发热的病因很多,临床上可分为感染性与非感染性两大类,而以前者多见。

1) 感染性发热(infective fever):各种病原体如病毒、细菌、支原体、立克次体、螺旋体、真菌、寄生虫等引起的感染,不论是急性、亚急性或慢性,局部性或全身性,均可出现发热。

2) 非感染性发热(noninfective fever):主要有下列几类原因。

① 无菌性坏死物质的吸收:由于组织细胞坏死、组织蛋白分解及组织坏死产物的吸收,所致的无菌性炎症,常可引起发热,亦称为吸收热(absorption fever)。常见于:a. 机械性、物理或化学性损害,如大手术后组织损伤、内出血、大血肿、大面积烧伤等;b. 因血管栓塞或血栓形成而引起的心肌、肺、脾等内脏梗死或肢体坏死;c. 组织坏死与细胞破坏,如癌、白血病、淋巴瘤、溶血反应等。

② 抗原 - 抗体反应:如风湿热、血清病、药物热、结缔组织病等。

③ 内分泌与代谢疾病:如甲状腺功能亢进、重度脱水等。

④ 皮肤散热减少:如广泛性皮炎、鱼鳞癣及慢性心力衰竭等引起发热,一般为低热。

⑤ 体温调节中枢功能失常:有些致热因素不通过内源性致热源而直接损害体温调节中枢,使体温调定点上移后发出调节冲动,造成产热大于散热,体温升高,称为中枢性发热(centric fever)。

⑥ 自主神经功能紊乱:由于自主神经功能紊乱,影响正常的体温调节过程,使产热大于散热,体温升高,多为低热,常伴有自主神经功能紊乱的其他表现,属功能性发热范畴。

(2) 发热的机制与分度:发热可分为致热源性发热与非致热源性发热。致热源性发热是下丘脑体温调节中枢在炎症介质刺激下产生的反应。致热源包括外源性致热源和内源性致热源:前者包括各种微生物病原体及某些体内产物如炎性渗出物、体内坏死组织、抗原抗体复合物等;外源性致热源多为大分子物质,不能直接通过血脑屏障作用于体温调节中枢,需通过激活血液中的中性粒细胞和单核 - 巨噬细胞系统,使其产生并释放内源性致热源,主要有白细胞介素 -1(IL-1)、白细胞介素 -6(IL-6)、肿瘤坏死因子(TNF)和干扰素(IFN)等,内源性致热源作用于体温调节中枢,引起发热。非致热源性发热见于体温调节中枢直接受损、甲状腺功能亢进症、阿托品中毒等。

按发热的高低可将发热分为以下四度：

低　　热：37.3~38℃

中等度热：38.1~39℃

高　　热：39.1~41℃

超 高 热：41℃以上

（3）发热的问诊要点

1）起病时间、季节、缓急、病程、程度、频度、诱因。

2）有无畏寒、寒战、大汗或盗汗。

3）多系统症状询问　咳嗽、咳痰、咯血、胸痛、腹痛、呕吐、腹泻、尿急、尿痛、皮疹、出血、头痛、肌肉、关节痛。

4）起病以来的一般情况，如精神状态、睡眠、食欲、大小便情况、体力体重情况。

5）起病后诊治经过，特别是对抗生素、退热药、抗结核药、糖皮质激素等的药效反应。

6）传染病接触史、疫水接触史、手术史、职业特点等。

2. 水痘的病原学与流行病学

（1）病原：水痘 - 带状疱疹病毒（varicella zoster virus，VZV），属疱疹病毒科 α 亚科，核酸为 DNA，在细胞内繁殖。患者是唯一的传染源。只有一个血清型，人为唯一的宿主。VZV 生活能力较弱，不耐高温，不能在痂皮中存活，易被消毒剂灭活。

（2）流行病学

1）传染源：水痘传染性强，水痘患者为唯一传染源。传染期一般从皮疹出现前 1~2 天到皮疹干燥结痂时，均有传染性。易感儿童接触带状疱疹患者，也可发生水痘，但较少见。免疫缺失患者可能在整个病程中皆具有传染性。

2）传播途径：主要通过飞沫和直接接触传播，也可接触污染的用物间接传染，在近距离、短时间内也可通过健康人间接传播。

3）易感人群：普遍易感，主要见于儿童，以 2~6 岁为高峰。6 个月以内的婴儿由于获得母体抗体，发病较少，妊娠期间患水痘可感染胎儿，生后 10 天内发病。感染后可获得持久的免疫力。

4）流行特征：全年均可发生，冬、春季多见。该病传染性很强，人群普遍易感，潜伏期 2~3 周，幼儿园、小学等儿童集体机构易引起流行。

3. 水痘的发病机制和病理

（1）发病机制：水痘 - 带状疱疹病毒存在于患者的呼吸道分泌物、疱疹和血液中，经飞沫或直接接触疱液而传染。可在人胚成纤维细胞、甲状腺细胞中繁殖，产生局灶性细胞病变，细胞核内出现嗜酸性包涵体和多核巨细胞。主要经呼吸道侵入，在黏膜上生长繁殖，然后入血和淋巴液，在网状内皮细胞内第二次繁殖引起病毒血症和全身病变。主要损害部位在皮肤，偶尔累及内脏。

（2）病理：水痘病变主要在皮肤和黏膜，水痘 - 带状疱疹病毒先在鼻咽部繁殖，然后侵入血液，在网状内皮细胞系统再次增殖，并向全身扩散，侵入血液引起第二次病毒血症和全身病变，主要损害部位在皮肤，这是全身症状和皮肤黏膜发疹的基础。皮疹出现 1~4 天后产生特异性免疫反应，病毒血症消失，症状随之缓解。免疫功能低下者易发生严重的全身播散性水痘，可累及肺、食管、胃、小肠、肝、肾上腺、胰等处。皮疹分批出现与间歇性病毒血症有关。水痘脑炎表现为血管周围的脱髓鞘改变。

【教师注意事项】

1. 患者主要的症状为发热伴出现水疱,重点需要注意发热的鉴别。

2. 患者发热期间出现全身小水疱,提示病毒性感染可能。

【本幕小结】

1. 患儿以发热伴出水疱为主要临床表现就诊。

2. 发热可分为感染性发热及非感染性发热。

3. 水痘常由水痘-带状疱疹病毒感染引起。

第 二 幕

妈妈送小明到了医院,预检后在发热门诊就诊。你作为门诊大夫接诊了小明,仔细询问了病情,包括学校里有没有同学身上也长小疱疱,小明说同班同学天天好像在 2 周前脸上长过小疱疱,但天天已经 2 周没来上学了。你为小明进行了体格检查并开具了相关实验室检查。

体格检查:体温 38.5℃,面部、躯干可见红色斑丘疹,可见十余枚泪滴样水疱,部分已溃破。手足未见皮疹。双肺呼吸音粗,可闻及干湿啰音。心(−)。腹软,肝、脾肋下未及。无病理反射。

辅助检查结果回报:血常规:WBC $8.2×10^9$/L,N72%,L27%。疱疹刮片:瑞氏染色见多核巨细胞,苏木精-伊红染色见细胞核内包涵体。X 线:间质性肺炎样病变。尿、大便常规正常。

【提示问题】

1. 患儿的哪些体征和检查结果有诊断学意义?

2. 根据上述信息你的初步诊断是什么?依据是什么?

3. 本病例的鉴别诊断有哪些?

4. 你觉得接下来还可以做哪些辅助检查?各有什么意义?

5. 如果你的诊断一旦确诊该如何处理?如何制订下一步治疗方案?

【主要讨论内容】

1. 该患儿的初步诊断及诊断依据。

2. 水痘的临床表现。

3. 水痘的辅助检查。

4. 水痘的鉴别诊断。

【教师参考重点】

1. 该患儿的初步诊断及诊断依据 初步诊断为水痘肺炎。根据流行病学资料、有水痘接触史、急性发热、上呼吸道卡他症状、皮疹形态和特征,辅助检查疱疹刮片瑞氏染色见多核巨细胞、苏木素-伊红染色见细胞核内包涵体诊断。

2. 水痘的临床表现

(1)典型水痘:水痘潜伏期为 12~21 日,平均 14 日。起病急,出疹前 1 天可出现前驱症状,如低热、全身不适、咽痛、厌食等,次日可出现皮疹。皮疹首先发于头皮、躯干受压部分,后见于躯干、四肢,呈向心性分布。疱疹多见于躯干、颜面、头部,四肢较少。黏膜亦常受侵,见于口腔、咽部、眼结膜、外阴、肛门等处。在为期 1~6 日的出疹期内皮疹相继分批出现,迅即变为米粒至豌豆大的圆形紧张水疱,周围明显红晕,有水疱的中央呈脐窝状,约经 2~3 天水疱干涸结痂,皮损常分批发生,因而丘疹、水疱和结痂往往同时存在。痂脱而愈,不留瘢痕,若因抓破继发感染时可留下轻度凹痕。若患儿抵抗力低下时,皮损可进行性全身性播散,形成播散性水痘。

(2)重症水痘:多发生在白血病、淋巴瘤等恶性疾病或免疫功能低下患儿。持续高热及全身中毒症状明显,出疹1周后体温仍可高达40~41℃,患儿皮疹多,且易融合形成大疱型疱疹或出血性皮疹,呈离心性分布,常伴血小板减少而发生暴发性紫癜。

(3)先天性水痘:母亲在妊娠期患水痘可累及胎儿。如在妊娠早期感染可导致胎儿多发性先天畸形,表现为出生体重低、瘢痕性皮肤病变、肢体萎缩、视神经萎缩、白内障及智力低下等。如母亲在产前6天患水痘,新生儿常于出生后4~5天发病,易形成播散性水痘,病死率25%~30%。新生儿水痘的皮疹有时酷似带状疱疹的皮疹。

3. 水痘的辅助检查

(1)外周血白细胞计数:血象白细胞总数正常或稍低。

(2)疱疹刮片:刮取新鲜疱疹基底组织涂片,用瑞特或吉姆萨染色可发现多核巨细胞,用苏木素-伊红染色查见核内包涵体,可供快速诊断。或取疱疹基部刮片或疱疹液,直接荧光抗体染色查病毒抗原简捷有效。

(3)病毒分离:将疱疹液直接接种于人胚成纤维细胞,分离出病毒再作鉴定,仅用于非典型病例。

(4)血清学检查:血清水痘病毒特异性IgM抗体检测,补体结合抗体高滴度或双份血清抗体滴度4倍以上升高可明确病原。

(5)PCR检测患者呼吸道上皮细胞和外周血白细胞中的特异性病毒DNA,是敏感快捷的早期诊断方法。

4. 水痘的鉴别诊断

(1)脓疱病:好发于鼻唇周围和四肢暴露部位。易形成脓疱及黄色厚痂,经搔抓而播散。不成批出现,无全身症状。

(2)带状疱疹:疱疹呈成簇状排列,沿身体一侧的皮肤周围神经分布,不对称,有局部疼痛。

(3)丘疹性荨麻疹:系婴幼儿皮肤过敏性疾病。皮疹为红色丘疹,顶端有小水疱,无红晕,分批出现,离心性分布,不累及头部和口腔。

(4)疱疹性湿疹(Kaposi水痘样皮疹):当湿疹兼患单纯疱疹感染。临床表现多急起、高热、虚脱及水痘样皮疹,常呈暴发性病程,病死率高,皮肤受累面积广,体液大量丢失,导致水、电解质紊乱,休克或继发性感染而死亡。

(5)苔藓性荨麻疹:多见于婴幼儿。皮疹尖端稍似疱疹,但较水痘小而坚实,多分布于四肢、躯干,分批出现红色丘疹、瘙痒。多有过敏史及昆虫叮咬或肠蛔虫感染史。

(6)手足口病:多见于4岁以下小儿。四肢远端如手掌、足底或指、趾间出现水疱疹,很少形成溃疡,不结痂。病原体为柯萨奇A16、10、17型肠道病毒等。

【教师注意事项】

1. 根据目前的资料已经可以明确诊断,需引导学生考虑患儿的诊断为水痘肺炎,进而引出水痘的诊断标准;

2. 通过引导学生讨论该患儿如何治疗,进而引出水痘肺炎治疗原则。

【本幕小结】

根据疱疹刮片检测及X线结果,诊断明确为水痘肺炎。

第 三 幕

你确诊小明得了水痘,行入院隔离治疗,并给予抗病毒、注射丙种球蛋白及对症支持治疗,3天后小明烧退了,咳嗽也明显好转了,身上的皮疹有的已经开始结痂了,但是妈妈担心会留瘢痕。1 周后小明病情稳定出院。

出院时王大夫嘱咐妈妈让小明在家隔离,两周后复诊。

【提示问题】

1. 该病一经确诊,该如何处理? 隔离时间有多长? 相关已经接触人员该如何处理?

2. 水痘常见并发症有哪些? 如何治疗? 如何预防并发症的发生?

3. 水痘该如何预防? 预后如何?

4. 水痘患儿在家庭中该如何护理?

【主要讨论内容】

1. 水痘的治疗原则。

2. 水痘的并发症。

3. 水痘的预防。

4. 水痘患儿的家庭护理。

【教师参考重点】

1. 水痘的治疗原则

(1) 一般治疗:卧床休息,保持室内适当的温度、湿度和空气流通;加强护理,供给足够水分和易消化的饮食;剪短患儿指甲,戴连指手套以防抓伤;勤换内衣,消毒水洗浴,减少继发感染;鼓励多饮水,给予易消化和营养丰富的食物。

(2) 抗病毒治疗:阿昔洛韦是首选的抗水痘病毒药物,应尽早使用,一般应在皮疹出现后 48 小时以内开始。口服阿昔洛韦 20mg/kg,每日 4 次,疗程 7 天或至无新的皮疹出现后 48 小时。早期使用 α- 干扰素能较快抑制皮疹发展,加速病情恢复。

(3) 对症治疗:弥漫性脓疱疮、蜂窝组织炎或急性淋巴结炎等继发细菌感染需予抗生素治疗,如青霉素(需先皮试)、红霉素等抗生素。因脑炎出现脑水肿颅内高压者应脱水治疗。瘙痒者可口服抗组胺类药物,局部或全身使用炉甘石洗剂止痒,必要时可给少量镇静剂。皮质激素对水痘病程有不利影响,可导致病毒播散,一般不宜用,故外用切勿使用含激素的氟轻松类的软膏,已破溃的水痘可涂 1%~2% 甲紫(紫药水),可起收敛、干燥和预防感染的作用。对已形成脓疱疮的部位,可用莫匹罗星或新霉素软膏。

(4) 重症水痘患儿治疗:重症者可肌注丙种球蛋白,水痘性结膜炎可用 0.1% 碘苷眼药水或阿昔洛韦眼膏。

2. 水痘的并发症　常见为皮肤继发细菌感染如脓疱疮、丹毒、蜂窝组织炎,甚至由此导致败血症等;继发性血小板减少可致皮肤、黏膜甚至内脏出血;水痘肺炎儿童不常见,主要发生在免疫缺陷儿和新生儿中,临床症状迅速恢复,X 线肺部病变可持续 6~12 周,偶有死亡报道。神经系统可见水痘后脑炎、吉兰 - 巴雷综合征、横贯性脊髓炎、面神经瘫痪、Reye 综合征等;其他少数病例可发生心肌炎、肝炎、肾炎、关节炎等。

3. 水痘的预防　提高人群免疫力,减少水痘易感人群是消除水痘的关键。

(1) 主动免疫:采用水痘减毒活疫苗预防接种。我国儿童计划免疫程序规定出生 8 个月为水痘疫苗的初种年龄,7 岁儿童要完成第 2 次接种。此外,根据水痘流行病学情况,在一定范围、短时间内对高发人群开展强化免疫接种。

(2) 被动免疫:对已经患有其他疾病的患者,特别是重症湿疹、烧伤患者和正在接受激素治疗的患者,应尽量避免与水痘患者接触。有水痘接触史后要及时停用激素,尽早给予丙种球蛋白 3~6 毫升或水痘痊愈期血清(痘疹消失后 1 个月内收集)肌内注射。

（3）控制传染源：对水痘患者要做到早发现、早报告、早隔离、早治疗。首先要对患者进行隔离，直至皮疹干燥结痂为止。与患者接触过的易感儿须检疫3周，经3周的观察期后方可回到幼儿园、学校等集体儿童机构。

（4）切断传播途径：流行期间易感儿童避免到人群密集的场所去。患者停留过的房间应通风并用紫外线照射消毒，患者衣物、用具、玩具等可采用紫外线照射、通风、暴晒和煮沸等措施进行消毒。无并发症的轻症患儿可在家中隔离，以减少传播和继发医院内感染。

（5）加强水痘的监测管理：水痘监测的目的是了解水痘的流行病学特征、评价免疫等预防控制措施的效果、为制订有效的水痘控制策略提供依据。对水痘疑似病例要注意进行流行病学调查和必要的实验室检查，及时报告并采取针对性措施进行隔离观察，预防和控制疫情的发生和蔓延。

4. 水痘患儿的家庭护理

（1）孩子得了水痘如无并发症应在家中隔离：隔离时间为3周，直至皮疹干燥结痂为止。居室要经常开窗通风换气，加强空气流通。患者衣物、用具、玩具等可采用紫外线照射、通风、暴晒和煮沸等措施进行消毒。

（2）卧床休息，至疹子消退、症状消失：为了使患儿休息好，应为其创造一个良好的休养环境。居室要安静，空气要新鲜湿润，经常要开窗通风，患儿衣着要合适，不能穿得过多，捂得全身是汗，反而容易吹风感冒着凉。

（3）食物给以清淡易消化的流食或半流食：多喝水或热汤，这样不但有利于将身体内的毒素排出，利于退热，还可以促进血液循环，使皮疹容易发透。疹子消退，进入恢复期，及时添加营养丰富的食物。除生冷油腻的食物外，不需"忌口"。

（4）注意病儿的皮肤、眼睛、口腔、鼻腔的清洁：水痘病毒侵入人体后，不但使皮肤出疹子，同时还使眼结膜、口腔、鼻腔黏膜产生分泌物，这些分泌物中含有大量病毒，如不及时清洗，分泌物长时间地刺激皮肤黏膜，使这些部位的抵抗力下降，给病毒继续入侵和其他致病菌的生长繁殖创造了条件。因此，做好病儿皮肤黏膜的清洁卫生是十分重要的。

（5）高热的护理：水痘患儿如果没有并发症，发热不超过39℃，不必采用退热措施，发热在39℃以上的，需采取一些退热措施，如按医生的指导吃少量阿司匹林，忌冷敷及酒精浴。

（6）注意观察病情，及早发现并发症：常见的并发症有肺炎、脑炎及心肌炎等。肺炎表现为咳嗽加重、气喘、呼吸困难、面色发绀；脑炎表现为嗜睡或烦躁、头痛、剧烈呕吐甚至惊厥昏迷；心肌炎表现为面色苍白、心慌气短、乏力多汗。如果发现上述表现，应立即请医生诊治，防止发生严重后果。

【教师注意事项】

本部分主要讨论抗病毒治疗的药物选择以及如何进行方案调整，通过引导学生评价患儿的治疗方案，引出常见抗病毒药物的种类、作用机制、副作用以及治疗方案。

【本幕小结】

通过一系列检测，最终诊断为水痘性肺炎，经过抗病毒、补液等治疗后症状好转。

第四节　这不是"感冒"

【学习目标】

掌握结核杆菌的病原学特点，结核性脑膜炎的流行病学、发病机制、诊断标准、并发症的防治。

1. 基础医学

(1) 大脑解剖结构,各功能区的分布及损伤后表现。

(2) 12对脑神经的分布和出颅的部位。

(3) 人体感觉、运动等传导通路。

(4) 脑脊液产生及循环通路。

2. 临床医学

(1) 中枢神经系统感染性疾病的病因、感染途径及发病机制。

(2) 中枢神经系统感染性疾病的分类。

(3) 中枢神经系统感染性疾病的临床表现。

(4) 中枢神经系统感染性疾病的诊断、鉴别诊断和治疗。

3. 人文医学

(1) 中枢神经系统感染性疾病在我国的发病率。

(2) 中枢神经系统感染性疾病如何预防。

(3) 中枢神经系统感染性疾病的预后。

【关键词】

中枢神经系统感染性疾病;结核性脑膜炎;病毒性脑炎;化脓性脑膜炎;脑炎;脑膜炎;真菌性脑膜炎

【时间分配】

1. 学生讨论时间50分钟。

2. 学生总结时间20分钟。

3. 教师总结与讲评10分钟。

【教学建议】

依学生多少(如6~8人)分别查寻问题所在,以问题导向方式列出重点。以**病史的询问技巧,重点体格检查及异常体征,主要辅助检查,中枢神经系统感染性疾病的病因、发病机制、诊断、鉴别诊断、治疗以及预后**为主要学习目标。重点内容讨论时间约占80%,其余内容讨论时间约占20%。讨论结束后一周内每人须交一篇小组讨论记录和自我评估,由小组长收齐送交指导老师。主要内容应包括:讨论内容概要,参加讨论的感想、贡献,自己在组织材料和讨论中的优缺点,参与讨论时的困难(知识面、技术面、情绪面等),今后可能采取的对策;也可以评价讨论小组的整体水平、其他队员的参与度,如参与讨论的积极性、聆听态度、沟通协调、课前准备、表达能力等,作为成绩的参考及将来改进教案的参考。

第 一 幕

小宝是个5岁的留守儿童,爸爸妈妈都在在外打工,爷爷奶奶带着小宝住在山区老家。这个月8号小宝发烧了,头痛,乏力,但没有恶心、呕吐的情况,爷爷抱着孙子赶到镇卫生所瞧病,大夫说这是"感冒",抓了点药(具体不详),症状明显好转。但15日小宝又发烧了,精神不好,头也痛,爷爷给他喂药后也没见好转。16日上午7时左右,小宝抽搐2次,同时叫也叫不醒,口唇变成青紫色,口吐白沫,四肢发直,大约持续了3分钟左右才缓解下来。当时没有咳嗽、流鼻涕,也没有呕吐。爷爷奶奶急忙把小宝送至当地县医院治疗,经消炎、对症支持治疗后,症状仍无好转。父母闻讯赶回,将小宝转到省儿童医院。你接诊了小宝一家,详细询问了小宝的发病情况及相关病史。小宝从发病开始,十分烦躁,不想吃东西,大、小便都没解。妈妈说因为家在偏僻的山区,爷爷奶奶身体不好,爷爷还经常咳嗽,从来没有带小宝去打过预防针。

【提示问题】

1. 如何询问小宝的病史?对于病史询问要注意什么?该如何与家长沟通?

2. 上述哪些信息有临床意义?

3. 在发病初,给予退热药后,症状已经明显好转,为什么后来症状加重?

4. 根据上述病史,初步诊断是什么?

5. 体格检查重点需注意哪些方面?还需要哪些信息支持你的诊断?

【主要讨论内容】

1. 引起抽搐的原因。

2. 抽搐的伴随症状。

3. 问诊要点。

【教师参考重点】

1. 引起抽搐的原因

(1) 脑部疾病

1) 颅内感染:即中枢神经系统感染,如由细菌、病毒、寄生虫、真菌引起的脑膜炎和脑炎。常表现为反复而严重的惊厥发作,大多出现在疾病初期或极期,伴有不同程度意识障碍和颅压增高表现,脑脊液检查对诊断和鉴别诊断有较大帮助。

2) 颅脑损伤与出血:如颅脑外伤和脑血管畸形等各种原因引起的颅内出血,伤后立即起病,反复惊厥伴意识障碍和颅压增高,头 CT 对诊断有重要价值。

3) 先天发育畸形:如颅脑发育异常、脑积水、神经皮肤综合征等。大多表现为反复癫痫发作,少数呈急性惊厥表现,常伴有智力和运动发育落后。

4) 颅内占位性病变:如天幕上、大脑半球的肿瘤、囊肿或血肿等。除反复惊厥发作外,伴颅压增高和定位体征,病情进行性加重,头颅影像学检查对诊断起决定作用。

(2) 全身性疾病

1) 缺氧缺血性脑病:如分娩或生后窒息、溺水、心肺严重疾病等,窒息后立即起病,反复惊厥伴意识障碍和颅压增高,头颅影像学对诊断起重要作用。

2) 代谢性疾病

① 水电解质紊乱:重度脱水、水中毒、低血钙、低血镁、低血钠、高血钠和低血糖症均可引起惊厥。患儿均有相应临床表现及其基础病因。血渗透压、电解质和血糖测定有助诊断,病因治疗能迅速控制惊厥发作。

② 肝、肾衰竭和 Reye 综合征:顽固惊厥伴严重肝、肾功能异常及电解质紊乱。

③ 遗传代谢性疾病:常见如苯丙酮尿症、半乳糖血症等,表现为进行性加重的惊厥或癫痫发作,有异常代谢相关的特异特征,血、尿中代谢不全产物含量增高。

④ 中毒:如杀鼠药、农药和中枢神经兴奋药中毒,大多有顽固惊厥发作伴意识障碍及肝、肾功能损伤。

3) 颅外感染:非颅内感染性疾病引起的惊厥发作。

① 热性惊厥:是儿科最常见的急性惊厥。热性惊厥(FS)的发作均与发热性疾病中体温骤然升高有关。热性惊厥大多由于各种感染性疾病引起,以上呼吸道感染最为多见,其发作的典型临床表现是:意识突然丧失,多伴有双眼球上翻,凝视或斜视,面肌或四肢肌强直、痉挛或不停地抽动。发作时间可由数秒至几分钟,有时反复发作,甚至呈持续状态。严重的热性惊厥可

遗留神经系统的后遗症。

② 感染中毒性脑病：大多并发于败血症、重症肺炎、菌痢、百日咳等严重细菌性感染疾病中，与感染和细菌病毒导致急性脑水肿有关。通常于原发病极期出现反复惊厥、意识障碍与颅压力增高症状。检查脑脊液除发现压力增高外，常规、生化均正常。

③ 破伤风、狂犬病毒感染。

4）风湿病：系统性红斑狼疮和脑血管炎。

（3）神经官能症：如癔症性抽搐和惊厥。

2. 抽搐的伴随症状

（1）发热：多见于小儿的急性感染，也可见于胃肠功能紊乱、重度失水。但需注意，惊厥也可以引起发热。

（2）血压增高：见于原发性高血压、肾炎、子痫、铅中毒等。

（3）脑膜刺激征：常见于脑膜炎、脑膜脑炎、假性脑膜炎、蛛网膜下腔出血等。

（4）瞳孔扩大与舌咬伤：见于癫痫大发作，癔症性惊厥无此表现。

（5）剧烈头痛：可见于高血压、急性感染、蛛网膜下腔出血、颅脑损伤、颅内占位病变等。

（6）意识丧失：见于癫痫大发作、重症颅脑疾病。

3. 问诊要点

（1）一般情况：抽搐与惊厥发生的年龄、病程、发作的原因、有无先兆、与体力活动有无关系，是否孕妇。

（2）抽搐的性质：抽搐是全身性的还是局限性的，性质呈持续强直还是间歇阵挛性。

（3）发作时伴随表现：发作时意识状态，有无大小便失禁、舌咬伤和肌痛等，发作时的姿势。

（4）发作前后的表现：意识状态、有无抽动、有无定向力异常等。

（5）既往史：有无脑部疾病、全身性疾病、癔症、毒物接触、高温作业和外伤等病史及相关症状，小儿还应注意询问分娩史、生长发育史、预防接种史、传染病接触史。

【教师注意事项】

1. 患儿主要的症状为发热、抽搐，重点需要注意发热与抽搐的鉴别。

2. 患儿疾病有短期内进展，抗生素治疗无效，并逐渐加重，提示可能存在颅内感染。

【本幕小结】

1. 患儿以发热伴意识障碍、抽搐为主要临床表现就诊。

2. 发热可分为感染性发热及非感染性发热。

第 二 幕

你赶紧给小宝做了详细的体格检查，记录如下：神志不清，BP 100/76mmHg，R 20 次 / 分，P 106 次 / 分，T 38.2℃，面色苍白，消瘦。双侧瞳孔直径约 2mm，对光反射迟钝。双肺未及湿啰音，心律齐，心音有力，腹软。肌力、感觉、共济运动检查不合作，四肢肌张力低，腱反射减弱，疼痛刺激可见双上肢活动，颈项强直，克氏征（+），巴氏征（+）。

相关辅助检查结果记录如下：头颅 CT：右侧大脑半球脑沟显示不清；腰穿：脑脊液白细胞 $300×10^6/L$，总蛋白 1.3g/L，糖 2.4mmol/L，氯 92mmol/L。TB-Ab（+）。血红蛋白 83g/L。

【提示问题】

1. 小宝预防接种史与抽筋有关系吗？ 问诊时有没有遗漏的地方？

2. 体检有哪些异常体征，有什么临床意义？

3. 上述辅助检查有哪些异常指标？有什么临床意义？

4. 你认为需要做哪些检查？腰穿的适应证和禁忌证？

5. 你认为可能的疾病是什么？

【主要讨论内容】

1. 脑脊液检查对中枢性感染性疾病的诊断意义。

2. 本病的初步诊断及依据。

3. 辅助检查。

4. 结核性脑膜炎的鉴别诊断。

【教师参考重点】

1. 脑脊液检查对中枢性感染性疾病的诊断意义 各种病源微生物如细菌、病毒、真菌等引起的脑膜炎，在临床表现上都有许多相似之处，其鉴别主要靠脑脊液检查（表 7-1）：

表 7-1 脑脊液检查对中枢性感染性疾病的诊断

	压力 kPa	外观	潘氏试验	白细胞数（10^6/L）	蛋白质(g/L)	糖（mmol/L）	氯化物（mmol/L）	其他
正常	0.69~1.96 新生儿 0.29~0.78	清亮	−	0~10 小婴儿 0~20	0.2~0.4 新生儿 0.2~1.2	2.8~4.5 婴儿 3.9~5.0	117~127 婴儿110~122	
化脓性脑膜炎	明显升高	混浊	++~+++	数百~数万，多核为主	明显增加	减低	正常或减低	涂片，培养可发现致病菌
结核性脑膜炎	升高，阻塞时低	毛玻璃样	+~+++	数十~数百淋巴为主	增高，阻塞时明显增高	降低	降低	涂片，培养可见抗酸杆菌
病毒性脑炎、脑膜炎	正常或轻度升高	多数清	±~+++	正常~数百淋巴为主	正常或稍增高	正常	正常	病毒培养有时阳性
真菌性脑膜炎	高	不太清	+~+++	数十~数百单核为主	增高	降低	降低	墨汁涂片
脑脓肿	常升高	清或不太清	−~++	正常~数百多核为主	正常或稍高	正常	正常	
中毒性脑病	升高	清	−~+	正常	正常或稍高	正常	正常	

2. 本病的初步诊断及依据 本病初步诊断为：结核性脑膜炎。诊断依据：

（1）病史和临床表现：早期诊断主要依靠详细的询问病史，包括：①有无结核接触史，这对患儿诊断很有意义；②有无卡介苗接种史；③有无既往结核病史；④有无近期急性传染病史，特别是在麻疹、百日咳后出现发热、呕吐者即应考虑本病的可能性。凡原发型肺结核或粟粒型结核的患儿，出现不明显原因症状，其他如小儿出现不明显原因的呕吐、性情改变、头痛，都应高度警惕本病的可能性。

（2）辅助检查

1）脑脊液检查：常规检查 TB-Ab（+），总细胞数为 300×10^6/L，总蛋白 1.3g/L，糖 2.4mmol/L，氯 92mmol/L。

结核性脑膜炎时,脑脊液压力增高,外观清亮或毛玻璃样或微显混浊,细胞数一般为$(0.05\sim0.5)\times10^9/L(50\sim500/mm^3)$,细胞分类以单核细胞为主,可占70%~80%,少数病例早期中性粒细胞可超过50%,蛋白定量增加,多在0.4g/L以上,一般为1~3g/L,如超过3g/L应考虑蛛网膜粘连,甚至椎管阻塞。糖定量早期可正常,以后逐渐减少,常在1.65mmol/L以下(30mm/dl)。脑脊液糖含量是血糖的60%~70%,在测定脑脊液糖的同时应测血糖,以便比较。氯化物含量常低于102.6mmol/L(600mg/dl)甚至<85.5mmol/L(500mg/dl)。糖与氯化物同时降低为结核性脑膜炎的典型改变。脑膜液置于直立的小试管中12~24小时后,可有纱幕样薄膜形成,用此薄膜或脑脊液沉淀经抗酸染色或采用直接荧光抗体法可找到结核杆菌。脑脊液结核杆菌培养或豚鼠接种,有助于最后确诊,但需时较久,对早期诊断的意义不大。对培养阳性者,应作药物试验,以供调整化疗时参考。

抗结核抗体的测定:脑脊液免疫球蛋白测定对脑膜炎鉴别诊断有一定意义。结核性脑膜炎时脑脊液中以IgG增高为主,化脓性脑膜炎时IgG及IgM增高,病毒性脑膜炎IgG轻度增高,IgM不增高。

2) 外院头部CT:右侧大脑半球脑沟显示不清,说明颅内有明显病变。

3. 辅助检查

(1) X线检查:结核性脑膜炎患儿肺部有结核病变者约为42%~92%,其中属于粟粒型肺结核者占44%左右。因此,凡疑诊本病时,均应进行胸部X线摄片,如能发现肺内结核,尤其是粟粒型肺结核时,有助于诊断;但胸片正常者,不能否定结核性脑膜炎。

(2) 结核菌抗原检测:以ELISA双抗夹心法检测脑脊液结核抗原,是敏感、快速诊断结核性脑膜炎的辅助方法

(3) 淋巴细胞转化试验:可采用3H-TdR参入法测定脑脊液淋巴细胞转化,结核性脑膜炎时,在PPD刺激下,脑脊液淋巴细胞转化率明显升高,具有早期诊断价值。

(4) 乳酸盐及乳酸脱氢酶测定:溶菌酶指数测定以及脑脊液抗结核抗体检查、脑脊液PCR法查结核抗原等,均有助于鉴别诊断。

(5) 其他检查

1) 结核菌素试验阳性对诊断有帮助,但阴性结果亦不能排除本病。

2) 眼底检查在脉络膜上发现结核结节,脑脊液有改变者可以肯定诊断。

3) 外周血象可见白细胞总数及中性粒细胞比例升高,轻度贫血。血沉增快,但也有正常者。

4. 结核性脑膜炎的鉴别诊断

(1) 化脓性脑膜炎:年龄较大儿可因脑实质下结核病灶破溃。大量结核菌突然进入蛛网膜下腔而急性起病,或婴幼儿急性血行播散继发结核性脑膜炎,均可出现脑脊液细胞明显增高、中性粒细胞百分比增高,易误诊为化脓性脑膜炎。但化脓性脑膜起病更急,病变主要在颅顶部,故少见脑神经损害,治疗后脑脊液乳酸含量很快恢复正常等可资鉴别。但未经彻底治疗的化脓性脑膜炎,其脑脊液改变与结核性脑膜炎不易鉴别,应结合病史综合分析。

(2) 病毒性脑膜脑炎:脑脊液细胞轻-中度升高、以单核细胞为主、蛋白升高等须与结核性脑膜炎相鉴别。但病毒性脑膜病炎急性起病、脑膜刺激征出现早,可合并有呼吸道及消化道症状。脑脊液糖与氯化物多为正常,乳酸含量均低于300mg/L。

(3) 新型隐球菌脑膜炎:两者临床表现及脑脊液常规生化改变极为相似,但新型隐球菌脑膜炎起病更为缓慢,脑压增高显著,头痛剧烈,可有视力障碍,而脑神经一般不受侵害,症状可

暂行缓解。脑脊液涂片墨汁染色找到隐球菌孢子,或沙氏培养生长新型隐球菌即可确诊。

【教师注意事项】

1. 根据目前的资料已经可以明确诊断,需引导学生考虑患儿的诊断为结核性脑膜炎,进而引出结核性脑膜炎的诊断标准。

2. 引导学生讨论小儿结核性脑膜炎治疗原则。

【本幕小结】

根据脑脊液的检测及确证试验结果,诊断明确为结核性脑膜炎,需接受抗结核治疗。

第 三 幕

你向小宝家属详细解释了病情,初步诊断小宝患上了结核性脑膜炎,需要给予抗结核药物治疗,小宝家属同意治疗。治疗1周后小宝病情好转,神志清楚了,头不痛了,也开始吃些东西了,爷爷皱着的眉头终于舒展开了。

【提示问题】

1. 小宝的治疗是否合理?

2. 该如何制订治疗方案? 如何进行药物选择?

3. 该如何与患者家属沟通? 疗程多久? 治愈的指标是什么?

4. 该病的预后如何? 有何后遗症? 该如何预防?

【主要讨论内容】

1. 结核性脑膜炎的治疗原则、方法、注意事项及治愈标准。

2. 结核性脑膜炎的预防。

【教师参考重点】

1. 结核性脑膜炎的治疗原则、方法、注意事项及治愈标准

治疗原则、方法

(1) 用药原则:早期、联合、足量、长期、顿服。

(2) 一般治疗:早期病例即应住院治疗,卧床休息,供应营养丰富的含高维生素(A、D、C)和高蛋白食物,昏迷者鼻饲,如能吞咽,可试由喂食。病室要定时通风和消毒,保持室内空气新鲜,采光良好。要注意眼、鼻、口腔护理,定时翻身,防止痔疮发生和肺部坠积瘀血。

(3) 抗结核治疗:抗结核治疗是整体治疗的中心环节。抗结核药物宜选择渗透力强、脑脊液浓度高的杀菌剂,治疗过程中要观察毒副反应,尽可能避免毒副作用相同的药物联用。目前常用的联用方案有:① 2HSR/4HS2E/6HE,即先用2个月异烟肼、链霉素和利福平,继之4个月异烟肼、链霉素和乙胺丁醇,最后6个月异烟肼和乙胺丁醇;② 2HSR2Z/10HE;③ 2HSRZ/10HE。

(4) 肾上腺皮质激素的应用:肾上腺皮质激素抑制炎性反应,有抗纤维组织形成的作用;能减轻动脉内膜炎,从而迅速减轻中毒症状及脑膜刺激征;能降低脑压,减轻脑水肿,防止椎管的阻塞。为抗结核药物的有效辅助治疗。

(5) 对症治疗

1) 降低颅内压

① 脱水剂:20%甘露醇5~10ml/kg快速静脉注射,必要时4~6小时一次,50%葡萄糖2~4ml/kg静注,与甘露醇交替使用。

② 利尿药:乙酰唑胺每日20~40mg/kg分2~3次服用3天,停4天。

③ 必要时脑室穿刺引流，每日不超过 200ml，持续 2~3 周。

④ 腰穿加压或鞘内用药：对晚期严重病例，脑压高、脑积水严重、椎管有阻塞以及脑脊液糖持续降低或蛋白持续增高者，可考虑鞘内注射，注药前，宜放出与药液等量脑脊液。

2）高热、惊厥的治疗：有惊厥者及时给予抗惊厥药物如地西泮、苯巴比妥等。

3）补液治疗：因呕吐、入量不足、脑性低钠血症时应补足所需的水分和钠盐。

其治愈的标准：①临床症状、体征完全消失，无后遗症；②脑脊液检查正常；③疗程结束后随访观察 2 年无复发。

注意事项

（1）时机不当：结核性脑膜炎一定要早期治疗，只要不能排除结核性脑膜炎，就不能因临床表现不典型、脑脊液不典型而误诊，从而丢失了治愈的最佳时机。据统计：第 1 周开始抗结核治疗，70% 缓解；第 2 周开始抗结核治疗，50% 缓解；超过 3 周才抗结核治疗，疗效极差，死亡率极高。

（2）没有联合用药，疗程不足：联合用药的原则：首选杀菌药，配用抑菌药，WHO 建议至少选择 3 种药联合治疗，常用异烟肼、利福平和吡嗪酰胺。

（3）是否合理应用激素：对重症结核性脑膜炎，早期短程应用一定量的激素，可以减轻渗出和脑水肿，必要时可以鞘内注射，以防止并发症，但必须在抗结核前提前应用。据统计，存活率：并用激素 45%，不用激素 25%，疗程 6~8 周为宜。

（4）是否及时处理并发症：结核性脑膜炎并发症很多，如脑积水，脑、脊髓蛛网膜炎，结核瘤等。如不及时治疗，必然影响疗效。

（5）有无混合感染：如结核性脑膜炎同时有细菌、病毒等感染，由于未能及时发现及治疗，也会给治疗带来一定的困难，临床医生一定要高度识别。

（6）有无其他部位结核灶：身体其他部位存在结核灶，治疗困难。

2. 结核性脑膜炎的预防　对于有密切结核病接触史或有结核病的患者，一旦出现头痛、发热、颈强直表现则应及早到医院就诊以抢得治疗先机。

（1）必须做好 BGG 初种及复种工作：经验证明，有效的 BGG 接种可防止或减少结核性脑膜炎的发生。根据临床观察，结核性脑膜炎患儿多为未接种过 BGG 者，少数患儿虽出生时接种过，但未定期复种。因此新生儿接种 BGG 及以后的复种工作不容忽视。

（2）早期发现并积极治疗传染源：早期发现成人结核病患者，尤其在和小儿密切接触的人员中如父母、托儿所的保育员、幼儿园和小学教师，做好防痨工作，加强成人结核的管理和治疗。

（3）提高小儿机体抵抗力：正确的喂养、合理的生活制度和坚持计划免疫，以提高身体抵抗力并减少急性传染病。

（4）早期发现及彻底治疗小儿原发性结核病：早期及彻底治愈小儿原发性结核病，可大大减少结核性脑膜炎的发生，应用 INH 进行化学预防对防止结核性脑膜炎有实际意义。

【教师注意事项】

本部分主要讨论结核性脑膜炎治疗的药物选择以及如何进行方案调整，通过引导学生讨论患儿的治疗方案，引出常见抗结核药物的种类、作用机制、副作用以及治疗方案。

【本幕小结】

通过对患儿一系列检查，最终诊断为结核性脑膜炎，经过脱水、抗惊厥、抗结核治疗后症状明显好转。

第五节 宝宝"拉肚子"了

【学习目标】

掌握小儿消化系统的特点、腹泻发病机制、临床表现、诊断标准、并发症的防治。

1. 基础医学

(1) 小儿消化系统解剖生理特点。

(2) 小儿消化系统疾病常用检查方法。

(3) 小儿腹泻易感因素和病因。

(4) 小儿腹泻的发病机制。

2. 临床医学

(1) 小儿腹泻的诊断和鉴别诊断。

(2) 小儿腹泻的辅助诊断方法。

(3) 几种常见类型肠炎的临床特点

(4) 小儿腹泻的治疗原则。

(5) 小儿腹泻的补液方法。

3. 人文医学

讨论如何更有效地预防小儿腹泻(健康宣教和生活方式改变对预后的影响)。

【关键词】

腹泻;肠炎;轮状病毒;抗病毒药物;补液疗法;饮食疗法

【时间分配】

1. 学生讨论时间 50 分钟。

2. 学生总结时间 20 分钟。

3. 教师总结与讲评 10 分钟。

【教学建议】

依学生多少(如 6~8 人)分别查寻问题所在,以问题导向方式列出重点。以**小儿腹泻的定义、常见病因、发病机制,完整病史的询问技巧,重点体格检查及辅助检查,小儿腹泻的诊断、鉴别诊断、治疗及预防**等为主要学习目标。重点内容讨论时间约占 80%,其余内容讨论时间约占 20%。讨论结束后一周内每人须交一篇小组讨论记录和自我评估,由小组长收齐送交指导老师。主要内容应包括:讨论内容概要,参加讨论的感想、贡献,自己在组织材料和讨论中的优缺点,参与讨论时的困难(知识面、技术面、情绪面等),今后可能采取的对策;也可以评价讨论小组的整体水平、其他队员的参与度,如参与讨论的积极性、聆听态度、沟通协调、课前准备、表达能力等,作为成绩的参考及将来改进教案的参考。

第 一 幕

刚入秋没几天,3 岁的宝宝就着凉了,每天拉肚子将近 6~8 次,大便稀,有点黏冻,还有少量血丝。第 3 天宝宝发烧到了 38.5℃,吃啥吐啥,妈妈当天就带孩子来看病了,医生给予退热、补液等对症治疗,但烧不退,到今天宝宝已经拉了 5 天了,而且次数也增加了,每天要拉 10 多次,烧还未退,高到 39℃,精神很差,昏睡了 1 天,小便明显少了,人也瘦了一圈。妈妈很担心,又带着宝宝上了医院,希望医生这次能治好孩子的病。

【提示问题】

1. 该病史是否完整,该如何询问病史以进一步获取有利信息?

2. 你觉得初步诊断是什么? 鉴别诊断又有哪些?

3. 应进一步完善哪些检查?

【主要讨论内容】

1. 小儿腹泻的概念、易感因素及诊断。

2. 小儿腹泻的常见病因及机制。

3. 几种常见类型肠炎的临床特点。

【教师参考重点】

1. 小儿腹泻的概念、易感因素及诊断

(1) 小儿腹泻亦称腹泻病,是一组由多种病原、多因素引起的以大便次数增多和大便性状改变为特点的消化道综合征。是我国婴幼儿最常见的疾病之一。6个月至2岁婴幼儿发病率高,1岁以内约占半数。

(2) 婴幼儿容易患腹泻病,主要与下列易感因素有关

1) 婴幼儿消化系统发育尚未成熟。

2) 生长发育快。

3) 机体防御功能差。

4) 肠道菌群失调。

5) 人工喂养。

(3) 怎样判断宝宝患了腹泻

1) 根据排便次数:正常宝宝的大便一般每天1~2次,呈黄色条状物。腹泻时即会比正常情况下排便增多,轻者4~6次,重者可达10次以上,甚至数十次。

2) 根据大便性状:为稀水便、蛋花汤样便,有时是黏液便或脓血便。宝宝同时伴有吐奶、腹胀、发热、烦躁不安、精神不佳等表现。

2. 小儿腹泻的常见病因及机制　小儿腹泻可由非感染和感染性原因引起。

(1) 非感染性因素

1) 饮食因素:生理性腹泻,母乳的营养成分超过小儿的生理需要量和消化功能的限度时,便会使小儿发生腹泻;喂食不当可引起腹泻,多为人工喂养儿。

2) 气候因素:气候突然变化,腹部受凉使肠蠕动增加;天气过热使消化液分泌减少,而由于口渴吃奶过多,增加消化道负担,均易诱发腹泻。

(2) 感染因素:分为肠道内感染和肠道外感染。肠道内感染可由病毒、细菌、真菌及寄生虫引起,以前两者多见,尤其是病毒。

1) 病毒感染:寒冷季节的婴幼儿腹泻80%由病毒引起。①人类轮状病毒:是婴幼儿秋冬季腹泻的最常见病原;②诺沃克病毒:多侵犯儿童及成人,与婴幼儿腹泻的关系不密切。

2) 细菌感染:主要为大肠杆菌和痢疾杆菌引起的感染。病原微生物随污染的饮食或水进入消化道,也可通过污染的日用品、手、玩具或带菌者传播。

3) 真菌:致腹泻的真菌有念珠菌、曲菌、毛霉菌,小儿以白色念珠菌多见。

4) 寄生虫:常见为蓝氏贾第鞭毛虫、阿米巴原虫和隐孢子虫等。

5) 肠道外感染:有时可产生腹泻症状,患中耳炎、上呼吸道感染、肺炎、泌尿系感染、皮肤感染等或急性传染病时,由于发热及病原体的毒素作用使消化道功能紊乱,可伴有腹泻。有时,

肠道外感染的病原体可同时感染肠道（主要是病毒）。

6）滥用抗生素引起的腹泻：除了一些抗生素可降低碳水化合物的转运和乳糖酶水平之外，肠道外感染时长期、大量地使用广谱抗生素可引起肠道菌群紊乱，肠道正常菌群减少，耐药性金黄色葡萄球菌、变形杆菌、铜绿假单胞菌、难辨梭状芽胞杆菌或白色念珠菌等大量繁殖，引起药物较难控制的肠炎，有学者称之为抗生素相关性腹泻。

发病机制

导致腹泻的机制有：肠腔内存在大量不能吸收的具有渗透活性的物质—"渗透性"腹泻、肠腔内电解质分泌过多—"分泌性"腹泻、炎症所致的液体大量渗出—"渗出性"腹泻及肠道运动功能异常—"肠道功能异常性"腹泻等。其他机制：如牛奶过敏、胰腺功能障碍、胰液缺乏等均可致慢性腹泻。但在临床上不少腹泻并非由某种单一机制引起，而是多种机制共同作用下发生的。

3. 几种常见类型肠炎的临床特点

（1）轮状病毒性胃肠炎：是由轮状病毒（rotavirus）所致的急性消化道传染病。病原体主要通过消化道传播。是我国北方冬季小儿腹泻最常见的病原，曾被称为秋季腹泻。潜伏期通常为 1~3 天，最短数小时，最长可达 1 周。起病急，主要临床表现为腹泻，排黄色水样或蛋花样便，量多，无黏液及脓血，一般 5~10 次 / 日，重者超过 20 次 / 日。多数伴有发热，体温在 37.9~39.5℃。

（2）诺如病毒性肠炎：全年散发，暴发高峰多见于寒冷季节，发病年龄 1~10 岁，多见于年长儿和成人。潜伏期 12~36 小时，急性起病。可有发热、呼吸道症状。腹泻和呕吐轻重不等，大便量中等，为稀便或水样便，伴有腹痛。病情重者体温较高，伴有乏力、头痛、肌肉痛等。本病为自限性疾病，症状持续 12~72 小时。粪便及周围血象检查一般无特殊发现。

（3）产毒性细菌引起的肠炎：多发生在夏季。潜伏期 1~2 天，起病较急。轻症仅大便次数稍增，性状轻微改变。重症腹泻频繁，量多，呈水样或蛋花样，混有黏液，镜检无白细胞。伴呕吐，常发生脱水、电解质和酸碱平衡紊乱。自限性疾病，自然病程 3~7 天，亦可较长。

（4）侵袭性细菌引起的肠炎：全年均可发病，多见于夏季。潜伏期长短不一。常引起志贺杆菌性痢疾样病变。起病急，高热甚至可以发生热性惊厥。腹泻频繁，大便呈黏液状，带脓血，有腥臭味。常伴有恶心、呕吐、腹痛和里急后重，可出现严重的中毒症状如高热、意识改变，甚至感染性休克。大便镜检有大量白细胞及数量不等的红细胞。粪便细菌培养可找到相应的致病菌。

（5）出血性大肠杆菌肠毒素：大便次数增多，开始为黄色水样便，后转为血水便，有特殊臭味。大便镜检有大量红细胞，常无白细胞，伴腹痛，个别病例可伴有溶血尿毒综合征和血小板减少性紫癜。

（6）抗生素诱发的肠炎：多继发于使用大量抗生素后，病程与症状常与菌群失调的程度有关。临床表现为腹泻，大便多呈淡黄或黄绿色水样便，常伴有恶心呕吐、不同程度中毒症状。严重时患者可出现脱水、酸中毒及电解质紊乱，此时血常规正常，粪便镜检仅见少许红、白细胞或正常。

【教师注意事项】

患儿主要的症状为大便次数增多、大便稀，有黏冻，有少量血丝，重点需要注意腹泻的鉴别。

【本幕小结】

1. 患儿以短期内大便次数增多、大便稀，有黏冻，有少量血丝为主要临床表现就诊，有明显的体重下降、消瘦。

2. 小儿腹泻可由非感染和感染性原因引起。

3. 腹泻可导致脱水、电解质紊乱。

第 二 幕

焦急的妈妈带着宝宝来到了医院儿科急诊,作为接诊医生,你仔细询问了病史并为宝宝做了详细的全身体格检查:体温 39.8℃,呼吸 30 次 / 分,脉搏 130 次 / 分,血压未测,体重 4.5kg。神志淡漠,反应差,发育良好,营养中等。前囟凹陷,眼眶明显凹陷,唇干,弹性欠佳,无皮疹及出血点,腹部皮下脂肪厚度 0.8cm,四肢厥冷。心肺无异常。腹部检查:腹平软,未扪及包块,肠鸣音 10 次 / 分。生理反射正常,病理反射未发现。

【提示问题】

1. 上述体格检查有什么异常体征? 你目前的诊断是什么?

2. 该患儿生长发育如何? 如何评价小儿的生长发育?

3. 什么是脱水? 脱水的分类以及如何判断脱水程度?

4. 应进一步完善哪些辅助检查来明确诊断?

【主要讨论内容】

小儿腹泻的诊断及鉴别诊断。

【教师参考重点】

从临床诊断和治疗需要来考虑,可根据大便常规有无白细胞将腹泻分成两组。

1. 大便无或偶尔少见白细胞者 为侵袭性细菌以外的病因(如病毒、费侵袭性细菌、寄生虫等肠道内、外感染或喂养不当)引起的腹泻,多为水泻,有时伴有脱水症状。需与下列疾病鉴别。

(1) 生理性腹泻:多见于 6 个月以下的婴儿,渗出性体质小儿可生后不久即开始排黄绿色稀便,大便次数多,但不吐,食欲好,体重增加正常。其外观虚胖,常有湿疹,出生后不久即腹泻,每天大便次数多,甚至十几次,每次大便量不一定很多,其中含少量水分,一般没有特殊腥臭味。生理性腹泻的婴儿除大便次数增多外,多无其他症状,食欲好,无呕吐,生长发育不受影响,添加辅食后,大便即逐渐转为正常。

(2) 母乳性腹泻:顾名思义就是由于母乳喂养引起的腹泻。母乳性腹泻是有明显的特点的,这种腹泻一般每天大便 3~7 次,呈泡沫稀水样,气味有特殊的酸臭味,便稀微绿,有泡沫和奶瓣,有时甚至还带有条状的透明黏液。

(3) 胃肠型感冒:多见于挑食的小儿,这样的小儿看上去就是有点消瘦,舌苔也常有地图舌和花剥苔,如果仔细问病史,家长会告诉你,以前发热感冒都会呕吐和腹泻,胃肠型感冒,以呕吐症状较常见,腹泻较轻,常不被重视。

(4) 导致小肠消化吸收功能障碍的各种疾病:如乳糖酶缺乏、葡萄糖 - 半乳糖吸收不良、失氯性腹泻、原发性胆酸吸收不良、过敏性腹泻等,可根据各疾病特点进行粪便酸度、还原糖试验等检查方法加以鉴别。

2. 大便有较多的白细胞者 表明结肠和回肠末端有侵袭性炎症病变,常由各种侵袭性细菌感染所致,仅凭临床表现难以区别,必要时应进行大便培养、细菌血清型和毒性检测,尚需与下列疾病相鉴别。

(1) 杆菌痢疾:婴儿痢疾表现多不典型。常无脓血便,临床呈一般腹泻的表现,较难鉴别。

应注意流行情况,常能问出接触史。排便前常哭闹,显示里急后重。仔细观察可见患儿大便频繁,但每次量不多,有时可见水样便粪质中混有脓血,镜下有较多脓细胞、红细胞和吞噬细胞。而大肠杆菌肠炎每次便量多,一部分每次可达 20ml 以上,大便中黏液常见,但极少稠脓,偶有少数白细胞与红细胞,应培养鉴别。

(2) 婴儿出血性肠炎:起病与大肠杆菌肠炎无异,但治疗后腹泻不止且病情加重,腹胀较重,高热、频繁呕吐,重者吐咖啡样物。大便早期呈水样,潜血试验阴性,以后出现典型的暗红色果酱样大便。脱水重,可早期出现休克。中毒症状重者可昏迷、惊厥。

【教师注意事项】

1. 根据目前的资料已经可以明确诊断,需引导学生考虑患儿诊断为腹泻病,进而引出腹泻的诊断方法和诊断标准;

2. 通过引导学生讨论小儿腹泻的治疗方法,进而引出腹泻的治疗原则。

【本幕小结】

患儿经过进一步检查,诊断为腹泻病。

第 三 幕

你向宝宝的妈妈详细解释了病情,并建议宝宝住院治疗,妈妈同意了你的建议,于是宝宝被收住进了医院儿科病房。住院期间,你给宝宝做了一些检查,结果如下:

大便常规:WBC 0~1/HP,RBC 3~5/HP,轮状病毒(−)。隐血试验(+)。

血常规:WBC $8.6×10^9$/L,N 32%,L 65%,M 3%,Hb 105g/L,PLT $220×10^9$/L,CRP 12mg/L。

电解质:Na^+ 125mmol/L,K^+ 3.0mmol/L,Cl^- 105mmol/L。

血气分析:pH 7.30,HCO_3^- 16mmol/L,$PaCO_2$ 3mmHg,BE−3mmol/L,CO_2CP 18mmol/L。

根据结果,你给予宝宝不补液、对症支持治疗,第 2 天宝宝烧就退了,精神明显好转,也肯喝水了,3 天后宝宝大便次数减少到 1~2 次 / 天,大便呈糊状,没有黏冻血丝,查血、尿、粪常规基本恢复正常。宝宝病情明显好转,你告诉妈妈"宝宝可以出院了"。

【提示问题】

1. 你认为最终诊断是什么?

2. 小儿腹泻的诊断要点是什么?

3. 小儿腹泻的并发症有哪些?

4. 小儿腹泻如何治疗?小儿补液方法有哪些?预后如何?

5. 如何预防小儿腹泻?

6. 家庭中,小儿发生腹泻该如何处理和护理?

【主要讨论内容】

1. 小儿腹泻的诊断要点。

2. 小儿腹泻的并发症。

3. 小儿腹泻的治疗。

4. 小儿腹泻的预防。

【教师参考重点】

1. 小儿腹泻的诊断要点　根据发病季节、病史(包括喂养史和流行病学资料)、临床表现和大便性状,结合大便常规检查、细菌培养、补体结合试验、酶联免疫吸附试验及电镜检查等作出临床诊断。须判定有无脱水、酸中毒和电解质紊乱。

根据病史、体格检查和大便性状易于作出临床诊断。按照腹泻的病期和症状的轻重,作出分期、分型;并判断有无脱水及脱水的程度与性质、酸中毒和电解质紊乱,注意寻找病因,如喂养不当、肠道内外感染等。

(1) 诊断依据:①大便性状有改变,呈稀便、水样便、黏液便或脓血便;②大便次数比平时增多。

(2) 根据病程分为:①急性腹泻:病程在 2 周以内;②迁延性腹泻:病程在 2 周至 2 个月;③慢性腹泻:病程在 2 个月以上。

(3) 根据病情分为:①轻型:无脱水、无中毒症状;②中型:轻至中度脱水或有轻度中毒症状;③重型:重度脱水或有明显中毒症状。

(4) 病因学诊断

1) 感染性腹泻

① 急性肠炎可根据大便性状、粪便镜检、流行季节及发病年龄估计最可能的病原,以作为用药的参考。流行性腹泻水样便多为轮状病毒或产毒性细菌感染,尤其是 2 岁以下婴幼儿,发生在秋冬季节,以轮状病毒肠炎可能性较大;发生在夏季,以 ETEC 肠炎可能性大。如粪便为黏液或脓血便,应考虑侵袭性细菌感染,如 EIEC 肠炎、空肠弯曲菌肠炎或沙门菌肠炎等。

② 有条件的单位应进行细菌、病毒及寄生虫等病原学检查。大便镜检有较多白细胞者可做大便细菌培养;疑为病毒性肠炎者可取急性期(发病 3 天以内)大便滤液或离心上清液染色后用电镜或免疫电镜检查。

2) 非感染性腹泻:根据病史、症状及检查分析可诊断为食饵性腹泻、症状性腹泻、过敏性腹泻等。

2. 小儿腹泻的并发症

(1) 脱水和电解质紊乱:腹泻时机体不仅不能有效地从食物中吸收水分和电解质,而且还会以肠液的形式将它们进一步丢失。

(2) 病毒性心肌炎:发生在肠道病毒感染所致的腹泻之后,腹泻使患儿的抵抗力进一步下降,病毒就可侵犯心脏而引起病毒性心肌炎。

(3) 肠套叠:婴儿常见的急腹症之一。由于肠蠕动失去正常节律性,肠环肌发生持续性局部痉挛,肠近端剧烈蠕动,遂将痉挛的肠段推入远端肠腔内。腹泻和伴随它的病毒感染是引起肠套叠的主要原因,应当引起警惕。

(4) 营养不良:多发生在迁延性腹泻或慢性腹泻之后。营养不良会使患儿的抵抗力进一步下降,易继发各种感染,如鹅口疮、支气管肺炎、结核病、中耳炎、尿路感染等,而且腹泻迁延不愈还会加重营养不良,造成恶性循环。

3. 小儿腹泻的治疗

(1) 饮食疗法:轻症减少奶量,代以米汤、糖盐水等;有严重呕吐者可禁食 4~6 小时(不禁水),并静脉补液。

(2) 液体疗法

1) 口服补液:世界卫生组织推荐的口服补液盐(ORS)可用于腹泻时预防脱水及轻、中度脱水而无明显周围循环障碍者。轻度脱水口服液量约 50~80ml/kg,中度脱水 80~100ml/kg,于 8~12 小时内将累积损失量补足。

2) 静脉输液:适用于中度及以上脱水、吐泻严重或腹胀的患儿。

① 第一天补液：a. 总量：包括补充累积损失量、继续损失量和生理需要量，一般轻度脱水约为 90~120ml/kg、中度脱水约为 120~150ml/kg、重度脱水约为 150~180ml/kg，对少数营养不良，肺炎，心、肾功能不全者等病儿尚应根据具体病情分别做较详细的计算；b. 溶液种类：溶液中电解质溶液与非电解质溶液的比例应根据脱水性质（等渗、低渗、高渗）分别选用，一般等渗性脱水用 1/2 张含钠液，低渗性脱水用 1/3 张含钠液，高渗性脱水用 1/3 张含钠液。若临床判断脱水性质有困难时，可先按等渗性脱水处理；c. 输液速度：主要取决于脱水程度和继续损失的量和速度，对重度脱水有明显周围循环障碍者应先快速扩容，20ml/kg 等张含钠液，30~60 分钟内快速输入。累积损失量（扣除扩容液量）一般在 8~12 小时内补完，约每小时 8~10ml/kg。脱水纠正后，补充继续损失量和生理需要量时速度宜减慢，于 12~16 小时内补完，约每小时 5ml/kg。若吐泻缓解，可酌情减少补液量或改为口服补液。

② 第 2 天及以后的补液：经第 1 天补液后，脱水和电解质紊乱已基本纠正，第 2 天及以后主要是补充继续损失量（防止发生新的累积损失）和生理需要量。

（3）药物治疗

1）控制感染：针对病因，选用抗菌药物。

2）微生态疗法：有助于恢复肠道正常的生态平衡，抑制病原菌侵袭和定植，控制腹泻。

3）肠黏膜保护剂：保护肠道黏膜，吸附病原体和毒素，维持肠细胞的吸收和分泌功能。

国内多项研究探讨应用蒙脱石散（思密达）治疗小儿腹泻的临床效果，结果用思密达对患儿治疗后排便次数、大便性状及大便镜检情况较治疗前均有明显改善，差异有统计学意义（$P<0.05$）。结论是应用思密达治疗小儿腹泻效果显著，可缩短病程，且无严重不良反应，值得在临床推广应用。

4. 小儿腹泻的预防

（1）注意饮食卫生：加强卫生宣教，对水源和食品卫生严格管理。

（2）提倡母乳喂养：母乳是 6 个月以内婴儿最适宜的食物，应大力提倡小婴儿按需喂养。

（3）按时添加辅食：小儿在添加辅助食物时必须注意从少到多，逐渐增加，使婴儿有个适应过程；从稀到稠；从细到粗。

（4）在逐渐添加食物时，最好先习惯一种食物后再加另一种食物。

（5）增强体质：平时应加强户外活动，提高对自然环境的适应能力，注意小儿体格锻炼，增强体质，提高机体抵抗力，避免感染各种疾病。

（6）避免不良刺激：小儿日常生活中应防止过度疲劳、惊吓或精神过度紧张。

（7）加强体弱婴幼儿护理：营养不良、佝偻病及病后体弱小儿应加强护理，注意饮食卫生，避免各种感染。

（8）避免交叉感染：感染性腹泻易引起流行，对新生儿，托幼机构及医院应注意消毒隔离。发现腹泻患儿和带菌者要隔离治疗，粪便应做消毒处理。

（9）合理应用抗生素：避免长期滥用广谱抗生素，以免肠道菌群失调，招致耐药菌繁殖引起肠炎。

【教师注意事项】

本部分主要讨论小儿腹泻治疗药物选择以及如何进行补液，通过引导学生评价患儿的治疗方案，引出腹泻的治疗方案及补液方法。

【本幕小结】

通过相关检查，最终诊断为腹泻病，经过抗感染、补液等治疗后症状明显好转。

第六节　冬冬咳得越来越厉害了

【学习目标】

掌握小儿呼吸道病原学特点,肺炎的流行病学、发病机制、临床表现、诊断标准、并发症及防治。

1. 基础医学

(1) 胸部的大体解剖,气管、支气管、双肺的解剖结构。

(2) 小儿呼吸系统的特点。

(3) 双肺的生理功能。

(4) 双肺的血液循环。

(5) 引起肺功能损伤的原因。

(6) 肺炎的病理生理、分型、病变特点。

2. 临床医学

(1) 肺炎的病因及发病机制。

(2) 肺炎的临床表现与分类。

(3) 肺炎的诊断及鉴别诊断。

(4) 肺炎的治疗与护理。

3. 人文医学

(1) 小儿肺炎该如何预防,如何进行宣传教育?

(2) 小儿肺炎的预后,如何进行早期治疗而又不导致过度治疗?

【关键词】

发热;咳嗽;肺炎;病毒性肺炎;细菌性肺炎;支原体肺炎;肺炎链球菌;抗生素

【时间分配】

1. 学生讨论时间 50 分钟。

2. 学生总结时间 20 分钟。

3. 教师总结与讲评 10 分钟。

【教学建议】

依学生多少(如 6~8 人)分别查寻问题所在,以问题导向方式列出重点。以**发热伴咳嗽为主诉的病史询问技巧,患儿的体检注意事项及所需辅助检查,肺炎的病因及机制、临床表现、辅助检查、诊断、鉴别诊断及治疗等**为主要学习目标。重点内容讨论时间约占 80%,其余内容讨论时间约占 20%。讨论结束后一周内每人须交一篇小组讨论记录和自我评估,由小组长收齐送交指导老师。主要内容应包括:讨论内容概要,参加讨论的感想、贡献,自己在组织材料和讨论中的优缺点,参与讨论时的困难(知识面、技术面、情绪面等),今后可能采取的对策;也可以评价讨论小组的整体水平、其他队员的参与度,如参与讨论的积极性、聆听态度、沟通协调、课前准备、表达能力等,作为成绩的参考及将来改进教案的参考。

第　一　幕

冬冬读小学三年级,放学回家时淋了雨,第 2 天就发烧了,体温达到 38~40℃,还一阵阵咳嗽,妈妈带他去医院看急诊,医生给予抗感染、补液处理,治疗 3 天病情没有明显好转,仍反复高烧,咳痰较多,为白色黏液痰,在当地医院住院治疗1周(具体治疗不详),体温控制不理想,而且咳得越来越厉害了,有时还呼吸急促,痰中还有少量血丝。妈妈放心不下,急忙带他来到儿童医院就诊。冬冬入住了我院儿科呼吸病房,你仔细询问了冬冬病情,妈妈说冬冬最近精神和食欲都不好,也睡不好,大小便还正常。

【提示问题】

1. 初步诊断是什么?鉴别诊断有哪些?

2. 为什么会反复发热?为什么治疗后咳嗽越来越厉害、痰中带血丝?

3. 该患儿病情较复杂,该如何进行病史询问?对于患儿的病史询问要注意什么?如何与家长沟通?

4. 你觉得还需要做哪些检查来明确诊断?

【主要讨论内容】

1. 引起发热的原因、机制与分度。

2. 引起咳嗽、咳痰的原因。

3. 问诊要点。

【教师参考重点】

1. 引起发热的原因、机制与分度 发热的病因很多,临床上可分为感染性与非感染性两大类,而以前者多见。

(1) 感染性发热(infective fever):各种病原体如病毒、细菌、支原体、立克次体、螺旋体、真菌、寄生虫等引起的感染,不论是急性、亚急性或慢性,局部性或全身性,均可出现发热。

(2) 非感染性发热(noninfective fever)主要有下列几类原因

1) 无菌性坏死物质的吸收:由于组织细胞坏死、组织蛋白分解及组织坏死产物的吸收,所致的无菌性炎症,常可引起发热,亦称为吸收热(absorption fever)。常见于:①机械性、物理或化学性损害,如大手术后组织损伤、内出血、大血肿、大面积烧伤等;②因血管栓塞或血栓形成而引起的心肌、肺、脾等内脏梗死或肢体坏死;③组织坏死与细胞破坏,如癌、白血病、淋巴瘤、溶血反应等。

2) 抗原 - 抗体反应:如风湿热、血清病、药物热、结缔组织病等。

3) 内分泌与代谢疾病:如甲状腺功能亢进、重度脱水等。

4) 皮肤散热减少:如广泛性皮炎、鱼鳞癣及慢性心力衰竭等而引起发热,一般为低热。

5) 体温调节中枢功能失常:有些致热因素不通过内源性致热源而直接损害体温调节中枢,使体温调定点上移后发出调节冲动,造成产热大于散热,体温升高,称为中枢性发热(centric fever)。

6) 自主神经功能紊乱:由于自主神经功能紊乱,影响正常的体温调节过程,使产热大于散热,体温升高,多为低热,常伴有自主神经功能紊乱的其他表现,属功能性发热范畴。

按发热的高低可将发热分为以下四度

低 热:37.3~38℃

中等度热:38.1~39℃

高 热:39.1~41℃

超 高 热:41℃以上

2. 引起咳嗽、咳痰的原因

(1) 呼吸道疾病:当鼻咽部至小支气管整个呼吸道黏膜受到刺激时,均可引起咳嗽。刺激效应以喉部杓状间隙和气管分叉部黏膜最敏感。当肺泡内有分泌物、渗出物、漏出物进入小支气管即可引起咳嗽，或某些化学刺激物刺激分布于肺的C纤维末梢亦可引起咳嗽。

（2）胸膜疾病：如各种原因所致的胸膜炎、胸膜间皮瘤、自发性气胸或胸腔穿刺等均可引起咳嗽。

（3）心血管疾病：二尖瓣狭窄或其他原因所致左心衰竭引起肺淤血或肺水肿时，因肺泡及支气管内有浆液性或血性渗出物，可引起咳嗽。另外，右心或体循环静脉栓子脱落造成肺栓塞时也可引起咳嗽。

（4）中枢神经因素：从大脑皮质发出冲动传至延髓咳嗽中枢，人可随意引起咳嗽反射或抑制咳嗽反射。如皮肤受冷刺激或三叉神经分布的鼻黏膜及舌咽神经支配的咽峡部黏膜受刺激时，可反射性引起咳嗽。脑炎、脑膜炎时也可出现咳嗽。

（5）其他因素所致慢性咳嗽：如服用血管紧张素转化酶抑制剂后咳嗽、胃食管反流病所致咳嗽和习惯性及心理性咳嗽等。

3. 问诊要点

（1）发病性别与年龄：疾病的发生与性别和年龄有一定关系。如异物吸入或支气管淋巴结肿大是致儿童呛咳的主要原因；长期咳嗽对青壮年来说首先须考虑的是肺结核、支气管扩张，而对男性40岁以上吸烟者则须考虑慢性支气管炎、肺气肿、支气管肺癌，对青年女性患者须注意支气管结核和支气管腺瘤等。

（2）咳嗽的程度与音色：咳嗽程度是重是轻，是单声还是连续性咳，或者发作性剧咳，是否嗅到各种不同异味时咳嗽加剧，对咳嗽原因的鉴别有重要意义。如单声咳常出现在干性胸膜炎、大叶性肺炎等患者；声嘶多出现在声带的炎症或肿瘤压迫喉返神经的患者；鸡鸣样咳嗽多出现在百日咳、喉部疾患患者；金属音咳嗽多为胸部肿瘤患者的表现；发作性咳嗽或嗅到不同异味时咳嗽加剧多见于支气管哮喘患者。慢性干咳（3个月以上）需注意有无后鼻部分泌物滴流、变异性哮喘、慢性支气管炎和胃食管反流的存在及是否服用降压药物所致。

（3）咳嗽伴随症状：伴随症状是鉴别诊断的重要依据。如肺炎、肺脓肿、脓胸、胸膜炎等患者咳嗽可伴高热、胸痛；支气管扩张、肺结核（尤其是空洞型）、支气管肺癌患者可伴咯血；伴大量脓臭痰，将痰收集静置后出现明显分层现象多见于支气管扩张和肺脓肿患者；伴随有进行性体重下降须考虑有无支气管肺癌或结核等。

【教师注意事项】

1. 患儿主要的症状为发热，重点需要注意发热的鉴别。
2. 患儿发热前有淋雨史，提示感染性发热可能。

【本幕小结】

1. 患儿以发热为主要临床表现就诊，有淋雨史。
2. 发热可分为感染性发热及非感染性发热。
3. 发热时的伴随症状对判断可能的疾病具有提示意义。

第 二 幕

你为冬冬做了详细的全身体格检查，记录如下：R 45次/分，P 112次/分，T 38.9℃，神志清楚，精神可。颈软，皮肤未见皮疹及出血点，浅表淋巴结未触及肿大。咽红，双侧扁桃体Ⅰ度肿大。右侧肋间隙饱满，纵隔气管向左侧移位，右肺呼吸语颤减弱，叩诊呈浊音，听诊右肺固定细湿啰音,右下肺呼吸音减弱。心音有力,律齐,未及杂音。腹软,肝、脾无肿大,双下肢无水肿。

辅助检查结果如下:血常规:WBC $26.1×10^9$/L,N 81%,L 18.2%,CRP 60mg/L;胸片示:右侧胸腔积液。痰涂片示革兰氏阳性球菌感染。

【提示问题】

1. 现在你的诊断是什么?

2. 下一步做什么检查来进一步明确诊断?

3. 胸部 X 线片对肺部疾病的诊断意义有哪些?

4. 该病的主要临床表现有哪些?鉴别诊断有哪些?

【主要讨论内容】

1. 肺炎的病因、发病机制和临床表现。

2. 肺炎常用的辅助检查。

3. 肺炎的诊断。

4. 肺炎的鉴别诊断。

【教师参考重点】

1. 肺炎的病因、发病机制和临床表现

(1)病因:最常为细菌和病毒,也可由病毒、细菌"混合感染"。发达国家小儿肺炎病原以病毒为主,主要有 RSV、ADV、流感及副流感病毒等;发展中国家则以细菌为主。细菌感染仍以肺炎链球菌多见,近年来肺炎支原体、衣原体和流感嗜血杆菌有增加趋势。病原体常由呼吸道入侵,少数经血行入肺。

(2)主要临床表现:发热、咳嗽、气促、肺部固定的中细湿啰音。

1)主要症状:①发热:热型不定,多为不规则发热,亦可为弛张热或稽留热。值得注意的是新生儿、重度营养不良患儿体温可不升或低于正常;②咳嗽:较频繁,在早期为刺激性干咳,极期咳嗽反而减轻,恢复期咳嗽有痰;③气促:多在发热、咳嗽后出现;④全身症状:精神不振、食欲减退、烦躁不安,轻度腹泻或呕吐。

2)体征:①呼吸增快:40~80 次/分,并可见鼻翼扇动和三凹征;②发绀:口周、鼻唇沟和指(趾)端发绀,轻症病儿可无发绀;③肺部啰音:早期不明显,可有呼吸音粗糙、减低,以后可闻及较固定的中、细湿啰音,以背部两侧下方及脊柱两旁较多,于深吸气末更为明显。肺部叩诊多正常,病灶融合时,可出现实变体征。

3)重症肺炎的表现:重症肺炎由于严重的缺氧及毒血症,除呼吸系统改变外,可发生循环、神经和消化等系统功能障碍。

2. 肺炎常用的辅助检查

(1)外周血检查

1)白细胞检查。

2)C 反应蛋白(CRP)。

(2)病原学检查

1)细菌学检查。

2)病毒学检查。

(3)X 线检查。

3. 肺炎的诊断 根据患儿病史有发热、咳嗽、呼吸急促的症状,体格检查右侧肋间隙饱满,纵隔气管向左侧移位,右肺呼吸语颤减弱,叩诊呈浊音,听诊右中肺固定细湿啰音,右下肺呼吸音减弱。胸片示右侧胸腔积液,痰涂片示革兰氏阳性球菌感染。胸片示右侧胸腔积液,故肺炎、胸腔积液诊断明确。

确诊肺炎后应进一步了解引起肺炎的可能病原体和病情的轻重。若为反复发作者,还应尽可能明确导致反复感染的原发疾病或诱因,如原发性或继发性免疫缺陷病、呼吸道局部畸形或结构异常、支气管异物、先天性心脏病、营养性障碍和环境因素等。此外,还要注意是否有并发症。

4. 肺炎的鉴别诊断

(1) 支气管炎:全身症状较轻,一般无呼吸困难及缺氧症状,肺部可闻及干啰音及中粗湿啰音,不固定,常随咳嗽或体位的改变而消失。

(2) 急性粟粒型肺结核:患儿发病急骤者常伴有高热、寒战,全身不适、气促、发绀等全身中毒症状,酷似支气管炎,但肺部往往无明显体征,或有细湿啰音,散布于两肺,多在吸气末发现。X 线表现也与支气管肺炎有相似之处。根据结核接触史、临床症状、结核菌素试验阳性、血沉增快、痰或洗胃液检到结核菌及 X 线追踪观察的特点即可鉴别。

(3) 干酪性肺炎:病变大多在虚弱或抵抗力低下的患儿中产生,X 线显示在一个肺段以至一叶肺的大部显示致密的实变,轮廓较模糊,通常可见到较为透亮的液化区域,甚至透光的空洞。结合病史、结核菌素试验等,易与支气管肺炎鉴别。

(4) 支气管异物:有异物吸入史,或有呛咳史。临床轻重不一,病程长短不等。病程迁延有继发感染者可反复发烧、咳嗽,肺部可闻及湿啰音与肺炎相似,有时听诊闻及气管拍击音可有助于诊断,但确诊靠纤维支气管镜检查。

(5) 毛细支气管炎:与急性肺炎很相似,但该病以喘憋为主。两肺可闻广泛的哮鸣音及细湿啰音。重病患儿缺氧明显,X 线仅显示两肺透光度增强,膈肌下降,呈一过性肺气肿改变,少数病儿有少许斑点状阴影。

(6) 支气管哮喘:儿童哮喘可无明显喘息发作,主要表现为持续性咳嗽,X 线示肺纹理增多、排列紊乱和肺气肿,易与本病混淆。患儿具有过敏体质,肺功能检查及激发和舒张试验有助于鉴别。

【教师注意事项】

1. 根据目前的资料已经可以明确诊断,需引导学生考虑支气管肺炎的诊断,进而引出支气管肺炎的诊断标准。

2. 引导学生讨论支气管肺炎的治疗方法。

【本幕小结】

患儿经过进一步检查,根据血常规及痰涂片结果,考虑诊断为支气管肺炎。

第 三 幕

你向冬冬的妈妈详细解释了病情,建议冬冬住院治疗,入院当天给予青霉素抗感染治疗,胸穿并胸腔闭式引流,引流黄色液体 250ml,第 2 天引流黄色液体 20ml,第 3 天引流黄色液体 10ml,第 4 天引流黄色液体 5ml。胸水化验:深黄,混浊,WBC 2500/mm³,单核 88%,多核 12%,涂片找到肺炎链球菌。3 天后冬冬烧退了,咳嗽及精神好转,1 周后复查胸片示少许斑片状阴影。

【提示问题】

1. 上述治疗措施是否正确,依据是什么?

2. 如何合理运用抗生素?

3. 如果经过上述治疗症状还不能完全消除,你应该怎样治疗?

4. 如果患者病情好转,出院有哪些注意事项,该如何预防?

5. 如何对治疗小儿肺炎的药物进行分类及选择? 怎样避免过度医疗?

【主要讨论内容】

1. 小儿肺炎的治疗原则。

2. 小儿肺炎的并发症。

【教师参考重点】

1. 小儿肺炎的治疗原则　采用综合治疗,原则为控制炎症、改善通气功能、对症治疗、防止和治疗并发症。

(1) 一般治疗及护理:室内空气要流通,给予营养丰富的饮食,重症患儿进食困难者,可给予肠道外营养。注意水和电解质的补充,纠正酸中毒和电解质紊乱,适当的液体补充还有助于气道的湿化。但要注意输液速度,过快可加重心脏负担。

(2) 抗感染治疗

1) 抗生素治疗:明确为细菌感染或病毒感染继发细菌感染者应使用抗生素。

原则:①根据病原菌选用敏感药物:在使用抗菌药物前应采集合适的呼吸道分泌物进行细菌培养和药物敏感试验,以便指导治疗,在未获培养结果前,可根据经验选择敏感的药物;②选用的药物在肺组织中应有较高的浓度;③早期用药;④联合用药;⑤足量、足疗程。重者患儿宜静脉联合用药。

根据不同病原选择抗生素:①肺炎链球菌:青霉素敏感者首选青霉素或阿莫西林;青霉素低度耐药者仍可首选青霉素,但剂量要加大,青霉素过敏者选用大环内酯类抗生素如红霉素等;②金黄色葡萄球菌:甲氧西林敏感者首选苯唑西林钠或氯唑西林钠,耐药者选用万古霉素或联用利福平;③流感嗜血杆菌:首选阿莫西林加克拉维酸(或加舒巴坦);④大肠杆菌和肺炎杆菌:首选头孢曲松或头孢噻肟,铜绿假单胞菌(绿脓杆菌)首选替卡西林加克拉维酸;⑤卡他莫拉菌:首选阿莫西林加克拉维酸;⑥肺炎支原体和衣原体:首选大环内酯类抗生素如红霉素、罗红霉素及阿奇霉素。

2) 抗病毒治疗:①利巴韦林(病毒唑):可滴鼻、雾化吸入、肌注和静脉点滴,肌注和静点的剂量为 10~15mg/(kg·d),可抑制多种 RNA 和 DNA 病毒;②α- 干扰素(interferon-α,IFN-α):5~7 天为一疗程,亦可雾化吸入。

(3) 对症治疗

1) 氧疗:有缺氧表现,如烦躁、口周发绀时需吸氧。

2) 气道管理:及时清除鼻痂、鼻腔分泌物和吸痰,以保持呼吸道通畅,改善通气功能。气道的湿化非常重要,有利于痰液的排出。

3) 腹胀的治疗:低钾血症者,应补充钾盐。中毒性肠麻痹时,应禁食和胃肠减压。

4) 其他:高热患儿可用物理降温。

(4) 糖皮质激素:糖皮质激素可减少炎症渗出,解除支气管痉挛,改善血管通透性和微循环,降低颅内压。使用指征为:①严重憋喘或呼吸衰竭;②全身中毒症状明显;③合并感染中毒性休克;④出现脑水肿。上述情况可短期应用激素。可用琥珀酸氢化可的松 5~10mg/(kg·d)

或用地塞米松 0.1~0.3mg/（kg·d）加入瓶中静脉点滴，疗程 3~5 天。

（5）并发症及并发症的治疗

1）肺炎合并心力衰竭的治疗：吸氧、镇静、利尿、强心、血管活性药物。

2）肺炎合并中毒性脑病的治疗：脱水疗法、改善通气、扩血管、止痉、糖皮质激素、促进脑细胞恢复。

3）SIADH 的治疗：与肺炎合并稀释性低钠血症治疗是相同的。

4）脓胸和脓气胸者应及时进行穿刺引流，若脓液黏稠，经反复穿刺抽脓不畅或发生张力性气胸时，宜考虑胸腔闭式引流。

5）对并存佝偻病、贫血、营养不良者，应给予相应治疗。

（6）生物制剂：血浆和静脉注射用丙种球蛋白（IVIG）含有特异性抗体，如 RSV-IgG 抗体，可用于重症患儿，IVIG 400mg/（kg·d），3~5 天为一疗程。

（7）国内有学者探讨过氧气雾化吸入对小儿肺炎的治疗效果，结果对照组 80 例患儿治愈 21 例、好转 42 例、无效 17 例，治疗总有效率 78.75%，治疗组 80 例患儿治愈 37 例、好转 40 例、无效 2 例，治疗总有效率 96.25%，两组比较差异显著 $P<0.01$，具有统计学意义。结论：在常规综合治疗的基础上加用氧气雾化吸入治疗对小儿肺炎有很好的治疗效果，且其使用简单、价格便宜、毒副作用小，值得临床推广应用。

2. 小儿肺炎的并发症　早期合理治疗者并发症少见。若延误诊断或病原体致病力强者可引起并发症。

（1）脓胸。

（2）脓气胸。

（3）肺大疱。

（4）心力衰竭。

（5）呼吸衰竭。

（6）缺氧性脑病。

（7）中毒性休克。

（8）中毒性肠麻痹。

【教师注意事项】

本部分主要讨论肺炎治疗的药物选择以及如何进行方案的调整，通过引导学生评价患儿的治疗方案，引出常见抗生素的种类、作用机制、副作用以及肺炎的治疗方案。

【本幕小结】

患儿最终诊断为支气管肺炎，经过抗生素及补液对症治疗后症状明显好转。

第七节　为什么宝宝"长不大"

【学习目标】

掌握先天性心脏病（先心病）的流行病学特点，室间隔缺损的发病机制、诊断标准及其防治。

1. 基础医学

（1）心脏发育过程。

（2）先心病的病理生理基础、分型、病变特点和对机体的影响。

2. 临床医学

(1) 先心病的临床表现。

(2) 先心病的辅助诊断方法。

(3) 先心病的治疗方法和原则。

(4) 先心病的早期诊断与治疗。

3. 人文医学

(1) 我国先心病的发病率,讨论在我国目前的医疗卫生体制环境下如何使更多的先心病患儿得到更早、更有效的治疗。

(2) 先心病的遗传学背景。

(3) 先心病的预后。

【关键词】

先心病;房间隔缺损;室间隔缺损;法洛四联症;动脉导管未闭;肺动脉狭窄;主动脉缩窄

【时间分配】

1. 学生讨论时间 50 分钟。

2. 学生总结时间 20 分钟。

3. 教师总结与讲评 10 分钟。

【教学建议】

依学生多少(如 6~8 人)分配任务,提出问题,以问题导向方式列出学习重点,查找资料。以**常见先心病有哪些,相关病史的询问技巧,重点体格检查及异常体征,主要辅助检查,先心病的诊断、鉴别诊断、治疗以及预后**为主要学习目标。重点内容讨论时间约占 80%,其余内容讨论时间约占 20%。讨论结束后一周内每人须交一篇小组讨论记录和自我评估,由小组长收齐送交指导老师。主要内容应包括:讨论内容概要,参加讨论的感想、贡献,自己在组织材料和讨论中的优缺点,参与讨论时的困难(知识面、技术面、情绪面等),今后可能采取的对策;也可以评价讨论小组的整体水平、其他队员的参与度,如参与讨论的积极性、聆听态度、沟通协调、课前准备、表达能力等,作为成绩的参考及将来改进教案的参考。

第 一 幕

王女士结婚不久生了一个女孩,一家人生活幸福,可是最近九个月大的宝宝总是反复发烧、咳嗽,让她忧心忡忡,于是和丈夫带着宝宝到医院来就诊,作为接诊医生,你热情接诊了她们一家,详细询问了病情。给宝宝进行了详细的查体:P 50 次 / 分,HR 130 次 / 分,T 38.1℃,双肺呼吸音粗,未闻及中细湿啰音,心前区隆起,有震颤,胸骨左缘 3~4 肋间闻及 4 级全收缩期杂音,P_2 增强,无心音分裂。

【提示问题】

1. 你觉得初步诊断是什么?

2. 还需要进一步询问哪些情况,帮助诊断?

3. 心前区不同部位的杂音有什么临床意义?

4. 体格检查重点注意哪些方面?

【主要讨论内容】

1. 心脏杂音的概念、产生机制及杂音强度的分级。

2. 心前区震颤及其临床意义。

3. 先心病的分类及常见先心病心脏体征鉴别。

【教师参考重点】

1. 心脏杂音的概念、产生机制及杂音强度的分级　心脏杂音是指心音、额外心音以外的异常声音,它来自心壁、血管壁的震动,其具有性质特殊、持续时间长、可以遮盖心音等特点。对疾病诊断有重要意义。

正常血流呈层流状态,不发出声音,当血流加速,异常血流通道或血流管径异常以及血黏度改变等均可使层流转变为湍流或旋涡,冲击心壁、大血管壁、瓣膜、腱索等使之振动而在相应部位产生杂音。

(1) 心脏杂音的产生机制

1) 血流加速:运动高热、甲亢、贫血等。

2) 瓣膜开放口径或大血管通道狭窄:二尖瓣狭窄等。

3) 瓣膜关闭不全。

4) 异常血流通道:室间隔缺损、动脉导管未闭等。

5) 心脏内异物或异常结构:心室内腱索、乳头肌断裂等。

6) 大血管瘤样扩张:动脉瘤。

(2) 心脏杂音的分级:临床上杂音强度一般分为 6 级,3 级以上一般有临床意义,3 级就为器质性杂音(表 7-2)。

表 7-2　心脏杂音的分级

1 级	最轻	很弱,须安静环境下仔细听诊,易被忽略;无震颤
2 级	轻度	较易听到,不太响亮;无震颤
3 级	中度	明显的杂音,易于听到;可能有震颤
4 级	响亮	杂音响亮;有震颤
5 级	很响	杂音强,向四周甚至背部传导,听诊器离开胸壁即听不到;明显震颤
6 级	最响	杂音震耳,听诊器离胸壁一段距离也能听到;强烈震颤

2. 心前区震颤及其临床意义　震颤是指用手触诊时感觉到的一种细小振动,此振动与猫在安逸时产生的呼吸震颤相似,故又称猫喘。心前区震颤为心血管器质性病变的体征。按出现的时期可分为收缩期震颤、舒张期震颤和连续性震颤三种。

(1) 原因:震颤是器质性心血管病的特征之一,常见于某些产生高速分流的先天性心脏病如室间隔缺损、动脉导管未闭以及心脏瓣膜狭窄如二尖瓣狭窄、主动脉瓣狭窄、肺动脉瓣狭窄等,瓣膜关闭不全时震颤较少见。

(2) 产生机制:震颤的产生机制与杂音相同,系血流经狭窄的瓣膜口或关闭不全或异常通道流至较宽广的部位时产生漩涡,使瓣膜、心壁或血管壁产生振动传至胸膜所致。一般情况下,震颤的强弱与病变狭窄程度、血流速度和压力阶差呈正比。例如,狭窄越重,震颤越强,但过度狭窄则无震颤。由于震颤产生机制与杂音相同,故有震颤一定可听到杂音,且在一定条件下,杂音越响,震颤越强;但听到杂音不一定能触到震颤,这是因为人体对声波振动频率感知方式不同。触觉对低频振动较敏感,听觉对高频振动较敏感。如声波频率处于既可触知又可听到的范围,则既可触及震颤,又可听到杂音;如声波频率处于可触知的上限,则可闻杂音而触不到震颤。

（3）临床意义：震颤具有重要的临床意义，如触到震颤则可肯定心脏有器质性病变，不同类型的病变，震颤出现的时期亦不同。按出现的时期可分为收缩期震颤、舒张期震颤和连续性震颤三种（表7-3）。

表7-3　心前区震颤及其临床意义

部位	时相	常见病变
胸骨右缘第2肋间	收缩期	主动脉瓣狭窄
胸骨左缘第2肋间	收缩期	肺动脉瓣狭窄
胸骨左缘第3、4肋间	收缩期	室间隔缺损
胸骨左缘第2肋间	连续性	动脉导管未闭
心尖区	舒张期	二尖瓣狭窄
心尖区	收缩期	重度二尖瓣关闭不全

3. 先心病的分类及常见先心病心脏体征鉴别

（1）先心病分类：先天性心脏病（简称先心病）临床根据左右两侧心腔及大血管之间有无特殊的通道及血液分流的方向分为3大类。

1）左向右分流型（潜在青紫型）：正常时由于体循环压力高于肺循环，左心的压力高于右心，故血从左向右分流而不出现青紫。当肺循环压力超过体循环时，右心的压力超过动脉高压则永久性青紫。常见有房间隔缺损、室间隔缺损、动脉导管未闭。

2）右向左分流型（青紫型）：因某些原因使右心的压力超过左心，使血流经常从右向左分流，而出现持续性青紫，此型常见的有法洛四联症、完全性大血管错位等。

3）无分流型：常见有肺动脉狭窄、主动脉缩窄和右位心等先心病，内因主要与遗传有关，如染色体畸变，外因主要是宫内感染，特别是母亲孕前2个月内患病毒感染，为先天性心脏病的主要因素。理化因素有孕母接触大剂量放射线、叶酸缺乏以及抗癌药物的应用等。

（2）几种常见先心病心脏体征的鉴别（表7-4）。

表7-4　常见先心病心脏体征的鉴别

心脏体征	房间隔缺损	室间隔缺损	动脉导管未闭	肺动脉瓣狭窄	法洛四联症
杂音部位	第2、3肋间	第3、4肋间	第2肋间	第2肋间	第2肋间
杂音性质和响度	Ⅱ～Ⅲ级收缩期吹风样杂音，传导范围较小	Ⅱ～Ⅴ级粗糙全收缩期杂音，传导范围广	Ⅱ～Ⅳ级连续性机器样杂音，向颈部传导	Ⅲ～Ⅴ级喷射性收缩期杂音，向颈部传导	Ⅱ～Ⅳ级喷射性收缩期杂音，传导范围广
震颤	无	有	有	有	可有
P_2	增强或亢进，分裂固定	增强或亢进，分裂	增强或亢进	减低，分裂	减低或亢进，单一

【教师注意事项】

1. 患儿的主要症状为反复发热、咳嗽，重点需要注意发热的鉴别。

2. 患儿出生后出现反复发热,伴心前区隆起,有震颤,胸骨左缘 3~4 肋间闻及 4 级全收缩期杂音,P_2 增强,无心音分裂,提示可能存在先天性心脏病。

【本幕小结】

1. 患者以反复发热为主要临床表现就诊,伴心前区隆起,有震颤,胸骨左缘 3~4 肋间闻及 4 级全收缩期杂音,P_2 增强,无心音分裂。

2. 发热可分为感染性发热及非感染性发热。

3. 心前区震颤及心脏杂音常提示心脏器质性疾病。

第 二 幕

你对宝宝的健康状况做了一个简单的评估:患儿足月顺产,人工喂养,喂养困难,出生时体重 3.1kg,现在体重 5.8kg,身长 57cm,全身皮肤无黄染,未见发绀。反复出现呼吸系统感染。

【提示问题】

1. 该患儿生长发育如何? 如何正确喂养?

2. 该患儿还需要做哪些辅助检查来明确诊断?

【主要讨论内容】

1. 母乳喂养、人工喂养的概念及方式。

2. 小儿生长发育评估指标。

【教师参考重点】

1. 母乳喂养、人工喂养的概念及方式

(1) 母乳喂养:指用母亲的奶水喂养婴儿的方式。

母乳喂养的优点:

1) 母乳可立即喂,配方奶却得"冲"。

2) 母乳是和体温一样,这刚好适合于婴儿。

3) 母奶是新鲜的。

4) 吸吮母乳的运动,增进婴儿脸部形状的完美。

5) 喂母乳可预防患乳癌的几率,而从未喂母乳的妈妈根据统计比较容易患乳癌。

6) 喂母乳可帮助建立母爱,婴儿吸吮母乳可刺激荷尔蒙等的分泌。

(2) 人工喂养:是当母亲因各种原因不能喂哺婴儿时,可选用牛、羊乳等兽乳,或其他代乳品喂养婴儿,这些统称为人工喂养。

人工喂养的优缺点:

1) 优点:

① 人工喂养宝宝的工作可以由别人来分担。

② 便于掌握喂奶的量。

2) 缺点:

① 最大的不利之处是可能由于消毒不严格引起婴儿的腹泻、胃部不适。

② 需要购买器具以及奶粉,没有母乳喂养经济。

③ 需要掌握一系列的调配制奶、消毒等技术(不过这很简单),没有母乳喂养那么便利。

(3) 新生儿如何人工喂养

1) 配方乳喂养:在没有母乳的情况下,配方乳喂养是较好的选择,特别是母乳化的配方乳。

2）牛奶喂养：牛奶含有比母乳高 3 倍的蛋白质和钙，虽然营养丰富，但不适宜婴儿的消化能力，尤其是新生儿。

3）羊奶喂养：羊奶成分与牛奶相仿，蛋白质与脂肪稍多，尤以白蛋白为高，故凝块细，脂肪球也小，易消化。

4）混合喂养：采用母乳喂养的同时也使用代乳品来喂养婴儿。

5）添加鱼肝油：不论是母乳喂养或人工喂养的小孩，如果出生后没有注射过维生素 D，在孩子 3~4 周时应及时添加鱼肝油，以防止佝偻病的发生。

2. 小儿生长发育评估指标

（1）小儿生长发育评判指标

1）体重。

2）身材的增长。

3）头围。

4）胸围。

5）腹围。

6）上臂围。

7）身体比例与匀称性。

（2）体格生长评价：均值离差法：正常儿童生长发育状况多呈正态分布，常用均值离差法以 $\bar{x}\pm s$ 来表示，如 68.3% 的儿童生长水平在 $\bar{x}\pm 1s$ 范围内，95.4% 的儿童生长水平在 $\bar{x}\pm 2s$ 范围内，99.7% 的儿童生长水平在 $\bar{x}\pm 3s$ 范围内。

目前最常用的分型分度指标有以下三项：

1）体重低下：其体重低于同年龄、同性别人群正常值的均数减 2 个标准差，如高于或等于均数减 3 个标准差为中度；低于均数减 3 个标准差为重度。

2）生长迟缓：其身长低于同年龄、同性别人群正常值的均数减 2 个标准差，如高于或等于均数减 3 个标准差为中度；低于均数减 3 个标准差为重度。

3）消瘦：其体重低于同身高、同性别人群正常值的均数减 2 个标准差，如高于或等于均数减 3 个标准差为中度；低于均数减 3 个标准差为重度。

凡符合上述一项指标即可诊断 PEM。

正常足月儿，9 个月体重 =6kg+9×0.25=8.25kg。身高 =70cm，该患儿体重为 5.8kg，身高 57cm，根据查表（《儿科学》薛辛东主编，表 2-2）可知该患儿为：①重度体重低下；②中度生长缓慢。

【教师注意事项】

本部分主要讨论患儿的生长发育，分析患儿的体格检查结果，引导学生讨论评价小儿生长发育的指标有哪些。

【本幕小结】

患儿经过进一步体格检查，根据体检结果，目前诊断为：①重度体重低下；②中度生长缓慢。

第 三 幕

为了明确诊断，你又给宝宝安排了一些检查，结果如下：心脏彩超：室间隔膜部回声连续性中断,可见左向右分流束,膜部缺损约 0.3cm×0.4cm,左、右室腔均增大,左室壁增厚约 1.5cm;血常规:WBC $12.5×10^9$/L。胸片显示:双肺野呈充血改变,左右室增大,肺动脉突出。心电图提示左室肥大。

根据患儿的发育情况,你建议宝宝行室间隔修补术,王女士与其丈夫考虑后同意手术,术后患儿恢复好,复查心脏 B 超,室间隔无异常血流信号,听诊心脏杂音消失,不久出院。

【提示问题】

1. 最终诊断是什么?

2. 该病还有哪些检查方法?

3. 该疾病的治疗方法和原则有哪些?

4. 为什么该患儿会反复呼吸道感染?

【主要讨论内容】

1. 该患儿的最终诊断、诊断依据、诊断方法及鉴别诊断。

2. VSD 分型、病理生理及血流动力学改变。

3. 该病的治疗方法和原则、手术指征和预后。

【教师参考重点】

1. 该患儿的最终诊断、诊断依据、诊断方法及鉴别诊断

(1) 该患儿的最终诊断为室间隔缺损(膜部),典型室间隔缺损根据临床表现及超声心动图即可确诊。轻度肺动脉瓣狭窄、肥厚型心肌病等心前区亦可闻及收缩期杂音,应注意鉴别;大室间隔缺损合并肺动脉高压者应与原发性肺动脉高压及法洛四联症鉴别。

(2) 诊断依据

1) 症状:反复呼吸道感染,喂养困难,身高和体重不增,生长发育迟缓。

2) 体征:全身皮肤无黄染,未见发绀,双肺呼吸音粗,未闻及中细湿啰音,心前区隆起,有震颤,胸骨左缘 3~4 肋间闻及 4 级全收缩期杂音,P_2 增强,无心音分裂。

3) 辅助检查:心脏彩超:室间隔膜部回声连续性中断,可见左向右分流束,膜部缺损约 0.3cm×0.4cm,左、右室腔均增大,左室壁增厚约 1.5cm;血常规:WBC $12.5×10^9$/L。胸片显示:双肺野呈充血改变,左右室增大,肺动脉突出。心电图提示左室肥大。

(3) 诊断方法

1) X 线检查:缺损小者心影多无改变。缺损中度大时,心影有不同程度增大,以右心室为主。

2) 心脏检查:心前区常有轻度隆起。胸骨左缘第 3、4 肋间能扪及收缩期震颤,并听到 Ⅲ~Ⅳ级全收缩期杂音;高位漏斗部缺损则震颤和杂音位于第 2 肋间。肺动脉瓣区第二音亢进。分流量大者,心尖部尚可听到柔和的功能性舒张中期杂音。肺动脉高压导致分流量减少的病例,收缩期杂音逐步减轻,甚至消失,而肺动脉瓣区第二音则明显亢进、分裂,并可伴有肺动脉瓣关闭不全的舒张期杂音。

3) 心电图检查:缺损小示正常或电轴左偏。缺损较大,随分流量和肺动脉压力增大而示左心室高电压、肥大或左右心室肥大。

4) 超声心动图:左心房,左、右心室内径增大,室间隔回音有连续中断,多普勒超声:由缺损右室面向缺孔和左室面追踪可探测到最大湍流。

5) 心导管检查:右心室水平血氧含量高于右心房 0.9% 容积以上,偶尔导管可通过缺损到达左心室。依分流量的多少,肺动脉或右心室压力有不同程度的增高。

(4) 鉴别诊断(表 7-5)

表7-5 常见先天性心脏病的鉴别诊断

		房间隔缺损	室间隔缺损	动脉导管未闭	肺动脉瓣狭窄	法洛四联症
	分类症状	左向右分流，一般发育落后，乏力，活动后心悸、咳嗽、气短，晚期出现肺动脉高压时有青紫	同左	同左	无分流，轻者无症状，重者活动后心悸、气短、青紫	右向左分流，发育落后，乏力，青紫，蹲踞，可有阵发性昏厥
心脏体征	杂音部位	第2、3肋间	第3、4肋间	第2肋间	第2肋间	第2肋间
	杂音性质和响度	Ⅱ~Ⅲ级收缩期吹风样杂音，传导范围较小	Ⅱ~Ⅴ级粗糙全收缩期杂音，传导范围广	Ⅱ~Ⅳ级连续性机器样杂音，向颈部传导	Ⅲ~Ⅴ级喷射性收缩期杂音，向颈部传导	Ⅱ~Ⅳ级喷射性收缩期杂音，传导范围广
	震颤	无	有	有	有	可有
	P$_2$	增强或亢进，分裂固定	增强或亢进，分裂	增强或亢进	减低，分裂	减低或亢进，单一
X线表现	房室增大	右房、右室大	左右室大，左房可大	左室大，左房可大	右室大，左房可大	右室大，心尖上翘呈靴形
	肺动脉段	凸出	凸出	凸出	明显凸出	凹陷
	肺野	充血	充血	充血	清晰	清晰
	肺门"舞蹈"	有	有	有	无	无
	心电图	不完全性右束支传导阻滞，右室肥大	正常，左室或左、右室肥大	左室肥大，右、左房可肥大	右室，右房肥大	右室肥大

2. VSD 分型、病理生理及血流动力学改变　根据缺损的位置,可分为五型。

(1) 室上嵴上缺损:位于右心室流出道,室上嵴上方和主、肺动脉瓣之下,少数病例合并主、肺动脉瓣关闭不全。

(2) 室上嵴下缺损:位于室间隔膜部,此型最多见,约占 60%~70%。

(3) 隔瓣后缺损:位于右心室流入道,三尖瓣隔瓣后方,约占 20%。

(4) 肌部缺损:位于心尖部,为肌小梁缺损,收缩期时间隔心肌收缩使缺损变小,所以左向右分流量小。

(5) 共同心室:室间隔膜部及肌部均未发育,或为多个缺损,较少见。

病理生理和血流动力学

在肺循环阻力和体循环阻力正常的情况下,左心室收缩期压力明显高于右心室,心室水平的左向右分流,使左、右心室负荷均增加。起初,随着肺血流量的增多,肺总阻力可作相应调节,因而肺动脉压力增高不明显。继之,肺小动脉发生痉挛、收缩等反应性改变,肺动脉压力亦相应升高,以至最终形成右向左的反(逆)向分流,后者使体循环动脉血氧含量降低,出现口唇及指、趾端发绀,体力活动时尤甚,即所谓艾森曼格(Eisenmenger)综合征。

3. 治疗方法和原则、手术指征和预后

治疗原则:控制肺部感染;尽早手术治疗。

(1) 控制肺部感染:合理使用抗生素,在药敏试验结果未出来之前可用广谱抗生素,同时应注意药物对小儿的影响,选择副作用小的药物,根据药敏试验选择抗生素。

(2) 治疗方法

内科治疗:主要防治感染性心内膜炎、肺部感染和心力衰竭。

外科治疗

1) 外科手术原则

① 鉴于室缺有自然闭合的可能,因而对缺损小、年龄小的病儿可随诊观察至 2~3 岁。

② 极小室缺、无症状、胸片、心电图均正常者,一般不需手术治疗。但应定期门诊复诊。

③ 对无自愈可能,又无肺高压的室缺病儿,可于 1~4 岁择期手术治疗。手术方法:可采用介入治疗或中低温体外循环下心内直视室缺修补术。

④ 漏斗部缺损,尤其是双动脉瓣下缺损,应在 2 岁以前根治,以防主动脉瓣脱垂的发生。

⑤ 部分大型室缺、反复肺炎、心衰,经内科积极治疗控制不满意者,不受年龄、体重限制,应早期行手术治疗。如因技术、设备条件不足,可先行肺动脉环缩术缓解症状。待 3~6 个月后行根治术。

⑥ 出现严重阻力型肺动脉高压,临床有发绀的患儿应为手术禁忌证。

⑦ 有关室缺介入治疗详细内容,请见第 4 节先心病的介入治疗部分。

⑧ 术后定期随访,注意有无残余分流及心功能的恢复。

2) 手术适应证:巨大的室间隔缺损,25%~50% 在 1 岁内因肺炎、心力衰竭而死亡。因此,心力衰竭反复发作婴儿应行缺损修补治疗。约半数小缺损可能自行闭合,除并发细菌性心内膜炎外,可观察到 10 岁再考虑手术治疗。很小的缺损可终生不需手术。分流量超过 50% 或伴有肺动脉压力增高的婴幼儿应早日手术,以防肺高压持续上升。如已致严重阻塞性肺高压,大室间隔缺损伴明显肺动脉压增高,肺血管阻力 >7 Wood 单位者不宜手术(1Wood 单位 = $67 \pm 33 \text{dyn/s} \cdot \text{cm}^{-5}$)。如出现艾森曼格综合征则无手术指征。

(3) 预防及预后:本病为先天性疾病,无有效预防措施,应做到早发现、早诊断、早治疗。对于心室间隔缺损患者缺损不大者预后良好,其自然寿命甚至可达 70 岁以上;小的甚至有可能在 10 岁以前自行关闭。缺损大者 1~2 岁时即可发生心力衰竭,有肺动脉高压者预后差。及时进行手术治疗一般可以达到和健康人无异的效果。

【教师注意事项】

本部分主要讨论室间隔缺损治疗方案的选择,通过引导学生评价患儿的治疗方案,引出室间隔缺损治疗的方法、手术适应证、预后及并发症的防治。

【本幕小结】

通过对患儿的检查,最终诊断为室间隔缺损伴重度发育不良,经过手术治疗后,患儿症状消失。

第八节 宝宝心变了

【学习目标】

掌握先心病的流行病学特点、临床表现、诊断标准、治疗方法及防治。

1. 基础医学

(1) 胸部的大体解剖,心脏的位置、结构及毗邻。

(2) 心脏的发育。

(3) 先天性心脏病的发病机制。

(4) 引起先天性心脏病的病因。

(5) 先天性心脏病的病理解剖、病理生理、分型、病变特点、预后。

2. 临床医学

(1) 先天性心脏病的分类及鉴别诊断。

(2) 法洛四联症的病因及发病机制。

(3) 法洛四联症的临床表现、辅助检查、诊断和治疗。

3. 人文医学

(1) 先心病的流行病学特点、医学常识及健康宣教。

(2) 法洛四联症的发病率,讨论在我国目前的医疗卫生体制下如何更有效地降低人群的发病率。

(3) 法洛四联症的预后与生活质量。

【关键词】

先心病;法洛四联症;室间隔缺损;房间隔缺损;心脏杂音

【时间分配】

1. 学生讨论时间 50 分钟。

2. 学生总结时间 20 分钟。

3. 教师总结与讲评 10 分钟。

【教学建议】

依学生多少(如 6~8 人)分别查寻问题所在,以问题导向方式列出重点。以**法洛四联症的病史询问、体格检查、鉴别诊断、病因、临床表现、辅助检查、诊断及治疗**等为主要学习目标。重点内容讨论时间约占 80%,其余内容讨论时间约占 20%。讨论结束后一周内每人须交一篇小组讨论记录和自我评估,由小组长收齐送交指导老师。主要内容应包括:讨论内容概要,参加讨论的感想、贡献,自己在组织材料和讨论中的优缺点,参与讨论时的困难(知识面、技术面、情绪面等),今后可能采取的对策;也可以评价讨论小组的整体水平、其他队员的参与度,如参与讨论的积极性、聆听态度、沟通协调、课前准备、表达能力等,作为成绩的参考及将来改进教案的参考。

第 一 幕

强强是个3个半月大的男孩,出生后父母发现强强经常哭闹,数分钟后就出现口唇青紫,呼吸急促,哭闹停止后口唇颜色逐渐正常,吃奶时间较长后也会出现口唇青紫,休息片刻好转。强强出生后可让爸爸妈妈操了不少心,经常发烧、感冒、咳嗽,经常要输液打针才能好。最近哭闹后逐渐出现全身青紫,变成了"紫娃娃",感冒后在小诊所治疗也不见好转。爸爸妈妈急忙抱着强强来到我院。作为接诊医生,你热情地接待并仔细询问了强强的病史。强强是妈妈第一次怀孕的第一胎宝宝,38周顺产,出生体重2000克,羊水、胎盘均正常。母乳喂养,按时接种乙肝疫苗、卡介苗、乙肝免疫球蛋白。妈妈说强强吃奶较少,大、小便正常,体重跟同龄儿相比较低。

【提示问题】

1. 初步诊断是什么? 有哪些鉴别诊断?

2. 明确诊断还需哪些信息?

3. 为什么该小儿出生后易发生呼吸道感染?

【主要讨论内容】

1. 发绀的定义及引起发绀的原因。

2. 先天性心脏病的定义、病因和分类。

【教师参考重点】

1. 发绀的定义及引起发绀的原因 发绀(cyanosis)是指血液中还原血红蛋白增多所致皮肤黏膜呈青紫的现象。通常毛细血管血液中还原血红蛋白超过50g/L就可形成发绀。

发绀可分为中央性、周围性及混合性。

(1) 中央性发绀:由于心脏疾病形成静脉血混入动脉血的右向左分流或肺部疾患引起呼吸功能不全氧合功能低下,这些均可导致动脉血氧饱和度降低,发绀呈全身分布,如发绀先天性心脏病及各种肺部疾病。

(2) 周围性发绀:周围循环血流瘀滞,造成局部组织耗氧过多或周围血管收缩,末梢组织缺氧,发绀分布于末梢或下垂部位,如局部血液循环不畅、右心衰竭或休克。

(3) 中央性和周围性共存时称混合性发绀:另外,药物及化学物品中毒导致血中异常血红蛋白衍生物的出现亦可形成发绀。

在正常情况下,皮肤是白里透红或微带棕色透红,面部、手掌和耳壳等处最为明显;口唇、口腔和睑结合膜、甲床都呈红色。当这些在正常时候是红色的地方,转变成紫色或青紫色,就叫作发绀。发绀是一种症状,可由许多疾病引起。

2. 先天性心脏病的定义、病因和分类 先天性心脏病(congenital heart disease,CHD,先心病)是胎儿期心脏及大血管发育异常而致的先天畸形,是小儿最常见的心脏病。

在胎儿心脏发育阶段,若有任何因素影响了心脏胚胎发育,使心脏某一部分发育停顿或异常,即可造成先天性心脏畸形。这类有关因素很多,可分为内因和外因两类,以后者为多见。

内在因素主要与遗传有关,可为染色体异常或多基因突变引起。如:房室间隔缺损和动脉干畸形等与第 21 号染色体长臂某些区带的过度复制和 22 对染色体部分片段缺失有关。第 7、12、15、和 22 号染色体上也有与形成心血管畸形有关的基因。据统计,大约有 315 种临床综合征伴有先天性心脏病,同一家庭中可有数人同患某一种先天性心脏病也说明其与遗传因素有关。

外在因素中较重要的为宫内感染,特别是母孕早期患病毒感染如风疹、流行性感冒、流行性腮腺炎和柯萨奇病毒感染等,其他如孕母缺乏叶酸,接触放射线,服用药物(抗癌药、抗癫痫药等),代谢性疾病(糖尿病、高钙血症、苯丙酮尿症等),宫内缺氧等均可能与发病有关。

虽然如此,绝大多数先天性心脏病患者的病因尚不清楚,目前认为 85% 以上先天性心脏病的发生可能是胎儿周围环境因素与遗传因素相互作用的结果。因此,加强孕妇的保健特别是在妊娠早期适量补充叶酸,积极预防风疹、流感等病毒性疾病,以及避免与发病有关的因素接触,保持健康的生活方式等都对预防先天性心脏病具有积极的意义。

分类

先天性心脏病的种类很多,且可有两种以上畸形并存,可根据左、右两侧及大血管之间有无分流分为三大类。

(1)左向右分流型(潜伏青紫型):正常情况下由于体循环压力高于肺循环,故平时血液从左向右分流而不出现青紫。当剧烈哭闹、屏气或任何病理情况下致使肺动脉或右心室压力增高并超过左心压力时,则可使血液自右向左分流而出现暂时性青紫,如室间隔缺损、动脉导管未闭和房间隔缺损等。

(2)右向左分流型(青紫型):某些原因(如右心室流出道狭窄)致使右心压力增高并超过左心,使血流经常从右向左分流时,或因大动脉起源异常,使大量静脉血流入体循环,均可出现持续性青紫,如法洛四联症和大动脉转位等。

(3)无分流型(无青紫型):即心脏左、右两侧或动、静脉之间无异常通路或分流,如肺动脉狭窄和主动脉缩窄等。

【教师注意事项】

1. 患儿主要的症状为发绀,重点需要注意发绀的鉴别。

2. 患儿有哭闹后发绀,呼吸急促,停止后恢复正常,提示存在先心病的可能。

【本幕小结】

1. 发绀可分为中央性、周围性及混合性。

2. 先天性心脏病可分为三大类:左向右分流型(潜伏青紫型)、右向左分流型(青紫型)、无分流型(无青紫型)。

第 二 幕

你赶紧给强强做了详细的体格检查,结果如下:T 36.3℃,P 150 次 / 分,R 40 次 / 分,血压 110/80mmHg。神志清楚,精神反应可,前囟平软,双肺呼吸音清晰,心率 150 次 / 分,律齐,第一心音有力,于胸骨左缘 3~4 肋间闻及 4/6 级粗糙的收缩期非反流性杂音,$P_2=A_2$,腹软,肝右肋下 1.5cm 可触及,脾未及,四肢指端无青紫,未见杵状指,关节活动自如。

相关辅助检查结果如下:血常规 WBC 4.2×10^9/L, N 10%,L80%。心电图示窦性心律,心电轴右偏 +90°,右束支传导阻滞。心脏 B 超示升主动脉内径稍宽,骑跨于室间隔30%,主肺动脉内径狭窄,左右分支内径 0.45cm,右房、室稍增大,左房、室不大,室间隔上部连续性中断 1.1cm,

房间隔未见连续性中断,右室前壁稍厚 0.39cm,各瓣膜形态、启闭正常,收缩期可见一蓝色分流束自右室进入主肺动脉(少量),肺动脉口可见射流束。

【提示问题】

1. 根据检查结果,你的诊断是什么?

2. 该小儿心脏听诊的结果说明了什么?

3. 正常小儿心脏生理特点和成人有哪些不同?

4. 观察小儿脑囟对疾病诊断的价值。

5. 杵状指的发病机制及诊断价值。

6. 心脏彩超在诊断先心病中的价值。

【主要讨论内容】

1. 心脏杂音产生机制及杂音强度的分级。

2. 法洛四联症常用的辅助检查及结果判读。

3. 法洛四联症的病理解剖特点、病理生理特点、临床表现、诊断及鉴别诊断。

【教师参考重点】

1. 心脏杂音产生机制及杂音强度的分级

(1) 心脏杂音的产生机制

1) 血流加速:运动高热、甲亢、贫血等。

2) 瓣膜开放口径或大血管通道狭窄:二尖瓣狭窄等。

3) 瓣膜关闭不全。

4) 异常血流通道:室间隔缺损,动脉导管未闭等。

5) 心脏内异物或异常结构:心室内腱索、乳头肌断裂等。

6) 大血管瘤样扩张:动脉瘤。

(2) 心脏杂音的分级:临床上杂音强度一般分为 6 级,3 级以上一般有临床意义,3 级就为器质性杂音(表 7-6)。

表 7-6　心脏杂音的分级

1 级	最轻	很弱,须安静环境下仔细听诊,易被忽略;无震颤
2 级	轻度	较易听到,不太响亮;无震颤
3 级	中度	明显的杂音,易于听到;可能有震颤
4 级	响亮	杂音响亮;有震颤
5 级	很响	杂音强,向四周甚至背部传导,听诊器离开胸壁即听不到;明显震颤
6 级	最响	杂音震耳,听诊器离胸壁一段距离也能听到;强烈震颤

2. 法洛四联症常用的辅助检查及结果判读

(1) 血液检查:周围血红细胞计数和血红蛋白浓度明显增高,红细胞可达$(5.0\sim8.0)\times10^{12}$/L,血红蛋白 170~200g/L,红细胞比容也增高,为 53~80vol%。血小板降低,凝血酶原时间延长。

(2) X 线检查:心脏大小一般正常或稍增大,典型者前后位心影呈"靴状",即心尖圆钝上翘,肺动脉段凹陷,上纵隔较宽,肺门血管影缩小,两侧肺纹理减少,透亮度增加,年长儿可因侧支循环形成,肺野呈网状纹理,25% 的患儿可见到右位主动脉弓阴影。

(3) 心电图:典型病例示电轴右偏,右心室肥大,狭窄严重者往往出现心肌劳损,可见右心房肥大。

(4) 超声心动图:二维超声左心室长轴切面可见到主动脉内径增宽,骑跨于室间隔之上,室间隔中断,并可判断主动脉骑跨的程度;大动脉短轴切面可见到右心室流出道及肺动脉狭窄。此外,右心室、右心房内径增大,左心室内径缩小,彩色多普勒血流显像可见右心室直接将血液注入骑跨的主动脉内。

(5) 心导管检查:右心室压力明显增高,可与体循环压力相等,而肺动脉压力明显降低,心导管从肺动脉向右心室退出时的连续曲线显示明显的压力阶差。可根据连续曲线的形态来判断狭窄的类型,心导管较容易从右心室进入主动脉或左心室,说明主动脉右跨与室间隔缺损的存在。导管不易进入肺动脉,说明肺动脉狭窄较重。股动脉血氧饱和度降低,常小于89%,说明右向左分流的存在。

(6) 心血管造影:典型表现是造影剂注入右心室后可见到主动脉与肺动脉几乎同时显影。通过造影剂能见到室间隔缺损的位置,增粗的主动脉阴影,且位置偏前、稍偏右。了解肺动脉狭窄的部位和程度以及肺动脉分支的形态。选择性左心室及主动脉造影可进一步了解左心室发育的情况及冠状动脉的走向。此外,通过造影可发现伴随的畸形,这对制订手术方案和估测预后至关重要。

3. 法洛四联症的病理解剖特点、病理生理特点、临床表现、诊断及鉴别诊断

(1) 病理解剖:法洛四联症由4种畸形组成:

1) 右室流出道梗阻:狭窄范围可自右心室漏斗部入口至左、右肺动脉分支。可为漏斗部狭窄、动脉瓣狭窄或两者同时存在。常有肺动脉瓣环、肺动脉总干的发育不良和肺动脉分支的非对称性狭窄。狭窄的严重程度差异较大。

2) 室间隔缺损:缺损为膜部周围型缺损并向流出道延伸,多位于主动脉下,有时可向肺动脉下方延伸,称对位不良型室间隔缺损。

3) 主动脉骑跨:主动脉根部粗大且顺钟向旋转右移并骑跨在室间隔缺损上,骑跨范围在15%~95%。

4) 右心室肥厚:属继发性病变。

以上四种畸形中室间隔缺损必须足够大使左右心室的压力相等,右心室流出道狭窄是决定患儿的病理生理、病情严重程度及预后的主要因素。狭窄可随时间推移而逐渐加重。本病可合并其他心血管畸形,如25%的四联症患儿为右位型主动脉弓;其他如左上腔静脉残留、冠状动脉异常、房间隔缺损、动脉导管未闭、肺动脉瓣缺如等。

(2) 病理生理:由于室间隔缺损为非限制性,左右心室压力基本相等。右心室流出道狭窄程度的不同,心室水平可出现左向右、双向甚至右向左分流。肺动脉狭窄较轻至中度者,可有左向右分流,此时患者可无明显的青紫;肺动脉狭窄严重时,出现明显的右向左分流,临床出现明显的青紫(青紫型法洛四联症)。

临床上的杂音由右心室流出道梗阻所致而非室间隔缺损。右心室流出道的梗阻使右心室后负荷加重,引起右心室的代偿性肥厚。由于主动脉骑跨于两心室之上,主动脉除接受左心室的血液外,还直接接受一部分来自右心室的静脉血,输送到全身各部,因而出现青紫;同时因肺动脉狭窄,肺循环进行气体交换的血流减少,更加重了青紫的程度。

此外,由于进入肺动脉的血流减少,增粗的支气管动脉与肺血管之间形成侧支循环。在动脉导管关闭前,肺循环血流量减少程度较轻,青紫可不明显,随着动脉导管的关闭和漏斗部狭窄的逐渐加重,青紫日益明显,并出现杵状指(趾)。由于缺氧,刺激骨髓代偿性产生

过多的红细胞,血液黏稠度高,血流缓慢,可引起脑血栓,若为细菌性血栓,则易形成脑脓肿。

(3) 临床表现

1) 青紫:为其主要表现,其程度和出现的早晚与肺动脉狭窄程度有关。多见于毛细血管丰富的浅表部位,如唇、指(趾)甲床、球结合膜等。因血氧含量下降,活动耐力差,稍一活动如啼哭、情绪激动、体力劳动、寒冷等,即可出现气急及青紫加重。

2) 蹲踞症状:患儿多有蹲踞症状,每于行走、游戏时,常主动下蹲片刻。蹲踞时下肢屈曲,使静脉回心血量减少,减轻了心脏负荷,同时下肢动脉受压,体循环阻力增加,使右向左分流量减少,从而缺氧症状暂时得以缓解。不会行走的小婴儿,常喜欢大人抱起,双下肢屈曲状。

3) 杵状指(趾):患儿长期处于缺氧环境中,可使指、趾端毛细血管扩张增生,局部软组织和骨组织也增生肥大,表现为指(趾)端膨大如鼓槌状。

4) 阵发性缺氧发作:多见于婴儿,发生的诱因为吃奶、哭闹、情绪激动、贫血、感染等。表现为阵发性呼吸困难,严重者可引起突然昏厥、抽搐,甚至死亡。其原因是由于在肺动脉漏斗部狭窄的基础上,突然发生该处肌部痉挛,引起一时性肺动脉梗阻,使脑缺氧加重所致。年长儿常诉头痛、头昏。

体格检查时,患儿生长发育一般均较迟缓,智能发育亦可能稍落后于正常儿。心前区略隆起,胸骨左缘第2、3、4肋间可闻及Ⅱ~Ⅲ级粗糙喷射性收缩期杂音,此为肺动脉狭窄所致,一般无收缩期震颤。肺动脉第二音减弱。部分患儿可听到亢进的第二心音,乃由右跨之主动脉传来。狭窄极严重者或在阵发性呼吸困难发作时,可听不到杂音。有时可听到侧支循环的连续性杂音。发绀持续6个月以上,出现杵状指(趾)。

常见的并发症为脑血栓、脑脓肿及感染性心内膜炎。

(4) 诊断和鉴别诊断

根据临床表现、X线及心电图检查可提示本症,超声心动图检查基本上可确定诊断。鉴别诊断应考虑大动脉错位合并肺动脉瓣狭窄、右室双出口及Eisenmenger综合征。

1) 肺动脉口狭窄合并心房间隔缺损伴有右至左分流(法洛三联症):本病发绀出现较晚。胸骨左缘第2肋间的收缩期杂音较响,所占据时间较长,肺动脉瓣区第2心音减轻、分裂。X线片上见心脏阴影增大较显著,肺动脉总干弧明显凸出。心电图中右心室劳损的表现较明显。右心导管检查,选择性指示剂稀释曲线测定或选择性心血管造影,发现肺动脉口狭窄属瓣膜型,右至左分流水平在心房部位,可以确立诊断。

2) 艾森曼格综合征:心室间隔缺损、心房间隔缺损、主动脉-肺动脉间隔缺损或动脉导管未闭的病人发生严重的肺动脉高压时,使左至右分流转变为右至左分流,形成艾森曼格综合征。本综合征发绀出现晚;肺动脉瓣区有收缩期喷射音和收缩期吹风样杂音,第二心音亢进并可分裂,可有吹风样收缩期杂音;X线检查可见肺动脉总干弧明显凸出,肺门血管影粗大而肺野血管影细小;右心导管检查发现肺动脉显著高压等,可资鉴别。

3) 埃勃斯坦畸形和三尖瓣闭锁:埃勃斯坦畸形时,三尖瓣的隔瓣叶和后瓣叶下移至心室,右心房增大,右心室相对较小,常伴有心房间隔缺损而造成右至左分流。心前区常可听到4个心音;X线示心影增大,常呈球形,右心房可甚大;心电图示右心房肥大与右束支阻滞;超声心动图和选择性右心房造影显示增大的右心房和畸形的三尖瓣,可以确立诊断。三尖瓣闭锁时,三尖瓣口完全不通,右心房的血液通过未闭卵圆孔或心房间隔缺损进入左心房,经二尖瓣入左心室,再经心室间隔缺损或未闭的动脉导管到肺循环。X线检查可见右心室部位不明显,肺野清晰。心电图有左心室肥大表现。超声心动图和选择性右心房造影可确立诊断。

4)大血管错位:完全性大血管错位时,肺动脉源出自左心室,而主动脉源出自右心室,常伴有心房或心室间隔缺损或动脉导管未闭,心脏常显著增大,X线片示肺部充血。超声心动图和选择性右心室造影可确立诊断。

5)不完全大血管错位中右心室双出口,患者的主动脉和肺动脉均从右心室发出,常伴有心室间隔缺损,X线片示心影显著增大、肺部充血,超声心动图和选择性右心室造影可确立诊断。如同时有肺动脉瓣口狭窄,则鉴别诊断甚困难。

6)动脉干永存:动脉干永存时,只有一组半月瓣,跨于两心室之上,肺动脉和头臂动脉均由此动脉干发出,常伴有心室间隔缺损。法洛四联症患者中如肺动脉口病变严重,形成肺动脉与肺动脉瓣闭锁时,其表现与动脉干永存类似,称为假性动脉干永存。要注意两者的鉴别。对此,超声心动图和选择性右心室造影很有帮助。

【教师注意事项】

1. 根据目前的资料已经可以明确诊断,需引导学生考虑诊断为法洛四联症,进而引出法洛四联症的诊断方法及标准;

2. 通过引导学生讨论强强是否需要立即手术治疗,进而引出小儿法洛四联症的治疗原则。

【本幕小结】

患儿经过进一步检查,根据心脏B超结果,诊断为法洛四联症。

第 三 幕

你向强强的父母耐心地介绍了病情,并建议先对症治疗,避免阵发性缺氧发作。等强强发育到近2岁时,再次行B超、心导管、心电图检查,了解肺血管、右室发育情况,若发育尚好,再考虑行外科手术治疗。

【提示问题】

1. 法洛四联症引起缺氧怎样对症处理?

2. 法洛四联症的预后如何?

3. 法洛四联症的内科治疗方法有哪些?

4. 如何提高人们对疾病早发现、早治疗的意识?

【主要讨论内容】

1. 法洛四联症的治疗原则。

2. 法洛四联症手术适应证及术式选择。

3. 法洛四联症的预后。

【教师参考重点】

1. 法洛四联症的治疗原则

(1)内科治疗

1)一般护理:平时应经常饮水,预防感染,及时补液,防治脱水和并发症。婴幼儿则需特别注意护理,以免引起阵发性缺氧发作。

2)缺氧发作的治疗:发作轻者使其取胸膝位即可缓解,重者应立即吸氧,给予去氧肾上腺素每次 0.05mg/kg 静注,或普萘洛尔每次 0.1mg/kg。必要时也可皮下注射吗啡每次 0.1~0.2mg/kg,纠正酸中毒,以往有缺氧发作者,可口服普萘洛尔 1~3mg/(kg·d)。平时应去除引起缺氧发作的诱因如贫血、感染,尽量保持患儿安静,经上述处理后仍不能有效控制发作者,应考虑急症外科手术修补。

(2)外科治疗:近年来随着外科手术不断的进展,本病根治术的死亡率在不断下降。轻症患者可考虑于 5~9 岁行一期根治手术,但临床症状明显者应在生后 6~12 个月行根治术。对重症患儿也可先行姑息手术,待一般情况改善,肺血管发育好转后,再做根治术。也有学者研究过 TOF 根治术是法洛四联症的首选手术方式,准确地掌握手术指征,根据病变不同采取不同的手术方式是手术成功的关键。

2. 法洛四联症手术适应证及术式选择 未经缓症手术而存活至成年的本症患者,唯一可选择的治疗方法为手术纠正畸形,手术危险性较儿童期手术为大,但仍应争取手术治疗。

(1)手术适应证:矫治手术的目的是疏通肺动脉狭窄,修补室间隔缺损。矫治手术的必备条件为:足够的左心室舒张末期容量和两侧肺动脉发育良好。目前已有越来越多的外科医生主张有症状的新生儿和婴儿应采取一期矫治手术。对无症状或症状轻者,1~2 岁时施行择期手术。

姑息手术的目的是增加肺动脉血流,改善动脉血氧饱和度,促进左心室和肺动脉发育,为矫治手术创造条件。以往新生儿与婴儿法洛四联症矫治手术死亡率较高,姑息手术应用较多。目前矫治手术疗效改善,姑息手术仅用于左心室容量太小、两侧肺动脉发育差或冠状动脉畸形影响矫治时右室流出道补片的婴儿病例。

无论应用矫治或姑息手术,手术禁忌证为顽固心力衰竭、呼吸衰竭、严重肝肾功能损害或严重而广泛的肺动脉及其分支狭窄。

(2)手术方法

1)姑息手术:在体循环与肺循环之间造成分流,以增加肺循环的血流量,使氧合血液得以增加。有锁骨下动脉与肺动脉的吻合、主动脉与肺动脉的吻合、腔静脉与右肺动脉的吻合、右室流出道补片扩大术等方法。

姑息性手术并不能改变心脏本身的畸形,但可为将来做纠治性手术创造条件。姑息性手术的常见并发症为乳糜胸、Horner 综合征、手术侧上肢缺血性痉挛、肺水肿、感染性心内膜炎、假性动脉瘤等。

2)矫治手术:在体外循环的条件下切开心脏修补心室间隔缺损,切开狭窄的肺动脉瓣或肺动脉,切除右心室漏斗部的狭窄,是彻底纠正本病畸形的方法,疗效好。

矫治手术的常见并发症为低心排出量综合征、残余室间隔缺损和心律失常等。

3. 法洛四联症的预后 儿童期未经手术治疗者预后不佳,多于 20 岁以前死于心功能不全、脑血管意外、感染性心内膜炎等并发症。

【教师注意事项】

本部分主要讨论小儿法洛四联症治疗的方案选择,引导学生评价患者的治疗方案,引出法洛四联症治疗方法及手术时机选择。

【本幕小结】

通过对患儿的全面检查,最终诊断为法洛四联症,经过讨论,先行内科治疗,防治脑缺血发作,待发育到近 2 岁时,再次行 B 超、心导管、心电图检查,了解肺血管、右室发育情况,若发育尚好,再考虑外科手术治疗。

第九节　妮妮发热抽筋了！该怎么办

【学习目标】

掌握上呼吸道感染流行病学,高热惊厥的发病机制、临床表现、诊断标准、并发症及其防治。

1. 基础医学

(1) 小儿呼吸系统的解剖特点。

(2) 急性上呼吸道感染的病因、发病机制和病理学基础。

(3) 惊厥的定义及发病机制。

(4) 发热的病因及其机制。

2. 临床医学

(1) 小儿呼吸系统常见症状、常见疾病。

(2) 急性上呼吸道感染的临床分型及其症状。

(3) 急性上呼吸道感染的诊断及其鉴别诊断。

(4) 急性上呼吸道感染的治疗及预防。

(5) 急性惊厥的诊断及鉴别诊断。

(6) 急性发热、惊厥该如何处理。

3. 人文医学

(1) 急性上呼吸道感染的流行病学特点。

(2) 急性惊厥患儿的家庭护理。

(3) 日常生活中该如何防治上呼吸道感染。

【关键词】

发热;惊厥;急性上呼吸道感染;抗生素;抗病毒药物

【时间分配】

1. 学生讨论时间 50 分钟。

2. 学生总结时间 20 分钟。

3. 教师总结与讲评 10 分钟。

【教学建议】

依学生多少(如 6~8 人)分别查寻问题所在,以问题导向方式列出重点。以上**呼吸道感染及惊厥的原因和发病机制,病史询问技巧,重点体格检查,相关辅助检查,诊断、治疗及预后**为主要学习目标。重点内容讨论时间约占 80%,其余内容讨论时间约占 20%。讨论结束后一周内每人须交一篇小组讨论记录和自我评估,由小组长收齐送交指导老师。主要内容应包括:讨论内容概要,参加讨论的感想、贡献,自己在组织材料和讨论中的优缺点,参与讨论时的困难(知识面、技术面、情绪面等),今后可能采取的对策;也可以评价讨论小组的整体水平、其他队员的参与度,如参与讨论的积极性、聆听态度、沟通协调、课前准备、表达能力等,作为成绩的参考及将来改进教案的参考。

第　一　幕

妮妮是个两岁的小女孩,昨天晚上开始出现发烧,体温在 38℃ 左右。今日早上,妮妮很怕冷并且打寒战,妈妈感觉孩子又高烧了,抱着妮妮就往医院赶。在出租车上妮妮抽筋了! 只见妮妮双眼凝视,妈妈大声叫她怎么也呼之不应,口唇发绀,双手强直,无大小便失禁,妈妈急得直掐妮妮人中,抽筋持续约 2 分钟后症状缓解。到了医院,妈妈抱着妮妮直奔儿科急诊,作为接诊大夫,你详细地询问了病情。妈妈说妮妮以往没有类似抽筋的病史发作,近来没有咳嗽、流涕,也没有呕吐、腹泻,食欲正常,精神欠佳,睡眠尚好。

【提示问题】

1. 你觉得初步诊断是什么? 鉴别诊断呢?

2. 发热的机制、分度标准有哪些? 为何会引发惊厥?

3. 为明确诊断,你将做哪些检查?

【主要讨论内容】

1. 急性发热的诊断思路。

2. 急性上呼吸道感染的病因及发病机制。

3. 引起急性惊厥发作的原因。

【教师参考重点】

1. 急性发热的诊断思路　急性发热通常指病程在 1 周内的发热症状,按致病原因可分为两大类。

(1) 急性感染性发热疾病

常见疾病:细菌、病毒、立克次体、螺旋体及寄生虫感染。如感冒、肝炎、脑膜炎、肺炎、伤寒、痢疾、结核。

急性感染的表现:①突然起病;②可有寒战;③呼吸的症状,如咽痛、流涕、咳嗽;④全身不适感,伴肌痛或关节痛、畏光、眼痛、头痛;⑤恶心、呕吐或腹泻;⑥淋巴结或脾的急性肿大;⑦脑膜刺激症状;⑧白细胞计数增高或减低。

(2) 急性非感染性发热疾病:常见:风湿热、药物热、红斑狼疮、急性胰腺炎、急性溶血、烧伤、白血病、甲状腺危象、脱水、痛风、恶性高热、脑出血、癌症。

按发热的高低可将发热为为以下四度

低　　热:37.3~38℃

中等度热:38.1~39℃

高　　热:39.1~41℃

超高热:41℃以上

2. 急性上呼吸道感染的病因及发病机制　急性上感约有 70%~80% 由病毒引起,包括鼻病毒、冠状病毒、腺病毒、流感和副流感病毒以及呼吸道合胞病毒、埃可病毒和柯萨奇病毒等。另有 20%~30% 的上感为细菌引起,可单纯发生或继发于病毒感染之后发生,以口腔定植菌溶血性链球菌为多见,其次为流感嗜血杆菌、肺炎链球菌和葡萄球菌等,偶见革兰阴性杆菌。但接触病原体后是否发病,还取决于传播途径和人群易感性。淋雨、受凉、气候突变、过度劳累等可降低呼吸道局部防御功能,致使原存的病毒或细菌迅速繁殖,或者直接接触含有病原体的患者喷嚏、空气以及污染的手和用具诱发本病。老幼体弱、免疫功能低下或有慢性呼吸道疾病如鼻窦炎、扁桃体炎者更易发病。

3. 引起急性惊厥发作的原因

(1) 感染性病因

1) 颅内感染:如由细菌、病毒、寄生虫、真菌引起的脑膜炎和脑炎。常表现为反复而严重的惊厥发作,大多出现在疾病初期或极期,伴有不同程度意识障碍和颅压增高表现,脑脊液检查对诊断和鉴别诊断有较大帮助。

2)颅外感染:非颅内感染性疾病引起的惊厥发作。

① 热性惊厥:是儿科最常见的急性惊厥。

② 感染中毒性脑病:大多并发于败血症、重症肺炎、菌痢、百日咳等严重细菌性感染疾病中,与感染和细菌病毒导致急性脑水肿有关。通常于原发病极期出现反复惊厥、意识障碍与颅压力增高症状。检查脑脊液除发现压力增高外,常规、生化均正常。

(2)非感染性病因:

1)颅内疾病:

① 颅脑损伤与出血:如颅脑外伤和脑血管畸形等各种原因引起的颅内出血,伤后立即起病,反复惊厥伴意识障碍和颅压增高,头CT对诊断有重要价值。

② 先天发育畸形:如颅脑发育异常、脑积水、神经皮肤综合征等。大多表现为反复癫痫发作,少数呈急性惊厥表现,常伴有智力和运动发育落后。

③ 颅内占位性病变:如天幕上、大脑半球的肿瘤、囊肿或血肿等。除反复惊厥发作外,伴颅压增高和定位体征,病情进行性加重,头颅影像学检查对诊断起决定作用。

2)颅外(全身性)疾病

1)缺氧缺血性脑病:如分娩或生后窒息、溺水、心肺严重疾病等,窒息后立即起病,反复惊厥伴意识障碍和颅压增高,头颅影像学对诊断起重要作用。

2)代谢性疾病:包括:①水电解质紊乱:重度脱水、水中毒、低血钙、低血镁、低血钠、高血钠和低血糖症均可引起惊厥。患儿均有相应临床表现及其基础病因。血渗透压、电解质和血糖测定有助诊断,病因治疗能迅速控制惊厥发作;②肝、肾衰竭和 Reye 综合征:顽固惊厥伴严重肝、肾功能异常及电解质紊乱;③遗传代谢性疾病:常见如苯丙酮尿症、半乳糖血症等,表现为进行性加重的惊厥或癫痫发作,有异常代谢相关的特异特征,血、尿中代谢不全产物含量增高;④中毒:如杀鼠药、农药和中枢神经兴奋药中毒,大多有顽固惊厥发作伴意识障碍及肝、肾功能损伤。

【教师注意事项】

患者主要的症状为发热、惊厥,重点需要注意发热与惊厥的鉴别诊断。

【本幕小结】

1. 患儿以突起发热并惊厥为主要临床表现就诊。

2. 发热可分为感染性发热及非感染性发热。

3. 发热时的伴随症状对判断可能的疾病具有提示意义。

第 二 幕

你急忙给妮妮进行了体格检查:神清,体温 40.1℃。咽稍红,扁桃腺Ⅱ度肿大无渗出。心率 136bpm,律齐,心音有力,未闻及杂音。呼吸平稳,双肺呼吸音粗,未闻及啰音。肝、脾未及肿大。肠鸣音正常。四肢关节无红肿,活动正常,无病理性神经反射。

【提示问题】

1. 患儿的哪些体征有诊断学意义?现在诊断是什么?

2. 接下来应该做哪些辅助检查来进一步明确病因?

3. 小儿急性发热抽筋该如何处理?该如何与家长良好沟通?

【主要讨论内容】

1. 急性上呼吸道感染的诊断与鉴别诊断。

2. 小儿急性惊厥的诊断。

3. 应做的辅助检查及其意义。

4. 如何与危急病患儿的妈妈良好沟通。

【教师参考重点】

1. 急性上呼吸道感染的诊断与鉴别诊断 根据鼻咽部的症状和体征,结合周围血象和阴性胸部X线检查可作出临床诊断。一般无须病因诊断,特殊情况下可进行细菌培养和病毒分离,或病毒血清学检查等确定病原体。但须与初期表现为感冒样症状的其他疾病鉴别。

(1) 过敏性鼻炎:起病急骤,常表现为鼻黏膜充血和分泌物增多,伴有突发的连续喷嚏、鼻痒、鼻塞、大量清涕,无发热,咳嗽较少。多由过敏因素如螨虫、灰尘、动物毛皮、低温等刺激引起。如脱离变应原,数分钟至1~2小时内症状即消失。检查可见鼻黏膜苍白、水肿,鼻分泌物涂片可见嗜酸性粒细胞增多,皮肤针刺过敏试验可明确变应原。

(2) 流行性感冒:为流感病毒引起,可为散发,时有小规模流行,病毒发生变异时可大规模暴发。起病急,鼻咽部症状较轻,但全身症状较重,伴高热、全身酸痛和眼结膜炎症状。取患者鼻洗液中黏膜上皮细胞涂片,免疫荧光标记的流感病毒免疫血清染色,置荧光显微镜下检查,有助于诊断。近来已有快速血清PCR方法检查病毒,可供鉴别。

(3) 急性气管、支气管炎:表现为咳嗽、咳痰,鼻部症状较轻,血白细胞可升高,X线胸片常可见肺纹理增强。

(4) 急性传染病前驱症状:很多病毒感染性疾病前期表现类似,如麻疹、脊髓灰质炎、脑炎、肝炎、心肌炎等病。患病初期可有鼻塞、头痛等类似症状,应予重视。如果在上呼吸道症状一周内,呼吸道症状减轻但出现新的症状,需进行必要的实验室检查,以免误诊。

2. 小儿急性惊厥的诊断

(1) 病史

1) 年龄:新生儿期:颅脑损伤、颅内畸形、颅内感染、代谢紊乱;1~6个月:颅内感染、低钙、婴儿痉挛;6个月以上:颅内感染、中毒性脑病、癫痫发作、颅脑外伤。

2) 季节:夏秋季节——毒痢、乙脑、低血糖症;冬春季节——流脑、肺炎、中毒性脑病、VitD缺乏性低钙惊厥。

(2) 体检

1) 体温和生命体征。

2) 意识状态。

3) 脑膜刺激征及锥体束征。

4) 其他:原发疾病、瘀点、瘀斑、休克、心律紊乱。

(3) 实验室检查

1) 三大常规:毒痢,白细胞计数。

2) 选择性生化检查:血糖、Ca^{2+}、Mg^{2+}、Na^+、肝肾功能。

3) 脑脊液检查:疑有颅内病变者。

4) 其他:EEG、头CT/MRI。

(4) 热性惊厥诊断标准

1) 最低标准

① 首发年龄在 4 个月 ~3 岁,最后复发年龄 <7 岁。

② 发热 >38.5℃(腋温),先发热后惊厥或同时出现,惊厥多发于发热 24 小时内。

③ 全身性抽搐伴短暂意识丧失,持续数分钟,发作后很快清醒。

④ 无中枢神经系统器质性疾病、感染及外伤。

⑤ 常伴有呼吸、消化系统等急性感染。

2) 辅助标准

① 惊厥发作 2 周后脑电图正常。

② 脑脊液常规检查正常。

③ 体格和智力发育史正常。

④ 有遗传倾向。

3. 应做的辅助检查及其意义 三大常规、胸片、肝肾功能、电解质、呼吸道病毒抗体全套、咽拭子培养、脑电图,必要时腰椎穿刺检查或头颅 CT 或 MRI。

(1) 血液检查:因多为病毒性感染,白细胞计数常正常或偏低,伴淋巴细胞比例升高。细菌感染者可有白细胞计数与中性粒细胞增多和核左移现象。

(2) 尿液检查:由于某些肾小球疾病(如急性肾小球肾炎、急进性肾小球肾炎)的发生以上感为首发症状,而这些疾病都有可能在尿液常规检查中有所表现,如血尿、蛋白尿等,故尿液常规检查可以起到鉴别诊断的作用。

(3) 病原学检查:因病毒类型繁多,且明确类型对治疗无明显帮助,一般无须明确病原学检查。需要时可用免疫荧光法、酶联免疫吸附法、血清学诊断或病毒分离鉴定等方法确定病毒的类型。细菌培养可判断细菌类型并做药物敏感试验以指导临床用药。

(4) 肝肾功能、电解质检查:除了可以了解患儿因本病对肝肾等重要脏器功能的影响,发现其他可能隐藏的疾病,亦能在治疗过程中给予帮助,如抗生素药物使用的种类及剂量的选择。

由于发热及惊厥的发生,患者伴随有水、电解质及酸碱平衡紊乱,电解质检查可发现问题并及时纠正,以便配合其他的治疗;并且可以对惊厥的原因进行相关的鉴别。

【教师注意事项】

1. 根据目前的资料尚不能明确诊断,初步考虑为上呼吸道感染引起的高热惊厥,进而引出高热惊厥的诊断标准。

2. 引导学生讨论儿童高热惊厥的治疗原则。

【本幕小结】

患儿经过初步检查,考虑为上呼吸道感染引起的高热惊厥。需马上接受退热、抗惊厥治疗。

第 三 幕

妈妈在一旁急得直掉眼泪,着急地问你该怎么办?你一边安慰妈妈,一边嘱咐护士给予安乃近、苯巴比妥肌注。

半小时后辅助检查结果出来了,血常规 WBC 7.9×10^9/L,N 65.6%,L 34%,RBC 3.65×10^{12}/L,PLT 212×10^9/L,HB 126g/L;CRP 6mg/L。大小便常规正常。脑电图未见明显异常。

一小时后测体温 38.1℃,这时妮妮在妈妈怀里睡着了,你又给孩子听了听心肺部,开了点药,让妈妈带妮妮回家休息,并嘱咐了一些注意事项。

3 天后复诊,妮妮症状好转,烧退了,再也没有抽筋了。

【提示问题】

1. 上述检查结果有何意义?最终诊断是什么?

2. 该病该如何治疗?

3. 遇到惊厥应该怎么办(在家里或医院的处理方法)?

4. 高热惊厥患儿如何护理?

5. 你应该给妈妈嘱咐哪些内容?

【主要讨论内容】

1. 治疗方案。

2. 发热时退热时机的选择。

3. 急性惊厥发作时的护理。

【教师参考重点】

1. 治疗方案

(1) 原则:加强护理;抗生素、抗病毒药物的应用;对症支持治疗:补液、降温。

(2) 急性上呼吸道感染的治疗:由于目前尚无特效抗病毒药物,以对症处理为主,同时戒烟,注意休息,多饮水,保持室内空气流通和防治继发细菌感染。

1) 对症治疗:对有急性咳嗽、鼻后滴漏和咽干的患者应给予伪麻黄碱治疗以减轻鼻部充血,亦可局部滴鼻应用。必要时适当加用解热镇痛类药物。

2) 抗菌药物治疗:目前已明确普通感冒无须使用抗菌药物。除非有白细胞升高、咽部脓苔、咯黄痰和流鼻涕等细菌感染证据,可根据当地流行病学史和经验用药,可选口服青霉素、第一代头孢菌素、大环内酯类或喹诺酮类。极少需要根据病原菌选用敏感的抗菌药物。

3) 抗病毒药物治疗:由于目前有因滥用造成流感病毒耐药现象,所以如无发热,免疫功能正常,发病超过 2 天一般无须应用。对于免疫缺陷患者,可早期常规使用。利巴韦林和奥司他韦(oseltamivir)有较广的抗病毒谱,对流感病毒、副流感病毒和呼吸道合胞病毒等有较强的抑制作用,可缩短病程。

(3) 热性惊厥治疗

1) 长时间发作时,应置患儿于卧位,保持呼吸道通畅,吸氧。

2) 立即静脉缓慢注入地西泮(安定),每次 0.2~0.5mg/kg,或用 0.5mg/kg 的地西泮(安定)灌肠,如 20~30 分钟仍不见效,可重复 1 次。

3) 如有多次发作或惊厥状态,应于地西泮(安定)控制发作后,立即予 1 次负荷剂量的苯巴比妥钠 10~12mg/kg,然后口服维持剂量苯巴比妥钠每日 3~6mg/kg。地西泮(安定)静脉注射及负荷剂量苯巴比妥钠均可致呼吸抑制,应事先做好人工呼吸的准备。

4) 与此同时,应采取冷水擦浴、头部冰帽、冷盐水灌肠等物理降温和使用解热药物。

5) 惊厥持续状态并出现颅内压增高时,应采用 20% 甘露醇或呋塞米等降颅压。

6) 为防止其复发,国内外学者一致主张使用抗癫痫药物,而预防用药的主要对象是有复发危险的热性惊厥患儿,用药方法有两种。一是,间歇短程用药:平时不用药,一旦发热立即用药,至发热疾病痊愈。一般口服地西泮(安定)每日 0.6~0.8mg/kg,首剂量可达 0.5mg/kg 以尽快达到有效血浓度。地西泮(安定)溶液灌肠 0.2~0.45mg/kg 给药时 20 分钟达治疗浓度;7mg/kg 给药时 3~5 分钟即可达治疗浓度,疗效可维持 1~2 小时。但有些患儿发热至惊厥的时间短暂,可使预防用药无效;二是,长期连续用药:效果确实,疗程一般 2 年。停药须药量递减,减量时间另需半年。国内外学者一致认为,长期连续用药方式采用苯巴比妥和丙戊酸钠最为有效,苯妥英钠效果不佳,卡马西平无作用。苯巴比妥每日 4~5mg/kg,分 2 次口服。丙戊酸钠每日 20~30mg/kg,分 3 次口服。应用时任选其一。此两药对患儿智力无影响,但长期服用苯巴比妥可出现注意力不集中,服用丙戊酸钠仅少数患儿有恶心、呕吐等胃肠道反应。

7)明确病因进行病因治疗。

2. 发热时退热时机的选择　　发热是人体的抗感染机制之一,发热时人体内各种免疫功能(即人体抵抗力)指标均优于体温正常时,因此发热对疾病的恢复是有利的。但是高热往往对人体又会产生不利影响:如消耗过多能量,使人食欲减退、乏力、全身不适,5 岁以下儿童,尤其是 6 个月至 3 岁还有发生高热惊厥的危险。

当孩子发热时要权衡利弊,再决定是否予以退热处理。2 个月 ~5 岁的发热患儿如果玩耍如常,机敏活泼则不必用退热药。世界卫生组织(WHO)建议,在一般情况下,退热治疗应该只用于高热的幼儿,即肛门温度≥39℃。但不要苛求体温完全降至正常,发热毕竟是机体对感染的反应,适度的发热有利于疾病的恢复。但经常有高热惊厥发作的婴幼儿,一旦出现高热,就应服退热药、镇静药或置冷毛巾于头部,还可用酒精擦浴,达到及时降温、防止抽搐的目的。

3. 急性惊厥发作时的护理

(1)出现惊厥时,应立即将患儿平卧,解松领扣,头偏向一侧,使口腔分泌物易于流出,以免引起窒息。若出现窒息时,应立即吸出呼吸分泌物,施行人工呼吸。

(2)用缠有纱布的压舌板放入口腔内上、下齿之间(如没有压舌板可用铝匙柄外面裹以手帕),以防舌被咬伤。

(3)保持环境安静,减少对患儿的刺激,惊厥发作不可将患儿抱起或高声呼叫。

(4)有高热时,应给以物理或药物降温。如惊厥发作时间较长,无论有无发绀,均应给以吸氧,以减轻脑缺氧。

(5)惊厥发作时,禁忌任何饮食,包括饮水。待惊厥停止、神志清醒后根据病情适当给以流质或半流质。

(6)必要时可用针刺人中、合谷等穴位。

(7)迅速送医院就医,并向医生反映抽搐开始时间、抽搐次数、持续时间、抽搐部位、两眼有否凝视或斜视、大小便有无失禁以及解痉后有无嗜睡现象等。以便诊断和处理。

国内有学者研究过护理干预在小儿发热治疗中的重要作用,认为儿科护理工作者对小儿发热这一急症要有正确的认识,治疗过程适时进行护理干预,对患儿家长适时进行形式多样、内容丰富多彩的小儿发热家庭护理及健康宣教指导,尤其是有高热惊厥史的患儿家长对小儿发热知识有了相关的了解和掌握,缓解了家长们焦虑、恐惧的情绪,积极有效地配合治疗,有效地保证了小儿的用药安全,防止了解热镇痛药滥用、重叠使用、多次使用等现象,也有效地减少了抗生素的滥用,保证了小儿的身心健康和用药安全,有效降低了惊厥患儿的复发率,起到了重要的作用。

【教师注意事项】

本部分主要讨论治疗热性惊厥的药物选择以及如何进行治疗方案的调整,通过引导学生评价患儿的治疗方案,引出治疗上呼吸道感染药物的种类、作用机制、副作用以及抗高热惊厥治疗方案等。

【本幕小结】

患儿最终诊断为上呼吸道感染合并高热惊厥,经过退烧、抗惊厥治疗后症状明显好转。

(薛海虹　夏　强)

第八章　其他学科案例

第一部分　神经病学问题导向学习课程

第一节　致命的急症

【学习目标】

掌握脑出血的特点、发病机制、临床表现、诊断方法、诊断标准、并发症及防治。

1. 基础医学

(1) 神经系统的解剖。

(2) 脑的血液循环。

(3) 脑出血的病理变化。

2. 临床医学

(1) 神经系统疾病的诊断思路。

(2) 神经系统的体格检查。

(3) 脑出血的病因及发病机制。

(4) 脑出血的临床表现、辅助检查、诊断、鉴别诊断、治疗原则及方案。

3. 人文医学

(1) 脑出血在我国的流行病学特点。

(2) 脑出血的预后。

【关键词】

神经系统解剖;瘫痪;定位定性;脑出血;体格检查

【时间分配】

1. 学生讨论时间 50 分钟。

2. 学生总结时间 20 分钟。

3. 教师总结与讲评 10 分钟。

【教学建议】

依学生多少(如 6~8 人)分配任务,提出问题,以问题导向方式列出学习重点,查找资料。以**神经系统解剖定位、神经系统体格检查、脑出血**等为主要学习目标。重点内容讨论时间约占 80%,其余内容讨论时间约占 20%。讨论结束后一周内每人须交一篇小组讨论记录和自我评估,由小组长收齐送交指导老师。主要内容应包括:讨论内容概要,参加讨论的感想、贡献,自已在组织材料和讨论中的优缺点,参与讨论时的困难(知识面、技术面、情绪面等),今后可能采取的对策;也可以评价讨论小组的整体水平、其他队员的参与度,如参与讨论的积极性、聆听态度、沟通协调、课前准备、表达能力等,作为成绩的参考及将来改进教案的参考。

第 一 幕

50 岁的陈先生约在 3 小时前因工作的事跟下属争吵,情绪激动后突然出现头痛、言语不清,右侧肢体没有力气,活动受限制而摔倒。公司同事急忙把他送来我院就诊,正在急诊的你接诊了他,向送他来的同事详细询问了当时的情况,这时陈先生的爱人也赶了过来,爱人说她家老陈是一名业务经理,工作非常繁忙,经常加班,应酬也多,有高血压病和糖尿病 10 多年了,平常吃药也不是很规律。

【提示问题】

1. 该患者的病因及可能的诊断是什么?

2. 神经系统的诊断思路是怎样的?和其他系统疾病有什么不同?

3. 为了进一步确诊,还应该询问哪些病史?神经系统的体格检查如何进行,包含哪些内容?各有何意义?

【主要讨论内容】

1. 神经系统的诊断思路。

2. 瘫痪的定位诊断。

3. 神经系统的主要体格检查项目及方法。

【教师参考重点】

1. 神经系统的诊断思路 神经系统疾病的诊断,是根据一般查体与神经系统检查所获得的资料,结合有关实验室检查,加以分析而推断出来的。一般分为定位和定性诊断两方面。

由于神经系统各部位的解剖结构和生理功能不同,当损伤时即出现不同的神经功能障碍,表现出不同的临床症状和体征,定位诊断是根据这些症状和体征,结合神经解剖、生理和病理知识,推断其病灶部位的一种诊断过程。定性诊断乃系确定病变的病理性质和原因,即对疾病作出病理、病因诊断的过程。

2. 瘫痪的定位诊断

(1) 周围(下)运动神经元。

(2) 中枢(上)运动神经元:①皮质脑干束;②皮质脊髓束。

瘫痪是指肌肉的收缩无力至完全不能。根据其无力程度分为不完全性瘫痪(轻瘫、肌力检查为 1~4 度)和完全性瘫痪(肌力为 0 度)两种。产生瘫痪的原因有三种:

1) 神经源性瘫痪:根据运动通路受损的部位又分为:①上运动神经元性瘫痪;②下运动神经元性瘫痪。

2) 肌源性瘫痪:肌肉本身或神经肌接头部位病变所引起的瘫痪。

3) 功能性瘫痪:为癔症引起的瘫痪,具体需参考《精神病学》。

瘫痪的定位可根据临床上肢体瘫痪的部位和范围,按单瘫、双下肢瘫、偏瘫和四肢瘫分别进行定位诊断如下:

(1) 单瘫(指一个肢体或一个肢体的某一部分的瘫痪)的定位诊断

1) 大脑皮质运动区(前中央回)损害。

2) 脊髓半横贯性病变。

3) 脊髓前角病变。

4) 脊神经前根病变。

5) 神经丛损害。

6) 神经干病变。

(2) 双下肢瘫痪的定位诊断

1) 双侧旁中央小叶病变。

2) 脊髓病变:①脊髓横贯性损害;②脊髓其他损害。

3) 双侧腰骶神经根病变。

(3) 偏瘫的定位诊断

1) 大脑皮质损害。

2) 内囊病变。

3) 半卵圆中心病变。

4) 脑干病变。

5) 脊髓病变。

(4) 四肢瘫的定位诊断

1) 大脑皮质和皮质下广泛病变。

2) 脑干双侧病变。

3) 颈髓双侧病变:①颈髓横贯性损害;②其他脊髓损害。

4) 周围神经损害。

5) 肌源性瘫痪。

(5) 感觉障碍的定位诊断

由于感觉通路各部位损害后,所产生的感觉障碍有其特定的分布和表现,故可根据感觉障碍区的分布特点和改变的性质,判定感觉通路损害的部位。临床可分为以下几型

1) 末梢型。

2) 神经干型。

3) 神经根型。

4) 脊髓传导束型。

5) 脑干损害。

6) 内囊损害。

3. 神经系统的主要体格检查项目及方法

(1) 脑神经检查

1) 视神经。

2) 动眼、滑车、展神经。

3) 三叉神经。

4) 面神经。

5) 舌咽神经。

6) 舌下神经。

(2) 运动系统检查

1) 肌力。

2) 肌容积。

3）肌张力。

4）共济运动。

5）不自主运动。

6）姿势步态改变。

（3）感觉系统检查

1）浅感觉。

2）深感觉。

3）复合感觉。

（4）反射检查

1）浅反射。

2）腱反射。

3）病理反射。

4）脑膜刺激征。

【教师注意事项】

1. 患者主要的症状为突发右侧肢体无力，活动受限，且言语不清，其间伴头痛，重点需要注意突发肢体无力的鉴别诊断。

2. 患者有高血压 10 年，血压控制不佳，糖尿病 10 年，发病前患者情绪激动，应考虑脑血管疾病可能。

【本幕小结】

患者以突发右侧肢体无力，活动受限，且言语不清，其间伴头痛为主要临床表现就诊。患者有高血压 10 年，血压控制不佳，糖尿病 10 年，发病前患者情绪激动。

第 二 幕

你赶紧为陈先生进行了详细的体格检查：BP 198/101mmHg，R 15 次 / 分，P 100 次 / 分，T 37℃。言语不清，查体不合作，颈强 2 横指，双侧瞳孔等大等圆，对光反射灵敏，D=3.0mm。右鼻唇沟变浅，口角左歪，伸舌偏右。右上肢肌力Ⅱ级，右下肢肌力Ⅲ级，腱反射存在，右 Babinski 征（+）、Chaddock 征（+）。右侧面部、肢体深浅感觉减退。

【提示问题】

1. 根据病史和体检是否可以确定病变部位？诊断又是什么？

2. 脑出血的常见病因是什么？脑出血的病理变化如何？

3. 脑出血的临床表现有哪些？需要与哪些疾病鉴别？

【主要讨论内容】

1. 脑出血的流行病学特点及常见病因。

2. 脑血流供应特点。

3. 脑出血的临床表现及体征。

4. 脑出血的辅助检查。

5. 脑出血的鉴别诊断。

【教师参考重点】

1. 脑出血的流行病学特点及常见病因　脑出血是指由脑部动脉、静脉或毛细血管破裂引起的脑实质内和脑室内出血，其中动脉破裂最为常见。基底节区壳核出血最多见，约占

50%~70%，大脑皮质下出血占 15%，小脑出血占 10%，原发性脑干出血占 10% 左右。

高血压和动脉硬化是脑出血的主要因素。其发病机理可能与下列因素有关：①脑内小动脉的病变；②微小动脉瘤。

2. 脑血流供应特点 脑部的血液供应极为丰富，主要来自两侧的颈动脉和椎 - 基底动脉系统。

3. 脑出血的临床表现 本病多见于高血压病史和50岁以上高血压患者，60~70岁更多见。多在情绪激动、劳动或活动以及暴冷时发病，少数可在休息或睡眠中发生。寒冷季节多发。

(1) 全脑症状：①意识障碍；②头痛与呕吐；③去大脑性强直与抽搐；④呼吸与血压；⑤体温；⑥瞳孔与眼底；⑦脑膜刺激征。

(2) 局限性神经症状：与出血的部位、出血量和出血灶的多少有关：①脑基底区出血；②脑叶性出血；③脑室出血；④桥脑出血；⑤小脑出血。

(3) 并发症：①消化道出血；②脑 - 心综合征；③呼吸道不畅与肺炎。

4. 脑出血的辅助检查

(1) 头颅 CT 检查为首选，诊断率可达 100%。

(2) 头颅 MRI。

(3) 脑血管造影。

(4) 脑脊液检查。

(5) 脑电图。

(6) 同时要进行血、尿常规，血糖，肝功，肾功，凝血功能，血离子及心电图等检查，有助于了解患者的全身状态。

5. 脑出血的鉴别诊断

(1) 与脑梗死、脑栓塞和蛛网膜下腔出血鉴别，具体见表 8-1。

表 8-1 常见脑血管疾病鉴别诊断表

	缺血性脑血管疾病		出血性脑血管疾病	
	脑血栓形成	脑栓塞	脑出血	蛛网膜下腔出血
发病年龄	老年人(65 岁以上)多见	35~45 岁多见	中老年(40~60 岁)多见	各年龄组均见，以青壮年多
常见病因	动脉粥样硬化	脑栓塞	高血压	动脉瘤(先天性、动脉硬化性)，血管畸形
TIA 史	较多见	少见	少见	无
起病时状态	多在静态时	不定，多由静态到动态	多在动态(激动、活动)时	同左
起病缓急	较缓(以时、日计)	最急(以秒、分计)	急(以分、时计)	急骤(以分计)
意识障碍	无或轻度	少见，短暂	多见，持续	少见，短暂
头痛	多无	少见	多有	剧烈
呕吐	少见	少见	多有	最多见
血压	正常或增高	多正常	明显增高	正常或增高
瞳孔	多正常	多正常	患侧有时大	多正常

续表

	缺血性脑血管疾病		出血性脑血管疾病	
	脑血栓形成	脑栓塞	脑出血	蛛网膜下腔出血
眼底	动脉硬化	可见动脉栓塞	动脉硬化,可见视网膜出血	可见玻璃体膜下出血
偏瘫	多见	多见	多见	无
脑膜刺激征	无	无	可有	明显
脑脊液	多正常	多正常	压力增高,含血	压力增高,血性
CT 检查	脑内低密度灶	脑内低密度灶	脑内高密度灶	蛛网膜下腔高密度灶

(2) 与外伤性颅内血肿,特别是硬膜下血肿鉴别。

(3) 对发病突然,迅速昏迷,局部体征不明显的患者,应与引起昏迷的全身性疾病鉴别。

【教师注意事项】

1. 根据目前的资料已经可以明确诊断,需引导学生考虑患者诊断为脑出血,进而引出脑出血的诊断方法及标准。

2. 引导学生讨论该接受哪些治疗,进而引出脑出血的治疗原则。

【本幕小结】

患者经过进一步检查,根据影像学结果及临床表现,诊断为急性脑出血。需接受相关治疗。

第 三 幕

陈先生检查的颅脑 CT 结果出来了,提示基底节区有一片状高密度影,边界清。立即给予心电监护、吸氧、脱水降颅压、降血压及对症支持治疗,陈先生病情好转后出院,后复查颅脑 CT 出血部分吸收较好。

【提示问题】

1. 根据现有结果可否确诊?

2. 上述处理是否正确?脑出血应该如何治疗?

3. 脑出血的影像学特点有哪些?

4. 脑出血的预后如何?

【主要讨论内容】

1. 脑出血的治疗。

2. 脑出血的影像学特点。

3. 脑出血的病程及预后。

【教师参考重点】

1. 脑出血应如何治疗

基本原则:脱水降颅压,减轻脑水肿;调整血压,防止继续出血;减轻血肿造成的继发性损害,促进神经功能恢复;防止并发症。

(1) 急性期

1) 内科治疗:①一般治疗;②调整血压;③降低颅内压;④注意热量补充和水、电解质及酸碱平衡;⑤防治并发症。

2) 手术治疗:进行开颅清除血肿术或行血肿穿刺疗法,目的在于消除血肿,解除脑组织受压,有效地降低颅内压,改善脑血液循环以求挽救患者生命,并有助于神经功能的恢复。

（2）恢复期

治疗的主要目的为促进瘫痪肢体和语言障碍的功能恢复,改善脑功能,减少后遗症以及预防复发。

1）防止血压过高和情绪激动,避免再次出血。

2）功能锻炼。

3）药物治疗。

4）理疗、体疗及针灸等。

2. 脑出血的影像学特点　脑出血后形成颅内血肿。将脑出血分为三期:急性期〔血肿形成)、吸收期、囊腔形成期(囊变)。急性期为新鲜血肿,可出现周围脑水肿和占位效应;吸收期时血肿内的红细胞分解,血块液化,血肿周围出现吞噬细胞,坏死组织开始被清除,出现毛细血管丰富的肉芽组织,囊腔形成期时坏死组织完全被清除,同时血肿周围的胶原纤维增生,进而形成囊腔,以后囊腔逐渐缩小。

（1）CT 特点:均一高密度影,边界清。发病部位多在基底节,其他在丘脑、大脑半球各叶、脑干、小脑。血肿形态,基底节血肿肾形多见。多为单发。脑出血破入脑室及蛛网膜下腔中,在相应部位出现高密度影。血肿和血肿周围水肿(在血肿周围形成低密度带可引起占位效应,表现为脑室受压,中线结构移位)。

（2）MRI 特点:出血后,血管外红细胞中的血红蛋白经历了:氧合血红蛋白→去氧血红蛋→亚铁血红蛋白→正铁血红蛋白变化,铁也经历了二价铁→三价铁的变化。在 T_1 加权像上经历了:无变化→高信号,而 T_2 加权像上经历了:低信号→高信号。系因去氧血红蛋白有缩短 T_2 作用,对 T_1 不起作用,细胞外正铁血红蛋白有延长 T_2 作用,而细胞内及外正铁血红蛋白起缩短 T_1 作用所致。

3. 脑出血的病程及预后　影响病程及预后的因素有:①血肿较大,严重脑组织破坏,且引起持续颅内增高者,预后不良。血肿破入脑室者其预后更严重;②意识障碍明显者;③并发上消化道出血者;④瞳孔一侧散大者(脑疝形成者);⑤高烧;⑥七十岁以上高龄者;⑦并发呼吸道感染者;⑧复发出血;⑨血压过高或过低;⑩心功能不全。

出血量较少且部位较浅者,一般 1 周后血肿开始自然溶解,血块逐渐被吸收,脑水肿和颅内压增高现象逐渐减轻,患者意识也逐渐清醒,最终少数患者康复较好,多数患者则遗留不同程度偏瘫和失语等。

【教师注意事项】

本部分主要讨论脑出血的药物选择以及如何进行治疗方案的调整,引导学生评价患者的治疗方案,引出脑出血的治疗方案。

【本幕小结】

通过一系列的检查,最终诊断为脑出血,经过相关治疗后症状好转,复查 CT 血肿吸收良好,但因脑出血会发生偏瘫等并发症,所以出院后还应进行康复训练,以促进机体功能恢复。

第二节　不省人事的小熊

【学习目标】

掌握癫痫的流行病学特点、分类、发病机制、临床表现、诊断标准及其防治。

1. 基础医学

(1) 意识障碍的发生机制,抽搐和惊厥的病因。

(2) 抗癫痫药物的作用机制及药代动力学特征。

(3) 抗癫痫药物的不良反应及药物相互作用。

2. 临床医学

(1) 癫痫的定义及分类。

(2) 癫痫的病史采集、体格检查及实验室检查手段。

(3) 癫痫的诊断原则、病因诊断及鉴别诊断。

(4) 抗癫痫药物的选择,单药、多药治疗原则。

(5) 癫痫治疗中的开始用药、终止用药及药物检测。

(6) 癫痫的外科治疗。

(7) 癫痫持续状态的治疗。

(8) 脑电图的原理及其在癫痫领域中的应用价值。

3. 人文医学

(1) 癫痫患者日常生活的健康指导。

(2) 癫痫患者的随访。

【关键词】

意识障碍;抽搐;癫痫;脑电图;抗癫痫药物;AED

【时间分配】

1. 学生讨论时间 50 分钟。

2. 学生总结时间 20 分钟。

3. 教师总结与讲评 10 分钟。

【教学建议】

依学生多少(如 6~8 人)分配任务,提出问题,以问题导向方式列出学习重点,查找资料。以**意识障碍**、**抽搐**、**癫痫**、**脑电图**、**抗癫痫药物**、**AED** 等为主要学习目标。重点内容讨论时间约占 80%,其余内容讨论时间约占 20%。讨论结束后一周内每人须交一篇小组讨论记录和自我评估,由小组长收齐送交指导老师。主要内容应包括:讨论内容概要,参加讨论的感想、贡献,自己在组织材料和讨论中的优缺点,参与讨论时的困难(知识面、技术面、情绪面等),今后可能采取的对策;也可以评价讨论小组的整体水平、其他队员的参与度,如参与讨论的积极性、聆听态度、沟通协调、课前准备、表达能力等,作为成绩的参考及将来改进教案的参考。

第 一 幕

24 岁的小熊是一名建筑工人,平时身体很健康。今天吃早餐时突然意识丧失,约 5 分钟后发现自己被同事唤醒。同事告诉他,刚才他突然扑倒在地,不省人事,喊他不答应,四肢抽搐,双眼翻白眼。为了查明原因,小熊来到我院就诊,你热情地接诊了他。仔细询问了小熊的发病情况及相关病史,除了上述症状,还了解到小熊以往有轻微手抖动症状,有疫水接触史,吸烟 5 年,每天约 15 支。

【提示问题】

1. 可能是哪些疾病导致了患者的这些症状? 你的初步诊断是什么?

2. 意识障碍及抽搐有何临床意义?

3. 需要为患者做哪些进一步的检查(体格检查、实验室检查和特殊检查)？

4. 该患者可能的病因是什么？

【主要讨论内容】

1. 意识障碍的发生机制。

2. 意识障碍的临床表现。

3. 抽搐和惊厥的病因。

4. 癫痫的定义。

5. 癫痫的分类。

6. 癫痫的病史采集。

【教师参考重点】

1. 意识障碍的发生机制　由于脑缺血、缺氧,葡萄糖供给不足、酶代谢异常等因素可引起脑细胞代谢紊乱,从而导致网状结构功能损害和脑活动功能减退,均可产生意识障碍。

2. 意识障碍的临床表现　意识障碍可有下列不同程度的表现。

(1) 嗜睡(somnolence)。

(2) 意识模糊(confusion)。

(3) 昏睡(stupor)。

(4) 昏迷(coma):①轻度昏迷;②中度昏迷;③深度昏迷。

3. 抽搐和惊厥的病因

(1) 脑部疾病:①感染;②外伤;③肿瘤;④血管疾病;⑤寄生虫病;⑥其他:a. 先天性脑发育障碍;b. 原因未明的大脑变性。

(2) 全身性疾病:①感染;②中毒:a. 内源性,b. 外源性;③心血管疾病;④代谢障碍;⑤风湿病;⑥其他。

(3) 神经症。

4. 癫痫的定义　癫痫是一组由已知或未知病因所引起,脑部神经元高度同步化,且常具自限性的异常放电所导致的综合征。

5. 癫痫的分类

(1) 癫痫发作的类型:①强直阵挛发作;②部分性发作;③局限性运动症状发作;④躯体感觉或特殊感觉发作;⑤自动症;⑥失神发作;⑦肌阵挛发作;⑧失张力发作。

(2) 癫痫综合征:①大田原综合征(Ohtahara syndrome);②婴儿痉挛(West 综合征);③Lennox-Gastaut 综合征;④良性中央回发作;⑤儿童期获得性癫痫性失语(Landau Kleffner 综合征);⑥额叶癫痫;⑦颞叶癫痫;⑧枕叶癫痫。

(3) 癫痫持续状态。

6. 癫痫的病史采集　完整的病史包括:发作史、出生史、生长发育史、热性惊厥病史、家族史等,能够为诊断癫痫提供更多的线索。

【教师注意事项】

患者主要的症状为突然意识丧失伴抽搐,重点需要注意抽搐的鉴别诊断。

【本幕小结】

1. 患者以突然意识丧失伴抽搐为主要临床表现就诊,有轻微手抖动症状,有疫水接触史。

2. 抽搐的病因有脑部疾病、全身性疾病、神经症。

第 二 幕

你接着为小熊进行了详细的体格检查,记录如下:神志清楚,精神差,双瞳等大等圆,直径约 3mm,对光反射灵敏,伸舌居中,鼻唇沟对称,四肢肌力、肌张力正常,腱反射等称引出,病理征未引出,感觉未见异常,共济运动检查欠配合。

辅助检查:头颅 CT:头部未见明显异常。

三大常规检查—尿中红细胞、白细胞、上皮细胞轻度增高。活化的部分凝血酶原时间轻度延长。血清生化检查—总胆红素、直接胆红素上升。Cyc、β_2-MG、RBP 轻度上升。TCO_2 轻度下降,UA 698μmol/L,TC、TG 轻度上升,HDL-C 0.81mmol/L,LDL-C 4.16mmol/L,Lp(a)388mg/L,ApoA1、HBDH 轻度下降,ApoB 1.34g/L,Hs-CRP 8.48mg/L。

【提示问题】

1. 体格检查时,该患者有何异常体征?

2. 需要进一步做哪些检查? 各有什么意义?

3. 结合以上检查结果,你的最后诊断有哪些? 诊断依据是什么?

【主要讨论内容】

1. 癫痫的体格检查。

2. 癫痫的辅助检查。

3. 癫痫的其他实验室检查。

4. 脑电图原理及其在癫痫领域中的应用价值。

5. 癫痫的诊断原则。

6. 癫痫的病因诊断。

7. 癫痫的鉴别诊断。

【教师参考重点】

1. 癫痫的体格检查　包括一般内科系统查体和神经系统查体。

2. 癫痫的辅助检查

(1) EEG。

(2) 脑磁图(MEG)。

(3) 电子计算机 X 线体层扫描(CT)。

(4) 磁共振成像(MRI)。

(5) 单光子发射计算机断层扫描(SPECT)。

(6) 正电子发射断层扫描(PET)。

(7) 磁共振波谱(MRS)。

(8) 功能核磁共振(fMRI)。

3. 癫痫的其他实验室检查

(1) 血液学检查。

(2) 尿液检查。

(3) 脑脊液检查。

(4) 遗传学检查。

(5) 其他的检查。

4. 脑电图原理及其在癫痫领域中的应用价值

（1）EEG 发现的癫痫样放电，在临床资料提示癫痫的情况下，支持癫痫的诊断。

（2）能够较好地反映异常放电的起源和传播。

（3）大多数的癫痫发作和癫痫综合征有特征性的 EEG 特征，EEG 有助于癫痫发作类型和癫痫综合征类型的诊断。

（4）有助于评价首次出现癫痫发作以后再次出现癫痫发作的可能性。

（5）有助于判断治疗反应，作为减药、停药的参考。

5. 癫痫的诊断原则　传统将癫痫的诊断分为三步：即首先明确是否是癫痫，其次癫痫是原发性还是症状性，最后明确癫痫的病因。

（1）发作期症状学。

（2）发作类型。

（3）综合征。

（4）病因。

（5）损伤。

6. 癫痫的病因诊断　根据引起癫痫的病因不同，可以分为特发性癫痫、症状性癫痫以及隐源性癫痫。

7. 癫痫的鉴别诊断

（1）晕厥（syncope）。

（2）假性癫痫发作（pseudo epileptic seizures）。

（3）发作性睡病（narcolepsy）。

（4）基底动脉型偏头痛。

（5）短暂性脑缺血发作（TIA）。

（6）低血糖症。

【教师注意事项】

1. 根据目前的资料可初步诊断，需引导学生考虑患者应诊断为癫痫，进而引出癫痫的分类、诊断方法及诊断标准。

2. 通过引导学生讨论患者是否需要接受抗癫痫或预防发作治疗，进而引出癫痫治疗原则。

【本幕小结】

患者经过进一步检查，初步诊断为癫痫发作。需接受系统治疗。

第 三 幕

你向小熊详细地解释了病情，并给他制订了治疗方案：苯妥英钠片 0.1g，每日 3 次口服。并且嘱咐小熊需长期服药，定期复诊。

【提示问题】

1. 请叙述你给予以上治疗的依据。

2. 对小熊如何进行随访？

3. 小熊在日常生活中应注意哪些问题？

【主要讨论内容】

1. 抗癫痫药物简介。

2. 抗癫痫药的作用机制。

3. 抗癫痫药的药代动力学特征。

4. 抗癫痫药物的选择。

5. 癫痫单药治疗的原则。

6. 癫痫多药治疗的原则。

7. 抗癫痫药物的不良反应。

8. 抗癫痫药物之间的相互作用。

9. 癫痫药物治疗中的监测。

10. 癫痫治疗中的开始用药和终止用药。

11. 癫痫的外科治疗。

12. 癫痫持续状态的治疗。

13. 癫痫患者日常生活的健康指导。

14. 癫痫患者的随访。

【教师参考重点】

1. 抗癫痫药物简介（表 8-2）

表 8-2　抗癫痫药物简表

传统 AED 物	新型 AED 物
卡马西平（Carbamazepine-CBZ）	非氨脂（Felbamate-FBM）
氯硝西泮（Clonazepam-CZP）	加巴喷丁（Gabapentin-GBP）
乙琥胺（Ethosuximide-ESM）	拉莫三嗪（Lamotrigine-LTG）
苯巴比妥（Phenobarbitone-PB）	左乙拉西坦（Levetiracetam-LEV）
苯妥英钠（Phenytoin-PHT）	奥卡西平（Oxcarbazepine-OXC）
扑痫酮（Primidone-PRM）	替加宾（Tiagabine-TGB）
丙戊酸钠（Sodium valproate-VPA）	托吡酯（Topiramate-TPM）
	氨己烯酸（Vigabatrin-VGB）
	唑尼沙胺（Zonisamide-ZNS）

2. 抗癫痫药的作用机制（表 8-3）

表 8-3　抗癫痫药的作用机制

传统 AED 和新型 ADE	电压依赖性的钠通道阻滞剂	增加脑内或突触的 GABA 水平	选择性增强 GABA 介导的作用	直接促进氯离子的内流	钙通道阻滞剂	其他
传统 AED						
卡马西平	++				+（L 型）	+
苯二氮䓬类			++			
苯巴比妥		+	+	++		
苯妥英钠	++					+
扑痫酮						
丙戊酸钠		+			+（T 型）	++

续表

传统 AED 和新型 ADE	电压依赖性的钠通道阻滞剂	增加脑内或突触的 GABA 水平	选择性增强 GABA 介导的作用	直接促进氯离子的内流	钙通道阻滞剂	其他
新型 AED						
非氨脂	++	+	+		+(L 型)	+
加巴喷丁					++(N 型,P/Q 型)	
拉莫三嗪	++	+			++(N,P/Q,R,T 型)	+
左乙拉西坦			+		+(N 型)	++
奥卡西平	++				+(N,P 型)	+
替加宾		++				
托吡酯	++	+	+		+(L 型)	+
氨己烯酸		++				
唑尼沙胺	++				++(N,P,T 型)	

注:++:主要作用机制;+:次要作用机制;?:不肯定

3. 抗癫痫药的药代动力学特征　理想的 AED 应具有以下特征:生物利用度完全且稳定;半衰期较长,每日服药次数少;一级药代动力学特征,即剂量与血药浓度呈比例变化;蛋白结合率低,并且呈饱和性;无肝酶诱导作用;无活性代谢产物。

4. 抗癫痫药物的选择

(1) 根据发作类型和综合征的选药原则。

(2) 有一些 AED 物可能使某些发作类型加重,在某些情况应避免使用。

(3) 苯巴比妥是最早用于临床的 AED,属于作用谱较广的 AED,疗效确切,价格低廉,使用方便,WHO 推荐在发展中国家,特别是经济欠发达的农村地区用苯巴比妥治疗癫痫(主要用于强直阵挛型发作的控制)。

(4) 氯硝西泮目前仍较多地用于肌阵挛发作和一部分难治性癫痫的治疗,但其镇静作用比较明显,并且有耐受性和成瘾性,增减剂量均应缓慢进行。

(5) 用药前应仔细阅读药物说明书。

5. 癫痫单药治疗的原则

(1) 目前对于癫痫的治疗强调单药治疗的原则,70%~80% 左右的癫痫患者可以通过单药治疗控制发作,其优点在于:①方案简单,依从性好;②药物不良反应相对较少;③致畸性较联合用药小;④方便对于疗效和不良反应的判断;⑤无药物之间的相互作用;⑥减轻经济负担。

(2) 如果一种一线药物已达最大可耐受剂量仍然不能控制发作,可加用另一种一线或二线药物,至发作控制或最大可耐受剂量后逐渐减掉原有的药物,转换为单药。

(3) 如果两次单药治疗无效,再选第三种单药治疗获益的可能性很小,预示属于难治性癫痫的可能性较大,可以考虑合理的多药治疗。

6. 癫痫多药治疗的原则　我国癫痫的患病率在 3.5%~4.8% 之间,每年新发癫痫病患者约有 30 余万人。估计约 20% 的患者不能用药物控制发作,其中至少有 50% 的患者适宜手术治疗。我国约有 80 万 ~100 万癫痫病患者需要手术治疗,而粗略估计每年进行癫痫手术的患者只有 1500~2000 例之间,外科治疗的缺口相当大。传统的观念中癫痫的治疗仅以药物为主,但是很多癫痫患者经过长时间、多种药物治疗,仍然不能得到良好的控制,成为药物难治性癫痫。

(1) 尽管单药治疗有着明显的优势,但是约有 20% 的患者在两次单药治疗后仍然不能很好地控制发作,此时应该考虑合理的多药联合治疗。

(2) 多药治疗之前应该对药物的作用机制、药代动力学特点以及与其他药物之间的相互作用有所了解,这是合理的多药联合治疗的基础。

(3) 多药联合治疗选药建议:①选择不同作用机制的药物;②避免有相同的不良反应、复杂的相互作用和肝酶诱导的药物合用;③如果联合治疗仍不能获得更好的疗效,建议转换为患者最能耐受的治疗。

7. 抗癫痫药物的不良反应

(1) 所有 AED 都可能产生不良反应,其严重程度因不同个体而异。

(2) 最常见的不良反应包括对中枢神经系统的影响、对全身多系统的影响和特异体质反应。

8. 抗癫痫药物之间的相互作用

(1) 肝酶诱导作用。

(2) 肝酶抑制作用。

(3) 蛋白结合置换作用。

(4) 药效学方面的相互作用。

9. 癫痫药物治疗中的监测

(1) 开始用药前应做脑电图、血常规及肝、肾功能检查,作为基础记录。

(2) 治疗过程中应定期随访,发作频繁者应每2周,一般患者应每月随访1次。应询问发作频率的增减、发作类型有否变化、是否有不良反应以及是否按医嘱服药。

(3) 肝功能。

(4) 血常规。

(5) 脑电图。

(6) 血药浓度。

10. 癫痫治疗中的开始用药和终止用药

(1) 第一次癫痫发作开始用药:只有强直阵挛发作的第一次发作时需考虑开始用药。

(2) 终止抗癫痫药:停用抗癫痫药目前还没有公认的标准,应视患者的具体病情决定。

11. 癫痫的外科治疗　20% 的癫痫患者药物治疗无效时,可以考虑外科治疗。

12. 癫痫持续状态的治疗

(1) 一般处理。

(2) 迅速控制癫痫发作。

(3) 发现并处理诱因和病因。

13. 癫痫患者日常生活的健康指导

(1) 癫痫患者日常生活的自我管理。

(2) 如何向周围人诉说自己的病情。

(3) 患者与医生之间沟通的重要性。

(4) 癫痫患者应如何面对自己的病情。

(5) 有条件的患者或家属应该记录发作的情况。

(6) 日常生活中应注意的问题。

14. 癫痫患者的随访

(1) 患者的一般状况。

(2) 发作频率改变情况。

（3）发作形式有无变化。

（4）服药依从性情况。

（5）药物不良反应。

（6）EEG 监测。

（7）社会心理问题。

（8）特殊癫痫人群的随访。

【教师注意事项】

本部分主要讨论癫痫治疗的药物选择以及如何进行方案的调整，引导学生评价患者的治疗方案，引出常见抗癫痫药物的种类、作用机制、副作用以及癫痫治疗方案。

【本幕小结】

患者最终诊断为癫痫，讨论癫痫的治疗及预防。

第三节 王先生的复视

【学习目标】

掌握重症肌无力的发病机制、临床表现、实验室检查方法、诊断标准、鉴别诊断及防治。

1. 基础医学

（1）神经 - 肌接头的结构。

（2）神经 - 肌接头的兴奋传递过程。

（3）重症肌无力的病因及发病特点。

（4）重症肌无力的病理表现。

2. 临床医学

（1）引起复视、呼吸困难及发绀的原因。

（2）重症肌无力的临床表现。

（3）重症肌无力的实验室检查方法。

（4）重症肌无力的诊断及鉴别诊断。

（5）重症肌无力的治疗以及危象的处理。

3. 人文医学

重症肌无力在我国的发病率以及患者的日常生活自理状况。

【关键词】

神经 - 肌接头；复视；乙酰胆碱酯酶；重症肌无力；眼肌型

【时间分配】

1. 学生讨论时间 50 分钟。

2. 学生总结时间 20 分钟。

3. 教师总结与讲评 10 分钟。

【教学建议】

依学生多少（如 6~8 人）分配任务，提出问题，以问题导向方式列出学习重点，查找资料。以**神经 - 肌接头、复视、乙酰胆碱酯酶、重症肌无力、眼肌型**等为主要学习目标。重点内容讨论时间约占 80%，其余内容讨论时间约占 20%。讨论结束后一周内每人须交一篇小组讨论记录和自我评估，由小组长收齐送交指导老师。主要内容应包括：讨论内容概要，参加讨论的感想、贡献,自己在组织材料和讨论中的优缺点,参与讨论时的困难(知识面、技术面、情绪面等),今后可能采取的对策;也可以评价讨论小组的整体水平、其他队员的参与度,如参与讨论的积极性、聆听态度、沟通协调、课前准备、表达能力等,作为成绩的参考及将来改进教案的参考。

第 一 幕

王先生今年 43 岁,是一名自由撰稿人,平时自觉身体健康。半年前无意中发现自己眼睛有时难以睁开,刚开始只是在晚上出现,尤其是工作之后,后来症状逐渐开始加重,发现看电脑屏幕的字时,会把一个字或者一行字看成两个或两行,晚上经常眼睛很难睁开,尤其是晚上工作完毕后特别疲劳,眼睛很难睁开,而且经常喝水被呛。今天在家人陪同下来到我院就医。王先生在医院门口下车后,走到眼科门诊(一楼)时,气喘吁吁。你热情地接诊了他们,详细地询问了起病情况及相关病史。

【提示问题】

1. 从上述情况中你能找到哪些关键信息?
2. 可能是哪些疾病导致了患者的这些症状? 你的初步诊断是什么?
3. 复视有何临床意义?
4. 若要确诊,你还想了解患者的哪些信息?
5. 需要为患者做哪些进一步的检查(体格检查、实验室检查和特殊检查)?
6. 该患者可能的病因是什么?

【主要讨论内容】

1. 复视的原因。
2. 神经 - 肌肉接头疾病。
3. 重症肌无力的特点。
4. 重症肌无力的临床表现。

【教师参考重点】

1. 复视的原因

(1) 单眼复视;①屈光质病;②颅内病变;③精神性。

(2) 双眼复视:①颅内炎性或中毒性疾病;②代谢性疾病;③血管性病变;④颅内肿瘤;⑤颅脑外伤;⑥自身免疫性疾病;⑦脱髓鞘疾病;⑧遗传变性病;⑨眼眶部损害;⑩眼球位置改变引起的复视。

2. 神经 - 肌肉接头疾病　神经 - 肌肉接头(neuromuscular junction,NMJ)疾病是指一组 NMJ 处传递功能障碍疾病。由中枢到达运动神经末梢支配骨骼肌运动的电冲动,必须通过 NMJ 或突触间的化学传递才能引起骨骼肌有效收缩,完成自主运动。

3. 重症肌无力的特点　重症肌无力(myasthenia gravis,MG)是乙酰胆碱受体抗体(AChR-Ab)介导的,细胞免疫依赖的及补体参与的一种神经 - 肌肉接头(NMJ)处传递障碍的自身免疫性疾病,病变主要累及 NMJ 突触后膜上乙酰胆碱受体(acetylcholine receptor,AChR)。临床特征为部分或全身骨骼肌易于疲劳,呈波动性肌无力,常具有活动后加重、休息后减轻和晨轻暮重等特点。

4. 重症肌无力的临床表现

(1) 女性多于男性,任何年龄组均可发病,40 岁前女性患病率为男性的 2~3 倍,中年以上发病者,则以男性居多,10 岁以前发病者仅占 10%;患胸腺瘤者主要是 50~60 岁的中老年患者,以男性居多。家族性病例少见。感染、精神创伤、过度疲劳、妊娠、分娩等可为诱因。

(2) 本病大多起病隐袭,首发症状多为一侧或双侧眼外肌麻痹,如眼睑下垂、斜视和复视,重者眼球运动明显受限,甚至眼球固定,但瞳孔括约肌一般不受累,双侧眼症状多不对称,10 岁以下小儿眼肌受损较为常见。

(3) 主要临床特征是受累肌肉呈病态疲劳,连续收缩后发生严重无力甚至瘫痪,经短期休息后又可好转;症状多于下午或傍晚劳累后加重,早晨和休息后减轻,呈现较规律的晨轻暮重波动性变化。受累肌肉常明显地局限于某一组。

(4) 呼吸肌、膈肌受累可出现咳嗽无力、呼吸困难,重症可因呼吸麻痹或继发吸入性肺炎而死亡。心肌偶可受累,常引起突然死亡。一般平滑肌和膀胱括约肌均不受累。

(5) 患者如急骤发生延髓支配肌肉和呼吸肌严重无力,以致不能维持换气功能即为危象。发生危象后如不及时抢救可危及患者生命,危象是 MG 死亡的常见原因。

【教师注意事项】

1. 患者主要的症状为复视,重点需要注意复视的鉴别诊断。

2. 患者半年内出现眼睛有时难以睁开,且症状逐渐开始加重,出现复视、喝水被呛、吞咽无力、易疲劳,提示可能为神经 - 肌肉接头疾病。

【本幕小结】

1. 患者以复视为主要临床表现就诊,有饮水反呛、易疲劳等症状。

2. 复视可分为单眼复视及双眼复视。

第 二 幕

你为王先生进行了详细的体格检查及专科检查:

体格检查:体温 37.1℃,脉搏 90 次 / 分,呼吸 25 次 / 分,血压 130/66mmHg。神志清楚,检查配合,发育正常,营养中等,皮肤较黑,浅表淋巴结无肿大,端坐位,呼吸困难,轻度发绀。双下肢轻度凹陷性水肿。其余检查无异常。

专科检查:双眼睑轻度下垂,双眼活动不受限,有复视。双眼瞳孔等大,光反应敏感,眼底无异常。神志清醒,精神、智力正常。双软腭抬举不充分,鼻音重,伸舌不过唇,右上肢肌张力Ⅳ级,左上肢Ⅲ级,双下肢Ⅲ级。病理征未引出,脑膜刺激征(−)。

辅助检查:新斯的明试验(+),重复电刺激呈波幅递减,乙酰胆碱受体抗体升高。

【提示问题】

1. 该患者有何异常体征?

2. 通过进一步的体格检查,你对患者的判断是否有改变,你现在认为可能的诊断是什么? 有何依据?

3. 需要进一步做哪些实验室检查? 各有什么意义?

4. 怎样解释王先生的发绀、呼吸困难?

【提示用问题】

1. 体格检查时,该患者有何异常体征?

2. 通过进一步的体格检查,你对患者的判断是否有改变,你现在认为可能的诊断是什么? 有何依据?

3. 需要进一步做哪些实验室检查? 各有什么意义?

4. 王先生发绀、呼吸困难,是否意味着存在呼吸系统的疾病?

【主要讨论内容】

1. 引起呼吸困难的病因。

2. 引起发绀的病因。

3. 重症肌无力的临床分型。

4. 重症肌无力的实验室检查。

5. 重症肌无力的诊断。

6. 重症肌无力的鉴别诊断。

【教师参考重点】

1. 引起呼吸困难的病因　引起呼吸困难的原因繁多,主要为呼吸系统和心血管系统疾病。

(1) 呼吸系统疾病:①气道阻塞;②肺部疾病;③胸壁、胸廓、胸膜腔疾病;④神经 - 肌肉疾病;⑤膈运动障碍。

(2) 循环系统疾病。

(3) 中毒。

(4) 神经精神性疾病。

(5) 血液病。

2. 引起发绀的病因

(1) 血液中还原血红蛋白增加(真性发绀):①中心性发绀;②周围性发绀;③混合性发绀。

(2) 血液中存在异常血红蛋白衍生物:①高铁血红蛋白血症;②先天性高铁血红蛋白血症;③硫化血红蛋白血症。

3. 重症肌无力的临床分型

(1) Osserman 分型:被国内外广泛采用,便于临床治疗分期和预后判断。

Ⅰ型:眼肌型(15%~20%),仅眼肌受累。

ⅡA 型:轻度全身型(30%),进展缓慢,无危象,可合并眼肌受累,对药物敏感。

ⅡB 型:中度全身型(25%),骨骼肌和延髓部肌肉严重受累,但无危象,药物敏感性欠佳。

Ⅲ型:重症急进型(15%),症状危重,进展迅速,在数周至数月内达到高峰,有呼吸危象,药效差,胸腺瘤高发,常需做气管切开或借助呼吸机进行辅助呼吸。死亡率高。

Ⅳ型:迟发重症型(10%),症状同Ⅲ型,但从上述Ⅰ类发展为ⅡA、ⅡB 型,经 2 年以上的进展期逐渐发展而来。

(2) 根据 MG 的发病年龄、性别、伴发胸腺瘤、AChR-Ab 阳性、HLA 相关及治疗反应等综合评定,可将 MG 分为具有 AChR-Ab 阳性和 HLA 相关的两个亚型。

(3) MG 的其他分型:①青少年型和成人型;②新生儿 MG;③先天性 MG;④药源性 MG。

4. 重症肌无力的实验室检查

(1) 血、尿和脑脊液常规检查均正常。胸部 CT 可发现胸腺瘤,常见于年龄大于 40 岁患者。

(2) 电生理检查可见特征性异常,3Hz 或 5Hz 重复电刺激时,约 90% 全身型 MG 患者出现衰减反应;微小终板电位降低,单纤维肌电图显示颤抖(jitter)增宽或阻滞,阻滞数目在 MG 肌肉中增加。

(3) 85%~90% 全身型、50%~60% 单纯眼肌型 MG 患者肌肉 AChR-Ab 滴度增高。

5. 重症肌无力的诊断　根据病变主要侵犯骨骼肌、症状波动性及晨轻暮重的特点、服用抗胆碱酯酶药物有效等通常可确诊。可疑病例可通过下述检查确诊

（1）疲劳试验（Jolly 试验）。

（2）AChR-Ab 滴度增高支持 MG 的诊断。

（3）神经重复频率刺激检查。

（4）抗胆碱酯酶药物试验：①新斯的明（neostigmine）试验；②腾喜龙（tensilon）试验。

6. 重症肌无力的鉴别诊断

（1）伴有口咽、肢体肌无力的疾病。

（2）Lambert-Eaton 综合征。

（3）肉毒杆菌中毒、有机磷农药中毒、蛇咬伤所引起的神经 - 肌肉传递障碍。

【教师注意事项】

1. 根据目前的资料已经可以明确诊断，需引导学生考虑诊断为重症肌无力，进而引出重症肌无力的诊断方法及标准。

2. 通过引导学生讨论王先生该如何进行治疗，进而引出重症肌无力的治疗原则。

【本幕小结】

患者经过进一步检查，根据乙酰胆碱受体抗体升高及新斯的明试验（+），重复电刺激呈波幅递减，诊断为重症肌无力。

第 三 幕

你向王先生及家属耐心地解释了病情及治疗计划，给予王先生皮质类固醇激素类、环磷酰胺治疗后，王先生症状减轻，于是办理出院，并带以下药物回家继续治疗：溴吡斯的明、泼尼松。你还嘱咐王先生如果感到不舒服，就及时来院就诊。

【提示问题】

1. 抗胆碱酯酶药的作用机理及药理作用是什么？

2. 重症肌无力怎样治疗？

3. 如何处理危象？

【主要讨论内容】

1. 抗胆碱酯酶药的作用机理。

2. 重症肌无力的治疗。

3. 危象的处理。

4. 重症肌无力的预后。

【教师参考重点】

1. 抗胆碱酯酶药的作用机理　抗胆碱酯酶药（anticholinesterase agents）与 ACh 一样也能与 AChE 结合，但结合较牢固，水解较慢，使 AChE 活性受抑，从而导致胆碱能神经末梢释放 ACh 堆积，产生拟胆碱作用。抗 AChE 药可分为易逆性抗 AChE 药和难逆性抗 AChE 药。后者主要为有机磷酸酯类，具毒理学意义。

2. 重症肌无力的治疗

（1）抗胆碱酯酶药。

（2）皮质类固醇：①大剂量泼尼松（开始用 60~80mg/d）口服；②甲基泼尼松龙冲击疗法。

（3）免疫抑制剂：①硫唑嘌呤（azathioprine）；②吗替麦考酚酯（mycophenolate mofetil）。

（4）血浆置换。

（5）免疫球蛋白。

（6）胸腺切除。

（7）应避免应用上述影响神经-肌肉传递功能的药物,如氨基糖苷类抗生素等。

3. 危象的处理

（1）肌无力危象（myasthenic crisis）。

（2）胆碱能危象（cholinergic crisis）。

（3）反拗危象（brittle crisis）。

一旦发生危象,出现呼吸机麻痹,应立即气管切开,用人工呼吸器辅助呼吸。应注意气管切开护理的无菌操作、雾化吸入、及时吸痰,保持呼吸道通畅,防止肺不张、肺部感染等并发症是抢救成功的关键。

4. 重症肌无力的预后 大多数 MG 患者应用药物治疗可以有效地处理。此病常死于呼吸系统并发症如吸入性肺炎等。

【教师注意事项】

本部分主要讨论重症肌无力治疗的药物选择以及如何进行方案的调整,通过引导学生评价患者的治疗方案,引出重症肌无力治疗药物的种类、作用机制、并发症处理及预后。

【本幕小结】

通过对王先生进行全面检查,最终诊断为重症肌无力,经过药物治疗后症状好转。

第二部分 传染病学问题导向学习课程

第四节 皮肤发黄的吕先生

【学习目标】

掌握 HBV 的病原学特点,乙肝的流行病学、发病机制、临床表现、诊断标准、并发症及乙肝的防治。

1. 基础医学

（1）胆红素的正常代谢。

（2）黄疸的分类、病因及发病机制。

（3）HBV 的病原学、流行病学特点及自然史。

（4）乙型肝炎的病理生理。

2. 临床医学

（1）黄疸的临床表现、伴随症状及问诊要点。

（2）乙型肝炎的实验室检查。

（3）乙型肝炎的临床诊断。

（4）乙型肝炎的影像学及病理学诊断。

（5）乙型肝炎治疗的总体目标。

（6）乙型肝炎的治疗手段。

3. 人文医学

（1）乙型肝炎患者的心理辅导与知识普及。

（2）乙型肝炎的随访。

（3）乙型肝炎的预防与社会责任。

【关键词】

黄疸;HBV;乙型肝炎;抗病毒治疗

【时间分配】

1. 学生讨论时间 50 分钟。

2. 学生总结时间 20 分钟。

3. 教师总结与讲评 10 分钟。

【教学建议】

依学生多少（如 6~8 人）分别查寻问题所在,以问题导向方式列出重点。以**黄疸、HBV、乙型肝炎、抗病毒治疗**等为主要学习目标。重点内容讨论时间约占 80%,其余内容讨论时间约占 20%。讨论结束后一周内每人须交一篇小组讨论记录和自我评估,由小组长收齐送交指导老师。主要内容应包括:讨论内容概要,参加讨论的感想、贡献,自己在组织材料和讨论中的优缺点,参与讨论时的困难（知识面、技术面、情绪面等）,今后可能采取的对策;也可以评价讨论小组的整体水平、其他队员的参与度,如参与讨论的积极性、聆听态度、沟通协调、课前准备、表达能力等,作为成绩的参考及将来改进教案的参考。

第 一 幕

吕先生今年 36 岁,是公司的骨干职员,也是家里的顶梁柱,整日忙里忙外,很少休息。最近半年多,他常常觉得自己腹胀,干活没力气,吃饭也减少了。特别是近几月,同事说他面色不好,眼睛发黄,吕先生这才注意到自己确实皮肤发黄,连小便也不知什么时候变黄了,像茶叶水一样。联想到自己身体一直很好,曾经查体也没发现糖尿病、高血压,不喝酒,也没吃什么药物,也不对什么食物过敏。就是这半年多以来加班较多,常出虚汗,休息后也不能完全缓解,常常感到力不从心,吕先生心里不免紧张起来,赶忙到医院找大夫。

【提示问题】

1. 可能是哪些疾病导致了患者的这些症状?

2. 皮肤、巩膜黄染的临床意义有哪些?

3. 你的初步诊断是什么?

4. 若要确诊,你还想了解患者的哪些信息?

5. 需要为患者做哪些进一步的检查（体格检查、实验室检查和特殊检查）?

【主要讨论内容】

1. 黄疸的问诊要点。

2. 黄疸的伴随症状。

3. 黄疸的分类。

4. 黄疸的概念。

【教师参考重点】

1. 黄疸的概念　黄疸（jaundice）是由于血清中胆红素升高致使皮肤、黏膜和巩膜发黄的症状和体征。正常血清总胆红素为 1.7~17.1μmol/L（0.1~1mg/dl）。胆红素在 17.1~34.2μmol/L（1~2mg/dl）,临床不易察觉,称为隐性黄疸,超过 34.2μmol/L（2mg/dl）时出现临床可见黄疸。

2. 黄疸的分类

（1）按病因学分类

1）溶血性黄疸。

2）肝细胞性黄疸。

3）胆汁淤积性黄疸(旧称阻塞性黄疸或梗阻性黄疸)。

4）先天性非溶血性黄疸。

以前三类最为多见,第四类较罕见。

(2) 按胆红素性质分类

1）以 UCB 增高为主的黄疸。

2）以 CB 增高为主的黄疸。

3. 黄疸的伴随症状　伴随症状对黄疸患者的鉴别诊断有重要意义。

(1) 黄疸伴发热见于急性胆管炎、肝脓肿、钩端螺旋体病、败血症、大叶性肺炎。急性黄疸型肝炎可有"热退黄疸现"的现象,急性溶血可先有发热而后出现黄疸。

(2) 黄疸伴上腹剧烈疼痛者可见于胆道结石、肝脓肿或胆道蛔虫病;右上腹剧痛、寒战高热和黄疸为夏科(Charcot)三联征,提示急性化脓性胆管炎。持续性右上腹钝痛或胀痛可见于肝脓肿或原发性肝癌。

(3) 黄疸伴肝大,若轻度至中度肿大,质地软或中等硬度且表面光滑,见于病毒性肝炎、急性胆道感染或胆道阻塞。明显肿大,质地坚硬,表面凹凸不平有结节者见于原发或继发性肝癌。肝大不明显,而质地较硬、边缘不整,表面有小结节者见于肝硬化。

(4) 伴胆囊肿大者,提示胆总管有梗阻,常见于胰头癌、壶腹癌、胆总管癌、胆总管结石等。

(5) 伴脾大者,见于病毒性肝炎、钩端螺旋体病、败血症、疟疾、肝硬化、各种原因引起的溶血性贫血及淋巴瘤等。

(6) 伴腹水者见于重症肝炎、肝硬化失代偿期、肝癌等。

4. 黄疸的问诊要点

(1) 确定是否黄疸:患者所指发黄应注意与严重贫血、机体衰竭等所致皮肤蜡黄或苍白、球结膜下脂肪及高胡萝卜素血症等相区别。应仔细检查巩膜有无黄染及尿色有无改变。

(2) 黄疸的起病:急起或缓起,有否群集发病、外出旅游史、药物使用史,有无长期酗酒或肝病史。

(3) 黄疸的时间与波动情况:有利于区别梗阻性与肝细胞性黄疸。

(4) 黄疸对全身健康的影响:肝细胞性黄疸的深度与肝功能损害程度呈正相关,先天性非溶血性黄疸全身情况较好。

总之,对黄疸患者应首先确定黄疸的类型,再确定黄疸的病因。应从社会、经济和人文等流行病学特征,结合临床、实验室、器械检查等多项指标入手,认真分析,合理安排必要的辅助检查,及时作出判断。

【教师注意事项】

患者主要的症状为黄疸,重点需要注意引起黄疸的疾病和鉴别诊断。

【本幕小结】

1. 患者以黄疸为主要临床表现就诊。

2. 黄疸按病因学可分为:①溶血性黄疸;②肝细胞性黄疸;③胆汁淤积性黄疸(旧称阻塞性黄疸或梗阻性黄疸);④先天性非溶血性黄疸。

3. 黄疸的伴随症状对疾病的诊断具有提示意义。

第 二 幕

你热情地接诊了吕先生,仔细地询问了他的病情,并开了一些相关的化验单和检查单。下午,吕先生就按照要求把做完的化验检查结果交给了你,对吕先生的病情做了如下记录:

体格检查:体温 36.5℃,脉搏 65 次/分,呼吸 22 次/分,神清,体瘦,全身皮肤轻度黄染,巩膜轻度黄染,无肝掌及蜘蛛痣,颈部及腋下未触及肿大浅淋巴结。双肺呼吸音清,未闻及干湿啰音;HR 65 次/分,律齐,未闻及杂音及异常心音。腹平坦、软,全腹无压痛及反跳痛,脾肋下未触及,肝肋下三横指,硬度中等,肝浊音界扩大,肝区叩痛阳性,移动性浊音阴性,肠鸣音正常。下肢未见水肿,扑翼样震颤阴性。

辅助检查:肝功化验:ALT 198U/L,AST 102U/L,GGT 69U/L,ALP 180U/LT,BIL 39.5μmol/L,DBIL 16μmol/L。乙肝五项:HbsAg(+);抗 Hbs(−);抗 Hbc-IgM(+),抗 Hbc-IgG(+);HbeAg(+);抗 HbeAg(−)。乙肝病毒定量检测:1.28×10^8Copies/ml。腹部彩超:肝表面光滑,体积增大。尿常规:蛋白(++),RBC(+),WBC(+)。补体检测:补体总量下降。免疫复合物检测:阳性。

【提示问题】

1. 该患者有何异常体征?

2. 结合以上检查结果,你目前的诊断是什么?诊断依据有哪些?

3. 换作是你,会给患者做哪些化验检查?目前需要进一步做哪些实验室检查?各有什么意义?

【主要讨论内容】

1. 乙型肝炎的病理生理。

2. 乙型肝炎的实验室检查。

3. 乙型肝炎的影像学诊断。

4. 乙型肝炎的病理学诊断。

5. 乙型肝炎的临床诊断。

【教师参考重点】

1. 乙型肝炎的病理生理

(1)黄疸:以肝细胞性黄疸为主。肝细胞膜通透性增加及胆红素的摄取、结合、排泄等功能障碍可引起黄疸,大多数病例有不同程度的肝内梗阻性黄疸。

(2)肝性脑病

1)血氨及其他毒性物质的潴积,目前认为是肝性脑病产生的主要原因。

2)支链氨基酸/芳香氨基酸比例失调。

3)假性神经递质假说:肝功能衰竭时,某些胺类物质(如羟苯乙醇胺)不能被清除,通过血脑屏障取代正常的神经递质,导致肝性脑病。

肝性脑病的诱因有:大量利尿引起低钾和低钠血症、消化道大出血、高蛋白饮食、合并感染、使用镇静剂、大量放腹水等。

(3)出血:重型肝炎肝细胞坏死时凝血因子合成减少,肝硬化脾功能亢进致血小板减少,DIC 导致凝血因子和血小板消耗,少数并发血小板减少性紫癜或再生障碍性贫血等因素都可引起出血。

(4)急性肾功能不全。

(5) 肝肺综合征。

(6) 腹水。

2. 乙型肝炎的实验室检查

(1) 生物化学检查

1) 血清 ALT 和 AST：血清 ALT 和 AST 水平一般可反映肝细胞损伤程度，最为常用。

2) 血清胆红素：通常血清胆红素水平与肝细胞坏死程度有关，但需与肝内和肝外胆汁淤积所引起的胆红素升高鉴别。

3) 血清白蛋白：反映肝脏合成功能，慢性乙型肝炎、肝硬化和肝衰竭患者可有血清白蛋白下降。

4) 凝血酶原时间（PT）及 PTA：PT 是反映肝脏凝血因子合成功能的重要指标。

5) 胆碱酯酶：可反映肝脏合成功能，对了解病情轻重和监测肝病发展有参考价值。

6) 甲胎蛋白（AFP）：AFP 明显升高主要见于 HCC，但也可提示大量肝细胞坏死后的肝细胞再生，故应注意 AFP 升高的幅度、动态变化及其与 ALT、AST 的消长关系，并结合患者的临床表现和肝脏超声显像等影像学检查结果进行综合分析。

(2) HBV 血清学检测：HBV 血清学标志包括 HBsAg、抗 -HBs、HBeAg、抗 -HBe、抗 -HBc 和抗 -HBc-IgM。

(3) HBV DNA、基因型和变异检测

1) HBV DNA 定量检测。

2) HBV 基因分型和耐药突变株检测常用的方法有：①基因型特异性引物 PCR 法；②限制性片段长度多态性分析法（RFLP）；③线性探针反向杂交法（INNO-LiPA）；④基因序列测定法等。

3. 乙型肝炎的影像学诊断　可对肝脏、胆囊、脾脏进行超声显像、电子计算机断层扫描（CT）和磁共振成像（MRI）肝脏弹性测定等检查。影像学检查的主要目的是监测慢性乙型肝炎的临床进展、了解有无肝硬化、发现和鉴别占位性病变性质，尤其是筛查和诊断 HCC。

4. 乙型肝炎的病理学诊断　肝组织活检的目的是评估慢性乙型肝炎患者肝脏病变程度、排除其他肝脏疾病、判断预后和监测治疗应答。

5. 乙型肝炎的临床诊断　既往有乙型肝炎病史或 HBsAg 阳性超过 6 个月，现 HBsAg 和（或）HBV DNA 仍为阳性者，可诊断为慢性 HBV 感染。根据 HBV 感染者的血清学、病毒学、生物化学试验及其他临床和辅助检查结果，可将慢性 HBV 感染分为

(1) 慢性乙型肝炎

1) HBeAg 阳性慢性乙型肝炎：血清 HBsAg、HBeAg 阳性，抗 -HBe 阴性，HBV DNA 阳性，ALT 持续或反复升高，或肝组织学检查有肝炎病变。

2) HBeAg 阴性慢性乙型肝炎：血清 HBsAg 阳性，HBeAg 持续阴性，抗 -HBe 阳性或阴性，HBV DNA 阳性，ALT 持续或反复异常，或肝组织学检查有肝炎病变。

根据生物化学试验及其他临床和辅助检查结果，上述两型慢性乙型肝炎也可进一步分为轻度、中度和重度。

(2) 乙型肝炎肝硬化：乙型肝炎肝硬化是慢性乙型肝炎发展的结果，其病理学定义为弥漫性纤维化伴有假小叶形成。

1) 代偿期肝硬化：一般属 Child-Pugh A 级。影像学、生化学或血液学检查有肝细胞合成功能障碍或门静脉高压症（如脾功能亢进及食管胃底静脉曲张）证据，或组织学符合肝硬化诊断，但无食管胃底静脉曲张破裂出血、腹水或肝性脑病等严重并发症。

2）失代偿期肝硬化：一般属 Child-Pugh B、C 级。患者已发生食管胃底静脉曲张破裂出血、肝性脑病、腹水等严重并发症。

亦可将代偿期和失代偿期肝硬化再分为活动期或静止期。

（3）乙肝病毒携带者

1）慢性 HBV 携带者：多为处于免疫耐受期的 HBsAg、HBeAg 和 HBV DNA 阳性者，bb1 年内连续随访 3 次以上均显示血清 ALT 和 AST 在正常范围，肝组织学检查无明显异常。

2）非活动性 HBsAg 携带者：血清 HBsAg 阳性、HBeAg 阴性、抗-HBe 阳性或阴性，HBV DNA 低于最低检测限，1 年内连续随访 3 次以上，ALT 均在正常范围。肝组织学检查显示：Knodell 肝炎活动指数（HAI）<4 或根据其他的半定量计分系统判定病变轻微。

（4）隐匿性慢性乙型肝炎：血清 HBsAg 阴性，但血清和（或）肝组织中 HBV DNA 阳性，并有慢性乙型肝炎的临床表现，诊断需排除。

【教师注意事项】

根据目前的资料已经可以明确诊断，需引导学生考虑诊断为慢性乙肝，进而引出乙肝的诊断标准。

【本幕小结】

患者经过进一步检查，根据 HBV 相关抗原、抗体的检测及确证试验结果，诊断明确为慢性乙肝。需接受相关治疗。

第 三 幕

根据吕先生的检查结果，你建议吕先生接受慢性乙肝的系统治疗，包括保肝、抗炎、抗病毒等几个方面。特别是抗病毒药，吕先生印象很深，处方是：IFNα5MU，隔日 1 次，肌肉内注射，疗程为 6 个月。

吕先生听说他的病还会传染，很担心家人，也很害怕别人歧视他。你对病情的讲解和亲切的安慰让他紧张的心情放了下来。你还特别交代吕先生，要他每 3 个月来做一次化验，还让他注意自己的精神、体重等情况，动员他做肝组织学监测。

【提示问题】

1. 慢性乙型肝炎的治疗目标是什么？
2. 慢性乙型肝炎的治疗方法有哪些？干扰素有何作用？
3. 定期复查应有哪些项目？慢性乙型肝炎如何进行随访？
4. 如何预防慢性乙型肝炎？

【主要讨论内容】

1. 乙型肝炎治疗的总体目标。
2. 抗病毒治疗的一般适应证。
3. 干扰素、核苷（酸）类似物、免疫调节、中药及中药制剂治疗。
4. 抗炎、抗氧化、保肝治疗及抗纤维化治疗。
5. 乙型肝炎的预防。

【教师参考重点】

1. 乙型肝炎治疗的总体目标　慢性乙型肝炎治疗的总体目标是：最大限度地长期抑制 HBV，减轻肝细胞炎症坏死及肝纤维化，延缓和减少肝脏失代偿、肝硬化、HCC 及其并发症的发生，从而改善生活质量和延长存活时间。

慢性乙型肝炎治疗主要包括抗病毒、免疫调节、抗炎和抗氧化、抗纤维化和对症治疗,其中抗病毒治疗是关键,只要有适应证,且条件允许,就应进行规范的抗病毒治疗。

2. 抗病毒治疗的一般适应证　一般适应证包括:①HBeAg 阳性者,HBV DNA≥10^5 拷贝/ml(相当于 2000IU/mL);HBeAg 阴性者,HBV DNA≥10^4 拷贝/ml(相当于 2000IU/ml);②ALT≥2×ULN;如用干扰素治疗,ALT 应≤10×ULN,血清总胆红素应<2×ULN;③ALT<2×ULN,但肝组织学显示 Knodell HAI≥4,或炎症坏死≥G2,或纤维化≥S2。

对持续 HBV DNA 阳性,达不到上述治疗标准,但有以下情形之一者,亦应考虑给予抗病毒治疗

(1) 对 ALT 大于正常上限且年龄 >40 岁者,也应考虑抗病毒治疗(Ⅲ)。

(2) 对 ALT 持续正常但年龄较大者(>40 岁),应密切随访,最好进行肝活检;如果肝组织学显示 Knodell HAI≥4,或炎症坏死≥G2,或纤维化≥S2,应积极给予抗病毒治疗(Ⅱ)。

(3) 动态观察发现有疾病进展的证据(如脾脏增大)者,建议行肝组织学检查,必要时给予抗病毒治疗(Ⅲ)。

3. 干扰素治疗　我国已批准普通干扰素(2a,2b 和 1b)和聚乙二醇化干扰素(2a 和 2b)用于治疗慢性乙型肝炎。

荟萃分析表明,普通干扰素治疗慢性乙型肝炎患者,HBeAg 血清转换率、HBsAg 清除率、肝硬化发生率、HCC 发生率均优于未经干扰素治疗者。

干扰素的不良反应及其处理

(1) 流感样症候群:表现为发热、寒战、头痛、肌肉酸痛和乏力等,可在睡前注射 IFN,或在注射干扰素同时服用解热镇痛药。

(2) 一过性外周血细胞减少:主要表现为外周血白细胞(中性粒细胞)和血小板减少。

(3) 精神异常:可表现为抑郁、妄想、重度焦虑等精神病症状。对症状严重者,应及时停用 IFN,必要时会同神经精神科医师进一步诊治。

(4) 自身免疫性疾病:一些患者可出现自身抗体,仅少部分患者出现甲状腺疾病(甲状腺功能减退或亢进)、糖尿病、血小板减少、银屑病、白斑、类风湿关节炎和系统性红斑狼疮样综合征等,应请相关科室医师会诊,严重者应停药。

(5) 其他少见的不良反应:包括肾脏损害、心血管并发症、视网膜病变、听力下降和间质性肺炎等,应停止干扰素治疗。

4. 核苷(酸)类似物治疗　慢性乙型肝炎(CHB)治疗关键是抗病毒治疗。抗病毒治疗主要目标是阻止进展性肝病尤其是肝硬化和肝衰竭的形成,阻止肝细胞癌(HCC)的发生,从而阻止死亡。核苷类似物应用临床以来,拉米夫定因其抑制病毒作用较强、口服方便及耐受性好等优点,曾给众多慢性乙型肝炎(CHB)患者及肝病科医生带来希望,成为口服抗病毒药物的首选药物。目前已应用于临床的抗 HBV 核苷(酸)类似物药物有 5 种,我国已上市 4 种。有拉米夫定、阿德福韦酯、恩替卡韦、替比夫定、替诺福韦酯。

5. 免疫调节治疗　免疫调节治疗有望成为治疗慢性乙型肝炎的重要手段,但目前尚缺乏疗效确切的乙型肝炎特异性免疫疗法。

6. 中药及中药制剂治疗　中医药制剂治疗慢性乙型肝炎在我国应用广泛,对于改善临床症状和肝功能指标有一定效果,但尚需设计严谨、执行严格的大样本随机对照临床研究来验证其抗病毒效果。

7. 抗炎、抗氧化和保肝治疗　HBV 所致的肝脏炎症坏死及其所致的肝纤维化是疾病进展

的主要病理学基础。甘草酸制剂、水飞蓟素制剂、双环醇、多不饱和卵磷脂制剂、还原性谷胱甘肽制剂,均有不同程度的抗炎、抗氧化、保护肝细胞膜及细胞器等作用,临床应用可改善肝脏生化学指标(Ⅱ-2,Ⅱ-3)。

抗炎保肝治疗只是综合治疗的一部分,并不能取代抗病毒治疗。对于 ALT 明显升高者或肝组织学明显炎症坏死者,在抗病毒治疗的基础上可适当选用抗炎保肝药物。不宜同时应用多种抗炎保肝药物,以免加重肝脏负担及因药物间相互作用而引起不良效应。

8. 抗纤维化治疗　有研究表明,经 IFN 或核苷(酸)类似物抗病毒治疗后,从肝组织病理学可见纤维化甚至肝硬化有所减轻。因此,抗病毒治疗是抗纤维化治疗的基础。

多个抗肝纤维化中成药方剂如丹参、桃仁、川芎、赶黄草(又名扯根菜)等,以及扶正补虚的中药,如冬虫夏草、黄芪等,都有不同程度的抗纤维化作用。在实验和临床研究中显示一定疗效。

9. 乙型肝炎的预防

(1) 乙型肝炎疫苗预防:接种乙型肝炎疫苗是预防 HBV 感染的最有效方法。

(2) 切断传播途径:大力推广安全注射(包括针灸的针具),并严格遵循医院感染管理中的标准防护(Standard Precaution)原则。

(3) 意外暴露后 HBV 预防:在意外接触 HBV 感染者的血液和体液后,可按照以下方法处理。

1) 血清学检测:应立即检测 HBV DNA、HBsAg、抗 -HBs、HBeAg、抗 -HBc、ALT 和 AST,并在 3 和 6 个月内复查。

2) 主动和被动免疫:如已接种过乙型肝炎疫苗,且已知抗 -HBs≥10mIU/ml 者,可不进行特殊处理。如未接种过乙型肝炎疫苗,或虽接种过乙型肝炎疫苗,但抗 -HBs<10mIU/ml 或抗 -HBs 水平不详,应立即注射 HBIG 200~400IU,并同时在不同部位接种乙型肝炎疫苗,于 1 和 6 个月后分别接种第 2 和第 3 针乙型肝炎疫苗(各 20g)。

(4) 对患者和携带者的管理:在诊断出急性或慢性乙型肝炎时,应按规定向当地疾病预防控制中心报告,并建议对患者的家庭成员进行血清 HBsAg、抗 -HBc 和抗 -HBs 检测,并对其中的易感者(该 3 种标志物均阴性者)接种乙型肝炎疫苗。

【教师注意事项】

本部分主要为讨论慢性乙肝治疗的药物选择以及如何进行方案调整,通过引导学生评价患者的治疗方案,引出常见乙肝治疗药物的种类、作用机制、副作用以及慢性乙肝的治疗方案。

【本幕小结】

通过对患者乙肝病毒相关检测,最终诊断为慢性乙肝,经过治疗后症状好转。但慢性乙肝的治疗是个长期的过程,应定期检查治疗效果。

第五节　输血惹的祸

【学习目标】

掌握 HIV 的病原学特点,AIDS 的流行病学、发病机制、诊断标准、临床表现、并发症及 AIDS 的防治。

1. 基础医学

(1) HIV 的病原学特点。

(2) AIDS 的发病机制。

（3）抗 HIV 药物的作用机制和药物的常见副作用。

2. 临床医学

（1）输血的主要并发症。

（2）HIV 的传播途径。

（3）AIDS 的临床表现及分期。

（4）AIDS 常用的实验室检查。

（5）AIDS 的诊断与鉴别诊断。

（6）AIDS 的抗逆转录病毒治疗。

（7）AIDS 患者可能出现的机会性感染及并发症。

3. 人文医学

（1）与艾滋病患者生活的日常保健。

（2）如何正确认识艾滋病，艾滋病患者的权益保障。

（3）结合世界艾滋病日的主题，谈谈如何通过健康教育与健康促进的方法使民众了解艾滋病的严重危害和掌握预防艾滋病的知识。

【关键词】

输血并发症；HIV；AIDS；机会性感染；抗逆转录病毒治疗

【时间分配】

1. 学生讨论时间 50 分钟。

2. 学生总结时间 20 分钟。

3. 教师总结与讲评 10 分钟。

【教学建议】

依学生多少（如 6-8 人）分配任务，提出问题，以问题为导向方式列出学习重点，查找资料。以**艾滋病的临床表现**、**诊断与鉴别诊断**、**机会性感染**，**艾滋病的治疗原则**等为主要学习目标。重点内容讨论时间约占 80%，其余内容讨论时间约占 20%。讨论结束后一周内每人须交一篇小组讨论记录和自我评估，由小组长收齐送交指导老师。主要内容应包括：讨论内容概要，参加讨论的感想、贡献，自己在组织材料和讨论中的优缺点，参与讨论时的困难（知识面、技术面、情绪面等），今后可能采取的对策；也可以评价讨论小组的整体水平、其他队员的参与度，如参与讨论的积极性、聆听态度、沟通协调、课前准备、表达能力等，作为成绩的参考及将来改进教案的参考。

第　一　幕

38 岁的林女士同丈夫一起在家务农，平日不算太辛苦，日子过得比较富足。最近林女士觉得自己浑身都不对劲，2 个月来持续低烧，干一点活就觉得累，浑身没力气，晚上睡觉时总是出汗较多，胃口也变差了，体重跟以前比下降了近 10 斤。林女士以为自己得了感冒，几次到当地卫生所就诊，打了许多针症状却没怎么好转。林女士的丈夫陈先生开始有点不放心了，于是陪同爱人来到省城大医院检查，你热情地接待了他们，仔细询问了林女士发病的情况，陈先生告诉你，他爱人身体一向很好，倒是他 5 年前曾因车祸伤在当地医院做过大手术，还输过血。

【提示问题】

1. 从上述情况中你能找到哪些关键信息？该患者可能的病因是什么？

2. 可能是哪些疾病导致了病人的这些症状？

3. 不规则发热见于哪些疾病？输血的并发症有哪些？

4. 你的初步诊断是什么？

5. 需要为患者做哪些进一步的检查(体格检查、实验室检查和特殊检查)？

【主要讨论内容】

1. 发热的常见原因。

2. 发热的常见伴随症状。

3. 输血的主要并发症。

【教师参考重点】

1. 发热的常见原因　发热的原因可分为感染性发热和非感染性发热两大类,以感染性发热为多见。

(1) 感染性发热:由于感染各种病原微生物引起的发热,如病毒、细菌、真菌、原虫及寄生虫等。

(2) 非感染性发热

1) 吸收热:无菌坏死组织吸收引起的发热,如大手术后的组织损伤、大血肿及淋巴瘤等。

2) 抗原抗体反应:如药物过敏、血清病及结缔组织病等。

3) 内分泌与代谢病:如甲状腺功能亢进症等。

4) 皮肤散热减少:如鱼鳞病等皮肤病引起皮肤散热减少。

5) 体温调节中枢异常:如疾病导致体温调节中枢受损,体温调定点上移,产热大于散热,引起体温升高。

6) 自主神经紊乱:无器质性疾病,由于自主神经紊乱引起产热大于散热,最终引起发热。

2. 发热的常见伴随症状

(1) 寒战:常见于败血症、急性胆囊炎、急性肾盂肾炎及输血或输液反应等。

(2) 结膜充血:常见于流行性出血热、麻疹及斑疹伤寒等疾病。

(3) 口唇单纯疱疹:常见于大叶性肺炎、流行性脑脊髓膜炎等疾病。

(4) 淋巴结肿大:常见于传染性单核细胞增多症、淋巴瘤、淋巴结结核、AIDS 以及转移癌等疾病。

(5) 肝、脾大:常见于淋巴瘤、白血病、病毒性肝炎以及布氏杆菌病等疾病。

(6) 皮肤、黏膜出血:可见于流行性出血热、斑疹伤寒以及急性白血病等疾病。

(7) 皮疹:常见于麻疹、风疹等传染性疾病、药物过敏以及结缔组织病等非感染性疾病。

(8) 腹痛:可见于肠道感染、腹膜炎、肝胆系统感染、脏器穿孔以及消化性溃疡等疾病。

(9) 关节肿痛:见于痛风、关节结核、化脓性关节炎以及结缔组织病等疾病。

3. 输血的主要并发症

(1) 发热反应:是最常见的早期并发症之一。大多发生于输血开始后 2 小时以内。体温在短时间内可升高达 39℃以上,发热前多有寒战,可同时伴有头痛、出汗及皮肤潮红等伴随症状。上述症状持续 30 分钟 ~2 小时后可逐渐缓解。

(2) 过敏反应:多数发生在输血数分钟之后,也可在输血后发生。主要症状表现为皮肤局限性或全身性瘙痒、荨麻疹。严重者可出现支气管痉挛、血管神经性水肿及会厌水肿等,患者甚至可以出现过敏性休克,最终导致死亡。

(3) 溶血反应:是最严重的输血并发症。虽然发生率很低,但后果严重,死亡率高。患者发生溶血反应的临床表现可出现很大差异,主要与所输的不合血型种类、输血速度与数量以及所发生溶血的程度有关。典型的症状表行为患者输入十几毫升血型不合的血液制品后,立即出现沿输血静脉走行的红肿及疼痛。患者出现明显的寒战、高热、呼吸困难、腰背酸痛、心率加快等症状，严重者还可出现血压下降、休克，随之出现血红蛋白尿和溶血性黄疸。手术中的患者出现溶血反应的最早征象表现为不明原因的血压下降和手术野渗血。延迟性溶血反应(delayed hemolytic transfusion reaction,DHTR)多发生在输血后 7~14 天，一般症状并不严重，主要表现为不明原因的发热、贫血、黄疸和血红蛋白尿等。

（4）细菌污染反应：发生率虽然较低，但后果通常比较严重。患者的反应程度与输入污染细菌的种类、毒力和数量相关。常见的临床表现有寒战、高热、呼吸困难等。严重者也可以出现血红蛋白尿、急性肾衰竭、肺水肿等症状，患者可在短期内死亡。

（5）循环超负荷：主要由于输血速度过快，短期内输入过量而引起急性肺水肿。以存在心脏基础疾病及老年患者为多。通常表现为在输血过程中或输血后突然出现心率增快、呼吸急促，甚至端坐呼吸、咳吐血性泡沫痰等症状。

（6）输血相关的急性肺损伤(transfusion-related acute lung injury,TRALI)：患者常在输血后 6 小时内出现急性呼吸困难、肺水肿及低氧血症，也可伴有发热和低血压。有时与急性心功能不全和 ARDS 难以区别。TRALI 的发生与患者的年龄、性别以及基础疾病无关。

（7）传播疾病：通过输血可以传播病毒和细菌，引起病毒性肝炎、HIV 感染、梅毒和布氏杆菌病等。

（8）大量输血的影响：大量输血后可出现：①低体温；②碱中毒；③暂时性低血钙；④高钾血症及凝血异常等。

【教师注意事项】
1. 患者主要症状为发热，重点需要注意发热的鉴别。
2. 患者伴侣有输血史，提示可能存在经输血传播引起的疾病可能。

【本幕小结】
1. 患者以长期发热为主要表现就诊，有明显的体重下降，伴侣有输血史。
2. 发热可分为感染性发热及非感染性发热。
3. 输血可出现多种并发症及传播病毒或细菌。

第 二 幕

你接着给林女士做了全面检查，并做了如下记录：体温 38.5℃，脉搏 90 次 / 分，呼吸 24 次 / 分，血压 100/70mmHg。神志清楚，消瘦，全身无皮疹，颈部、腋下、腹股沟均可触及肿大淋巴结，最大约 2cm×1cm 大小，质韧，活动可，无触痛。咽充血，扁桃体无肿大，口腔黏膜见大量白膜，舌尖及舌根部可见多个溃疡。心肺听诊正常，腹软，肝、脾肋下未触及，双肾区无叩痛。

根据病史及体检结果，你为林女士开了一些相关检查，其结果回报如下：血常规 WBC $1.7×10^9$/L，LYM $0.3×10^9$/L，RBC $3.2×10^{12}$/L，HGB 88g/L，PLT $78×10^9$/L，ESR 65.6mm/h。咽拭子涂片找到卵圆形孢子及菌丝。血抗 HIV 抗体阳性(初筛及确证实验)，血、骨髓细菌培养阴性。

【提示问题】
1. 从病史、查体及辅助检查结果中能得到什么有用的线索？
2. 你认为可能的诊断是什么？有何依据？
3. 需要进一步做哪些实验室检查？
4. 结合以上检查结果，你的最后诊断有哪些？诊断依据是什么？需与哪些疾病相鉴别？
5. 该患者还面临哪些机会性疾病或并发症的威胁？

【主要讨论内容】

1. HIV 的病原学特点。

2. HIV 的传播途径。

3. AIDS 的发病机制。

4. AIDS 的临床表现及分期。

5. HIV/AIDS 的实验室检测。

6. HIV/AIDS 的诊断标准。

7. AIDS 的鉴别诊断。

8. 常见机会性感染的诊治与预防。

【教师参考重点】

1. HIV 的病原学特点

(1) HIV 属于逆转录病毒科慢病毒属中的人类慢病毒组,主要结构由核心和包膜两部分组成。核心包括两条单股 RNA 链、核心结构蛋白和病毒复制所必需的酶类。病毒的最外层为包膜,其中嵌有 gp120(外膜糖蛋白)和 gp41(跨膜糖蛋白)两种糖蛋白。

(2) HIV 是一种变异性很强的病毒。导致 HIV 发生变异的主要原因包括:随机变异;宿主的免疫选择压力;病毒 DNA 与宿主 DNA 之间的基因重组;药物选择性压力等。目前,抗病毒治疗不规范是 HIV 发生耐药的主要原因。

(3) 根据 HIV 基因差异,可将 HIV 分为 HIV-1 型和 HIV-2 型。目前我国和全球流行的主要是 HIV-1 型。

(4) HIV 对物理因素和化学因素的抵抗力低。75% 的酒精、100℃ 20 分钟可将 HIV 完全灭活。但紫外线或 γ 射线不能灭活 HIV。

2. HIV 的传播途径

(1) 传染源:HIV 感染者和 AIDS 病人是唯一传染源。

(2) 传播途径:HIV 主要存在于感染者和 AIDS 患者的血液、精液、阴道分泌物、乳汁等体液中。通过性接触、血液及血制品和母婴垂直传播等三种途径传播。与 AIDS 患者握手、共用厕所和浴室以及共同使用公共办公室、娱乐、交通设施等日常生活接触不会传播 AIDS。

(3) 易感人群:人类对 HIV 普遍易感。高危险群体主要包括:男性同性恋、静脉药物依赖者、与 HIV 携带者发生性接触以及经常输血的人群等。

3. AIDS 的发病机制　HIV 需借助于易感细胞表面的受体进入细胞,继而产生病毒血症,导致急性感染。HIV-1 感染人体后,选择性地吸附于靶细胞的 CD4 受体上,在整合酶的作用下,新形成的非共价结合的双股 DNA 整合入宿主细胞染色体 DNA 中,病毒被活化而进行自身转录时,病毒 DNA 转录形成 RNA,在细胞核蛋白体上转译成病毒的结构蛋白和非结构蛋白,通过芽生从胞浆膜释放时获得病毒体的包膜,形成成熟的病毒颗粒。

4. AIDS 的临床表现及分期　艾滋病的全过程分为急性期、无症状期和艾滋病期。

(1) 急性期:通常发生在初次感染 HIV 后 2~4 周左右,大多数患者临床症状轻微,临床表现以发热最为常见,可伴有咽痛等症状。

(2) 无症状期:可从急性期进入此期,或无明显的急性期症状而直接进入此期。此期持续时间一般为 6~8 年。

(3) 艾滋病期:为感染 HIV 后的最终阶段,此期主要临床表现为 HIV 相关症状、各种机会性感染及肿瘤。

5. HIV/AIDS 的实验室检测　HIV1/2 抗体检测是 HIV 感染诊断的金标准。ELISA 是常用的抗体筛查方法,HIV 抗体确认试验常用的方法是免疫印迹法。病毒载量测定和 CD4$^+$T 淋巴细胞计数是判断疾病进展、临床用药、疗效和预后的两项重要指标。

6. HIV/AIDS 的诊断标准　诊断 HIV/AIDS 必须是 HIV 抗体阳性(经确认试验证实)。有流行病学史、实验室检查 HIV 抗体阳性,加下述各项中的任何一项,即可诊为艾滋病。或者 HIV 抗体阳性,而 CD4$^+$T 淋巴细胞数 <200/mm^3,也可诊断为艾滋病。

(1) 原因不明的持续不规则发热 38℃以上,>1 个月。

(2) 慢性腹泻次数多于 3 次 / 日,>1 个月。

(3) 6 个月之内体重下降 10% 以上。

(4) 反复发作的口腔白念珠菌感染。

(5) 反复发作的单纯疱疹病毒感染或带状疱疹病毒感染。

(6) 肺孢子虫肺炎(PCP)。

(7) 反复发生的细菌性肺炎。

(8) 活动性结核或非结核分枝杆菌病。

(9) 深部真菌感染。

(10) 中枢神经系统占位性病变。

(11) 中青年人出现痴呆。

(12) 活动性巨细胞病毒感染。

(13) 弓形虫脑病。

(14) 青霉菌感染。

(15) 反复发生的败血症。

(16) 皮肤、黏膜或内脏的卡波西肉瘤、淋巴瘤。

7. AIDS 的鉴别诊断

(1) 原发性免疫缺陷病。

(2) 继发性免疫缺陷病:如接受皮质激素、化疗以及放疗后等引起的继发性免疫缺陷。

(3) 特发性 CD4$^+$T 淋巴细胞减少症。

(4) 自身免疫性疾病:如结缔组织病以及血液病等。

(5) 淋巴结肿大疾病:如淋巴瘤、传染性单核细胞增多症等。

8. 常见机会性感染的诊治与预防

(1) 肺孢子菌肺炎:首选复方新诺明(TMP 每日 15mg/kg,SMZ 每日 100mg/kg)口服,每日 3~4 次,疗程 2~3 周。预防指征:CD4$^+$T 淋巴细胞计数 <200/mm^3 的成人和青少年,包括孕妇及接受 HAART 治疗者。

(2) 结核病:HIV 阳性患者一旦并发结核病,其治疗原则与常规抗结核治疗相同,但疗程应适当延长。患者的 CD4$^+$T 淋巴细胞计数 <200/mm^3 时,可进行预防性化疗。

(3) 分枝杆菌感染:鸟分枝杆菌首选克拉霉素治疗或阿奇霉素 + 乙胺丁醇;其他非结核分枝杆菌治疗方案同结核病。艾滋病患者当 CD4$^+$T 淋巴细胞 <50/mm^3 时,可预防性治疗。

(4) 巨细胞病毒视网膜脉络膜炎:首选更昔洛韦静滴。对于 CD4$^+$T 淋巴细胞计数 <50/mm^3 的 AIDS 患者应常规给予预防服药。

(5) 弓形虫脑病:首选乙胺嘧啶 + 磺胺嘧啶,疗程一般为 3 周。对无弓形虫脑病病史但 CD4$^+$T 细胞计数 <100/mm^3 且弓形体抗体 IgG 阳性的患者应常规用复方新诺明 2 片 / 日预防,

对既往患过弓形虫脑病的患者要长期用乙胺嘧啶联合磺胺嘧啶预防。

（6）真菌感染：口腔念珠菌感染的首选治疗是制霉菌素局部涂抹加碳酸氢钠漱口水漱口，新型隐球菌脑膜炎首选两性霉素 B。

【教师注意事项】

1. 根据目前的资料已经可以明确诊断，需引导学生可能的诊断为 HIV 感染或 AIDS，进而引出 AIDS 的诊断标准。

2. 通过引导学生讨论王女士是否需要接受抗 HIV 治疗，进而引出 AIDS 治疗原则。

【本幕小结】

患者经过进一步检查，根据 HIV 抗体的检测结果，诊断明确为艾滋病。感染途径为性传播（丈夫为传染源），需接受抗 HIV 治疗。

第 三 幕

根据病史、体检及化验结果，你向林女士及陈先生解释了病情及感染途径，为林女士制订了如下治疗方案：齐多夫定（AZT）、拉米夫定（3TC）、蛋白酶抑制剂联合用药抗 HIV。经过治疗后林女士体温恢复正常，复查 CD4 淋巴细胞明显上升，为 350/μl。后来林女士出现了呕吐、腹泻等胃肠道反应，再次来到门诊复诊，你调整了部分治疗方案。

【提示问题】

1. 林女士的抗 HIV 治疗方案是否合理？

2. 怎样调整治疗方案？

3. 抗 HIV 治疗的药物的作用机制及不良反应怎样？

4. AIDS 的社会问题探讨。

【主要讨论内容】

1. AIDS 的抗逆转录病毒治疗。

2. 抗 HIV 药物的作用机制和药物的常见副作用。

3. 换用药物的指征、原则。

4. AIDS 的社会干预

【教师参考重点】

1. AIDS 的抗逆转录病毒治疗

（1）成人及青少年开始抗逆转录病毒治疗的指征和时机（表 8-4）

表 8-4　成人及青少年开始抗逆转录病毒治疗的指征和时机

临床分期	CD4 细胞计数（个 /mm³）	推荐意见
急性感染期	无论 CD4 细胞计数为多少	考虑治疗
	>350/mm³，无论血浆病毒载量的值为多少	定期复查，暂不治疗
无症状感染期	200~350/mm³ 之间	定期复查，出现以下情况之一即进行治疗： （1）CD4 细胞计数 1 年内下降大于 30%； （2）血浆病毒载量 >100 000/ml； （3）患者迫切要求治疗，且保证有良好的依从性。
艾滋病期	无论 CD4 细胞计数为多少	进行治疗

(2) 考虑到婴幼儿病情进展要比大龄的儿童和成人快,对于 <12 个月龄的婴幼儿,可不考虑病毒学、免疫学指标及是否伴有临床症状的改变,建议治疗。1 岁以上的儿童,艾滋病期或 CD4$^+$T 淋巴细胞的百分数 <15% 建议治疗;如果 CD4$^+$T 淋巴细胞的百分数介于 15%~20% 之间,推荐治疗;如果介于 21%~25% 之间建议延迟治疗,密切监测患者 CD4$^+$T 淋巴细胞百分数的变化。

2. 抗 HIV 药物的作用机制和药物的常见副作用 目前国际上有四类药物,分为核苷类逆转录酶抑制剂(NRTIs)、非核苷类逆转录酶抑制剂(NNRTIs)和蛋白酶抑制剂(PIs)及融合抑制剂(FIs)。根据目前国际上已有的 ARV 药物可以组成以 2NRTIs 为骨架的联合 NNRTI 或 PI 方案,或 3NRTIs 方案等,需根据患者的具体情况来掌握。

常见药物的不良反应:

(1) AZT:骨髓抑制作用、严重的胃肠道反应。

(2) d4T:外周神经炎、胰腺炎。

(3) NVP:致命性的皮疹(高敏反应)。

(4) EFV:中枢神经系统毒性。

3. 换用药物的指征、原则

(1) 换药的指征:存在治疗失败的情况和出现 ARV 药物的严重毒副作用。如经 HAART 8 周后,血浆中病毒载量比原水平降低没有超过 1log c/ml 或 HAART6 个月后,血浆中病毒载量没有降至"测不出"的水平;或出现如骨髓抑制、胰腺炎以及严重的肝功能异常等。

(2) 换药的原则:治疗失败的换药原则:①根据耐药试验结果进行分析后,对出现耐药的药物进行更换;②无法进行耐药试验,在可能的条件下应更换所有的治疗药物。

4. AIDS 的社会干预 请学生自己查阅相关文献并讨论。

【教师注意事项】

本部分主要为抗 HIV 治疗的药物选择以及如何进行方案的调整,通过引导学生评价患者的治疗方案,引出常见抗 HIV 药物的种类、作用机制、副作用以及抗 HIV 的治疗方案。

【本幕小结】

通过对林女士 HIV 检测,最终诊断为 AIDS,经过抗 HIV 治疗后症状明显好转。但因出现严重的抗 PHIV 药物副作用,医生调整了林女士的治疗方案。

第六节 捕鱼引发的"血案"

【学习目标】

掌握血吸虫生活史,血吸虫病的流行病学、传播途径、发病机制、临床表现、并发症及血吸虫病的防治。

1. 基础医学

(1) 血吸虫各阶段的形态特征。

(2) 血吸虫完整的生活史包括哪些阶段?

(3) 血吸虫病的发病机理、病理学改变及免疫学基础。

(4) 血吸虫病预防及治疗的药物及其药理。

2. 临床医学

(1) 血吸虫病各病程的临床表现。

(2) 血吸虫侵犯人体后,主要器官的病变及其结果。

(3) 血吸虫病的实验室检查。

(4) 血吸虫病的诊断标准、鉴别诊断及治疗原则。

(5) 血吸虫病的并发症及处理。

(6) 青蒿素对血吸虫病防治的评价。

3. 人文医学

(1) 血吸虫病的流行病学特点。

(2) 血吸虫病的综合防治措施。

(3) 血吸虫病防治与健康宣教(从长远利益看血吸虫病的防治)。

【关键词】

血吸虫;流行病学;血防;喹诺酮

【时间分配】

1. 学生讨论时间 50 分钟。

2. 学生总结时间 20 分钟。

3. 教师总结与讲评 10 分钟。

【教学建议】

依学生多少(如 6~8 人)分别查寻问题所在,以问题导向方式列出重点。以**血吸虫病的致病机制、临床症状、诊断及鉴别诊断**为主要学习目标。重点内容讨论时间约占 80%,其余内容讨论时间约占 20%。讨论结束后一周内每人须交一篇小组讨论记录和自我评估,由小组长收齐送交指导老师。主要内容应包括:讨论内容概要,参加讨论的感想、贡献,自己在组织材料和讨论中的优缺点,参与讨论时的困难(知识面、技术面、情绪面等),今后可能采取的对策;也可以评价讨论小组的整体水平、其他队员的参与度,如参与讨论的积极性、聆听态度、沟通协调、课前准备、表达能力等,作为成绩的参考及将来改进教案的参考。

第 一 幕

54 岁的渔民李伯伯,平时身体很不错。1 周前不知怎么地突然觉得右上腹胀痛,一阵一阵地发作,时有发烧,人也没有力气,感到恶心、呕吐,还拉肚子,大便又黄又稀,每日 3~10 次。在当地用中药及抗生素治疗后没有明显的效果。于是来到我院就诊,你热情地接诊了他。经过详细询问,李伯伯回忆起发病初有一天下水捕鱼后,小腿的皮肤曾出现过红疹,很痒,持续了 3 天左右就消退了,当时也没在意。

【提示问题】

1. 腹痛可见于哪些疾病?哪些疾病可导致皮疹?

2. 该患者是哪种病的可能性较大?依据如何?

3. 为进一步确诊,体格检查应该重点注意哪些内容?又应进行哪些辅助检查?

【主要讨论内容】

1. 可以引起右上腹疼痛常见的病因。

2. 可以引起皮疹的疾病。

3. 血吸虫病的流行病学。

【教师参考重点】

1. 可以引起右上腹疼痛的常见病因 解剖学看右上腹主要包括:肝脏、胰脏、胆囊、胆道、十二指肠、右肾、大肠右段等组织器官,其病变都可引起右上腹的疼痛不适。

(1) 肝脏疾病引起的右上腹痛:肝脏可以说是右上腹最大的器官,如果是肝脏疾病如病毒性肝炎、肝硬化、肝癌、酒精肝、脂肪肝等病因所造成肝脏的损伤、炎症、坏死,就可引起右上腹的胀痛、刺痛等不适感。

(2) 胆道疾病可引起右上腹痛:临床上多见有慢性胆囊炎、胆囊癌、胆囊切除后综合征、肝曲结肠癌等疾病,可造成上腹阵发性绞痛等不适症状。

(3) 胃肠疾病可引起右上腹痛:多见于消化性溃疡(十二指肠溃疡),可因胃酸分泌过多引起烧痛、刺痛等右上腹不适症状,亦可见于急性高位的阑尾炎,发病开始时疼痛在上腹部或脐周围,随后转移至右上腹或右侧腹部疼痛。

2. 可以引起皮疹的疾病

(1) 急性发疹性传染病:急性发疹性传染病包括猩红热、风疹、水痘、麻疹、登革热、斑疹伤寒、恙虫病、伤寒、副伤寒、丹毒、野兔热、马鼻疽等多种疾病。

(2) 结缔组织疾病:主要见于急性播散性红斑狼疮。

(3) 变态反应性与过敏性疾病:如风湿热患者中 1/3 可出现各种皮疹。最常见的为环形红斑与皮下结节,此病多伴发热、汗多、关节痛及血沉加快等反应。药物热通常伴有药疹,但多呈对称性分布且呈多形性,往往伴有痒感、烧灼感。常见的发疹类型为猩红热样红斑、荨麻疹、麻疹样红斑、固定性红斑等,其发病前有服用抗生素、水杨酸制剂、苯巴比妥等史。荨麻疹也由过敏所致,可由寒冷刺激及其他变应原所致,其特征是暂时性水肿性皮肤隆起,顶面齐平,常伴有瘙痒和灼热感,通常突然发生,经过数十分钟或数小时后即迅速消失。

(4) 血液病:急性发疹也可见于某些血液病。往往伴有发热,可见于急性白血病、霍奇金病及恶性组织细胞病。骨髓象检查可帮助诊断。

3. 血吸虫病的流行病学

(1) 传染源:主要是受感染的人和动物。

(2) 传播途径:必须具备以下三个条件

1) 粪便入水:患者粪便中虫卵可通过各种方式污染水源。

2) 钉螺孳生:有感染钉螺的地方才能构成血吸虫病流行。但也存在有螺而无患者、病畜的地区。

3) 接触疫水:本病感染方式主要是通过生产劳动和生活用水接触疫水而感染。

(3) 易感人群:人普遍易感。患者以农民、渔民为多,这与经常接触疫水有关。

【教师注意事项】

1. 患者主要症状为腹痛伴间断发热,注意腹痛的鉴别。

2. 患者起病初下肢皮肤曾有红疹,伴瘙痒,持续 3 天左右消退,且在当地曾用中药及抗生素治疗无效。据此应想到寄生虫病的可能性。

【本幕小结】

1. 患者以右上部胀痛伴间断发热为主要表现,从解剖学看右上腹主要包括肝脏、胰脏、胆囊、胆道、十二指肠、右肾、大肠右段等组织器官,其病变都可引起右上腹的疼痛不适。

2. 出疹性疾病常见于　①急性发疹性传染病;②结缔组织疾病:主要见于急性播散性红斑狼疮;③变态反应性与过敏性疾病;④血液病。

3. 血吸虫传播途径必须具备以下三个条件　①粪便入水;②钉螺孳生;③接触疫水。

第 二 幕

你为李伯伯进行了详细的体格检查,记录如下:体温 37.7℃,脉搏 98 次 / 分,呼吸 20 次 / 分,血压 100/60mmHg。神志清楚,皮肤、巩膜无黄染,浅表淋巴结无肿大,皮肤无出血点及皮疹。心肺正常。腹软无压痛,肝右肋下 4.5cm,质软、轻压痛,移动性浊音阴性。

辅助检查示:血常规 RBC 4.5×10^{12}/L,Hb 116g/L,WBC 18.4×10^9/L,E 68.9%,N 19.5%,L 7.73%,PLT 273×10^9/L。粪便找到血吸虫卵,血清环卵沉淀试验、间接血凝均阳性。B 超示肝、脾大。

【提示问题】

1. 上述体检及辅助检查有哪些有意义的结果?

2. 肝、脾大可见于哪些疾病?

3. 现在是否可以确诊?你认为是什么疾病?依据如何?

4. 什么叫环卵沉淀试验?

5. 该病还会有哪些表现?

【主要讨论内容】

1. 引起肝、脾大的常见病因。

2. 血吸虫各阶段对人体造成的损害。

3. 血吸虫病的临床表现。

4. 血吸虫病的实验室检查及环卵沉淀试验。

5. 血吸虫病可能出现的并发症。

6. 血吸虫病的诊断及鉴别诊断。

【教师参考重点】

1. 引起肝、脾大的常见病因 引起肝脾肿大的病因很多,归纳分析,大概有以下数种:

(1) 肝大的病因:①脂肪肝;②含铁血黄素沉着症;③肝糖原积累症;④肝豆状核变性;⑤血吸虫;⑥肝吸虫;⑦弓形虫;⑧巨细胞病毒感染;⑨风疹病毒感染;⑩乙肝病毒感染;⑪先天性胆道闭锁;⑫肝肿瘤;⑬克山病;⑭肺吸虫病;⑮肝包虫病;⑯中毒性肝炎;⑰半乳糖血症;⑱肝淀粉样变性;⑲门脉高压症。

(2) 脾大的病因:①巨细胞病毒感染;②风疹感染;③乙肝病毒感染;④传染性单核细胞增多症;⑤弓形体病;⑥血吸虫;⑦包虫病;⑧淀粉样变性;⑨戈谢病;⑩半乳糖血症;⑪高脂蛋白血症;⑫范科尼综合征;⑬脾亢;⑭斑替综合征;⑮黏多糖Ⅰ型;⑯组织胞浆菌病;⑰黑热病。

2. 血吸虫各阶段对人体造成的损害 在血吸虫感染过程中,尾蚴、童虫、成虫和虫卵可对宿主造成损害,损害的主要原因是血吸虫不同虫期释放的抗原均能诱发宿主的免疫应答,这些特异性免疫应答的后果便是一系列免疫病理变化的出现。因此,目前人们已普遍认为血吸虫病是一种免疫性疾病。

(1) 尾蚴所致的损害:尾蚴钻入宿主皮肤后可引起尾蚴性皮炎,表现为尾蚴入侵部位出现瘙痒的小丘疹。

(2) 童虫所致的损害:童虫在宿主体内移行时,所经过的器官可因机械性损伤而出现一过性的血管炎,毛细血管栓塞、破裂,局部细胞浸润和点状出血。

(3) 成虫所致的损害:成虫寄生于血管内,利用口、腹吸盘的交替吸附血管壁而做短距离移动,因而可引起静脉内膜炎。

(4) 虫卵所致的损害:在组织中沉积的虫卵发育成熟后,卵内毛蚴释放的可溶性虫卵抗原经卵壳上的微孔渗到宿主组织中,通过巨噬细胞呈递给辅助性 T 细胞(Th),致敏的 Th 细胞再次受到同种抗原刺激后产生各种淋巴因子,引起淋巴细胞、巨噬细胞、嗜酸性粒细胞、中性粒细胞及浆细胞趋向、集聚于虫卵周围,形成虫卵肉芽肿(Ⅳ型超敏反应)。与此同时,沉积在宿主肝、肠组织中的虫卵引起的肉芽肿又可不断破坏肝、肠的组织结构,引起慢性血吸虫病,因此虫卵是血吸虫病的主要致病因子。

3. 血吸虫病的临床表现　血吸虫病的临床表现复杂多样。根据病期早晚、感染轻重、虫卵沉积部位以及人体免疫反应不同,临床上可分为急性、慢性与晚期血吸虫病和异位损害。

(1) 急性血吸虫病:发生于夏秋季,以 7~9 月为常见。男性青壮年与儿童居多。临床症状以发热等全身反应为主。

1) 发热:患者均有发热。热度高低、期限与感染程度成正比。热型以间歇型最常见,体温曲线呈锯齿状(38~40℃)。

2) 过敏反应:有荨麻疹、血管神经性水肿、全身淋巴结轻度肿大等,荨麻疹较多见,约见于1/3 患者。血中嗜酸粒细胞常显著增多,具有重要诊断参考价值。

3) 腹部症状:病程中半数以上患者有腹痛、腹泻,而排脓血便者仅 10% 左右。腹泻次数不多,有时腹泻与便秘交替。重型患者腹部有压痛与柔韧感,有腹水形成。

(2) 慢性血吸虫病:在流行区占绝大多数,患者的症状可有可无。

1) 无症状患者:慢性血吸虫病中以无明显症状者最多,仅在粪便普查或因其他疾病就诊时发现虫卵而确诊。

2) 有症状患者:以腹痛、腹泻为常见,每日 2~3 次稀便,偶尔带血。重型患者有持续性脓血便,伴里急后重,常有肝、脾大。在病程早期以肝大为主,尤以肝左叶为著。随着病程进展,脾脏逐渐肿大,故有肝 - 脾型血吸虫病之称。

胃与十二指肠血吸虫病甚为少见,这类患者多在手术或胃镜检查取活组织镜检发现血吸虫卵而确诊。

(3) 晚期血吸虫病:主要是指血吸虫性肝纤维化而言。根据其主要临床症状分为巨脾型、腹水型和侏儒型。随着我国血防工作大力开展与深入,患者得到及时有效治疗,晚期患者数已大量减少。

(4) 异位血吸虫病:重度感染时,童虫也可能在门脉系统以外寄生并发育为成虫,此为异位寄生。异位寄生的成虫产出的虫卵沉积于门脉系统以外的器官或组织,也可引起虫卵肉芽肿反应,由此造成的损害称异位损害(ectopic lesion)或异位血吸虫病。

1) 肺型血吸虫病:主要由虫卵引起,虫卵除可通过肝窦、下腔静脉、右心途径进入肺脏或经门 - 腔静脉吻合支进入肺脏外。临床上表现多为干咳,伴少量白色泡沫状痰,偶可带血,由虫卵引起的肺源性心脏病也有报道。

2) 脑型血吸虫病:脑部的虫卵除可来源于门静脉及侧支循环外,也可来源于肺部,即通过扩大的肺血管经左心而进入脑部。急性期临床表现为脑膜脑炎症状,主要为头痛、嗜睡、意识障碍、昏迷、痉挛、偏瘫和视力模糊等,晚期表现主要为癫痫、头痛、呕吐、暂时性意识丧失、语言障碍、偏瘫等。脑型血吸虫病常易误诊为脑瘤,吡喹酮治疗后症状减轻或消失,CT 证明脑部肿块明显缩小,有助于作出正确判断。

4. 血吸虫病的实验室检查及环卵沉淀试验

(1) 血象:急性血吸虫病患者血象以嗜酸粒细胞显著增多为特点。白细胞总数多在(10~30)×10^9/L 之间,嗜酸粒细胞占 20%~40%。但极重型急性血吸虫病患者血中嗜酸性粒细胞常不增多,甚至消失,代之以中性粒细胞增多。慢性期患者嗜酸性粒细胞仍有轻度增多。晚期则因脾功能亢进,白细胞与血小板减少,并有不同程度贫血。

(2) 肝功能试验:急性血吸虫病患者血清中球蛋白显著增高,血清丙氨酸转氨酶(ALT)轻度增高。晚期患者由于肝硬化,血清白蛋白明显降低,并常有白蛋白与球蛋白比例倒置现象。慢性血吸虫病尤其无症状患者肝功能试验大多正常。

(3) 影像学检查:B 型超声或 CT 扫描检查,对病情估计有重要参考价值。

1) 肝脏 B 型超声检查:从 B 型超声图像可判断肝纤维化程度。显示门静脉壁回声区带增强(≥6mm)呈线状者为轻度,呈管状者为中度,呈网状分隔块者为重度。后者结合图像中肝表面结节与脾脏肿大,可提示肝纤维化。

2) CT 扫描:晚期血吸虫病患者肝包膜与肝门静脉区常有钙化现象,CT 扫描显示较特异性图像:肝包膜增厚钙化,与肝内钙化中隔相垂直;在两者接界处并有切迹形成。重度肝纤维化可表现为龟背样图像。增强后 CT 扫描检查肝纤维组织可强化,呈分隔状钙化,而肝癌则无,有助于本病诊断。脑血吸虫病颅脑 CT 平扫检查,显示条片状、结节状、团块状,混合密度或等密度块影,可分为四型:脑炎型、梗塞型、肉芽肿型和萎缩型,但并非特异性,需结合临床表现方可诊断。

(4) 环卵沉淀试验:环卵沉淀试验是以血吸虫整卵为抗原的特异免疫血清学试验。卵内毛蚴或胚胎分泌排泄的抗原物质经卵壳微孔渗出与试样血的特异抗体结合,可在虫卵周围形成特殊的复合物沉淀,在光镜下判读反应强度并计数反应卵的百分率称环沉率。

5. 血吸虫病可能出现的并发症

(1) 肝纤维化并发症:晚期血吸虫病患者并发食管下段或胃底静脉曲张者占 2/3 以上。曲张静脉破裂引起上消化道大出血者占 16.5%~31.5%,是血吸虫病肝纤维化的主要并发症,临床症状为大量呕血与黑便,可引起血压下降与失血性休克,病死率为 15%。约半数患者有反复多次大出血史。上消化道大出血后可出现腹水或并发肝性脑病。肝性脑病在晚期血吸虫病较门脉性与坏死后肝硬化为少,国内报道占 1.69%~5.4%,其病程也较长。此外晚期血吸虫病腹水型并发原发性腹膜炎与革兰阴性杆菌败血症也不少见。

(2) 肠道并发症:流行区患者的被切除阑尾标本中找到血吸虫卵者占 31%,常是急性阑尾炎的诱因之一,且易穿破并发腹膜炎或局限性脓肿。严重的结肠病变可引起肠腔狭窄,并发不完全性肠梗阻,以乙状结肠与直肠为多。此外,肠系膜与大网膜病变粘连成团,形成腹内包块。血吸虫病患者结肠肉芽肿偶可并发结肠癌,发病年龄较轻,大多为腺癌,恶性程度较低,转移较晚。

6. 血吸虫病的诊断及鉴别诊断

(1) 诊断:除流行病学史与临床症状外,诊断主要依赖于实验室检查。

1) 寄生虫学检查:粪便涂片检查虫卵虽然简单易行,除重度感染有腹泻患者外,虫卵检出阳性率不高。粪便虫卵计数可采用加藤集卵透明法,毛蚴孵化法常采用新鲜粪便(50g)水洗沉淀孵化或使用尼龙袋集卵后取沉渣孵化,后者检出阳性率较高。

直肠黏膜活组织检查:用直肠镜直视下取米粒大小病变黏膜,置于二玻片之间,在显微镜下检查虫卵,阳性率很高。

2) 免疫学检查:方法很多,包括血吸虫抗原皮内试验及检测成虫、童虫、尾蚴与虫卵抗体的血清免疫学试验:环卵沉淀试验(COPT)、间接荧光抗体试验(IFA)、间接血凝试验(IHA)、酶联免疫吸附试验(ELISA)等。

(2) 鉴别诊断:急性血吸虫病有误诊为伤寒、阿米巴肝脓肿、粟粒性肺结核等。血象中嗜酸性粒细胞显著增多有重要诊断价值,不可忽视。慢性血吸虫病肝 - 脾型应与无黄疸型病毒性肝炎鉴别。

【教师注意事项】

1. 根据目前的资料已经可以明确诊断,需引导学生考虑血吸虫病的诊断,进而引出血吸虫病的诊断方法和标准。

2. 通过引导学生讨论血吸虫病的治疗,进而引出抗血吸虫病的治疗原则。

【本幕小结】

患者经过进一步检查,根据粪便血吸虫虫卵检测结果,诊断明确为血吸虫病。

第 三 幕

你向李伯伯详细地解释了病情,考虑为血吸虫病,并为他制订了治疗方案:吡喹酮 120mg/kg,每日剂量分 2~3 次服用,持续 4~6 日抗病原治疗。一段时间后李伯伯病情好转出院,你嘱咐他尽量避免与疫水接触,如必须接触,需穿防具。并建议当地血防站加强对粪水等的管理,将灭螺落实到位。

【提示问题】

1. 该治疗是否正确?

2. 对于血吸虫病应如何治疗?

3. 你对血吸虫病的防治有何看法?

4. 为何现在还会有血吸虫病?

5. 青蒿素对血吸虫病的作用有哪些?

【主要讨论内容】

1. 血吸虫病的治疗。

2. 血吸虫病的预后。

3. 血吸虫病的预防。

【教师参考重点】

1. 血吸虫病的治疗

(1)病原学治疗:吡喹酮,目前国内外应用的吡喹酮是左旋吡喹酮,与右旋吡喹酮各半组成的消旋体,左旋吡喹酮是主要杀虫成分,而右旋吡喹酮几乎无效,且毒性较大。

疗效:吡喹酮治疗血吸虫病有良好的疗效。急性血吸虫病轻、中、重型患者平均退热时间分别为 3.9 天、6.5 天和 9.5 天。粪便毛蚴孵化于第 18~20 天阴转。

药物不良反应:轻而短暂,于服药后 0.5~1 小时出现,不需处理,数小时内自行消失。

(2)对症治疗:急性血吸虫病患者应住院治疗。高营养易消化软食,补充维生素,适当补液,保持水电解质平衡,高热、中毒症状严重者可用小剂量肾上腺皮质激素。晚期血吸虫病按肝硬化治疗,采取内外科结合,病原学治疗与对症治疗以及中西医结合的原则。巨脾型患者为了降低门脉高压,消除脾功能亢进,可做脾切除加大网膜后固定术。

2. 血吸虫病的预后 血吸虫病患者,包括脑型及侏儒症如能早期接受病原学治疗,预后大多良好。晚期血吸虫病有高度顽固性腹水,并发上消化道大出血、黄疸、肝性脑病、原发性腹膜炎以及并发结肠癌患者预后较差。

3. 血吸虫病的预防 根据流行区具体情况,因时因地制宜进行防治。采取以灭螺与查治患者、病畜为重点,结合粪便与水源管理及个人防护的综合性措施。

（1）控制传染源：在重流行区采用人畜同步化疗。每年冬季集中治疗,重点人群包括水上作业和流行季节频繁接触疫水者用吡喹酮治疗。

（2）切断传播途径

1）灭螺：灭螺是切断血吸虫病传播的关键,主要措施是结合农田水利建设,改变钉螺单生地的环境和局部地区配合使用杀螺药。

2）粪便管理：感染血吸虫的人和动物的粪便污染水体是血吸虫病传播的重要环节,因此,管好人、畜粪便在控制血吸虫病传播方面至关重要。

3）安全供水：结合农村卫生建设规划,因地制宜地建设安全供水设施,可避免水体污染和减少流行区居民直接接触疫水的机会。

（3）保护易感者：人类感染血吸虫主要是人的行为所致。加强健康教育,引导人们改变自己的行为和生产、生活方式,对预防血吸虫感染具有十分重要的作用。

【教师注意事项】

1. 本部分主要讨论血吸虫病治疗的药物选择以及如何进行方案的调整,通过引导学生评价患者的治疗方案,引出常见抗血吸虫病药物的种类、作用机制、副作用以及血吸虫病治疗方案等。

2. 引导学生讨论如何预防血吸虫病及具体措施。

【本幕小结】

通过对患者的全面检查,最终诊断为血吸虫病,经过抗血吸虫病治疗后症状明显好转。对于不明原因右上腹痛,伴间断发热的患者,不要将思维局限于消化道细菌感染性疾病,要考虑血吸虫病的可能,并通过疫区居住史获得相关信息。

第三部分 急诊医学问题导向学习课程

第七节 是中暑？还是中毒

【学习目标】

掌握有机磷农药中毒发病机制、临床表现、诊断标准、并发症与治疗。

1. 基础医学

（1）掌握胆碱能受体在体内的分布及激动后的表现。

（2）熟悉体内神经递质合成、释放、作用机制与代谢。

（3）有机磷药物进入体内的途径和中毒机制。

（4）解磷定和阿托品的作用机制和副作用。

2. 临床医学

（1）临床上常见的急症有哪些？

（2）如何进行病史询问和体检并作出快速诊断？

（3）急性中毒应与哪些其他急症相鉴别？

（4）急性中毒的急诊处理。

3. 人文医学

（1）急性中毒常见的毒物有哪些？

（2）该如何减少中毒的发生率？通过宣传教育普及毒物知识。

（3）讨论该如何提高人群中中毒事件院前急救意识，以提高院内抢救的成功率。

【关键词】

有机磷农药；抽搐；出汗、流涎；呕吐；急救

【时间分配】

1. 学生讨论时间50分钟。

2. 学生总结时间20分钟。

3. 教师总结与讲评10分钟。

【教学建议】

依学生多少（如6~8人）分配任务，提出问题，以问题导向方式列出学习重点，查找资料。**以引起抽搐的原因有哪些，急诊患者病史询问技巧，重点体格检查及异常体征，主要辅助检查，急性中毒的原因及毒物确定、中毒机制、鉴别诊断、急诊处理以及预后**为主要学习目标。重点内容讨论时间约占80%，其余内容讨论时间约占20%。讨论结束后一周内每人须交一篇小组讨论记录和自我评估，由小组长收齐送交指导老师。主要内容应包括：讨论内容概要，参加讨论的感想、贡献，自己在组织材料和讨论中的优缺点，参与讨论时的困难（知识面、技术面、情绪面等），今后可能采取的对策；也可以评价讨论小组的整体水平、其他队员的参与度，如参与讨论的积极性、聆听态度、沟通协调、课前准备、表达能力等，作为成绩的参考及将来改进教案的参考。

第 一 幕

58岁的赵伯伯在家务农，平时身体健康。赵伯伯昨天中午12点左右在田间喷洒农药"1065"时，没有戴口罩，劳动期间不慎将农药洒在衬衣上，也没在意，仍继续坚持劳动。今天下午5点左右开始出现头晕、乏力、全身出冷汗、口角流涎、四肢颤抖的情况，并且感到恶心，还呕吐出一些胃内容物。家人急将他送入院，急诊值班的你接诊了他们。

【提示问题】

1. 目前你该如何处理患者？

2. 急诊患者病史询问技巧，怎么才能获得全面的信息又不耽误病情的治疗？

3. 上述有哪些症状，还需要哪些信息帮助诊断？"1605"是什么？中毒机制是什么？

4. 在生活中，你碰到这种病人该采取什么措施（院前处理）？

5. 什么是抽搐、惊厥、癫痫？他们之间有什么区别和联系？

6. 引起上述症状的原因有哪些？

【主要讨论内容】

1. 引起抽搐与惊厥的原因。

2. 问诊要点。

3. 伴随症状。

4. 农药1065进入人体的途径、中毒机制、临床表现。

【教师参考重点】

1. 引起抽搐与惊厥的原因

（1）脑部疾病

1）颅内感染：即中枢神经系统感染，如由细菌、病毒、寄生虫、真菌引起的脑膜炎和脑炎。

常表现为反复而严重的惊厥发作,大多出现在疾病初期或极期,伴有不同程度意识障碍和颅压增高表现,脑脊液检查对诊断和鉴别诊断有较大帮助。

2) 颅脑损伤与出血:如颅脑外伤和脑血管畸形等各种原因引起的颅内出血,伤后立即起病,反复惊厥伴意识障碍和颅压增高,头 CT 对诊断有重要价值。

3) 先天发育畸形:如颅脑发育异常、脑积水、神经皮肤综合征等。大多表现为反复癫痫发作,少数呈急性惊厥表现,常伴有智力和运动发育落后。

4) 颅内占位性病变:如天幕上、大脑半球的肿瘤、囊肿或血肿等。除反复惊厥发作外,伴颅压增高和定位体征,病情进行性加重,头颅影像学检查对诊断起决定作用。

(2) 全身性疾病

1) 缺氧缺血性脑病:如分娩或生后窒息、溺水、心肺严重疾病等,窒息后立即起病,反复惊厥伴意识障碍和颅压增高,头颅影像学对诊断起重要作用。

2) 代谢性疾病:包括:①水电解质紊乱:重度脱水、水中毒、低血钙、低血镁、低血钠、高血钠和低血糖症均可引起惊厥。患儿均有相应临床表现及其基础病因。血渗透压、电解质和血糖测定有助诊断,病因治疗能迅速控制惊厥发作;②肝、肾衰竭和 Reye 综合征:顽固惊厥伴严重肝、肾功能异常及电解质紊乱;③遗传代谢性疾病:常见如苯丙酮尿症、半乳糖血症等,表现为进行性加重的惊厥或癫痫发作,有异常代谢相关的特异特征,血、尿中代谢不全产物含量增高;④中毒:如杀鼠药、农药和中枢神经兴奋药中毒,大多有顽固惊厥发作伴意识障碍及肝、肾功能损伤。

3) 颅外感染:非颅内感染性疾病引起的惊厥发作。

① 热性惊厥:是儿科最常见的急性惊厥。热性惊厥(FS)的发作均与发热性疾病中体温骤然升高有关。热性惊厥大多由于各种感染性疾病引起,以上呼吸道感染最为多见,其发作的典型临床表现是:意识突然丧失,多伴有双眼球上翻,凝视或斜视,面肌或四肢肌强直,痉挛或不停地抽动。发作时间可由数秒至几分钟,有时反复发作,甚至呈持续状态。严重的热性惊厥可遗留神经系统的后遗症。

② 感染中毒性脑病:大多并发于败血症、重症肺炎、菌痢、百日咳等严重细菌性感染疾病中,与感染和细菌病毒导致急性脑水肿有关。通常于发病极期出现反复惊厥、意识障碍与颅压力增高症状。检查脑脊液除发现压力增高外,常规、生化均正常。

③ 破伤风、狂犬病毒感染。

4) 风湿病:系统性红斑狼疮和脑血管炎。

(3) 神经官能症:如癔症性抽搐和惊厥。

2. 伴随症状

(1) 发热:多见于小儿的急性感染,也可见于胃肠功能紊乱、重度失水。但需注意,惊厥也可以引起发热。

(2) 血压增高:原发性高血压、肾炎、子痫、铅中毒等。

(3) 脑膜刺激征:常见于脑膜炎、脑膜脑炎、假性脑膜炎、蛛网膜下腔出血等。

(4) 瞳孔扩大与舌咬伤:见于癫痫大发作,癔症性惊厥无此表现。

(5) 剧烈头痛:可见于高血压、急性感染、蛛网膜下腔出血、颅脑损伤、颅内占位病变等。

(6) 意识丧失:见于癫痫大发作、重症颅脑疾病。

3. 问诊要点

(1) 一般情况:抽搐与惊厥发生的年龄、病程、发作的原因、有无先兆、与体力活动有无关系,是否为孕妇等。

(2) 抽搐的性质:抽搐是全身性的还是局限性,呈持续强直还是间歇阵挛性。

(3) 发作时伴随表现:发作时意识状态,有无大小便失禁、舌咬伤和肌痛等,发作时的姿势。

(4) 发作前后的表现:意识状态、有无抽动、有无定向力异常等。

(5) 既往史:有无脑部疾病、全身性疾病、癔症、毒物接触、高温作业和外伤等病史及相关症状,小儿还应注意询问分娩史、生长发育史、疫苗接种史。

4. 农药1065进入人体的途径、中毒机制、临床表现 农药1065,即对硫磷,属有机磷农药。

(1) 侵入途径:吸入、食入、经皮吸收。

(2) 临床表现:急性中毒可分为三级:①轻度中毒:有头晕、头痛、恶心、呕吐、多汗、胸闷、视力模糊、无力、瞳孔缩小。全血胆碱酯酶活性:50%~70%;②中度中毒:除上述症状外,还有肌纤维颤动、瞳孔明显缩小、轻度呼吸困难、流涎、腹痛、腹泻、步态蹒跚,意识清楚。全血胆碱酯酶活性:30%~50%;③重度中毒:除上述症状外,并出现昏迷、肺水肿、呼吸麻痹、脑水肿。全血胆碱酯酶活性:低于30%。

1) 急性中毒

① 毒蕈碱样症状:这组症状出现最早,主要是副交感神经末梢兴奋所致,类似毒蕈碱作用,表现为平滑肌痉挛和腺体分泌增加。临床表现先有恶心、呕吐、腹痛、多汗,尚有流泪、流涕、流涎、腹泻、尿频、大小便失禁、心跳减慢和瞳孔缩小。支气管痉挛和分泌物增加、咳嗽、气急,严重患者出现肺水肿。

② 烟碱样症状:乙酰胆碱在横纹肌神经肌肉接头处过度蓄积和刺激,使面、眼睑、舌、四肢和全身横纹肌发生肌纤维颤动,甚至全身肌肉强直性痉挛。患者常有全身紧束和压迫感,而后发生肌力减退和瘫痪。呼吸肌麻痹引起周围性呼吸衰竭。

交感神经节受乙酰胆碱刺激,其节后交感神经纤维末梢释放儿茶酚胺使血管收缩,引起血压增高、心跳加快和心律失常。

③ 中枢神经系统症状:中枢神经系统受乙酰胆碱刺激后有头晕、头痛、疲乏、共济失调、烦躁不安、谵妄、抽搐和昏迷。

2) 迟发性多发性神经病:急性中毒一般无后遗症。个别患者在急性重度中毒症状消失后2~3周可发生迟发性神经病,主要累及肢体末端,且可发生下肢瘫痪、四肢肌肉萎缩等神经系统症状。目前认为这种病变不是由胆碱酯酶受抑制引起的,可能是由于有机磷杀虫药抑制神经靶酯酶(NTE,原称神经毒酯酶)并使其老化所致。

3) 中间型综合征:在胆碱能危象和迟发性神经病发病之间,常发生于急性中毒后1~4日,个别病例可在第7日发病,称"中间型综合征"。其发病机制与胆碱酯酶受到长期抑制,影响神经-肌肉接头处突触后的功能。死亡前可先有颈、上肢和呼吸肌麻痹。累及脑神经者,出现睑下垂、眼外展障碍和面瘫。

【教师注意事项】

1. 患者主要的症状为头晕,乏力,全身出冷汗,口角流涎,四肢颤抖,并感恶心、呕吐,重点需要鉴别抽搐的原因。

2. 患者有有机磷农药接触史和高温环境作业史,提示可能是有机磷农药中毒或是中暑。

【本幕小结】

1. 患者在高温环境下、接触农药后出现头晕,乏力,全身出冷汗,口角流涎,四肢颤抖,并感恶心、呕吐。

2. 引起抽搐与惊厥的原因有脑部疾病和其他全身性疾病。

3. 有机磷侵入途径有：吸入、食入、经皮吸收。

4. 急性有机磷中毒的表现有毒蕈碱样症状、烟碱样症状、中枢神经系统症状。

第 二 幕

你紧急为赵伯伯进行了体检：体温 36.8 ℃，脉搏 60 次／分，呼吸 25 次／分，血压 130/80mmHg。神志清楚，全身颤抖，皮肤潮湿，双侧瞳孔约 2mm，对光反射迟钝。双肺可闻及少许湿啰音，心率 60 次／分，心音稍弱，节律齐。腹平软，无明显压痛。病理反射未引出。

急查了血常规和电解质，结果提示：血常规 HGB 133g/L，WBC 8.4×10^9/L。肾功能 BUN 5.1mmol/L，Cr 67μmol/L。胆碱酯酶活力为正常人的 40%。血电解质 K^+ 3.9mmol/L，Na^+ 141mmol/L，Cl^- 105mmol/L，CO_2CP 23mmol/L。

你赶紧对赵伯伯做了一些处理：保持其呼吸道通畅、给氧，及时清除毒物，脱去衣物，用肥皂水洗净身体，使用解毒剂。经过上述处理后，赵伯伯现病情稳定。

【提示问题】

1. 上述症状和辅助检查有哪些异常？有什么临床意义？

2. 根据上述信息，你的诊断是什么？诊断依据是什么？需与哪些疾病相鉴别？

3. 胆碱酯酶活性检查在该病中的诊断价值有哪些？

4. 上述处理如何？具体措施有哪些？

5. 如何预防并发症？

【主要讨论内容】

1. 初步诊断及诊断依据。

2. 鉴别诊断。

3. 有机磷中毒的实验室检查。

4. 掌握急性有机磷中毒的急诊处理。

5. 熟悉急性有机磷中毒后的预后及常见并发症。

6. 了解急性有机磷中毒的预防。

【教师参考重点】

1. 初步诊断及诊断依据　初步诊断为：急性有机磷中毒（中度）

依据：①病史：患者有有机磷农药接触史，喷洒农药时未戴口罩且已被农药污染；②临床表现：经皮肤吸收中毒，一般在接触 2~6 天内发病，出现 M 样症状：分泌腺分泌增多，如出冷汗、皮肤潮湿、口角流涎、呼吸道分泌物增多，双肺干、湿啰音，恶心、呕吐、心率减慢。N 样症状：全身颤抖；③辅助检查：胆碱酯酶活力为正常人的 40%。

2. 鉴别诊断

（1）其他药物中毒：阿片类、安眠药中毒等，虽都有瞳孔缩小和昏迷，但其他临床表现、血与尿药检结果不同，血胆碱酯酶活力正常。

（2）其他类农药中毒：呼出气无蒜臭味，其他临床表现不同，除氨基甲酸酯类外，血胆碱酯酶活力大多正常。

（3）中暑：有在高温环境中，重体力作业或剧烈运动史，常有脱水、电解质紊乱、周围血容量不足的表现。实验室检查有血液浓缩、电解质紊乱、血肌酐和尿素增高、呼吸性和代谢性酸中毒。

（4）急性脑血管病：有神经系统病理体征，头颅 CT 等检查异常。

（5）全身性疾病致昏迷：如肝性脑病、糖尿病昏迷、尿毒症昏迷等，其相应的临床表现和化验均有不同。

应注意 M 样症状明显时与哮喘、慢性阻塞性肺病急性期、心源性肺水肿和急性胃肠炎鉴别。N 样症状时应与其他原因的交感神经兴奋性增高疾病鉴别。

3. 有机磷中毒的实验室检查

（1）血液胆碱酯酶活性的测定：是诊断有机磷中毒的特异性指标，能提示中毒严重程度、观察疗效及判断预后。轻度中毒时乙酰胆碱酯酶活性为正常的 50%~70%，中度为 30%~50%，重度则 <30%。血清胆碱酯酶活性下降与神经突触的胆碱酯酶活性下降及中毒程度相平行；血清胆碱酯酶活性的恢复与中毒缓解程度相平行，可作为病情的动态监测指标。

（2）胃液和可疑食物的毒物分析可确诊。

（3）OPI 代谢产物测定：OPI 中毒后尿中出现对硝基酚；敌百虫中毒后尿中出现三氯乙醇。进行相关检查有助于诊断。

（4）其他辅助检查：根据需要选择，如心电图检查：①窦性心动过速、窦性心动过缓、期前收缩、传导阻滞以及房室纤颤；②Q-T 间歇延长及尖端扭转型室性心动过速。

4. 急性有机磷中毒的急诊处理

（1）迅速清除毒物：立刻离开现场，脱去污染的衣服，用肥皂水清洗污染的皮肤、毛发和指甲。口服中毒者用清水、2% 碳酸氢钠溶液（敌百虫忌用）或 1：5000 高锰酸钾溶液（对硫磷忌用）反复洗胃，直至洗清为止。然后再给硫酸钠导泻。眼部污染可用 2% 碳酸氢钠溶液或生理盐水冲洗。在迅速清除毒物的同时，应争取时间及早用有机磷解毒药治疗，以挽救生命和缓解中毒症状。

（2）解毒药的使用

1）胆碱酯酶复活药：肟类化合物能使被抑制的胆碱酯酶恢复活性。其原理是肟类化合物的吡啶环中的氮带正电荷，能被磷酰化胆碱酯酶的阴离子部位所吸引；而其肟基与磷原子有较强的亲和力，因而可与磷酰化胆碱酯酶中的磷形成结合物，使其与胆碱酯酶的酯解部位分离，从而恢复了乙酰胆碱酯酶中的磷形成结合物，使其与胆碱酯酶的酯解部位分离，从而恢复了乙酰胆碱酯酶活力。常用的药物有解磷定和氯解磷定，此外还有双复磷和双解磷。

胆碱酯酶复活药对解除烟碱样作用较为明显，但对各种有机磷杀虫药中毒的疗效并不完全相同，解磷定和氯解磷定对内吸磷、对硫磷、甲胺磷、甲拌磷等中毒的疗效好，对敌百虫、敌敌畏等中毒疗效差，对乐果和马拉硫磷中毒疗效可疑。双复磷对敌敌畏及敌百虫毒效果较解磷定为好。胆碱酯酶复活药对已老化的胆碱酯酶无复活作用，因此对慢性胆碱酯酶抑制的疗效不理想。对胆碱酯酶复活药疗效不好的患者，应以阿托品治疗为主或二药合用。

胆碱酯酶复活药使用后的副作用有短暂的眩晕、视力模糊、复视、血压升高等。用量过大，可引起癫痫样发作和抑制胆碱酯酶活力。解磷定在剂量较大时，尚有口苦、咽痛、恶心。注射速度过快可导致暂时性呼吸抑制。双复磷副作用较明显，有口周、四肢及全身麻木和灼热感，恶心、呕吐和颜面潮红。剂量过大可引起室性早搏和传导阻滞。个别患者发生中毒性肝病。

2）抗胆碱药阿托品：阿托品有阻断乙酰胆碱对副交感神经和中枢神经系统毒蕈碱受体的

作用,对缓解毒蕈碱样症状和对抗呼吸中枢抑制有效,但对烟碱样症状和恢复胆碱酯酶活力没有作用。阿托品剂量可根据病情每 10~30 分钟或 1~2 天给药一次,直到毒蕈碱样症状明显好转或患者出现"阿托品化"表现为止。阿托品化即临床出现瞳孔较前扩大、口干、皮肤干燥和颜面潮红、肺湿啰音消失及心率加快。即应减少阿托品剂量或停用。如出现瞳孔扩大、神志模糊、狂躁不安、抽搐、昏迷和尿潴留等,提示阿托品中毒,应停用阿托品。对有心动过速及高热患者,阿托品应慎用。在阿托品应用过程中应密切观察患者全身反应和瞳孔大小,并随时调整剂量。

有机磷杀虫药中毒的治疗最理想是胆碱酯酶复活药与阿托品两药合用。轻度中毒亦可单独使用胆碱酯酶复活药。两种解毒药合用时,阿托品的剂量应减少,以免发生阿托品中毒。

用药注意事项:①大剂量阿托品必须在确诊后方可使用,并注意阿托品过量或中毒症状出现。在应用阿托品的过程中如瞳孔仍缩小、面色苍白、肺内啰音不减少情况下,虽心率增快仍可继续应用,说明尚未达阿托品化;②解磷定不能与碱性液混合使用,否则可水解为剧毒的氰化物。静脉注射时药液不可外漏;③氯解磷定一般禁忌与碱性溶液混用,可静脉点滴或肌内注射。

(3)对症治疗:有机磷杀虫药中毒主要的死因是肺水肿、呼吸肌瘫痪或呼吸中枢衰竭。休克、急性脑水肿、心肌损害及心搏骤停等亦是重要死因。因此,对症治疗应以维持正常呼吸功能为重点,例如保持呼吸道通畅,给氧或应用人工呼吸器。肺水肿用阿托品。休克用升压药,脑水肿应用脱水剂和肾上腺糖皮质激素,以及按情况及时应用抗心律失常药物等。危重病人可用输血疗法。为了防止病情复发,重度中毒患者,中毒症状缓解后应逐步减少解毒药用量,直至症状消失后停药,一般至少观察 3~7 天。

5. 急性有机磷中毒后的预后及常见并发症　急性中毒经过及时合理的治疗后一般无后遗症,重症和延误治疗常致死亡。

6. 急性有机磷中毒的预防

(1)加强农药的管理,建立规章制度,宣传和普及农药的知识,要有专人保管,家中存放应妥善安置,教育家人尤其是儿童勿乱动。

(2)禁止用剧毒类农药灭虱蚊、苍蝇,禁止向人体或衣物上喷洒。使用农药人员应穿长筒靴、长袖衣,戴帽子和口罩,用毕换去衣服,彻底清洗皮肤。

(3)哺乳期妇女最好不接触农药。

(4)禁用农药的包装袋放置粮食或衣物。

(5)禁食被农药毒死的牲畜及家禽。

【教师注意事项】

本部分主要为有机磷中毒急救药物选择以及如何进行急救方案的调整,通过引导学生评价该患者的治疗,引出治疗有机磷中毒常见药物的种类、作用机制、副作用以及有机磷中毒治疗方案等。

【本幕小结】

通过对患者胆碱酯酶活性的检测,最终诊断为有机磷农药中毒,经过急救,患者病情好转。但应时刻警惕并发症的发生。

第八节　注意！静滴头孢后勿饮酒

【学习目标】

掌握双硫仑样反应的发病机制、诊断标准及其防治。

1. 基础医学

(1) 休克的病因及发病机制。

(2) 急性弥散性血管内凝血病因、发病机制。

(3) 黄疸的病因、发病机制。

2. 临床医学

(1) 咳嗽、发热的问诊要点。

(2) 上呼吸道感染的诊断、鉴别诊断及治疗。

(3) 急性昏迷的病因及鉴别。

(4) ALT、AST 的意义是什么？区别在哪里？

(5) 休克的临床表现、诊断及分类。

(6) 急性弥散性血管内凝血临床表现、诊断依据及治疗。

(7) 可导致双硫仑样反应的药物。

(8) 双硫仑样反应的临床表现、诊断与治疗。

(9) 护肝治疗有哪些？

(10) "胆酶分离"的定义及意义。

(11) 多器官功能衰竭。

3. 人文医学

双硫仑样反应的预防及预后。

【关键词】

上呼吸道感染；双硫仑样反应；肝功能损伤；黄疸；急性弥散性血管内凝血；胆酶分离；护肝治疗；多器官功能衰竭

【时间分配】

1. 学生讨论时间 50 分钟；

2. 学生总结时间 20 分钟；

3. 教师总结与讲评 10 分钟。

【教学建议】

依学生多少(如 6~8 人)分别查寻问题所在，以问题导向方式列出重点。以上呼吸道感染**的治疗，使用头孢曲松钠后饮酒的不良后果，双硫仑样反应的定义、病因、机制、临床表现及治疗，急性弥散性血管内凝血病因、发病机制、临床表现，急性弥散性血管内凝血的诊断依据，胆酶分离及多器官功能衰竭等**为主要学习目标。重点内容讨论时间约占 80%，其余内容讨论时间约占 20%。讨论结束后一周内每人须交一篇小组讨论记录和自我评估，由小组长收齐送交指导老师。主要内容应包括：讨论内容概要，参加讨论的感想、贡献，自己在组织材料和讨论中的优缺点，参与讨论时的困难(知识面、技术面、情绪面等)，今后可能采取的对策；也可以评价讨论小组的整体水平、其他队员的参与度，如参与讨论的积极性、聆听态度、沟通协调、课前准备、表达能力等，作为成绩的参考及将来改进教案的参考。

第　一　幕

56 岁的老王是一名工人,平时身体健康。前几天开始流鼻涕、咽喉发痒、咳嗽,发烧,就到当地小诊所看病。诊所医生诊断为"上呼吸道感染",给予老王解热镇痛及止咳等对症治疗,1 天后老王感症状未缓解,就到当地社区医院予以头孢曲松钠治疗,使用两天后觉情况好转。当天晚上多年未见的老友要来会面,老王很激动,在家里为老友接风洗尘,不知不觉几杯酒就下了肚。次日,老王自觉口唇发麻、头晕、头痛,随即意识丧失,脉搏细弱摸不清。被家属急送入医院抢救,家属告诉你老王当时双眼上翻,口吐白沫,颜面青紫,呼吸困难。

【提示问题】

1. 你的初步诊断是什么? 需与哪些疾病相鉴别?

2. 使用头孢类药物后饮酒会有什么安全隐患?

3. 急性昏迷的病因及鉴别有哪些?

【主要讨论内容】

1. 咳嗽、发热的问诊要点。

2. 急性昏迷的病因及鉴别。

【教师参考重点】

1. 咳嗽、发热的问诊要点

咳嗽的问诊要点

(1) 咳嗽的性质

1) 干性咳嗽:指咳嗽无痰或痰量甚少。常见于急性咽喉炎、急性支气管炎初期、胸膜炎、轻症肺结核、肺癌等。

2) 湿性咳嗽:指带痰液的咳嗽。常见于慢性咽喉炎、慢性支气管炎、支气管扩张症、肺炎、肺脓肿、空洞型肺结核。

(2) 咳嗽出现的时间与节律:突然发生的咳嗽,常见于吸入刺激性气体所致急性咽喉炎、气管与支气管异物。

(3) 咳嗽的音色:对提示诊断有一定意义。声音嘶哑的咳嗽多见于声带炎、喉炎、喉癌,以及肺癌、扩张的左心房或主动脉瘤压迫喉返神经。犬吠样咳嗽多见于喉头炎症水肿或气管受压。带有鸡鸣样吼声常见于百日咳。

(4) 伴随症状:①伴发热:多见于呼吸道感染、胸膜炎、肺结核等;②伴胸痛:见于累及胸膜的疾病,如肺炎、胸膜炎、支气管肺癌、自发性气胸等;③伴哮喘:可见于支气管哮喘、喘息型慢性支气管炎、心源性哮喘、气管与支气管异物等;④伴呼吸困难:见于喉头水肿、喉肿瘤、慢性阻塞性肺病、重症肺炎以及重症肺结核、大量胸腔积液、气胸、肺淤血、肺水肿等;⑤伴咯血:常见于肺结核、支气管扩张、肺脓肿、支气管肺癌及风湿性二尖瓣狭窄等。

发热的问诊要点

(1) 现病史:发热的诱因;起病时间,起病急缓,病程,热度,热型;加重或缓解的因素;有无相关伴随症状;是否就诊,诊疗经过;一般情况。

(2) 既往史:尤其注意既往有无传染病史,有无过敏史。

(3) 个人史:尤其注意有无疫区、疫水接触史,有无特殊职业史,有无不洁性交史。

(4) 月经婚育史。

（5）家族史。

2. 急性昏迷的病因及鉴别

病因

（1）颅内疾病

1）感染性疾病：脑炎、脑膜炎、颅内静脉窦炎、脑寄生虫病、肉芽肿。

2）脑血管疾病：脑出血、蛛网膜下腔出血、脑缺血、脑梗死、高血压脑病。

3）脑占位性疾病：肿瘤、脑脓肿。

4）颅脑损伤：脑震荡、脑挫裂伤、外伤后颅内血肿（硬膜外血肿、硬膜下血肿、脑内血肿）、颅骨骨折。

5）颅内压增高综合征与脑疝形成。

6）癫痫。

（2）颅外疾病

1）重症急性感染性疾病：病毒感染、细菌感染、立克次体感染、螺旋体感染等全身性感染引起的感染中毒性脑病。

2）内分泌及代谢障碍性疾病：垂体性脑病、甲状腺危象、黏液水肿性昏迷、肾上腺皮质功能减退性昏迷、尿毒症性脑病、肺性脑病、肝性脑病、低血糖性昏迷、高血糖性昏迷、妊娠中毒症。

3）心源性脑病：见于阵发性心动过速、房室传导阻滞、病态窦房结综合征引起的 Adams-Stokes 综合征。

4）水、电解质平衡紊乱及酸碱中毒：稀释性低钠血症、高氯性酸中毒、低氯性碱中毒。

5）外因性中毒：工业毒物（如一氧化碳、四氯化碳、氯甲烷、甲醛）中毒、农药（如有机磷等）中毒、药物（如安眠药、麻醉药、抗精神病药等）中毒、植物类（毒蘑菇等）中毒、动物类（毒蛇、河豚等）中毒、酒精中毒。

6）物理性及缺氧性损害：高温中暑（热射病、日射病）、触电、淹溺、高山病。

鉴别

昏迷的鉴别诊断，首先应解决是不是昏迷。如是昏迷，昏迷的病因是什么，这就是需要进一步解决的问题。所以，昏迷的鉴别诊断包括了昏迷状态的鉴别和昏迷病因的鉴别。

昏迷状态的鉴别：昏迷必须与类昏迷鉴别。所谓类昏迷是指患者的临床表现类似昏迷或貌似昏迷，但实际上并非真昏迷的一种状态或症候。它一般包括假性昏迷、醒状昏迷及其他一些病症。

1）假性昏迷：假性昏迷是意识并非真正丧失，但不能表达和反应的一种精神状态。它包括癔病性不反应状态、木僵状态、闭锁综合征。

2）癔病性不反应状态：①患者常伴有眼睑眨动，对突然较强的刺激可有瞬目反应其至开眼反应，拉开其眼睑有明显抵抗感，并见眼球向上翻动，放开后双眼迅速紧闭；②感觉障碍与神经分布区域不符，如暴露部位的感觉消失，而隐蔽部位的感觉存在；③脑干反射如瞳孔对光反射等存在，亦无病理反射；④脑电图呈觉醒反应；⑤暗示治疗可恢复常态。

3）醒状昏迷：醒状昏迷是觉醒状态存在、意识内容丧失的一种特殊的意识障碍。临床上表现为语言和运动反应严重丧失，而皮质下的大多数功能和延髓的植物功能保存或业已恢复，自发性开眼反应及觉醒 - 睡眠周期等都存在。可见于去皮质状态、无动性缄默及植物状态。

4)无动性缄默症:主要表现为缄默不语,四肢运动不能,疼痛刺激多无逃避反应,貌似四肢瘫痪。可有无目的睁眼或眼球运动,睡眠-觉醒周期可保留或有改变,如呈睡眠过度状态。伴有自主神经功能紊乱,如体温高、心跳或呼吸节律不规则、多汗、皮脂腺分泌旺盛、尿便潴留或失禁等,无锥体束征。一般肢体并无瘫痪及感觉障碍,缄默、不动均由意识内容丧失所致。

【教师注意事项】

1. 患者主要的症状为昏迷,重点需要注意昏迷的鉴别诊断。

2. 患者有上呼吸道感染病史并应用头孢类药物,用药期间饮酒,提示存在双硫仑样反应或肝脏疾病的可能。

【本幕小结】

1. 患者以突发昏迷就诊,有头孢类药物服用史且用药期间饮酒。

2. 昏迷常由颅内疾病或颅外疾病所致。

3. 使用头孢类药物期间饮酒,常易引起双硫仑样反应。

第 二 幕

送入急诊科时老王意识已恢复,语言流利,呼吸均匀,精神紧张,恐惧。你接诊了他们,紧急询问了病史,老王述有高血压病史5年,血压最高达140/110mmHg(1mmHg=0.133kPa),长期口服降压药,血压维持在130/90mmHg,否认心脏病、糖尿病等疾病,否认药物及食物过敏史。

查体如下:体温36.4℃,脉搏110次/分,呼吸22次/分,血压90/60mmHg,巩膜稍黄染,呼吸略促,双肺呼吸音粗,右肺背底部少量水泡音。心率100次/分,心音弱,律齐,各瓣膜听诊区未闻及病理性杂音。腹平软,无压痛及反跳痛,肝、脾未触及,双下肢见大量皮肤淤血、瘀斑,肢体末端稍冷。

辅助检查结果如下:急查电图示:窦性心律,心电图正常。急查心肌标志物:肌红蛋白、肌酸激酶同工酶、肌钙蛋白均正常;胸部X线检查结果未见异常。血细胞分析:白细胞14.6×10^9/L,N 94.8%,RBC 3.2×10^{12}/L,Hb 100g/L,PLT 80×10^9/L。凝血功能PT、APTT均延长。肝功能结果示:谷丙转氨酶(ALT)4100U/L,谷草转氨酶(AST)2850U/L;总胆红素(TBIL)65μmol/L,直接胆红素25μmol/L,结合胆红素40μmol/L;总蛋白(TP)54.7g/L,清蛋白(ALB)33g/L,球蛋白(GLB)21.7g/L。

【提示问题】

1. 解读上述查体及辅助检查结果?

2. 给予患者初步的诊断是什么?

3. 休克的病因、临床表现、分类及诊断有哪些?

4. 急性弥散性血管内凝血的病因、发病机制、临床表现有哪些?

5. 急性弥散性血管内凝血的诊断依据是什么?

6. 肝功能损伤的机制是什么?

【主要讨论内容】

1. ALT、AST值诊断疾病的意义。

2. 休克的病因、临床表现、分类及诊断。

3. 急性弥散性血管内凝血的诊断依据。

【教师参考重点】

1. ALT、AST 值诊断疾病的意义　丙氨酸转氨酶（ALT）和天门冬氨酸转氨酶（AST）是人体内糖和蛋白质互相转变所需的酶，在人身体内分布广泛。ALT 的分布以肝中最高，其次是肾、心、骨骼肌、脾等。AST 的分布则以心肌最高，其次为肝、骨骼肌、肾脏等。总之，肝病时 AST/ALT 比值 <1，常提示肝脏损害较轻，AST/ALT 比值 >1，则提高肝脏损害较重。但是酒精对线粒体有特殊损害，90% 以上的急性酒精性肝炎病例，AST/ALT 比值 >1。

2. 休克的病因、临床表现、分类及诊断　休克（shock）是机体有效循环血容量减少、组织灌注不足，细胞代谢紊乱和功能受损的病理过程，它是一个由多种病因引起的综合征。氧供给不足和需求增加是休克的本质，产生炎症介质是休克的特征，因此恢复对组织细胞的供氧、促进其有效的利用，重新建立氧的供需平衡和保持正常的细胞功能是治疗休克的关键环节。现代的观点将休克视为一个序贯性事件，是一个从亚临床阶段的组织灌注不足向多器官功能障碍综合征或多器官衰竭发展的连续过程。因此，应根据休克不同阶段的病理生理特点采取相应的防治措施。

（1）休克的分类：休克的分类方法很多，但尚无一致意见。本章将休克分为低血容量性、感染性、心源性、神经性和过敏性休克五类。把创伤和失血引起的休克均划入低血容量性休克，而低血容量性和感染性休克在外科最常见。

（2）临床表现：按照休克的发病过程可分为休克代偿期和休克抑制期，或称休克早期或休克期。

1）休克代偿期：由于机体对有效循环血容量减少的早期有相应的代偿能力，患者的中枢神经系统兴奋性提高，交感 - 肾上腺轴兴奋，表现为精神紧张、兴奋或烦躁不安、皮肤苍白、四肢厥冷、心率加快、脉压小、呼吸加快、尿量减少等。此时，如处理及时、得当，休克可较快得到纠正。否则，病情继续发展，进入休克抑制期。

2）休克抑制期：表现为：患者神情淡漠、反应迟钝，甚至可出现意识模糊或昏迷；出冷汗、口唇肢端发绀；脉搏细速、血压进行性下降。严重时，全身皮肤、黏膜明显发绀，四肢厥冷，脉搏摸不清、血压测不出，尿少甚至无尿。若皮肤、黏膜出现瘀斑或消化道出血，提示病情已发展至弥散性血管内凝血阶段。若出现进行性呼吸困难、脉速、烦躁、发绀，一般吸氧而不能改善呼吸状态，应考虑并发急性呼吸窘迫综合征。

（3）诊断：关键是应早期及时发现休克。要点是凡遇到严重损伤、大量出血、重度感染以及过敏患者和有心脏病史者，应想到并发休克的可能；临床观察中，对于有出汗、兴奋、心率加快、脉压小或尿少等症者，应疑有休克。若患者出现神志淡漠、反应迟钝、皮肤苍白、呼吸浅快、收缩压降至 90mmHg 以下及尿少者，则标志患者已进入休克抑制期。

（4）治疗：对于休克这个由不同原因引起、但有共同临床表现的综合征，应当针对引起休克的原因和休克不同发展阶段的重要生理紊乱采取下列相应的治疗。治疗休克重点是恢复灌注和对组织提供足够的氧。

1）一般紧急治疗：包括积极处理引起休克的原发伤病。如创伤制动、大出血止血、保证呼吸道通畅等。采取头和躯干抬高 20°~30°、下肢抬高 15°~20° 体位，以增加回心血量。及早建立静脉通路，并用药维持血压。早期予以鼻管或面罩吸氧。注意保温。

2）补充血容量：是纠正休克引起的组织低灌注和缺氧的关键。应在连续监测动脉血压、尿量和 CVP 的基础上，结合患者皮肤温度、末梢循环、脉搏幅度及毛细血管充盈时间等微循环情况，判断补充血容量的效果。首先采用晶体液和人工胶体液复苏，必要时进行成分输血。也有用 3%~7.5% 高渗盐溶液行休克复苏治疗。

3）积极处理原发病：外科疾病引起的休克，多存在需手术处理的原发病变，如内脏大出血的控制、坏死肠袢切除、消化道穿孔修补和脓液引流等。应在尽快恢复有效循环血量后，及时施行手术处理原发病变，才能有效地治疗休克。有的情况下，应在积极抗休克的同时进行手术，以免延误抢救时机。

4）纠正酸碱平衡失调：酸性内环境对心肌、血管平滑肌和肾功能均有抑制作用。在休克早期，又可能因过度换气，引起低碳酸血症、呼吸性碱中毒。目前对酸碱平衡的处理多主张宁酸毋碱，酸性环境能增加氧与血红蛋白的解离从而增加向组织释氧，对复苏有利。另外，使用碱性药物须首先保证呼吸功能完整，否则会导致 CO_2 潴留和继发呼吸性酸中毒。

5）血管活性药物的应用：在充分容量复苏的前提下需应用血管活性药物，以维持脏器灌注压。随着对休克发病机制和病理生理变化的深入研究，对血管活性药物的应用和疗效也不断进行重新评价。血管活性药物辅助扩容治疗，可迅速改善循环和升高血压。

6）治疗 DIC 改善微循环：对诊断明确的 DIC，可用肝素抗凝，有时还使用抗纤溶药如氨甲苯酸、氨基己酸，抗血小板黏附和聚集的阿司匹林、潘生丁和小分子右旋糖酐。

7）皮质类固醇和其他药物的应用：皮质类固醇可用于感染性休克和其他较严重的休克。其作用主要有：①阻断 d- 受体兴奋作用，使血管扩张，降低外周血管阻力，改善微循环；②保护细胞内溶酶体，防止溶酶体破裂；③增强心肌收缩力，增加心排出量；④增进线粒体功能和防止白细胞凝集；⑤促进糖异生，使乳酸转化为葡萄糖，减轻酸中毒。一般主张应用大剂量，静脉滴注，一次滴完。为了防止多用皮质类固醇后可能产生的副作用，一般只用 1~2 次。

3. 急性弥散性血管内凝血的诊断依据

（1）临床表现

1）存在易引起 DIC 的基础疾病。

2）有下列两项以上临床表现：①多发性出血倾向；②不易用原发病解释的微循环衰竭或休克；③多发性微血管栓塞的症状、体征，如皮肤、皮下、黏膜栓塞性坏死及早期出现的肺、脑等脏器功能衰竭；④抗凝治疗有效。

（2）实验室检查指标：主要诊断指标同时有下列 3 项以上异常。

1）血小板 $<100 \times 10^9/L$ 或进行性下降（如为肝病、白血病患者则血小板 $<50 \times 10^9/L$）。

2）血浆纤维蛋白原含量 <1.5g/L 或进行性下降，或 >4g/L（白血病及其他恶性肿瘤则 <1.86L，肝病则 <1.0g/L）。

3）3P 试验阳性或血浆 FEP>20mg/L，肝病时 FDP>60mg/L），或 D- 二聚体水平升高或阳性。

4）PT 缩短或延长 3 秒以上（肝病患者延长 5 秒以上），或 APTT 缩短或延长 10 秒以上。

疑难或特殊病例应行下列相关检查，应有下列一项以上异常

① 纤溶酶原含量及活性降低。

② AT 含量、活性及 vWF 水平降低（不适用于肝病）。

③ 血浆 FⅧ：C 活性 <50%（需与严重肝病所致的出血鉴别时有价值）。

④ 血浆凝血酶 - 抗凝血酶复合物（TAT）或凝血酶原碎片 1+2（F1+2）水平升高。

⑤ 血浆纤溶酶 - 纤溶酶抑制物复合物（PIC）浓度升高。

⑥ 血（尿）纤维蛋白肽 A（FPA）水平增高。

【教师注意事项】

1. 根据目前的资料已经可以初步诊断，需引导学生考虑可能的诊断为双硫仑样反应、急

性弥散性血管内凝血。进而引出上述疾病的诊断方法及诊断标准。

2. 通过引导学生讨论该如何进行下一步治疗,进而引出双硫仑样反应及急性弥散性血管内凝血的治疗原则。

【本幕小结】

根据患者血常规、血生化的检测及心电图、胸片等结果,诊断为双硫仑样反应、急性弥散性血管内凝血。需接受相关治疗。

第 三 幕

完善相关检查后,证实确为以上诊断,给予老王吸氧,心电监测,补液、升压、保肝,抗感染、补液、改善微循环、抗休克、抗DIC等对症支持治疗。

后连续复查两次肝功能,第一次:谷丙转氨酶(ALT)2510U/L,谷草转氨酶(AST)1540U/L,总胆红素(TBIL)80μmol/L;第二次:谷丙转氨酶(ALT)1400U/L,谷草转氨酶(AST)830U/L,总胆红素(TBIL)95μmol/L,出现胆酶分离现象,后病情控制不佳,渐出现呼吸衰竭、心功能不全、肾功能不全等多器官功能衰竭,于入院后12天死于多器官功能衰竭。

【提示问题】

1. 双硫仑样反应的定义、病因、机制及临床表现是什么?并发症有哪些?
2. 使用头孢曲松钠导致双硫仑样反应的机制是什么?
3. 双硫仑样反应的诊断与治疗?
4. 急性弥散性血管内凝血怎样治疗?
5. 护肝治疗有哪些?
6. "胆酶分离"的定义及意义是什么?
7. 什么是多器官功能衰竭?

【主要讨论内容】

1. 双硫仑样反应的定义、病因及机制及临床表现。
2. 可导致双硫仑样反应的药物。
3. 双硫仑样反应的诊断与治疗。
4. 急性弥散性血管内凝血的治疗。
5. "胆酶分离"的定义及意义。
6. 多器官功能衰竭。
7. 双硫仑样反应的预防及预后。

【教师参考重点】

1. 双硫仑样反应的定义、病因及机制及临床表现 双硫仑(disulfiram)是一种戒酒药物,服用该药后即使饮用少量的酒,身体也会产生严重不适,而达到戒酒的目的。

双硫仑的作用机制在于:双硫仑在与乙醇联用时可抑制肝脏中的乙醛脱氢酶,使乙醇在体内氧化为乙醛后,不能再继续分解氧化,导致体内乙醛蓄积而产生一系列反应(乙醇进入体内后,先在肝脏内经乙醇脱氢酶作用转化为乙醛,乙醛再经乙醛脱氢酶作用转化为乙酸,乙酸进入枸橼酸循环,最后转变为水和二氧化碳排出。而双硫仑可抑制乙醛脱氢酶,使乙醛不能氧化为乙酸,致使乙醛在体内蓄积,乙醛是毒性物质,当体内乙醛浓度升高时,可与体内一些蛋白质、磷脂、核酸等呈共价键结合,破坏这些物质失活,从而引起机体的多种不适,表现出双硫仑样反应的症状)。

临床表现:用药期间饮酒(或接触酒精),表现为胸闷、气短、喉头水肿、口唇发绀、呼吸困难、心率增快、血压下降、四肢乏力、面部潮红、多汗、失眠、头痛、恶心、呕吐、眼花、嗜睡、幻觉、恍惚,甚至发生过敏性休克,血压下降至 60~70/30~40mmHg,并伴有意识丧失。容易误诊为急性冠脉综合征、心力衰竭等。另外双硫仑样反应严重程度与应用药物的剂量、饮酒量呈正比。饮用白酒较啤酒、含酒精饮料等反应重,用药期间饮酒较停药后饮酒反应重。

2. 可导致双硫仑样反应的药物

(1) 头孢菌素类药物中的头孢哌酮、头孢哌酮舒巴坦、头孢曲松、头孢唑林(先锋Ⅴ号)、头孢拉啶(先锋Ⅵ号)、头孢美唑、头孢米诺、拉氧头孢、头孢甲肟、头孢孟多、头孢氨苄(先锋Ⅳ号)、头孢克洛等,其中以头孢哌酮致双硫仑样反应的报告最多、最敏感。

这些头孢菌素类药物在化学结构上共同的特点是在其母核 7- 氨基头孢烷酸(7-ACA)环的 3 位上有甲硫四氮唑(硫代甲基四唑)取代基,其与辅酶Ⅰ竞争乙醛脱氢酶的活性中心,可阻止乙醛继续氧化,导致乙醛蓄积,从而引起戒酒硫样反应。出现心前区疼痛伴心电图 ST-T 改变是由于甲硫四氮唑取代基引起交感神经兴奋性增高,造成心率加快、心肌耗氧量增加,使心肌舒张期缩短,冠状动脉灌注压降低,导致灌流量减少所致。

头孢噻肟、头孢他啶、头孢磺啶、头孢唑肟、头孢克肟,因不含甲硫四氮唑基团,在应用期间饮酒不会引起双硫仑样反应。

(2) 硝基咪唑类药物如甲硝唑(灭滴灵)、替硝唑、奥硝唑、塞克硝唑。

(3) 其他抗菌药如呋喃唑酮(痢特灵)、氯霉素、酮康唑、磺脲类降糖药、华法林、三氟拉嗪、妥拉苏林、胰岛素、苯乙双胍、灰黄霉素等。

3. 双硫仑样反应的诊断与治疗

双硫仑样反应诊断标准:①近期有注射头孢曲松药物史;②饮酒后出现戒酒硫样反应;③有典型的症状和体征,面色潮红、头昏、心慌、气短感,心电图示窦性心动过速;④除外其他疾病。

一旦出现双硫仑样反应,应及时停药和停用含乙醇制品,轻者可自行缓解,较重者需吸氧及对症治疗。

治疗上可洗胃排除胃内乙醇,减少乙醇吸收,静注地塞米松或肌注纳洛酮等对症处理,静脉输葡萄糖液、维生素 C 等进行护肝治疗,促进乙醇代谢和排泄。心绞痛患者需改善冠脉循环,血压下降者可应用升压药,数小时内可缓解。

(1) 患者就诊后边抢救边询问病史,立即使患者取平卧位,吸氧,测生命体征并记录。

(2) 对休克的患者迅速建立静脉通路,快速补充晶体液,必要时给予多巴胺等升压药,积极治疗以缩短低血压期。

(3) 对原有心脑血管疾病患者同时给予心电监护,严密观察心率、心律的变化。

(4) 对确诊为双硫仑样反应的患者也应做心电图、血常规、电解质检查,以排除多种疾病共存而延误治疗。

(5) 因起病突然,症状明显,患者及家属均有紧张、恐惧心理。护士应安慰患者,劝慰家属,向其说明病因,介绍成功的病例,做好心理疏导工作,使其能积极配合治疗及护理。

(6) 治疗起效快、疗程短,4~12 小时症状逐渐缓解。

4. 急性弥散性血管内凝血的治疗　　DIC 的防治要采取综合措施,主要原则如下

(1) 早期诊断和治疗:早期治疗需以早期诊断为基础。及早诊断和早期合理治疗是提高 DIC 救治率的根本保证。例如对超急性的 DIC,如产科意外引起的 DIC,主张采用床边检查。

当血沉1小时值<15mm或15分钟值在0~4mm,在肯定基础疾病条件下这种变化常与Fbg降低有关。床边检查血栓弹力图(thromboelastography,TEG)有助于较快地同时分析机体凝血与纤溶两方面的基本状况,并有助于确定治疗措施。

(2) 积极防治原发病:预防与迅速去除引起DIC的病因是防治DIC、提高治愈率的重要措施之一。例如,认真对孕妇进行出、凝血指标检查和产程监护;针对病因作抗白血病和抗癌治疗、抗菌治疗、抗休克治疗及保肝治疗等。

(3) 抗凝治疗:DIC的基本发病机制是凝血亢进,故使用ATⅢ、肝素或其他新型抗凝剂以阻断凝血反应的恶性循环,是DIC的主要治疗手段之一。

(4) 脏器功能的维持和保护:严重DIC的死因常与发生MSOF有关,故DIC防治需注意主要脏器的功能保护。明显的器官功能障碍应当采用适当的人工辅助装置,如血液透析、人工心肺机等。

(5) 补充支持疗法:指在适当情况下应用新鲜全血或血浆、浓缩血小板血浆或各种凝血因子制剂,可能有助于纠正机体凝血与抗凝血间的平衡。但若在没有很好阻断凝血反应恶性循环的情况下使用这类制剂,反而会加重病情,故必须注意配合抗凝剂才使用。

(6) 抗纤溶治疗:一般把抗纤溶疗法列为DIC的禁忌。但在急性早幼粒白血病,当有明显纤溶亢进和出血倾向时可考虑使用该法,有时会有很好的效果。现认为,急性早幼粒白血病主要因原发性纤溶亢进引起出血,故应用抗纤溶治疗能有显效。

5. "胆酶分离"的定义及意义 "胆酶分离"通常是指在肝炎发展过程中,由于肝细胞的大量坏死,对胆红素的处理能力进行性下降,因此出现上升;同时转氨酶由于已经维持相当长时间的高水平,从而进行性耗竭,因此出现ALT下降,转氨酶不高。这种转氨酶现象就是所谓的"胆酶分离"。

出现"胆酶分离"是肝细胞大量坏死的表现,多提示病情加重,有转为重症肝炎的可能。但是在胆汁大量淤积时也可能出现这种情况,要区别对待。重型肝炎时,一度上升的ALT,在黄疸加深的同时,酶的活性反而降低,是肝细胞大量坏死的表现。一般来说,急性肝炎在病程4周内转氨酶应降至正常。肝炎复发时转氨酶升高可先于症状。如病程超过3个月而转氨酶仍轻度异常,则很容易转成慢性肝炎。肝硬化病人的转氨酶出现较大幅度的升高,提示病情可能发展成活动性,须引起警惕。

6. 多器官功能衰竭

(1) 定义:多器官功能衰竭(MOF)是一种病因繁多、发病机制复杂、病死率极高的临床综合征。MOF是指机体在经受严重损害(如严重疾病、外伤、手术、感染、休克等)后,发生两个或两个以上器官功能障碍,甚至功能衰竭的综合征。MODS是与应激密切相关的急性全身性器官功能损害。

(2) 临床表现

1) 呼吸系统:早期可见呼吸频率(RR)加快>20次/分,吸空气时动脉氧分压(PaO_2)下降≤70mmHg,动脉氧分压与吸入氧浓度之比(PaO_2/FiO_2)>300。X线胸片可正常。中期RR>28次/分,PaO_2≤60mmHg,动脉二氧化碳氧分压($PaCO_2$)<35mmHg,PaO_2/FiO_2<300。胸片可见肺泡实性改变(≤1/2肺野)。晚期则呼吸窘迫,RR>28次/分,PaO_2≤50mmHg,$PaCO_2$>45mmHg,PaO_2/FiO_2<200。胸片肺泡实性改变加重(≥1/2肺野)。

2) 心脏:由心率增快(体温升高1℃,心率加快15~20次/分)、心肌酶正常,发展到心动过速、心肌酶(CPK、GOP、LDH)升高,甚至室性心律失常、Ⅱ~Ⅲ度房室传导阻滞、室颤、心跳停止。

3）肾脏：轻度肾功能障碍，在无血容量不足下，尿量能维持 40ml/h，尿钠、血肌酐可正常。进而尿量 <40ml/h，使用利尿药后尿量可增加，尿钠 20~30mmol/L、血肌酐为 176.8μmol/L 左右。严重时无尿或少尿（<20ml/h，持续 6 小时以上），利尿药冲击后尿量不增加，尿钠 >40mmol/L、血肌酐 >176.8μmol/L。非少尿肾衰者尿量 >600ml/24h，但血肌酐 >176.8μmol/L，尿比重 ≤1.012。

4）肝脏：SGPT> 正常值 2 倍以上、血清胆红素 >17.1μmol/L 可视为早期肝功能障碍，进而血清胆红素可 >34.2μmol/L，重者出现肝性脑病。

5）胃肠道：可由腹部胀气，肠鸣音减弱，发展到腹部高度胀气，肠鸣音消失。重者出现麻痹性肠梗阻、应激性溃疡出血。

6）凝血：轻者可见血小板计数减少 <100×10⁹/L，纤维蛋白原、凝血酶原时间（PT）及凝血酶原激活时间（TT）正常，进而纤维蛋白原可 ≥2.0~4.0g/L、PT 及 TT 比正常值延长 3 秒，优球蛋白溶解试验 >2 小时。重者血小板计数 <50×10⁹/L，纤维蛋白原可 <2.0g/L、PT 及 TT 比正常值延长 >3 秒，优球蛋白溶解试验 <2 小时，有明显的全身出血表现。

7）中枢神经系统：早期有兴奋或嗜睡表现，唤之能睁眼，能交谈，能听从指令，但有定向障碍，进而可发展为对疼痛刺激能睁眼，有屈曲或伸展反应，但不能交谈，语无伦次。重者则对语言和疼痛刺激均无反应。

8）代谢：可表现为血糖升高或降低、血钠降低或增高以及酸中毒或碱中毒。

（3）预防

1）积极治疗原发病：原发病是发生 MODS 的根本原因。

2）控制感染：原发严重感染和创伤后继发感染均可引发 MODS。

3）改善全身状况：尽可能维持水、电解质和酸碱平衡，提高营养状态等。

4）及早发现 SIRS 的征象，及早治疗。

5）及早治疗任何一个首先继发的器官功能障碍，阻断病理的连锁反应，以免形成 MODS。临床经验证明，治疗单一器官功能障碍的疗效，胜过治疗 MODS。

7. 双硫仑样反应的预防及预后 医护人员有必要对应用抗菌药物过程中的双硫仑样反应有足够的认识和重视。

（1）在诊疗过程中，须仔细询问患者的用药史及过敏史，询问饮酒习惯，同时严格掌握用药适应证，合理选用药物，防止滥用倾向，合理联用配伍，不能同时使用含乙醇的药物。护士在使用可引起双硫仑样反应的药物时，静滴开始速度不宜过快，并密切观察，有抢救意识，一旦发生过敏反应立即停药抢救。

（2）对使用可引起双硫仑样反应药物的患者，应告知患者在使用上述抗菌药物期间及停药后 14 天内，均应避免饮酒或进食含乙醇制品（包括饮料、食物、药物），如白酒、黄酒、啤酒、酒芯巧克力、藿香正气水，避免使用氢化可的松注射液、用酒精进行皮肤消毒或擦洗降温，尤其老年人、心血管疾病患者更应注意。

（3）一旦出现双硫仑样反应，应及时停药和停用乙醇相关制品。

【教师注意事项】

本部分主要讨论治疗方案的调整，通过引导学生评价患者的治疗方案，让学生了解双硫仑反应的发生机制、临床表现、治疗方案及预后等。

【本幕小结】

通过对老王的一系列检查,最终诊断为双硫仑样反应,虽经过抗休克、抗DIC治疗,但因出现严重的多器官功能衰竭,最终治疗无效,死于多功能器官衰竭。

第四部分　耳鼻咽喉头颈外科学问题导向学习课程

第九节　被鼻塞困扰的刘大姐

【学习目标】

掌握鼻塞和流脓涕的常见病因,不同类型鼻源性头痛的特点及鉴别,慢性鼻窦炎的病因、临床表现、诊断及鉴别诊断和相关的治疗。

1. 基础医学

(1) 鼻窦的结构和生理功能。

(2) 慢性鼻窦炎的病理生理。

2. 临床医学

(1) 鼻塞、流脓涕的病因及鉴别诊断。

(2) 不同类型鼻源性头痛的特点及鉴别。

(3) 慢性鼻窦炎的临床表现、诊断及鉴别诊断。

(4) 慢性鼻窦炎的治疗。

3. 人文医学

(1) 慢性鼻窦炎的流行病学特点、预后。

(2) 慢性鼻窦炎术后复发的预防。

【关键词】

鼻塞;流脓涕;头痛;慢性鼻窦炎

【时间分配】

1. 学生讨论时间50分钟。

2. 学生总结时间20分钟。

3. 教师总结讲评10分钟。

【教学建议】

依学生多少(如6~8人)分配任务,提出问题,以问题导向方式列出学习重点,查找资料。**以了解鼻塞、流脓涕、头痛为表现的疾病,学习慢性鼻窦炎的发病机制、临床表现及诊疗**等为主要学习目标。重点内容讨论时间占80%,其余内容讨论时间约占20%。讨论结束后一周内每人必须交一篇小组讨论记录和自我评估,由小组长收齐交送指导老师。主要内容应包括:讨论内容概要,参加讨论的感想、贡献,自己在组织材料和讨论中的优缺点,参加讨论时的困难(知识面、技术面、情绪面等),今后可能采取的对策;也可以评价讨论小组的整体水平、其他队员的参与度,如参与讨论的积极性、聆听态度、沟通协调、课前准备、表达能力等,作为成绩的参考及将来改进教案的参考。

第 一 幕

46 岁的刘大姐从 5 年前开始断断续续出现双侧交替性鼻塞,受凉感冒后症状加重,双侧鼻腔分泌较多脓涕,为黄绿色,难以擤出,有时还感到头痛,早晨起来时特别明显。

7 天前刘大姐不小心又受凉了,鼻塞很重,还畏寒、发热、全身酸痛。在当地卫生院以感冒治疗 5 天后无明显改善,于是到我院求诊。门诊的张医生热情地接待了她并详细询问了她的发病情况及既往病史。

【提示问题】

1. 从上述情况中你能找出哪些关键信息?
2. 鼻塞、流脓涕常见于哪些疾病?
3. 不同类型鼻源性头痛的特点是什么?
4. 你的初步诊断是什么?
5. 需要为患者做哪些进一步的检查?

【主要讨论内容】

1. 不同类型鼻源性头痛的鉴别。
2. 慢性鼻窦炎的病理生理。

【教师参考重点】

1. 不同类型鼻源性头痛的鉴别要点　鼻源性头痛即因鼻病引起的头痛,一般有两类:感染性和非感染性。

(1) 感染性鼻源性头痛常伴有鼻及鼻窦的急性感染,且疼痛有一定部位和时间。下表(表 8-5)为常见感染性鼻源性头痛的疼痛部位和特点。

表 8-5　常见感染性鼻源性头痛的疼痛部位和特点

	慢性上颌窦炎	慢性筛窦炎	慢性额窦炎	慢性蝶窦炎
头痛部位、时间与性质	颊部,早晨轻,午后渐加重,以头昏头重为多	前组:前额、眶间及鼻根部;后组:枕部,早晨重,午后渐轻,头痛为发闷、发胀	前额部,早晨重,午后渐轻,以闷胀、痛为主	枕部或头顶,深痛,钝痛
脓涕位置	中鼻道中段及下鼻道	前组:中鼻道;后组:嗅裂及上鼻道	中鼻道前段	嗅裂
息肉形成	后鼻孔息肉,单个	多发性息肉	较少见	一般无

(2) 非感染性鼻源性头痛常　见于变应性鼻炎、萎缩性鼻炎、鼻中隔偏曲、鼻及鼻窦肿瘤等。

2. 慢性鼻窦炎的病理、生理　呼吸道感染、呼吸道变态反应、鼻腔鼻窦解剖学异常为慢性鼻窦炎的三大主要致病机制。根据不同的病理变化,慢性鼻窦炎可分为水肿浸润型、浸润型和浸润纤维型。

鼻窦炎鼻黏膜改变通常表现为水肿、增厚、血管增生、淋巴细胞和浆细胞浸润、上皮纤毛脱落或鳞状化生以及息肉样变,若分泌腺管阻塞,则可发生囊性改变;黏膜亦可发生纤维组织增生而致血管阻塞和腺体萎缩,进而黏膜萎缩。

窦壁骨质可出现骨膜增厚或骨质被吸收,窦壁骨质疏松或变薄。

【教师注意事项】

患者主要表现为长期鼻塞、脓涕伴头痛,重点引导学生掌握此类症状需要考虑的疾病。

【本幕小结】

患者鼻塞、脓涕伴头痛 5 年,加重 7 天。对症治疗后症状不缓解,需行进一步检查。

第 二 幕

张医生询问病史得知:刘大姐既往身体较差,起病以来,精神、睡眠、食欲均较差,大小便正常,否认哮喘、慢性咳嗽及其他特殊病史,否认药物过敏史。

很快张医生对刘大姐进行了仔细的体格检查,记录如下:BP 106/78mmHg,R 20 次 / 分,P 86 次 / 分,T 37.5℃。神志清楚,精神一般,皮肤、黏膜及巩膜无黄染,浅表淋巴结未触及,心肺腹(−)。专科检查:鼻黏膜慢性充血、肿胀,双侧中鼻甲肥大,中鼻道内可见脓性分泌物。

辅助检查结果显示:血常规:WBC 12.00×10^9/L,RBC 4.12×10^{12}/L,PLT 167.00×10^9/L;超敏 C- 反应蛋白 6.21mg/L,C 反应蛋白 13.00mg/L;血沉 5.00mm/L;尿常规正常,肝肾功能正常。胸片未见明显异常。鼻内镜检查示:双侧鼻黏膜充血、肿胀,无息肉样变,双侧中鼻甲肥大,中鼻道有脓性分泌物附着。

【提示问题】

1. 结合病史与上述检查结果,你觉得诊断是否明确?

2. 是否需要其他的检查? 有何意义?

3. 该疾病需与哪些疾病相鉴别?

【主要讨论内容】

1. 慢性鼻窦炎的临床表现。

2. 慢性鼻窦炎的诊断。

3. 慢性鼻窦炎的鉴别诊断。

【教师参考重点】

1. 慢性鼻窦炎的临床表现

(1)症状

1)流脓涕:为其主要症状之一。前组鼻窦炎者,鼻涕易从前鼻孔流出;后组鼻窦炎者,鼻涕多经后鼻孔流入咽部。

2)鼻塞:为慢性鼻窦炎的另一主要症状。由于鼻黏膜肿胀、鼻甲黏膜息肉样变、息肉形成、鼻内分泌物较多或稠厚所致。

3)头痛:常表现为钝痛和闷痛,因细菌毒素吸收所致的脓毒性头痛,或因窦口阻塞、窦内空气被吸收而引起的真空性头痛。

4)嗅觉减退或消失:多为暂时性,少数为永久性。因鼻黏膜肿胀、肥厚或嗅器变性所致。

5)视功能障碍:为本病的眶部并发症之一。

6)全身症状:精神不振、易倦、头昏头痛、记忆力减退等。

(2)体征

1)前鼻镜检查可见鼻腔黏膜充血、肿胀,息肉样变,中鼻道、鼻底、蝶筛隐窝或嗅裂有脓性分泌物。

2)口腔和咽部检查:牙源性上颌窦炎者同侧上列第 2 磨牙或第 1、2 磨牙可能存在病变,后组鼻窦炎者咽后壁可见脓液或干痂附着。

(3) 辅助检查

1) 鼻内镜:可显示鼻道、窦口及其附近黏膜的病理改变,包括窦口形态、黏膜红肿程度、息肉样变及脓性分泌物的来源。

2) 鼻窦 CT 平扫:可清楚显示鼻窦黏膜增厚,脓性物积蓄,累及鼻窦范围等。

3) MRI:主要用于显示炎症对邻近结构的累及情况,以及与肿瘤相鉴别。

4) 上颌窦穿刺冲洗:通过穿刺冲洗了解窦内脓液的性质、量、有无恶臭等,并行脓液细菌培养和药物敏感试验,据此了解病变性质并选择有效抗生素。

5) 鼻窦超声波检查:有无创、简便、迅速、可重复检查等优点,适用于上颌窦和额窦检查。

2. 慢性鼻窦炎的诊断 慢性鼻窦炎的诊断包括症状、体征和辅助影响学检查三个方面。

(1) 症状:持续超过 12 周的四种症状。主要症状:鼻塞,黏脓性鼻涕;次要症状:嗅觉减退,头面部闷胀沉重感。四种症状中必须有两种以上,其中主要症状必须有一项。

(2) 体征:前鼻镜或鼻内镜检查可见中鼻道或嗅裂有黏脓性分泌物。

(3) 辅助检查:鼻窦 CT 是诊断鼻窦炎最直接和准确的方法,可显示病变鼻窦的位置、范围、解剖学致病因素、鼻腔鼻窦黏膜病变程度以及是否存在眶内颅内并发症;MRI 检查可准确地显示鼻窦内软组织占位性病变的范围、程度及与周围肌肉、血管等组织的解剖关系,因不能准确显示解剖学骨性标志和变异,因此在鼻窦炎的诊断和指导手术治疗中的应用价值不高,但有助于鉴别鼻腔鼻窦良恶性病变。

3. 慢性鼻窦炎的鉴别诊断

(1) 慢性鼻炎:以鼻塞为首要症状,鼻涕以黏液性为主,双侧均有。而鼻窦炎的首要症状是多涕,以脓涕为主,可单侧。检查可见鼻炎的主要变化在下鼻甲,中鼻甲、嗅裂无脓,无息肉形成,而鼻窦炎的主要变化在中鼻甲附近,中鼻道或嗅裂有脓,可有息肉形成,影像学检查有助于诊断。

(2) 鼻腔和鼻窦恶性肿瘤:为一侧进行性鼻塞,或反复有涕中带血,影像学检查及活体组织检查有助于诊断。

(3) 神经性头痛:表现为长期慢性反复发作性头痛,不伴有鼻部症状,影像学检查无鼻窦炎症病变可资鉴别。

【教师注意事项】

根据目前结果倾向于慢性鼻窦炎的诊断,但仍需行鼻窦 CT 检查。

【本幕小结】

体格检查:鼻黏膜慢性充血、肿胀,双侧中鼻甲肥大,中鼻道内可见脓性分泌物;鼻内镜检查示:双侧鼻黏膜充血、肿胀,尚无息肉样变,双侧中鼻甲肥大,中鼻道有脓性分泌物附着。结合患者临床表现,考虑为慢性鼻窦炎。

第 三 幕

张医生为刘大姐开具了鼻窦 CT 检查,结果提示:双侧额窦窦腔内充满软组织密度影,额窦前壁和后壁骨质增厚硬化。诊断为慢性额窦炎急性发作。张医生给予刘大姐大环内酯类抗生素、鼻腔冲洗、糖皮质激素、黏液促排剂治疗,4 个月后复查鼻窦 CT,发现双侧额窦内软组织密度影较前有所减少,但仍填充额窦约三分之一,额窦前后壁存在骨质增厚硬化。建议患者行手术治疗,与患者及其家属充分沟通,取得同意后行鼻内镜鼻窦手术,术后患者症状改善,病情好转,予以出院,嘱其休息,避免受凉,两周后复查鼻内镜,不适随诊。

【提示问题】

1. 你觉得是否还需要其他检查?

2. 此疾病该如何治疗,需要注意哪些方面?

3. 该患者预后会怎么样?

4. 该疾病如何做好预防?

【主要讨论内容】

1. 慢性鼻窦炎的治疗。

2. 慢性鼻窦炎术后复发的预防。

【教师参考重点】

1. 慢性鼻窦炎的治疗　一般来说,几乎所有的慢性鼻窦炎伴鼻息肉者均需要采用手术治疗,而慢性鼻窦炎不伴鼻息肉者则需要进行至少 3 个月的药物治疗,无效者才选择手术治疗。

(1) 治疗原则

1) 双途径抗感染治疗:包括局部糖皮质激素和全身小剂量长期大环内酯类药物治疗。

2) 利用药物或手术的方法改善鼻腔、鼻窦的通畅、引流。

3) 对伴发鼻息肉、存在明显解剖异常并影响鼻窦通畅引流、出现眶内颅内并发症等情况采用手术治疗。

(2) 药物治疗

1) 双途径抗炎:鼻腔局部糖皮质激素,具有抗炎、抗水肿作用,疗程不少于 3 个月;全身糖皮质激素,主要用于慢性鼻窦炎伴鼻息肉患者;大环内酯类药物:持续使用 3 个月。

2) 抗感染治疗:对慢性鼻窦炎急性发作期可采用敏感抗生素进行抗感染治疗,疗程一般为 7~10 天。

3) 黏液促排剂:可稀化鼻腔和鼻窦分泌物并改善鼻黏膜纤毛活性,有利于鼻腔鼻窦生理功能的恢复。

4) 鼻腔生理盐水冲洗,每天 1~2 次,可清除鼻腔内分泌物,以利于鼻腔的通气和引流。

5) 鼻减充血剂:持续性鼻塞患者可短期使用,疗程 <7 天。

6) 抗组胺剂:合并变应性鼻炎患者可采用第二代 H_1 受体拮抗剂治疗。

(3) 鼻腔手术:影响窦口鼻道复合体或各鼻窦引流的明显解剖学异常如:鼻中隔偏曲、泡状中鼻甲、中鼻甲反向等,鼻息肉、鼻腔异物或肿瘤、下鼻甲肥大等,可考虑鼻内镜手术矫正或切除,手术以解除窦口鼻道复合体阻塞、改善鼻窦通气引流、清除不可逆病变为目的。

(4) 鼻窦手术:在规范的保守治疗 3 个月无效后选择鼻窦手术。手术目的以解除鼻腔和鼻窦口的引流和通气障碍,尽可能地保留鼻腔和鼻窦的基本结构,如中鼻甲、鼻窦正常黏膜和可转归的病变黏膜,以保持和恢复鼻腔和鼻窦的生理功能。

2. 慢性鼻窦炎术后复发的预防　慢性鼻窦炎鼻内镜术后复发的原因比较复杂,可能与变态反应、鼻窦解剖变异、病变范围、前期手术次数、手术者技巧、术后护理、黏膜病变、免疫缺陷等因素有关。

我们在鼻内镜手术中既要解决造成鼻窦口狭窄的原因或阻塞的因素,同时应坚持微创原则,病变黏膜及息肉的切除应使用电动吸切刀系统或吸切刀,避免大块咬切组织,尽可能减少术腔骨质的裸露,减少或避免对无明显病变区域的损伤,从而减少术腔炎症的迁延或复发。

鼻内镜手术虽然已解除各鼻窦口的阻塞,但术后由于囊泡、肉芽、息肉、结缔组织的再生及创面粘连,使窦口引流重新受阻,故术后鼻内镜的定期清理,能有效清除囊泡、肉芽、息肉及解除粘连,防治已建立的引流通道重新阻塞,从而减少复发。

鼻窦炎内镜手术后规范化使用局部糖皮质激素、大环内酯类抗生物和黏液促排剂可改善鼻窦的通气和引流,促进上皮修复并能改善黏膜纤毛功能。

【教师注意事项】

引导学生掌握慢性鼻窦炎的治疗,慢性鼻窦炎不伴鼻息肉患者在无明显解剖学异常及眶内、颅内并发症等手术适应证时应规范保守治疗至少 3 个月后考虑手术治疗。

【本幕小结】

进一步的鼻窦 CT 检查确诊后,在规范化治疗无效后给予手术治疗,患者症状好转出院。

(许 昱 董卫国 朱俊勇 雷宏博)